科学出版社

主 编／林曙光

2016
心脏病学进展

Cardiology

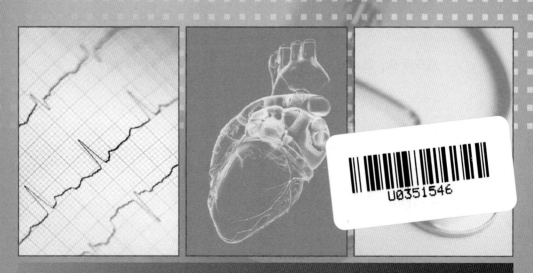

The Progress of Cardiology 2016

科学出版社

北京

内 容 简 介

本书详述了心血管病学多个范畴，包括心血管疾病的新进展，预防、康复与公众健康，高血压及相关疾病，冠状动脉粥样硬化性心脏病，心律失常，心肌、心内膜疾病，心力衰竭，先天性心脏病，瓣膜病，影像诊断，药物治疗，以及学科交叉，共计12篇，全面反映了心血管领域诊、治、防的新进展和新理念，论述详尽，科学性、实用性强。

本书适用于心血管病专科医师、内科医师、研究生和高等医学院校师生及相关医务人员学习参考。

图书在版编目（CIP）数据

心脏病学进展. 2016/林曙光主编. —北京：科学出版社，2016.3
ISBN 978-7-03-047957-0

Ⅰ. 心⋯　Ⅱ. 林⋯　Ⅲ. 心脏病学　Ⅳ. R541

中国版本图书馆 CIP 数据核字（2016）第 059353 号

责任编辑：路　弘　董　林／责任校对：郑金红　刘亚琦
责任印制：徐晓晨／封面设计：陈　敬

科学出版社出版
北京东黄城根北街 16 号
邮政编码：100717
http://www.sciencep.com

北京教图印刷有限公司 印刷
科学出版社发行　各地新华书店经销

*

2016 年 3 月第　一　版　　开本：889×1194　1/16
2016 年 4 月第二次印刷　　印张：32 3/4
字数：902 000

定价：168.00 元
（如有印装质量问题，我社负责调换）

编者名单

（以姓氏汉语拼音排序）

安冬琪	鲍慧慧	贝伟杰	宾建平	蔡晓琪	蔡运昌	曹克将	曾华媛
陈灿	陈剑	陈琳	陈璘	陈茂	陈国伟	陈寄梅	陈君柱
陈林祥	陈鲁原	陈婉雯	陈文江	陈怡锡	陈益臻	陈韵岱	陈竹君
程诚	程晓曙	戴锦杰	单志新	邓木兰	董少红	董吁钢	范瑞新
范文茂	方亮正	方唯一	方咸宏	费洪文	付明	高传玉	高修仁
耿庆山	顾晓龙	光雪峰	郭兰	郭衡山	郭惠明	郭志刚	何奔
何建桂	何小洁	何旭瑜	何亚乐	胡允兆	黄健	黄岚	黄玮
黄邦邦	黄道政	黄焕雷	黄慧玲	黄江南	黄洁棱	黄丽蓉	黄伟俊
黄裕立	黄泽涵	黄振文	霍勇	贾富军	江夏杏	蒋秋平	邝建
雷寒	黎励文	李冬	李光	李河	李浪	李易	李广镰
李广平	李佳蓓	李健豪	李俊杰	李明敏	李南方	李庆朗	李宇球
李占全	梁岩	梁亚玲	林玲	林春荣	林金秀	林曙光	林英忠
林展翼	刘辉	刘戬	刘彤	刘方舟	刘福成	刘梅林	刘启云
刘睿方	刘圣文	刘世明	刘帅烨	刘唐威	刘小清	刘伊丽	卢竞前
陆东风	罗义	罗承锋	罗德谋	罗建方	罗远明	马虹	马欢
马礼坤	马依彤	马长生	麦炜颐	毛帅态	梅卫义	倪忠涵	聂如琼
聂志强	欧艳秋	潘微	潘伟	潘态	彭健	浦晓东	钱明阳
乔树宾	丘嘉	邱健	任思琪	沈迎	沈卫峰	石燕昆	税星
宋明才	苏晞	覃铁和	谭虹	谭宁	谭学瑞	唐立鸿	汪奇
王蓓	王华	王建	王玲	王齐	王焱	王慧深	王景峰
王世飞	王树水	王喜甲	温哲琦	吴娟	吴强	吴德熙	吴佳纬
吴平生	吴书林	伍卫	伍贵富	伍伟锋	习丹	夏爽	向定成
肖峰	肖珍	肖学钧	谢翔	谢良地	熊龙根	徐新	许顶立
许桂芬	许明智	薛玉梅	严激	杨淦	杨珏	杨阳	杨程甲
杨建安	杨进刚	杨峻青	杨丽霞	杨天伦	杨希立	杨向太	杨晓涵
杨跃进	易绍东	余丹青	余细勇	余泽洪	詹贤章	张斌	张岩
张羽	张高星	张焕基	张婧薇	张俊杰	张俊霞	张敏州	张瑞岩
张舒婷	张亚南	张志伟	郑少忆	郑泽琪	钟琪	钟巧青	钟小梅
周淑娴	周万兴	周玉杰	朱金秀	庄建	祖菲亚		

前　言

春暖花开，一年一度的中国南方国际心血管病学术会议又将于 4 月在广州召开。

作为大会的配套用书，自 2006 年起，我们每年都组织 100 多位全国著名心血管病诊治研究的专家、学者，结合国内外基础及临床研究的最新热点、最新资讯编写而成的《心脏病学进展》一书，已经受到全国广大心血管病防治工作者越来越广泛的关注和欢迎。

今年大会的主题是"健康环境，健康心脏"。这是因为应对我国心血管病流行的日益威胁，创建对心血管有保护作用的环境无比重要。这个环境，一方面是自然环境，另一方面则是社会和文化环境，尤其是工作和家庭环境。

考虑到生活方式的改变及人口老龄化的影响，我国心血管病患者数量仍呈增长趋势，预计将至少持续至 2030 年。由于我国人口众多，有心血管危险因素的人群逐年升高，我们比以往任何时候都需要强调创新，强调改变，尤其是低成本、广覆盖且疗效肯定、适于国情的研究。

2015 年，美国心脏协会曾发表科学声明，建议关注社会因素与心血管健康间的交互作用。声明指出，社会因素对心血管健康的影响体现在诸多方面，比如接受教育程度越低，心血管病早发和死亡的可能性就越大。居住环境也会不同程度影响心血管疾病的患病风险。

世界卫生组织秘书长陈冯富珍曾指出："人们出生、生活，以及工作的社会环境，对健康或生病、长寿或短命最重要……不用再辩论了，医疗服务是重要的健康决定因素，生活方式也是重要的健康决定因素，但最后……还是社会环境因素决定医疗可及性及生活方式的选择。"

为此，今年的《心脏病学进展》也特地增加了"预防、康复和公众健康"章节，包括食品政策、体育活动、空气污染等与环境相关的文章。

中国南方国际心血管病学术会议和《心脏病学进展》一直坚持传播心血管病领域最新研究报告、推广心血管病学最新研究成果、培训基层医务人员新技能的宗旨，以求不失时机地更新观念，转换模式，跟上当代医学科学发展的步伐。

在此对积极参与本书编写的专家、学者们为编写此书付出的劳动表示衷心的感谢，并对他们丰富的临床经验、高深的理论水平和求实的学风表示敬佩。由于编写时间仓促，本书还有不够完善的地方，恳请广大读者批评指正。

林曙光

2016 年 3 月

目　录

第1篇　新　进　展

1. 健康环境,健康心脏:评点 2015 年度中国心血管优秀研究 …………………… 林曙光(1)
2. 心血管领域的数字化浪潮 …………………………………………………… 马长生(6)
3. 急性心肌梗死的再灌注治疗:概念和争议问题 …………………… 张　岩　霍　勇(9)
4. 理想心血管健康理念和实践 …………………………………… 耿庆山　马　欢(11)
5. 2015 ACC/HRS/SCAI 对左心耳封堵的指导性意见 …………… 刘方舟　吴书林(13)
6. 怎样做到"该做的都做,不该做的不做"——中国迫切需要开展以医疗质量评价
　　为核心的质量提升运动 …………………………………………… 杨跃进　杨进刚(18)
7. 室性心律失常患者的处理原则及心脏性猝死的预防 …………… 曹克将　肖　峰(21)
8. 如何认识 2 型心肌梗死 ……………………………………………… 高传玉(25)
9. 心血管疾病和代谢性疾病结成统一联盟:心血管病防治的新模式 …… 杨天伦　钟巧青(28)
10. 致心律失常性右心室心肌病国际共识解读 …………………… 鲍慧慧　程晓曙(30)
11. 职场健康项目——来自美国心脏协会的报告 …………………… 雷　寒　黄　玮(33)
12. 起搏诱导性心肌病 ………………………………………………… 王　齐　严　激(36)
13. 无复流的新认识 …………………………………………………… 浦晓东(39)
14. 肺动脉导管应用的最新进展 …………………………………… 吴同果　孔繁亮(43)

第2篇　预防、康复与公众健康

1. 心血管医疗服务的过度应用——来自国外的调查 …………………… 王景峰(46)
2. 对抗心血管疾病,社会因素同样重要——《心血管疾病风险及预后的社会决定因素:
　　AHA 科学声明》解读 …………………………………………………… 林英忠(49)
3. 食品影响心血管病流行:证据和对策 …………………………… 陈婉雯　林展翼(52)
4. 全球四大学会对慢病进行健康生活方式干预的政策声明解读 …… 黄丽蓉　伍伟锋(55)
5. 医患沟通预防动脉粥样硬化性心血管疾病的风险:指南不能取代临床 …… 姚丽梅　刘唐威(57)
6. 国家体育活动计划:来自美国心脏协会的行动呼吁 …………… 郭　兰　何旭瑜(61)
7. 运动训练与心血管疾病康复 …………………… 伍贵富　张焕基　陈怡锡(66)
8. 心脏病患者的运动训练:益处和建议 …………………………… 伍　卫　陈　剑(70)
9. 空气污染与心血管疾病的专家意见书 …………………………… 梁　岩　何小洁(73)
10. 改善心血管,公众健康才是重点 …………………… 林　玲　李宇球　王　蓓(81)
11. 迈入后全基因组关联研究时代 ………………………………… 肖　珍　单志新(88)
12. 心血管疾病二级预防标准化建设的思考 ………………………… 罗　义　杨　阳(95)

第3篇　高血压及相关疾病

1. 难治性高血压:心血管医生应当了解的知识 ………………… 董吁钢　黄慧玲(100)
2. 继发性高血压的筛查思路 ……………………………………… 李南方　祖菲亚(106)

3. 肾动脉射频消融治疗顽固性高血压该被否定吗 …………………… 李 浪 黄江南(109)

4. 高血压性急性心力衰竭:病理生理学的临床意义 …………………… 陈鲁原 刘福成(113)

5. 主动脉疾病的经皮介入治疗 …………………… 罗建方 倪忠涵(116)

6. 家族性高胆固醇血症:2015年美国心脏学会科学声明解读 …………… 丁 洁 陈君柱(119)

7. PCSK9抑制药是心血管领域的下一个新突破吗 …………………… 黄振文(123)

8. 电子血压计可以信赖吗 …………………… 周万兴(128)

9. 盐与健康:血压之外的问题 …………………… 麦炜颐(131)

10. H型高血压诊断与治疗专家共识解读 …………………… 徐希平(133)

第4篇　冠状动脉粥样硬化性心脏病

1. 冠状动脉左主干病变的评估——研究现状与未来发展 …………………… 陈韵岱 汪 奇(137)

2. 左主干病变:重要性、诊断、评估和治疗 …………………… 王 华 陈 茂(142)

3. 大面积缺血的慢性冠心病患者应血运重建吗 …………………… 刘圣文 乔树宾(145)

4. 冠状动脉微循环及血流储备分数的有创评估 …………………… 周玉杰 刘睿方(148)

5. 如何进一步降低搭桥手术患者的死亡率 …………………… 郑少忆 黄 健(151)

6. 易损斑块的概念过时了吗 …………………… 程 诚 吴平生(154)

7. 心脏CT在急性胸痛患者中的应用 …………………… 方唯一 戴锦杰(157)

8. 德国胸痛单元建设及认证标准介绍 …………………… 易绍东 向定成(160)

9. 心房梗死:一个被遗忘的角落 …………………… 马依彤 谢 翔(163)

10. 急诊冠状动脉介入后再梗死的诊断标准和预防 …………………… 杨 淦 何 奔(166)

11. 冠状动脉介入后预防出血的策略 …………………… 杨丽霞 石燕昆(169)

12. 再灌注治疗后出现Q波和ST段回落不良:关注心肌内出血 …………… 李 易 卢竞前(172)

13. 主动脉-冠状动脉开口处病变的介入治疗 …………… 沈 迎 张瑞岩 沈卫峰(177)

14. 后STICH时代外科血管重建术治疗缺血性心肌病 …………………… 方亮正 郭惠明(180)

15. 冠状动脉痉挛的争议问题 …………………… 王喜甲 聂如琼(186)

16. 难治性心绞痛的治疗与管理 …………… 张 斌 李 冬 张高星(191)

17. 治疗心肌梗死的新方法:针对微循环和再灌注损伤 …………………… 谭 宁 贝伟杰(197)

18. 运用生物机械模型改善冠状动脉分叉病变支架术的预后 …………… 张俊杰 张俊霞(201)

19. 心肌梗死后FFR、CFR和IMR的变化 …………………… 夏 爽 杨峻青(205)

20. 经皮左心室分区术(PARACHUTE置入术)新进展 …………… 王 建 王 焱(208)

第5篇　心　律　失　常

1. 妊娠期的心搏骤停——2015美国心脏学会科学报告 …………………… 刘伊丽(210)

2. 缺血性心肌病室性心动过速导管消融:证据、技术、结果和展望 …… 詹贤章 刘方舟(215)

3. 心房颤动抗凝治疗的现状 …………………… 宋明才 李健豪(218)

4. 纤维化心房心肌病、心房颤动与血栓栓塞 …………………… 薛玉梅 唐立鸿(221)

5. 临床实践中该如何应用左心耳封堵 …………………… 方咸宏 刘方舟(225)

6. 迷走神经性心房颤动 …………………… 彭 健(230)

第6篇　心肌、心内膜疾病

1. 糖尿病心肌病的当前认识 …………………… 李占全 石蕴琦(233)

2. 兼具限制性和扩张性表型的糖尿病心肌病 …………………… 顾晓龙 邱 健(236)

3. 肥厚型心肌病的事实和误区 ·················· 蔡晓琪　潘　忞　黄邦邦　谢良地(239)
4. 肥厚型心肌病动力性梗阻新见 ·································· 陈竹君　付　明(244)
5. 高血压性心肌病的诊断和治疗 ·································· 刘　戬　李广镰(248)
6. 室性早搏诱发的心肌病 ·· 曾华媛　周淑娴(251)
7. 2015 年 AHA 科学声明:儿童感染性心内膜炎的管理 ········ 陈　璘　祝　星　温哲琦(259)
8. 心肌炎的诊断:现状和展望 ······························ 梁亚玲　习丹　郭志刚(263)

第7篇　心力衰竭

1. 慢性心力衰竭患者的全程管理——从医院到家庭 ················ 安冬琪　许顶立(268)
2. 心力衰竭:心脏病康复的新领域 ··· 郭衡山(271)
3. 2014 年加拿大心血管协会关于心力衰竭患者贫血、生物标志物和
　 近期临床试验结果的推荐更新 ································· 吴德熙　马　虹(274)
4. 如何降低心力衰竭患者再住院率 ······························ 陈国伟　梅卫义(278)
5. 代谢综合征在心力衰竭中的作用 ······························ 刘世明　潘　伟(283)
6. 心力衰竭患者的低钠血症:耗竭还是稀释 ······················ 许桂芬　林金秀(287)
7. 急性心力衰竭的住院治疗:目前指南的推荐和面临的问题 ········ 张敏州　毛　帅(291)
8. 糖尿病合并心力衰竭研究进展 ·································· 徐　新　范文茂(294)
9. 慢性心力衰竭继发二尖瓣关闭不全的诊治进展 ················ 李明敏　黎励文(298)
10. 慢性心力衰竭的药物和器械治疗进展 ·························· 刘帅烨　何建桂(302)
11. 失代偿性充血性心力衰竭的超滤治疗 ·························· 李庆朗　高修仁(309)
12. 睡眠呼吸暂停对慢性心力衰竭的影响与治疗 ·········· 钟　琪　王　玲　罗远明(312)
13. 心力衰竭患者的水钠管理 ···································· 熊龙根　罗承锋(316)
14. 右心衰竭的诊断与治疗 ·· 余丹青　黄洁梭(321)
15. 急性心力衰竭的院前及早期诊疗策略 ·························· 谭　虹　丘　嘉(325)

第8篇　先天性心脏病

1. 成人先天性心脏病的现状和展望 ································ 陈寄梅　杨　珏(329)
2. 危重性先天性心脏病的检测:产前和新生儿筛查的贡献 ···· 刘小清　聂志强　欧艳秋(335)
3. 先心病术后特殊并发症的管理 ··· 钱明阳(341)
4. 胎儿心脏病的孕早期筛查 ···································· 潘　微　蒋秋平(346)
5. 与先天性心脏病相关的主动脉病变 ····································· 王树水(350)

第9篇　瓣　膜　病

1. 感染性心内膜炎的手术时机 ·································· 杨建安　杨晓涵(356)
2. 心脏瓣膜病的药物治疗进展 ·································· 陈　灿　陈文江(360)
3. 主动脉狭窄的钙化过程 ··· 范瑞新(364)
4. 对重度主动脉瓣狭窄患者心脏团队循证路径的建立 ····················· 肖学钧(371)
5. 功能性三尖瓣反流研究现状及进展 ···························· 吴　强　蔡运昌(377)
6. 自体及人工心脏瓣膜急症 ··· 黄焕雷(381)
7. 继发性二尖瓣反流的评估和治疗 ······························ 罗德谋　李　光(384)

第10篇　影像诊断

1. 诊断冠心病:选择冠状动脉 CT 成像还是冠状动脉造影 ············ 马礼坤　吴佳纬(389)

2. 冠状动脉 CT 血管成像可以代替冠状动脉造影吗 ·············· 刘启云 董少红(393)

3. 冠状动脉 CT 成像不能替代冠状动脉造影 ·············· 光雪峰 林春荣(396)

4. 心电图在心肌桥中的重要作用 ························· 杨希立(400)

5. 心肌淀粉样变的超声心动图表现 ··············· 任思琪 费洪文(403)

6. AHA 和世界心脏联盟声明:多普勒超声心动图时代修订急性风湿热琼斯诊断标准 ····· 何亚乐(407)

7. 心脏磁共振在冠心病诊断及预后评估中的应用进展 ··············· 钟小梅 刘 辉(410)

8. 负荷超声评估射血分数保留型心力衰竭患者左心室舒张功能:
   病理生理机制与诊断指标 ··············· 李海瑞 王世飞 宾建平(412)

9. 肺动脉高压的最新进展——评估心肺血管单元的无创性影像学检查 ········· 李俊杰(417)

10. 肥厚型心肌病患者做磁共振检查的意义 ····················· 杨向太(428)

第 11 篇 药 物 治 疗

1. 血小板功能检测与抗栓药物出血风险预测的研究进展 ············· 张婧薇 刘梅林(430)

2. 决策静脉血栓栓塞的抗凝时限 ··············· 李佳蓓 黄 岚(433)

3. 心血管药物是否需要终身服药之问题探讨 ··············· 张 羽 余细勇(437)

4. 专家三人谈——PCI 时代规范化药物治疗的重要性 ······· 陈竹君 黎励文 罗建方(445)

5. PCI 术后新发房颤患者如何抗栓 ························· 陆东风(447)

6. 心血管介入诊疗中涉及的药物相互作用 ··············· 张高星 吴 娟 李 冬(452)

7. 慢性肾病的降胆固醇治疗新进展 ··············· 苏 晞 陈 琳(458)

8. 他汀类药物相关的肌肉症状 ··············· 朱金秀 谭学瑞(461)

9. 噻唑烷二酮类药物对糖尿病心房重构的干预作用 ······· 刘 彤 张志伟 李广平(466)

10. 心血管药物长期使用的临床研究 ··············· 余泽洪 陈林祥(468)

第 12 篇 学 科 交 叉

1. 2015 年 AHA 心肺复苏指南要点和思考 ··············· 覃铁和 黄道政(470)

2. 心肺复苏后治疗 ··············· 张 斌 黄泽涵(474)

3. 晕厥的诊断与管理 ··············· 郑泽琪 张亚南(478)

4. 重性抑郁症和双相障碍:加速青年动脉粥样硬化和早期心血管病
   ——来自美国心脏协会的科学声明 ··············· 许明智 杨程甲(486)

5. 《2015 年 AHA/ADA 成人 2 型糖尿病心血管疾病预防科学声明》解读 ······· 张舒婷 邝 建(494)

6. 与先心病和艾森曼格综合征相关的肺动脉高压 ················· 钱明阳(498)

7. ACC/AHA/STS 关于临床注册研究和质量评估标准的科学共识
   ··············· 李 河 邓木兰 江夏杏 陈寄梅 郑少忆 庄 建(502)

8. 心血管疾病之替代终点:现状及挑战 ··············· 胡允兆 黄伟俊 黄裕立(506)

9. 工作相关心理因素与缺血性心脏病的研究进展 ··············· 贾福军(509)

第 1 篇

新 进 展

1. 健康环境,健康心脏:评点 2015 年度中国心血管优秀研究

广东省人民医院　林曙光

一、中国需要创新,尤其是低成本、广覆盖、适于国情的手段和措施

回顾 2015 年,中国学者在国际刊物上发表了很多优秀文章,这些研究深刻影响了国人健康和临床实践。

何为优秀的研究? 只将杂志的影响力,比如 SCI 影响因子,作为评判标准还是有失偏颇的,对公众健康有推动作用,能够改变临床实践或对临床实践有启示作用更有意义。

为什么要这样说? 考虑到生活方式改变及人口老龄化的影响,我国心血管病患者数量仍呈增长趋势,预计将至少持续至 2030 年。中国由于人数巨大,有心血管危险因素的人群逐年升高,我们比以往任何时候都需要强调创新,强调改变,尤其是低成本、广覆盖的疗效肯定、适于国情的研究。

二、创建对心血管有保护作用的环境无比重要

无论是中国,还是世界其他地区,患心血管病的人越来越多,医疗费用越来越高,这不能持续的。

应对中国心血管病流行的威胁,创建对心血管有保护作用的环境无比重要。这个环境,一方面是自然环境,另一方面则是社会和文化环境,尤其是工作和家庭环境。

《荀子·劝学》中有一句话叫,"白沙在涅,与之俱黑。"涅是黑土的意思。这句话的意思是说,白色的细沙混在黑土中,也会跟它一起变黑。比喻好的人或物处在污秽环境里,也会随着污秽环境而变坏。

在健康领域,这样的例子不胜枚举。比如,夫妻一方有糖尿病,另一方也可能有糖尿病。因为两者有共同的不良生活习惯。

又比如,发表于《新英格兰医学杂志》的一项研究发现,当一个人变得肥胖时,配偶发生肥胖的风险增加 37%。还有研究发现,经常与家人一起吃饭的青少年比单独吃饭的孩子,有更低的体重指数,血脂水平较低,血压也更低。

2015 年,美国心脏协会曾发布科学声明,建议关注社会因素与心血管健康间的交互作用。声明指出,社会因素对心血管健康的影响体现在诸多方面。比如,接受教育程度低,心血管病早发和死亡的可能性就高,居住环境也会不同程度影响其心血管风险。

世界卫生组织秘书长陈冯富珍曾指出:"人们出生、生活,以及工作的社会环境,对健康或生病、长寿或短命最重要……不用再辩论了,医疗服务是重要的健康决定因素,生活方式也是重要的健康决定因素,但最后……还是社会环境因素决定医疗可及性及生活方式的选择。"

认清这一点,对每个人来讲,可能需要一些"出淤泥而不染"的精神,周围的人抽烟喝酒,大吃大喝,有高血压不治疗,有糖尿病不检查,自己一定要明白事

理,不要随波逐流。

有一个故事讲一下,大家就清楚了。两条鱼在水中自由自在地游玩,两个小朋友到水边嬉戏,一个小朋友说,今天的水好清,水温刚刚好。一条鱼好奇地问,水是什么? 另一条鱼说,我也不知道,管他呢。

其实,美国的这个声明讲的是,我们每个人都是鱼,鱼能否活得长,水可能更重要。鱼自己如果也想活得长,最好的方法是改变污浊的水。

社会文化环境对健康的影响,也可以用心身疾病来解释。心血管病是心身疾病,高血压、消化性溃疡和慢性胃炎等都是心身疾病。心身疾病有两个很重要的特征:一是心理社会因素在疾病的发展中起重要作用;二是某种性格或行为特征容易患病。

国外已有很多研究发现,脾气比较火爆、遇事容易急躁、不善克制、喜欢竞争的人容易患心血管病。还有研究发现,悲观、愤怒、偏执、敌意、生活压力、社会孤立和缺乏信仰都与心血管病有关。

甚至与有明确生活目标人相比,缺乏生活目标的人的死亡率高50%。行为心脏病学就是专门研究诸如此类问题的。这很容易理解,一个人的看法会影响其行动。比如,乐观的人更愿意与他人交往,活动就多,体力活动就增加,进而得病风险就低。有生活目标的人,更愿意努力,不怨天尤人,心态就好,更可能长寿。

中国的物质生活较以往已有很大改观,但远远赶不上我们欲望增长的速度。中国可以说已经进入了全民焦虑时代,压力很大。除工作压力较大之外,房价上涨、股市跌跌涨涨、交通压力、照顾父母、孩子上学和看病困难等问题不断扰乱着心神。

有句话说得好:一个受过良好教育的人,一定有着健康的人格和善良的人性。有理性和同情心是一个阳光的人,否则就会有阴暗的心理,进而影响到行为,会导致身体的问题。

技术和知识是会过时的。而人活着,要明理,而做人的道理是一种智慧,是一种世界观,是最重要的。有健康的心态,有涵养,生活节制有度,也是长寿秘方,这些都需要在社会文化环境上多下功夫。

以下是我认为中国去年的一些优秀研究,也请大家指正。

三、2015 年中国心血管优秀研究

(一)低成本措施改善儿童健康和家庭健康的两项研究

1.教育学生,改善家庭健康 北京大学医学部乔治健康研究所武阳丰等进行了一项基于学校的小学生及其家庭减盐干预研究(school eduSalt study)。28 所小学的 280 名 10 岁左右的学生及 560 名家长参与,按 1∶1 的比例分为干预组和对照组。通过 24h 尿检检测,在基线时,参与研究的十岁儿童的平均每日摄入 7g 盐,家长高达 11.7g。

在一个学期(4 个月左右)的时间里,经研究员培训过的当地健康教育老师为干预组的学生讲授了 9 次健康教育课,向孩子们传递包括吃盐多对健康的危害、减盐目标、推荐的食盐摄入量及如何减盐的重点信息。学生把所学知识带回家,说服家里掌勺的家长减少盐量。

最后发现,接受健康教育课程的学生比对照组学生每日摄盐量减少了 1.9g;在其家长中我们看到了 2.9g 的降幅。

另一方面,学生和家长的收缩压平均值的显著下降,分别为降低 0.8mmHg 和 2.3mmHg。据估计收缩压下降 2.3mmHg 可以减少 9% 的脑卒中发生率和 5% 的心脏病发生率,这将每年预防 15 300 例脑卒中和 47 000 例心脏病死亡。

2.每日户外运动,并不只是预防儿童近视

中山大学孙逸仙纪念医院何明光等的一项发现,每日在户外多活动 40min,有助于孩子预防近视。

何明光等进行的研究共纳入 12 所学校的 1900 名 1 年级小学生,其中 6 所学校的 950 名小学生每天都额外增加户外活动 40min,此外即使放学或周末家长也会尽量安排他们多在户外活动,而余下 6 所学校的小学生作为对照,没有安排更多的户外运动。研究的观察期为 3 年。

研究发现,在户外多活动 40min 的儿童,近视眼的发生率减少了 1/3。重视儿童的每日户外运动时间,不仅仅是能够预防近视眼,对预防其他疾病,带来的获益或许可让孩子一生获益。

这项研究最重要的意义在于,预防孩子近视需要系统性解决问题,仅仅依赖于家长的监督是不够的,在学校增加活动时间,无论是近视眼,还是肥胖和高血压等疾病都有改善。教育部或许该重视这一问题,不仅仅考核学生的跑步成绩等身体素质指标,也应考核学生的每日户外运动时间,带来的获益或许让孩子一生获益。

美国对这个问题也非常重视,并专门配发述评,约翰霍普金斯大学医学院的 Michael Repka 指出,"增加户外运动就能预防近视这一点很重要,而且运动还会带来其他益处。"

一般情况下,如果 300°或 400°及以下的中轻度近视只是不方便的话,但随着近视度数的加深,超过

700°,近视就可能威胁到眼的健康,甚至有视网膜脱落、失明的危险。

何明光指出,目前国际上均没有任何研究能够明确地证明电子产品、电器辐射等会对提高近视眼发病率有推动作用。之所以现在孩子的近视眼发病率在不断提高,归根结底,不管他看的是书还是电子产品,主要是"长时间、近距离"这两个主要因素。

有人称,我国学生普遍"不动"的原因包括:圈养教育,让学生不敢动;应试教育,让学生不能动;功利教育,让学生不愿动。学校既孩子活动出事,又怕成绩不好,影响升学率。这些问题有很多深层次问题,实难马上就有解决方案,但每个教育者,包括校长、老师和家长,从力所能及的事情做起,可谓"千里之行,始于足下"矣。

(二)预防国人第一大病:联用小药有大作用

我国是脑卒中大国,而高血压患者在降压治疗的基础上,北京大学第一医院霍勇教授等发现,补充叶酸可显著降低首次卒中发生风险,提示通过叶酸降低同型半胱氨酸(Hcy)的治疗对于预防卒中有不可忽视的作用。

该研究也提示,我国的饮食结构可能存在一定的问题,高温烹炸和水煮加工较多,可能与体内同型半胱氨酸较高有关。

(三)预防要强调终身,年轻人尤其不能鼠目寸光

北京安贞医院赵冬教授公布了国人心血管终生危险模型,这是中国人心血管疾病预防的一个重要工具。35 岁的男性心血管的终身风险为 24.4%。45 岁、55 岁的男性 80 岁前分别有 23.8% 涨和 21.9% 的风险发生心血管事件。女性的心血管终生风险低于同年龄男性,35 岁、45 岁和 55 岁的终身风险分别为 20.2%、19.9% 和 18.8%。

终生风险对心血管预防的教育有重要意义。因为年轻人即使有 3 个以上心血管危险因素,其 10 年绝对发病风险也不会很高,这样很容易使人产生错觉,忽视其潜在风险,而终身风险更容易被一般公众所理解。

(四)中国慢性病前瞻性研究系列:多方位把脉国人健康

中国慢性病前瞻性研究项目(china kadoorie biobank,CKB)是中国医学科学院与英国牛津大学联合开展的慢性病国际合作项目。项目在中国 10 个省(区)开展,共涉及 51 万人余,是一项多因素、多病种、多学科合作的大规模慢性病病因流行病学研究,也是目前世界上最大的涉及长期保存生物样本的前瞻性人群队列研究之一。

该研究在去年发表几项研究,观察了影响中国居民的健康的方方面面。

1.高血压患者冬天注意控制血压　这项研究发现,中国的心血管病患者的死亡率有明显的季节性变动,在冬天,心血管病患者的死亡率比夏天高出了 41%。而且,户外的气温越低,心血管病的发病和死亡风险越高。作者指出,与西方国家相比,中国人因季节变迁和气温变化导致的血压波动要大的多,对于已有心血管病或心血管病高危患者,冬天一定要注意监测血压,血压升高者及时调整降压药物。

2.如不控制,未来每 3 个中国年轻男性将有 1 人死于吸烟　该项目发表在 Lancet 的一篇关于中国吸烟危害的文章令人震惊。20 世纪 90 年代早期,10% 的成年男士(40～79 岁)因吸烟致死,而到了 2000 年之后,这个数字增加了 1 倍,有 20% 的成年男士因吸烟而死亡。文章预测,如果不采取措施,预计吸烟致死者在 2030 年将达到 200 万,2050 年达到 300 万。就目前的趋势来看,未来每 3 个中国年轻男性中将有 1 人死于吸烟。中国大约 2/3 年轻人吸烟,大多数人在 20 岁之前就开始吸烟。若不戒烟的话,约一半的烟民最终会因为吸烟而死亡。

文章指出,"对中国来说,控制烟草是未来数十年内防止残疾和过早死亡最有效和最划算的办法。"

3.吃辣椒有助长寿　该研究还发现,与每周食用辛辣食品不足一次的人群相比,如果每周吃上 1～2 次,死亡风险就会降低 10%。大量增加摄入量则不会带来明显的效果。如果每周有 3～7d 食用辛辣食品,死亡风险只比不吃辣的人低 14%。研究者还发现,经常食辣者,死于癌症、缺血性心脏病及呼吸系统疾病等的风险也较低,尤其对于女性。

(五)中国疾病负担数据:我国心血管疾病应对措施已有成效

中国心血管病的流行情况是每一个心血管医生关心的问题,发表在 Lancet 上的全球疾病负担的中国数据分析显示,总体上看,我国心血管疾病的应对措施已经取得了明显的成效,这与我国高血压的防控是密不可分的。

1990 年我国年龄校正的心血管病死亡为 389.3/10 万人,2013 年则为 307.18,降幅达到 21%。由于心血管病包含有多种疾病,不同疾病的变化也是不一样的。其中,风湿性心脏病死亡下降 71.2%,脑血管病死亡下降 20.9%,高血压心脏病死亡下降 41.3%;但冠心病死亡增加 2.6%,外周动脉疾病死亡增加 91.9%。

脑血管病仍是我国第一大死亡原因,占据了 27

个省级行政单位的头号死亡原因。中国的缺血性卒中增幅较大,达到了 28.8%,出血性卒中则下降了 37.7%。但由于中国的老龄化,尽管年龄标化的心血管病死亡率下降,但因心血管病死亡的绝对数字仍在快速上升。研究估算,冠心病死亡的人数增加了 90.9%,脑血管病死亡人数增加了 47.7%。

(六)小样本试验说明雾霾危害和空气净化器作用

在我国,室外空气污染和室内空气污染是影响居民健康的第 4 位和第 5 位因素。雾霾问题是 2015 年的热点问题,但短期内雾霾究竟对身体有什么影响,而使用空气净化器究竟有用没用?复旦大学公共卫生学院阚海东的一个小样本的试验就说明了问题。

研究中,上海市的 35 位大学生被随机分到两个宿舍,一个宿舍里的空气净化器是真的,另一个宿舍里的是假的,在使用 48h 的真假空气净化器后,两周后这 35 位大学生交换宿舍。

研究发现,安装空气净化器后,室内 PM2.5 浓度很快就下降了 57%。而且随着空气 PM2.5 的降低,人体炎症及血栓形成的生物标志物均显著降低。此外,收缩压和舒张压,呼出的一氧化二氮分别平均降低了 2.7%、4.8% 和 17%。

随刊评论则直言不讳地表示,这项研究虽有意义,但对于中国等发展中国家,彻底改善大气污染才是根本。

(七)中国连续三项研究证实:国人强化他汀治疗或许没必要

他汀可有效地降低 LDL-C,而且具有抗炎等其他多效性,那么急性冠状动脉综合征患者来点大剂量他汀,或进行介入前强化他汀治疗是否更获益?但是事实胜于雄辩,陆续的 3 项针对国人的研究表明,这种策略不适合中国人群。

1.中国择期 PCI 患者他汀强化未进一步获益

之前 ARMYDA-ACS、ARMYDA-RECAPTURE 等研究均显示,择期行经皮冠状动脉介入治疗(PCI)术前强化他汀与降低围术期心肌损伤相关。但霍勇等进行的 ISCAP 研究却表明,择期行 PCI 的中国患者,与常规他汀治疗相比,连续强化阿托伐他汀治疗并未改善临床转归。

该研究共纳入 1202 例有效择期行 PCI 患者,包括稳定型心绞痛或非 ST 段抬高型急性冠状动脉综合征(NSTE-ACS)患者。强化他汀治疗组,在 PCI 术前给予 2d 的 80mg 阿托伐他汀,术后应用 30d 的 40mg 阿托伐他汀。

ISCAP 研究发现,强化他汀治疗组与常规治疗组

30d 主要不良心脏事件(心源性死亡、心肌梗死或未预期的靶血管血运重建)发生率无显著差异(19.4% vs 18.3%,$P=0.63$)。随访 6 个月时,两者还是无差异。

2.非 ST 抬高心肌梗死介入术前负荷他汀无获益

中山医院葛均波教授牵头的 ALPACS 研究显示,对于非 ST 段抬高型急性心肌梗死患者,PCI 前负荷应用 80mg 阿托伐他汀没有减少术后 30d 不良事件,也没有降低围术期心肌梗死发生率。

该研究结果与 ARMYDA-ACS 的设计相似,ARMYDA-ACS 研究公布之后,也有 Meta 分析证明 PCI 前启动他汀有益处,其中也包括了亚洲患者,但研究的结果出乎意料。

该研究表明,对于亚洲 ACS 患者,在 PCI 前 12h 和 2h 再给予阿托伐他汀负荷剂量 80mg 和 20mg,随访 30d 时发现,负荷他汀无明显获益。他汀负荷量组主要不良心脏事件发生率为 15%,而在常规治疗组为 16%。

3.中国 ACS 患者无需使用大剂量他汀 在湘雅二院赵水平教授牵头的急性冠状动脉综合征患者强化降脂干预研究(CHILLAS)研究中,常规他汀治疗的定义是 10mg/d 阿托伐他汀或其他等效他汀,强化他汀治疗的定义是 20mg/d 或 40 mg/d 阿托伐他汀或其他等效他汀。主要终点包括:心原性死亡、非致命性心肌梗死、血管重建、缺血性脑卒中和因不稳定型心绞痛、严重心力衰竭住院治疗。

在 3 个月时,常规组 LDL-C 降低了 20.2%,强化组降低了 26.6%。但是,尽管强化组多降低了 6.4% 的 LDL-C。在 2 年随访时,常规他汀有 3.9% 发生终点事件,强化他汀组有 5.5% 的患者发生终点事件,两者没有统计学意义。

(八)China-PEACE 揭示中国急性心肌梗死变化趋势,医疗质量是短板

在既往十年间,我国二、三级医院收治的心梗患者明显增多,治疗方面的进步也显而易见。但其中还存在诸多环节需要改善,尤其是与预后关系最为密切的再灌注治疗总体情况令人堪忧。研究显示,2001—2011 年间,全部急性心梗患者中,86% 为 ST 段抬高型心肌梗死(STEMI),因 STEMI 住院的患者翻了两番,但住院死亡率却未比十年前有所改善。

静脉溶栓和急诊经皮冠状动脉介入治疗(PCI)在内的再灌注治疗是挽救 STEMI 患者生命的关键手段,但研究却发现,虽然急诊 PCI 从 2001 年的 10.2% 增加到了 27.8%,但溶栓治疗却从 45.0% 降到了 27.4%。

这项研究评估了中国医疗能力和结果,观察到的问题值得深思。该研究还相继公布了我国医院管理和治疗方面的细节。

(九)BRIGHT 研究鼎力 PCI 围术期比伐芦定抗凝

由沈阳军区总医院韩雅玲牵头进行的 BRIGHT 研究结果表明,在接受直接经皮冠状动脉介入治疗(PCI)的急性心肌梗死(AMI)患者中,与肝素或肝素联合替罗非班相比,PCI 术中和术后持续静脉滴注 3～4h 比伐芦定减少了出血事件,对缺血事件无影响。

该研究在去年美国经导管心血管治疗(TCT)年会上,曾引来众多关注,还被评为 2014 年"全球心脏介入领域 6 项最重要的研究之一"。

(十)中国新型介入器械和优化治疗策略

生物可吸收支架是支架中升起的新星,阜外医院高润霖等就进行的 ABSORB China 研究研究表明,依维莫司洗脱生物可吸收支架 Absorb BVS1 年血管造影随访病变节段内晚期管腔丢失不劣于金属药物洗脱支架 Xience CoCr-EES(钴铬合金依维莫司洗脱支架)。

当前常用导管主动脉瓣置换术(TAVR)装置对主动脉瓣反流患者仍有局限,而由复旦大学附属中山医院王春生和魏来等进行的研究表明,一种新型国产的 J－Valve 瓣膜系统用于主动脉瓣反流的外科高危患者效果较佳。

南京医科大学附属南京第一医院陈绍良领导的 DKCRUSH 系列研究,一直以来备受关注。DKCRUSH-Ⅲ研究是首项比较 DK CRUSH 和裙裤(Culotte)术两种术式治疗左主干分叉病变的研究。该研究 3 年随访结果表明,裙裤支架与主要心脏不良事件发生率增加显著相关,支架内血栓发生率为 3.4%,而双对吻技术支架内血栓发生率为 0。

分叉病变是冠状动脉介入治疗中最具挑战性的病变类型之一,而边支闭塞风险则是挑战中的挑战。阜外心血管病医院窦克非、张冬、徐波、杨跃进等在 JACC Cardiovasc Interv 发表文章,推出了一种名为"RESOLVE"的评分系统,该评分系统可有效评估边支闭塞风险。

参 考 文 献

[1] He FJ, Wu Y, Feng XX, et al. School based education programme to reduce salt intake in children and their families (School－EduSalt): cluster randomised controlled trial. BMJ.

[2] He M, Xiang F, Zeng Y, et al. Effect of Time Spent Outdoors at School on the Development of Myopia Among Children in China: A Randomized Clinical Trial. JAMA,2015,314: 1142－1148.

[3] Huo Y, Li J, Qin X,et al.Efficacy of folic acid therapy in primary prevention of stroke among adults with hypertension in China: the CSPPT randomized clinical trial. JAMA, 2015,313:1325－1335.

[4] Wang Y, Liu J, Wang W, et al. Lifetime risk for cardiovascular disease in a Chinese population: the Chinese Multi－Provincial Cohort Study. Eur J Prev Cardiol,2015,22:380－388.

2. 心血管领域的数字化浪潮

首都医科大学附属安贞医院　马长生

1775 年，William Withering 使用洋地黄植物的有效成分治疗心力衰竭，被认为是开启了现代医疗的新时代。自此后 240 年，心血管领域一直引领着医学的发展方向，包括通过临床试验获得实践证据，整合证实有效的预防策略，以及引进最先进的医疗技术如体外循环、经皮冠状动脉介入治疗、置入式起搏器等。目前，我们正处于医疗数字化时代的风口浪尖，之前被禁锢于手写病历及纸质文书中的相应数据，如今能以光速进行搜集、汇总和分析，与此同时，持续采集的传感数据可以进行追踪、整理、总结及个性化处理。数字化将这些分散、无关的数据转变为相关、具有潜在价值的信息，并可从中提取出关于疾病和治疗的重要认识。基于此，我们相信，数字化将会给心血管领域带来翻天覆地的变化，无论是对患者还是医务人员。

一、虚拟场景

想象一下，你的门诊即将开始，你坐在诊室内，通过平板电脑浏览着第一位患者的病历。他是一位 64 岁的男性，第一次见你是 3 年前，当时他因为非 ST 段抬高型心肌梗死住院治疗。他有长期的高血压病史，经过基因指导治疗及常规持续血压监测，血压控制良好。虽然自上次住院后你只在门诊见过他一次，但快速浏览他的健康记录总结后，你便知道，他所有的心血管危险因素都得到了很好的管理，包括生活习惯的改变。图表清晰地展示了他每日血压的波动，以及血压与压力水平、睡眠、运动及饮食的关系。从中你发现，他每日维持着良好的运动水平，并且药物依从性极佳，体重及胆固醇水平也控制得很好。事实上，该患者所有的一切看起来都很好，于是你便会思考，他为何要来看心脏病专科医师，而不是继续在初级医疗保健团队随诊。

但是，当你继续往下浏览到他的现病史时（由患者经电脑自动采集），你发现，他近期偶尔会出现胸闷，这让他很担忧，希望向你咨询。于是，你把他带到检查室，使用手持式超声仪及智能手机心电图仪对患者进行检查，他的超声心动图及心电图将会自动记录在他的电子健康档案中，同时储存在患者的个人云

端。你询问病史，进行体格检查，并且对病情作出判断。与此同时，语音识别软件已经将详细而准确的电子病历记录在案。接诊 30min 左右，你开始与患者共同制定治疗计划。自动化临床决策系统支持你非心源性的诊断，可靠性 98%，但也同时提示你预期假阳性的发生率。综合基因序列等众多患者个体化数据，你详细交待不同诊疗方案的优缺点，与患者共同制订进一步诊疗计划。

上述场景与临床实践贴近，目前也并不缺乏实现这些功能的技术。这些数字化工具能够改变我们的医疗模式，使患者获得更好的疗效，提升便利性，并显著降低医疗卫生费用，同时也提升了医生满意度。数字化医疗绝不是仅仅是建立电子健康档案。真正以病人为中心的数字化医疗体系，可以利用近几十年技术的巨大进展，重新构建医疗模式，更有效地为患者提供个体化治疗，并显著提升医疗实践的有效性。

二、个体化医疗

数千年来，基于人群的数据一直是医疗实践的基础。最早的医疗实践者获得的数据，常限于他们自身及老师的个人经验。随着时间的推移，人们开始设计临床试验来指导治疗。于是，1946 年出现了首个随机对照试验，开创了循证医学的新时代，让我们能够进一步改善治疗方案。但我们也非常清楚，每一位患者都不相同，经常会出现对一位患者有效的治疗方案对其他患者无效。而目前，我们只能用不断试错的办法，找到针对每一位患者的合适治疗。

（一）利用基因数据

个体化治疗最大的障碍就是，对不同疾病表型及基因型变化缺乏足够的认识。新技术的出现，给了我们新的视角。全基因组测序如今仅需不到 2000 美元，而就在 10 年前则需要花费 30 亿美元。

虽然基因检测尚未在疾病的诊治中实现预期的革命性改变，但已经出现了一些重要的进展。例如，近期一项针对近 50 000 名冠心病患者（或危险人群）的研究表明，基因危险积分不仅可以预测冠心病发生或复发的风险，甚至还可以识别哪些患者可以从他汀治疗中获得最大效益，而哪些患者没有获益。如果这

些基因数据可以常规获取,药物基因组学信息可能有助于更好地指导个体化治疗选择,提高疗效和安全性。

然而,利用基因数据不仅仅是能够获取这些数据。近2/3的医生表示,他们对基因组学几乎一无所知。近期一项针对医学院遗传学课程主管的调查显示,多数人认为,目前医学生所接受的遗传学培训,未能达到临床应用的要求。因此,对于想要付诸临床实践的基因组学数据,需要通过教育及自动临床决策支持来进行意识层面的强化。

(二)整合数字化技术

针对按目前表型分类的众多疾病,对症状体征表现出的个体间差异的全面理解,有助于改善疾病的诊断和治疗。整合数字化技术有助于实现这一目标。通过可搜索的电子健康档案,建立巨大的临床数据库,将诊断相同但有独特特征的患者归入亚组。例如,近期一项研究纳入了400名射血分数保留的心力衰竭患者,通过临床表现、实验室检查、心电图及超声心动图等特征可将患者分为3个亚组,而亚组患者的住院或死亡风险相差超过4倍。

在未来数年中,医学领域最具革命性、挑战性的改变或许是,出现各种医用级可穿戴传感器,可以对人体众多生理参数进行实时监测。这些技术将会使得患者在家也可以获得住院一般的持续监护。针对心血管的移动医疗技术将尤为常见,如持续无袖带血压监测仪、持续多导联心电监测衣服、可穿戴持续心排血量监测仪以及基于智能手机的心电图节律监测等。

原发性高血压就是一个很好的例子,持续血压监测可以协助将患者进行亚组分类。根据患者夜间血压变化情况可分为4个亚组,52%属于"勺型",8.8%属于"深勺型",35%属于"非勺型",6%属于"反勺型"。此外,有充分的证据表明,夜间血压是心血管事件的强烈预测因子,即使临床血压控制良好。当然,这些数据来自于有限的动态血压监测,而这并不方便。但如果通过一个像手表一样的可穿戴设备,日以继夜地持续血压监测,可以变得简单常规。这样的技术不仅让我们更好地了解已知或未知高血压人群的夜间血压变化,也可以明确血压变化的临床意义。

这些例子都表明,可穿戴传感器所提供的,不仅是方便地复制在诊所或医院进行的监测而已,它们可能提高甚至完全重新定义我们目前对很多病理生理状态的理解。有了更好的认识,我们才能更好地为患者提供个体化治疗。

三、改善医疗服务

根据美国疾病控制与预防中心发布的数据显示,2013年有超过61万人死于心脏疾病,约58万人死于癌症。而同期研究表明,有超过40万人死于院内可预防伤害,成为第三大死因。更令人不安的是,由于院内可预防错误造成严重伤害的发生率是致命性错误的10~20倍,而门诊出现的错误甚至多于病房。除外这些诊疗错误外,还有更多的不作为。有研究调查表明,只有54.9%的患者接受了推荐的治疗方案。这些数据不仅反映了医疗工作的复杂性,也凸显了医护人员在临床决策上的巨大差异。因此,通过循证医学指导降低复杂性、优化临床决策,具有极其重要的意义。

(一)重症监护复杂性的挑战

重症监护病房的复杂性最高,每位病人平均每天有178条医嘱,如果有6例病人,则每天需要处理超过1000条医嘱,这都可能出现错误。新型技术,如持续监测生命体征的无线可穿戴传感器、通过智能手机或平板电脑访问住院患者数据及实时监测信息的技术,可以使患者获得更好的监护,从而得到更及时的临床治疗。当然,随着医护人员需要处理的数据量不断增长,也就意味着出错的概率会进一步增加。但是,通过对这些数据的预测分析,可以提供自动化临床决策支持,提高医疗质量,拯救患者生命。这些工具不能替代医生,但能帮助医生提高工作效率。

(二)门诊决策支持

门诊有其独特的挑战,因就诊患者较多,每位患者的接诊时间不足。研究表明,医生接诊每2例患者就会出现如"该选哪类药物?该症状的原因有哪些?"等临床相关问题,而平均不到一半的问题会去查找相应答案,而其中又只有78%找到答案。这也就说明,当医生在门诊遇到问题时,接近2/3最终不了了之。在移动信息化时代,医疗行业应该首先利用智能计算能力。

未来的电子健康档案,应该与循证医学临床决策系统进行整合,这将会帮助临床医生解决大部分临床问题,同时降低临床实践的差异性。当然,所有的问题并不是都这么简单。例如,在一项针对房颤患者脑卒中与出血风险自动评估的研究中,决策支持系统推荐49%的患者服用华法林,而最终仅10%真正使用。这表明,临床医师还需要进一步适应和相信自动决策系统,或者说自动决策系统的诊疗流程图还不能识别真实临床决策中的很多细微差别。虽然自动化临床决策支持目前还不完美,但早期研究表明,在多数情况下,其可以改善医疗质量。随着患者信息的完善及整合资源的增加,自动化临床决策支持将会越来越个体化和精确化,可以更有效地改善医疗服务。

(三)停留在现有诊疗实践已不可能

正如上文所提,医生的时间非常有限,通常都忙于病人管理及相关行政职责。我们当然希望自己的行医生涯能够维持较高水准,这也是患者所期待的。但是,每年被 Pubmed 收录的新文章数超过 100 万篇,想要通读这些文献是不可能的。即使假设我们每年只需阅读并理解其中 0.1% 的新文献,那每周也需要阅读约 20 篇文献。与此同时,从临床试验的结果到改变临床实践指南,平均延迟为 17 年,因此停留在现有的诊疗实践也不可能。如阿司匹林在急性心肌梗死中的应用,自 1987 年 ISIS-2 研究公布 9 年后,住院治疗的 ST 段抬高型心肌梗死患者中,仅有不到1/4给予阿司匹林。因此,承认我们不可能停留在现有的诊疗实践,是拥抱数字化技术改善医疗服务的第一步。

既然停留在现有的诊疗实践已不可能,那我们就必须要持续更新文献内容,而新文献实在太多,我们又缺乏大量的时间和精力,便只能借助人工智能。在不久的将来,会出现人工智能系统,可以储存并即时检索巨量的信息内容,它可以阅读所有 Pubmed 收录的新文献,并进行归纳整理,同时它还能理解人类语言,医生可以随时向它咨询以获取最新的医疗信息与指导。

四、数字化意味着什么

临床医生最大的担心在于,技术应用的增多,可能会破坏医患关系和职业满足感。有调查表明,至少一半的医生士气低落,对医疗的前景感到悲观,不会推荐子女进入医疗行业。绝大部分的医生认为,与患者的关系,是他们医疗行为中最令人满意的方面。我们相信,医学领域的数字化,不仅不会破坏医患关系,反而会显著改善医患关系,让医生有更多的时间与患者互动交流。因为依托于数字技术,可以更好地进行个体化诊治,简化实时监测并提供循证医学指导,这些目前由医生处理的事情都会交由自动化系统或团队其他成员处理,所以医生可以解放出更多的时间来成为一名诊断专家和教育者。

虽然数字化技术成为了我们强大的工具,但仍然需要临床医生来对此进行操作和解读。人工智能不会替代人类智慧,相反,它是对人类智慧的补充和加强。

最典型的例子来自国际象棋界,1997 年 IBM 公司的"深蓝"打败了当时的国际象棋大师 Garry Kasparov,引起了轰动。而如今,在自由形式的象棋比赛中,接受任何形式的参赛者,包括个人、人工智能及人类联合人工智能,而人类联合人工智能是最常见的赢家。

人类智慧与人工智能的整合优于任何单独一项,天气预报是另一项佐证。天气预报需要分析海量的数据,辅助超级计算机运算能力高达每秒 77 万亿次。但与单独的计算机模型相比,人类联合计算机模型可以将降雨和气温预报正确率分别提高 25% 和 10%。

随着个体化大数据时代的到来,生物学、解剖学、生理学和环境学等数据将会被完全整合,人类将再也无法亲自处理这些信息。这需要人类与人工智能进行整合交互,并会将医学带入数字化新时代,也将显著改善医疗服务。

参 考 文 献

[1] Steinhubl SR, Topol EJ. Moving From Digitalization to Digitization in Cardiovascular Care: Why Is it Important, and What Could it Mean for Patients and Providers? J Am Coll Cardiol, 2015, 66: 1489-1496.

[2] Verdon DR. EHRs: the real story. Why a national outcry from physicians will shake the health information technology sector. Med Econ, 2014, 91: 18-20, 27.

[3] Bhatt A. Evolution of clinical research: a history before and beyond James Lind. Perspect Clin Res, 2010, 1: 6-10.

[4] Topol EJ, Steinhubl SR, Torkamani A. Digital medical tools and sensors. JAMA, 2015, 313: 353-354.

3. 急性心肌梗死的再灌注治疗:概念和争议问题

北京大学第一医院　张　岩　霍　勇

急性心肌梗死主要是由于冠状动脉粥样硬化斑块破裂,激活血小板和凝血过程,形成血栓阻塞冠状动脉所致。因此,早期及早开通梗死相关动脉,恢复有效的心肌再灌注是降低急性心肌梗死患者死亡率、改善预后的关键。但从 1912 年 Herrick 发现冠状动脉血栓导致急性心肌梗死到溶栓与直接介入治疗(primary PCI)在急性心肌梗死救治中的推广应用,这条道路充满了曲折。各种错误观念使再灌注治疗理念被接受和广泛应用的时间至少推迟了 20 年。

一、急性心肌梗死再灌注治疗的争议问题

(一)血栓形成闭塞血管是否是急性心肌梗死的主要病因

1956 年开始一些病理学家报道了在致死性心肌梗死中很少观测到冠状动脉血栓,并由此质疑了冠状动脉血栓作为病因的地位,但这些假说在病理学家中也存在争议。Roberts 将心肌坏死归因于心肌供氧与耗氧失衡,这种失衡尤其容易在丧失冠状动脉储备的严重冠心病患者中被触发。瑞典的一项研究显示,急性心肌梗死患者静脉注射具有放射性的纤维蛋白原后,发现死者的整个冠状动脉血栓中都显影,似乎支持了心肌梗死发生在先,随后才形成冠状动脉血栓这种观点。许多心血管医生接受了这种因果倒置的观点,摒弃了再灌注观念。

冠状动脉痉挛也曾一度被认为是急性心肌梗死发生的最主要病因。Olivia 和 Breckinridge 1977 年报道在冠状动脉内注射硝酸甘油的心肌梗死患者中有 40% 出现复流,提示冠状动脉痉挛导致了血管完全闭塞。由此他们推测心肌梗死发生的原因可能是因为血管活性物质释放使严重动脉粥样硬化病变部位出现持续痉挛所致;而斑块破裂或者因冠状动脉储备下降导致氧供需失衡与急性心肌梗死的发生无关。

20 世纪 70 年代末急诊冠状动脉造影的实施为人们提供了直接的证据,急诊冠状动脉旁路移植前行冠状动脉造影显示急性心肌梗死发生数小时内冠状动脉完全闭塞发生率很高。在梗死犯罪血管完全堵塞的死亡患者中,Sinapius 发现血栓附着于破裂的斑块,而在未完全堵塞的患者破裂的斑块中存在内膜下血栓的现象。1978 年 1 例不稳定型心绞痛患者在冠状动脉造影检查中突发急性下壁心肌梗死,Gottingen 观察到重度堵塞的右冠状动脉进展至完全闭塞的现象。

冠状动脉自发性再通可能因为内源性血栓溶解或自发冠状动脉痉挛缓解所致。冠状动脉内注射链激酶或硝酸甘油的不同效果促使医生重新认识到急性心肌梗死中冠状动脉血栓的地位。1979 年的一项研究发现,62 名急性心肌梗死患者中冠状动脉内注射负荷量硝酸甘油仅 6 名一过性恢复血流;而在冠状动脉内注射链激酶的完全闭塞 46 名患者中有 38 名(83%)恢复了持续的正常血流,16 名未完全闭塞的患者中有 5 名(31%)恢复了血流。至此斑块破裂、随之形成血栓堵塞冠状动脉导致心肌坏死这条因果链才开始被人们广泛接受,现代再灌注时代终于来临。

(二)急性心肌梗死救治的最佳时间是多少

"时间就是心肌,时间就是生命",但过去人们认为心肌坏死速度很慢,遵循一种靶心模式。Cox 等 1968 年利用免疫组化技术发现结扎冠状动脉 6h 后大面积缺血的中心区域才出现坏死的心肌细胞。心肌坏死被认为是从中央延伸到周围的,在冠状动脉堵塞 18h 以上时缺血区域的心肌才都坏死。这些研究结果让 20 世纪 70 年代的心内科和心外科医师相信至少有 18h 可以通过减轻血氧供需失衡,从而缩小梗死面积并提高生存率。

这些错误观念的纠正始于 1976—1979 年间的动物试验。在狗模型中心肌坏死始于心内膜向心外膜迅速扩展,如在 3～6h 内实施再灌注治疗心外膜下的缺血存活心肌可以被最大限度救活。但 3～6h 的时间窗极大地限制了再灌注治疗的临床应用。实际上闭塞性血栓是长期、反复的过程进展,与犬模型中的正常冠状动脉结扎术导致的进程明显不同。另一方面,缺血症状在冠状动脉被完全堵塞之前即已发生,侧支循环供血也减缓了犬模型中波浪式心肌坏死的发生和进展。基于这些数据,介入治疗及链激酶溶栓治疗的系列研究纳入了心肌梗死症状发生 12h 内患者进行比较,部分研究采用了 4～24h 的时间窗。最终经过大型的临床试验证实急性心肌梗死发病发生 3～4h 内实施再灌注治疗最有效,并且获益可以延长到 12h。

(三)再灌注治疗是否是急性心肌梗死的最有效治疗方法

既往临床报道及动物实验中发现,再灌注治疗可以导致代谢紊乱和梗死面积扩大,患者常常出现休克或致命心律失常,从而使人们对再灌注治疗产生了误解。链激酶带来的生存获益也被认为是来源于纤维蛋白原溶解而非纤维蛋白,是通过降低后负荷、改善微循环带来的获益,而不是再灌注治疗。

Braunwald 等发现降低实验动物的心肌氧摄取时会观察到结扎冠状动脉 ST 段回落,使人们假设降低心肌耗氧能够减小心肌梗死面积。这种观点开启了寻找没有再灌注情况下可以限制梗死面积的药物之路。在 20 世纪 70 年代的动物实验中,β 受体阻滞药、硝酸酯类及葡萄糖胰岛素钾溶液等 50 种药物陆续被报道可以在缺乏再灌注时限制梗死面积。但设计严格的后续动物实验和临床试验否定了上述发现。最终更好的模型证明了在无复流的情况下,即使很低的代谢率能量消耗仍然会引起不可避免的细胞死亡。

1979 年的 AHA 年会成为再灌注治疗 ST 段抬高型心肌梗死(STEMI)历史上的分水岭。Gottingen 的报道让来自世界各地的心血管医生共同见证了不管是介入治疗(PCI)还是冠状动脉内注射链激酶均可以使冠状动脉再通的影像。De Wood 将冠状动脉影像和 ST 段抬高的心电图联系起来,进一步明确了冠状动脉血栓形成在 STEMI 发病中的作用,在发现 STEMI 是溶栓治疗的适应证上迈出了重要一步。

再灌注治疗的随机试验始于 1981 年。Khaja 和密歇根大学的研究团队阐明了冠状动脉内注射链激酶比注射安慰剂有更高的再灌注率。进而荷兰的一项研究中报道了事件的完整顺序,即冠状动脉内注射链激酶,心肌梗死面积缩小,左心室功能保留,存活率改善。FDA 最终于 1982 年批准了冠状动脉内溶栓治疗应用于急性心肌梗死,以加速冠状动脉再通的进程。

Schroder 及 Neuhaus 等开发了更简便的静脉内注射链激酶的方法,能够获得 50%～60% 的再通率,开启了相关心血管大型临床研究的纪元。研究发现,STEMI 患者接受链激酶治疗有 18% 的显著生存获益,自此奠定了再灌注治疗观念的有效性基础。1990 年 AHA 急性心肌梗死指南中推荐静脉溶栓作为一线治疗。

Hartzler 在没有预先应用链激酶的情况下,在 500 例急性心肌梗死患者完全闭塞的罪犯血管应用球囊直接开通血管,其中 94% 的患者血管获得了再通。研究进一步发现,直接球囊扩张与冠状动脉内注射链激酶相比,不仅能够使管腔变得更大,而且能够使左心室功能更好恢复,梗死周围缺血更少。2003 年纳入 23 项研究的 1 项 Meta 分析发现与静脉溶栓治疗相比,直接 PCI 治疗能够获得更好临床预后,如降低死亡、非致死性心肌梗死、卒中及再发心肌缺血等心血管事件并减少出血事件的发生。目前,AHA 及 ESC 均推荐直接 PCI 作为 STEMI 的首选再灌注治疗策略。

二、我国急性心肌梗死再灌注治疗策略的选择

我国医疗资源分布不平衡,很多地区不能开展急诊 PCI 治疗,基层医院更多实施了溶栓治疗。众多冠心病患者分布在我国广大的农村及乡镇地区,发病时只能就近到基层医院就诊。在再灌注时间窗内就诊于无急诊 PCI 资质医院的患者涉及到区域转运治疗的问题。因此需要构建政府、社会、医院和急救系统四位一体的区域救治网络,以急诊 PCI 治疗为主要手段的基础上因地制宜合理开展基层医院溶栓治疗、转运 PCI 治疗、溶栓联合急诊 PCI 治疗等的治疗策略。随着我国的经济发展和医改政策的推动,在规范的基础上将 PCI 技术普及和推广到有条件的二级医院或县医院,将会有更多的 STEMI 患者受益于急诊 PCI 治疗。

值得注意的是,再灌注治疗的疗效及不良反应存在着个体差异。溶栓治疗的血管再通率为 40%～80%,而 PCI 治疗也存在一定比例的失败、血栓和再狭窄的情况。临床医师对此关注已久,但是限于成因的复杂性及技术的限制目前少有突破。精准医学以个体化医疗为基础,通过基因组、蛋白组及代谢组等组学技术、生物信息和大数据科学等前沿技术,将使基于遗传信息的个体化心血管用药及器械使用成为可能,从而达到治疗效果最大化和不良反应最小化的效果并兼顾卫生经济学效益。因此未来可能通过对心肌梗死的高危患者进行筛查,利用建立的预测模型推荐诸如支架类型、药物种类等个体化的再灌注治疗方案,使 STEMI 患者最大化获益。

参 考 文 献

[1] Rentrop KP, Feit F. Reperfusion therapy for acute myocardial infarction: Concepts and controversies from inception to acceptance. Am Heart J, 2015, 170(5):971-980.

4.理想心血管健康理念和实践

广东省人民医院　耿庆山　马　欢

一、引言

目前,心血管系统疾病是导致全球死亡的主要原因,约占全部死因的 31%。在许多国家心血管疾病的住院率和死亡率明显下降,但心血管疾病的危险因素如糖尿病和肥胖等却仍居高不下。因此,心血管疾病的预防仍然是一个重要的问题。

(一)理想心血管健康状态

在 2010 年,美国心脏病协会(AHA)给对七大心血管疾病的危险因素和健康行为提出了一个新的标准来评估理想心血管转态。包括:戒烟,体育运动,健康饮食,第体重指数,低血压,理想的血糖和胆固醇水平。从 AHA 确立该理念到 2020 年,预计美国心血管疾病的死亡率将会下降 20%,并改善人群的心血管危险因素。预防 CVD 的最终目的高于预防相关危险因素,或者减少其发生。

健康的心血管状态与低水平的心血管危险因素及心血管全因死亡率密切相关。此外,健康的心血管状态亦导致其他疾病的危险因素下降,包括癌症等,这意味着促进心血管健康对其他疾病亦有价值。理想的心血管健康理念既可以用来检测心血管健康水平也是评估成人 CVD 风险的工具。这篇文章侧重于评估既往与心血管健康的相关的研究。

(二)理想心血管健康状态的全球流行趋势

研究证明理想心血管健康状态的流行率在美国和加拿大是低的(在美国成人中只有 0.1%,在加拿大成人中有 9.4%)。理想心血管健康状态的流行率在美国与加拿大的不同最有可能是由于更多的严格的定义被应用在美国,其中包括一个详细的膳食胆固醇指标和信息没有运用到 CANHEART 指数正在被开发的加拿大的研究人群中。在北美以外的地区,最近的研究表明理想心血管健康状态的概念正在应用。在中国,一个最近的关于理想心血管健康状态流行率的研究发现在成人中该概念的流行率仅仅有 0.2%,其中女性比男性显示出更高的流行。一项针对丹麦人群的研究发现理想心血管健康状态自 1978 年的 2%增加到 2006 年的 13%。一项基于来自德黑兰、伊朗人群的队列研究发现仅仅一个研究对象拥有理想

心血管健康状态,接近 26%的受试对象处在中间的健康状态(没有差的健康指标和至少一个中间的指标),74%的参加者拥有差的健康状态(任何一个都是差的健康指标)。在波斯尼亚和黑塞各维那的代表性样本的人群中发现理想心血管健康状态的流行率低至 0.02%,7.6%处在中间的健康状态,92%的参加者处在较差的健康状态。接近 2%的参加者拥有至少 6 项理想健康指标,8%的参加者拥有至少 5 项健康指标。女性和男性相比拥有平均 2.9 项理想健康指标,而男性仅仅拥有 2.6 项理想健康指标。一项检验理想心血管健康状态流行率的在年龄 25～74 岁成人中的基于人口的横断面研究发现理想心血管健康状态流行率有 5 项或者更多的健康指标的在女性人口中只有 8.8%,男性人口中 3.0%。总之,50.4%的女性,69.0%的男性拥有少于三项理想心血管健康指标。

尽管相对理想心血管健康状态的流行率可以对人类的健康和冠心病的预防提供一些见解,流行率不同的评估可能会有助于形成不同的理想心血管健康状态概念,因此,很有必要考虑一些细节指标的运用,且很有必要去研究比较具有同样数据的地区。一项比较心血管健康的研究在纽约州、卢森堡国的成人中展开,研究发现卢森堡国的参加者拥有平均 4.2 项理想指标而纽约州的参加者拥有平均 3.8 项理想指标,二者成人拥有基本相同的年龄、性别、教育和收入水平。卢森堡国的整个成人理想健康状态的比例是 1.0%,而纽约州的比例是 0.4%。

研究发现,女性、接受高教育水平的人群拥有相对较健康的心血管水平。Pulkki-Raback 等发现,在孩童时代心理健康可以预测成人后理想的心血管健康状态。自 27 岁作为基线开始研究,历经 3～18 年,社会经济学环境和个体自我约束行为是心血管健康的强预测因子。越是注重身心因素的个体越容易拥有心血管健康。性别,社会经济状况及其他人口学特点的不同可能影响心血管健康,这些是未来值得研究的东西可以为各种心血管健康干预提供有益的探索。

(三)亚临床心血管疾病和理想的心血管健康状态的指标

人们越来越多研究集中于寻找区别亚临床心脏

病和理想的心血管健康状态的指标,并将这些指标当作从理想心血管健康状态进入心血管风险的过程中被激活的生物学通路。

1.冠状动脉钙化 冠状动脉钙化是亚临床心血管疾病的强力指标,研究发现冠状动脉粥样硬化斑块与阻塞性病变有关,可以预测未来的心血管事件。最近的关于检测冠状动脉钙化和理想的心血管健康状态的研究表明较高的理想心血管健康状态与较少的冠状动脉钙化相关。大多数的研究表明,理想心血管健康状态与冠状动脉钙化之间有一个剂量反映关系,即理想心血管健康指标越高,冠状动脉钙化的概率越低,这些结论给这两个因素之间可能的因果关系提供了更强的证据。一个关于弗雷明翰的后代的研究发现,拥有7个理想健康指标中四个或以上的人群比仅仅拥有1~2个的人的冠状动脉钙化的概率下降了73%。Alman等研究1型糖尿病和非糖尿病患者6年内冠状动脉钙化的进展的可能性,发现每一个理想健康指标都与冠状动脉钙化进展相关,均可使其进展发生率降低23%。研究发现冠状动脉钙化的进展是心血管事件的强烈预测因子。

2.颈动脉内-中膜厚度 基于两层颈动脉厚度的颈动脉内-中膜厚度是亚临床心血管疾病的另一个生物指标。目前利用颈动脉内-中膜厚度预测心血管事件是有争议的。最近的一个Meta分析表明,增加颈动脉内-中膜厚度作为预测因子不能明显增加弗莱明汉危险积分,然而,最近的关于理想心血管健康因素和颈动脉内-中膜厚度的研究发现在美国、芬兰、澳大利亚的双胞胎青年中,增加的理想心血管健康因素与较小的颈动脉内-中膜厚度相关。

3.脉搏传导速度 传导速度是一种非侵入性的检测动脉硬化的测量方法,具体方法是通过测量脉搏从动脉系统的一点到另一点所用的时间。脉搏传导速度已经被证明是心血管事件和全因死亡率及恶性心血管事件的独立预测因子。Young Finns关于检测参与者的心血管风险的研究发现,从基线到随访理想心血管健康指标每增加1点,脉搏传导速度增加0.09m/s。从1986年到2007年的21年里,他们检测两组人员的脉搏传导速度,一组从童年到成年,一组从成年到中年。研究结果表明终生增加理想心血管

健康指标可能减少动脉硬化的发生,依据是测量脉搏传导速度结果。另外一个研究检验了美国一个中年男性样本的理想心血管健康指标和脉搏传导速度及脉压的相关性。他们发现理想心血管健康指数的数量和及平均4.7年在该状态下的脉压之间的关系的证据。拥有5个或以上的理想心血管健康指数的患者脉搏传导速度是9.8m/s,相比之下,拥有2个或者更少理想心血管健康指数的脉搏传导速度是11.7m/s。

4.其他生物指标 Xanthakis的一个研究检测了理想心血管健康指标和弗雷明翰的后代群体参与者的许多心血管相关生物指标,更高的理想心血管健康指数与更高的循环利钠肽水平,更低含量的血液纤溶酶原激活物-1、醛固酮、C反应蛋白、D-二聚体、FIB、同型半胱氨酸及分化因子15的增加有关,而且使由以下至少一种检验指数定义的亚临床疾病发生率降低26%,这些检验指数包括:左心室肥厚、左心室收缩功能障碍,颈动脉内-中膜增厚或狭窄,降低的踝-臂指数,以及微量白蛋白尿。然而,通过选择生物标志物调整亚临床疾病的发生率,心血管健康指数对于心血管疾病的风险仍然有积极的影响。这也表明,理想心血管健康指数的意义不仅仅是与生物标志物和亚临床心血管疾病相关,其他的生物学机制可能在心血管危险因素和心血管疾病的关系之间发挥作用。包括至少一项:左心室肥厚,左心室舒张功能障碍,颈动脉内膜增厚或硬化,踝臂指数下降和微量白蛋白尿的出现。然而,疾病对这些亚临床疾病进行校正,仍然有患CVD的较高风险。这表明健康的心血管状况不仅仅与这些标志物和亚临床CVD有关,其他的生物标志物机制可能也是CVD的危险因素。

二、结论

心血管健康概念的因素是促进心血管健康与未来患病之间关系的基石。在目前的临床研究中发现当前人群中的心血管健康水平仍然很低,预测减少民族心血管健康的危险因素是必要的。心血管健康水平与亚临床生物标志物的关系表明生物学在维持健康心血管状况及防治心血管疾病方面的作用。

5.2015 ACC/HRS/SCAI 对左心耳封堵的指导性意见

广东省人民医院 刘方舟 吴书林

一、前言

左心耳封堵器对目前房颤患者预防卒中的方式可能具有影响。当前应用于临床的有数种不同的左心耳封堵器,既包括经皮置入的封堵器,也包括经心外膜途径结扎心耳的封堵器。在美国及其他发达国家都采用这几种装置置入降低房颤患者卒中风险。WATCHMAN 封堵器是目前唯一一款进行过随机对照临床研究的封堵器,该封堵器最近获得了美国食品与药品管理署(FDA)的审核通过,被认为是房颤患者替代华法林预防卒中的另一可行方式。Amplatzer Cardiac Plug(ACP)是一款与 WATCHMAN 相似的左心耳封堵器,虽然目前有关其预防房颤患者卒中的研究仍较少,但因其通过了欧洲合格评定(CE)目前也被广泛应用于美国外的许多国家;LARIAT 封堵器同样具有 CE 标识,但因其预防卒中的循证依据不足,FDA 并未通过其在房颤患者预防卒中方面的应用,然而该装置仍被一定范围的应用于左心耳封堵的临床实践中。其他新型的左心耳封堵器或术式仍在不断研发和革新中,左心耳封堵技术将来在临床实践中的使用范围也会随之越来越广。这项技术的使用及推广应当仔细谨慎。本文着重分析左心耳封堵器置入的一些关键问题及如何权衡多方面的利益。本文由美国心脏病学会(ACC),心律失常协会(HRS)及心血管介入学会协作(SCAI)参与编写,旨在说明将这项新技术在整合到房颤患者的管理中显示出的关键问题。

(一)介绍

左心耳封堵器有可能会改变今后某些特定房颤患者预防卒中的方法。根据一些大样本、前瞻性、多中心随机对照研究的结果,口服抗凝药如华法林、Xa因子抑制药、直接凝血酶原抑制药虽有一定的出血风险,但仍为目前房颤患者降低脑卒中风险的主要方式。部分房颤的患者具有口服抗凝药的适应证,但却同时存在口服抗凝药的相对或绝对禁忌证,也有部分病人无法长期坚持口服抗凝药物治疗,因此临床上需要可替代口服药物治疗的方案。

与其他技术相比较,有数种经皮左心耳封堵器同时被研发,包括某些并没有获得 FDA 通过的用于行左心耳封堵的封堵器,这类封堵器适应证被扩宽至可用于行左心耳封堵是由于当地政策的调整。因此,为了更好的推广左心耳封堵术,使患者得到最好的结果,我们有必要去制定一套新的指南或专家共识以指导培训需求、术者证书授予及机构的政策。

关键问题 以下为经皮左心耳封堵技术进入临床实践的几个相关问题。

(1)是否未来所有中心均可获得该技术,还是该技术只会在某些特定的中心进行? 若为后者,这些特定的中心需要具备哪些条件? 如何评定一家中心是否优秀并可行左心耳封堵术?

(2)术者需要哪些培训,如何培训术者? 如何制定标准使术者获得及保持有行使该项手术的权利?

(3)需要收集哪些临床、手术过程、给药、随访的数据,通过什么机制去确保各中心评估预后的准确性,如何提供一个可高效检索、安全监控并进行费效比评估的网络平台?

(4)如何确定哪些患者行该项手术的获益可能最大或最小,特别是当考虑到患者的卒中风险,口服抗凝药的出血风险,手术风险时。

(5)如何使既往研究中没有纳入的那一部分人群纳入到今后该技术开展实践中来。

(6)患者进行这项手术如何得到补偿? 将来国家是否会将该手术纳入医保报销范围?

(7)所有类型的封堵器均被 FDA 认可,其无限制的使用是否有充分的证据? 要求提供有关病人选择及使用该种封堵器治疗的预后的系统数据是否合适?

回答上述问题有些复杂,经皮左心耳封堵术在技术上具有一定挑战性,因不同封堵器的术式不同(如经导管介入进行封堵,或经心外膜结扎),其有效性及安全性也不同。当该术式可作为房颤患者预防卒中的新方式时,引导患者接受该术在有经验的中心显得尤为重要。另外,相关参与者应该建立评估术后短期、长期安全性,相对有效性,以及费效比评估的系统。

(二)房颤的卒中预防：目前的证据和指南

在美国，有近610万房颤病人，在80岁以上的人群中卒中患病率为20%。有证据表明左心耳是血栓最主要的来源。根据大量的随机对照研究显示，长期使用华法林或新型口服抗凝药治疗是卒中风险较高且出血风险不高的房颤患者卒中预防的标准治疗方案。

权衡利弊后制定个体化决策是房颤卒中预防的关键。为了量化房颤的卒中风险，ACC/AHA/HRS推荐使用CHA2DS2-VASc评分[充血性心力衰竭、高血压、年龄超过75岁（2分）、糖尿病、既往卒中/短暂性脑缺血发作（2分），血管性疾病，65～74岁，女性]评估治疗的潜在效益。潜在的出血风险可以使用HAS-BLED评分（高血压，肝肾功能异常，既往卒中史，出血史或出血倾向，不稳定的INR，老年人，伴服药物/酒精)来评估。但指南未正式提出对出血风险评分的推荐，可能系因该评分主要是预测患者颅外出血风险，而非严重的颅内出血风险。现行指南对有既往卒中史或CHA2DS2-VASc评分≥2的患者口服抗凝治疗持IA类推荐。由于除WATCHMAN封堵器外的装置缺乏循证医学证据，指南对左心耳封堵预防卒中尚持保留态度。2012年更新的ESC房颤指南推荐对高卒中风险且有长期口服抗凝药禁忌的患者使用经皮"LAA夹闭/封堵/切除"治疗（Ⅱb类推荐，证据等级：B）。由于缺乏足够的循证医学证据且当时FDA未批准使用左心耳封堵器预防卒中，目前ACC/AHA/HRS房颤指南未对左心耳封堵器的应用做出建议。由于左心耳封堵的不断发展和FDA已批准WATCHMAN封堵器，指南的建议可能会陆续进行一定的修改。

(三)文献综述

1.背景　心脏外科机械性左心耳结扎术已经使用了超过半个世纪。最初，该技术通常伴随二尖瓣手术或外科迷宫术共同完成。由于左心耳的组织学特点，在外科结扎后经常发生术后出血，此外结扎效果往往欠佳。以上种种问题均导致唯一评价左心耳结扎手术有效性和安全性的随机临床研究被提前终止。最近，左心耳封堵术已被推荐作为非瓣膜性房颤患者卒中预防的另一可行方式。根据心外手术知识的不断积累和把左心耳视为卒中治疗靶点的理念，诞生了名为PLAATO的左心耳封堵器，但该封堵器只有来自欧洲和北美小型的病例报道。而诞生于一个小规模的探索性研究的WATCHMAN封堵器，在器械与常规药物的随机对照研究有巨大困难的背景下和房颤栓塞预防药物也有显著进展的情况下，仍然开展了两个随机对照研究。以下的文献综述将汇集已发表的临床证据，包括使用WATCHMAN封堵器的PROTECT AF和PREVEIL研究，以及正在积累数据的其他左心耳封堵设备。

2.WATCHMAN　两个纳入超过2400例非瓣膜性房颤的随机对照研究和观察性研究数据表明，置入WATCHMAN封堵器能够降低卒中风险。首个最大规模的评价左心耳封堵术降低卒中风险的非劣效性研究（PROTECT AF），纳入了2005年2月到2008年6月期间来自欧美的59个中心的707例患者。该研究将无抗凝药禁忌的非瓣膜性房颤患者（CHADS2评分≥1)2∶1随机分配到WATCHMAN封堵治疗组和华法林对照组。PROTECT AF研究证实WATCHMAN在缺血性/出血性卒中事件、心源性死亡及全身性栓塞的复合终点不劣于华法林。

PROTECT AF研究第四次中期分析发表的结果在2009年4月23日提交给FDA专家小组，该结果显示WATCHMAN置入成功率达88%（408/463)，其中86%（349/408)患者达到45d时停用华法林治疗的标准。到6个月时，92%（355/385)置入成功的患者达到了停用华法林的标准。而在对照组，有2/3的时间INR值在治疗范围（2.0～3.0)内。左心耳封堵术的有效性不劣于华法林治疗并达到了预先设定的标准，但封堵组的不良事件发生率达4.4%。这些不良事件主要是围术期的并发症，但无器械植入导致的死亡事件报告。研究中的存在明显的"学习曲线"现象，随着手术经验的增加，围术期并发症随之下降。对非随机组的542名患者的研究中发现，需要心脏穿刺的严重心脏压塞在前3例手术的发生率达7.1%（11/154)，而在随后手术的发生率仅为4.4%（17/388)。

当时，FDA未批准左心耳封堵器在很大程度上是因为围术期较高的并发症发生率。随后FDA要求厂商开展一项新的前瞻性研究，回答PROTECT AF研究出现的问题：区分缺血性卒中和出血性卒中的复合安全性终点；纳入CHADS2评分1分的患者。围术期操作相关的不良事件占了研究中所有安全性事件的56%。应将"学习曲线"现象与器械预防缺血性卒中等远期事件区分开来。

CAP注册研究允许PROTECT AF研究的26个中心在完成FDA上市前审批评估的入组后继续置入WATCHMAN封堵器并观察。另外460名患者作为前瞻非随机单盲研究的一部分接受了封堵器置入。CAP研究的结果表明WATCHMAN置入成功率提高至95%，而围术期器械相关并发症的发生率仅

3.7%(17/460)。这与PROTECT AF中经验丰富的中心(置入量＞3个)的发生率相似,且明显低于PROTECT AF研究整体7.7%的发生率。未发现操作相关的卒中事件。95%的患者在术后45d可停用华法林。PROTECT AF研究的长期随访数据显示,平均随访时间45个月后(2621人/年)WATCHMAN在主要有效性终点显著优于传统抗凝药物,且出血性卒中和心源性死亡发生率亦明显降低。

PREVAIL研究是厂商发起的回应FDA对于PROTECT AF顾虑的研究。PREVAIL研究评估WATCHMAN装置对高卒中风险患者的有效性,需要患者的CHADS2评分≥2分(或CHADS2评分1分伴其他卒中危险因素)。为进一步评估学习曲线现象,PREVAIL研究纳入至少20%从未有WATCHMAN封堵器置入经验的研究中心和术者。

FDA专家小组第二次对WATCHMAN封堵器进行了审查并于2013年12月发布了意见。其审查的数据仅包括PREVAIL的早期结果,结果提示平均18个月的随访后WATCHMAN封堵器组的主要终点发生率为6.4%,而华法林抗凝治疗组为6.3%,两组的次要终点发生率分别为2.5%和2.0%,均未达到非劣效标准。此外尚无手术相关的死亡病例报道。虽然仅平均随访18个月,WATCHMAN封堵器组有2.2%的患者达到安全性终点,需心包引流的约为1.5%,结果均较PROTECT AF研究低,且达到非劣效标准。

在FDA专家小组第二次审查后,PREVAIL研究组又发布了一部分研究数据,使之史无前例的迎来了第三次专家小组的审查。WATCHMAN封堵器组在后续的随访期间有8个新发的缺血性脑卒患者,该组共计13个缺血性脑卒中患者,而对照组为1个(RR:0.15,P=0.044)。两组的出血性脑卒中发生率均较低(RR:1.92,P=0.61)。WATCHMAN封堵器组有1例系统性栓塞性,而心血管疾病或原因不明死亡发生率两组近似(RR:1.45,P=0.575)。这些补充数据使PREVAIL研究未能达到其主要和次要有效性终点,未能得到WATCHMAN封堵器不劣于华法林治疗的结论。WATCHMAN封堵器组中缺血性脑卒中的发生率显著较高,其发生缺血性脑卒中或系统性栓塞性疾病的共计14名患者,仅1例与置入过程相关,剩下的12个缺血性脑卒和1个系统性栓塞性疾病事件平均发生于置入后(15±8)个月中。值得注意的是,华法林抗凝治疗组的缺血性卒中率出人意料的低(140.1患者年中仅1个事件)。

2015年3月13日,FDA发布了对WATCH-MAN封堵器的批准,认为对于非瓣膜性AF患者且符合以下条件者可行WATCHMAN封堵器置入:①CHADS2及CHA2DS2-VASC评分认为的脑卒中和系统性栓塞性疾病高风险患者;②医生认为有华法林抗凝禁忌;③对比该装置及华法林的安全性和有效性,非药物疗法替代华法林有益处的患者。

3.Amplatzer Cardiac Plug 至少有4个Amplatzer封堵设备被用于左心耳封堵:房间隔封堵器,室间隔封堵器,ACP和Amulet。房间隔封堵器专为房间隔缺损设计,是最早用于经皮左心耳封堵的装置,然而由于没有主动固定的支撑结构,该设备血栓栓塞风险很高,为此将房间隔封堵器的设计进行了修改,使其适合使用于左心耳封堵。其临床可行性研究正在进行,且FDA通过了对该研究设备的豁免。与此同时,美国另一项与PROTECT AF和PREVAIL相似的研究被搁置,该项随机对照研究旨在比较ACP与口服抗凝药华法林或达比加群的有效性与安全性。目前为止,有关其运用于左心耳封堵所发表的文章均系回顾性研究和非随机病例队列研究。尽管不同研究的并发症定义不同,但在其中2个主要的研究中,手术相关的并发症发生率均达5%。由于研究中对照组的缺乏,使其与当前常规治疗的发生率不具有可比性。第二代心脏封堵器——Amulet已经发布了其可行性报告,该装置已在除美国以外的地区使用。

4.LARIAT LARIAT装置需经胸心包穿刺及房间隔穿刺,通过磁性探头的引导,利用套索器结扎左心耳。FDA通过510(k)协议批准了LARIAT左心耳封堵器在外科手术中应用,该设备还通过了CE认证。但FDA的该项批准并未推荐将其作为降低卒中发生的设备。尽管缺乏有效性方面的循证医学证据,但对高卒中风险同时不能耐受口服抗凝药的患者也应考虑该款装置治疗。

仅有部分非随机对照研究报道了关于使用LARIAT装置的预后。一个单中心研究评估了89例LARIAT左心耳结扎术的患者,平均CHA2DS2-VASC评分为2.8,其中3例因为套索器不能套住左心耳而被迫中止。有1例因穿刺右心室而需要心包引流。有85例成功的完成了手术,其中3例(3.3%)患者发生手术相关并发症。尽管入选的患者有抗凝治疗禁忌,但仍有高达55%患者1年后又接受华法林治疗。一项多中心回顾性研究共纳入了美国8个中心共计154例LARIAT左心耳结扎术的患者(平均CHADS2评分3分),主要研究终点是手术成功(经食管超声心动图显示缝合部渗漏＜5mm且出院时无重大并发症),94%的患者结扎成功。主要并发症(主要是出血)发生率为9.7%;显著的心包积液有16例(10.4%),右心室或左心耳穿孔需急诊手术有3例(2%)。已发表的文献中未包括左心耳结扎外的心脏功能的纵向改变,或与其他治疗方案的随机或一般对照。因此,目前暂无对 LARIAT 左心耳结扎术对于降低卒中风险的有效性和安全性方面的坚实证据。

5.其他封堵设备和外科手术方式 有学者研制了其他用于左心耳封堵的装置。WaveCrest 是以聚四氟乙烯为原料且有 CE 认证的封堵器。目前暂无该封堵器使用经验的同行评审报告;一项未发表的155例观察性研究已经完成了注册和入组。另一个可扩张的镍钛记忆合金和聚酯的 LAmbre 装置也正在研发中,目前也暂无其同行评审的报告,有2项有关该设备的小型研究已经注册。

有关左心耳堵闭的外科手术术式也在不断发展,以期努力克服封闭效果欠佳、组织撕裂和缝合技术相关联胸腔内出血等问题。如前文提到的,LAAOS III 正在进行中,更便利的设备和外科手术方法不断被研发。最广泛的使用的设备 AtriClip 由覆盖着聚酯编织物的平行的钛横梁组成,4个尺寸的夹子可供选择以便更好的附着心耳的位置。该设备已获得 CE 认证且被 FDA 批准用于其心外科开胸手术联合可视化左心耳堵闭。通过胸腔镜途径进行封堵亦有大量报道。一项2期多中心非随机研究正在进行中,旨在评估该术式对长期接受口服抗凝药物的患者的安全性。但该技术对于减少缺血性卒中风险的有效性,却一直未有循证医学证据支持。

(四)治疗团队和设施

1.多学科心脏团队 多学科医学团队模式远远超出个别医生之间的协作,视手术类型的不同而包括各种各样的医生和非医生间的组合。多学科医学团队模式同样适合左心耳封堵术。可以评估涉及各专业的特定风险及保守治疗的获益与风险。超声心动图的专业技术、X 射线成像技术(特别是 CT)、麻醉技术及具备紧急处理能力的心脏外科支持是对患者选择、术前评估、术中及术后管理、出院后随访和结果分析中的重要一环。

2.一般要求 根据所使用的装置类型和手术入路的不同,可能需要的多学科心脏团队组合不同,以确保合适的患者选择、评估和术程实施。各专科医师应当具备相应知识和技术,均应充分理解卒中、房颤、抗凝药理学以及左心耳的解剖学。左心耳封堵术较为复杂,应选择研究机构中有经验的医生实施。具备解释超声心动图、CT 和(或)磁共振成像的能力是必不可少,尤其是超声心动图对左心耳封堵术有极为重

要的指导意义。既往临床研究表明有经验的医生和良好的设备有助于避免并发症发生。总之,多学科心脏团队必须熟练掌握穿间隔技术、左心耳成像、心包穿刺术及心包探查技术等。FDA 规定的技术门槛,具备房间隔穿刺和左心房内操作能力,旨在预防空气栓塞和血栓形成。多学科心脏团队应在现有情况下权衡利弊,确定患者的个体化治疗方案。

3.设施 研究机构应具备已建立成熟的结构性心脏病或电生理团队及可靠的心外科团队为后盾。影像诊断团队、电生理设备、介入设备或外科套件应最大程度的配备,具体如下。

(1)可供导管操作的心脏介入室或杂交手术室。双放射球管在左心耳封堵术中可能是有益却非必要。术中连续血流动力学监测是必需具备的。

(2)同时具备经胸及经食管技术的超声心动图室。三维和心腔内超声心动图可能是有益却非必要。手术过程中,经食管的超声心动图应全程使用,对手术过程熟悉的超声心动图医生应需要全程配备。

(3)具有心脏 CT 成像评估及在术中获取高质量心脏成像有经验丰富的影像技术人员。

(4)心外科医生及麻醉师可能需在场作为后备支持。

(5)心外科手术室应与心脏介入室尽可能相邻,以便需要时可迅速转运。

(6)心脏介入室应足够容纳所需的设备及人员。

(7)配备施行结构性心脏病介入及器械回收的全套设备。

(8)重症监护单元及有相关经验的人员提供术后观察管理。

(五)术者的培训

设备厂家通常会提供新技术培训。然而专科学会也应提供术程的操作标准、训练课程及评价指标。ACC/HRS/SCAI 已发布了大量电生理及介入技术的建议,但暂时却未包括左心耳封堵术。因此对于提出对左心耳封堵术的培训建议是有必要的,主要涉及以下几个方面:①是否需要早期的操作训练和经验(如房间隔穿刺);②左心耳封堵术的训练规模与时长、初期培训所需的病例数;③对该手术有兴趣的其他专科人员或外科人员的预期要求。

(六)诊疗方案

应明确患者术前、术中、术后的详细评估及治疗方案,对心脏团队成员及专科协助人员清晰的分工。尽管根据各研究机构的习惯不同,研究方案也不尽一致,但方案中的重要部分被视为共识,如患者的卒中风险评估、出血风险评估、抗凝治疗的禁忌证及心脏

的结构性因素等。术前获得对器械置入的知情同意，在可能的情况下,术后收集患者长期安全性及有效性的研究数据。所有考虑左心耳封堵术的患者应该接受标准化的评估,避免冗余检查。这个过程有助于防止不适当地使用技术及最佳设备利用率的数据后续评估。最后,治疗方案中还需要规范术后的随访和评估的建议,如随访时机、检查频次和管理方式。

(七)患者选择及预后的评估

临床、术程、器械和用药数据的收集和分析是选择患者及器械置入技术预后评价的重要一环。尽管随机临床研究仍然是评价有效性和安全性的标准,而观察性研究数据是随机临床研究的重要补充并为当前临床实践提供预后数据。目前为止,左心耳封堵术器械的循证医学证据有限,且大多数装置尚无预防卒中的有效性证据。

美国胸外科医师学会数据库及 ACC 国家心血管数据注册研究展现出了注册研究具有说服力的价值。开展关于左心耳封堵术的注册研究对左心耳封堵术这个还是处于新兴领域的技术都将大有裨益。

如何明确并选择出可行左心耳封堵术的患者是注册研究中的重要任务。考虑行此手术的患者的评价指标可能有:卒中风险评估、出血风险评估、既往抗血小板或抗凝治疗史、心脏结构和功能因素及导管入路相关的解剖因素等。

左心耳封堵注册研究还收集患者的随访预后数据,包括术中即刻成功率、围术期并发症、随访死亡率、卒中事件、出血事件及住院治疗事件。随访中还收集使用抗血小板或抗凝药物使用情况。应设置足够的随访时限以提供对长期风险有意义的评估,如FDA 提出的批准后的 WATCHMAN 器械研究:在45d、6个月、1年及2年直至第5年进行预后评价。

ACC、HRS 及 SCAI 致力于与专科学会、FDA、国家医保中心及工业合作伙伴协作,为左心耳封堵术获得更多的证据支持并使患者的利益最大化,为未来的临床实践带来新希望。

参 考 文 献

[1] Dentali F,Riva N,Crowther M,et al.Efficacy and safety of the novel oral anticoagulants in atrial fibrillation:a systematic review and meta-analysis of the literature.Circulation,2012,126:2381-2391.

[2] Mozaffarian D,Benjamin EJ,Go AS,et al.Heart disease and stroke statistics—2015 update:a report from the American Heart Association.Circulation,2015,131:e29-322.

[3] Reddy VY,Holmes D,Doshi SK,et al.Safety of percutaneous left atrial appendage closure:results from the Watchman Left Atrial Appendage System for Embolic Protection in Patients with AF(PROTECT AF)clinical trial and the Continued Access Registry.Circulation,2011,123:417-424.

[4] Whitlock R,Healey J,Vincent J,et al.Rationale and design of the Left Atrial Appendage Occlusion Study (LAAOS)Ⅲ.Ann Cardiothorac Surg,2014,3:45-54.

6.怎样做到"该做的都做,不该做的不做"

——中国迫切需要开展以医疗质量评价为核心的质量提升运动

中国医学科学院阜外医院　杨跃进　杨进刚

中国预计有 2.9 亿心血管病患者,心血管死亡占比已从 25%增至 40%。考虑到生活方式改变及人口老龄化的影响,从 2010 年至 2030 年,中国心肌梗死患者预计将从 810 万增至 2260 万。过去 10 年来,中国心肌梗死住院率已经增长了 3 倍。而且,农村居民在 2007 年冠心病死亡率和心肌梗死发病上升速度已超过城市。

一、扩大医保覆盖、提高县医院服务能力和分级诊疗面临挑战

在此情况下,不断扩大医疗保险覆盖,全面实施居民大病保险,已成为我国卫生计生工作的重点任务。可以预见,中国医院,尤其是县医院面临的压力仍然会进一步加大。但扩大医疗覆盖面,不能忽略改善医疗质量和医疗费用的控制,否则医疗就会成为无底洞。这其实就是政策的三要素:可及性、费用和质量,三者相辅相成,不可或缺。既要广覆盖,也要提高医疗服务质量,还要控制费用,这是一个艰巨的任务。2014 年 8 月,卫计委又印发《全面提升县级医院综合能力工作方案》,按照卫计委的规划,要加强临床重点专科建设,提升县级医院医疗技术水平,其实就是提高医疗服务供给和服务能力。

总体而言,部分县医院的技术、设备、药物和人才尚处于普遍缺乏的状态,根据《2013 年卫生和计划生育事业发展统计公报》,在全国 73.1 亿诊疗人次中,县级医院诊疗人次仅为 9.2 亿人次,还呈现了就诊人数则呈现逐年下降的趋势。三级医院诊疗人次仍占了绝大部分。

为此,国家卫生计生委又认为,分级诊疗是破解这一现状的一剂药方,国务院办公厅发布了《关于推进分级诊疗制度建设的指导意见》,但如果基层医疗机构的服务能力较弱和服务水平较低的问题不解决,分级诊疗制度就不能有效实施,如果强制执行,反而有可能加剧医疗不公平。

二、改善医疗质量则是解决这些问题的核心

与一般的服务性行业不同,医疗服务的核心是准确的诊断和规范的治疗。只有终末期疾病才是"总是去安慰"。医疗水平才是医疗服务的金标准。只有提高医疗质量,分级诊疗才能真正落地。大医院人满为患,大专家"一号难求",体现了公众对高质量医疗服务的需求。

医疗质量低下不但危及患者安全,而且可导致医疗事故增加,医疗纠纷则会使医患关系日益紧张。更为重要的是,治疗手段过度使用、使用不足与错误使用也进一步推高了医疗费用,这些都迫切要求从国家层面对卫生质量给予足够重视和采取应对措施。

改善医疗质量不但能让患者获益,也可明显减少医疗费用。在 1995—2006 年,美国 65 岁以上人群的急性心肌梗死的病死率降低了 3%,估算 2006 年节省医疗费用近 3 亿美元。1998—2008 年,因更好地控制高血压,越来越多地进行心力衰竭门诊管理,美国 65 岁以上心力衰竭患者的住院率下降了近 30%,因而医疗保健费用节省了数十亿美元。

在临床工作压力巨大的情况下,我国的心血管领域的医疗质量非常不乐观。即使是北京市 39 家三级医院,在校正患者的危险后,最好的医院心肌梗死患者的平均住院死亡率为 2.37%,而最高的医院达到了 14.48%,差异达到 6 倍。对于 ST 段抬高型急性心肌梗死(STEMI)患者,2011 年中国再灌注率仅为 27%,同期美国再灌注率为 94%,英国为 77%,印度为 59%对于冠状动脉旁路移植手术,2007—2008 年中国 43 家医院患者风险标化院内死亡率水平悬殊,从最低的 0.7% 到最高的 5.8%。

中国急性心肌梗死注册研究初步分析表明,不同级别医院的心肌梗死住院病死率存在明显差异,尤其是县医院病死率较高。治疗 STEMI 的关键手段(即溶栓或急诊 PCI)在县医院就诊患者中的使用率较低。

医疗质量控制的核心就是规范医疗。简而言之，就是优化救治流程，包括早诊断、早治疗；该做的都做；不该做的都不做；减少失误，避免事故、差错和不作为。最终让患者获益，顺利康复。

三、探索以提高医疗质量为核心的质量改进模式

现代医疗质量改进已经越来越强调信息的收集与利用。从卫生行政主管部门角度看，要维护医疗市场的诊疗质量，监控医疗机构的医疗质量水平，获得可靠、相关、及时、全面的医疗质量信息，并科学合理地分析和使用这些信息。医疗质量评价不但是卫生行政部门对医院实行监督管理的手段，也可通过院外同行评估和审查，促进医疗质量的持续改进与医院发展，对于公众而言，则是了解该医院医疗水平的重要渠道。

这方面，美国卫生部门已经意识到，心血管疾病治疗技术的不规范使用已影响医疗成本及心血管医疗质量。美国卫生部门正在通过推广注重医疗效果评估，通过提高医疗服务质量，以降低整体医疗费用。美国改革的核心之一是在医疗系统中全面采用卫生信息技术，来提供更高的医疗系统效率和必需的质量评价方法。

在心血管诊疗领域，美国比较完善医疗质量评估标准包括急性心肌梗死医疗质量评估标准、冠心病和高血压医疗质量评估标准及冠状动脉介入治疗质量评估体系。美国ACCF/AHA还推出了《心血管技术质量评估指标的发展方法》，针对新技术，如心脏MRI和心律失常射频消融术等制订技术质量评估指标。美国质量控制标准还规定，所有进行冠状动脉介入治疗工作的医院必须参加国家或地区的冠状动脉介入治疗注册系统。

质量评估标准来源于指南，目的是为了执行指南，标准必须依据充分的循证医学证据，可以衡量、执行，还能改善预后。质量评估标准所用的指标一般比较简单，以上三个标准的指标均在10条左右。质量评估标准是检验"规范医疗"的试金石，能够直接检验"规范医疗"的效果，容易发现问题，便于改进；充分体现了医疗质量和管理水平，且具有可比性，便于提高改进。

解决中国整体医疗发展不平衡，规范化是必由之路。建立并完善符合我国国情的心血管病医疗质量管理与控制体系，必须搭建国家心血管病登记研究网络，并在此基础上开展心血管病医疗质量监测，动态地掌握我国心血管病医疗质量水平，并向公众报告医疗质量优秀的医院；对医疗质量存在问题的医院进行帮助，以改进医疗质量，促进医疗质量均等化，最终达到规范和提高我国心血管病整体诊治水平的目的。

我国现行医疗质量评价指标体系主要包括中国医院协会《医院管理与质量评价标准》和原卫生部《医院管理评价指南》。但国内评价医疗质量所使用的指标与现代医疗服务质量概念和原则之间存在较大差距。现行评价医疗质量的指标未形成完整的体系。现行指标在科学性、客观性和准确性方面存在较大问题。我国设计医疗质量评价指标体系，对医疗质量的监控以及对质量的监测三个环节似乎是脱节的。换而言之，质量指标没有用于推动质量改善。

为达到这一目标，首先需要在全国范围内达成共识，将提供有效优质的医疗质量作为首要目标，但我们建议并不是所有病种都纳入医疗质量指标体系，而是选择有充分循证医学证据的疾病，指标可以比较，并与患者的结局密切相关，以此作为切入点，改善医疗质量。而心肌梗死也适合作为单病种进行质量控制，因为其具有以下几个特点：①疾病的病理生理机制明确，有充足的循证医学证据，全国统一可比；②是我国的常见病和高发病，正严重危害我国老、中、青三代人生命安全；③是急重症，随时可危及患者生命；④可救治，随时可稳定并能康复；⑤措施多，规范应用能显疗效；⑥变化快，充分反映救治水平和医疗质量；⑦要求高，能反映"规范医疗"的落实情况；⑧实施好，能迅速提高全国的救治水平，使患者获益。

四、积极推广临床效果研究和评价研究

近些年兴起的临床效果研究和评价研究（Outcome Research and Evaluation）为提高我国医疗质量提供了新的思路。其宗旨是从患者的角度出发，通过动态监测医疗质量，来评估治疗效果，以便为决策者提供第一手信息。

近年来，我国心血管病临床研究体系在逐步完善。尤其是在国家十二·五规划支撑下，我国首次从国家层面建立覆盖全国的系统性病例注册登记系统，包括急性心肌梗死注册登记、心力衰竭登记、心律失常注册登记、冠状动脉弯路移植手术注册登记、心血管影像技术注册登记。临床效果研究和评价研究是集临床应用研究、流行病学、公共卫生学、生物计、大规模复杂数据处理和决策分析等学科为一体，使医疗质量和医疗成本达到最佳的状态，从而使患者得到最理想的治疗效果。其研究重点是确定最佳的临床治疗策略，找出在疾病预防、治疗结果方面的问题，并提供改进这些问题的方法和途径。

中国急性心肌梗死注册登记(CAMI Registry)纳入近200家医院近4万例患者的数据库。中国急性心肌梗死注册登记的数据首先会用于评价医院的医疗质量,参加医院可以获取自己医院急性心肌梗死诊疗情况,以及与同级别医院对比的数据。数据库将作为行业数据的共享平台,加入中国急性心肌梗死注册登记的医院在达到一定的条件后可以使用全国数据,针对自己感兴趣的研究方向撰写论文,对我国心肌梗死的诊疗现状和诊疗证据提供新的思路。

另外,目前主要是靠手工模式收集数据,这种做法成本非常高,中国急性心肌梗死注册登记也在探索如何利用医院内部的信息系统,收集结构化数字化的数据,完成数据的收集工作。尽量不干扰医生的诊疗流程,给医生增加不必要的负担。加强建设医疗信息化,实现医疗信息共享也应是我国医改的重要目标。利用完善的医疗信息共享网络,可以达到节省医疗成本、提高医疗服务质量的双重目标。

中国急性心肌梗死项目组也将利用各个平台,如指南和实践——心血管疑难危重病例研讨会(GAP-CCBC)和中国医学院阜外医院的远程会诊平台,对协作医院危重疑难患者的重点指导,以及心血管专业知识的普及推广和知识转化。

五、结语

中国医疗诉求与日俱增,但当前存在医疗资源不足、不均衡与医疗资源浪费的矛盾现象。如果不及时作出战略转移,心血管病流行可能导致的灾难性后果,提升心血管病的防治水平应当提高到国家战略的高度,尤其是如何实现国家整体医疗水平的提高。对于临床工作,我国面临的两个基本任务:

一是提高医疗质量;二是控制医疗成本。其实,说白了就是"正确诊断,正确治疗;该做的都做,不该做的不做。"但如何实现,需要全民掌握就医过程和效果(如死亡率、生活质量等)有无改善以及费用等指标,以此找到两者的最佳结合点。这不仅对医疗卫生界是一个新课题,对经济学界也是一个挑战。另外,中国医患关系饱受诟病,而诊疗质量的公开对于改善医患关系非常重要。我国拥有一个以全民性医疗机构为主的卫生系统,这为国家水平的医疗质量评估和提升工作提供了组织上的条件。

参 考 文 献

[1] 陈伟伟,高润霖,刘力生,等.中国心血管病报告2014概要.中国循环杂志,2015,30:617-622.

[2] Jiang L,Krumholz HM,Li X,et al.Achieving best outcomes for patients with cardiovascular disease in china by enhancing the quality of medical care and establishing a learning health-care system.Lancet,2015,386:1493-1505.

[3] Li J,Li X,Wang Q,et al.ST-segment elevation myocardial infarction in china from 2001 to 2011(the china peace-retrospective acute myocardial infarction study):A retrospective analysis of hospital data.Lancet,2015,385:441-451.

[4] Wan X,Ren H,Yang G.Mortality trends for ischaemic heart disease and stroke in China:An analysis of 102 continuous disease surve illance points from 1991 to 2009.Lancet,2015.

7. 室性心律失常患者的处理原则及心脏性猝死的预防

南京医科大学第一附属医院　曹克将　肖　峰

我国心脏性猝死(sudden cardiac death,SCD)的总人数约为54.4万/年,80%以上的SCD是由室性心律失常(ventricular arrhythmias,VA)所致,恶性室性心律失常是现代社会心血管疾病中主要致死、致残原因,故对VA的有效防治可减少SCD的发生率。

一、心脏性猝死的流行病学和对心脏性猝死的未来展望

(一)心脏性猝死的流行病学

在过去的20年中,由于应用预防措施减少了冠心病和心力衰竭的危险因素,发达国家的心血管死亡率已明显降低。即便如此,心血管疾病仍可造成全世界每年约1700万病人死亡,其中25%源于SCD。男性发生SCD的风险高于女性,并且随着年龄的增长而增加;每10万人中,每年约有1.40名女性发生SCD(95%可信区间0.95,1,98),男性则为6.68(95%可信区间6.24,7.14)。

SCD相关的心脏病在年轻人和中老年人中分布不尽相同。在年轻的患者中,主要为离子通道病、心肌病、心肌炎及滥用毒品;中老年个体中,则主要是慢性退行性疾病:冠心病、心脏瓣膜病及心力衰竭。鉴定不同年龄段患者SCD发生的明确病因比较困难,例如老年患者可能患有多种慢性心血管疾病,很难确定到底哪种疾病导致了SCD;同样,年轻患者即使尸检后,也很难鉴别其SCD的病因,诸如不会导致心脏结构异常的遗传性离子通道病或药物引起的心律失常。

(二)心脏性猝死的预防

1.普通人群心脏性猝死的风险评估　对于遗传性心律失常,心电图和心脏二维超声检查在临床实践中起重要作用,有助于早期发现患者的SCD风险。目前,意大利和日本已建立ECG检查系统,这有助于发现无症状的遗传性心律失常患者;欧美专家支持对运动员进行赛前检查,国际奥委会也已通过此决策。考虑到心律失常日益增长的患病风险、对于结构性心脏病或遗传性心律失常患者,在进行高强度体育锻炼时SCD的风险有可能增加,我们推荐将临床评估、个

人或家族病史采集及12导联心电图常规应用于这些人群是应该的。

2.猝死患者家族成员的筛查　对于心律失常致猝死患者的家族成员,遗传性致心律失常疾病的概率高达50%,尤其是离子通道病、心肌病及家族性高胆固醇血症。有鉴于此,应当将类似事件的潜在风险告知猝死患者的一级亲属,并对其进行相关检查,包括:病史采集和体检、心电图、心脏二维超声或磁共振、基因检测等。由于遗传性心律失常的外显率与年龄相关,并有不完全表达的特征,家族中的年轻人应定期随访。如果仍无症状或没有新的家族事件出现,在成年时期可减少随访次数。当某一患者有遗传性心律失常病潜在的可能时,应对其进行DNA取样,并进行分子检测;如若诊断确立,其所有家族成员均应进行基因筛查。

3.可疑或有记录的室性心律失常患者的筛查　对于有心悸、晕厥前兆和晕厥三种最重要的与VA相关的临床表现的患者,需要全面的病史采集和相关检查来排除。检查包括12导联心电图、动态心电图、心脏超声、运动试验等无创性检查。心脏电生理(EPS)为一有创性检查。需要特别强调的是,对于心律失常导致的晕厥患者,如无创检查不能明确诊断时,应需对其进行EPS测试。统计数据表明,慢性束支阻滞合并射血分数下降(<45%)的晕厥患者,EPS诱发室速的成功率可高达42%。

二、室性心律失常的治疗

(一)药物治疗室性心律失常和预防心脏性猝死

1.一般处理　一般处理应综合考虑多种因素,包括心律失常的种类、针对相关可能导致或加重心律失常的基础疾病与诱因的治疗,以及抗心律失常治疗措施可能带来的风险与获益比等。

2.抗心律失常药物　对于无结构性心脏病患者偶发的室性早搏与非持续性室性心动过速,原则上不用抗心律失常药物;对于症状明显的无结构性心脏病VA患者,大多数可首先β受体阻滞药、普罗帕酮、美西律等,要尽量避免使用Ⅲ类抗心律失常药物;对于

结构性心脏病VA,在积极治疗原发病与去除诱发因素的基础上,服用适当的抗心律失常药物。

(1)β受体阻滞药:对于合并或不合并心力衰竭患者,β受体阻滞药在治疗VA、降低SCD发生率方面效果较显著。β受体阻滞药以其安全性及有效性,被视为首选的抗心律失常药物。然而,最近的一项回顾性研究表明,34 661名合并两种或两种以上的休克因素(如年龄＞70岁,心率＞110/min,收缩压＜120 mmHg)的ST段抬高性心肌梗死(STEMI)及非ST段抬高性心肌梗死(NSTEMI)患者,其发生休克或死亡的风险在使用β受体阻滞药患者组中明显升高[NSTEMI:OR 1.23(95% CI 1.08,1.40),$P=0.0016$;STEMI:OR 1.30(95% CI 1.03,1.63),$P=0.025$]。尽管如此,β受体阻滞药仍是治疗VA、预防SCD的一线药物。

(2)胺碘酮:胺碘酮为广谱抗心律失常药物,能够抑制去极化钠电流及复极化钾电流,通过影响自律性及折返,来阻碍或终止室性心律失常。不同于钠通道阻滞药,胺碘酮并不增加心力衰竭患者的死亡率。一项荟萃分析表明,将8522名陈旧性心肌梗死或收缩性心力衰竭患者随机分入胺碘酮或安慰剂对照组,在每1000名胺碘酮治疗组患者中,即可避免5例全因死亡、24例心血管相关死亡和26例猝死。尽管没有达到统计学差异,但全因死亡的绝对风险降低了1.5%。然而,长期静脉应用胺碘酮会并发复杂的药物间反应及大量心脏外器官的不良反应,包括对甲状腺、皮肤、肺及肝脏等器官的损害,需要常规检测肺、肝、甲状腺等脏器的功能。一般来说,使用胺碘酮的时间越长、剂量越大,发生药物不良反应而终止用药的可能性就越大。相对于安慰剂,有10%的患者终止了胺碘酮治疗。

(3)索他洛尔:索他洛尔通过抑制外向钾电流延长动作电位,并具有β受体阻滞作用,能够有效抑制室性心律失常。一项关于146名置入ICD的持续性VA患者的研究表明,索他洛尔能够显著降低持续性VA患者的复发率,但并不提高生存率。另一项研究纳入3121名合并左心室功能不全的心肌梗死后患者,因为索他洛尔治疗组患者的死亡率显著升高[RR 1.65(95% CI 1.15,2.36),$P=0.006$]而被迫中止,可能与其致心律失常作用相关。因此,不应对未置入ICD的患者使用索他洛尔,对于使用剂量偏大的索他洛尔患者需要细致的心电监测。

(4)药物联合治疗:在抗心律失常药物的单药治疗及非药物治疗措施如导管消融或ICD等不能明显抑制心律失常发作的情况下,可考虑药物联合治疗。

例如,已置入ICD并伴有频发室速的患者,可联合使用钠通道阻滞药和钾通道阻滞药(如美西律联合索他洛尔,胺碘酮联合普罗帕酮)、β受体阻滞药联合胺碘酮可降低ICD电风暴。值得注意的是,许多患者因药物联合应用致不良反应增加,最终需终止治疗。因此,药物联合应用时需要严密的心电图及心脏功能监测。

(二)装置治疗

1.置入型心律转复除颤器(ICD)治疗 ICD是预防室性心律失常猝死最有效的治疗措施之一,AVID、CASH和CIDS等心脏性猝死二级预防临床研究与MADIT、MUSTT、MADIT Ⅱ和SCD-HeFT等心脏性猝死一级预防临床试验均证实,ICD可明显降低死亡率。但ICD治疗并非十全十美,存在以下问题:反复发作的VA致ICD频繁放电明显降低患者生活质量;多次更换ICD装置可能导致感染;过度感知可能造成不适当放电。另外,ICD价格昂贵,目前在我国尚有很多患者难以承受。

2.全皮下ICD(S-ICD) S-ICD系统包括电极导线、皮下隧道针、脉冲发生器和程控系统等。皮下除颤电极导线为多股电缆核心设计,绝缘层为聚氨酯;感知方式为双极,单除颤线圈,其导线具有优异的抗张强度和抗磨损能力。相关数据表明,S-ICD能够有效预防SCD。一项大型临床试验纳入330名患者,其中304名患者成功置入S-ICD。平均随访11个月,结果显示,无导线放置失败或相关严重并发症发生;21例患者共发作119阵快速性VA并触发放电,其中118阵成功终止、1阵强度减弱;13%的患者由于室上速发作或T波升高致不适当放电。最近报道的"真实世界"注册研究也显示,472例患者平均随访18个月,其中85例患者发生了317阵VA,53%的室速或室颤被成功终止,仅有1名患者由于频发室颤及心动过缓而死亡。S-ICD不适用于需起搏治疗的患者,需要进行心脏再同步治疗(CRT)者,以及不适用于需抗心动过速起搏(ATP)终止快速型心律失常的患者。

3.可穿戴心律转复除颤器(WCD) WCD是一种放置在可穿戴背心中的体外除颤器(包括导线和导电垫),相关研究证实,WCD能够成功感知并终止室速或室颤。目前大样本的的随机对照临床研究虽不多,但相关的临床研究已经表明,WCD可成功应用于有潜在致命性VA风险的患者。

(三)导管消融

1.瘢痕相关性室速 许多临床研究已经证实,导管消融已成为瘢痕相关性心脏病室速或室颤患者的重要治疗选择。两项前瞻性、随机与多中心临床研究数据显示,导管消融能够显著减少缺血性心脏病患者的室速发作和 ICD 电击治疗;对于无休止室速及电风暴患者,导管消融能减少或终止持续性室速的反复发作。导管消融治疗有基础心脏病患者室速的可能并发症包括:卒中、瓣膜损伤、心脏压塞及房室传导阻滞等。现阶段尚缺少相关前瞻性的随机对照研究来证实导管消融能够降低死亡率。

2.无结构性心脏病室速　无结构性心脏病患者发作的室速又称为特发性室速,通常起源于右心室或左心室流出道,触发活动是最可能的病理生理机制,因而在消融过程中,标测到最早的触发靶点能够获得很高的成功率,此类人群 SCD 的发生率极低。与结构性心脏病室速患者相比,导管消融特发性室速成功率高,相关并发症低。2015 年欧洲室性心律失常治疗和 SCD 的预防指南将导管消融作为 IB 类推荐。

三、冠心病患者室性心律失常的治疗和心脏性猝死的预防

(一)急性冠状动脉综合征患者

1.急性冠状动脉综合征相关室性心律失常　急性冠状动脉综合征(ACS)和急性心肌梗死后发作的心律失常是 SCD 的常见原因,相当数量的 SCD 事件在 ACS 患者入院前发生,另有高达 6% 的 ACS 患者在发病后的 48h 内发生室速或室颤。因此,快速且完全的血运重建、非药物治疗(电复律、除颤、起搏和导管消融)及药物治疗(非抗心律失常药物和抗心律失常药物)有助于控制此类患者的室性心律失常。

2.急性冠状动脉综合征相关的心脏性猝死的预防和处理:入院前期　随着治疗技术的发展,ST 段抬高性心肌梗死患者的院内死亡率显著降低。尽管如此,梗死相关症状发生的最初数小时内发生的猝死仍是急性心肌梗死的主要致死原因。对于胸痛患者,缩短其症状出现到接受初始治疗的时间和接受初始治疗到再灌注的时间至关重要。医疗团队应具备识别 ACS 心电图和初步处理心脏骤停的能力。复苏后护理应在能够进行冠状动脉介入手术、电生理检查、心脏辅助装置置入、心血管外科手术和低温治疗的中心进行。

3.急性冠状动脉综合征相关的心脏性猝死的预防和处理:住院期间　由于公众对于 SCD 的预防意识明显提高,近年来院外心脏骤停患者的入院存活率显著提高。不论在复苏前还是在复苏后早期阶段,均提倡对 ST 段抬高性心梗患者行急诊冠状动脉造影术和再灌注治疗。然而,有 25%~58% 的病例并不出现 ST 段抬高,对于这部分患者需排除冠状动脉阻塞或

血栓形成。院外心脏骤停的幸存者在急诊处理后应尽快行冠状动脉造影术,以明确病因诊断。对于 ACS 引起的复发性或持续性室速/室颤,成功的再灌注是预防进一步心律失常的关键治疗,需尽早进行。

(二)心肌梗死后冠状动脉稳定、射血分数正常的患者

血运重建和二级预防治疗能够保证大多数急性心肌梗死患者的左心室射血分数在正常范围内,这部分患者发生 SCD 的风险显著低于左心室射血分数严重下降的患者。尽管如此,相当数量的 SCD 患者的左心室射血分数在正常范围,因此对于中度 SCD 风险的患者中也应当进行 SCD 风险评估,例如,左心室功能正常的心肌梗死后患者发生不明原因晕厥,应考虑进行心室程序刺激;若室颤患者早先发生急性心肌缺血,应考虑进行冠状动脉血运重建来降低该类患者发生 SCD 的风险;对心肌梗死后发生 VA 的患者,可考虑使用胺碘酮来缓解症状;对心梗后间隔多年发作的室速,可用导管消融进行治疗。

四、遗传性心律失常

(一)长 QT 综合征

1.定义与流行病学　12 导联心电图中任一导联的 QTc≥480ms 或发生不明原因晕厥的患者,任一导联的 QTc≥460ms,即可诊断为长 QT 综合征。该疾病为先天性基因突变所导致的,每年有 0.33%~0.9% 未经治疗的长 QT 综合征患者发生 SCD,约 5% 发生晕厥。目前已证实 13 种与长 QT 综合征相关的基因,大多编码钾、钠或钙电压依赖性离子通道,其中 3 种主要基因(KCNQ1,KCNH2,SCN5A)的突变在基因检测阳性的病例中占绝大多数。

2.治疗

(1)改变生活方式:避免服用延长 QT 间期的药物;纠正电解质紊乱;1 型长 QT 综合征患者不能游泳、2 型长 QT 综合征患者避免噪音。

(2)推荐临床确诊为长 QT 综合征的患者服用 β 受体阻滞药;基因突变携带者或 QT 间期正常的患者也应服用。

(3)推荐发生过心脏骤停的长 QT 综合征患者置入 ICD,同时服用 β 受体阻滞药;发生过晕厥的、或服用足够剂量 β 受体阻滞药的患者仍有室速发作的患者,推荐置入 ICD。

(4)对于 β 受体阻滞药无效、不能耐受或有禁忌证的长 QT 综合征患者、拒绝置入 ICD 或有 ICD 置入禁忌证的患者,以及 ICD 频繁放电的患者,应考虑行去心交感神经切除术。

（二）Brugada 综合征

1.定义和流行病学　1 个或多个右胸导联的 ST 段抬高≥2mm,自发或药物试验刺激后发作室速/室颤者,可诊断为 Brugada 综合征。该病为与年龄、性别相关的显性遗传性疾病,好发于成年男性,每年有 13.5％的患者发生心脏性猝死,3.2％发生晕厥,仅 1％无症状。两种主要基因（SCN5A，CACN1Ac）的突变与 Brugada 综合征密切相关,目前的基因检测手段并不能为 Brugada 综合征的治疗和预后提供实质性帮助。

2.治疗

（1）改变生活方式:避免服用导致右胸导联 ST 段抬高的药物;避免过量摄入酒精及暴饮暴食;发热时需要紧急服药。

（2）对于心脏骤停的幸存者和曾自发持续性室速或室颤的 Brugada 确诊患者,推荐置入 ICD。

（3）诊断为 I 型 Brugada 综合征或发生过晕厥的患者,考虑置入 ICD。

（4）应用奎尼丁或异丙肾上腺素治疗 Brugada 患者发作的电风暴;有 ICD 置入禁忌证或合并室上性心律失常的患者,推荐服用奎尼丁。

（三）儿茶酚胺敏感性多形性室速

1.定义和流行病学　心脏结构正常、体表心电图表现正常,但运动或情绪激动可诱发双向性、多形性室速者可诊断为儿茶酚胺敏感性室速。该病多发生于儿童或青少年,其基因突变多发生与 RyR2 或 CASQ2 基因。由于其诊断的不确定性,目前尚无有效的治疗手段。

2.治疗

（1）改变生活方式:避免剧烈活动、体育锻炼和情绪激动。

（2）临床确诊的儿茶酚胺敏感性室速患者,均应服用 β 受体阻滞药。

（3）对发生过心脏骤停、频发晕厥,或发作双向性/多形性室速的儿茶酚胺敏感性室速患者,推荐 ICD 置入、口服 β 受体阻滞药、联合或不联合氟卡尼。

（4）对基因型阳性患者的家族成员,即使运动试验阴性,也应考虑服用 β 受体阻滞药。

8. 如何认识2型心肌梗死

河南省人民医院 高传玉

在现阶段的临床实践中,2型心肌梗死(type 2 myocardial infarction,T2MI)这一学术用语目前仍未被广泛接受。本文就2型心肌梗死的相关定义、流行学特点、病理生理学机制、相关肌钙蛋白升高原因、机制和预后的研究进展综述如下。

一、定义

欧洲心脏病学会、美国心脏病学会、美国心脏学会和世界心脏联盟于2007年10月联合颁布了第2次全球心肌梗死的统一定义,并将急性心肌梗死的临床分型分为5型,其中1型(type 1 myocardial infarction,T1MI)是指由原发冠状动脉事件(如斑块侵蚀/破裂、裂隙或夹层)引起的与血栓性缺血相关的自发性心肌细胞缺血坏死,与既往定义的急性冠状动脉综合征相同。2型心肌梗死(type 2 myocardial infarction,T2MI),是指由继发于耗氧增加或氧供减少(如冠状动脉痉挛、冠状动脉栓塞、贫血、心律失常、高血压或低血压)导致缺血的心肌缺血坏死,3型为心脏性猝死,4型为经皮冠状动脉介入术相关性心肌梗死,5型为冠状动脉旁路移植术相关心肌梗死。2012年第3次全球急性心肌梗死统一定义指出,由于心肌缺血导致的心肌细胞死亡即为急性心肌梗死,即检测到心肌标志物[肌钙蛋白(cardiac troponin,cTn)]升高和(或)下降,至少有1次超出正常参考值上限的第99%百分位值,并至少伴有下列1项证据:①心肌缺血症状;②新发或推测新发明显ST-T段改变或新出现的左束支传导阻滞;③心电图出现病理性Q波;④影像学检查发现,新的心肌丢失或新发阶段性室壁运动异常;⑤冠状动脉造影或尸体检查发现冠状动脉内存在新鲜血栓。

二、流行病学

随高敏cTn检测技术时代的到来,T2MI的诊断率可达到99%以上,越来越多的T2MI患者在临床实践中被发现,但目前有关T2MI的流行病学报道较少,可能与部分临床医师目前尚未接受T2MI这一学术用语,甚至部分临床医师尚不了解急性心肌梗死的临床分型有关,也与T2MI目前尚缺乏严格的诊断标

准有关。Morrow等通过对1218例心肌梗死患者的调查发现T2MI发生率较低(仅为3.5%),但该研究是1项基于急性冠状动脉综合征诊断标准的研究,并不能反映真实临床实践中T2MI的流行病学情况。Javed等通过对满足急性心肌梗死的诊断标准且cTn阳性住院患者的1项前瞻性研究结果显示,T2MI发病率为29.6%。Melberg等通过应用第4代罗氏cTn检测方法回顾性研究2004年住院的所有可疑心肌梗死患者,结果显示仅1.6%患者为T2MI,88.5%患者为T1MI。Smith等对662例到达急诊室仍存在心肌缺血症状的患者进行了1项连续性回顾性研究,对cTn检测后发现99例(71.2%)为T2MI患者,而对急诊病房1119例患者行持续cTn检测(采用正交设计临床诊断cTn测定方法,第99百分位数为34ng/L),结果显示174例(15.5%)为T2MI患者。以上对T2MI的流行病学研究中T2MI的发生率较低,但这些研究均有其局限性,如人群经过了筛选(Morrow等研究)会导致T1MI发生率增加。此外,诊断标准不同、判断过程多样、检测方法和边界值不同及研究人群(到达急诊科有胸痛患者和未筛选的住院患者)不同,T2MI发生率也不同。因此,有关T2MI统一且严格的诊断标准对T2MI的流行病学研究有重要意义。

心电图表现上T2MI包括部分ST段抬高型心肌梗死和非ST段抬高型心肌梗死,Saaby等观察144例T2MI患者心电图,结果显示3.4%患者ST段出现抬高,96.6%患者ST段未发生改变。目前,对T1MI患者ST抬高常需行血管再灌注治疗,但对ST改变的T2MI是否需行血管再灌注尚无统一定论。

三、病理生理机制

病理学上急性心肌梗死被定义为由于长期缺血所致的心肌细胞死亡。许多病理生理性改变可导致心肌耗氧增加(或氧供减少),进而引起心肌细胞缺血或坏死。心肌耗氧量主要受收缩期室壁张力、心肌收缩力和心率3个因素影响,心肌供氧量主要受冠状动脉血流和血容量影响,复杂的血流动力学可引起心肌耗氧增加(或氧供减少)而导致心肌缺血、坏死,如缺氧和贫血可使有效血氧容量降低,进而引起心肌耗氧

和供氧不平衡而导致心肌缺血,甚至导致心肌细胞死亡并出现相应临床症状、心电图改变及cTn释放。在无血栓破裂情况下,如cTn升高或降低超过第99百分位数且出现临床心肌缺血表现时,即可诊断为T2MI。伴冠状动脉血管狭窄的稳定型心绞痛可减慢冠状动脉血流,导致心肌在耗氧增加(或氧供减少)时出现T2MI。任何因心肌耗氧增加(或氧供减少)而导致的心肌缺血均可通过类似病理生理机制来解释,在明确心肌耗氧增加(或氧供减少)而出现的供需不平衡相关因素情况下,若患者有cTn升高或降低超过第99百分位数且出现临床心肌缺血表现时,临床医师可考虑T2MI诊断,较多患者可能同时或先后表现出不止一种类型心肌梗死症状,在临床实践中应注意。

四、cTn升高原因及机制

cTn是心肌收缩蛋白中起调控作用的蛋白,生理条件下心肌细胞胞浆中大部分cTnI与cTnT和TnC结合,以复合体形式存在。当心肌因缺血、缺氧而发生变化和坏死时可引起血清cTn水平升高,cTn升高的原因对急性心肌梗死的临床分型有重要意义,与T2MI相关的引起cTn升高的常见原因如下。

1.心律失常 心动过速可引起心肌细胞受累,引起cTn升高,Chow等研究结果发现室上性心动过速可引起37.2%患者cTn升高,cTn升高与室上性心动过速发作时心率、左心室射血分数值有关。Kanjwal等报道,1组心房颤动患者cTnI均值明显高于正常值,心动过速导致cTn升高的机制可能与舒张期缩短导致心内膜下心肌缺血有关。

2.主动脉夹层或重度主动脉瓣病变 1项有关急性升主动脉夹层的列队研究结果显示,23.5%患者cTnI水平出现增高。Hirata等研究结果发现约50%主动脉夹层患者有急性心电图变化,可诊断或提示心肌损伤或缺血。虽然升主动脉夹层较少累及冠状动脉开口,但目前认为cTn升高的主要机制是血流动力学压力不稳定。此外,重度主动脉瓣病变也可引起血流动力学压力不稳定。

3.肺栓塞和慢性阻塞性肺疾病 文献报道,10%~50%急性肺栓塞患者可出现cTn升高,与急性心肌梗死相比,肺栓塞患者cTn峰值较低,持续时间短。cTn阳性患者年龄较大,并发症多,肌酐水平高,有严重临床症状和体征。肺栓塞时cTn升高是由于肺血管阻塞和血管收缩导致肺血管阻力、肺动脉压和右心室后负荷突然增加所致,右心室功能障碍本身与肺栓塞患者病死率升高有关,超声心动图证实右心室功能障碍的患者更易出现cTn升高。缺氧和(或)呼吸性

酸中毒可导致继发性心肌缺血,继发肺动脉高压可导致右心室肥厚、扩张、心内膜下心肌缺血,尽管无真正心脏病变,胸部过度扩张和心脏结构的解剖血变异也可导致cTn升高。

4.冠状动脉栓塞或血管炎 继发于肿瘤、血管炎所形成的肿瘤碎片及栓子可栓塞冠状动脉或伴随的血栓(黏液瘤)、或通过形成一个整体促进血栓形成的环境而导致冠状动脉栓塞和缺血(淋巴瘤),进而导致心肌受损,引起cTn升高。

5.其他 贫血、冠状动脉痉挛、高血压、无明显冠心病的冠状动脉内皮功能不稳定可引起与T2MI相关的cTn升高。重症监护病房危重患者、败血症患者cTn升高的病因评估较难,可能与T1MI和(或)T2MI有关,也可能与循环物质、升压药和儿茶酚胺毒性有关。

五、临床预后

由于T2MI这一学术用语提出较晚,目前对T2MI的临床研究相对较少,以至于鲜有对T2MI临床预后的相关报道。在TIMI研究和TRITON TIMI38试验中,通过对临床协变量进行校正发现各类型心肌梗死均增加因心死亡的风险,其中T2MI的相对风险增加了3倍($HR=2.3$,$95\%CI:0.9\sim8.8$,$P=0.085$),T1MI 180d累积因心死亡率比为8.3%,T2MI为7.3%,且T2MI全因死亡率(7.3%)较无心肌梗死患者(1.3%)明显升高。研究结果显示,非ST段抬高型心肌梗死(T1MI)(17%)与T2MI患者(24%)180d累积病死率差异无统计学意义,且两者病死率均明显高于无心肌梗死患者和无cTn升高患者,但目前尚无法证实T2MI患者不良预后是由T2MI本身引起的,而不是由导致T2MI的其他基础性疾病(如肾衰竭、心力衰竭等)引起的,尚需要大规模临床试验进一步证实。

六、治疗

尽管T2MI发病率较高,临床预后较差,但目前对T2MI患者的临床治疗及管理尚无有效指南可循,导致不同区域、不同医师在T2MI治疗策略上有较大差异。有学者提出阿司匹林、β受体阻滞药可用于T2MI患者的治疗,但仍缺乏基于循证医学的诊断和治疗策略,缺少大型临床对照试验进一步证实和指导T2MI的治疗。临床实践中T1MI和T2MI并不易鉴别诊断,易导致临床医师错误性依照T1MI治疗指南对T2MI患者进行治疗,甚至开展经皮冠状动脉介入术治疗。现阶段,多数临床医师均认同需对T2MI进

行潜在的病因学治疗,积极改善心肌耗氧量增加或供氧减少的不平衡关系。此外,在ICU住院的合并冠状动脉血流严重狭窄的稳定型冠心病患者或结构性心脏病患者,若出现心肌缺血症状且合并cTn升高,可考虑对患者行T2MI的临床诊断,对心力衰竭、肾衰竭患者应注意是否是由于儿茶酚胺或循环毒素的直接毒性作用引起心肌损伤伴坏死,需谨慎对cTn升高的急性心肌梗死患者做出T2MI的临床诊断。

在某些特殊情况下,对T1MI和T2MI进行鉴别诊断并不易,两者的区别主要体现在冠状动脉造影结果上。研究结果显示,多达15%的疑诊冠心病患者行冠状动脉造影检查后提示冠状动脉正常,采用血管内

超声可发现隐蔽病变,因此,通过冠状动脉造影检查来判断是否为T2MI仍存在一定可能的误诊。

七、结语

急性心肌梗死全球统一定义的改变对临床医师的诊疗有重要意义,虽然T2MI仍是临床常见难题,但随着高敏cTn检测试验技术的应用,越来越多的T2MI患者将被诊断出来。了解心肌耗氧增加(或氧供减少)的病理生理机制,有助于临床医师对T2MI患者做出正确诊断和治疗,制定统一且严格的诊断标准及详尽的治疗指南对T2MI患者的诊疗具有重要意义。

参 考 文 献

[1] Thygesen K,Alpert JS,White HD,et al.Universal definition of myocardial infarction.J Am Coll Cardiol,2007,50(20):2173-2195.

[2] Thygesen K,Alpert JS,Jaffe AS,et al.Third universal definition of myocardial infarction.J Am Coll Cardiol,2012,60(16):1581-1598.

[3] Morrow DA,Wiviott SD,White HD,et al.Effect of the novel thienopyridine prasugrel compared with clopidogrel on spontaneous and procedural myocardial infarction in the Trial to Assess Improvement in Therapeutic Outcomes by Optimizing Platelet Inhibition with Prasugrel-Thrombolysis in Myocardial Infarction 38:an application of the classification system from the universal definiton of myocardial infarction.Circulation,2009,119(7):2758-2764.

[4] Javed U,Aftab W,Ambrose JA,et al.Frequency of elevated troponin I and diagnosis of acute myocardial infarction.Am J Cardiol,2009,104(1):9-13.

9.心血管疾病和代谢性疾病结成统一联盟：心血管病防治的新模式

中南大学湘雅医院　杨天伦　钟巧青

2014年6月20日在美国华盛顿召开了心脏智库会议。作为一个"行动呼吁"，该次会议界定了心血管病新的防治模式和方法，帮助解决心血管疾病合并高代谢风险的问题。20余位专家代表组织和参与了这次讨论。会议达成如下共识：代谢综合征（MteS）是一个复杂的病理生理状态，是一个逐渐变化的、动态的过程，由一系列已知及未知的危险因素组成，且与疾病的严重程度相关。治疗代谢综合征的理想模式是在疾病发生前即能准确地判断这些风险，鉴别疾病的亚型、识别疾病的不同阶段，以更好地开展心血管疾病的防范和治疗。

智库会议的参与者们达成了一个共识，该共识建立在智库证据的基础上并且有持续改进的潜力，明确了如下的概念。

（1）代谢综合征是一个动态的病理状态，有发展为2型糖尿病（T2DM）和动脉粥样硬化性心血管疾病（ASCVD）的风险。

（2）代谢综合征的是由一系列的危险因素导致的临床综合征。

（3）除了剩余风险外，还有不良生活方式等增加代谢综合征风险的危险因素。及早识别代谢综合征的风险因素有助于对ASCVD和T2DM的认识，在器官发生终末期损害前启动预防措施。

（4）肥胖是代谢综合征的危险因素，肥胖的标准依据于体重指数和（或）腰围，并且受脂肪的分布、大小、功能、种族、行为和生活方式的影响。肥胖是代谢综合征的病理生理学基础。

（5）治疗代谢综合征应首先改变生活方式，包括健康饮食和定期锻炼身体。此外还应对特定的危险因素给予相应的的干预措施。

（6）"代谢综合征"的定义是指包括心肌代谢综合征、胰岛素抵抗综合征、X综合征等其他疾病在内的一组代谢性疾病。智库会议的参与者认为代谢综合征这一概念是医护人员以及科学文献资料最常使用的术语。

智库会议期间，多学科间的相互讨论引申出了如下的新的理念。

（1）代谢综合征应该划分为不同的亚型及不同阶段，这样可以相应地制定更为精确、具体的处置方案来提高临床疗效。

（2）针对肥胖这一风险来进行评估和改进，这些证据包括（但不仅限于）：腰围、身体组成成分、以影像学为基础，评估体表脂肪和（或）内脏脂肪组织。

（3）改善生活方式从而减少剩余风险。改善医学生活方式的同时还需要加强健康教育。

（4）卫生保健系统还需要解决的问题：①规范化的生活干预方式；②综合防治提供能增强医务人员的风险防范意识；③社区全方位参与风险防范。

（5）新的防治模式，如以病人为中心的家庭式医疗（PCMH）和可信赖的医疗组织（ACOS），结合新的技术、记录所有的数据，并在新的医疗支付模式下运行。

此外，本次会议界还定了如下5个关键的概念。

（1）代谢综合征是由一组危险因素导致的，这些危险因素包括正式定义的和还未确定的可能会增加某些疾病的风险。

（2）异位脂肪和（或）内脏脂肪组织是代谢综合征发病机制的关键，这可以解释在不同的种族群体中有表现差异的存在。

（3）对于代谢综合征患者需要一种新的护理模式，包括筛查、危险分层，并根据具体亚型和疾病的不同阶段予以不同的管理方式。

（4）治疗代谢综合征和降低残余ASCVD风险需要充分规范化的生活方式干预。

（5）实施新的治疗模式需要专注于综合保健，新的报销模式（也许是利用新兴的PCMH和ACOS结构模式），加强规范化生活方式的教育，药物的最佳应用包括组合疗法，并综合外科手术治疗。

代谢综合征最广为人接受的临床定义是美国国家胆固醇教育计划（NCEP-ATPⅢ）于2001年制定的。该定义认识到机体一系列异常与动脉粥样硬化性心血管疾病（ASCVD）的风险相关：腹型肥胖、血脂异常、血压升高、胰岛素抵抗有或无糖耐量异常、炎症状态和血栓状态。临床诊断代谢综合征需要满足至少以下的 3 项标准：①男性腰围＞102cm 和女性腰围＞88cm；②三酰甘油≥150mg/dl；③男性高密度脂蛋白胆固醇（HDL-C）＜40mg/dl，女性＜50mg/dl；④血压≥130mmHg；⑤空腹血糖≥100mg/L。2005 年 NCEP-ATP Ⅲ对该标准进行了修改，建议亚裔美国人改进腰围标准（男性≥90cm，女性≥80cm）。当然，这些诊断标准未能完全包括代谢综合征病理生理机制的差异，如不同类型的疾病终末期有不同器官损害的倾向，不同的种族、性别或社会经济地位的人在筛查和治疗该综合征时有不同的表现。

然而，即使有上面的 5 条诊断标准，在临床中仍很多代谢综合征患者未被识别。与代谢综合征有关的的其他指标如高载脂蛋白 B、低密度脂蛋白（LDL）、内皮功能紊乱等，不仅在代谢综合征的诊断中被忽略，在临床上也经常被忽略。代谢综合征不是单个的危险因素作用的结果而是多个危险因素相互作用的结果，每个危险因素都增加发生 ASCVD 的风险。代谢综合征在不同的种族也有不同表现形式，目前在临床上尚没有统一标准。

此外，随着代谢综合征的危险因素增加，ASCVD 风险成倍上升。心血管风险随着代谢综合症的高危因素的因素增加而迅速上升，合并代谢综合征和 2 型糖尿病的患者其脑卒中的风险增加 2 倍。

随着代谢综合征的流行，肥胖的患病率也显著增加。研究表明，在正常体重人群中有 6.8％的人合并代谢综合征，超重人群中有 29.8％合并代谢综合征，肥胖的人群中有 65％合并代谢综合征。同样在女性中 9.3％的正常体重，33.1％的超重和 56.1％肥胖个体合并代谢综合征。肥胖是代谢综合征易感因素。

生活方式的差异，如营养质量差和缺乏体力活动、年龄、种族、性别等也影响代谢疾病的易感性，脂肪组织分布、脂肪细胞的大小和功能的差异也影响代谢综合征的发生。结合 BMI 和腰围来评估代谢综合征风险比任何单独的指标更有效，但对不同的种族需设定不同腰围和体重指数参考值。

智库会议对未来心血管疾病和代谢性疾病结成统一的联盟阵线提出 3 项挑战：第一，现有的代谢综合征定义有助于增加对 ASCVD 风险的识别，但不能精确的评估风险，如前面所提到的不能对不同程度的肥胖患者评估其发生代谢综合征的易感性。第二，没有针对代谢综合征的患者提供能量合理需求方案。第三，没有提出能系统地降低风险和疾病预防的方案。而智库会议召开的目的正是为了解决以下 3 个关键问题，即什么是代谢综合征、代谢综合征患者的最佳医疗模式是什么及如何才能找到实现这个医疗模式的最优策略。针对这 3 个关键问题还衍生了 3 个核心主题即把代谢综合征细分为不同的亚组、建立跨学科的新的诊疗模式、在真实世界中实施新的诊疗模式。

智库会议指出，代谢综合征患者多有靶器官损害的风险，包括心血管疾病（动脉粥样硬化和非动脉粥样硬化）、代谢疾病（如糖尿病和血脂异常）、激素分泌紊乱（如多囊卵巢综合征）、睡眠呼吸障碍综合征、某些恶性肿瘤、心理困扰（如抑郁症）、慢性肾脏病、骨/关节疾病，非酒精性脂肪性肝病（NAFLD）等。不同的代谢综合征亚型及与其病理生理机制和靶器官损害的程度相关，因此，可以制定有针对性的预防和治疗管理策略。

10. 致心律失常性右心室心肌病国际共识解读

南昌大学第二附属医院　　鲍慧慧　程晓曙

致心律失常右心室心肌病/发育不良（ARVC/D）是一种主要累及右心室（RV）、以室性心律失常和心脏性猝死（SCD）为主要表现的遗传性心肌疾病。在过去的30年里为了阐明其发病机制、基因及临床表现已经进行大量研究。ARVC/D的临床诊治仍然面临着严重挑战。国际工作组分别在1994年，2010年提出了指南，作为ARVC/D基于心电图、心律失常、形态学、组织病理学及临床遗传学等方面的标准诊断。

2015年《欧洲心脏杂志》发布了有关ARVC/D治疗的国际专家组共识声明，是对近期有关ARVC/D危险分层及治疗（药物性或非药物性）的全面阐述，但由于ARVC/D的患病率较低，且缺乏对照试验研究，治疗建议大多来自于非随机、观察性研究和专家组的建议。尽管该共识缺乏严格证据，但仍应该是指导临床实践的一项指南。该共识ARVC/D危险分层、电生理检查、随访和治疗目标和方法4个方面详细进行了具体建议。

一、危险分层

ARVC/D自然病程主要与导致心律失常性心脏猝死的心室电学异常有关，主要见于青年人和运动员。估计全因死亡率在不同研究中存在差别，从Nava等平均随访8.5年的研究年死亡率为0.08%到Lemola等平均随访4.6年研究年死亡率为3.6%。作为对不良预后的单独预测，包括恶性心律失常事件（如SCD，室颤导致的心脏骤停，适当的ICD干预，或ICD治疗快速室速/室颤）。其他独立危险因素如24h Hoter监测到非持续性室速，右心室或左心室扩大/功能不全，或双心室，男性，复合和二基因型杂合性桥粒基因突变，心室程序刺激的可诱导性，大量的电解剖瘢痕和电解剖瘢痕相关的碎裂电位，胸导联和下壁导联倒置的T波增宽，QRS低电压和碎裂。

二、电生理检查

电生理检查（EPS）可以用来鉴别ARVC/D和特发性右心室流出道室性心动过速，可以提供室性心动过速诱发的重要信息，关于电生理检查共识建议。

（1）可疑ARVC/D的患者应考虑进行EPS诊断和（或）评估（Ⅱa）。

（2）心室程序刺激可以考虑用于无症状ARVC/D患者发生心律失常的风险分层（Ⅱb）。

（3）心内膜电压标测可以考虑用于ARVC/D患者的诊断和预后评估（Ⅱb）。

根据针对ARVC/D患者，心室程序刺激草案应该包括：在进行RV两点起搏时应至少包含2个循环长度刺激和3个早搏刺激；可诱导性是指诱导出VF或持续性VT，也就是说持续时间＞30s或因血流动力学异常需要终止。

近期研究表明，双极右心室电解剖瘢痕区域的示例与量化及EPS进行心内膜电压标测时所识别的瘢痕相关性碎裂电位及后电位可能为ARVC/D患者的心律失常风险评估提供了重要的额外价值。

三、随访

ARVC/D患者需进行终身临床随访。心脏评估包括：12导联心电图，心脏彩超，24h Holter及运动试验（用于运动诱发的室性心律失常的检测），推荐包括如下。

（1）ARVC/D患者应进行终身临床随访。

（2）ARVC/D患者需定期评价新发症状或症状恶化情况、心室形态和功能异常的进展和室性心律失常，进而重新评估心脏性猝死发生风险并选择最优治疗方案。

（3）可根据患者年龄、症状和疾病的严重程度来进行随访（每1～2年1次）。

（4）此外健康的基因携带者及其家庭成员也应该进行规律的临床评估（每2～3年1次），尤其在青春期和青年期。

四、治疗目标和方法

ARVC/D患者临床管理的最重要的目标：降低死亡率，包括心律失常性SCD或心力衰竭导致的死亡；阻止右心室、左心室或双室功能障碍和心衰进展；通过减少/消除心悸、室性心动过速再发或ICD放电（适当的或不适当的）改善症状，提高生活质量。改善心力衰竭症状,增加功能储备。治疗方法包括生活方式的改变、药物治疗、导管消融、ICD 和心脏移植。

(一)生活方式改变

体育锻炼被认为是一个促进 ARVC/D 发展和进展的因素。竞技运动可使 ARVC/D 青少年患者 SCD 风险增加 5 倍。Kirchhof 等表明,斑珠蛋白缺乏的老鼠行耐力训练可加速右心室扩大、功能降低及心室异位,提示缓慢增加的心室负荷可导致 ARVC/D 表现型的恶化。研究证实耐力运动和频繁的锻炼增加年龄相关的外显率、VT/VF 风险和桥粒基因携带 ARVC/D 患者心力衰竭的发生。

(1)建议确诊为 ARVC/D 的患者不要参加竞技和(或)耐力运动(Ⅰ)。

(2)确诊 ARVC/D 的患者应严格限制参加体育运动,休养形式的运动可能是个例外(Ⅱa)。

(3)对于外显阴性的 ARVC/D 家庭成员或是健康携带,或是未知基因型,可以考虑限制参加竞技运动。

(二)药物治疗

ARVC/D 患者药物治疗包括抗心律失常药物、β 受体阻滞药及治疗心力衰竭药物。

1.抗心律失常药物(ADD)　ARVC/D 患者 AAD 治疗的目的是通过预防症状性室性心律失常来改善生活质量,共识建议如下。

(1)AADs 推荐用于需频繁适当放电 ARVC/D 患者 ICD 的辅助治疗(Ⅰ)。

(2)应考虑应用 AADs 以改善伴有频发室性早搏和(或)非持续性室速患者的症状(Ⅱa)。

(3)在选定的有复发性伴血流动力学稳定的 VT 的患者中,AADs 可以考虑用于无 ICD 保护的导管消融者的辅助治疗(Ⅱb)。

(4)不推荐 AAD 用于无室性心律失常记录的无症状 ARVC/D 患者的治疗(Ⅲ)。

2.β 受体阻滞药

(1)推荐 β 受体阻滞药治疗用于复发性 VT、适宜 ICD 治疗,或因窦速、室上性心动过速或房颤房扑伴快心室率而不适宜 ICD 干预的 ARVC/D 患者。

(2)对于 β 受体阻滞药的应用,因无法比较个体 β 受体阻滞药的疗效,确定最有效的剂量,建议根据年龄和体重使用无血管舒张作用的 β 受体阻滞药,滴定至最大耐受剂量。

(3)不推荐 β 受体阻滞药预防性地用于健康的基因携带者(Ⅲ)。

3.降低前负荷的药物治疗　Fabritz 等通过实验证实,降低心室前负荷可预防或延缓基因易感性小鼠

心脏 ARVC/D 的发展。给予呋塞米和硝酸盐治疗全面地防止了训练诱发的右心室扩大的进展,使得 VT 的可诱导性趋于正常化,但降低前负荷药物治疗还未成为临床实践的一部分。

4.心力衰竭和抗栓药物治疗　ARVC/D 患者出现血栓栓塞并发症可能是由于室壁瘤内血栓形成或整体或局限性心室功能障碍致的心室扩张。共识建议:

(1)对于发展到右心室和(或)左侧心力衰竭标准时推荐使用 ACEI、ARB、β 受体阻滞药和利尿药(Ⅰ)。

(2)长期口服抗凝药物通常被用于有腔内血栓或静脉/系统血栓栓塞史的病人的二级预防。

(3)可以考虑对无症状的右心室和(或)左心室功能不全 ARVC/D 患者应用 ACEI 或 ARB 治疗。

(4)不推荐预防性抗凝治疗作为心室扩大/功能低下者的一级预防,无论是全心或是局部扩大。

5.导管消融术　有室性心动过速的 ARVC/D 患者可以选择导管消融治疗。共识建议:

(1)推荐导管消融用于无休止 VT 或尽管使用最大量药物治疗,包括胺碘酮,仍频繁发生适宜 ICD 干预的 ARVC/D 患者(Ⅰ)。

(2)推荐心外膜途径 VT 消融用于一次或多次经心内膜 VT 消融失败者(Ⅰ)。

(3)药物治疗,除了胺碘酮,失败的 ARVC/D 患者,有无休止性 VT 或频繁适宜的 ICD 干预者应考虑行导管消融术(Ⅱa)。

(4)如果手术者和电生理实验室在行 ARVC/D 患者心外膜 VT 消融方面富有经验,应考虑联合心内膜/心外膜 VT 消融途径为初始消融方案(Ⅱa)。

(5)有无休止的 VT 或频繁适宜 ICD 干预,未显示药物治疗失败但不愿意接收药物治疗的 ARVC/D 患者可以考虑 VT 的导管消融(Ⅱb)。

(6)对于选择性的一些患者,如药物无反应性、血流动力学稳定、单型性室速者可以把导管消融作为无 ICD 保护的首选治疗(Ⅱb)。

(7)不推荐导管消融作为 ARVC/D 患者 ICD 预防 SCD 的一种替代方法(Ⅲ)。

6.ICD 适应证　置入式除颤治疗是 ARVC/D 患者最合理的治疗方法,因为自然病程中首要危险是 SCD 风险,其次是收缩功能障碍导致进行性心力衰竭。但由于多种原因,前瞻性随机试验目前仍不可行。此外,ICD 治疗带来生存获益的同时也带会来了严重并发症。ICD 置入指征建议:

(1)ICD 被推荐用于有过≥1 次伴有血流动力学

不稳定的持续性 VT 或 VF 发作的 ARVC/D 患者
（Ⅰ）。

（2）无论其心律失常情况，ICD 被推荐用于伴有严重收缩功能不全（右心室、左心室或双心室）的 ARVC/D 患者（Ⅰ）。

（3）对于有过≥1 次伴有血流动力学稳定的持续性 VT 发作的 ARVC/D 患者应考虑置入 ICD(Ⅱa)。

（4）对于有主要风险，如不能解释的晕厥、中等程度的心室功能障碍，或非持续性室速的患者应考虑置入 ICD(Ⅱa)。

（5）在经过针对远期风险和收益的仔细讨论后，对于有较小风险的患者可以考虑置入 ICD(Ⅱb)。

（6）不推荐给无症状的 ARVC/D 患者，即不伴危险因素或健康基因携带者预防性置入 ICD(Ⅲ)。

除上述治疗手段外，对于严重、治疗无效的充血性心力衰竭，或在有经验的中心导管（和手术）消融和（或）ICD 治疗无效，仍复发 VT/VF 的 ARVC/D 患者，建议心脏移植作为最后的治疗选择。目前还没有发现右心室心肌成形术、右心室离断术、活体心脏冰冻消融术和左心交感神经切除术等手术疗法治疗 ARVC/D 患者的临床价值。

五、结语

总而言之，ARVC/D 患者的治疗仍具有重大挑战。为进一步提高危险分层和治疗，需要更多的有关病史、远期预后和风险评估。对于部分患者，与药物或其他非药物治疗相比，有可能从置入 ICD 中获益，临床应加以识别。但还需大样本、长时间随访的研究，以提供循证医学证据，指导 ARVC/D 患者的临床诊疗。

11.职场健康项目——来自美国心脏协会的报告

重庆医科大学附属第一医院　雷　寒　黄　玮

在美国,工作环境(职场)是促进心血管健康,预防心血管疾病和卒中的主要场所。良好设计的综合职场健康项目有利于促进心血管健康,减少心血管疾病和卒中的死亡率、发病率和致残率。然而,仍缺乏普遍适用的职场健康项目,而且项目的内容和质量也有较大的差别。虽然一些组织提供职场健康认证程序,但不仅认定标准很不相同,而且也未特别关注心血管疾病和卒中的预防。尽管目前有限的证据表明公司实施的员工健康管理计分卡有利于减少医疗费用,这些数据并不充分,需要进一步的评估。美国心脏协会/美国卒中协会(American Heart Association/ American Stroke Association,AHA/ASA)开始着手促进职场健康项目,改善项目质量和心血管预后。ASA/AHA 的目标是到 2020 年将全美心血管健康(cardiovascular health,CVH)改善 20%,同时将由心血管疾病(cardiovascular disease,CVD)和卒中导致的死亡减少 20%。尽管这些目标要求从童年开始并持续终生的干预措施,然而强调有效促进职场健康仍是一个重要环节。作为促进全美 CVH 的一部分,AHA/ASA 将为国家职场健康认证程序设立标准,以协助雇方应用最佳的系统和优化项目。

美国估计有 1.55 亿处于工作年龄的成年人,大多正在工作,将可能从正在实施的职场健康项目中获益。因此职场健康是评估和防治 CVD 和卒中的重要部分。尽管有实施广泛的一级预防和二级预防的潜力,2004 年的一项调查评估显示美国仅有 6.9% 的雇方提供综合职场健康项目(comprehensive workplace wellness programs,CWWPs)。尽管目前调查发现约 77% 的公司,包括所有大公司报告提供了职场健康项目,但对职场健康计划项目的定义很多,而且也缺乏近期项目应用的情况。综合项目的认定标准必须要有"健康人群 2010(Healthy People 2010)"描述全部的 5 个要素:健康教育、社会支持、体育锻炼场所,与其他组织的法案相结合,关联到其他相关的项目(如员工健康与安全项目)和健康检查。然而,职场健康项目由于设计、实施、评估的不足导致许多项目无效。

为发挥职场健康项目的作用,就需要发展、实施、宣传并支持高质量项目标准,即 CWWPs。AHA/ASA 作为致力于防治 CVD 和卒中的国家专业性组织,在定义和改进 CWWPs 起着重要作用。AHA/ASA 认识到职场健康在实现 2020 年目标中的重要作用,致力于领导和确保标准化、高质量、有效的项目能应用于员工。增进 CWWPs 有效性的关键是建立能广泛接受的方法和标准,用于指导质量评估,改进现有的认证程序。

一、项目背景

尽管改进的预防和治疗措施显著地减少了心血管疾病和卒中的死亡率,但以上两种疾病仍是美国导致死亡的首位和第五位因素。估计每年有 730 000 人死于心脏病和卒中,即占每年美国死亡总人数的每年 29%。此外,老龄群体和不健康生活方式的流行率高,如缺乏体力活动、营养不足、肥胖均导致 CVD 患病率、卒中和其他非传染疾病(noncommunicable diseases,NCDs)的发病率增加。若未实施有效的预防措施,CVD 的直接医疗费用将从 2010 年的 2730 亿美元涨到 2030 年的 8180 亿美元,而同时,与之相关的生产力损失将从 1720 亿增加到为 2760 亿。

AHA/ASA2020 目标拟定了促进 CVH 和减少心血管死亡,制定了一组定义 CVH 的标准,包括 7 个方面,称为 Life's Simple 7,其对 CVH 的定义:吸烟状况、膳食质量、体育运动、体重指数、血压、胆固醇及空腹血糖。这 7 个指标均分为 3 个临床层次:理想,中等,差。7 个指标均达到理想水平,则认定为心血管健康状态;然而,调查表明,只有 18% 的美国人有 5 项以上的指标达到理想,且男性的比例(11%)相较于女性(25%)更低。这 4 项健康行为同样也是大多数美国人难以坚持的,也与美国约 40% 的死亡、近 80% 的慢性病和约 75% 的医疗费用相关。心理问题也增加了美国人的致残率。相反,保持这一系列的 4 种健康行为被认为能使预期寿命增加 14 年。员工的行为习惯显示在短期(2 年)随访中与冠心病、糖尿病、血脂异常、高血压和背痛的程度成相关性。此外,具备这些健康行为也与良好的情绪健康状态有关,依据抑郁、心理压力大及心理健康对日常生活的影响。因此,美国 AHA/ASA Impact Goal 2020 代表着将关注点从临床疾病的管理到通过促进健康生活行为来促进 CVH 的重要转变。改善生活行为和生理指标,同时实施个体水平和人群基础的健康策略,可在群体水平上促进 CVH。

Patient Protection 与 Affordable Care Act 中涉及职场健康的基本目标是减少危险因素和医疗费用。尽管慢性非传染性疾病(noncommunicable diseases, NCDs)目前约占每年医疗费用的 84%,但慢性 NCDs 医疗健康总费用的 2/3 用于小于 65 岁的的成年人。据估计企业每年为员工支付的医疗费用有 10 项是可以改善的危险因素,占医疗健康费用的 20%～30%。这些危险因素包含 Life's Simple 7 的 7 项危险因素:吸烟、肥胖、高血压、血脂异常、运动缺乏、不健康饮食和糖尿病。此外,其他 3 项危险因素:抑郁、压力、过度饮酒、与 CVH 成逆相关,与医疗费用增高呈正相关。Bolnick 及其同事的一项研究估计:平均每个处于工龄的成年人在医疗保健上的花销是 3534 美元;如果工人中 NCDs 中可改进的危险因素能得到最大化的减少,可节约多达 20% 的直接医疗费用。

二、CWWPs 的目的

CWWPs 的目的是促进员工健康,减少与不健康和 NCDs 相关的直接或间接费用。然而,不是所有职场健康项目都有相同设计。Patient Protection 和 Affordable Care Act 尚未对职场健康项目定义或建立质量标准,只要求项目有合理的设计以促进健康或预防疾病。在缺乏相关指南的情况下,设计职场健康项目时需确定项目结果相关的最佳实践指标。通过对相关项目的文献回顾和来自行业报告和一致性报告的分析,分析认定了 44 个最佳的实践,并汇总得出项目制定时 9 条最佳的实践法则(表 1)。

三、项目实施环境

基于国会修订 Patient Protection 和 Affordable Care Act 关于职场健康项目方面的规定,职场健康项目定义为由雇方所提供的促进健康或预防疾病的项目。2013 年颁布的规定区分了可得到奖金的参与性健康项目,和基于结果(员工获得或保持特定的健康状况或其他标准来获得奖励)或者活动(完成一个活动或一个替代标准来获得奖励)一次性健康项目。报告和使用个人健康信息,包括从职场健康项目获

得的信息,符合法律法规,包括健康保险和责任法、美国残疾人法案、非歧视法案、遗传信息法案和就业退休收入保障法以及国家监管需要。如果员工担心他们的个人健康信息被使用和缺乏保护,他们可能会犹豫是否参加职场健康项目。因此,雇方必须确认保护和使用个人健康信息,以及向员工透明地公开监管机制。

表 1 CWWPs 九项最佳实践原则

设计原则	描述
领导	设定项目和组织结构,提供资源和支持,把项目和业务目标相联系
关联性	处理参与的关键要素和员工敬业度的关系
合伙关系	与其他相关组织的合作,包括工会、销售商和社区组织
综合性	与 Healthy People 2010 关于综合性的定义一致
实施	确保计划、协调、充分执行和过程可跟踪
参与	促进员工之间的联系和创建信任、尊重,构建健康的文化
交流	确保方法,使得程序可检查和交流
数据	检测、整合、评估和报告时使用的数据,随时间可不断改进
依从性	确保该项目符合要求和保护员工和参与者个人信息

CWW:综合职场健康项目。

四、职场健康项目的获益

当职场健康项目按上面提及的 9 条最佳实践原则制定,以有效性为依据,并被很好的执行和评估时,参与职场健康项目有望得到健康和经济获益。AHA/ASA 建议 CWWPs 应包括健康定义,包括评价心血管健康状态(如用 Life's Simple 7 进行描述),接着是全面高质量的干预,旨在改进心血管健康指标。合理设计的项目用于减少医疗费用和减少旷工以增加效益,而设计差的项目可能对财政无影响或产生负面的影响。Baicker 及其同事预测了医疗支出的投资回报,向职场健康项目每投入 1 美元可获得 3.27 美元的收益;减少旷工的投资回报每投入 1 美元可减少旷工带来的收益为 2.73 美元。但是,据 National Business Group on Health 估计,雇方在全部医疗健康

支出中对预防项目中的拨款只占2%以下。这种在预防和促进健康方面的资金不足反映了对预防作用的低估。尽管事实是健康项目的基本目标是为了促进健康而不是为了省钱,因为支出通常未被考虑到决策内,因此许多已采用的措施都缺乏经济效益。这导致对低价值治疗方案投资过度和在预防方面投资不足。由于对于研究的投资有限,仅仅关注于直接医疗健康支出和旷工情况,和一些方法学不足的调查是影响职场健康项目广泛应用和有效性的重要障碍。

五、公司对职场健康的支持

对员工健康投资的决策既对其家庭和他们居住的社区有额外的获益,也为公司创造更深远的利益。例如企业有意地、战略性地投资到这方面上可能利于吸引和保留精英人才,增加达到安全目标的可能性,增加员工参与度和工作满意度并更好地管理医疗健康费用支出。领导的支持不仅在支持职场健康项目,也要通过他们行动实施和持续倡议。根据疾病控制和预防中心(Disease Control and Prevention,CDC)的要求,职场的健康文化要求通过职场健康项目、政策、福利和环境支持使员工的健康和安全得到重视、支持和提升。领导鼓励和支持职场健康项目,员工更有可能参与项目中去。能覆盖到所有群体的CWWP应用更广泛。

六、职场健康记分卡和认证项目的现状

记分卡通常指自我评估工具,旨在帮助雇方判定他们的程序是否符合行业最佳标准。认证项目通常使用以清单或记分卡为基础进行分层识别或认证。然而,这些程序和工具的评分方法和科学有效性各不相同。来自美国的证据显示,获得高评分的公司有减少医疗保健成本的趋势。与同类未被程序认证的公司相比,最高等级的程序都有更好的财务业绩。然而,随着时间的推移,尚未把项目的质量标准和改善员工CVH风险联系起来。

职场健康认证程序现有使用标准还有很大的异质性,为了把重点集中于改善心血管健康和减少心血管疾病和卒中上,构建一个国际化CWWP认证程序,更全面地和系统地评估其减少员工心血管风险方案的有效性。

22家财富榜1000强的公司首席执行官参与了AHA的CEO圆桌会议,均表示要积极在组织内创造一个健康文化环境,并且提供Life's Simple 7作为他们公司员工健康计划标准,疾病防治计划以促进雇员的健康。这些大公司有200万雇员,在2015和2016年将最新的My Life Check用于实施,标志着将有一个大样本量用于评估使用My Life Check。虽然大公司更有可能申请AHA/ASA认证程序,My Life Check也可用于任何规模企业,包括低工资行业的小型和中型企业。然而,小公司实施CWWPs经常面临经济困难和实施能力的挑战。小公司也聘用大部分低收入和高心血管疾病风险的职工。AHA/ASA还需考虑种族和社会经济状态在CWWPs实施中的作用。AHA/ASA会对公司进行评估和颁奖。

七、Life's Simple 7和健康文化

AHA 2020目标是促进CVH,促进死亡率明显减少。Life's Simple 7指标与心脑血管疾病/卒中相关,是促进心血管和整体健康的有效标志。更高的心血管健康得分与更低心血管疾病的发病率、患病率、死亡率和全因死亡率有关;理想的心血管指标数与心血管病和其他原因引起死亡率呈强负相关;大于1项指标达理想水平的人与少于1项指标达理想水平的人相比,任何一项心血管指标在中年的改善,心血管疾病风险会得到相应的改善;校准人口、社会经济和居住区等因素后,每改善一项Life's Simple 7的指标,与降低25%的卒中风险相关。

CWWPs是综合促进健康的措施,旨在促进改善个人健康行为和组织结构、环境和文化。事实上,CWWPs对职场健康的影响需要健康文化的支持。AHA/ASA认证程序将评估这种健康文化。健康评估文化将有助于评估公司使用健康环境的效果,其中包括社区指南、My Life Check等。CWWPs也可以与当地社区资源协作,并且整合社区(包括商业)和临床资源的项目可以改善社区CVH和预后。

八、展望

为促进CWWP认证程序对员工的最大获益,解决雇方在职场健康项目实施和创造健康文化所面临的挑战,AHA/ASA将提供标准化、客观、公正的认证条件和国家认证程序,这有助于实现数百万职场员工CVH的实现,加快到达2020目标,将全美CVH健康改善20%。

12. 起搏诱导性心肌病

安徽医科大学附属省立医院　王　齐　严　激

大量循证医学资料表明,长期频繁的右心室心尖部(RVA)起搏将导致心脏舒缩功能减退,心室重塑,心律失常,甚至出现心力衰竭(心衰),这一临床现象被称为起搏诱导性心肌病(pacing-induced cardiomyopathy,PICM)。

一、发病率与相关研究

由于存在研究入选人群不同、随访时间长短不一、研究结论不一致等问题,目前 PICM 缺乏统一的诊断标准,致使其确切的发病率难以评估,根据现有相关研究,其发生率约占常规起搏器植入人群的 6~26%。

Marius Schwerg 研究将常规起搏器植入后,RV起搏比例≥90%、左心室射血分数(LVEF)由正常降低至<45%定义为 PICM,RV 起搏比例≥90%被认为具有 PICM 风险。纳入研究的 615 例患者,6%发生 PICM,45%的患者具有 PICM 风险。

LIN CHEN 研究纳入了 286 例药物难治性房颤经房室结消融后起搏依赖的患者,平均随访 20 个月,9%的患者在术后 1 年内出现 LVEF 降低(≥10%),15%的患者在 1 年后出现,其发生率与 PACE 研究相似(9%)。但两研究结论并不一致,LIN CHEN 研究认为绝大多数经房室结消融后起搏依赖的患者,短期或长期的 RVA 起搏并不损害 LVEF,而 PACE 研究则认为需植入起搏器治疗的心动过缓患者,传统的 RVA 起搏将导致不利的 LV 重塑及 LVEF 降低。

Shaan Khurshid 研究将起搏器植入后,LVEF 降低≥10%且 LVEF<50%定义为 PICM,平均随访 3.3年,PICM 发生率 19.5%(50/257);在中位随访期 7.8年的 ZHANG XUE-HUA 研究中,高达 26%(79/304)的常规起搏器植入患者出现新发心力衰竭。

二、危险因素

1.右心室起搏比例　高 RV 起搏比例与 PICM 的发生密切相关,其截断值尚不明确。MOST、DAVID等多数研究认为 RV 起搏比例>40%的患者具有更高的发病风险。在 Shaan Khurshid 研究中,RV 起搏

比例 20~39%,40~59%,60~79%和 80~100%的患者,PICM 的发生率依次为 13.0%,16.7%,26.1%和 19.8%,鉴于 13%的患者在起搏比例>20%时就发展为 PICM,因此该研究认为 40%的截断值过高。值得注意的是,若以 20%为截断值,则与室早诱发性心肌病相同(室早负荷 20~25%),提示两种疾病的发生发展可能具有一定的相似性。

2.右心室起搏持续时间　RV 起搏持续时间与LVEF 降低的严重程度相关,心功能损害多发生于起搏器植入后的数月至数年内,具有较大的变异性,亦有研究发现这种损害最早可出现于起搏的即刻且持续至起搏终止之后。

3.植入前存在心功能不全　RV 起搏造成的心功能损害在起搏器植入前 LVEF 正常及降低的患者中均可发生,但植入前存在心功能不全意味着更高的发病风险。

4.其他　年龄,QRS 波时限,心肌梗死病史等与PICM 的发生相关。

三、发病机制

1.心室收缩及舒张不同步　与生理性传导不同,RVA 起搏时心室激动顺序改变,左心室(LV)游离壁延迟激动,类似于存在左束支传导阻滞,导致心室收缩及舒张不同步。

2.组织代谢及血流动力学紊乱　RVA 起搏,在细胞水平上,引起线粒体退行性纤维化及肌原纤维排列紊乱;在组织代谢上,增加组织儿茶酚胺浓度,引起心肌区域性灌注异常及耗氧量增加,加重心室重塑;在血流动力学上,导致心输出量减少,肺毛细血管楔压增高,最终促使心衰发生。

值得注意的是,在一些起搏依赖的患者中,持续的 RVA 起搏并未导致心功能不全,因此,PICM 的具体机制仍不明确。

四、诊断标准

目前,PICM 的诊断缺乏统一的标准,狭义上的PICM 诊断宜符合以下条件:

(1)常规起搏器植入前左心室收缩功能正常

（LVEF≥50%）；

（2）频繁心室起搏（RV起搏比例≥20～25%）；

（3）起搏器植入后开始出现心功能不全，心脏扩大（LVEF降低≥10%且LVEF<50%）；

（4）早期停止起搏后心室重塑可逆；

（5）除外其他引起心功能不全，心脏扩大的继发性病因（如冠心病，心脏瓣膜病，高血压性心脏病，先天性心脏病，酒精性心肌病，甲亢性心脏病等）。

广义上，对于存在心肌损伤或心功能不全的患者，常规起搏器植入后出现心功能恶化，心脏扩大，不能用原发疾病解释时，也应考虑PICM的诊断。

五、预防和治疗

目前尚无证据表明单纯药物治疗能够使PICM患者获益，研究焦点多集中于右心室不同部位起搏与双心室起搏。

1.右心室不同部位起搏　理论上RV间隔部（His束/His束旁、流出道间隔等）起搏，心室最早激动点靠近希氏（His）束，激动传导顺序接近生理状态，基本保持双心室同步收缩。临床研究发现，RV流出道间隔部起搏对心室收缩同步性及心功能影响较小，但能否预防和延缓心室重塑目前尚无定论，即便是最理想的His束起搏，目前也缺乏大型、前瞻性、随机对照的临床试验证实其疗效优势。此外，慢性心衰患者常伴有希氏束下传导阻滞（infra-Hisian block），His束起搏可能并不适用；持续的His束起搏是否造成His束及束支损伤尚不明确；且His束的定位操作具有一定难度，这些都在不同程度上限制了其临床推广。因此，目前针对PICM的His束起搏多用于心脏再同步治疗（CRT）无反应的患者。

2.心脏再同步治疗　众所周知，心脏再同步治疗（CRT）能够改善心衰症状，提高生活质量，并能降低心衰住院风险及病死率。RV起搏时，类似于存在左束支传导阻滞，激动首先传至右心室，再激动室间隔，最后的部位是LV的侧壁、侧后壁和乳头肌。CRT在传统右心房（RA）、RV双腔起搏的基础上，将增加的LV电极放置于激动最延迟的部位（通常是LV侧壁或侧后壁），使室间隔和LV游离壁同步球形收缩，恢复室间隔对LV收缩的支持作用，改善LV内及心室间收缩同步性。大量临床研究表明，双心室（BiV）起搏在改善患者心功能不全，运动耐量、生活质量及神经体液反应等方面较RV起搏具有显著优势。

（1）心房颤动经房室结消融后起搏依赖的患者双心室起搏获益：PAVE研究首次将这类患者随机分为RV起搏组（n=81）和BiV起搏组（n=103），通过对

比两组间术后6周，3个月，6个月的生活质量（QoL）、6分钟步行试验距离（6MWT）及LVEF，发现房颤患者经房室结消融后，BiV起搏较单纯RV起搏能够显著性改善6MWT及LVEF，且这一获益在收缩功能受损或心衰患者中更加明显。随后的Ablate and Pace研究，再次证实对于这类患者，采用BiV起搏较RVA起搏具有显著获益。

（2）房室传导阻滞伴心功能不全的患者双心室起搏获益：COMBAT试验是一项设计巧妙的前瞻性多中心双盲交叉对照研究，共纳入60例房室传导阻滞伴心功能不全（NYHA II-IV级，LVEF<40%）需植入起搏器治疗的患者，随机分为A组（起搏顺序RV-BiV-RV）和B组（起搏顺序BiV-RV-BiV），每隔3个月评估QoL、NYHA心功能分级、超声心动图参数、6MWT及峰值耗氧量（VO2max）并调整起搏模式，平均随访17.5月，发现BIV起搏时QoL、NYHA心功能分级、LVEF及左心室收缩末容积（LVESV）均较RV起搏显著改善，认为BiV起搏在这类患者中应作为首选起搏模式，该结论在之后的BLOCK HF研究中再次验证。

BLOCK HF试验是心衰非药物治疗领域具有里程碑意义的临床研究，目的在于评价RVA起搏和BiV起搏对心室起搏依赖的轻中度心衰患者的预后差别。研究共纳入691例房室传导阻滞伴心功能不全（NYHA I-III级，LVEF<50%）需植入起搏器治疗的患者，随机分为RV起搏组（n=342）和BiV起搏组（n=349），以全因死亡、急性心衰需静脉急诊治疗和超声LVESV指数增加>15%的复合终点为一级终点，以全因死亡或心衰住院与全因死亡的复合终点为二级终点，平均随访37个月，发现BiV起搏组较RV起搏组一级终点及二级终点均显著降低，且各亚组分析均显示BiV起搏获益明显，研究认为对房室传导阻滞伴心功能不全的患者，BiV起搏优于传统RV起搏。

新近的BIOPACE研究得出了与BLOCK HF研究不同的结论，研究纳入1810例房室传导阻滞需植入起搏器治疗的患者，随机分为RV起搏组（n=908）和BiV起搏组（n=902），以死亡时间或心衰致首次住院为复合终点，平均随访5.6年，初步研究显示无论LVEF保留或减低的患者，BiV起搏较RV起搏均未见显著获益。值得注意的是，BIOPACE研究纳入人群的基线特征与BLOCK HF研究具有较大差异，其基线LVEF较高［（55.4±12.3）% vs（40.3±8.4）%］，而三度房室传导阻滞患者比例较低（22.1% vs 46.4%），提示纳入的心功能不全患者较少，心室起

搏比例较低,因此该研究最终结论尚需等待各亚组分析结果明确。

(3)左心室射血分数保留的心动过缓患者双心室起搏存在争议:LVEF 保留的患者 PICM 发病风险相对较低,直接植入 CRT 目前存在较大争议。PACE 研究纳入 177 例 LVEF≥45%,心动过缓需植入起搏器治疗的患者,随机分为 RV 起搏组(n=88)和 BiV 起搏组(n=89),平均随访 1 年,研究发现对于心室收缩功能正常的患者,传统 RVA 起搏导致的 LV 重塑及 LVEF 降低可被 BiV 起搏预防,结论在 PACE 延长随访研究中再次被证实。但 PACE 研究的设计存在缺陷,研究对象包含了 43.5%的病态窦房结综合征患者,不具备严格的心室起搏指征。随后的 PREVENT HF 研究得出了不同的结论,研究纳入 108 例房室传导阻滞需植入起搏器治疗、LVEF 基本正常的患者,随机分为 RV 起搏组(n=58)和 BiV 起搏组(n=50),随访 1 年,发现 BiV 起搏组 LVESV 及 LVEF 较 RV

起搏组均无显著改善,因此,该研究不推荐 BiV 起搏作为这类患者的常规治疗。

3.常规起搏器升级与新植入 CRT 注册研究显示,传统 RV 起搏升级为 BiV 起搏的患者约占植入 CRT 人群的 23～28%,基于 BLOCK HF 等大规模循证临床研究的结果,2014 年美国食品与药物管理局(FDA)批准了 BiV 起搏器用于治疗伴有不太严重的收缩性心衰,需植入起搏器治疗的房室传导阻滞患者,适应症开始关注轻度心衰,高心室起搏比例和 PICM。

虽然目前还没有足够证据表明 BiV 起搏适用于所有需植入起搏器治疗的心动过缓患者,但 BLOCK HF 等大规模临床研究已充分显示出 BiV 起搏在预防和治疗 PICM 中的优势,相信随着后续临床研究的深入,植入新技术、新方法、新理念的普及,以及并发症和费用的降低,CRT 将为更多患者带来获益。

参 考 文 献

[1] Khurshid S, Epstein AE, Verdino RJ, et al. Incidence and predictors of right Ventricular pacing-induced cardiomyopathy. Heart Rhythm, 2014;11(9):1619-1625.

[2] Ahmed FZ, Khattar RS, Zaidi AM, et al. Pacing-induced cardiomyopathy: pathophysiological insights through matrix metalloproteinases. Heart Fail Rev, 2014;19(5):669-680.

[3] Chen L, Hodge D, Jahangir A, et al. Preserved left ventricular ejection fraction following atrioventricular junction ablation and pacing for atrialfibrillation. J Cardiovasc Electrophysiol,2008;19(1):19-27.

[4] Yu CM,Chan JY, Zhang Q, et al. Biventricular pacing in patients with bradycardia and normal ejection fraction.N Engl J Med,2009;361(22):2123-2134.

13.无复流的新认识

福建省立医院　浦晓东

一、历史回顾

尽管新的经皮冠状动脉介入治疗（PCI）技术和有效的急诊转运已使心肌缺血时间更短,但 ST 段抬高急性心肌梗死（STEMI）的死亡率仍相当高,估计 1 个月为 7%,1 年为 15%。如此之高的死亡率,至少部分与被称为无复流的现象（NR）有关。NR 发生在梗死相关心动脉（IRA）血运重建有效再灌注后,原先缺血但并无改善的区域内。由于评价的方法不同,STEMI 直接 PCI 后 NR 的发生率为 5%～50%。NR 至少部分抵消了直接 PCI 的益处,导致各种并发症及最终较差的结局。因此,寻找预防和治疗 NR 的方法一直是介入治疗的热点。

1966 年,NR 首次由 Krug 等通过犬模型予以描述。此后,1973 年,Kloner 等也报道了此现象。尽管最初关注的是心肌组织的灌注,但很快就变为关注心外膜动脉的开通。1970 年代后期,Reimer 等发现梗死面积与心外膜动脉闭塞时间直接有关,这一发现后来被称为心肌死亡的"波阵现象"。虽然迅速解决心外膜动脉闭塞可以明显阻止缺血心肌死亡范围扩大,但是梗死区冠状动脉微血管功能失调（CMD）当时被认为对正常心肌灌注的恢复并不重要。自 1980's 早期起,药物溶栓和机械再灌注的进展可以通过迅速、完全并长期恢复冠状动脉血流,减少了心肌缺血患者的死亡率。这与 Braunwald 1989 年提出"开通动脉"的假说相一致,当时,他观察到 IRA 自发再通的患者,随访时不良事件较少。尽管如此,但自相矛盾的是当梗死区域 IRA 再通血流恢复时,微血管功能失调反而加重。因此,历史地看,从上游心外膜动脉开通到下游组织灌注应当作为一个整体来关注。强调 AMI 治疗策略应当是迅速恢复心外膜动脉血流和心肌灌注。虽然 TIMI 血流 3 级长期以来一直是再灌注成功的"金标准",但是即使心外膜动脉已显示 TIMI 血流 3 级,远端心肌组织的灌注却差别很大。

非 ST 段抬高心肌梗死或择期 PCI 时也可以发生 NR,但是 STEMI 直接 PCI 时,NR 的发生率远高得多。急诊和非急诊 PCI 后,有一定比例的患者达不到 TIMI 血流 3 级,闭塞的冠状动脉再通不一定使左心

室功能恢复。1993 年,有人怀疑再灌注只不过是个错觉,认为采用溶栓治疗的患者只有不到 25% 达到理想的心肌再灌注。目前,很难估计 NR 现象的实际发生率,因为这取决于评估的方法和样本的大小。

二、发病机制

NR 与不同的病因机制有关,每位患者都可能有其中某一机制在起着不同的作用。NR 的发病机制目前尚未完全弄清楚。

NR 有三种主要发病机制:微血管结构或功能改变及血管外压迫。这些机制都由心肌缺血和再灌注损伤引起。尽管缺血和再灌注之间关系密切,甚至相互重叠,但在 NR 的发展过程中,有时仍可能区分两者各自的作用。

CMD 在 NR 的发展中起着关键作用。CMD 指的是心外膜动脉开通的情况下,收缩期血流和舒张期血流均受损。CMD 本身与较差的心血管结局有关,存在着个体易患倾向。个体易患倾向可能与遗传有关,或更常见为获得性。缺血可引起内皮和心肌退行性改变,缺血损伤时,内皮小泡形成,内皮突出和肿胀均明显。它们都可以由微循环阻塞造成。缺血也可导致内皮细胞坏死,形成内皮裂隙,使血管外血细胞堆积。这可能进一步产生脉管系统的血管外压迫。不仅如此,缺血还可诱导内皮激活和新的黏附分子表达,造成易血栓形成的黏附性表面。受损的内皮产生一氧化氮（NO）减少,导致内皮依赖性血管舒张功能收损,继而产生血管收缩。

心肌细胞由于缺血受损,与此相关的心肌细胞肿胀和间质水肿都可能增加心肌内血管压迫。心肌细胞三磷酸腺苷（ATP）减少,继之氧和代谢物质耗竭,损害钠钾泵直接造成心肌细胞肿胀,间接地通过钙超负荷造成心肌细胞不可控制地过度收缩,导致血管外压迫。

缺血相关损伤由于再灌注损害而加重,产生过量的活性氧簇是再灌注损伤的重要机制。当氧分子重新进入原先缺血的心肌时,由于消耗导致氧自由基形成。有研究表明,强有力的氧化剂原子团,如超氧化阴离子、羟基和亚硝酸盐在血流再通的数分钟内即产

生出来,在再灌注损伤中起着重要作用。氧自由基还有其他的来源,比如黄嘌呤氧化物、细胞色素氧化物和环氧化酶及儿茶酚胺类氧化物等。

再灌注时,冠状动脉微循环被中性粒细胞和血小板大量渗透,由于内皮激活和坏死,造成易血栓形成和易炎症的环境。激活的中性粒细胞释放促炎症反应分子和活性氧簇,进一步加重炎症反应。过度产生的黄嘌呤氧化酶加重内皮损伤,在再灌注时内皮细胞进一步激活。新的内皮黏附分子表达、NO释放减少和肌动蛋白细胞骨架改变,都提高了血管的渗透性,使中性粒细胞进入易受损的心肌细胞,加重间质水肿和血管外压迫。冠状动脉长期闭塞再灌注后,受损的微血管血供恢复,造成血细胞渗出血管外导致间质出血。间质出血增加间质压力引起血管外压迫,中性粒细胞和血小板容易形成微栓塞(栓子),造成微血管结构性管腔闭塞。通常为不可逆改变,远期预后较差。

再灌注也可以发生自主性功能失调:α-肾上腺素受体介导的冠状动脉微血管收缩可能导致NR,还可能导致PCI术后应力诱发的心肌缺血延迟改善。这些变化可以认为是短暂、可逆、功能性的改变。

三、诊断性评估

NR可用不同的侵入性和非侵入性技术进行评估,发生率与评估方法的准确性有关。

(一)ST段回落

心电图ST段回落(STR)是有效心肌再灌注最简单的临床证据。因此,和梗死相关抬高的ST段如果没有回落的变化,提示可能有NR发生。STR可用心电连续监测或静态心电图记录来评估。STR<50%或<70%应考虑为NR发生的指标。尽管如此,有1/3心肌呈色分级(MBG)2~3级,TIMI血流分级3级的患者并不显示STR。相反,符合冠状动脉造影为NR的患者却显示STR。因此,STR是一种即刻但不是非常准确的评估NR的方法。

(二)冠状动脉造影

虽然TIMI心肌呈色分级和TIMI记帧法在NR的识辨中更为准确,但NR的经典诊断是采用冠状动脉造影TIMI血流分级来判断。TIMI血流分级是评价冠状动脉血流的目测评分系统,分级范围从0~3级,反映PCI时冠状动脉血流的水平,而MBG是心肌灌注的冠脉造影测量。

在STEMI行直接PCI的患者中可发现5%~10%为TIMI血流分级0~2级,可能与NR有关。此现象需和其他慢血流的原因,例如冠状动脉夹层进行鉴别。但是TIMI血流3级的患者也可以发生NR,

因此,该指标的敏感性相当的低。NR可在血管造影时用MBG更有效地进行评估,方法为注射对比剂后心肌微血管在造影图像上呈现不透明状,观察其消失速度的变化。MBG分为0~3级,较高的分级灌注较好。MBG 0~1级提示存在NR,在TIMI血流3级的患者中高达30%可以观察到MBG 0~1级。不同的研究表明,MBG是远期死亡率的独立预测指标。

冠状动脉造影NR的经典定义为TIMI血流分级<3级,或者TIMI血流分级3级但TIMI MBG<2级。

冠状动脉内多普勒超声也可用于诊断NR。AMI后NR患者的冠状动脉内血流图形为逆向的收缩期血流,舒张期血流速度迅速减慢。CMD造成的微血管阻力增加可以解释舒张期血流的快速减慢,也可以解释冠状动脉内多普勒超声见到的收缩期逆向血流。

(三)心肌声学造影心动图

最近,心肌声学造影心动图(MCE)已被推荐为NR的诊断方法。MCE是一种提供更直接评估心肌灌注的非侵入性影像技术。心肌灌注异常可以通过少量静脉内弹丸样注射或持续滴注含有微气泡(<5 μm)的超声造影剂,然后用超声心动图谐波触发成像进行评价。MCE可以对心肌血流进行定量并分析影响心肌血流的原因,通过持续滴注,数分钟心肌内声学造影剂即可达到稳定状态。此时,用高机械指数脉冲波消除心肌中的微气泡,然后测得心肌含微泡血流的补充速度即可估算心肌的血流。拟行直接PCI的患者,通过持续滴注,声学造影剂在心肌梗死区均匀增强,说明MCE对局部心肌功能恢复的评估有很高的预测性。MCE完善了对NR机制和功能的认识,其重要性通过不同的研究得到肯定,证明尽管TIMI血流3级,仍可以用MCE确认有无NR。

(四)心脏磁共振

目前,心脏磁共振(CMR)是评估NR特异性和最敏感的方法。对比剂增强的CMR能识别STEMI后心肌再灌注的缺失。CMR可完全并准确地评估AMI后患者的左心室状态。功能性CMR可对左心室功能进行高重复定量评估。通常,T_2序列用于无对比剂检查,而T_1序列被用于对比剂增强研究。首过技术采用快速静脉内注射钆对比剂来确定某特定心肌段的血流。增加的心肌水容量增强T_2加权图像,使心肌梗死急性期的心肌水肿在T_2加权图像可见为明亮信号,定义"危险区"。CMR能通过比较T_2加权水肿体积和后期增强影像,回顾性量化评估残活心肌的比例。CMR可评估小至0.16g的心肌纤维化或瘢痕组织。

评估微血管损伤已经采用首过灌注和延迟对比剂后序列。这样,在超增强区域内存在的低增强提示有持续性微血管损害。这种损害已被命名为微血管堵塞(MVO),成为 CMR 诊断 NR 的标准。CMR 可以区别坏死区内早期和晚期的 MVO,并准确地弄清楚 MVO 的区域和空间范围,区别有或没有 MVO 的坏死区及 MVO 的透壁程度。

通过对 MVO 的研究,CMR 能评估冠状动脉微血管的结构性异常和功能性异常。相反,冠状动脉造影只能根据心肌血流给出功能性评估。

四、无复流的治疗

尽管心脏介入技术和药物治疗不断进展,但是仍然缺乏对 NR 明确的治疗。不同策略联合应用的典型是心导管室和冠心病重症监护室,在新的特效药物出现前,这种策略可能是 NR 最好的治疗,至少其中的一些策略显示有益。

(一)血栓抽吸和远端滤器

直接 PCI 几乎总是能使心外膜动脉再通,尽管如此,当导丝球囊和支架通过粥样硬化斑块时产生的碎片栓子,可以造成 MVO。为此,发展了血栓抽吸或远端滤器以减少远端栓塞,推荐在血栓负荷明显的情况下使用该技术。尽管结果并不一致,但 REMEDIA 试验报告,手动抽吸血栓切除术与标准 PCI 比较,改善了心肌灌注。该试验亚组研究表明,虽然对左心室重构并无显著影响,但血栓抽吸显著减少了 MVO 的范围和心肌功能失调。荟萃分析证实,在直接 PCI 或补救 PCI 时,抽吸等器械的应用与减少冠状动脉造影远端血栓发生率,改善 MBG 和 STR 有关。但是,效果与所使用器械的类型不同而有差别。

最近,有研究证实血栓抽吸可用于大多数 STEMI 患者,与常规 PCI 相比,在冠状动脉造影和临床基本数据上都更好地改善了再灌注和临床结果。

(二)腺苷

腺苷是内源性嘌呤核苷,可减少小动脉阻力,激活细胞内心脏保护信号通路。腺苷可以静脉内和动脉内注射。研究表明,PCI 后 $3\sim5d$ 和 4 周时应用 MCE 测定,给予腺苷治疗的患者梗死面积较小。应用腺苷最大的改善是在症状发作后 <4h 内血管开通取得的,>4h 则几乎无效。不仅如此,随后的研究表明,冠状动脉内应用腺苷的患者相比于安慰剂组,NR 发生率减少,1 周时左心室功能得到改善,住院死亡率降低,复合终点中顽固性心绞痛、非致命性心肌梗死、心力衰竭和心源性死亡均减少。临床实践中,STEMI 行直接 PCI 时,推荐冠状动脉内注射腺苷 30

$\sim60\mu g$ 治疗微血管功能失调,现在也有用更大剂量腺苷取得阳性结果的报道。类似于硝普钠和维拉帕米,当考虑 NR 为微血管痉挛引起时可以试用腺苷。

(三)阿昔单抗

阿昔单抗为糖蛋白 Ⅱb/Ⅲa 抑制药,已被证明可改善 PCI 术后心肌再灌注。6 个月时显示较好的血管造影结果,但是无防止左心室重构的作用。

当有大量冠状动脉血栓或置入支架后血栓栓塞时,可给予阿昔单抗和其他糖蛋白 Ⅱb/Ⅲa 抑制药。阿昔单抗标准剂量为 0.25mg/kg 静脉弹丸样注射,和 $0.125\mu g/(kg \cdot min)$ 静脉滴注 12h(最大剂量 $10\mu g/min$)。但是发生 NR 时,应考虑冠状动脉内弹丸样注射。有人对 STEMI 行 PCI 患者冠状动脉内和静脉内推注阿昔单抗进行了比较,冠状动脉内推注的患者梗死面积和 MVO 范围都明显小于静脉内给药者。用 STR 评估心肌再灌注,采用冠状动脉内途径得到显著改善。

(四)尼可地尔

尼可地尔为抗痉挛药,它有两个机制:类似硝酸盐样作用和开通 K^+ ATP 通道。兔子实验证明,缺血前而不是缺血后应用尼可地尔可减少梗死面积,该作用与诱发缺血前尼可地尔的血浆浓度直接相关。前壁心肌梗死患者 PCI 时静脉内给予尼可地尔比仅单纯 PCI,功能恢复和临床结果都更好。MCE 的发现启示,使用尼可地尔改善微血管功能可能与改善结果有关。尽管有这些观察,但是结果改善的数据无显著性意义已说明问题,尼可地尔没普遍用于直接 PCI。

(五)硝普钠、尼卡地平和维拉帕米

自从认为硝普钠、尼卡地平和维拉帕米有改善血管壁张力,增加心肌灌注的作用以来,在 NR 的治疗上一直对它们在进行研究。事实上,作为血管扩张药,这三种药被认为可通过减轻或防止微血管痉挛,调节内皮功能来改善微血管功能失调。

有人研究了硝普钠、尼卡地平和维拉帕米在直接 PCI 后改善冠状动脉血流的有效性。这些药物治疗在恢复正常血流、增加 TIMI 血流分级和 MBG 分级方面有效。应用这些药物治疗的患者心脏不良事件的发生率比较低(9% vs 23%)。严重的 NR 患者,尽管得到治疗,但是预后较差。临床治疗 NR 时,可用冠状动脉内弹丸样注射硝普钠 $60\sim120\mu g$,0.5mg 维拉帕米,或冠状动脉内给维拉帕米 1mg(2 min 以上)。最近的荟萃分析显示,冠状动脉内注射维拉帕米对预防 NR 或慢血流,减少 TIMI 记帧,改善 MBG 均有益。同一荟萃分析中,对做过 PCI 并冠状动脉内给予维拉帕米的急性冠状动脉综合征患者可减少 2 个月

严重不良事件。

硝普钠、维拉帕米和腺苷均为血管舒张药,当考虑 NR 持续存在是由于微血管过度收缩而造成时可予以试用。

五、结语

直接 PCI 术后无复流相当常见,其预后影响患者的结果。但是,用不同诊断方法评估无复流的确切价值仍不清楚。

尽管在弄清重要机制方面已经取得很大的进展,但是无复流的病理复杂,多种因素而且每一单独的决定因素对每一个体患者的影响又不同。由于这种复杂的发病机制,当无复流发生时没有单一的治疗完全有效,但是可以用不同的策略改善无复流,如有可能首先应当予以预防。今后的研究将瞄准确定无复流发生的特殊路径,开发特殊有效的治疗药物。

参 考 文 献

[1] A Durante, PG Camici. Novel insights into an old phenomenon: the no reflow. Int J Cardiology, 2015, 187: 273-280.

[2] Q Su, L Li, Y Liu. Short-term effect of verapamil on coronary no-reflow associated with percutaneous coronary intervention in patients with acute coronary syndrome: a systematic review and meta-analysis of randomized controlled trials. Clin Cardiol, 2013, 36 (8): E11-E16.

14. 肺动脉导管应用的最新进展

广州市红十字会医院 吴同果 孔繁亮

肺动脉导管(PAC)是有创血流动力学监测工具,自20世纪70年代开始被广泛应用于心脏监护室、ICU的患者,而在心导管室,球囊漂浮导管则作为右心室导管。2000年有统计表明,在美国每年大约出售150万个球囊漂浮导管,其中约30%应用于心脏手术中,25%在CCU和心导管室使用,25%在高风险的外科手术和创伤患者中使用,15%在ICU中使用。但随着关于PAC的一些多中心随机对照研究(RCT)表明常规使用PAC并不能带来明显获益,PAC的使用率大大降低。然而,在很多情况下,PAC对疾病的诊治起关键作用。

一、PAC的临床应用

1.急性冠状动脉综合征(ACS) 在CCU常常通过右心导管对ACS患者进行血流动力学监测,从而了解患者的血流动力学变化、病理生理变化及指导基础的治疗。研究发现右心导管能准确测量左心充盈压,辅助纠正ACS患者的血流动力学紊乱及指导ACS合并心力衰竭的患者正确使用利尿药,另外还能监测各种血管活性药物对患者血流动力学的影响。

AMI患者的血流动力学分级(Forrester分级)及其临床相关性对评估心脏和血流动力学的异常的严重程度非常有用,此时需要运用PAC进行血流动力学监测,从而获得相关数据。Forrester分级:①Ⅰ类,心排血指数(CI)和肺毛细血管压力(PCWP)正常,无周围灌注不足和肺淤血。②Ⅱ类,CI正常,但PCWP升高(>18mmHg),表明存在肺淤血,不伴周围灌注不足。③Ⅲ类,CI降低[<2.2L/(min·m)],而PCWP正常,表明存在周围灌注不足,而无肺淤血。④Ⅳ类,心排血量减少合并PCWP升高,表明同时存在肺淤血和周围灌注不足。心源性休克的患者会出现Ⅳ级的情况及合并低血压,收缩压低于90mmHg。

随着超声心动图技术日益成熟,RV和LV充盈压和心排血量均可通过超声波多普勒检测,有创血流动力学监测的需求显著下降。一项多中心研究GRACE研究表明PAC的使用率从2000年的5.4%到2007年已降至3%。在美国,这个数字从2000年的10.4%到2007年降至1.5%。此外,据分析PAC

与增加的死亡率和住院时间延长有关。除去心源性休克的患者,其余使用PAC的患者30d死亡率显著升高。

Gore等发现继发于AMI的心力衰竭患者,其中置入PAC的住院死亡率为44.8%,而没有置入PAC的仅为25.3%。低血压的患者置入PAC的死亡率为48.3%,而未置入PAC的死亡率为32.2%,表明PAC可导致死亡率升高。然而对于ACS伴心源性休克的患者,PAC对死亡率无显著影响。在GUSTO试验中,置入PAC的非心源性休克患者30d死亡率升高,而心源性休克患者置入PAC的与未置入PAC的相比,死亡率无显著差异。因此,ACS患者常规使用PAC不符合循证医学,2015欧洲心脏学会心力衰竭委员会、欧洲急诊治疗学会等联合制定的《急性心力衰竭院前和院内管理指南》不推荐对ACS合并急性心力衰竭的患者常规使用PAC,除非同时合并心源性休克等并发症。在这种情况下,PAC的血流动力学监测可指导适当的治疗,尤其当需要使用血管活性药物及利尿药的时候。

临床上可通过特异性的血流动力学表现诊断右心室心肌梗死,其RAP升高并往往等于或高于PCWP。然而,急性右心室梗死的最显著的特点是扭曲的PAP波形。虽然PAC不是诊断急性右心室心肌梗死的必需工具,但血流动力学监测可有助于治疗右心室梗死合并心源性休克。

2.非急性冠状动脉综合征 PAC可对非ACS或非瓣膜性心脏病引起低血压和休克患者进行血流动力学监测。PCWP测定可以鉴别心源性和非心源性肺水肿。心源性肺水肿的特点是PCWP≥25mmHg。而非心源性肺水肿PCWP往往是正常的。ICU常用PAC对感染性休克和失血性休克进行血流动力学监测。RAP、PCWP、CI和全身血管阻力的测定能鉴别心源性休克、失血性休克和脓毒性休克。心源性休克时RAP和PCWP通常是升高的,但PCWP高于RAP,CI降低,全身血管阻力升高,全身收缩压降低。低血容量性休克时RAP和PCWP低于正常,CI和动脉压降低,全身血管阻力正常或升高,取决于低血压和心排血量降低的程度。感染性休克时,RAP和PC-

WP在补液前是正常的，CI正常或高于正常，全身血管阻力降低。虽然在危重脓毒症或低血容量性休克患者，PAC置入与死亡风险增加相关。但英国一项RCT表明，重症患者的死亡率、器官功能衰竭、住院时间均与是否置入PAC无关。一项多中心研究中，676例非心源性休克和（或）急性肺损伤的患者随机接受或不接受PAC，两组30d死亡率无显著差异。

在围术期，通过PAC监测指导的扩容治疗或血管活性药物使用，能优化患者的氧运输，能降低高危手术患者的死亡率和并发症发病率，以及改善预后。然而，有RCT表明在围术期高危手术患者的管理中，PAC与标准治疗相比无明显优势，两组的住院死亡率及1年生存率均相似。虽然两组并发症发生率，包括心肌梗死、心力衰竭和心律失常相同，PAC组肺栓塞的发生率较高。心脏手术患者的围术期和术中使用是否需要PAC进行血流动力学监测仍存在争议。

必需承认，在这些研究中，PAC并不是用于诊断血流动力学异常，而是用于指导治疗，故停留导管时间延长，有可能增加不良的并发症。

3.慢性收缩性心力衰竭　慢性重度收缩性心力衰竭患者，PAC用于评估血流动力学异常的严重程度，并且指导治疗和评估预后。研究发现当PCWP>18mmHg，CI<2.2L/（min·m）、左心室做功指数<45mg/m，与全身血管阻力>1800dynes-sec-cm^{-5}提示预后不良。充血性心力衰竭和肺动脉导管术有效性评估研究针对PAC能否有助于改善重度慢性收缩性心力衰竭住院患者临床疗效进行了研究，433例患者随机分为两组，分别使用PAC或临床评价以评估治疗效果，PAC组住院期间并发症发生率为21.9%，临床评估组为11.5%。这些数据表明，常规使用PAC不能改善慢性重度心力衰竭患者的预后，并且可能与较高的并发症发生率相关。

4.肺动脉高压（PH）　PH可通过体格检查及第二心音肺动脉瓣成分的响亮度进行初步判断。明确是否存在二尖瓣、主动脉瓣病变及左心室心肌疾病，可为毛细血管，毛细血管前，或混合的肺动脉高压提供线索。心内分流产生的PH可通过床边检查评估，凡是怀疑PH的患者均常规行多普勒心脏彩超进一步明确。然而右心导管不仅是明确诊断的必要操作，而且能明确病因及指导治疗。

静息状态下PAP高于25mmHg即可诊断PH，当PCWP升高是引起PH的主要原因，此为毛细血管后PH。毛细血管后PH的患者肺血管阻力正常或仅轻度增高，PA舒张末压和平均肺毛细血管楔压相差低于5mmHg。毛细血管前pH的患者，其PCWP正常，肺血管阻力明显升高，PA舒张末压与平均肺毛细血管楔压之间的差值明显高于5mmHg。混合型pH的患者，PCWP升高，同时肺血管阻力增加。PA舒张末压和平均肺毛细血管楔压之间的差值大于5mmHg。

同样PH患者使用血流动力学监测对心内氧饱和度测定时，应排除明显的心内分流。显然，PAC对PH患者的诊断和管理是至关重要。

PAC常常用于心导管室，球囊漂浮导管在常常作为右心导管以记录心内压力和心排血量。PAC还经常用于心脏移植的术前评估，除了确定PAP、肺血管阻力和左、右心衰竭的严重程度，肺血管阻力对肺血管扩张药的可逆性反应能确定是否有心脏或心肺联合移植的指征。移植后，通常继续使用PAC进行血流动力学监测。短暂的心脏或肺移植后RV衰竭是常见的，通过PAC可指导血流动力学异常的治疗。

PAC过去常用于ACS的机械并发症的诊治，但随着超声心动图的出现，急性二尖瓣关闭不全和室间隔破裂等并发症均可通过简单的无创检查诊断，因此PAC不要求也不推荐用于ACS的机械并发症的诊断。PAC还常常用于急性呼吸窘迫综合征患者、CABG患者围术期监测，但随着众多研究表明PAC可增加其死亡率及并发症发生率，不推荐常规使用。

二、PAC的并发症

虽然使用PAC进行血流动力学监测发生严重并发症的概率低，但置入导管的过程和停留导管时间延长的相关并发症确实存在，且具有重要的意义。置管过程中发生的并发症包括误穿动脉、大血肿的形成、假性动脉瘤形成、血胸或气胸。误穿动脉的发生率为3%~9%，通常可以通过压迫动脉止血。经左颈内静脉或锁骨下静脉穿刺置管可能损伤胸导管从而导致乳糜胸。锁骨下静脉、颈内静脉、股静脉发生静脉血栓的风险可分别达2%、8%、22%，当然这些并发症，并不是使用PAC所独有的。空气栓塞是心内分流的一种潜在的致命并发症，但很少发生。

虽然置入PACs经常发生心律失常，但这些心律失常往往是短暂的。心房和心室早搏、短阵房性及室性心动过速，传导异常均可发生，心律失常发生率为12.5%~70%。室性早搏的发生率为52%~68%，非持续性室性心动过速为1%~53%。持续性室性心动过速或心室颤动需要电复律的发生率小于1%。置入PACs有可能发生左束支传导阻滞，甚至完全性心脏传导阻滞，需要起搏置入起搏器。短暂性右束支传导阻滞的发生率小于5%，且为良性的。PACs置入时可损伤三尖瓣的附属物,导管被三尖瓣腱索缠住,拔出导管时可破坏腱索从而引起重度三尖瓣反流。

与其他中心静脉置管相同,菌血症、脓毒症、导管感染均是 PAC 潜在的并发症。据报道,菌血症的发生率为 $1.3\%\sim2.3\%$。因为 PAC 可损伤三尖瓣,三尖瓣心内膜炎是一个潜在的严重并发症,据报道右心心内膜炎发病率为 $2.2\%\sim7.1\%$。PA 破裂导致突然大量咯血,是致命的并发症,但很少发生,据报道其发病率在 $0.03\%\sim0.20\%$,其死亡率是 70%,危险因素是肺动脉高血和老年人。球囊充气过度及长时间充气是 PA 破裂最常见的原因。少数情况下,导管尖端可引起 PA 夹层,进而发展为完全破裂。

三、PAC 的争议

1996 年 Connors 等的研究表明危重病人使用 PAC 是明显缺乏相关获益,甚至导致死亡率增加和增加资源的消耗率。其他研究表明,PAC 的应用使死亡率、重症监护的时间和住院费用大大增加。2002 年第一个 RCT 表明常规使用 PAC,包括高危手术患者、休克、急性呼吸窘迫综合征、危重病患、充血性心力衰竭患者均没有获益。这导致了美国医院监护病房的 PAC 使用率急剧下降。2013 Cochrane 回顾 13 项研究,共 5686 例 ICU 患者,表明应用 PAC 并没有改善死亡率、ICU 住院时间和费用。

虽然 PAC 容易导致并发症,但他们提供的数据是其他监测工具不易获得的,当考虑到这方面,他们是最好的诊断工具。有研究表明只有 59.5% 的主治医师能正确识别 PCWP 波形,临床上存在对 PAC 的数据获取和解读不正确,从而影响其效用。当然,不选择性地在任何患者上使用任何有创监测手段是不可取的,而且可能造成不必要的风险。显然,常规使用 PAC 缺乏证据,即使在适当的人群使用 PAC,临床医师应该严格把握导管的置入过程和停留时间,从而把风险降到最低。获得数据后尽快拔出 PAC,通过减少侵入性操作的持续时间从而减少风险。此外,临床医师需掌握获取数据和波形的方法,以及能对数据和波形的原理及意义进行正确解释。

四、结论

相比其他微创血流动力学监测,PAC 的应用更为广泛、成熟,并有更多的 RCT 证据。导致 PAC 在许多重症患者中应用不能获益的因素很多,无选择性使用 PAC,医生无法识别和解释数据,侵入性操作的不良风险,以及缺乏有效的治疗。尽管如此,PAC 仍然是在心脏重症监护中一个简单的、能在床边完成的、而且有效的诊断及监测工具,尤其对于 ACS 合并心源性休克、一些导致血流动力学异常的重症非 ACS 疾病、肺动脉高压等,起着至关重要的作用。

参 考 文 献

[1] Bernard GR, Sopko G, Cerra F, et al. Pulmonary artery catheterization andclinical outcomes: National Heart, Lung, and Blood Institute and Foodand Drug Administration Workshop Report. Consensus Statement. *JAMA*, 2000, 283: 2568-2572.

[2] Killu K, Oropello JM, Manasia AR, et al. Effect of lower limb compression devices on thermodilution cardiac output measurement. *Crit Care Med*, 2007, 35: 1307-1311.

[3] Ruisi CP, Goldberg RJ, Kennelly BM, et al. GRACE investigators. Pulmonaryartery catheterization in patients with acute coronary syndromes. *Am Heart J*, 2009, 158: 170-176.

[4] Cohen MG, Kelly RV, Kong DF, et al. Pulmonary artery catheterization inacute coronary syndromes: insights from the GUSTO IIb and GUSTO III trials. *Am J Med*, 2005, 118: 482-488.

预防、康复与公众健康

1. 心血管医疗服务的过度应用——来自国外的调查

广州中山大学附属第二医院　王景峰

一、过度医疗的背景

心血管疾病是人口死亡的主要原因之一。近几年来,非侵入性检查占了医疗支出增长的很大一部分。长期以来,心血管科致力于评估各种危险因素,分析各种治疗方案的临床效果及成本效应,制定相应的治疗方案。最近,为了进一步提高医疗质量,减少不必要的费用,业界将通过界定过度医疗、制定临床和政策干预的框架等各方面规范心血管医疗服务。

心血管疾病的过度医疗现象是客观存在的,但有两个关键因素导致了过度医疗的证据的不完整。第一,对于很多治疗及检查,在过度医疗的界定上我们缺乏一个共同的认识。以前医学协会把在特定情况下带来的坏处大于它的好处的医疗服务定义为过度医疗。从那以后,过度医疗的含义不断被扩展,一切不科学、多余的、重复的、不必要的、有害的医疗服务被定义为过度医疗。因为过度医疗的定义过于模糊,我们缺乏界定及处理过度医疗的方法。另外,过度医疗的经济学定义为带来的益处低于其所消耗的经济成本的医疗服务。第二,对过度医疗进行定义需要把临床上的细节纳入考虑,而这些细节只能在临床工作中而不是科研中获得。所以,无怪乎,尽管在经济及政治层面相当重要,它的问题仍然缺乏足够的研究。因此我们很有必要建立一个健全的制度,辨别过度医疗,评估其在临床和经济层面带来的影响,找出它的原因,并对其改良及实施有效的干预。

二、过度医疗的证据

适用标准识别与心血管医疗服务有关的过度医疗,最常用的标准是 RAND 适用准则。例如,在过去 9 年中,美国心血管医学学会及美国心脏协会已经制定了 13 条适用准则文件,它们包含了心血管疾病的影像、诊断以及治疗等方方面面。现在这些适用准则文件已经成为了心脏超声、核成像及心脏导管检查的审核标准。以这些适用准则去衡量临床工作中的 PCI 时,我们发现有 12% ～ 19% 的 PCI 是缺乏指征的,而另外的 20% ～ 28% 是仅仅有含糊的指征。从结果上看,根据模糊的指征或者不恰当的指征给病人进行血管重建并不能给患者带来更好的临床预后,例如随后的死亡及急性冠脉综合征。Lepado 等近期发现有 34.6% 的心脏负荷核素显像是不必要的,每年它都会带来 50.1 千万美金的损失,甚至可能会给 491 个病人带来癌症。从平均联邦医疗保险金额和过往关于电离辐射带来损害的研究中,我们可以大概估计出过度医疗对经济及健康的影响。

这些适用标准文件已经被业界广泛接受,作为"金标准"来评估医疗服务的使用是否恰当。然而制定适用准则并不是为了帮助临床分析。这些适用标准文件中的临床场景不可能涵盖现实临床当中所有的细节。将这些适用标准运用在过度医疗的分析时,它有着相当的局限性。因为当中大量的病例均被归类为不确定。

第二种过度医疗的主要证据是通过检验临床实践与临床指南的偏差而得到的。例如 2007 年美国心血管学会对于进行非心脏手术病人推荐：没有心脏疾病及危险因素的患者在非心脏手术前不应进行心脏负荷实验。这是一份昂贵的影像学检查，它有着一定的辐射，昂贵的价格，然而对住院病人的分析表明 3.75% 的这些病人接受了心脏负荷核素显像的检查。

除了诊断性检查及干预手段的不正确使用，还有着其他现象间接证明了心血管医疗过度应用的存在。一项对私人保险公司的数据分析显示在进行心脏负荷核素显影及心脏负荷超声后，很少患者需要进行血管造影术及血管重建。就是说，在检查前，对于患者患病的可能性缺乏评估，这预示其中存在着非侵入性检查的过度应用现象。此外，心脏负荷核素成像的运用的地区差异大于 10 倍，心脏超声的差异为 8.5 倍，PCI 的差异为 8 倍，冠状动脉旁路移植的区域差异为 3 倍。这些数据提示着供给敏感型医疗服务的过度使用的可能性。

此外，研究人员已经着手于制定过度医疗的评估方法。例如，Schwartz 等建立了以医保理赔为基础的评估方法，并将其运用在 2009 的医疗保险理赔中。用一种特定的算法，他们估计 42% 或者 45% 的保险受益人受低效服务的影响，占了保险理赔金额的 2.7% 或 0.6%。利用保险理赔信息，Colla 等将患者根据心血管危险因素分为低危组及高危组，他发现 13% 低危组（仅仅有心电图的改变）的病人接受无明确指征，低效的心血管检查。其中也显示了心血管检查过度应用的巨大的地区差异。

尽管基于医保理赔数据的研究对过度医疗的进行定量分析相当重要，将临床指南转换成医保理赔分析方法依然会丢失很多重要的临床信息。我们需要更多的研究来发展这些评估方法，使那些登记的及电子的临床数据能够得到充分的利用。另外，这样的临床方案可以与基于医保理赔数据的评估方法作比较，让它们评估同样的群体来确定后者的有效性。

三、过度医疗的原因

研究人员已经发现了一连串导致这些低效的医疗服务过度使用的原因。在其中有临床上、经济上、文化上及法律上的原因。传统的培训方式促使医师下一个宽泛的诊断。临床工作中，也缺乏足够的信息帮助我们选择恰当的检查及治疗措施。现在还没有系统的疗效对比研究来支持循证医学治疗方案。而患者缺乏足够的教育，无法理解过度医疗的危害。这些都是过度医疗临床上的驱动因素。

过度医疗最重要的驱动因素来自于经济方面。根据服务付费的薪酬制度对医师有着巨大的诱惑，使得他们不顾患者利益，滥用检查及治疗手段，导致了服务数量的增加及服务质量的降低。相似的，随着医保覆盖的范围越来越广泛，病人想要享受更多医疗服务，这样也会减少医生对病人经济负担的顾虑。

有人指出传统文化促使着过度医疗的发生，这些影响被医生的培训方式，医疗事故问题及当地的规范所加强。Dartmouth Atlas 对全国 23 项大学培训项目进行分析发现了：不同项目培训出来的心内科医生与每 1000 个医保患者访问心内科医生的次数是有关的。在这 23 项高等培训项目中，CABG 的比率有 3.2 倍的差异，PCI 的比率有 2.6 倍的差异。在美国，他们相对于他们欧洲的同行们更愿意在卫生医疗行业的技术创新上投资。各种药物、医疗仪器、新技术为了吸引消费者往往会夸大它们的好处，这导致了这些产品的过度使用。尽管有人认为越简单越安全，这种声音经常被忽略，被怀疑别有用心，尤其是在这种观点被保险公司支持的情况下。

尽管现在各种临床信息已经能够给公众获取了，这依然不能改变患者的消费行为。即使是一个积极的消费者，他依然被"有限理性"限制着。因为他缺乏足够的信息及知识去做出正确的决定（在他们心肌梗死时，有足够的时间和正确的方法去获得可靠的信息？他们有足够的知识及能力去理解那些复杂的数据从而做出正确的决定？）

最后，医生们认为医疗事故的阴霾促使他们进行更多的检查及治疗。虽然医疗事故问题导致的过度医疗占比很小，在医生的认知中它起着与占比不相符的作用。

四、改革的机会

从概念上来讲，减少心血管医疗服务过度医疗，可以从患者习惯，医生习惯，甚至直接从医疗系统的容量下手。

尽管主要进行医疗决策的人是医生，现在越来越多的病人能够参与其中。在面临重大的医疗决策时，病人需要通俗易懂的信息来参与到当中来。辅助决策系统及共同决策系统的框架已经建立起来了，并在一系列的临床案例中起着不可忽视的作用。到目前为止，种种证据表明了共同决策系统有效降低医疗服务的强度和成本。然而，临床中缺少足够的时间及推动让医师参与进来，而且很少辅助决策系统应用在临床决策中，疗效比较研究尚未完全开展，以上种种均限制着共同决策系统的应用。除了让患者参与到共同决策当中外,给患者提供更多的信息也能够减少过度医疗。

患者的经济刺激,特别是高比例的医保报销,可以影响到过度医疗。共付医疗费或自费能够减少所有类型的医疗服务,但是患者并没有识别医疗服务价值的能力,他们将会不加区分的减少所有医疗服务。根据以上原理,定向的费用分担,即所谓的基于医疗价值的保险设计,被认为是这种情况的有效解决方法。基于医疗价值的保险设计通过降低报销的金额的方式来提高高质量医疗服务的比例,然而它因为在伦理上仍然存在相当大的争议,未作为减少过度医疗的方法,特别是心脏医疗服务。

在制定治疗方案的过程中,医师起着主导的作用,所以过度医疗的政策干预主要集中在循证医学,疗效评估,辅助决策系统,及支付制度等方面。不同检验、治疗方案的疗效比较可以让医生提高医疗的质量。如前所述,心血管医学已经成为了循证医学的发展的沃土,他一直致力于专家共识及临床指南的制定。然而,这些新知识的采纳是一个缓慢的过程。因为经济驱动原因是如此的强烈,临床指南的实施得不到保证,并不能改变医师的临床习惯。尽管我们已经对适用标准进行了修整,使得未归类的临床场景大幅度减少,医疗服务的不恰当使用依然没有改善。

对于过度医疗的识别和通知也能够减少它的产生。当过度医疗被识别出来时,一份电子医疗记录可以提醒医生,促使他做出反应。辅助决策系统能够把有可能出现过度医疗的情况标明出来,并做出正确的决策,也是一种有效的手段。另外,将口头的教育、带有适用标准的记录卡、回报治疗效果的私人邮件、智能手机软件等结合起来能够有效提升心脏影像学检查的正确使用率。

第二,增加医疗收费的透明度有助于给医患双方培养一种共同管理的感觉,让他们对医疗费用有一个直观的认识。事实证明难以负担的医疗支出的增长需要价格透明度来控制,然而在价格透明度的必要性这个问题上党派间仍然缺乏共识。随着医患双方承担的医疗成本的增长,对价格透明度要求也将变得更高。此外,患者观念的转变、新技术的出现都将使价格透明制度的实现成为可能。保险公司通过社交媒体、网页、智能手机软件等将治疗价格等信息传到患者手中。

最后,为了解决过度医疗,传统的支付制度可能需要改变。改变现在按服务收费的支付制度,减少在特定情况下的医保覆盖范围,建立与检验、治疗价格挂钩的惩罚或者奖励制度。通过这些措施逐渐改变现有的

支付制度。更加重要的改革正在实施当中,然而,医疗服务人员又陷入了另一个难题,他们将会为医疗服务的总价负责。现在主要的改良支付制度是一个风险分摊协议,经常与医疗服务责任组织联系起来。按总额付费的支付方式正在试点运行中,主要运用在急症患者中,其中有很多心血管疾病的病人。据我们所知,没有任何支付模式能够明确地减少过度医疗。

现在有证据表明风险分摊制度减少了总的医疗费用,而按疗效付费的模式已经取得了一个让人喜忧参半的成功。现在有一个严肃的问题,按总额付费的支付方式到底能不能有效的减少过度医疗。

以往,那些昂贵的及有可能被过度应用的医疗服务使用的时候需要进行程序必要性的认证。程序必要性的认证已经应用在心导管手术当中。有限的研究数据表明程序必要性的认证减少了早起心肌梗死患者的血管重建的同时并没有降低医疗质量。

五、对未来的展望

在临床工作中,过度医疗现象相当普遍,医生经常低估它的影响。它不仅代价高昂,而且还会给患者带来极大损害。我们应该付出大量的时间及精力去减少其中的过度医疗现象。治理过度医疗是一项复杂的工程,它需要临床、经济、政策等方案的配合才能减少这种现象。

宏观上要求我们将过往服务付费的方式转变为按总额付费、风险分摊模式。心内科医生为患者的费用总额负责,并依据服务的的价值给患者制定治疗方案。随着支付制度的转变,我们需要新的工具辅助制度的运行。疗效对比研究通过比较不同的治疗方案帮助我们找出最佳的治疗方案。医学协会已经发布了8种心血管的疗效对比研究了,例如冠心病的危险因素分层及非侵入性检查,稳定型冠心病的管理。

微观上需要医生、患者的共同努力。首先要建立一个详尽的、可执行的方案,必须包含清晰的框架、可信的科学依据、方案的实行方法、患者的立场等信息。医生的直接参与、疗效总结、决策辅助也必不可少。另外,可以通过网络、社交媒体等手段,让病人积极参与到临床决策当中。

要解决过度医疗的问题需要把临床、经济、患者的立场考虑进来。过度医疗的概念不仅仅要包括利害关系,还应扩展到收益及成本的平衡等方面,这需要一个观念上的改变。总之通过多方面的共同努力,将过度医疗服务的可能性降到最低,从而促进医疗系统的健康发展。

2. 对抗心血管疾病，社会因素同样重要
——《心血管疾病风险及预后的社会决定因素：AHA 科学声明》解读

广西壮族自治区人民医院　林英忠

2015 年 8 月，Circulation 发表了由美国心脏协会（AHA）发布的《心血管疾病风险及预后的社会决定因素：AHA 科学声明解读》。该声明对影响心血管疾病风险及预后的社会因素进行了汇总分析，并就如何对其中决定性的社会因素进行有效干预，以降低心血管疾病的风险，改善心血管疾病预后提出了建议。

一、声明产生的背景

声明开篇即指出，尽管自 1970 年以来，美国心血管疾病死亡率呈现直线下降，但总体而言仍然偏高，2010 年约占全因死亡率的 31.9%。心血管疾病死亡率的下降很大程度上有赖于预防和治疗手段的进步，这种下降趋势预计在未来将会持续，因为医学科学在未来的进一步发展会带来预防和治疗方面的更多进展。但如果忽视社会因素对心血管疾病的影响，将减慢目前的下降趋势，而如果部分人群因为某些社会因素不能从预防和治疗手段的发展中获益，整个人群的健康水平也无法真正提高。

这一声明的目的在于提高对影响心血管疾病发生、治疗和预后的社会因素的认识，号召更多研究来关注如何减少甚至消除影响心血管疾病发病率的社会因素，以期实现 AHA 2020 年目标：使全美心血管健康状况改善 20%，同时使心血管疾病及卒中相关死亡减少 20%。

二、社会决定因素的分类

本声明将影响心血管疾病风险和预后的社会决定因素分为社会经济地位（包括经济收入、教育、职业等）、人种/种族、社会支持（包括社交网络）、文化（包括语言）、获得医疗资源的方式、居住环境 6 个类别，涉及社会因素的多个方面，分类比较全面。

（一）社会经济地位（socioeconomic position，SEP）

本声明强调，单一指标不能充分反映患者的社会经济地位（SEP），应综合考虑教育、收入和职业各个方面。总体而言，SEP 与心血管疾病的发病率、死亡率负相关。教育水平低下与心血管病风险升高、心血管事件发生率和死亡率相关。Mackenbach 等研究美国和 11 个欧洲国家的缺血性心脏病、脑血管疾病死亡率与教育水平的相关性，发现所有国家中，教育水平越低，死亡率越高。收入水平与全因死亡率和心血管疾病死亡率的关系与教育水平类似。Leigh 等分析了 15 个职业与高血压发病率的关系，发现地位越高的职业高血压发病率越低。除了职业类型与心血管疾病相关，失业是否也与心血管疾病相关？Dupre 研究小组通过对名为"健康与退休"前瞻性研究的数据进行分析后发现，失业的第 1 年，发生心肌梗死的风险比最高。一项涉及 40 个关于幼年时期社会经济状况与成人时期缺血性心脏病和卒中相关性研究的荟萃分析发现，尽管这些研究针对不同性别的人群和不同类型的心血管疾病，但大多数研究都提示幼年时期社会经济状况差与心血管疾病的发生密切相关。基于目前的研究结果，Framingham 风险评分可能高估了社会经济地位高的人群罹患冠心病的风险，低估了社会经济地位低的人群的发病风险，因此有必要评估将 SEP 纳入风险预测模型中的可能获益。Fiscella 研究团队通过对 ARIC 研究和 NHANES 研究的数据进行分析后对 Framingham 风险模型进行了修正，减少了偏倚。

对于社会经济地位这一因素，本声明强调了几点：①单一指标不能充分反映患者的社会经济地位（SEP）：收入、教育、职业情况均应考虑；②SEP 受人种/种族影响，应注意这种协同效应；③应探索反映 SEP 的新指标，为了解心血管疾病提供更多的帮助。

在我国，社会经济地位与心血管疾病风险的相关性同样是值得关注的，收入低、教育水平低下、失业都与心血管疾病风险增加相关，提醒我们重视这类心血管疾病的高危人群，及早进行干预，以降低心血管疾病的发病率。

（二）人种和种族

关于人种/种族在心血管健康方面的差异已经有

很多研究。AHA 的研究发现,黑种人和其他人种/种族人群心血管疾病的风险和死亡率高于白种人。造成这种差异的其中一个重要原因可能是卫生保健提供者对于不同种族人群的差异对待。临床医师可能不会故意表露出这种所谓的"偏见",但潜意识里会体现出来。这种内在的"偏见"可能会直接影响临床医生对病人的治疗方案的抉择,如面对同样是主诉胸痛的黑种人女性和白种人男性,内科医生会更推荐白种人男性做介入手术。这种"偏见"也会影响临床医师和少数人种病人的医患沟通。一项研究显示,52%的黑种人,13%拉丁裔和6%非西班牙裔白种人报道自己因为种族的原因受到差异对待,这种认识与健康水平下降、依从性下降、治疗中断和对医生信任度下降相关。对此,医学协会认为,"卫生保健提供者的偏见,成见和诊断的不可靠"在不同种族人群的健康状况差异中扮演了重要角色。

本声明强调:内在的偏见与刻板印象会对健康和疾病产生影响,可能是造成治疗差异的原因,亟需有效的干预手段以改善跨种族的医患沟通,提高患者满意度。

(三)社会支持和社交网络

目前有相当多的研究关注社会支持与心血管疾病的相关性。Kawachi 研究团队分析了 32 624 名受试者的社会支持和自评的 Framingham 风险评分的关系,经过 4 年随访,社会支持处于最低层次的受试者心血管相关死亡风险和卒中发生风险分别是处于最高层次受试者的 1.9 倍和 2.21 倍。Berkman 研究团队发现,心肌梗死后如果缺乏情感支持,6 个月死亡率会增加 2.9 倍。尽管社会支持与心血管疾病风险有相关性,但目前的研究发现改善社会支持并不会改善心血管疾病的死亡率,了解社会支持低下与心血管疾病相关性的深层原因或许对我们减少心血管风险有帮助。社交网络的概念与社会支持有重叠,前者更强调一个社会群体而不是单指某一个体。Framingham 心脏研究发现,如果受试者的社交网络服用阿司匹林,将会使阿司匹林作为一级预防或二级预防的使用率明显提高,提示社交网络会对人的生活方式产生影响,从而影响健康。

(四)文化、种族与语言

语言和文化差异是造成一些弱势群体心血管健康状况较差的原因。对超过 4000 名来自 15 个不同种族的受试者进行调查研究发现,除了日裔美国人和美国本土人,其他种族受试者都因为语言问题在医疗活动中受到区别对待。而不同文化背景造成的对疾病的理解不同,也是造成健康差异的重要原因。如血

糖控制欠佳在罹患 2 型糖尿病的墨西哥裔农民中十分普遍,他们认为上帝会控制糖尿病的进展,保持传统的墨西哥饮食对他们而言十分重要而不遵从医生的推荐调整饮食,这样的文化差异也造成了健康状况的差异。

本声明关于文化、种族和语言这一方面强调了几点:①语言差异、文化信仰及行为差异均影响求医行为及获取医疗的方式;②对于特定的种族团体,文化及语言相关干预措施会有效改善心血管疾病预后。这对于我国国情同样适用,我国有众多少数民族,各民族语言和文化都存在差异,有可能对心血管疾病的发生产生影响。

(五)获取医疗服务

获取医疗服务涉及很多方面,包括医疗资源的分配、患者的支付能力等。医疗资源的分配是不平衡的,如很多农村地区缺乏心血管专科医生,因此不仅应该增加心血管专科医生的总数,还应该合理分配。对于偏远地区,可实施远程医疗。除此之外,患者的支付能力与心血管疾病风险密切相关。Frank 等研究发现,缺少医疗保险与死亡率升高独立相关。

本声明强调,要使病人更好地获取医疗服务,需要优化医疗资源分配。我国医疗资源配置不合理是一个突出的问题,80%的医疗资源集中在城市,而占总人口 80%的农村仅拥有 20%的医疗资源,并且都是低水平的医疗服务,这对于改善人群的整体健康水平是极为不利的。本声明提出要合理分配医疗资源,在偏远地区可以发展远程医疗,这对于我们国家也是适用的,值得我们学习和借鉴。

(六)居住环境

本声明中的居住环境包括社区的硬件设施和社会经济条件。很多研究发现居住环境也与心血管疾病预后密切相关。在对 2002—2006 年发表的 20 项探索居住环境硬件设施与 BMI 关系的研究进行系统分析,其中 17 项研究发现硬件设施与肥胖相关。Diez Roux 研究团队经过平均 9 年的随访,发现居住环境不利使白种人的冠心病发病风险升高了 70%~90%,黑种人的冠心病发病风险升高了 30%~40%。

本声明强调:①若居住环境存在社会经济资源减少、健康食物获取较少、体育活动资源匮乏等不利因素,将对心血管疾病风险产生影响;②积极改善居住环境因素或减少心血管疾病负担。

三、社会因素和心血管疾病相关的机制

近十余年,关于社会因素和心血管疾病相关的机制研究取得了不少进展,其中主要关注心理学、行为

学和生物学机制。

(一)心理学机制

社会因素可能通过影响心理健康状态来影响心血管疾病的风险。大量研究发现,抑郁、焦虑、愤怒等情绪与心血管疾病发病率和死亡率升高密切相关,而改善负面情绪能减少心血管疾病的风险。不利的社会和环境因素可使机体长期处于负面心理状态,可引起自主神经系统调节紊乱,引发血压升高、肥胖和胰岛素抵抗,与心血管疾病的发生和进展密切相关。

(二)行为学机制

改变对健康不利的行为对心血管疾病的风险有影响。如,戒烟可以减少心血管疾病的发病风险和死亡风险,低盐低脂低热量饮食、增加体力活动、高危人群减轻体重可以使糖尿病、高血压和 10 年内罹患冠心病的风险分别降低 58％、42％和 12％。但是,预防心血管疾病不能仅仅通过改变不健康的行为来实现,因为这些行为都是受到个体生存的社会经济状况的影响。研究发现,吸烟、不健康饮食、体力活动少和服药依从性差在社会经济地位低下的人群中更为普遍。种族因素也会影响健康行为。研究发现,非白种人显然对他汀或降压药的依从性更差,黑种人高血压患者的服药依从性与患者感受到偏见、文化程度低下、饮食习惯和健康观念的差异相关。居住环境也可影响个体的行为,不少研究发现无论是成人还是儿童,居住环境与体力活动、饮食和超重都有相关性。这启示我们,对社会因素进行干预,改变不健康行为对于减少心血管疾病风险有重要的意义。

(三)生物学机制

目前关于社会因素和心血管疾病相关性的生物学机制研究主要关注几个方面。第一,弱势群体受到更多心血管危险因素的困扰,如黑种人比白种人罹患心血管疾病的风险更高,低收入人群糖尿病风险高于高收入人群。第二,社会和经济压力使机体原本的稳态被打破,包括应激相关激素的释放,炎症反应,内皮功能失调,血栓形成,血管的高反应性和代谢紊乱。在低收入人群中,机体稳态失衡的情况更为严重,皮质醇水平和纤维蛋白原水平更高,与心血管疾病发病率和死亡率相关。第三,先天和幼年时期的不利社会经济状况对成年时期的结构和生理产生长远的影响,从而造成成年时期罹患心血管疾病。出生前如果受到不利社会及环境因素的影响,可能增加后期的心血管疾病风险。低体重儿日后罹患动脉粥样硬化、2 型糖尿病、高血压和代谢综合征的风险大大增加。

本声明强调:①心理学因素可能参与了调节社会决定性因素与心血管疾病预后的相关性,如抑郁、社会心理应激因素;②早期发育不良造成的结构和生理改变及会影响成年心血管疾病风险。

近几十年来,我们为降低心血管疾病的发病率和死亡率做了不懈努力,也获得了卓有成效的进展,但更多地是依靠预防和治疗手段的发展,忽视了社会因素的作用。AHA 的《心血管疾病风险及预后的社会决定因素》声明从一个新的视角,分析了社会因素对心血管疾病风险和预后的影响,给我们从社会因素层面进行干预改善心血管疾病的预后提供了新的思路。

参 考 文 献

[1]　Havranek EP,Mujahid MS,Barr DA,et al.Social Determinants of Risk and Outcomes for Cardiovascular Disease A Scientific Statement From the American Heart Association.Circulation,2015,132(9):873-898.

3. 食品影响心血管病流行：证据和对策

广东省人民医院　陈婉雯　林展翼

心血管疾病是影响全球健康的主要问题，其中超过八成的心血管病（CVD）死亡发生在中低收入国家。随着经济的发展和全球化的影响，生活方式也不断地改变，膳食成为冠心病、高血压、糖尿病、肥胖等慢性病发生、发展的一大主要因素。为了通过改变饮食方式降低 CVD 风险，世界心脏病联盟报道了全球食品系统与饮食行为相互作用带来的五大关键性转变，包括精制谷物或添加糖的糖类摄入过多、植物油使用量增加而动物脂肪消费减少、全球肉类消耗量增加、包装食品及饮料大幅度购买、加糖甜饮料摄入量显著增加。适当的饮食调节有助于降低心血管疾病发生的风险，但各国学者对膳食因素在控制 CVD 危险因素方面所起的作用缺乏一致意见。因此，本文目的在于探讨膳食因素与心血管风险的关系，提供最新的临床试验结果。

一、膳食对 CVD 的影响

（一）糖类

糖类是人体主要能量来源，但摄入过多易影响血糖控制，尤其是对精制谷物或添加糖食物的摄入。生态学研究数据表明精制糖类与 2 型糖尿病、肥胖症有关。血糖指数（glycemic index, GI）用于比较摄入不同种类食物后血糖升高幅度大小。高 GI 饮食与 2 型糖尿病发病风险增加相关。STOP-NIDDM 研究以 α-糖苷酶抑制药阿卡波糖作为干预手段，针对餐后糖类吸收以控制餐后血糖，有助于延缓糖耐量异常人群进展为 2 型糖尿病，与安慰剂组相比，任一心血管事件发生率降低达 49%。它是第一个证明控制餐后血糖水平与 CVD 风险下降关系的前瞻性研究。有研究表明，摄入高 GI 食物者患糖尿病风险为低 GI 组的 2.5 倍。一项荟萃分析显示，低 GI 饮食组血糖、胰岛素水平显著降低，胰岛素敏感性增加，改善糖化血红蛋白水平。

在 80 年代中期美国饮食中，曾建议使用糖类替代饱和脂肪和总脂肪的摄入。在许多饮食受控研究当中，以糖类替代饱和脂肪摄入可降低 LDL-C 及 HDL-C 水平，升高血浆三酰甘油水平。而一项大型丹麦的队列研究中以高 GI 糖类替代饱和脂肪酸时，心肌梗死发生率增加 33%。有报道曾通过 5 周的饮食干预，显示

低 GI 饮食摄入并不改善胰岛素敏感性及血脂水平。理论上血浆 HDL 水平降低与心血管事件呈正相关关系，而饮食干预可引起 HDL-C 水平变化，但 DEFINE 研究表明 HDL-C 水平升高尚不能提供降低心血管事件的直接证据。在营养素中，糖类是导致血脂代谢紊乱的重要因素。糖类在冠心病中的作用可能是通过控制传统 CVD 危险因素实现的，至少短期内低 GI 饮食并没有因增加饱和脂肪酸摄入而导致 LDL-C 升高。但摄入糖类引起的长期餐后高血糖、高胰岛素血症及高脂血症是冠心病的主要食物相关驱动因素。因此，对血脂紊乱者应限制糖类的摄入，最好用谷类和纤维素替代饱和脂肪，而不是精制糖类。

加糖的甜饮料（sugar-sweetened beverages, SSBs）消费量占美国人摄取添加糖的 50%。大量流行病学资料证实 SSBs 与超重、肥胖、高血压病及 2 型糖尿病等关系密切。在评价 SSBs 摄入对高血压病、冠心病及卒中的影响的一项荟萃分析中，每天摄入超过 1 份 SSBs 者，患冠心病风险增加 17%（RR, 1.17; 95% CI: 1.1~1.24），新发高血压风险增加 8%（RR, 1.08; 95% CI: 1.04~1.12），但并未显著增加卒中风险（RR, 1.06; 95% CI: 0.97~1.15）。世界卫生组织报道的一篇系统综述提到成人摄入 SSBs 平均每年体重增加 0.12kg。研究者汇集护理健康研究和保健专业随访研究两大研究并排除了其中的混杂因素，从 4 年随访的数据中分析得出每天摄入 SSBs 超过 1 份与每月摄入少于 1 份者相比，前者患 2 型糖尿病风险增加了 39%。Framingham Offspring Study 研究发现每天摄入 SSBs 超过 1 份者与不摄入者相比，前者高血压病发病率增加 22%（RR, 1.22; 95% CI: 1.05~1.41）。在这两个研究中，SSBs 摄入量最高与最低组相比，冠心病风险增加约 20%，而校正饮食及非饮食心血管危险因素后，前者卒中风险增加 16%。在中国、巴西及其他中低收入国家中，关于 SSBs 摄入与 CVD 之间关系几乎没有研究数据。

SSBs 摄入增加导致糖尿病发生，主要机制是摄入 SSBs 导致血糖及胰岛素水平急剧增加，脂肪合成增加，与饮食摄入共同导致高血糖负荷，使胰岛 B 细胞功能受损，从而促成 2 型糖尿病的发生。血脂紊乱

与血糖负荷增加引起的炎症作用影响动脉粥样硬化进程,从而增加冠心病风险。在心血管疾病预防和治疗过程中,限制SSBs摄入显得尤为重要。

(二)脂肪和油

脂肪是重要的能量供应物质及必需脂肪酸的来源,但长期高脂饮食可促进CVD发生。而过分地强调减少脂肪摄入可致糖类摄入增加,CVD发生风险同样升高。因此美国医学研究所(IOM)推荐每日脂肪摄入量占总能量的20%～35%。不同种类脂肪摄入对CVD影响不同,传统观点认为饱和脂肪酸摄入的增加会引起LDL-C水平升高,因此冠心病的膳食指南中均强调减少饱和脂肪酸的摄入。但一项荟萃分析显示饱和脂肪酸的摄入与CVD之间不存在一致的作用(OR,1.07;95%CI:0.96～1.19),这是因为尽管饱和脂肪酸升高LDL-C水平,但它同时影响LDL-C颗粒总数、HDL-C及三酰甘油水平。从另一项纳入超过60个试验的荟萃分析可知,尽管摄入较高饱和脂肪酸量,但对TC:HDL-C(总胆固醇与高密度脂蛋白胆固醇)比值的净效益是中性的。目前有证据证明饱和脂肪酸在冠心病中所起作用依据脂肪酸类型及具体食物来源,如椰子油及棕榈油可能对健康有益。饱和脂肪酸和总脂肪并不能混为一谈。

膳食中饱和脂肪酸来源主要为动物脂肪及乳类脂肪。大量研究表明,过量摄入饱和脂肪酸能在一定程度上促进动脉粥样硬化,增加冠心病患病风险。以高GI糖类替代饱和脂肪酸时并没有降低冠心病风险,但以多不饱和脂肪酸(polyunsaturated fatty acids,PUFAs)取代饱和脂肪的膳食则被证明能降低罹患冠心病的风险。PUFAs包括植物和动物油中的ω-3脂肪酸类(如鱼油)和植物油中的ω-6脂肪酸类(如油酸或橄榄油等)。前者有多种心血管保护作用,如降低CVD发生率、高血压及冠心病不良预后风险,ω-3脂肪酸在菜籽油、大豆油及鱼油中含量丰富。ADA成人糖尿病患者管理的营养治疗指南指出,在糖尿病患者膳食中补充ω-3脂肪酸在预防或治疗心血管事件方面带来的远期获益尚缺乏明确证据支持。

地中海地区居民以橄榄油为主要食用油,而橄榄油富含单不饱和脂肪酸(monounsaturated fatty acid,MUFAs)。MUFAs取代饱和脂肪酸通过增加LDL受体活性以降低LDL-C。多项随机对照试验结果表明,以MUFAs取代糖类或饱和脂肪,富含MUFAs的地中海饮食模式可改善血脂水平及血糖控制情况,降低CVD风险。其他植物来源的MUFAs与CVD之间关系亟待进一步研究。饱和脂肪酸与反式脂肪酸是引起LDL-C水平升高的主要因素。2000年一项

荟萃分析显示,膳食中的反式脂肪酸的增加可显著升高血LDL-C,显著降低HDL-C水平,增加冠心病风险。因此,同样应限制反式脂肪酸摄入量。

(三)蛋白质

一项关于高蛋白饮食与个体健康相关性的研究(n＝7000)发现,当将以糖类为主的饮食结构转变为以高蛋白饮食为主时,个体体重增加超过10%的风险升高了90%,全因死亡风险升高59%;当使用高蛋白替代脂类饮食时,全因死亡风险升高66%。该研究同时表明长期高蛋白饮食并不能达到预期减轻体重的目的,反而导致糖脂代谢紊乱、肾脏负担加重,过多摄入动物蛋白导致CVD风险升高。世界各国对蛋白质摄入量没有统一的标准,一般认为每日蛋白质摄入量占总能量15%～20%为宜。尽管各国指南均对糖尿病患者适宜的蛋白质摄入量有比较明确的推荐,同时指出仅有数项小规模短期研究显示糖尿病患者摄取蛋白质超过20%总能量时饱腹感增加,对维持或减轻体重起积极作用,但目前尚无充分证据揭示这种高蛋白饮食对糖尿病管理及其并发症的长期影响。为探讨膳食蛋白总摄入量、动物蛋白及植物蛋白摄入量与2型糖尿病发病率的关系,欧洲一项纳入12 403例新发2型糖尿病患者的前瞻性研究发现,在校正糖尿病主要危险因素及饮食因素后,总蛋白和动物蛋白摄入量高的受试者中2型糖尿病发病率较高,总蛋白和动物蛋白摄入量每增加10g,患2型糖尿病的HR分别为1.06(95%CI:1.02～1.09,趋势检验$P<0.001$)和1.05(95%CI:1.02～1.08,趋势检验$P=0.001$)。膳食中总蛋白和动物蛋白摄入增加与2型糖尿病患病风险轻度升高有关。

鱼、肉、蛋、奶、豆是蛋白质的主要来源。红肉摄入过多增加胃肠道中内源性N-亚硝基化合物的形成,这些致癌化学物质尤见于肉类加工过程,增加上皮细胞过度增殖,促进氧化应激,铁代谢失衡导致缺氧损伤。《内科学》杂志发表一研究显示,红肉摄入量每天增加超过0.50份(1份为85.05g),随后4年中2型糖尿病风险增加48%,校正了初始BMI及体重增加后,相关性略有减弱(HR 1.30),表明红肉摄入增多与2型糖尿病发病风险增加相关。共纳入17个队列研究的一项荟萃分析提示红肉及加工过的肉类摄入可引起冠心病风险升高,其中3项研究探讨了红肉及加工肉类与中风的关系,认为两者并无关系。更多新的研究认为经过加工的红肉摄入过多,增加CVD发病率及癌症死亡风险。众多荟萃分析结果显示奶制品可显著降低冠心病、卒中、2型糖尿病发病风险。传统观点认为低脂肪奶制品摄入增加与LDL-C、三酰甘油、血浆胰岛素、胰

岛素抵抗、腰围、BMI甚至血压下降有关,但在2014年欧洲糖尿病研究协会年会上有报告指出,根据能量对饮食摄入量进行划分(其中最高8份/d,最低1份/d),高脂肪奶制品摄入最高者较最低者的糖尿病风险降低23%,相反地大量摄入低脂肪奶制品与2型糖尿病发病风险增加有关,但在校正蛋白摄入量后不存在相关性。目前尚缺乏严谨的研究支持低脂饮食对心血管的益处。许多研究关注不同来源蛋白质对血糖、血脂及体重影响,研究提示豆制品、坚果、鱼类及鱼油的摄入可降低CVD发生的风险。同时强调摄入低的总脂肪和饱和脂肪的优质蛋白质。

(四)水果和蔬菜

众多大型研究及系统评价一致认为,摄入水果和蔬菜对心血管起保护作用。INTERSTROKE研究是评估卒中危险因素最大型的病例对照研究,确定了高血压、吸烟、腹型肥胖、缺乏运动、高血脂、心脏疾病、饮食、酒精、糖尿病和心理因素十大卒中危险因素。该研究显示每天摄入水果少于1份与摄入1份水果者相比,后者减轻卒中负担(OR,0.61;95%CI:0.5~0.73)。一项共纳入20项前瞻性研究的荟萃分析则表明摄入蔬菜降低卒中风险(RR,0.86;95%CI:0.79~0.93)。观察性研究证据支持每天一份蔬菜和水果使CVD死亡率下降5%~10%,绿色蔬菜有助于降低2型糖尿病风险(RR,0.87;95%CI:0.81~0.93)。地中海膳食模式中丰富的水果和蔬菜的摄入对降低CVD风险是有益的。

(五)饮食中的钠盐

许多临床试验及观察性研究提示,摄入超过生理需要量的钠盐会导致高血压发生,增加CVD死亡风险。在短期饮食干预的临床研究中,人群钠盐摄入推荐值小于2g/d有助于血压下降,但超过6个月的临床试验中未见此获益。尚无RCTs明确低钠盐摄入是否较适度摄入钠盐更有助于减少CVD事件或死亡。尤其是目前市面上售卖的"低钠盐"并不适合所有高血压患者,低钠盐中添加的钾、镁等离子摄入量相对增加,带来高钾血症风险。PURE研究根据尿钠和钾浓度计算全天钠和钾的摄入量,发现在尿钠排泄超过6g/d和低于3g/d(氯化钠摄入约7g/d)的人群中,心血管事件和死亡事件发生增加。尿钠排泄超过每天5g的高血压人群则更易发生CVD事件。由于该研究本身方法学上存在局限,关于严格限钠的争议尚无明确结论。但研究证实了过高或过低钠盐摄入可增加心血管事件和死亡风险。目前亟需大型观察性研究或随机对照研究数据提供合适的钠盐摄入量,

达到治疗或预防CVD事件的发生。

(六)酒精

观察性研究数据一致表明,酒精摄入与高血压之间存在相关关系。饮酒者较不饮酒者高血压风险升高40%。大量饮酒可致心肌病、心律失常等发生。一项Meta分析进行了剂量效应分析,指出饮酒量与冠心病的关系呈J型曲线。另一项研究显示少量甚至中量饮酒与CVD无关,但大量饮酒(超过45g/d)与卒中风险增加相关(RR,1.29;95%CI:0.98~1.71)。大量证据支持女性每天饮酒不应超过1杯,男性每天不超过2杯,建议每周饮酒不超过2次。

二、膳食模式

大量研究工作探讨膳食因素与CVD发病风险的关系,但将各种营养素作为一个整体的膳食模式与心血管事件相关性方面的探索为数不多。不同的膳食因素组合更接近真实的摄入情况,更应强调膳食模式对CVD的影响。美国从80年代开始进行膳食模式分析,美国膳食指南咨询委员会认为美国健康膳食、地中海饮食及健康素食这3种膳食模式有益于健康。其他膳食模式还有低糖类饮食、低脂饮食、冲绳岛饮食等。DASH饮食强调摄食丰富的蔬菜、水果、低脂肪奶制品,尽量减少饮食中油脂量,现在常作为预防及控制高血压的饮食模式,但DASH试验研究时间短,并且试验设计并非用来评价饮食与CVD事件关系。PREDIMED研究作为旨在评估地中海饮食预防CVD的长期饮食干预的大型随机对照试验,主要终点事件包括心肌梗死、卒中或心血管疾病死亡,地中海饮食组主要终点事件较对照组减少30%。但不同的地中海膳食因素及地中海膳食模式尚有待在非地中海人群中重复试验。

三、结论

本文探讨了膳食与CVD之间的相关性,从膳食研究中得到降低CVD风险的饮食手段,包括减少糖类摄入,尤其是精制糖类,代之以蔬菜、水果和豆类,用不饱和脂肪酸替代饱和脂肪酸,避免反式脂肪酸摄入,多吃鱼、坚果和植物油,限制添加糖及盐的摄入。这种营养干预对降低CVD风险和预防CVD发生和发展有着重要意义。为促进健康膳食,需要政府机构、社会团体、食品加工企业、食品销售和个人等共同合作。膳食因素及膳食模式与心血管保护效应之间关系有待进一步深入研究,为预防和治疗CVD提供新的膳食策略。

4. 全球四大学会对慢病进行健康生活方式干预的政策声明解读

广西医科大学第一附属医院　黄丽蓉　伍伟锋

非传染性疾病给全球带来的负担和威胁是 21 世纪发展的主要挑战之一。2012 年,全球约 5600 万人死亡,其中 3800 万人死于非传染性疾病,约占 68%,较 2008 年,增长了 5%。据世界卫生组织预测,如果按目前情况继续发展,到 2030 年每年死于非传染性疾病的人数将增加至 5500 万人。此外,非传染性疾病加重全球经济负担,2010 年全球用于非感染性疾病达 6.3 万亿美元,预计到 2030 年将增加到 13 万亿美元。

在非传染性疾病中,常见的有心血管疾病(占 48%)、癌症(占 21%)、慢性肺部疾病(12%)、糖尿病(2.1%),这 4 种主要的非传染性疾病在很大程度上是可以预防和控制的。大多数非传染性疾病有一个或多个共同的危险因素,这些因素包括吸烟、肥胖、运动量不足、营养不良、高血压、高血糖、血脂异常。从某种程度上来讲,这些危险因素均与不健康的生活方式有关,且其不是单独存在的而是相互影响并以指数增加非传染性疾病的风险。因此,相应地,可以通过倡导健康生活方式来预防、管理、逆转上述提到的危险因素,减少非传染性疾病的发生。

为了促进健康的生活方式及更好地防治非传染性疾病,美国心脏协会(American Heart Association, AHA)/欧洲心脏病学会(European Society of Cardiology,ESC)/欧洲心血管预防与康复协会(European Association for Cardiovascular Prevention and Rehabilitation,EACPR)/美国预防医学会(American College of Preventive Medicine,ACPM)提出了新的非层次连接模式的政策声明。本文将主要解读这个政策声明。在这个政策声明中,主要包含以下四个内容:①定义利益相关者及其作用,②阐述利益相关者间如何协同促进健康生活方式,③面临的挑战及解决方案,④呼吁行动及下一步行动。

利益相关者及其主要作用:①专业机构,包括 ACA、ESC、EACPR、ACPM、世界卫生组织等,倡导及拥护健康生活方式、宣传科学知识、制定指南、主持专业会议。②教育系统,针对不同的教育水平提供合适的健康生活方式课程,并在教育背景下产生健康生活方式环境。③政府,设立和支持关注防治非传染性疾病和健康生活的政府下属机构,支持、贯彻对健康生活方式产生积极作用的法规和项目,对促进健康、减轻非传染性疾病负担、促进社会经济发展起到关键作用。④医疗机构,使用电子病历以便信息传输及共享和提高工作效率,更好地为患者提供医疗服务,对非传染性疾病预防和管理发挥主要作用。⑤健康保险行业,提供保健福利金,覆盖了非传染性疾病一级预防和二级预防。保健组织的服务包括对肥胖患者强调饮食和运动的行为咨询、高血压筛查和治疗、血脂管理、戒烟咨询和药物治疗等,此外,其还对坚持健康生活方式行为者采取激励措施。⑥非营利组织机构,倡导、产生、支持、贯彻实施健康生活方式措施。⑦媒体业务,通过充分利用广播电视、平面媒体及互联网等深入宣传健康知识,鼓励其开办专门健康频道或栏目,倡导健康生活方式,提高公民健康意识和健康素养,在全社会形成重视和促进健康的社会风气。⑧移动健康科技公司,通过远程医疗服务为人们提供易就医的机会,并促使科技创新进步以利于健康生活方式措施的开展。⑨雇主,在工作地点创造健康生活方式的环境,如在咖啡馆提供健康的的食物、设立无烟区等,开展健康普查及健康教育,支持雇员提供职场健康和健康计划来加强管理健康生活方式。⑩食品行业,提供健康的食物及健康营养标签。另外,政府通过贯彻食品安全的法律法规对其发挥独特监督作用,这些法规包括对健康食品减税、降低盐量摄入和食品中的盐含量等。⑪健身行业,为大众提供锻炼身体的基础设施,通过危险分层模式在锻炼前进行评估,帮助其选择合适的锻炼方式促进健康并减少运动相关不良事件的发生。⑫个人及家庭,既是主要利益相关者又是健康生活干预的最终对象。在美国,提出了以患者为中心的家庭式医疗模式。在这个家庭式医疗诊疗中,人们可以通过专业人士的指导及支持来更好地控制不利于健康的危险因素。

利益相关者间的协同合作对促进人们接受健康生活方式起到关键作用。虽然有不少的利益相关者,但是它们之间缺乏充分的整合运作以致难以发挥最佳作用。那么,如何使利益相关者之间进行相互合作并促使健康生活方式的产生是一个需要面对的话题。

对此,这个政策声明提出了一种新的连接模式,阐述了健康生活方式的主要利益相关者及受其影响的人群的非层次连接模式。在外环的箭头中可见所有的利益相关者,这些利益相关者均能独立地影响个人及群众的健康生活方式。这个概念模式无分层结构,所有的利益相关者对健康生活方式策略实施、开展、贯彻起着等同作用,而且,所有在外环的利益相关者均是相互联系的,而不是独自运作。因为利益相关者之间的相互交流及合作能积极促进健康的生活方式,且健康生活方式的干预是非传染性疾病防治的一个重要组成部分,所以这个政策声明建议推广这个模式。

因为有众多的利益相关者,所以无法一一举出所有利益相关者间相互协作促进健康生活方式的例子,在此,只能简单地举以下几个例子。

心血管疾病和脑卒中预防国家论坛最初是由国家疾病预防控制中心成立的,现在是一个致力于心血管疾病和脑卒中预防的独立非盈利组织,其通过召开会议,促进交流,为多部门组织间提供了一个共同合作的机会,并加强干预健康生活方式以减少心血管疾病及脑卒中的发生,减轻非传染性疾病的负担。

平价医疗法案(afford care act,ACA)于2010年被提出,其主要目标是增强其与医疗保健资源的连接性。ACA使许多医疗保健系统的关注点从疾病转移到健康和预防,并促使责任制医疗组织(accountable care organization,ACO)的产生。ACO是由不同的医疗机构(包括家庭医生、专科医生、医院等)自愿组织起来成为一个协同合作的整体,与管理机构(不限于医疗保险机构)签订合作协议,协调医疗服务、提高医疗质量和群体健康。ACO模式既要求不同医疗服务要共担责任以保证质量,也要求重视慢性病管理减少急重症诊治以降低成本。

虽然这个政策声明中的模式由欧美国家共同努力提出的,且这个政策声明中所举得大部分例子也是由欧美国家设想的,但是这个被提出的非分层连接模式和世界上大部分的国家相关,也不妨碍其他国家借鉴这个模式并开始探索如何在当地应用这个模式。

在促进健康生活方式行为的同时会遇许多不可预知的障碍及挑战,所有的利益相关者必须共同地不断地学习并克服障碍及挑战。在开展健康生活方式措施前,需要充分讨论其潜在的挑战及应对方式。

在促进健康生活方式的过程中,政府需要把握好干预的力度,避免过度干预,侵犯私人空间及个人权益。再者,预防非传染性疾病及促进健康生活方式的措施是需要一个长期的过程来实施,而政府官员主要优先关注短期内能解决的问题,这导致公众健康目标和政府工作着力点及财政拨款之间缺乏一致性。这需要长期致力于促进健康生活方式的专业组织在选举期不断地提出这个问题,促使这个问题能得到解决。

健康生活方式的干预能提高生活质量和延长寿命,这表明改变适当的生活方式并维持一段时间是有效果的。尽管长期坚持新的行为有些困难,但是可以通过个性化定制的推荐、社会互动、团队支持等帮助人们适应新的行为。

最后,这个政策声明提出了下一个呼吁健康生活方式行为的步骤,即构建健康生活方式大使的网络。健康生活方式大使不仅能支持健康生活方式措施还能与其他利益相关者组织协同合作。

总的来说,这个政策声明中新提出的非层次连接模式的目的是希望增加交流、合作、产生有关于健康生活方式的措施,其鼓励所有的利益相关者不断交流合作,支持官方指派一个或多个健康生活方式大使,共同促进健康生活措施的开展,以便更好地防治非传染性疾病。

参 考 文 献

[1] Atun J,Jaffar S,Nishtar S,et al. Improving responsiveness of health systems to noncommunicable diseases.Lancet,2013,381:690-697.

[2] Go AS,Mozaffarian D,Roger VL,et al. American Heart Association Statistics Committee and Stroke Statistics Subcommittee.Heart disease and stroke statistics-2014 update:a report from the American Heart Association.Circulation,2014,129:e28-e292.

[3] McGorrian C,Yusuf S,Islam S,et al. INTERHEART Investigators.Estimating modifiable coronary heart disease risk in multiple regions of the world:the INTERHEART Modifiable Risk Score.Eur Heart J,2011,32:581-589.

[4] Davis JC,Verhagen E,Bryan S,et al. EPIC Group. 2014 Consensus statement from the first Economics of Physical Inactivity Consensus(EPIC) conference(Vancouver).Br J Sports Med,2014,48:947-951.

5.医患沟通预防动脉粥样硬化性心血管疾病的风险:指南不能取代临床

广西心血管病研究所 姚丽梅 刘唐威

2013 ACC/AHA 胆固醇指南基于高质量随机对照试验(RCT)证据作出的推荐,旨在降低 ASCVD 风险。积极地进行理想的医患沟通,并在临床实践上尽量运用指南的建议,能最大限度地预防 ASCVD 事件的发生。指南的成功实施,尤其是在一级预防中取决于 CPRD 共商策略是否能清楚认识和给予足够的关注。CPRD 是临床医生和患者之间的对话,内容包括降低 ASCVD 风险潜在获益,药物不良反应,药物相互作用及病人的偏好。本文详述指南推荐的 CPRD,诊察共同决策(shared decision making,SDM)支持证据,决策辅助和强调 ACC/AHA 制定风险评估 App(application)是实施工具这一亮点(图1),以方便运作。目的是合成证据,达到经验与临床最大关联。

一、指南所说

对于一级预防,2013 ACC/AHA 指南推荐 40～75 岁成年人,每隔 4～6 岁用汇总队列方程评估无 ASCVD 和糖尿病病人 10 年 ASCVD 事件的风险,该人群低密度脂蛋白胆固醇(LDL-C)水平范围为 70～189mg/dl。对接受过他汀类药物治疗,或进行过短期生活方式改变的患者,要重新进行风险评估。指南推荐他汀可用于以下两者之一:①10 年 ASCVD(心脏病发作/脑卒中)事件风险≥7.5%(Ⅰ,A 级);②风险评估 5%～7.4%(Ⅱa,B 级)。

指南小组比较评估需要治疗(needed-to-treat,NNT)避免出现事件人数和可能出现损伤(needed to harm,NNH)(至于糖尿病;不等同于 ASCVD 事件)人数,基于 10 年 ASCVD 风险,确定起动中、高强度他汀治疗的阈值。中等强度他汀类药物,用于风险≥7.5%,NNT vs NNH 为(36～44)vs 100;风险为 5%～7.4%,NNT vs NNH 为(67～57)vs 100 者。高强度他汀用于风险≥7.5%,NNT vs NNH 为 30 vs 33;风险 5%～7.4%,NNT vs NNH 44 vs 33 者。这些证据支持中等强度他汀在各组群获益,至于高强度他汀治疗对风险≥7.5%者获益。

他汀治疗是一个终身的治疗方案而不应轻率的决定,故指南推荐进行 CPRD。表 1 列出 CRPD 各个

要素。重要的是,恰当他汀治疗只能通过 SDM 建立。指南指出评估 10 年风险不仅用他汀。

表 1 医患风险讨论一览

☑ 浏览风险因子和 10 年风险评估

☑ 处理可治疗的非血脂性风险因素

☑ 回顾饮食和运动习惯

☑ 认同健康的生活方式并提供相关的建议/材料/参照

☑ 探讨降脂治疗所获得的潜在的风险降低并推荐他汀作为一线治疗

☑ 探讨潜在的药物不良反应/药物之间相互作用

☑ 评估基于风险的治疗决策的可靠性,如果不确定,提供进一步选择完善风险评估

☑ 请病人提问并表达他们的评价/个人倾向

2013ACC/AHA 指南反思一个理念:"指南不能取代临床",在制定治疗方案中,医生的决定要考虑病人的意愿。"这是最佳的循证医学实践"。因此,对 ASCVD 10 年风险评估,CRPD 出于此点考虑。随之而来经常出现的是有关药物预期获益及不良反应的讨论。2013ACC/AHA 胆固醇指南把 CPRD 提到前沿,强调需要一个更为一致和可靠的交流。CPRD 强调的是个体差异,灵活考虑病人的倾向,充分体现医疗的艺术。

二、SDM 的重要性

SDM 临床扮演角色最近定义为:决策是共同做出,但并非绝对,病人或医生均可起到主导作用。SDM 在美国已日益受宠,主要是受到保险政策影响,取决于政策帮扶,以及以病人为中心研究所提供资助。这没关系,反而可说是一个机遇,SDM 将得到更广泛应用。

大量研究支持 SDM。在一个接受血管造影术患者的调查中,普遍意愿 SDM 扮演积极角色。他们赏识医生在解决问题上的主动性,通过 1340 名年龄＞40 岁患者的调查,约 70%倾向于接受 SDM。与同期

在 6636 例 AMI 调查的结果一致，68％患者倾向于积极参与决策制定。

三、决策辅助和 ACC/AHA 风险评估应用工具

参与 SDM 需要患者知情。一个有 150 名糖尿病患者参加随机选择他汀研究，决策辅助改善风险沟通，提高对医生的信任及缓解抵触。决策辅助也可为医生所用，医患共用，不仅是用于病人。为了增加患者相关医学知识和提高医患沟通，可以使用数字化或纸质化产品。

ACC/AHA 风险评估应用工具的开发，帮助医生和患者实施 2013ACC/AHA 胆固醇指南相关的 SDM，使用 App 的确方便，通过计算机、表格及智能手机，很容易地获得截图。与以往的风险评分相比，App 的关键是病人及医护均方便使用。并能整合到电子医疗文书，自动计算和显示。

这个 App 不仅方便评估 40～79 岁人群的 10 年 ASCVD 风险，也可以评估 20～59 岁人群的终生风险。后者助按所有风险因子得以优化分成 5 个层次，≥1 个风险因子未优化，≥1 个风险因子水平提高，存在一个主要风险因子或是存在≥2 个主要风险因子。利用 App 便于生活方式和肥胖/超重等遵循指南推荐，这正是 App 突显之处。例如，App 对目标病人体重管理建议："体重减少 3％～5％可以改善血压和胆固醇水平，并降低心血管疾病和糖尿病风险"。

四、沟通 ASCVD 风险及他汀治疗潜在效益

CPRD 沟通的关键是个体风险评估，来自一个代表性群体的平均水平。一个直接合理的沟通解释 10 年 ASCVD 风险是 19％这样说："100 位类似你这样的病人中，未来 10 年内有 19 个可能会出现脑卒中或心脏事件"。对某些病人来说，这样的解释可能已经足够了，而对另一些病人来说可能还需要更多的解释。我们可选择可视性方式，显示绝对风险及与药物治疗获益/风险比。这种方式现在网络工具就可获得，将要列入 ACC/AHA 风险评估 APP 版本。

最近一项风险沟通系统回顾分析，单一方式无优势，建议利用可视方式（如图标、风险图表等）可提高病人的理解和满意度。某些评估工具只关注寿命，认为对患者及其家庭来说，降低非致死性的 ASCVD 价昂和无太多价值。TNT 资料更多是针对医师，患者不易理解。以往的研究样本小，方法学多有不同。为了获得针对患者的最佳医-患互动，对比不同的沟通

方式就需要更高质量。同时，专家们通过辅助决策系统提供"最好的实践"陈述大量的风险信息。

从我们的经验来说，个体的风险评估要与另一个相同年龄、性别和种族，并没有风险因子的个体比较，才具有可比性。没有风险因子指的是，总胆固醇为 170mg/dl，高密度脂蛋白胆固醇为 50mg/dl，未治疗时收缩压为 110mmHg，无糖尿病史和现行不吸烟。个性化的表述致使 SDM 更有效。

一但病人理解了 ASCVD 风险，下一步就是讨论如何通过干预，降低风险，干预措施包括生活方式的改变，启动他汀治疗等。高危患者普遍明白，更有可能从更高强度他汀治疗中获益。对他汀获益人群中，对极高危患者推荐高强度他汀摄入（预期 LDL-C 降低≥50％）。正如上述提到的 Meta 分析显示 LDL-C 每降低 39mg/dl，相对危险降低约 20％。中等强度的他汀摄入（LDL-C 降低 30％～50％），对低危人群仍能从中获益。ACC/AHA 风险评估 APP 帮助医生列出各自不同剂量强度他汀的选择。一般来说，医生和病人的目标均应是最大耐受量的他汀摄入。然而，对那些易于出现不良反应，或因药物相互作用，只能用较低剂量他汀。对了只适合某一特定种类他汀治疗的人群，选用中等强度他汀治疗较佳。

五、当风险评估为基础治疗决策未明确时

ACC/AHA 风险量化 APP，列出 10 年风险并作出评估。治疗决策仍未明确者，这些病例中本身的风险并未增加，但医生和病人应该考虑其他额外因素修改风险评估。包括早发 ASCVD 家族史，提高终身风险，LDL-C≥160mg/dl，冠状动脉钙化评分升高，年龄≥75 岁、性别、种族，高敏 C-反应蛋白水平≥2.0mg/l，ABI＜0.9。重要的是，终身风险评估目的增强医患共商最佳生活方式，并非仅用他汀治疗。

六、讨论他汀不良反应的风险

在讨论潜在不良反应过程，权衡预期获益和风险 CPRD 最佳。讨论时应该考虑 5 个 M：代谢（metabolism）、肌肉（muscle）、药物相互作用（medication interactions）、主要器官损害（major organ effects）。2013ACC/AHA 胆固醇指南强调，将他汀用于与临床试验相似的病人是安全的。指南指出，风险超越获益可能只出现在低危组。差异主要在临床试验惕除人群（如老年人、严重合并症等）。

我们要关注主流媒体并与之合拍，病人会经常注意这些报道，并将做为决策因素。为此，他汀与发生

糖尿病风险是我们要优先讨论的话题。存在糖尿病危险因素(代谢综合征,糖化血红蛋白≥6%,空腹血糖≥100mg/dl,体重指数≥30mg/m²),由于他汀有轻微升高血糖反应,促使 5 周内新发糖尿病。ASCVD若已存有糖尿病危险因素预示会新发糖尿病。其他药物如噻嗪类利尿药,也可导致血糖升高,但并不增加 ASCVD 风险。对微血管病风险方面,在已有糖尿病患者使用他汀,超过 2.7 年随访,未增加微血管病变风险。

因此,揭示他汀对大血管或微血管病变潜在危险在于致糖尿病发展。事实这是一个机会,在病程的早期,强调改变生活方式患者会获益。生活方式改变,包括防止体重增加或减肥是预防糖尿病最有用的方式。就算跨过糖尿病诊断门槛,并未减少他汀药物的预期获益,反而更加强了有效减少 ASCVD 风险。一般来说,平均每例使用他汀并获益的糖尿病患者,预计可以防止 5～9 次 ASCVD 事件。

对那些关注他汀导致认知损害的病人,必须告诉他们这种损害即使存在,也是极其微弱的。他汀致严重的肌肉损害更极罕见。在临床试验中,出现肌肉并发症他汀治疗组不比安慰剂组多见,甚至不比在同期,未用任何药物的人中多见。然而,在现实应用过程中,肌痛和关节痛是常见和重要的。无论与他汀治疗是否有关,均是不可忽略的。可以肯定,大多数发生肌痛的病人,重新再用他汀时,注意给以一个较低剂量或减少每周使用次数。他汀治疗之前要确切了解个人或家族史中关于肌病的问题。

如果有新的症状出现,临床医师应以告诫以便正确评估。中至重度症状进一步出现,应该立即停用他汀,重新做出正确地临床评估。指南推荐,在使用他汀治疗 3～12 周后,要进行治疗后血脂和安全性评估,直至 SDM 认为使用他汀已恰当。

七、何时使用 App

ACC/AHA 风险评估 App,设计用于医患邂逅或临床就医时。一些医生嘱病人在看医生之前先下载App,浏览并填写相关信息,为 CPRD 做先前准备。App 除了在办公室商讨外,其后病人信息中心作为资源后续使用。这部分信息包括:了解心血管病风险,饮食和运动建议,控制体重建议,血胆固醇管理意见,他汀获益和常见心血管疾病等。

对一些病人,SDM 过程可以很多次。首次看过医生之后,在做出决定之前希望有更多时间验证和调整风险评估。与急诊病例截然相反,慢性治疗(比如他汀治疗)来说,做决定的压力较小,应该给予病人充分时间去了解他们所处的风险情况和治疗选择。整个过程包括在病房与病人接触,了解适合病人价值观和偏好,让病人参与自己的治疗。我们在在线附录 2 提供了 2 个详细的案例。

八、潜在障碍的实施:解决常见问题

1."我的病人并不都处在 40～75 岁"　在此年龄段之外 ASCVD 的风险评估,使评估者有机会运用临床判断和权衡病人的取向,因为几乎没有证据去指导制定临床决策。对于<40 岁的病人,推荐先讨论终身风险和其他危险因素(尤其是家族史和 LDL-C≥160mg/dl)。≥75 岁的病人,推荐要特别关注潜在的药物不良反应(如药物间的相互作用等)。

2."我不赞同内容"　一些临床医师不赞同指南的评分内容,和与之相关的决策助手。他们不高度信任度阻碍了指南实施。例如,某些医生担心,女性对他汀的耐受性和获益不如男性。在二级预防中,情况并非这样,强有力证据说明女性在减少非致死性 AS-CVD 事件方面与男性相同。然而,指南承认在一级预防中这种证据较少。多个试验结果均支持要充分进行风险评估女性选用他汀。新指南中性别和种族风险评估方程截然不同,减少白种人女性在轻度增高的 LDL-C 基础上,使用他汀的白种女性人数,代之以重点观察最有可能获益人群治疗。治疗决策要最大程度与患者一起制定,并且,医生要负责任地与病人共享科学而精确的信息,不偏不倚地对待病人。

3."我已经这样做了"　很多医生认为他们已经在执行 CPRD。然而,研究发现大多仍需改进。一项针对受过良好教育富裕的西海岸美国人群的研究表明,因为担心被出难题或医疗质量打折扣,而不愿去表达不同意见。一个问卷调查发现,病人甚有担心诊断的健康理念和选择误判。毫无悬念地得出结论:在循证基础上坚持长期包括他汀治疗仅有约 50%。

致力高质量的 CPRD 提供了一个增强医患沟通机会,让病人参与及提高依从性。实践经验来看病人很欣赏有讨论机会风险评估,脂质结果和非血脂风险因子和如何处理,健康生活方式的组成及他汀治疗所扮演的潜在角色。我们的病人赞同循证的指南去做这样的讨论。医生的判断是必需的,病人十分赞同,指南中的评估风险阈值,不能授权药物处方。

4."我没有时间"　曾听到有同事说 CPRD 太难了,牵涉内容太多很费时间。<15min 诊视不可能实施。然而,在一个国家里,每 3 个人中就有 1 个人死于心肌梗死或中风,约 10 个人中有 6 个在死前会有心血管事件。如此看来支持 CPRD 是精明慎重选择。

对一个简单病例,CPRD只需花5min。对一个较复杂的病例,可能需要整整1次或数次的约谈来完成CPRD。以确保所有的因素均讨论到,病人有足够的时间去考虑选择,以及病人所有的问题均得到完整的答复。与病人一起,对他们的最庞大的、一系列的、有关健康的议题进行讨论-这难道不正是我们所希望去做的事吗?

一些临床医生,忙于临床工作,可以和护理团队的其他成员合作实施CPRD。例如,护士或助理医生可以始动讨论,陈述证据,列出病人情况,医生可在以后的SDM过程中再加入。此外,部分CPRD可以被其他护理团队成员所加强和延伸。比如,营养师在开始就参与节食讨论。不仅需要医生的专注,也需要相互协作去实现团队的价值。

临床医师用有限时间去处理那些最棘手的问题(他汀不耐受等),对这个过程进行合理分配体现其价值。例如,在一级预防中,记录CPRD流程清单包含的每一成分得以处理(表1)。通过各自电子健康档案,你只需一个点击或者通过智能短语就很容易地完成这一步骤。或者,可以通过ACC/AHA风险评估App来获得,如果你把APP整合入电子健康档案,这正是指南推荐兼容的,与之去强化指南的实施。

九、结论

CPRD概念是临床判断及病人倾向交叉点(中心的例证)。医生和病人集中包括药物类型及剂量等各种各样问题进行讨论。CRPD本身是充满活力的,它尊重病人自主性的,权衡预期风险利弊及得到的治疗,自己去做出最适合的治疗决策。同时,医生根据病人的临床资料,知识水平提出必要的指导,并适当调整内容,让病人能轻松地做出治疗决策。聚焦CPRD,它提醒我们,治疗不是简单计数,而是病人自身心血管健康的关怀。

6. 国家体育活动计划：来自美国心脏协会的行动呼吁

广东省人民医院　郭　兰　何旭瑜

规律体育锻炼对健康的好处及缺乏体育活动和慢性疾病发病率和死亡率之间的关系是众所周知。同时，在群体层面增加体育活动需要政府、非政府、盈利性的，和非营利实体共同在的合作。由美国心脏协会（AHA）的成员之一的国家体育活动计划联盟开展的美国国家体育活动计划（NPAP），旨在促进集体合作，让社会各界共同努力，帮助提高所有美国人民的体育活动。

这个建议的目的是总结规律体育锻炼对健康的好处和缺乏体育活动给公共卫生产生的负担，同时说明NPAP 将在增加群体体育活动中所发挥的作用，并鼓励 *Circulation* 读者加入 AHA 来共同促进其建议的实施。

一、缺乏体育活动：已成为主要的公共卫生负担

如表1所示，有大量证据支持规律体育活动对预防各种疾病和提高生活质量有益。有趣的是，生活方式化的体育活动和规律锻炼所带来的非心血管方面的好处较少，这是一个教育公众和医疗从业者的好机会。

缺乏体育活动正迅速成为世界的主要担忧之一，也是全球排名第四的死亡原因。Kohl 和他的团队指出，"若用流行病学术语来说，这种因缺乏体育活动而在全球范围产生的对健康的影响，可描述为疾病的大流行，并将产生深远的与健康、经济、环境和社会相关的后果。"据估计，缺乏体育活动分别增加了冠状动脉疾病 45%，脑卒中 60%，高血压 30%，骨质疏松症 59% 相对风险。我们这种不运动的生活方式导致在美国每年有约 334 000 人死亡，在世界范围内大于 500 万人死亡，也是 10 个人当中 1 个人死亡或致残的主要原因。流行病学数据还表明，低水平的体育活动与 25 慢性疾病的风险增加相关。利用这些数据和其他报道，美国疾病控制和预防中心确定了缺乏体育活动，与吸烟和不健康的营养习惯并列，都是美国成年人两大杀手——冠状动脉疾病和恶性肿瘤的致病因素。

表 1　规律运动的健康益处

成人	儿童和青少年
强有力的证据	
降低风险	提高心肺耐力及肌肉锻炼
早期死亡	改善身体成分
冠状动脉心脏病	
脑卒中	改善骨健康
2 型糖尿病及胰岛素抵抗	改善心血管和代谢健康生物标志物
高血压和高血压病	
不良的致动脉粥样硬化脂蛋白/血脂	
代谢综合征的特点	
结肠癌和乳腺癌	
超重	
摔倒	
抑郁	
认知障碍	
降低心肺健康	
暴瘦	
中等到有力范围的证据	
更好的机能健康	
腹型肥胖与异位脂肪	
中等证据	
减肥	减轻焦虑症状及抑郁
髋部骨折	
骨丢失	
睡眠障碍	
肺癌与子宫内膜癌	

改编自体育活动指南咨询委员会报告：2008。

研究表明，久坐不动作为缺乏体育活动的一部分，其特点是活动的能量消耗<1.5 代谢当量，比如坐，尤其是久坐，与多种代谢相关疾病及较高的全因或心血管病死亡率相关，且独立于饮酒、吸烟、休闲体育活动。多数工作需要很少或根本没有体育活动，过

去50年内职业相关的能量消耗逐渐下降,这已被认为是当前肥胖流行的主要原因。2005年,大约24%的美国成年人没有休闲体育活动,只有31%知道《美国体育活动指南》(每次≥30min、每周≥5d属于中等强度的活动)。"久坐死亡综合征"这个词的提出突出了久坐不动正逐渐成为一种生活方式致病的途径,而且是几乎所有慢性疾病或其前期的危险因素,并最终增加死亡率。

世界卫生组织的一份报告将缺乏体育活动列为排名第四的非传染性慢性病的危险因素,次于高血压、吸烟和高血糖。此外,缺乏体育活动比高血压和高血糖有着更高的人群归因危险度。因为世界卫生组织的报告主要基于休闲体育活动自我报告,容易产生错误分类,这些数据可能低估了缺乏体育活动对世界人群健康的真实影响。联合国也认识到了缺乏体育活动、导致非传染性慢性疾病的危害,同时也强调了体育活动对全世界所有人群的重要性。其危害包括非传染性慢性病带来的高负担的超额死亡率,以及其相关后遗症对家庭造成负面影响和重大的经济后果。

许多因素可能导致体育活动率下降。例如,几十年来,社区规划没有强调建设步行和自行车路线和休闲场所。结果,大多数人不能步行或骑自行车去他们每天需要去的地方(学校、工作、商店)。根据国家家庭出行的调查,几乎所有的出行都是由汽车完成。对于儿童,学校课程的变化减少了锻炼的机会,许多学校削减或取消体育课和课间锻炼。此外,对成人和儿童而言,都越来越关注不运动的休闲时间,如电子屏幕时间而不是运动休闲活动时间,这也导致了体育活动减少。由于证实了缺乏体育活动会确实健康风险,这些因素变得尤其令人担忧。2005年,Kaiser家庭基金会进行的一项调查(Menlo Park,CA)显示,平均8～18岁的年轻人每天进行以下久坐不动的休闲活动:看电视(231 min),使用计算机(62 min),玩视频游戏(49min),和阅读(43min)。因此,这些群体迫切需要努力实现体育活动来对抗越来越使运动功能减退的环境。

至于成年人,根据美国进行的153 000名成年人电话调查,只有3%的人坚持以下4项健康生活方式:不吸烟,保持正常体重,每天吃足够的水果蔬菜,规律锻炼。黑种人比白种人依从性更低,分别是1.4%和3.3%。近10%的受访者无以上4种生活方式。当列举锻炼依从性问题,散步是最受欢迎的体育活动,但其中<7%的人能满足"当代体育活动推荐"的运动量的需求(频率、持续时间和强度)。

二、增加人群体育活动水平的措施

到目前为止,大多数增加体育活动的措施都集中在个人特定设施(学校、工作场所、教堂)。美国政府已经发布了"美国人体育活动指南"。尽管这些措施很重要,但并不足以增加人群的体育活动水平(表2)。实现这一目标将需要改变美国人工作、娱乐、学习和出行的自然及社会环境。在目前的环境,普通人进行日常生活、工作、上学几乎完全达不到体育活动指南的要求,因为当前环境对于步行、骑自行车等体育活动而言不便利或根本不安全。改善环境、让宽松安全的环境更适合体育活动需要地方、州、国家层面的政策支持及社会各界广泛的组织的合作。

表2 假设的运动(16.5个行走小时)为有规律的人在一个日常的工作日制订锻炼计划

周期/运动	时间(h)
早上(6:30AM—中午)	
固定性运动(跑步机上行走)	0.75
吃早餐	0.50
淋浴,剃须,穿衣服	0.75
开车上班	0.50
电脑工作	2.00
开会	1.00
合计	5.50
下午(中午—6:00PM)	
午餐	0.75
与同事商议	1.00
电脑工作	2.50
审查业务建议书/报告	0.50
回复电话,信件,电子邮件	0.75
开车回家	0.50
合计	6.00
晚上(6:00—11:00PM)	
往干洗店,杂货店	1.00
晚餐	0.75
看报纸	0.50
看电视、看书、查阅邮件	2.00
电话	0.25
回顾邮件,在线支付账单	0.50
合计	5.00
晚上(11:00PM—6:30AM)	
睡觉	7.50

三、NANP 是什么

为了支持国家和多方面增加体育活动措施,美国于 2010 年启动了 NANP 作为一套全面的政策、项目和计划,旨在增加美国人各种体育活动。NPAP 的主要目标是通过创建一种提倡体育活动的民族文化,来增进健康,预防疾病和残疾,提高所有美国人的生活质量。

NPAP 提供了 231 项在 8 个不同的社会领域内促进改变的政策和实践建议,让更多的人在他们工作、娱乐的时候进行锻炼。这 8 个领域是商业和工业;教育;卫生保健;大众传媒;公园、娱乐、健身、体育;公共卫生;交通、土地使用和社区规划;志愿者和非营利组织。白皮书由各自领域的国际专家编写,所有论文均能在 NPAP 网站上获取(www.physicalactivityplan.org)。这些措施让 NPAP 能够鼓励不同的读者各种各样创新活动的发展。每个部门都有旨在促进体育活动战略,针对社区组织和机构,个人有特殊的参考计划可以帮助他们实现目标。想要回顾完整的 NPAP 可以登陆 www.physicalactivityplan.org。

NPAP 是《2008 美国体育活动指南》的补充。《美国体育活动指南》描述能够满足健康要求的体育活动的类型和数量,而 NPAP 提出了实施建议,即改变社区将让更多美国人体育活动达到《美国体育活动指南》的要求。同样,《美国体育活动指南》为个人设了行为目标,而 NPAP 则提出了在不同的社会环境实现这些目标的策略。

NPAP 是由私人非营利组织与联邦机构联合发展起来的,包括美国疾病控制和预防中心。在规划阶段,NPAP 并不是一个官方文档或机构但由重要政府机构的提供资金和人员。AHA 是首先承诺支持 NPAP 的发展的机构之一,许多 AHA 志愿者促成了规划过程。AHA 首席执行官 Nancy Brown 参加 2010 年 5 月 3 日新闻发布会,推出了 NPAP,并发表了以下声明:"美国人需要在社会各界行动起来,扭转缺乏体育活动的趋势。"

四、医疗保健领域的改变:医疗服务提供者可以做得更多

据美国预防服务工作组称,有越来越多证据证明,医护人员对行为健康咨询起重要作用。由于结构化和定期体育活动的获益已被广泛认同,大量研究表明医疗服务提供者在短暂的接诊期间也能让患者采用不同的生活方式预防措施。对在医疗环境中成功促进体育活动来说,公共卫生专家应该确保医疗服务提供者拥有必要的技能和资源来有效地告知患者定期体育活动的好处。研究人员应该优先考虑项目开发和实现,这些将会增加医疗服务提供者提供体育活动建议和策略的能力,也能促进多部门之间的协作来促进体育活动。此外,这些项目的评估对在医疗保健设施内促进体育活动的策略形成是至关重要的。

例如"运动是良医(EIM)"要求卫生保健提供者应该督促病人参与体育活动。美国医学会和美国运动医学学院在 2007 年共同成立了 EIM。EIM 由美国运动医学学院管理,自 NPAP 以来与医疗保健行业保持密切合作。EIM 的目标是医疗服务提供者的回顾评估每个病人的体育活动水平,在病人就诊结束时提供运动处方或安排一个合格的健康和健身专业人士作进一步的咨询。

EIM 的重点在于如何将体育活动研究转换成医疗实践并进一步提供体育活动预防和治疗慢性疾病的证据。EIM 推动了以下 5 项主要措施,用以支持"2020 年 AHA 影响目标"和 2020 年及以后的美国健康人群目标。

(1)为了发展、推行、启动和增强本科医学服务提供者(医学生及相关者、护士、其他医疗培训生)的课程,它提供了关于运动科学和生活方式主导的行为矫正的概念,以此令医疗提供者来改善自己的行为以便适当地对病人谈论体育活动或锻炼相关的项目,并让病人接受这些改善健康的项目。

(2)召集初级保健提供者和尽可能多的专业提供商,他们能为每个前来就诊的病人提供重要的体育活动相关信息。目标是为所有美国人(不仅仅是儿童和老年人)实现在诊所设置的体育活动的"医疗有效性数据信息集合"措施。

(3)促进诊所内的体育活动咨询,包括转送至合适的社区资源(包括家庭医疗模型)。

(4)支持对缺乏体育活动或不运动对健康和疾病的影响积累更多证据,其中包括由日常化体育活动、结构化锻炼或两者兼而有之所改善的健康的组成成分。

(5)将关于体育运动或长期不运动的新证据纳入指南。这对提高医疗服务、整合体育活动与健康之间关系,并将其纳入一级和二级预防来说非常重要。

五、怎样把 AHA 目标和建议与 NPAP 吻合起来

每十年,美国心脏协会都会制定随后十年的影响目标。肥胖和糖尿病患病率的增加都是由于缺乏体育活动,且随之而来会发生心血管疾病。很明显,这

迫在眉睫的后果需要新策略来阻止。

2010 年，AHA 将战略目标称为 2020 年影响目标："到 2020 年，降低美国 20% 心血管疾病，降低20% 心血管疾病和中风的死亡率。"AHA 的这些目标是根本性转变政策，在促进心血管健康方面，从面向传统的医疗模式向关注公共卫生模式转变，更加强调一级预防。这种根本性转变伴随着称呼上的变化，新定义出所谓理想的心血管健康因素（相对于心血管疾病的危险因素）和通过促进理想的健康行为（而不是减少危险行为）。健康因素包括未经治疗的总胆固醇<200mg/dl，未经治疗的血压<120/80mmHg，空腹血糖<100mg/dl。健康行为包括体重指数介于18.5kg/m² 和 25kg/m²，坚持健康的饮食习惯，不吸烟，目标水平的体育活动。

促进全民定期体育活动而不是仅仅将焦点集中在高危人群，这已经成为实现心血管健康最根本的重点。相应的成果部分来自于运动项目的特征（频率、持续时间、强度）。委员会建议≥20 岁的成年人应该进行≥150min/周、中等强度的活动，或≥75min/周、高强度活动，或两者组合。12～19 岁的儿童相应的目标为每天≥60min 中等和高强度两种活动。理想的中等和剧烈体育活动水平分别为≥150min/周和≥75min/周，这也是二级预防的目的之一。跟踪个体的目标实现并作为"理想的行为指数"的一部分。消除健康差异是 AHA2020 年目标的重要组成部分，并将通过性别和种族实践率、认识度、治疗、心血管健康一级指标和二级指标的控制等来监控。

因此，AHA2020 目标与 NPAP 的关键目标战略达成一致，AHA 的许多举措支持该项计划的推荐。AHA 及其成员参与将帮助 NPAP 组织实现其雄心勃勃的目标以增加心血管健康和减少未来十年由心血管疾病和脑卒中引起的死亡。

六、AHA 社区的行动呼吁

如上所述，NPAP 针对的是那些能够促进大规模的环境和政策变化的政策制定者、政府、机构、决策者、社区规划者和组织领导者。然而，计划的成功显然取决于当地和个人的努力，AHA 成员在帮助实现目标计划的过程中扮演不可或缺的角色。

AHA 志愿者将帮助教育政策和决策者完成以下重要决策，包括积极的交通政策促进安全的上学路线并完成街道项目，综合工作场所健康项目，共享学校娱乐和体育设施，和保证更多有质量的学校体育教育和体育活动。其他支持 NPAP，并属于 AHA 宣传重点的项目包括改变社区以促进积极生活；提倡早期儿童教育中体育活动标准化；将肥胖筛查纳入保险范围；诊断和治疗久坐生活方式的情况，包括体育活动咨询和行为改变。

为了继续 NPAP 指导下的工作，AHA，包括全国2250 万名志愿者，在所有的预防措施中应该继续优先考虑改变生活方式，并确保体育活动和健康目标被纳入到州和联邦政策的规划中。AHA 成员可以通过基层宣传工作在政策制定前把促进 AHA 项目措施、将体育活动融入医疗环境作为示范榜样。实际上，对国家层面的健康而言这样做也是至关重要的。

七、AHA 承诺

除了动员广泛志愿者和成员网络来实施 NPAP，AHA 在政策和宣传、项目措施、科学/研究、联盟建设中合作推动 NPAP 的目标，同时也向组织内部和外部合作伙伴推广。

AHA 是一个国家促进体育活动联盟成员之一，并参与实施该计划。国家促进体育活动联盟的焦点在于联邦体育活动的政策。国家促进体育活动联盟帮助 NPAP 在上述提到的 8 个领先领域中建设了社会部门团队。这些部门团队在全国集合了国家组织、研究人员、从业人员等，共同分享了资源培养、协作、政策启动的发展和最佳实践。作为实施措施的一部分，AHA 涉及几个方面：与美国运动协会和国际卫生、球拍和运动俱乐部协会一起领导工商业部门；作为一个顾问或战略领导者参与其他部门组织；尊重每个部门的优先权。

在医疗领域，由美国医学会和美国运动医学学院领导，当前的重点是使体育活动成为医疗服务提供者与病人讨论和评价的重要标志。至少 1 家主要电子医疗记录公司将制作体育活动跟踪软件，其中包括一条成人体育活动的标准化措施，将促进选择体育活动评价作为医疗数据信息有效性的措施。

最后，专家在 AHA 的领导提倡下定期修订和更新的《美国体育活动指南》是至关重要，必须维持美国在体育活动研究和转化的全球领先地位。通过 AHA 政策工作的集成强调减少高危人群的健康差异，包括在低社会经济阶层。AHA 应该继续与其他组织合作，扩大实施 NPAP 的努力，调动基层达到提高美国公众依照《美国体育活动指南》积极生活的认识率，协议和动力。

表 3 总结实施国家体育活动计划的优先策略

部门	策略实例
教育	制定综合的学校体育活动项目
	在学校项目和州水平创建和实施问责机制
	将青少年在学校和社区的体育活动机会联系起来
	确保 0～5 岁的儿童在早期教育阶段的体育活动。促进入学前后的体育活动
商业/工业	识别并收集最佳时间和示范性干预措施
	在组织、工厂和社区开展关于参与、告知、鼓励领导人去推动积极生活方式的多方交流和外展计划
	制定法规和政策议程,促进雇主资助体育活动。落实保护雇员和家属的权利
公园,娱乐,健身和体育	在人们生活、工作、学习、娱乐和宗教场所推广体育活动
	提供安全和可负担的体育活动机会
	加强现有的公园、娱乐、健身、体育基础设施。制定传播政策和环境干预措施来促进身体活动
	利用现有的专业人士、业余爱好者和大学运动员和体育基础设施,提高在社区的体育活动机会
	向地区公园、娱乐、健身和体育设施增加资金和资源
	改善和监控体育活动水平。在公园、娱乐、健身、体育设施中测量项目的有效性。基线信息应具有当地人群特征,而不仅仅只是数字
	将宣传体育活动融入开放空间和户外休闲区域。维护和加强环境的功能和价值
土地利用与社区设计	利用骑自行车、散步和活跃的社区环境结识新的伙伴和加强现有的人际关系
	改进社区规划流程,整合并优化资源,增加骑自行车,散步,和其他体育相关的活动的机会
	实现增加步行,骑自行车,和其他体育活动的政策措施和资源优化
	利用现有的年度目标和改善措施来增加政府机构问责机制,以促进步行、骑自行车
	改善学校,娱乐设施,公共交通的基础设施和站点位置来增加步行和骑自行车
	提高那些支持活跃的社区环境的专业人士,官员和公民的意识、知识和技能
卫生保健	为医疗服务提供者与病人/客户评估和讨论的重要内容
	包括体育活动教育培训的医疗专业人员
	提倡地方、国家和机构水平的促进体育活动的政策和项目
公众健康	发展和维持种族和文化多元化的、在体育活动与健康方面有能力和专长的公共卫生人才库
	促进体育活动的传播工具和资源包括由缺乏运动造成的疾病负担的治疗,实施以证据为基础的干预措施和资助运动项目的资金运动项目
	扩大对体育活动和社区水平的体育活动的政策和环境因素的监测,并监控以公共卫生的方法促进积极的生活方式的实行
大众传媒	制定联邦立法来维持大众媒体宣传体育活动
	鼓励公共卫生机构与其他机构在 8 个部门围绕促进体育活动主题的资源整合与合作

八、结论

在美国乃至整个世界,缺乏体育活动是心血管疾病及总体发病率和死亡率的一个主要原因。它被美国心脏协会作为心血管健康的主要威胁,也是 2020 年的影响目标的、通过 NPAP、AHA 与其他想法类似的组织合作,不论是政府还是民间部门,来共同解决所有美国人的卫生需求,为了提高对这个问题的关注,并在我们的日常生活中通过有针对性的措施增加体育活动和结构化运动(表 3)。然而,这一努力将不是通过组织的努力,而是在本地、区域内、全国范围内,通过专业人士和个人的努力完成。我们呼吁 AHA 所有成员关注 NPAP(www.physicalactivity-plan.org),并寻找机会实现进一步的目标。

7.运动训练与心血管疾病康复

深圳福田医院 伍贵富 张焕基 陈怡锡

近来,创新型训练方式,如高强度间歇训练、抗阻训练等训练形式逐渐被应用于心脏的康复治疗。虽然它们的预后价值仍有待考证,但这些方式能够实现明显的提高和改善有氧运动能力和增强肌肉收缩力。过去人们对于规律的运动有益于健康的认识是建立在有良好锻炼的身体不太容易生病的观察上。今天,大规模人群基础试验已经证实,心血管疾病的死亡率与体育运动的闲暇时间有关:每天运动锻炼15min可以使死亡率下降14%。如果再增加运动15min,又可减少4%的死亡率。

近50年来,通过运动降低心血管死亡率已经逐步为患者所认识及接受:数据分析证实其可使冠心病患者全因死亡率持续下降了18%～20%,急性冠状动脉综合征的6个月死亡率更是下降了40%;在射血分数降低型欧洲心力衰竭患者中,总死亡率显著降低35%,住院死亡率下降28%。然而,在大规模的前瞻性多中心研究中却没有得到证实,这可能是由于运动训练计划阐述低于预期的要求。但是很明显,运动训练使得运动能力增加15%～25%同时伴随心功能得到改善,以及逆转降低左心室的重塑。最近,运动训练对于患者症状、运动能力及左心室舒张功能方面的益处也在射血分数正常的心力衰竭患者身上得到证实。运动训练作为一种治疗的概念也逐渐为应用于更多的患者,这些如肺动脉高压,瓣膜及先天性心脏病患者以往不被建议参加各种体育锻炼。对这些患者的治疗预后还在经验总结中。

运动训练对心血管系统有着多种生理学方面的影响,特别是通过增加了副交感神经的张力,从而降低静息心率,在运动当中通过增强血流介导性血管扩张来改善血管内皮功能,通过激活血管内皮祖细胞生成血管,通过多种心肌代谢的改变来改善机体对心肌缺血及再灌注损伤的耐受程度。

一、运动训练对心脏病的临床益处及预后影响

与以前教科书的建议相反,事实上只有少部分的心脏病患者难以从规律的运动训练中得到症状的缓解及预后改善。运动训练的明确禁忌症包括不稳定型心绞痛,和近期发作的心肌梗死,难治性心律失常,有明显症状的重度主动脉瓣狭窄或其他瓣膜病、有明显症状的失代偿性心力衰竭,急性心肌炎或心包炎。

相对禁忌证通常导致运动训练计划的暂停及继续运动训练前需要再三确认有无禁忌证。与之明显相关的包括难治性的快速或缓慢性心律失常,严重的高血压(收缩压＞200mmHg,舒张压＞110mmHg),电解质紊乱或难治性贫血。

我们本文重点放在论述运动训练在稳定型冠心病、心肌梗死后康复,射血分数正常或降低型心力衰竭的治疗实践上。随着运动训练治疗运用的推广,我们将评估其对瓣膜性心脏病,先天性心脏病,肺动脉高压患者的临床影响。

(一)稳定型冠状动脉疾病

William Heberden是最早描述心绞痛的医生,他首先提出体育锻炼能改善缺血性心脏病临床症状的观点。他报道一个心绞痛的患者,在坚持每天锯木持续半年后,其心绞痛的症状得到了明显的改善。由此获得的观察资料充其量算得上现代的指南当中的C级建议,因此我们需要进一步跟踪前瞻性临床研究结果。

Taylor和他的同事们进行的大型、高质量的Meta分析。他们收集了8940例冠心病患者临床随访数据(其中包含了48例前瞻性随机临床运动训练)来研究运动训练对于冠心病的益处。研究发现,以运动训练为基础的心脏病康复的全因死亡率显著下降20%(比值比为0.80;95%CI为0.68～0.93),心源性死亡率下降26%(比值比为0.74;95%CI为0.61～0.96)。2011年循证医学数据库系统的Meta分析中佐证了以上结论。其数据是建立在10 794例患者当中随机47例的研究得到的结论。在中长期(即12个月或更长时间的随访),以运动训练为康复基础心脏病的总体死亡率(比值为0.87,95%CI为0.75～0.99)、心血管死亡率(比值为0.74,95%CI为0.63～0.87),以及住院死亡率(比值比为0.69,95%CI为0.51～0.93)均显著降低。近来,抗阻及耐力联合训练已被证实其在改善机体构成,加强力量和改善心脏病患者的某些有益指标方面比有氧耐力训练更有效。在没有更高

不良事件发生率的前提下间歇性的运动训练相对于有氧运动训练在运动能力的提升方面没有明显的增加,如果没有更高的不良事件发生率相比,有氧耐力训练,而不是更高的不良事件率的运动能力的时间间隔训练导致相等的,但是,其预后的相关数据仍然比较缺乏。

运动训练除了对于冠心病患者有着长远的获益外,规律的体育活动也作为一级预防的措施来降低心血管和全因死亡率。在大规模的关于闲暇体育运动时间与死亡率之间关系的前瞻性队列研究中得知,闲暇体育运动时间最多的参与者的全因死亡率及心血管死亡率最低。同样,越强的体能越能降低心血管及全因死亡率。根据 Kodama 和他的同事们的综合数据分析,在有氧代谢中每增加 1 个代谢当量将会分别使全因死亡率及冠心病事件的发病风险下降 13% 和 15%。

(二)规律运动联合最佳治疗在稳定型冠心病中的作用

前瞻性随机研究已经证实当患者出现小范围的心肌缺血(<心肌的 10%)时,最佳药物治疗的治疗加上运动训练的疗效并不亚于介入治疗。小规模的研究中,选取 101 例冠状动脉严重狭窄及由运动诱发心肌缺血的患者进行随机分组,进行每天 20min 持续 12 个月的测力训练。训练组与介入治疗组相比较,前者明显改善了无病生存及无症状的运动能力。同时耐力训练也减慢了冠状动脉粥样硬化的进展,改善了细胞内皮的功能。Niebauer 等的研究表明,每周 5～6h 的中等强度运动训练(每周大于 2200kcal 的闲暇体育运动)可使逆转粥样斑块。运动训练能改善冠脉管腔直径的变化,其机制可能是血管内皮细胞介导的舒张血管作用。因此,运动训练不仅是提高患者的运动能力和改善患者症状的方法,同时也可能对冠状动脉粥样硬化的形成具有逆向调节作用。

(三)心肌梗死后康复

早在耐力运动对冠心病进展及预后的有效影响被重视之前,以运动训练为基础的心脏病康复治疗计划就应用于急性心肌梗死的患者,以帮助他们恢复以前的运动能力,重新恢复并融入工作生活当中。没有复杂并发症的心肌梗死患者通常在 CCU 中监护 48h 后应该尽早开始下地行走。当有大面积心肌损伤等复杂的情况时,心脏病康复计划应该在临床症状稳定后开始,并根据相关症状缓慢增加强度。

Meta 分析及相关综述主要阐述了心肌梗死后以运动训练为基础的心脏康复计划的两个重要方面的问题:①对死亡率和心脏相关事件发生率的影响(即非致死性心肌梗死);②对心脏重构和左心室功能的影响。

心肌梗死后以运动训练为基础的心脏康复缺乏循证医学方面的仔细分析研究。虽然人们普遍的共识是运动康复能够降低全因死亡率和心脏病死亡率,但这个共识是在 80 年代 PCI 及他汀和抗血小板为没有广泛应用的数据基础上得出的。因此,可能现在的数据比之前报道的(下降 24% 的全因死亡率和 25% 的心血管死亡率)还要低些的。但在英国仅不到 40% 的心肌梗死患者可真正从任何运动训练形式的心脏康复中获益,因此最大的问题是如何使得所有心肌梗死后患者从运动训练中受益。

为研究运动训练对于左心室重构方面的有益影响。Haykowski 等进行分析试验,包括研究射血分数(EF)(12 项试验,$n=647$)、收缩末期容积(ESV)(9 项试验,$n=475$)和舒张末期容积(EDV)(10 项试验,$n=512$)。得出心肌梗死后运动训练的逐渐开展改善了心室射血分数。运动训练持续的时间越长,左心室射血分数提高的越多。越早进行运动训练及越长的运动训练时间,收缩末期容积和舒张末期容积减少的越明显,1 周运动训练的耽搁往往需要额外增加 1 个月的训练才能够达到相同的改善左室心肌重构的效应。

(四)心力衰竭

几十年来,教科书式的观念认为减少体育运动来缓解心力衰竭患者由于运动所致的症状以及避免受损心肌的血流动力学负荷过重。直到 20 世纪 90 年代早期,运动训练作为心力衰竭患者治疗手段的观念才被 Coats 和他的同事们提出。Coats 明确证实了左心室的射血分数与心力衰竭患者的运动能力之间没有相关性,但骨骼肌量与运动能力之间却存在着明确的关联。因此,外围因素使得运动疗法成为了介入治疗的目标。内皮细胞依赖性血管扩张的受损导致了外周灌注的不足,从而减弱了呼吸肌的力量,对于外周骨骼肌的形态学、代谢及功能的改变方面产生深远的影响。

从射血分数正常或者减少患者的多个前瞻性随机运动训练研究中我们可以得知,有氧耐力训练这样的干预措施是安全有效的。耐力训练能够通过减少舒张末期容积来逆转心肌的重构,改善射血分数正常或者减少的心脏病患者心肌的收缩、舒张功能。Meta 分析证实了运动能力、生活质量及院内心力衰竭等相关临床数据参数的重大改善。

耐力训练能否降低全因死亡率及心血管死亡率仍然存在着很大的争议:从 801 例射血分数正常或者

降低的心力衰竭患者的基于9个主要欧洲前瞻性随机单中心研究数据综合分析中我们可以得知,全因死亡率显著下降35%,最终死亡或者住院率下降28%。在美国,开展了关于心力衰竭患者耐力的大型多中心前瞻性试验的研究。令人惊讶的是,在指定的方案分析中我们可以观察到全因死亡率及住院死亡率没有显著的减少。在对主要最终预后因素调整后,我们可以看到,体育锻炼与全因死亡率、住院死亡率及心血管死亡率或心力衰竭住院死亡率的显著下降明显有关。然而,死亡率下降的不显著是由既定治疗计划的低比例完成所造成这一说法存在很大的争议,由于有着大量的参与者(2331例),本研究也被运用到2010循证医学系统Meta分析研究当中,而后者研究旨在说明运动训练对于全因死亡率及全因住院率没有显著的影响。为整合运动训练预后效应问题,从运动训练强度(每周平均运动时间)与机体改善情况的剂量-反应关系的亚分析研究中可以得出每周平均3~7h运动训练的患者的全因死亡率、心血管死亡率及全因住院率、心血管住院率的校正值明显下降。总之,从现有的数据可以得出,达到了持续每周3h以上的有氧运动训练强度,临床症状的改善将与运动时间相关。

新推出的针对于射血分数正常或者减少患者训练方法包括:高强度间歇训练(HIIT)和力量训练。高强度间歇训练极大地提高了运动能力,以及生活质量,并且对于左心室的没有明显的有害影响。力量及耐力相结合的训练与固定单纯的耐力训练相比,前者对于肌肉力量及数量的提升更为显著。最近,运动训练作为一种治疗的干预手段也被证明了其在改善射血分数正常或者降低的心脏病患者有氧运动后运动能力及舒张功能的显著效果。

(五)其他疾病

基于运动训练对于心肌梗死后、心力衰竭等冠心病的治疗干预有着积极有效的临床效应,对于许多药物选择有限的及运动能力明显受损的其他类型的心脏病的干预手段正在研究中。这些疾病包括:①肺动脉高压(PAH)/肺性高血压(PH);②瓣膜性心脏病;③先天性心脏病。对于这些疾病的临床研究相对较少,大多都是一些关于安全性及有效性功能终点的小规模研究。现在已有的证据的局限性,从而难以做出任何具有临床应用价值的指南性建议。

(六)肺动脉高压(PAH)/肺高压(PH)

首先从肺高压患者的有氧运动训练前瞻性随机研究中我们发现,患者6min步行距离,生活质量,心功能分级及最大氧耗量均有明显的改善。然而,运动训练组15周的运动训练后静息情况下肺动脉收缩压并没有明显的改变。在最初概念性证明实验之后其他的研究证实了运动训练的安全性及提高运动能力的高效性。Weinstein等发现了10周的有氧运动训练加上教育宣教与单纯的教育宣教相比较,前者在机体疲劳严重度量表和人类活动评分方面得到明显改善。运动训练不仅通过影响心肺功能来提高运动的能力,而且还通过增加股四头肌的力量和耐力来得以实现。在一个超过15周时间的小规模试点研究中,我们得知通过呼吸肌的训练与有氧运动训练相结合可以大大提高非自主超强磁刺激膈神经时口腔颤动的压力及6min步行距离。

有关其他肺动脉高压性疾病的阳性研究结果报道如下:①在先天性心脏病相关的肺动脉高压中,Becker-Grunig和他的同事通过对15周运动训练的观测性干预性研究得出,患者生活质量评分及最大氧耗量可得到明显改善。②35名确诊不能予以介入手术治疗的或者残存慢性血栓栓塞的肺性高血压患者接受3周的住院运动训练及持续15周院外家中训练。在此基础上进行观察研究可得出,最大氧耗量及NT-proBNP均得到明显改善,而且3年生存率明显高于预期达到86%。③21例结缔组织病相关的肺动脉高压患者静息状态下的心率、最大氧耗量、氧饱和度和最大工作量在3周的住院运动训练及15周的居家运动训练后得到显著改善。尽管这些实验我们还缺乏对于运动训练预后益处的足够充分的、权威的多中心性研究模型的结果评价,但我们仍可观察到上述相关指标的明显改善。

(七)心脏瓣膜病

外科手术治疗后的运动训练。传统观念上,心脏瓣膜性疾病的运动训练,仅仅建议于功能失调性瓣膜外科手术矫正治后进行。然而,这一建议的得出,仅仅是基于一个非常小数量的随机或非随机研究。运动训练的时间似乎是至关重要的,因为患者主动脉/二尖瓣置换术后较晚开始以运动训练为基础的康复治疗(也就是术后9周才开始的)与非随机控制组在最大运动能力的改善方面相比较没有表现出更大的改善。在法国有251名二尖瓣修复术后患者参与的研究表明,运动训练显著提高最大氧耗量22%。而从主动脉瓣手术后积极参与体育锻炼的案例中可得出高强度的运动训练是安全的,而且能够改善患者左心功能。结合起来看,心脏瓣膜病外科手术后的患者与其他类型疾病的患者(包括急性心肌梗死后、冠状动脉旁路移植术后的患者)在心血管疾病的运动训练康复治疗中所表现出现的改善大致相同。

对于先天性心脏瓣膜病患者的运动训练,很少有研究专门评估心脏瓣膜病患者的运动训练干预治疗。在稳定的无症状中度心脏瓣膜病(Ⅱ级)的患者中,中等强度的运动是可以达到的。然而,没有任何证据表明,规律的运动干预将会影响心脏瓣膜病的进展。例如,一旦发展到主动脉瓣硬化,运动训练对于小鼠的心脏瓣膜病的发展将无明显的改变。然而,对于主动脉瓣反流的大鼠的运动训练研究表明其在缓解心脏肥大和改善心肌收缩功能指标方面与无运动的动物相比较明显更优。运动训练的明确禁忌证包括危险的有明显瓣膜损害症状的心功能失代偿,瓣口面积小于 $0.75cm^2$ 及峰值压力梯度大于 50mmHg 的稳定型主动脉狭窄。总的来说,瓣膜性心脏病患者和有着明确的(Ⅰ类和Ⅱ类)心脏手术适应证的患者应在外科手术后进行运动训练。

(八)特殊瓣膜病变的危险因素

1.二尖瓣脱垂　一般人群中发病率达 5%,通常被视为一种在良性病变,但也会有少见的猝死风险。运动训练被视为安全的,没有心脏猝死家族病史及既往没有任何的血栓栓塞事件或晕厥的患者在休息和运动时不会出现显著的心律失常。

2.二尖瓣反流　心力衰竭患者相对性二尖瓣反流是普遍的,并不会阻碍运动训练治疗方案改善患者稳定的健康状况(即心功能达到 NYHA Ⅱ~Ⅲ)。

3.二尖瓣狭窄　二尖瓣瓣口面积＞ $1.5cm^2$ 的患者可以参加正常的运动训练。瓣口面积＜ $1.5cm^2$ 的中度到重度二尖瓣狭窄的患者通常受限于运动训练引起的呼吸困难,而只能耐受低水平的体力活动。在这些有症状的患者中,通过球囊瓣膜成形术或者瓣膜置换术来治疗二尖瓣狭窄应该先于运动训练。

4.主动脉反流　轻度到中度主动脉反流的患者进行运动训练多不会产生任何的问题,但需要每 3~6 个月需要观察左心室直径排评估心脏瓣膜疾病的变化。

(九)先天性心脏病

在大多数情况下,成人先天性心脏病的患者寻求运动方面医疗建议,不是因为他们想加入结构化心脏康复计划,而是因为他们想从事体育活动。正如最近的一份建议指导中所强调的一样,只有少数先天性心脏病患者接受正规的体育锻炼方面的建议。相反,由于过度的保护以及对于运动训练安全性、可推荐性的不确定因素,他们往往不鼓励积极参与体育运动。与上述提及的成人心脏病的建议相关后者难以做出统一性的建议。针对不同个体应该予以个性化评价建议。

二、结语

运动训练已成为循证医学支持的治疗稳定型冠心病、心肌梗死及射血分数正常或降低心力衰竭临床诊疗的重要部分。在射血分数正常或者降低的心力衰竭患者中运动训练被视为随机试验中唯一有效的干预措施,并逐渐应用于在肺动脉高压和肺性高血压,以及稳定的瓣膜性心脏病中。如何将现有的运动训练对于心血管疾病康复实践应用,提高患者的参与率是将来面临的挑战。

8.心脏病患者的运动训练：益处和建议

中山大学孙逸仙纪念医院 伍 卫 中山大学附属第五医院 陈 剑

众所周知,运动有利于健康。在循证医学年代的今天,大规模的临床试验进一步证实,运动和全因/心血管死亡率之间存在以下关系:每天运动15min可降低14%的死亡率,在此基础上增加运动15min可以再降低4%的死亡率。

过去50年里,运动降低心血管死亡率的概念也延伸到患有心脏病的患者:①多个Meta分析一致证实运动可降低冠心病患者全因死亡率18%～20%。急性冠状动脉综合征稳定后进行运动训练的影响似乎更显著,可使6个月死亡率下降40%。②一项纳入随机临床研究的Meta分析显示,运动可降低射血分数(ejection fraction,EF)、降低心力衰竭(heart failure with reduced ejection fraction,HFrEF)患者35%的总死亡率和28%的住院率,此结果尚需大型前瞻性的多中心临床研究进一步证实。目前比较肯定的是,运动训练可增加15%～25%的运动能力,伴随纽约心脏学会(NYHA)心功能分级的改善,并逆转心室重构以减少心脏扩大。③最近的研究显示运动训练可以改善EF保存心力衰竭(heart failure with preserved ejection fraction,HFpEF)患者的症状、运动能力和左心室(left ventricular,LV)舒张功能。④当前,研究者已经将运动训练作为治疗手段扩展到了以前认为不宜从事运动锻炼的病人群体,如肺动脉高压(pulmonary arterial hypertension,PAH)、心脏瓣膜病和先天性心脏病患者。在这些领域的临床研究才刚刚开始,虽然第一个研究证实其安全性和有效性,但要根据这项临床研究结果推断其能改善预后还为时过早。

运动训练对心血管系统有多种生理作用:通过增加副交感神经张力降低静息心率,运动可以强化血流介导的血管扩张作用并改善血管内皮功能,内皮祖细胞促进血管新生,以及心肌的多种代谢变化。这些生理学效应进一步提高机体对缺血再灌注损伤的耐受能力。

一、运动训练改善心脏病患者的临床和预后获益

与以前的教科书建议相反,目前认为实际上只有几种心脏病患者不能从规律的运动训练中获益。绝

对禁忌证包括不稳定型心绞痛,近期心肌梗死(myocardial infarction,MI),未控制的心律失常,有严重症状的主动脉瓣狭窄或其他瓣膜病,有失代偿期症状的心力衰竭、急性心肌炎和心包炎等。

此外,应该重视相对禁忌证,它通常会导致运动训练暂停,在重新开始运动之前务必予以纠正。例如,未控制的心动过速和缓慢性心律失常,严重高血压(收缩压>200mmHg,舒张压>110mmHg),电解质紊乱和未纠正的重度贫血等。

本文仅就运动为基础的心脏康复的主要适应证作简单回顾,将重点关注:①稳定型冠心病;②MI后的康复;③心力衰竭(包括HFrEF和HFpEF)。此外,我们还关注心脏瓣膜病,先天性心脏疾病和PAH的运动训练。并将目前对心血管病运动训练治疗推荐,见表1。

(一)稳定型冠心病

1.运动训练对冠心病预后的益处 Taylor等完成的一项高质量的Meta分析中收集了48个前瞻性随机临床研究,共纳入8940例冠心病患者的运动训练临床随访数据。以运动为基础的心脏康复治疗使全因死亡率下降20%(OR0.80;95%CI0.68,0.93)和心血管死亡率下降26%(OR0.74;95%CI0.61,0.96)。最近的另一项包括47个随机研究,10 794例患者的Meta分析中再次证实上述令人瞩目的结果。在中、长期(12个月或以上)随访中,以运动为基础的心脏康复治疗显著降低整体和心血管死亡率[RR分别为0.87(95%CI 0.75,0.99)和0.74(95%CI 0.63,0.87)]和住院率[RR 0.69(95%CI0.51,0.93)]。目前,研究表明联合抗阻(无氧)—耐力(有氧)运动比单纯耐力运动更有效地改善身体结构、强度及心血管健康的一些指标。

运动不仅在冠心病二级预防有效,而且在一级预防中也可以降低心血管和全因死亡率。大规模前瞻性队列研究探讨了业余时间运动和死亡率之间的关系,运动训练最多的参与者具有最低的全因和心血管死亡率。同时,更高的体能可预测心血管和全因死亡率的减少。Kodama等的Meta分析显示,每增加1个代谢当量(MET)有氧运动可减少13%全因死亡率和

15％的冠状动脉事件。

2.规律运动和优化药物治疗在稳定型冠心病中的作用　前瞻性随机研究显示,对缺血范围较小（<10％心肌）的患者采用优化药物联合运动的治疗策略并不劣于介入治疗策略。在小型的探索性研究中,101 例冠状动脉显著狭窄且运动诱发心肌缺血的患者被随机分为两组,与介入组（接受介入治疗）相比,运动组（每天运动 20min,连续 12 个月）患者有更低的无事件生存率和更强的无症状运动能力。同时,耐力运动还可以减缓冠状动脉粥样硬化进展,改善血管内皮功能。Niebauer 等的研究表明每周 5～6h 的中等强度运动训练可逆转冠状动脉斑块。总之,运动训练不仅可以改善患者的运动能力和症状,还可能改善冠状动脉粥样硬化进程。

（二）心肌梗死后

多年以来,以运动为基础的心脏康复逐渐用于急性 MI 后的患者,帮助他们重获运动能力、促进他们重新融入工作和生活中。对于离开冠心病监护病房（一般经过 48h 心电监测）的无并发症 MI 患者应尽早开始例如散步这种程度的活动。对大面积 MI 这些更复杂的情况,心脏康复应在临床情况稳定后再开始,运动训练可以根据症状、体征缓慢增加。

当前,相关 Meta 分析或综述都关注了 MI 后以运动为基础的心脏康复治疗的两个重要方面:①对死亡率和心脏事件发生率（如非致死性 MI）的影响;②对心脏重构和 LV 功能的影响。

虽然普遍的共识认为以运动为基础的心脏康复可降低 MI 后全因死亡率和运动康复死亡率,但相关 Meta 分析的数据来源于 20 世纪 80 年代末。那时,经皮冠状动脉介入治疗（percutaneous coronary intervention,PCI）、现代的抗血小板治疗和他汀类药物尚未广泛使用。因此,当时运动康复获得的全因死亡率减少 24％和心血管死亡率减少 25％可能不能代表现在的水平,或许可能降低更多。然而,由于并非所有患者都能获得以运动为基础的心脏康复治疗指导,实际上仅少数 MI 后患者能够真正从运动康复中获益。

一些研究表明 LV 重构能从运动康复中获益,EF、LV 收缩末期容积（end systolic volume,ESV）和舒张末期容积（end diastolic volume,EDV）均获改善。而且运动康复坚持越久,LVEF 恢复得越好。有研究观察到 LVESV 和 LVEDV 在早期或更长时间的运动康复中均明显减少。有趣的是,以运动为基础的心脏康复宜尽早开始,每延迟 1 周,则需要额外 1 个月的运动康复来达到相同水平的 LV 重构获益。

（三）心力衰竭

既往的教科书认为心力衰竭患者减少运动可以减少诱发心衰症状并避免血流动力学对已经衰竭的心脏的超负荷。目前从多个运动训练的前瞻性随机研究可见,有氧运动对 HFrEF 患者是安全有效的。有氧运动可以逆转 HFrEF 患者心肌重构并降低 LV-EDV,提高心脏收缩和舒张功能。Meta 分析也表明运动使心力衰竭患者运动能力、生活质量和心衰相关住院等临床预后指标显著改善。

但是,有氧运动能否降低全因死亡率和心血管死亡率依然存在争议。在 EXTRA-MATCH 这项 Meta 分析中,纳入 9 个欧洲前瞻性随机单中心研究共 801 个 HFrEF 患者,显示有氧运动显著降低全因死亡率达 35％,降低死亡或入院复合终点达 28％。因此美国开展了大型多中心前瞻性试验 HF-ACTION 评价有氧运动对心衰患者的预后影响。出人意料的是,结果有氧运动未能降低全因死亡或住院率。按主要预后因素调整后,有氧运动与全因死亡率、住院和心血管死亡或心力衰竭住院的降低存在相关性,但并不显著。不过,有人认为死亡率未能明显降低主要是因为病人对运动方案依从性过低（60％）。尽管如此,由于纳入人数多达 2331 例,这项研究也被纳入到后续的 Meta 分析中,这项 Meta 分析则显示有氧运动无助于降低心力衰竭患者全因死亡率和全因住院率。进一步的亚组分析证实了运动强度（按照 MET-h/周测量）和预后改善之间存在量效关系,表明运动强度在 3～7 MET-h/周的患者的全因/心源性死亡或全因/心因性住院率的危险比显著降低。

HFrEF 患者新的运动方法包括高强度间歇训练（high intensity interval training,HIIT）和力量训练。HIIT 使运动能力和生活质量获得更大改善,且对 LV 重构没有明显的不良影响。与单纯有氧运动相比,有氧和无氧运动相结合似乎更显著地增加肌肉力量和质量。近期的研究显示有氧运动作为一种治疗手段,能改善 HFpEF 患者的运动能力和舒张功能。关于有氧运动对 HFpEF 预后影响的研究正在进行中。

（四）其他心脏病

基于运动训练对冠心病、MI 后及 HF 患者的有效性,研究者也观察了运动训练在其他心血管病中的作用。这些药物选择非常有限且运动能力本来已受影响的心血管病包括:PAH/肺高压（pulmonary hypertension,PH）、心脏瓣膜病和先天性心脏病。这些疾病的临床研究并不多,而且大多是小规模的,以功能性指标作为观察终点。所以,尽管研究结论提示运动是安全、有效的,但这些证据尚不足以作为临床指南推荐的依据。

1.肺动脉高压/肺高压 第一个观察有氧运动训练对PH患者影响的前瞻性随机对照研究显示,经过15周的有氧运动,患者的生活质量、运动峰耗氧量和6min步行距离(较对照组增加了111m,$P<0.001$)均获得改善。然而,静息状态下的肺动脉收缩压没有显著改变。其后的一些临床试验也证实了运动训练改善运动能力的安全性和有效性。研究还显示,运动训练不仅通过对心肺的影响,还通过增加股四头肌肌力和耐力以达到提高运动能力的作用。

对于先天性心脏病相关的PAH、慢性血栓栓塞性PH患者进行运动训练的研究也提示这些患者能够从中获益。当然,我们现在还缺乏以硬终点为观察目标的多中心研究。

2.心脏瓣膜病 传统上,仅仅推荐在进行外科矫正心脏瓣膜病之后方可参与运动训练。即使这一建议,也是基于非常少的随机或非随机研究。而那些进行了主动脉瓣/二尖瓣置换术的患者,较晚(手术后9周)进行运动康复并没有改善最大运动量。可见,术后进行运动康复的时机可能也很重要。

3.先天性心脏疾病 目前,成人先天性心脏病没有明确的运动训练推荐建议。每个患者的评价必须个体化。

二、小结

运动训练已成为稳定型冠心病、MI后和HFrEF循证治疗的一部分,其作用逐渐扩大到HFpEF、PAH、PH及稳定的心脏瓣膜病患者。但是当前最大的问题是对现行指南的贯彻执行还不够,应该将关于运动训练对心血管病益处的现有知识付诸于临床实践,并提高那些心脏康复适应证明确的患者的参与率。

参 考 文 献

[1] Taylor RS,Brown A,Ebrahim S,et al.Exercise-based rehabilitation for patients with coronary heart disease:systematic review and meta-analysis of randomized controlled trials.Am J Med,2004,116:682-692.

[2] Lavie CJ,Milani RV.Cardiac rehabilitation and exercise training in secondary coronary heart disease prevention.Prog Cardiovasc Dis,2011,52:397-403

[3] Sandri M,Kozarez I,Adams V,et al. Age-related effects of exercise training on diastolic function in heart failure with reduced ejection fraction:the Leipzig Exercise Intervention in Chronic Heart Failure and Aging (LEICA) Diastolic Dysfunction Study. Eur Heart J,2012,33:1758-1768.

[4] Keteyian SJ,Leifer ES,Houston-Miller N,et al.Relation between volume of exercise and clinical outcomes in patients with heart failure.J Am Coll Cardiol,2012,60:1899-1905.

9. 空气污染与心血管疾病的专家意见书

广东省茂名市人民医院　梁　岩　何小洁

空气污染对人类的健康有着广泛的不良影响,现已成为全球的重大议题。全球疾病负担研究认为,空气污染造成了 2010 年 5280 万全因死亡和所有年龄段死亡人数中的 310 万例。目前,空气污染在可变疾病危险因素中位列第九,已经排在其他常见危险因素(如缺乏体育活动、高钠饮食、高胆固醇血症及滥用药物等)之上。最终,空气污染占全球伤残调整生命年(测量健康下降情况下度过生命的指标)的 3.1%。

尽管众所周知空气污染是导致并加剧呼吸系统疾病(如哮喘、慢性阻塞性肺疾病和肺癌等)的主要诱因,但关于其影响心血管疾病的重大意义,人们普遍缺乏认识。1952 年英国伦敦的严重雾霾事件曾使心血管疾病及呼吸系统疾病死亡人数显著增加。20 世纪 90 年代的后续研究(如美国哈佛六市及美国癌症学会队列研究)也都证实了长期暴露于空气污染与总死亡率和心血管死亡率(主要为冠状动脉疾病)之间呈持续的正相关性。欧洲首项支持此类相关性的研究是荷兰饮食与癌症队列研究。而在全世界范围内,在对各大城市居民的观察中,也发现短期空气污染与心血管发病率和死亡率之间存在正相关,其中,包括美国和欧洲。研究已发现,在空气污染导致心血管疾病发病率或死亡率增加的多个途径中,最主要的是氧化应激、全身炎症、内皮功能障碍、动脉粥样硬化和心律失常。

在此,我们代表欧洲心脏病协会发表专家共识文件,对空气污染与心血管疾病之间的发病机制及相互关系进行探索。文件的目的是强调并提高公众对空气污染严重性及其对影响心血管健康的认识。文件还将向社会、患者以及健康保健工作者提供如何减轻机体受空气污染危害的指导意见,并对未来公共健康和研究重点作出建议,以便管理并减少这种可避免的死亡与疾病原因。

一、主要空气污染物

室外空气污染物是由几千种成分组成的混合物。从影响健康的角度来观察,该混合物的主要成份包括空气中漂浮的颗粒物质(PM)和气态污染物臭氧,二氧化氮(NO_2),挥发性的有机化合物(包括苯),一氧化碳(CO)和二氧化硫(SO_2)。一次污染物,例如碳黑颗粒、氮氧化物和硫化物,能通过化石燃料燃烧直接排放到空气中。NO_2 则主要来源于马路交通、发电、工业生产和居民取暖等。二次级污染物由其他物质在大气层合成。一个重要的例子就是臭氧,它由氧化氮类和挥发性有机物质通过光化学反应生成。

不同来源的微粒组成的颗粒物质大小及成分均不同,目前常根据其大小划分为以下三大类(图 1):粗颗粒物(直径 < 10 μm 但 ≥ 2.5 μm),细颗粒物(直径 < 2.5 μm 但 ≥ 0.1 μm)和超微颗粒(< 0.1 μm)。目前大多数监控网站都习惯性地使直径小于 2.5 μm($PM_{2.5}$)和 10 μm(PM_{10})的颗粒物质量浓度来描述颗粒物含量。PM_{10} 包括细颗粒物和粗颗粒物碎片,也包含占据其总含量 50% ~ 70% $PM_{2.5}$。超微颗粒当然也包括在 $PM_{2.5}$ 和 PM_{10} 之内,但所占的浓度百分比基本可忽略掉,它主要决定的是颗粒物质的数量。泥土和道路粉尘被风或移动的车轮重悬浮,或在建筑物和工业品的移除过程中,均可产生粗颗粒物质(PM_{10})。其他原生颗粒的典型来源则主要包括机动车化的道路交通、发电厂、工业和居民使用石油、煤块或木材加热等。这些燃烧过程产生的细颗粒物质($PM_{2.5}$)主要由碳元素、过渡金属、复合有机分子、硫酸盐和硝酸银组成,后者主要在大气层中由挥发性有机化合物 SO_2 及 NO_2 生成。细颗粒物质能运行较大距离(> 100km),因此具有经过较大范围空间仍保持高本底浓度的潜能。室外空气污染程度随时间和空间不同而同。欧洲环境总署通过欧洲范围内的常规网站监测数据来对室外空气污染的时空变化进行定期评估。区域之间(南欧较高)和区域内的空气污染有实质性的差别。空间变异与局部或区域内的衡量标准关联最为紧密。一项大型欧洲研究显示,$PM_{2.5}$ 在交通站点的浓度比城市本底浓度平均高出 14%。城市与农村之间的大型差别主要体现在烟尘(平均高出 38%),NO_2(高出 63%)和超微颗粒数量上。

较之污染源的强度,日常空气污染的平均浓度变异与影响污染物分布的气候的关联更为紧密。气候的重要影响因素包括风向、风速和大气层的稳定性等。空气污染物浓度在一天内也有变化,因为温度和

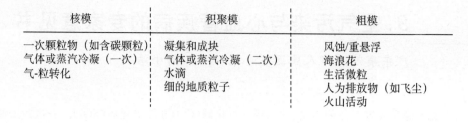

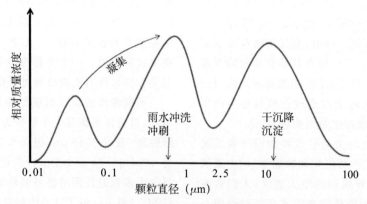

图 1 颗粒物的来源和特征

阳光等能影响化学反应速度,例如,影响臭氧的形成。臭氧的浓度通常在一天中最暖、阳光强度最高的时间段内达到最高峰。当多数人都呆在室外的时候,即中午到下午9时,臭氧的形成呈一个宽峰,因此,这个时间段对人群暴露而言意义重大。交通相关性污染物,如超微颗粒和烟尘,常在交通繁忙的早上和晚上达到峰值,该时段是通勤人员高度暴露的时间段。荷兰一个中等城市的研究发现,早上8到10点之间,运输区超微颗粒和炭黑的浓度是同一时间城市本底浓度的1倍多。

在西方社会,尽管大多数人花费了约90%的时间待在室内,在他们自己的房子里面,但室外空气污染(尤其是 $PM_{2.5}$)是可以浸润进入建筑物内的,因此导致了典型室内暴露的发生。虽然室内空气污染是长期使用固态燃料进行烹调和取暖的低收入国家人们的突出问题,但对欧洲国家而言,其在家庭、学校、工作场所和其他公共社区内的影响同样不容忽视。例如,越来越多的北欧城市家庭通过燃烧生物量来进行取暖,这导致了空气质量问题的产生。此外,也有人关注到了综合工程中纳米颗粒的室内污染问题。代表欧盟的 INDEX 工程,则着重指出了环境性吸烟,有机化合物(多环芳香烃类、挥发性有机物、甲醛和萘)、一氧化碳和苯并芘对健康的不良影响。而世界卫生组织(WHO)和欧盟委员会亦紧随其后,起草了室内

空气质量风险评估及处理的指南意见(WHO 2010;欧盟委员会 2010)。

二、空气污染与死亡率

本文中,我们简要总结了全因死亡和各种心血管疾病死亡的影响因素,更多关于特殊类型心血管疾病死亡的影响因素将在后文中详细展开讨论。

(一)影响死亡率的短时效应

一份荟萃分析对许多单个城市或多个城市的研究进行了总结,认为死亡风险的增加与短期暴露于PM、NO_2 和臭氧相关。短期暴露于增量值为10 $\mu g/m^3$ 的 $PM_{2.5}$ 会导致全因死亡的平均百分率增加1%,当然,这个数值在世界范围内有一定的变动。增加的死亡率主要源于呼吸道疾病(+1.5%)和心血管系统疾病(+0.8%)。此种关联在东亚某些国家中显得稍弱些,但这些国家由于空气污染程度高,所以民众健康受损程度要严重得多。一项跨欧洲、美国和加拿大的多市研究显示,PM_{10} 每增加 10 $\mu g/m^3$,全因死亡率将增加 0.2%~0.6%,其中,美国和欧洲增加的数据相近,而加拿大增加的幅度较高。一项来自针对空气污染与健康的研究——欧洲大气污染环境健康研究计划(APHEA 研究)的数据显示,在 30 个欧盟城市中,NO_2 每增加 10 $\mu g/m^3$,全因死亡率、心血管疾病死亡率和呼吸疾病死亡率的增加值分别为 0.3%、

0.4％和0.4％。APHEA研究还发现,PM₁₀较高的城市日常死亡率还与温度上升、交通排放PM物质增多相关。

(二)影响死亡率的长期效应

空气污染对死亡率影响的长期效应与周围环境中$PM_{2.5}$的浓度密切相关。一份来自2010年美国心脏病协会的报告显示,全因死亡率的普遍增加与长期暴露于$PM_{2.5}$的关联较短期暴露紧密。一份2013年的回顾分析显示,$PM_{2.5}$每增加10 μg/m³,全因死亡率上升6％(95％置信区间4％～8％),心血管事件死亡率上升11％(95％置信区间6％～16％)。近期另有研究显示,排除$PM_{2.5}$的影响后,全因死亡还与长期暴露于NO_2关联紧密。在欧洲空气污染影响队列研究(ESCAPE)网站上,22个欧洲队列研究(超过300 000个受试者)显示,$PM_{2.5}$对全因死亡率的影响效应约高出先前评估值的两倍,这种关联甚至贯穿于年$PM_{2.5}$浓度低于15 μg/m³的住宅区受试者间。类似的有统计学意义的关联没有在心血管病致死率中发现。由25个欧洲城市组成的欧洲APHEKOM计划在WHO评估指南的基础上对$PM_{2.5}$的影响力进行了评估,认为$PM_{2.5}$年平均值水平为10 μg/m³时,30岁民众的预期寿命会增加22个月。ESCAPE调查结果认为这个益处甚至可能会更大。

三、空气污染和心血管疾病

大量证据提示心血管疾病(包括动脉与静脉循环)与空气污染相关。空气污染不仅会使原有心脏疾病恶化,还会在心脏疾病的发生过程中发挥作用(图2)。污染物中,PM物质比气体污染物更能产生心血管不良效应(图3)。

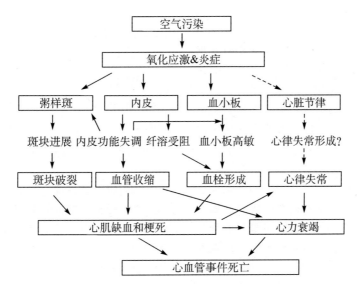

图2 空气污染对心血管疾病发病率及死亡率的可能影响机制

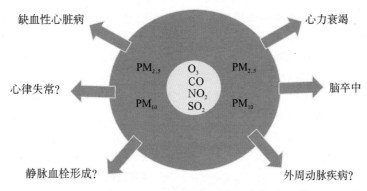

图3 与空气污染相关的确定或未确定的临床结局

（一）冠状动脉疾病

尽管还没在全世界范围内得到统一结论，但多量针对不同种群的队列研究都认为空气污染的长期暴露与致死性或非致死性冠状动脉疾病的发生率密切相关。在美国，源自妇女健康倡议研究计划的一项由超过 65 000 名绝经后妇女组成的研究显示，$PM_{2.5}$ 每增加 10 μg/m³，致死性及非致死性冠状动脉疾病发病风险增加 21%（95% CI:4%～42%）。ESCAPE 研究则发现，在参与人数超过100 000例的欧洲 11 个队列研究中，PM_{10} 每增加 10 μg/m³，或 $PM_{2.5}$ 每增加 5 μg/m³，冠状动脉事件发病风险增加 12%（1%～25%）。更值得关注的是，年 PM_{10} 或 $PM_{2.5}$ 在欧洲推荐指南以下的水平时，仍被观察到与冠状动脉事件呈正相关。

此外，还有研究发现空气污染与亚临床动脉粥样硬化，即可能潜在的冠状动脉事件相关。例如，关于颈动脉内膜中层厚度和冠状动脉或主动脉钙化的横向研究发现，长期的空气污染暴露与受试者亚临床动脉粥样硬化呈正相关，而不同级别的相关性亦被发现存在于外周动脉病变中。目前有来自纵向研究的强大证据认为，亚临床冠状动脉粥样硬化的进展是一个长期的慢性的累积过程，这为空气污染慢性暴露会影响冠状动脉硬化进展并增加冠状动脉疾病发病风险的假说提供了强有力的支持。

（二）心力衰竭

心力衰竭是影响全球超过 23 百万人的备受关注的公共卫生事件。它意味着许多心脏疾病的进展到了终末期，它会导致每年 2% 的住院率，并紧接着导致 30% 的出院后 1 年内死亡率。心衰是老年人住院和再次住院最为常见的原因，占据全部出院诊断的 5%，因此，对失代偿期急性心力衰竭相关诱因，特别是易感人群急性心力衰竭诱因的探寻，是公共健康关注的主题。英国一项全国性的队列研究发现，长期暴露于 PM 物质和 NO_2 与心力衰竭发病率的增高密切相关。一份系统回顾和荟萃分析资料提供了充分证据认为，空气污染与心力衰竭之间存在关联关系，即气态污染物和 PM 物质的短期增加与充血性心力衰竭的住院率或死亡率增加之间存在正相关（表1），而已患慢性心力衰竭、高血压或心律失常者为高危人群。然而，目前尚缺乏关于空气污染物浓度持续增加时，其长期暴露与慢性心力衰竭之间相互关联的研究。

（三）心律失常与停搏

在可控范围内对健康志愿者进行的研究发现，空气污染并没有对心律失常或室性异搏频率的改变有直接效应。环境保护局对植入除颤器的病人进行了

回顾性研究（共 6 项研究，其中 1 项在欧洲），发现心律失常与空气污染的关联存在矛盾性。研究者在后续的研究中也没有发现更多的关联性存在，反而发现了院外心跳骤停与空气污染，特别是 PM 物质及臭氧之间存在部分关联。因此，综合当前所有证据认为，空气污染可能对室性心律失常的发生存在某种较弱的直接效应，这与它对心肌梗死较强的影响或与心室纤颤、心脏停搏之间的关联性不同。

表1 气态或颗粒污染物与心力衰竭相关住院率或死亡率的短期关联

	事件发生的例数	风险增加百分比（95%CI）
气态污染物		
一氧化碳（每 1ppm）	196 950 0	3.52(2.52～4.54)
二氧化硫（每 10ppb）	771 471	2.36(1.35～3.38)
二氧化氮（每 10ppb）	916 668	1.70(1.25～2.16)
臭氧（每 10ppb）	887 531	0.46(−0.10～1.02)
颗粒污染物		
$PM_{2.5}$（每 10 μg/m³）	1 520 099	2.12(1.42～2.82)
PM_{10}（每 10 μg/m³）	896 889	1.63(1.20～2.07)

P_{pm}:百万分之；P_{pb}:十亿分之。

（四）脑血管疾病

来自韩国的时间系列研究发现，空气污染与脑卒中死亡率之间存在关联性。与之一致的是，美国和丹麦的研究也发现，脑卒中住院率与 PM 物质浓度相关。妇女健康倡议研究称，长期暴露的 $PM_{2.5}$ 水平每增加 10 μg/m³，脑血管疾病诱发的脑卒中死亡率将增加 35%，而脑血管疾病直接死亡率增加 83%。类似的，中国也有研究显示，累积暴露于 PM_{10} 和 NO_2 两类物质超过 12 年者脑血管疾病的死亡率会显著增加。横跨欧洲的一项由 11 个队列接近 10 000 人组成的 ESCAPE 研究发现，$PM_{2.5}$ 每增加 5 μg/m³ 中风发生率将增加 19%（−12%～62%）。此外，值得一提的是，较高的风险也被发现存在于 60 岁以上者及非吸烟人群中，这种情况下，即使 $PM_{2.5}$ 浓度低于 25 μg/m³，风险依然存在。因此，我们有必要对空气污染在脑血管疾病进展过程中扮演的角色进行系统的评估。

（五）静脉血栓形成

部分研究发现（并非所有研究都有一致结论），空气污染短期暴露人群中，由于污染物中的微粒物质可能会增强血液凝固性，诱发血栓形成，从而最终会影

响静脉回流。另有研究发现,空气污染与深静脉血栓形成相关,但前瞻性的研究没有在静脉血栓形成和交通暴露、靠近马路程度或 PM 物质浓度之间发现相关关系,这些研究中有一项是针对绝经后使用激素替代治疗妇女的大型研究。因此,慢性暴露于周围大气污染与静脉血栓形成之间的关系目前仍欠明确。

四、生理学机制

有证据提示空气污染导致心血管疾病的发生存在多种可能机制,其中大部分与动脉粥样硬化血栓形成相关。

(一)动脉粥样硬化

部分流行病学研究显示,长期暴露于 $PM_{2.5}$ 与人类动脉粥样硬化呈正相关,这种相关性是研究者通过测定颈动脉内膜中层厚度、冠状动脉和主动脉钙化情况,还有踝臂指数时发现的(表 1)。由于这些研究大部分为未经处理的横断面研究,结果有可能会受到各种遗传因素的干扰。此外,尽管研究已采用最为先进的统计学方法进行分析,但由于假设检验易出现偏移等,可能导致评估长期暴露时出现错误,必须引起重视。总而言之,$PM_{2.5}$ 暴露与动脉粥样硬化之间可能存在生理学意义上重要的正相关。此外,值得一提的是,$PM_{2.5}$ 水平的下降与颈动脉内膜中层厚度进展相关疾病发病率的下降相关,这同样是生物学证据之一。

在动脉粥样硬化小鼠模型中,周围环境中浓聚的 $PM_{2.5}$ 会使斑块负荷增加并最终导致血管功能障碍。暴露同样与斑块易损性相关,斑块破裂会随之增强免疫细胞的活性,刺激氧化应激旁路并导致组织因子表达增加。类似的现象还有,内燃机车尾气暴露会加重斑块内的炎症反应,影响血管的紧张度,并使促炎症反应介质生成增多。因此可以说,空气污染的组成物是这些反应的一项重要决定因素。

(二)炎症反应

持续的空气污染暴露会导致肺内慢性低度炎症反应的产生。在暴露的过程中,肺表面的吞噬细胞甚至上皮细胞都会产生氧自由基,诱发氧化应激(图 4)。氧化应激一般出现在细胞或组织中氧化产物增多时,如 NADPH 介导的氧化应激,也可发生在抗氧化防御能力下降时。空气污染诱发的氧化应激可通过以上两条途径发挥作用。此外,以上反应在污染物本身高度氧化时会有所加强,也就是说,当污染物含臭氧或 $PM_{2.5}$ 这类易混杂有机化合物、过渡金属及高体表面积的物质时,局部活性氧生成增多,将导致反应增强。氧化应激是种促炎症反应过程,在此过程中,许多促炎症反应基因的应答都会增强。而反过来,由于炎症是种促氧化过程,因此,这种恶性循环过程最终也会加剧氧化应激。空气污染慢性暴露产生的额外炎症与可观察到的致病率和死亡率之间通过多种途径呈逻辑相关。污染产生的额外炎症有可能会加剧肺部已有的炎症性疾病,如慢性阻塞性肺病和哮喘等,使其急性加重。全身炎症反应导致来自肺部的细胞因子或氧化分子表达增多,这些物质可作用于动脉粥样硬化斑块,使其失去稳定性,容易断裂,最终诱发急性冠状动脉综合征。

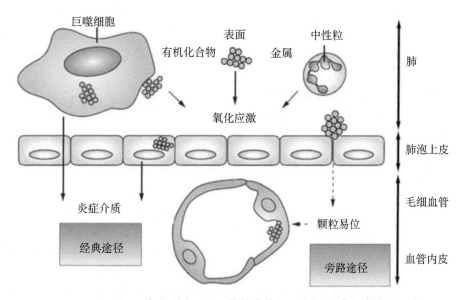

图 4　颗粒物质产生心血管效应的假说途径(经典和旁路)

（三）血栓栓塞

PM物质暴露与心血管事件死亡率之间短期关联性的存在意味着血栓形成可诱导效应的存在。研究认为在短短的几个小时内，交通暴露就能诱发急性心肌梗死。一个动脉血栓形成的仓鼠模型显示，气管内滴入内燃机车尾气颗粒时，30min内即可导致斑块活化。这些发现与通过流腔灌注评估健康志愿者吸入稀释过的柴油机尾气颗粒时出现的或低或高剪切力血栓反应的结论一致，最终均能导致白细胞-血小板聚集。内燃机尾气颗粒在肺的空腔内转化成极其细小的微粒成份并进入血液，通过与血小板直接接触使其快速致敏。主要暴露于PM_{10}的糖尿病患者会出现快速血小板活化，这意味着有心血管疾病倾向者（包括体内有动脉粥样硬化斑块者）吸入污染空气能激活初级止血途径。除异位的超微PM颗粒能导致血小板活化外，PM介导的肺部炎症反应所产生的炎症介质也会释放到循环中，使血小板致敏。

空气污染对静脉血栓栓塞的影响不太明显。有实验性研究证实暴露于内燃机车尾气颗粒不会导致静脉血栓栓塞及凝集因子活化。但另一方面，针对合并糖尿病或冠心病患者的观察研究则显示这些患者处于栓塞前状态。此外，研究还发现长期暴露与负电荷微泡的生成存在关联性，后者是凝集活化、静脉血栓形成的一种标志物。

（四）全身血管功能障碍

观察性研究发现，暴露于空气污染有可能导致血压上升、心肌缺血加重，甚至诱发心肌梗死。这些效应多通过直接或间接地影响全身血管而进行。在早期可控的内燃机尾气颗粒暴露研究中，外周阻力血管会出现内皮依赖性或非依赖性舒张功能缺失，这种现象可持续24h。冠状动脉疾病控制稳定的患者，一旦暴露于稀释的内燃机尾气颗粒，其心肌缺血范围就会扩大，血管纤溶功能就会受损。大气中浓聚的PM物质对脉管系统的持续影响效应不太明朗，可能与其组成成分存在异质性有关，但却能诱发健康人群出现急性的动脉血管收缩和轻度的动脉血压升高。PM被认为是全身血管功能障碍的主要介质，有研究认为氧化应激及NO的生物利用度下降是其中可能的关键机制。

目前大多数研究着重观察的是可控暴露下短期空气污染带来的影响。然而，近期美国一项大型人口基础研究发现，长期低水平暴露于$PM_{2.5}$会导致持续的内皮功能障碍。研究者还发现，在中国北京这个PM物质浓度高出大部分欧洲国家5～10倍的城市，减少周围环境中暴露的PM能使动态血压下降，使运动相关的心肌缺血发生率降低。

（五）心力衰竭的机制

PM短期暴露导致的全身血压升高及血管收缩加剧是心脏后负荷增加，导致出现急性失代偿性心力衰竭的可能原因。此外，PM暴露还会使肺动脉压和右心室舒张期充盈压增加，这意味着空气污染产生的肺部血管收缩效应有可能加剧充血性心力衰竭，也有可能导致心律失常的出现。此外，发生急性心肌梗死时，由于心肌收缩能力显著下降，吸入PM物质会导致不良心室重构及心肌纤维化。

（六）表观遗传学变异

实验胚胎学关注的是基因表达调控机制到底是有丝分裂还是稳定的减数分裂，而非直接依赖于DNA系列的不同。空气污染影响多种表观遗传学机制，可反映在DNA甲基化、组蛋白修饰和微小RNA的表达等方面。由于以上改变可长期稳定存在，环境诱导的表观遗传学变化会随着时间的推移累积下去，甚至当诱发因素消除后仍持续发挥作用，因此导致了个体健康轨道的偏移和心血管疾病风险的增加。空气污染暴露与已发生变化的DNA甲基化谱相关，由于后者可对血压进行调控，因此可用于预测未来5年内缺血性心脏病或中风相关的死亡率。然而，这方面的临床证据仍是有限的，且面临有挑战，例如如何选择合适的组织代替品及混合细胞群、如何排除横断面研究设计中的易感因素、如何选择为数不多的候补标识物等。动物试验显示，部分环境污染物引发的表观遗传学改变能持续多代遗传下去，如果这种现象能在人类身上得到证实，那么当前几代人的表观基因组及他们的潜在健康状态，就有可能受到历史上空气污染暴露的影响（如发生在20世纪典型工业化社会的高强度空气污染）。这种观念必定会引起巨大的反响，因为它能极大地颠覆我们对污染风险的理解，从而大大地影响到医疗保健政策的制定。

五、与传统高危因素的相互作用

空气污染与心血管危险因素之间存在着双向的作用关系。肥胖者及合并有糖尿病的人群受$PM_{2.5}$影响时是心血管疾病发病的高危人群。同时，空气污染还会激活多种传统的危险因素并最终导致疾病恶化。

浓集的$PM_{2.5}$和内燃机车尾气暴露均与血压的急性上升有关。大量在世界范围内进行的专门研究也显示，周围环境中$PM_{2.5}$、炭黑及其他污染物的水平与血压在几小时至几天内的上升有关。目前这些血流动力学的改变在与空气污染相关的急性冠状动脉事件中所扮演的角色尚欠明朗，尽管已有研究发现它们与妊娠期高血压并发症和急诊高血压入院率相关。研究认为,也许其中最为重要的是,长期暴露于 $PM_{2.5}$ 及交通相关污染物会促进慢性高血压的进展。

空气污染物还会降低机体对胰岛素的敏感性。长期暴露于 $PM_{2.5}$ 可通过介导全身炎症反应来促进显性糖尿病的发生。目前全球代谢综合征的发病率在不断上升,有众多公共卫生研究认为普遍存在的空气污染是其中的相关危险因素,尽管这个结论尚未得到所有研究的支持。

六、空气质量控制建议

有学者在美国 51 个市区内进行了一项研究,该研究旨在评估采取干预措施降低空气污染的价值。该研究显示,长期暴露物 $PM_{2.5}$ 水平下降 10 μg/m³ 后,民众的预期寿命增加了 0.61 年。目前在欧洲,空气质量标准的制定以 $PM_{2.5}$ 及 PM_{10} 的质量浓度为参考(年平均值分别为 25 μg/m³ 及 40 μg/m³),但仍未对 $PM_{0.1}$ 或 PM 物质其他化学成分制定出适宜的参考浓度标准。上文中提到的欧洲 APHEKOM 计划认为,计算出潜在的预期寿命获益有可能会使这些城市的 $PM_{2.5}$ 下降至 WHO 推荐水平,后者对 $PM_{2.5}$ 及 PM_{10} 的控制要求比欧盟严格得多(10 μg/m³ 及 20 μg/m³)。欧洲市区居住者中,有 1/3 的人群处在高于欧盟空气污染标准所设定的暴露水平,但如果采用严格的 WHO 标准来判断,则有 90% 左右的人群暴露于有损健康的污染物水平。目前甚至有证据认为,在低于当前 WHO 指南推荐的空气污染控制水平,仍有可能产生不利于健康的负面效应。

在欧洲,2013 年被指定为"空气年"。这一年欧洲委员会所作出的唯一突出贡献,就是在当年的 12 月份出台了一项新政策,要求各成员国必须在 2030 年前采取有效措施来减少来自交通、能源发电厂和农业的有害物质排放。根据委员会精神,由于有效干预能使疾病患病率下降、医疗保健费用降低及工作生产力提高等,其每年所花费的用来清除污染的 34 亿欧元将换来较之高出至少 12 倍约 400 亿欧元的开支节省。然而,这项政策能否得到及时推进仍未能够确定,因为这在某些国家,尤其是 17 个空气质量仍未达到欧盟标准的成员国,实施起来会面临较大的经济困难。

七、对社会和个人的建议

建议可通过以下几个途径来减少个人及其同伴所面临的空气污染暴露。

选择步行、自行车或公共交通工具出行,尽量避免使用汽车或摩托车。

居家加热时避免生物量不充分的燃烧。

避免在交通流量密集的时间段,尤其是上下班时间,在街上散步或骑自行车。

选择在公园或花园里运动,避免在大马路旁运动。

在高度污染的日子里,民众应限制室外活动的时间,尤其是婴儿、老人和合并有心血管或呼吸道疾病的特殊人群。

在高度污染的区域内建造房子时应安装有滤过功能的通风口。

应特别注意的是,那些已患或易患心血管疾病的人群除应采取措施减轻暴露外,还应通过一级或二级的药物干预来预防性对抗空气污染暴露的潜在不良影响。

民众既要知晓户外空气污染对预期寿命的不良影响,也要重视室内空气污染所扮演的负面角色。全球疾病负担研究发现,室内空气污染,例如生物量的不全燃烧等,会导致全球范围内超过 300 万人的死亡,在全部死亡风险因素中占据第 4 位。民众也应该记得,矿物燃料的燃烧不仅会导致严重的空气污染,还会是温室气体产生的主要来源。因此,避免使用矿物燃料燃烧产能既可以减轻空气污染程度,还可以减缓气候变化,从而改善人类健康。消费个体不仅应该懂得选择何种能量进行消费,也应懂得如何选择能源供应,甚至还可通过民主的方式如积极的游说来干预当地甚至全国范围内相关政策的制定,最终达到减轻空气污染暴露的目的。决策当局也应当鼓励居民把房子建造在适当远离拥挤路段、污染工业或背风区的地方。代表病人利益的组织机构则可以要求政府提供强而有力的保护政策来减缓暴露。

八、结论和未来的研究方向

目前已有充分的证据支持空气污染会影响心血管疾病进展,并与相关死亡率呈正比,这种关系已经在多种机制上得到证实。据此,目前最为迫切的任务是,建立更多更为合适有效的法律来减缓空气污染暴露。卫生保健专家,包括心血管疾病专家,除应给予病人充分的咨询意见外,也应在教育及政策制定方面作出贡献。空气污染应该被认为是预防和管理心血管疾病的几大可变可控的因素之一。未来的研究应聚焦于探寻最优化方法来减缓空气污染,并进一步证实其对心血管疾病及相关死亡率的影响,从而应用于决策制定,建立有利于减缓空气污染的完善法制。

参 考 文 献

[1] Lim SS, Vos T, Flaxman AD, et al. A comparative risk assessment of burden of disease and injury attributable to 67 risk factors and risk factor clusters in 21 regions, 1990-2010: a systematic analysis for the Global Burden of Disease Study 2010. Lancet, 2012, 380: 2224-2260.

[2] Mills NL, Donaldson K, Hadoke PW, et al. Adverse cardiovascular effects of air pollution. Nat Clin Pract Cardiovasc Med, 2009, 6:36-44.

[3] Uzoigwe JC, Prum T, Bresnahan E, et al. The emerging role of outdoor and indoor air pollution in cardiovascular disease. N Am J Med Sci, 2013, 5:445-453.

[4] Gan WQ, Davies HW, Koehoorn M, et al. Association of long-term exposure to community noise and traffic-related air pollution with coronary heart disease mortality. Am J Epidemiol, 2012, 175:898-906.

10. 改善心血管，公众健康才是重点

海南省第三人民医院　林　玲　李宇球　王　蓓

　　尽管在心血管领域中有许多突破性的进展，但心血管疾病依然是全球死亡率的主要原因。在美国，每年因心血管疾病死亡超过 787 000 人。虽然此数据近年来稳步下降，但因心血管疾病而承受的经济负担仍然很高。心血管疾病占年度医疗保险支出的 30％ 及整个国家的医疗成本的 17％。到 2030 年，预计心血管疾病的直接医疗费用将增长两倍，从 2725 亿美元增长到 8181 亿美元。

　　预测美国 2010 年至 2030 年之间心血管疾病（单位：十亿美元）的直接医疗费用（Anderson 等修改）。值得注意的是，"所有心血管疾病"类别包括高血压、冠心病、心力衰竭、脑卒中、心律失常、风湿性心脏病、心肌病、肺心病和（或）其他不明确的心脏疾病。CVD.心血管疾病。

　　由于美国的人均医疗保健支出仍居世界首位，因此美国一直致力于重新审视处理心血管健康的方式。美国心脏协会（AHA）提出一个目标"到 2020 年当心血管疾病的死亡率降低 20％，全美国的心血管健康水平将提升 20％"。习惯上，美国将治疗疾病放在主导地位，但这不可避免地推高了医疗成本，为了达到 AHA 制定的目标，需要进行思考模式转变：应当更多的强调心血管健康的综合评价和实施健康促进措施。本文旨在探讨当前心血管健康的定义，以及探讨促进和影响心血管健康的策略，同时强调转变思维模式，更关注心血管健康而不是疾病。

一、心血管健康的定义

　　正确定义心血管健康是至关重要的，它包括定期监测健康状态和指导心血管领域的研究及预防保健工作。美国心血管协会的战略规划目标及量度委员会工作小组概述了理想的心血管健康的定义，包含 3 个基本原则：①没有心血管疾病；②良好的健康因素水平；③良好的健康行为。基于这些原则，设计了 7 个指标以客观地定义理想的心血管健康，这些指标也可以评估一般人群心血管疾病的风险，它们包括吸烟状态、体重指数（BMI）、体力活动水平、健康饮食（得分）、总胆固醇、血压、空腹血糖水平，详见表 1。

表 1　成年人较差的、一般的及理想的心血管健康的定义

目标/标准	较差的心血管健康	一般的心血管健康	理想的心血管健康
吸烟状态	目前正在吸烟	既往吸烟或戒烟≤12 个月	从不吸烟或戒烟>12 个月
体力活动水平	无	1～149min/周的中等强度的活动或 1～74min/周有力强度的活动或 1～149min/周中等强度＋有力强度的活动	≥150min/周的中等强度的活动或≥75min/周有力强度的活动或≥150min/周中等强度＋有力强度的活动
体重指数	≥30kg/m²	25～29.9kg/m²	<25kg/m²
健康饮食（得分）*	0～1 成分	2～3 成分	4～5 成分
总胆固醇	≥240mg/dl	200～239mg/dl 或经治疗达标	<200mg/dl
血压	收缩压≥140mmHg 或舒张压≥90mmHg	收缩压 120～139mmHg 或舒张压 80～89mmHg 或经治疗达标	<120/<80mmHg
空腹血糖水平	≥126mg/dl	100～125mg/dl 或经治疗达标	<100mg/dl

　　* 饮食的目标和量度委员会选定 5 个饮食方面的成分来定义一个健康饮食得分，详见美国心脏协会的特别报道。Lloyd-Jones 等修改。

根据这些指标,成人可以分为较差的、一般的及理想的心血管健康者。对于成人来说,理想的心血管健康被定义是没有心血管疾病,并且符合以下 7 条标准:①不吸烟(从不吸烟或戒烟＞12 个月);②体重指数＜ 25 kg/m²;③≥150min/周中等强度运动或每周≥75min 强力运动或组合;④良好的健康的饮食;⑤未经治疗的总胆固醇＜ 200 mg/dl;⑥未治疗时的血压＜120/80mm/Hg;⑦未治疗时的空腹血糖＜ 100 mg/dl。Fang 等在一项电话调查研究中,对356 441名美国成年人的行为风险因素进行研究发现,处于理想的心血管健康状态者占 3.3%,心血管健康较差者的占 9.9%。在整个美国,理想的心血管健康分布是不均衡的,从俄克拉何马州的 1.2% 到哥伦比亚区的 6.9%。其他可预测心血管健康的主要因素还有年龄、性别、种族、教育程度。2011 年,Folsom 等发表了来自 ARIC(社区动脉粥样硬化风险)的研究数据,这项前瞻性队列研究调查了来自美国 4 个社区的患者,旨在确定理想的心血管健康的重要性。基线队列收集了从 1987—1989 年的 15 792 名,年龄在 45～64 岁的男性和女性,发现无心血管疾病且符合所有标准的理想的心血管健康者只有 0.1%。在这项研究中,只有 5.3% 的受试者有着良好的健康饮食,不到一半的人有着良好的血压、总胆固醇及体重指数。中位随访时间为 18.7 年,总共发现 3063 例心血管事件,将近一半的无理想健康因素者发生了心血管事件,与之相反,7 个心血管健康指标均为理想的受试者都没有发生心血管事件。NHANES(国家健康和营养调查)对 44 959 名成年人进行研究,发现理想的心血管健康和随之带来的结果之间也存在类似的联系。在 NHANES 的研究中,与仅有 1 个或 1 个以下心血管健康指标为理想的成年人相比,6 个或 6 个以上者的心血管病死亡率风险比为 0.24。

这些研究证明,当 AHA 定义的理想心血管健康应用于一般人群时,它与良好的长期心血管预后密切相关。此外,这说明转变健康/疾病观念,重视预防和促进健康的重要性。当代心血管医学在很多方面有着出色的能力来诊断及治疗疾病。然而,人们认为,更有效的、更可持续的方法是把预防健康威胁及预防心血管疾病的发展放在第一位。没有"灵丹妙药"可以促进心血管健康。每种干预措施都将提供不同程度的(通常是小的)受益(详见下文)。然而,这些微小变化的累积效应会导致实质性的改变。

二、促进心血管健康

人们需要广泛的社会途径来改善人群心血管健

康。在本节中,将讨论几种促进人群心血管健康的方法。

(一)政府干预/公共政策

强化政策及立法是促进公共健康最有效的方法。虽然对政治选举的短期关注可能会阻碍以预防为主的立法,但最近在国家和地方的层面上仍颁布了很多重要的公共政策。也许一些政策将涉及对不健康产品的征税问题,特别是香烟。在 2009 年 4 月,联邦政府对每包香烟税增加了 61.66 美分,每包香烟的总税收是 1.01 美元。各级州政府常采用更高的香烟税,例如,在纽约,每包香烟需付 4.35 美元的税,再加上 1.50 美元的购买费。研究表明,香烟税的增加通常会减少香烟的消费,特别是对于那些年轻的吸烟者。事实上,数学模型表明,到 2025 年,香烟价格提高 40%,可使吸烟流行率降低 15.2%,总效益将节省 1 300 万质量调整生命年以及储蓄 6820 亿美元。

香烟税已经很成熟,下一步可能会对含糖饮料开始征税,目的同样是促进心血管健康。Brownell 等的一项研究表明,每盎司 1 美分含糖饮料的税收,将会减少从这种饮料中至少 10% 卡路里的消耗,并可能产生每年近 150 亿美元的税收。虽然纽约市提出的禁止大用量含糖饮料遭遇到了公众,包括州最高法院法官的强烈抗议,但每盎司的含糖饮料税可能会更顺利地被认可。2008 年,纽约州居民的一项民意调查显示,如果这项税收被用于预防肥胖项目,72% 的受访者会支持这项税收。甚至提出了更全面的征收项目:为了补贴健康食品和学校午餐计划的成本,将对几乎所有快餐店和包装食品征收统一税。如果这样一个计划得到实施,将显著减少心血管疾病的负担,尽管政治反对派和实际情况可能阻碍其实施。

除了高烟草税和试图禁止含糖饮料,纽约市已经领先其他市,设计了一些新的政策来提升公民公共健康及心血管健康。其中较引人注目的政策包括将卡路里计数标注在连锁餐厅的菜单上,限制餐馆使用反式脂肪,增加自行车道以及禁止在公共场所吸烟。在 1987—2009 年,这些努力使得纽约市民的平均寿命得到改善。值得注意的是,所有 5 个区(纽约市)的全国平均寿命提高了 1%,其中曼哈顿地区平均寿命增加了 10 年,是全国平均寿命改进最大的地区。遗憾的是,尽管已经作了一些改进,社会经济的不均衡导致获得医疗保健的差异依然存在,而且已成为心血管疾病的危险因素。例如,已经表明,在纽约贫困地区居民的寿命要比富有地区少 4 年。此外,获得保健的差异也起到了重要作用,非裔美国人的寿命比白人少 3～4 年。通过适当的策略来减少不均衡医疗保健的获得差异(不仅在纽约,甚至全国各地),将对社会的整体健康产生重大影响。

Begun 于 2004 年在布朗克斯的一个学校进行了一个较小规模的试验,研究发现,消除小学食堂中的全脂牛奶——这种简单的改变,也将会显示出效益,它可以减少学生平均每年 382g 的脂肪和 3484kcal 的热量。这种有效的政策已经通过了美国农业部的(USDA)采用及已经在全国范围内得以实施。

另一个促进健康的公共政策案列是马萨诸塞州的医疗改革立法。2006 年 7 月,马萨诸塞州规定,戒烟项目将覆盖大众医疗卫生补助计划中的所有成员。在此计划中 26% 的吸烟者在 2 年内戒烟,其因心肌梗塞而住院者显著减少。

各地方政府也采取公-私合作的方式来提高市民的健康。宾夕法尼亚州的新鲜食品融资倡议,旨在改善健康、将实惠的食物送入低收入地区,也是一个成功的案列。自 2004 年成立以来,这种连锁杂货店和地方政府之间的合作产生了 83 个新的或翻新的超市。这些超市帮助大约 400 000 宾夕法尼亚州居民,向他们提供更高质量的肉类和农产品,并创造或维持了大约 5000 个工作岗位。

(二)公共卫生措施

许多公共卫生措施正在致力于改善国家和地方的心血管健康水平。"百万心行动"是最雄心勃勃的计划之一:到 2017 年,要预防 100 万人的心脏病发作和脑卒中。由美国卫生署和公共事业承办的,包括全国、各州市及当地在内的,关注高收益变化:减少烟草使用和二手烟暴露,减少钠的摄入,减少反式脂肪的消耗。"百万心行动"还强调简单但功能强大的临床干预:心血管健康基本知识 ABCS(适当服用阿司匹林、控制血压、胆固醇管理和戒烟)。虽然每个基本知识与心血管健康明显相关,但这些目标在实践中常常难以实现。例如,只有 47% 的缺血性心脏病患者服用阿司匹林或其他抗血小板制剂,只有 33% 的高脂血症者得到充分治疗,尽管这些数字令人沮丧,但它们提供了一个重要的改善健康的机会。为了加强 ABCS 的实施,百万心行动主张低频率的给药、以组为单位的临床干预、可信任的医疗机构及为临床医生评星级。

其他公共卫生措施是关注是特殊人群。例如,由第一夫人米歇尔·奥巴马倡导的"大家动起来"活动,通过改革美国农业部的营养标签、改善学校的午餐标准、增加儿童体育活动的机会来应对儿童肥胖问题。如美国国立卫生研究院的"心真相运动"项目和美国心脏协会的"红色礼服"项目,都提升了对女性心脏病的危险认识。虽然心血管疾病一直是威胁女性健康的头号杀手,但在 1997 年时只有 30% 的女性认识到这个事实。然而,到 2012 年时,通过美国国立卫生研究院、心脏病协会和其他组织教育的努力,这种认识增加到 56%。尽管研究再一次表明,这些认识的不足与教育程度有关,但心血管疾病相关重要知识的空白也存在在这些研究者中。

(三)工作场所的干预

员工医疗成本上升导致全国各地雇主的经济压力越来越大,这些成本中约有 1/6 直接与心血管疾病有关。因此,对企业来说,通过在工作场所进行健康方式干预是一个重要的具有经济效益的方式,可改善员工们的心血管健康,如建设无烟区、工作场所健康计划以及更为健康的食品、饮料的选择等。

许多工作场所干预措施的早期研究都集中在增加体力活动上。然而最近的证据表明,这些干预措施的初步数据显示对健康的影响并不大。看来,健康干预方式是至关重要的,为个体量身定制的行为方式改变理论是最有益的。有趣的是,现场健身设施通常不会有效地增加员工活动水平,因为只有那些经常锻炼的员工才会去使用这些健身设施。简单的励志海报和提示(即"爬楼梯")被证明是有效的,但总的来说这些影响似乎是短期的、微弱的。跑步机办公桌是最近创新用来解决工作场所的久坐不动的办公模式。在一个包含 25 个男性和 11 个女性久坐工作的研究中,使用跑步机办公桌可显著降低每天久坐不动的时间[在 12 个月里基线从 (1020 ± 75) min/d 到 (978 ± 95) min/d;$P<0.001$]及显著降低体重[(1.4 ± 3.3) kg;$P<0.05$]。

目前已经发现更多、更全面的改善心血管健康的工作场所的干预措施。一个大型研究涉及 119 个工作场所,共有 1542 名参与者,参与每月 4 次、每次 30min 的在线训练课程,共涉及 10 个影响心血管健康的危险因素,并向员工提供教育材料和网络健康跟踪系统。1 年之后,共有 57.7% 的参与者完成项目研究,且结果表明,10 个危险因素中有 7 个得到明显改善,其中最明显的是饮食、体力活动和体重。基于此研究的投资回报率模式,企业可以使总费用降低超过 300 000 美元。近期的 Meta 分析表明,这是雇主常用的节约成本的干预措施。事实上,在工作场所的健康计划上每花费 1 美元,医疗费用下降 3.27 美元,因生产力丧失导致的经济损失下降 2.73 美元。这些干预措施通常在 12～18 个月获益。

工作场所健康计划和企业提供的其他干预措施仍不多见。由于这些干预措施已经被证明是有效的、可节约成本的,因此普遍实行企业健康干预措施可有效改善员工的心血管健康。

(四)基于学校的干预措施

在美国,总共有5500万名儿童的大部分时间都是在学校度过,这为早期促进心血管健康提供了难得的机会。学校有提供健康行为的教育条件并可鼓励学生们参与这些活动。现已经有几个项目实现了这一目标。

"SPARK计划"(针对儿童的运动、玩和主动性娱乐)是一个全面的由教师培训、体育课程和后续支持3个部分组成的计划,并对其结果进行广泛研究。"SPARK计划"不仅被证明可以改善学生的体育活动和健康,它还可提高学生的学业成绩。值得注意的是,"SPARK计划"的训练老师将继续利用这个项目直到初始训练后的4年,这表明前期投资可能可得到更长时间的收益。

"CATCH项目"(儿童健康的协调方式)是另一个充分的研究而且是一个成功的科研型干预研究,其专注于提高学龄儿童的心血管健康。在1990年代早期,"CATCH项目"是一个临床对照试验,涉及5000多名小学生。与对照组学校的学生相比,实施了"CATCH项目"的学生表现出更高水平的体力活动和消耗更少的脂肪。尽管没有再进行进一步的CATCH干预,这些结果也持续了3年。自首次成功以来,CATCH项目已经在50个州的所有学校得以实施。

以学校为基础的干预措施,不仅对身体健康有益。而且还可以提高学业成绩,提高出勤率、减少纪律问题,全面改善学校环境。生命质量调整后每年可节约900美元到4300美元,以学校为基础的干预措施同样是很实惠的,在经济紧张的学区将是很有价值的投资。最后,初步结果表明,这些计划的积极影响将是持久的。然而,还需要更多的研究来确定以学校为基础的干预措施的好处是否可以长期维持(即到成年),以及这些干预措施能否成功影响学生们在家庭中的行为。

(五)媒体宣传措施

媒体宣传可提供一个促进大部分人群心血管健康的平台。迄今为止,公共卫生运动最大、最有计划的媒体宣传都集中在戒烟上。这些戒烟运动的经验可以用来开发有效的大众媒体宣传运动,从而促进整个人群的心血管健康。

戒烟活动已经获得了普遍成功。在种群研究和现场试验中,成年人戒烟率增加及青年人吸烟率减少与大众媒体宣传密切相关。研究表明,一旦戒烟活动

停止,大众媒体对戒烟的有利影响有可能开始减弱。另一方面,与社区的合作,如学校的禁烟运动、无烟政策、或烟草税收,都有助于提高以媒体为基础的戒烟活动的有效性。更广泛的媒体宣传活动都集中在心血管疾病的预防上,心血管病的预防也被广泛调查。在1980年代和1970年代进行的两个大型研究—斯坦福大学的心脏病预防计划和明尼苏达心脏健康项目。从这些研究结果以及最近的项目研究中可知:大众媒体宣传运动可以提高人们对心血管疾病的认识、改善饮食及体力活动。然而,迄今为止,大众媒体宣传活动对心血管疾病预防的影响都是较小的、短暂的。许多媒体专门设计用来改善饮食和体力活动的干预措施,在媒体活动结束后也遇到了在持续性效果方面的难题。"VERB活动"是一个例外,活动随访了2年,被证明能够提高9~13岁的儿童体力活动,也许是因为它本身庞大的预算及商业级别的营销方式。

以前的研究成果,在将来应该被设计成成功的媒体宣传活动。与媒体宣传活动相匹配的其他努力同样很重要,如基于学校的教育活动或公共政策的改变。戒烟活动被证明是有效的,而且它还可能在大型、不受控制的活动中的益处更大,如全国高血压教育项目。最后,"VERB活动"的结果和其他成功的大众媒体的工作,都强调需要足够的资金,因为媒体宣传活动的质量和暴光的水平对成功来说都很重要。

(六)环境干预措施

由于体育活动与心血管健康的改善密切相关,经过充分论证的城市规划和建筑设计可促进体力活动,在理论上可以改善心血管健康。社区预防服务专职小组查看了10种环境干预措施的研究,他们发现建设或改良体育活动的场所,可能会使得每周锻炼至少3次的人群比例增加25%,而且专职小组强烈推荐这类干预措施。有利于运动的场所固然重要,但这些场所的质量同样是至关重要的,如一项研究发现,娱乐设施的美感与体育活动有关。此外,横断面研究表明,支持步行和自行车运动的土地利用模式,也能有效地增加体力活动。环境干预措施是促进心血管健康的一种很好的方法,它往往是有成本效益的或节约成本的。一项研究报告称,事实上,每花1美元建设自行车道或人行道,在医疗费用上将节约3美元。对于财政预算紧张的城市来说,在社区花园、小公园、和其他有利于活动空间上的一次性投资,都可以促进心血管健康及财务的可持续性。

三、影响心血管健康的因素

心血管疾病的主要危险因素是众所周知的、在人

群中普遍存在的。例如：有超过 1 亿的美国人有着不受控制的高脂血症、高血压或主动吸烟者。然而，有效的干预措施也不能改善这些已经存在的风险因素。事实上，如果之前久经考验的干预措施都得以实施，将超过一半的心脏病和中风可以避免。下文将描述几个心血管疾病的主要危险因素，以及干预措施对心血管疾病的影响，旨在减少心血管疾病主要危险的负面影响。

(一)饮食

高盐、高糖、高饱和脂肪、高反式脂肪、高热量的饮食习惯一直与心血管疾病及其危险因素相关。因此，推广健康饮食模式应该是影响心血管健康这一总体战略中的一部分。

在选择健康的饮食之前，消费者需要足够的营养信息。研究表明，将易于理解的营养信息标注在餐厅菜单上、杂货店过道上及自动售货机上，都会增加消费者购买健康食品的可能性。纽约是这种促销策略的领跑者，他们通过立法要求所有连锁餐馆将营养信息标注在他们的菜单上。"百万心行动"提倡在国家层面上实施类似的标签，给消费者提供所需的信息，使其做出健康食品的选择。食品标签也被证实可以刺激食品行业自身的改变。2006 年，美国食品药品协会开始要求食品行业报告其产品中反式脂肪的含量。由于担心报告高含量的反式脂肪可能会导致客户的减少，食品公司开始主动调整自己的产品—减少反式脂肪的含量。结果，美国人现在消耗的反式脂肪只有之前的一半，这一变化每年可以挽救 50 000 人的生命。

教育措施在健康饮食的推广中也很重要。研究表明，在饮食习惯上增加水果、蔬菜的消费比促进低脂饮食效果更佳。为了给美国人提供一个健康饮食的框架，多个机构发表了膳食指南。坚持膳食指南已被证实能够降低罹患代谢综合征的风险，许多人都在努力这样做。不依从膳食指南的一个重要原因是：指南往往相当复杂和难以遵循。美国农业部最近的"选择我的餐盘"运动，试图简化饮食建议，使人们更容易接受。然而这样做，较大程度的改变了原有的、大众熟悉的"食物金字塔"模型。这样的频繁变动可能会适得其反、混淆消费者。由于媒体对高热量食物的宣传推广，以及高热量食物价格低廉、容易获得，使得人们更难遵循膳食指南。

对某些饮食元素的修改，如限制钠的摄入量，收效甚高。最近的一项研究发现，每天钠摄入量平均削减 400mg，高血压患者会减少 150 万例，每年总共节省 48 亿美元的医疗费用和因此损失的生产力。如果

平均钠摄入量可以减少至 3g/d，这将会防止尽可能多的心血管事件发生，以及更少的高血压或高胆固醇血症的药物治疗费用。纽约在"全国减钠"活动中处于领先位置，政府和食品行业之间的合作，使食品行业自愿降低食品中的钠含量。一项研究表明，这种类型的协作方式可以防止在一生的时间里大约 500 000 例脑卒中和 500 000 例心肌梗死。同样，它会比食用钠征税更有成本效益，且每年在医疗费用上将节省约 320 亿美元。

同样重要的是，要认识到在整个生命周期中饮食的累积效应，要从最早的哺乳阶段开始。大量的系统评价和荟萃分析发现，母乳喂养与成年后高血压、高胆固醇和 2 型糖尿病低发病率密切相关，尽管目前尚没有发现其与冠心病或心血管疾病的死亡率相关。此外，长期食用水果和蔬菜是心血管疾病、全因死亡率的独立因素。研究发现，对于任何一种水果和蔬菜的组合，心血管疾病死亡率减少 4%，全因死亡率下降了 5%。

(二)缺乏体力活动

体力活动与高血压、糖尿病和肥胖的低发病率密切相关。事实上，缺乏锻炼的生活方式是常见的死亡原因之一，但其最易预防，改善此种生活方式可使每年近 200 万人免于死亡。美国心脏病协会、卫生部、疾病防控中心（CDC）推荐每周至少 150 分钟的中等强度体力活动，但所有年龄组中的大多数成年人，均没有达到这种强度的活动。没有完成高中学业的人与有大学学位的人相比，前者明显达不到"推荐"的活动强度（21%：46%）。一项使用了体育活动感应器的研究项目更具说服力，研究发现，项目中只有 3.8% 的成年人达到了"推荐"的活动强度。

基于网络的体育活动项目提供了一种灵活的、低成本、易于让人们接受的方法。AHA 的"选择移动"项目，就是利用网络在线运动的模式和策略来增加体育活动。这个项目发现：与没有参与体力活动者相比，参与者的体力活动、精力、短期内的主观幸福感都明显改进。对于老年人来说，步行是增加体力活动最为成功的方式。

遵循这些活动对于健康的改善通常是短期的，仅在积极性高的个体中改善最为明显。为了长期的降低心血管疾病，保持遵循任何干预措施的体力活动都是至关重要的。但是有组织的锻炼项目的平均退出率接近 50%。因此，简单的生活方式的改变（即爬楼梯、远距离停车）可能比有组织的锻炼项目更有利于维持体力活动。

减少久坐的时间与增加锻炼的时间可能是同样

重要的,随着越来越多的证据表明,久坐行为本身就可能增加心血管疾病的风险。久坐行为的增长是一个复杂的问题,在很大程度上是由于新的环境和现代社会这种岗位的要求,如办公室工作、以汽车为基础的交通运输、电视和视频游戏。很多不同的干预措施一直试图减少久坐的时间,包括跑步机办公桌、电视的自动限制、生活方式的改变和城市规划。一般来说,这些干预措施的影响较小,但较为积极。例如,一个关于减少久坐行为的系统回顾显示,在干预后,可平均每天减少 22min 的久坐不动的时间。甚至更好的是,关于"允许活动的工作岗位",包括立式办公桌、跑步机办公桌和自行车测力仪或其他踏板装置的 Meta 分析显示,这些工作站能够减少久坐时间达 77 分钟/工作日。对年轻人来说,荧屏时间是久坐不动行为的主要原因,研究表明,提高孩子们自行控制看电视时间的能力,以及实施电视逾期自动锁定等干预措施,都是限制久坐行为的明智选择。

(三)吸烟与饮酒

吸烟使得美国经济损失超过 3000 亿美元/年,其中直接医疗费用占 1160 亿美元。这额外的费用中的大多数是因为心血管疾病,世界卫生组织的一份报告发现,将近一半的关于心血管疾病进展的总体风险可以归因于吸烟。针对戒烟的干预措施已经被充分研究过,且获得了不同程度的成功。临床医师咨询服务已被证明是最有效的干预措施之一,甚至在简短的咨询期后,戒烟率就翻了一倍。其他较好的支持干预措施包括厌恶疗法、自助材料、电话咨询、护士传递干预和团体咨询。以互联网为基础的干预措施、好友系统和生物反馈没有令人信服的证据,但最终可能被证明是有效的选项。最后,许多观察性研究表明,在社区实施无烟立法后显著地减少了心血管疾病。最近的一项荟萃分析表明,急性心肌梗死患者在 1 年内实现强制戒后,住院率下降了 15%,戒烟 3 年后可减少 36%,其原因可能是二手烟暴露的减少。

遗憾的是,州政府和地方政府往往目光短浅且不想有太多花费在他们自己的戒烟计划上。具有里程碑意义的是在 1998 年的"烟草主和解协议"后,国家开始接受来自烟草公司的年度支出,用来控制烟草项目。然而,因为经济压力,目前只有一个州(北达科他州)在 CDC 推荐的水平上资助其烟草预防项目,剩余的费用用来补给政府其他的需求。虽然这在短期内可能会在经济上有利,但这些行动的长期后果是严重的,研究表明,如果所有州政府都在 CDC 推荐的水平上资助他们的戒烟计划,将有数以百万计的吸烟者可以成功戒烟。

虽然吸烟总是会增加心血管疾病的风险,但饮酒对 CVD 风险的影响是微小的、剂量依赖的。每日少量或适量饮酒的定义为女性每天 1 杯、男性 1～2 杯,其与众多的、积极的健康状况有关,包括糖尿病、充血性心力衰竭、冠状动脉疾病、脑卒中和全因死亡率的低发病率。然而,这些益处与年轻人的临床相关性不大,因为在这种年龄段,心血管疾病的发病率很低。此外,每日适度饮酒的有利影响不应该与过度饮酒的危害相混淆。酗酒占全世界高血压性疾病的 16%,易诱发扩张型心肌病、房颤和脑卒中。此外,终身戒酒者相比,适度饮酒者全因死亡率的相对风险降低了 16%;重度饮酒甚至更大剂量的依赖者全因死亡率将增加。由于这些风险,以及预测未来饮酒问题模式的挑战,启动使用酒精来预防 CVD 风险目前尚不推荐。

四、结论

毫无疑问,新的诊断和治疗方法的将会继续。过去 30 年,在心血管成像、介入及药物上的主要改善,导致年龄校正死亡率显著减少。然而,这些收益却在以增加健康支出为代价。在一个资源有限的时代,一个改善心血管健康的优先顺序的合理定义必须制定。在 2011 年的报告的非传染性疾病上,世界卫生组织的"最佳购买"刚好有一半(7/14)与戒烟、饮食的变化或增加体力活动有关。最后,一个更具成本效益的关于减少心血管疾病的策略,将涉及一个思维模式的转变,其更注重于识别和促进终生心血管健康寿命(图2)。简单改善饮食、体育锻炼、戒烟、和其他关键领域将会带来重大的健康益处,并进一步减少心血管事件,而不需要新药物或设备的研制。

从童年到老年,选定的干预措施可促进心血管健康的寿命。某些干预措施(显示在盒子中的)可以应用于任何年龄的人群。

虽然健康生活方式的益处已经广为人知,但付诸行动的速度依然缓慢。在大范围内实现健康生活方式的困难是多方面的、复杂的。经常被引用的障碍包括微弱的社会支持、对健康生活方式的选择以及对这些选择带来的益处理解不足、高成本的新鲜食物和运动设施、漫长的通勤时间或其他交通问题。虽然每个障碍都有其独特的挑战,但有解决每个障碍的策略存在。例如,对于启动和维持生活方式的改变上取得成功的关键因素就是社会支持,每当患者咨询关于生活方式的改变时,医生应该询问病人的社会支持来源。此外,媒体宣传和公共卫生措施,应该要有计划的把强调社会支持和集体参与,合并到他们的未来活动中来。其他障碍,如长途通勤和运输困难,需要更广泛的城市规划来解决紧张的预算—通常是不受欢迎的提案。然而,先前工作的成功表明,旨在促进体力活动的深思熟虑的城市规划,可以做到有效和节省成本。

不管生活方式如何改变,或潜在困难怎样解决,但必须有一个综合方案,该方案中包含病人、医务工作者、专业组织、政府机构、媒体、学校和食品行业。这种类型的协作策略得到了美国心脏病协会的支持,其最近的政策声明,将在社区水平上改善心血管健康。AHA 的最终目标是在社会层面上,将不健康的

行为变成健康的。这样的行为转变是非常困难的,但并不是史无前例的。仅在 25 年前,低于 1/3 的美国人支持餐厅禁烟令,而现在这一数字是近 2/3。支持禁烟的酒店、酒吧、和工作场所都提升 1 倍,甚至 2 倍。社会接受吸烟已经大大下降,类似的观念必须发生变化,如缺乏体力活动、脂肪食物摄入和其他高风险的健康行为。为了持续减少心血管疾病给社会带来的经济负担,促进心血管健康的思维模式的转变是必要的,且需要方方面面的共同努力。

参 考 文 献

[1] GBD 2013 Mortality and Causes of Death Collaborators. Global, regional, and national age-sex specific all-cause and cause-specific mortality for 240 causes of death, 1990-2013: a systematic analysis for the Global Burden of Disease Study 2013. Lancet, 2015, 385: 117-171.

[2] Mozaffarian D, Benjamin EJ, Go AS, et al. Heart disease and stroke statistics-2015 update: a report from the American Heart Association. Circulation, 2015,

131: e29-322.

[3] Trogdon JG, Finkelstein EA, Nwaise IA, et al. The economic burden of chronic cardiovascular disease for major insurers. Health Promot Pract, 2007, 8: 234-242.

[4] Heidenreich PA, Trogdon JG, Khavjou OA, et al. Forecasting the future of cardiovascular disease in the United States: a policy statement from the American Heart Association. Circulation, 2011, 123: 933-944.

11.迈入后全基因组关联研究时代

广东省心血管病研究所 肖 珍 单志新

遗传度是个体之间能观察到的性状差异的比例，它由基因差异导致，并且这种差异能在 DNA 上辨认出来。环境因素与遗传因素共同影响疾病表型。大量的研究表明，遗传和环境因素是促进疾病发生发展的两个独立的因素。环境和遗传因素的联合作用对性状的生成和疾病的发生有显著的作用。实际上，环境因素能决定遗传因素是否作用于疾病的发生发展过程。家族性和连锁分析可用来揭示罕见疾病的致病突变，基于该方法的全基因组关联研究（GWAS）已经成功地确定了复杂疾病的几百个全基因组显著性位点。然而对许多 GWAS 进行的荟萃分析发现，已鉴定的遗传位点对人群疾病变异的总体贡献度在 10% 以下。本文以冠心病为例分析了 GWAS 对于确定环境依赖性的遗传因素的局限性，认为将现有的 GWA 数据集与系统遗传学方法结合起来，可能是全面理解复杂疾病遗传度的有效途径。

一、前言

(一)罕见的单基因遗传病的遗传学

亲代与子代之间性状的遗传度主要是由脱氧核糖核酸（DNA）携带，性状的不同又主要是由单核苷酸多态性（SNPs）、DNA 片段插入、缺失或者染色体数目变异决定。另一种遗传度由表观遗传机制引起，被认为与 DNA 变异无关，而与 DNA 转录调控变化相关。就罕见疾病而言，有一种或多种高风险突变在某种情况下会加速疾病的发展。然而，也很常见的是，有些人携带了潜在的致病突变但是不致病。因此，外显率通常小于 100%。外显率在疾病表型上与时间相关。例如，舞蹈病基因和囊性纤维化的外显率几乎是 100%；囊性纤维化通常在出生后不久发生，舞蹈病大概在 70 岁左右发生。相比之下，家族性乳腺癌 BRCA1 基因的相关突变可达 60%～85% 的终身外显率。有这种风险突变的所有携带者不一定会发病，因而遗传和环境间的作用阻碍了某些罕见疾病的发生。

尽管致病基因突变有高外显率，但罕见疾病毕竟是少发的。由于遗传背景的差异，不同人群疾病相关的等位基因的范围和相对频率各不相同。如囊性纤

维化在欧洲北部和西部起源的人群中最为常见（1/2000），而镰状细胞性贫血在非洲或加勒比黑种人中更为常见（1/3000）。通过对携带罕见疾病的家族疾病症状和疾病表型的仔细特性描述，如通过基因组和疾病携带家族的谱系连锁分析，查明了约 7000 个单基因疾病中将近一半的病因。

(二)常见复杂疾病的遗传学——全基因组关联研究

大量罕见单基因疾病的遗传病因和机制的阐明激励了科学家们使用相似的方法去研究常见的复杂疾病。由于常见复杂疾病是散在的，因此不适于用家族性连锁分析。研究证实，复杂疾病中存在多种遗传信号，而每个信号都有相对较弱的影响（如 OR 值 <1.5）。通过在病例对照关联研究中分析成千上万不相关个体的密集的遗传标记，逐渐建立 GWAS 分析的方法。

Wellcome Trust 病例对照队列被用来进行首批 CAD 的 GWAS 分析，发现 9 号染色体位点与 CAD 相关。此后，通过 GWAS 发现了 153 个与 CAD 相关的潜在的 DNA 突变，其中 46 个在全基因组关联数据集的 Meta 分析中重复出现。这些 CAD 相关基因位点在人群中有惊人的普遍性，但是通常其带来的影响微弱。正如资料显示，一半以上的人群中有 50% 的 CAD 相关突变，至少有 25% 的突变能在 75% 的人群中发现。然而，每个突变的相对风险通常只极小或适度的增加，平均仅 18%（相当于 OR 值为 1.18）。对最常见的复杂疾病而言，人群中若干基因位点变异对疾病发生的联合贡献通常不到 10%。事实上，153 个已知的 CAD 相关变异解释了人群中不到 10.6% 的可能遗传变异，因此，剩下的 90%CAD 和其他常见复杂疾病的遗传度仍然不能由已确定的 GWAS 位点来解释。尽管以 GWAS 为基础的方法不能完整地揭示 CAD 和其他常见的复杂疾病的遗传度，但是更完整的测序技术，尤其是扩展的全外显子测序/全基因组测序（WES/WGS）有可能揭示出更多的罕见风险变异，并可能对遗传度有较大影响。

当处理缺失的遗传度时，CAD 遗传度估计方法的可靠性需要考虑。从对双胞胎的家庭遗传北京大

学分析可知，CAD 遗传变异的范围在 40%～60%。假设有 40% 的遗传度，那么 153 个全基因组显著性的 SNPs 可解释 10.6% 的 CAD 遗传变异。另一种评估遗传度的方法是使用 GWA 数据集来考虑所有检测的 SNPs。将这种"多基因"模型应用到身高等复杂性状时，294831 个 SNPs 能解释多达 45% 的身高变异。由于个体对通过 GWAS 传统上严格的显著性检验（$P<10^{-8}$）作用太小，大多数的身高遗传度没有"丢失"，仅仅只是没有在 GWA 数据里发现而已。因此，40%～60% 的 CAD 遗传度范围是很合理的。然而，由于大所数的遗传危险因素越来越受到环境因素的影响，因此完全独立的遗传和环境危险因素的概念仍需进一步考虑。

（三）常见复杂疾病的遗传学——缺失的遗传度研究

CAD 和其他常见的复杂疾病的缺失遗传度可能被一些罕见的突变所携带，这些突变可在 WES/WGS 测序中发现。另外，表观遗传机制可能会解释复杂疾病遗传度的未知部分。通过对遗传风险变异与环境因素的交互作用导致疾病发生作用的研究，将会增加人们对复杂疾病遗传度的理解。

GWAS 和 WES/WGS 对孤立的 DNA 序列数据的传统分析能否解释常见复杂疾病的遗传度，仍不明确。在这些研究结果中的 DNA 变体的序列分析有一个巨大的重复测量的问题，并且它可能被质疑：是否简单地使病例对照队列变大来就能确保较小的差异。以 CAD 的研究为例，全基因组显著风险位点很可能在 CAD 发展的早期和持续期起作用，但不太可能在最终导致临床事件的 CAD 快速发展期和后期起作用。同时，可能有一个更重要的风险突变的人口亚群，这些突变只在某些特定的条件下发挥对 CAD 的影响。有这些风险突变的人口亚群的环境依赖性在 GWA 数据集（逐一考虑 DAN 突变）的传统分析可能具有显著性（$P<0.05$），但它不具有全基因组的显著性（$P<10^{-8}$）。

（四）动脉粥样硬化的最终临床表现——心肌梗死和脑卒中

一般来说，我们认为疾病的发展呈 S 型曲线：开始呈缓慢的加速阶段，然后迅速增加，接近指数增长，呈 J 型曲线；最后，达到饱和，于接近零增长率时稳定。

尽管动脉粥样硬化斑块的最后阶段的发展和进程是可变的，还可能包括进一步的发展，但是冠状动脉干的粥样硬化病变的发展通常符合 S 型曲线模型。动脉粥样硬化在一段长时间的缓慢发展后接下来可

能会更迅速进展，这一观点在老鼠和人类研究中得到支持。简单的说，早期动脉粥样硬化病变发展缓慢，大鼠的 20～30 周，人类从青春期开始，大概是 30～40 年。动脉粥样硬化涉及循环血浆脂蛋白在血液湍流处的沉积，主要是低密度脂蛋白（LDL）。LDL 颗粒在内皮间隙沉积并被氧化。氧化的 LDL 激活内皮细胞表达黏附因子，诱导单核细胞进入血管内皮下。一旦进入到内皮下间隙和内膜，单核细胞转化为巨噬细胞，巨噬细胞吞噬氧化的 LDL 颗粒引发动脉粥样硬化中关键的泡沫细胞形成。随着泡沫细胞在内膜聚集，便出现动脉粥样硬化最早的组织学可见的表现——脂质条纹。当脂质条纹中的泡沫细胞开始聚集时，动脉粥样硬化发展的早期便结束，形成边界清晰的小动脉粥样硬化斑块。

在第二个阶段，小斑块迅速扩大，穿过动脉壁，并且进入动脉管腔，阻碍血流。在老鼠模型中斑块扩张阶段发展迅速（约 10 周），而在人类发展也是迅速的（相对于寿命）（约出现在有临床症状前的 10 年内）。

在第三和最后阶段，斑块生物学有很大的可变性，约 30% 的病变在 12 个月内迅速发展为纤维粥样斑块，其脂质核要么被厚纤维帽（20%）包裹，要么被薄纤维帽（10%）包裹。薄纤维帽的粥样斑块是最不稳定的病变，也最有可能导致急性心肌梗死。在随后的 12 个月，75% 的薄纤维帽斑块是稳定的，然而 5% 的厚纤维帽斑块会发展为具有高风险的斑块。而且，依据其位置，成熟的斑块对血流有或大或小的影响，可能会因为斑块使动脉管腔缩小，血管供应区心肌缺血从而导致心绞痛。

多因素之间复杂的相互作用影响成熟的斑块是否会破裂，包括：斑块内巨噬细胞的增殖引起的脂质核坏死的范围和程度，单核细胞重新移动/迁移，管腔狭窄的程度，斑块压力，正（向外）的血管重塑和纤维帽的厚度。冠状动脉斑块破裂导致动脉内血栓形成，这有可能使血管闭塞。尽管非闭塞性血栓可能增加管腔狭窄，加速病变的进程，但是闭塞性血栓与血管灌注减少有关，这通常会引起急性冠状动脉综合征（心肌梗死或不稳定型心绞痛）或猝死。

二、常见复杂疾病的 GWA 位点

为研究复杂疾病由 GWAS 确定的全基因组显著位点可能并不能确定核心病理过程和影响遗传度的相应关键 DNA 变异。

1. 病例/对照重叠　在比较复杂疾病（相对于罕见疾病）研究中病例和对照人群时（图 1A 和 B），重叠在核心疾病进程中是不可避免的，这些过程在对照组

中可能是积极的,不会引起临床症状。因此,许多在这些进程中调节基因活性的 DNA 突变可能不在 GWAS 全基因组显著水平中显露。然而,由于病例组中这些过程可能会被放大(即使不特异),调控这些过程的 DNA 突变反而可能会以显著性的 P 值出现在 GWAS 结果中。

2.环境改变的背景　在疾病进程中调节基因活性 DNA 突变(不依赖于环境背景),可能在 GWAS 显示全基因组显著性。相反,依赖于已存在的环境背景来调控疾病进程中基因活性的 DNA 突变不太可能在 GWAS 显示全基因组显著性。一个主要的原因是这些背景是多变的(主动的),可能会导致背景依赖性风险突变在 GWAS 相关疾病表现出显著性。CAD 的宏观环境水平的背景表现主要是生活习惯因素(吸烟、饮食、久坐不动的生活方式)或是其他主要的疾病危险因子,如肥胖、糖尿病、高血压和一些炎症性疾病。GWAS 会考虑这些因素,但是大部分还没有被解释。其他的宏观环境因素,像高压力事件(如配偶的死亡或自然灾害)也会促进心肌梗死的发生,但是很难在个别病人中确定。宏观环境的因素不可避免的引起一系列特定组织和细胞微环境的改变。特定细胞或组织中微环境是对背景依赖性 DNA 突变是否会被激活的最终的决定因素。比如,以炎症作为可变微环境背景为例。当早期的"脂质条纹"病变发展为有完整边界的斑块时,我们认为病灶内的泡沫细胞刺激炎性基因激活,随后引起病灶发展的迅速扩张阶段。特定影响这些炎症基因的激活的沉默的 DNA 突变,现在突然与疾病进程相关,仅仅只是在病变发展后期重新沉默(或活性降低)。有很多原因可以解释为什么 DNA 突变能改变他对调控基因的作用——最明显的是在早期疾病发展,受特定 DNA 变体调控的基因很有可能处在沉默状态(不表达,以炎症基因为典型)。更复杂的原因是微环境背景(如炎症刺激)激活了特定的共转录因子,它的结合效应取决于特定的 DNA 突变的等位基因。在这种情况下,微环境的变化(如炎症)对 DNA 突变的调控效应是必要的。这种形势下基因表达的背景依赖性已被证明是普遍的和重要的。

3.时间背景　在一段长时间活跃的疾病过程中调控基因活性的 DNA 突变更有可能显现出 GWAS 显著性,他们可在短时间调控疾病的过程。因为通过转变环境来影响疾病过程的 DNA 突变也很有可能在更短的时间影响疾病发展。

将以上三点综合考虑,GWAS 确定的有全基因组显著性的 DNA 突变可能在初期、发展阶段起调控作用,而不是在快速发展或晚期阶段。首先,早期 CAD 发展的病理学特征较晚期比可能更多与遗传因素有关,并且受后期生活阶段相关的环境暴露影响较小,比如糖尿病、高血压、肥胖、久坐不动的生活方式和炎症状态(所有这些在青春期额早期成年阶段都较少存在)。同样,作为 CAD 发展的最初和最长的阶段,缓慢发展期的曲线倾斜度将在 GWAS 中对怎么确定病例和对照组起重要的决定性作用。相反,与疾病相关的最有意义的 DNA 突变将有可能指向早期基因活性,该 DNA 突变是通过比较病例组和对照组来确定的。相比之下,晚期和快速发展期更多是由疾病过程驱动,这些疾病过程在病例组和对照组都存在(如肥胖、高血压、血脂异常和糖尿病),并且晚期和快速发展期与早期相比会更受环境因素的影响。因此,DNA 突变影响后期 CAD 阶段更可能是背景依赖性的。尽管后期过程可能涉及与背景相关的 DNA 突变的其他系统作用,这些 DNA 突变不太可能由 GWAS 检测的全基因组显著性位点来解释,但是早期疾病过程更多与遗传因素相关,并且较少暴露于混杂因素,因此,早期疾病发展过程更可能包括有全基因组显著性的调控 DNA 突变。

迄今为止,由 GWAS 确定与 CAD 相关的 46 个全基因组显著性位点,大量正在进行的研究将有助于理解这些位点的作用机制,并且阐明这些位点是与 CAD 发展的早期还是晚期事件相关。如果这些与 CAD 相关位点(或疾病发展形式与 CAD 相似的其他复杂疾病相关位点)大多数与疾病发展的早期事件相关,那么他们的临床应用价值不大,但可主要应用在指导预防措施上,或许可能发展出某种方法在疾病早期发展阶段进行治疗(主要是预防)。但这些发现对于二次干预(对 CAD 发展的快速期和晚期实施预防)的应用价值可能也比较有限。

GWA 数据集的 Meta 分析对提出的 50 个候选基因中确定了 46 个位点,其中 10 个涉及血脂水平的调控(7 个调控 LDL,1 个调控高密度脂蛋白,2 个调控三酰甘油)。血浆脂蛋白主要推动早期动脉粥样硬化的发展,这与通过 GWAS 确定的位点用于初级预防的概念一致,也与 LDL 减少使动脉粥样硬化病情好转在早期病变比成熟病变和晚期病变要好的实验结果相一致。与高血压相关的其他 6 个候选基因对于早期内皮激活的作用也很重要,然而,它们对 CAD 后期的重要性还不太清楚。事实上,最近改动了对老年患者(>60 岁)的高血压治疗指南:血压治疗目标下降到 $<150/90$ mmHg,这是由于在之前更低的血压限制水平($<140/85$ mmHg)上这一组中风和 CAD 的风

险没有增加,在年轻患者中也一样。这些观点再次强调,驱动早期动脉粥样硬化的变体可能在 GWAS 中全基因组显著性的 DNA 突变中被放大。有趣的是,唯一涉及血型(和 ABO 基因)的 GWA 位置(rs579459)与 CAD 无关,但与心肌梗死有关。GWAS 确定的 SNPs 通常与 CAD 早期发展有关,ABO 相关基因座是迄今为止 GWAS 确定的与心肌梗死相关的 SNP。

50 个候选基因中的 35 个基因在动脉粥样硬化中的作用还不清楚。像 9p21 位置的可能作用机制一样,许多似乎都涉及血管壁,这表明他们有可能主要参与早期动脉粥样硬化的发展过程。然而,或许对 GWA 确定的 CAD 位点主要反映早期动脉粥样硬化,这一假说最令人信服的证据是对炎症和免疫应答的缺乏,这种应答被认为是核心的和致病的机制,尤其是在动脉粥样硬化和 CAD 晚期阶段。动脉粥样硬化病变在疾病发展过程中的基因芯片研究显示炎症基因的激活主要在后期阶段,这进一步支持晚期激活的观念。目前确定的 CAD 全基因组显著性突变中明显缺乏炎症调节因子,因此,GWA 方法还未能全面证实动脉粥样硬化的遗传驱动因素。

总之,目前为止,相当多的证据支持由 GWAS 确定的基因位点主要是调控早期 CAD 发展过程。大量在对 GWA 确定的 CAD 相关位点的分子机制的研究将可能解释这一问题,并可能揭示动脉粥样硬化早期与晚期事件发病机制的不同。

三、系统遗传学——确定疾病驱动网络及其基因调控

早期 CAD 发展受疾病相关分子通路上的遗传突变控制,这些分子通路持续存在,且较少受到环境背景的影响,这与调控 CAD 晚期发展的遗传突变不一样。那么,环境依赖性的 DNA 突变实如何在有限的时间内(正如 CAD 发展的快速扩张期和晚期阶段)调控疾病过程活动呢?随着对这些晚期过称涉及许多有不同的背景依赖性(随着微环境和时间改变)的致病性 DNA 突变的认识,我们认为关键在于首先确定复杂疾病中驱动晚期阶段的分子通路,然后确定调控他们的 DNA 突变,从而证实他们对遗传度的贡献。通过阐明复杂疾病过程的分子基础,则可能揭示 CAD 和其他复杂疾病缺失的 90% 遗传度的大部分。

系统遗传学的目的是通过基因活性测量(如核糖核酸、蛋白质、代谢产物和 DNA 修饰物)来确定疾病驱动分子通路,并整合到 GWA 数据集中,从而使他们对复杂疾病遗传度的贡献得到了解。然而,其最终

的目标:一是保证在复杂疾病过程状态的基础上对病人的诊断和治疗;二是使病理活动状态向非病理活动状态转变。

个体遗传变异、个体基因,甚至是线性途径将不可能解释常见疾病如 CAD 的分子通路。相反,这些过程有多基因调控,并且包括许多基因在高度复杂、流动和动态的生物网络相互作用,这让人联想起复杂的电路线图。幸运的是,生物网络是很少的,大多数的基因(节点)只与少数的基因有相互作用,也只有少数高度互联的节点(基因)作为核心与其他基因相互作用。先进的技术在筛选基因和测定基因活性上有前所未有的可靠性和更低的成本,同时技术和日益提高的大型数据集的计算分析能力将能共同创建系统遗传学在生物学、医学和卫生保健方面可广泛使用的平台。

目前,疾病因果网络主要是在基因表达遗传学研究(GGES)中结合基因型(DNA)和基因表达数据推断出来的,它实现了对共表达(如加权共表达网络分析)、Bayesian 概率网络模型和因果关系的直接统计检验。到目前为止,大部分算法设计的目的是从微阵列产生的基因表达数据来推断疾病网络。最近,出现了从非均一下一代基因序列(如 RNA 序列)推断生物网络的改进算法。

在 CAD 的研究中,目前主要集中于多组织的 GGES,即 STAGE(Stockholm 动脉粥样硬化基因表达)和 STARENT(Stockholm Tartu 动脉粥样硬化反向网络工程任务)研究。STAGE 是 STAREBT 的导向研究分别有 100 个和 900 个病例。受试者从正在经历开胸手术的病人中选择;有冠状动脉旁路移植术的病人为病例组,经历其他形式的开胸手术(如二尖瓣修补术)而没有动脉粥样硬化或 CAD(通过术前血管照影确定)的病人为对照组。

使用平行采样的方法从每个病人身上采取 9 个 CAD 相关组织样本,这是 STAGE 和 STARENT 研究中关键的部分。从病例组和对照组受试者中采取的 RNA 样本取自动脉壁、肝脏、腹部内脏脂肪、骨骼肌、皮下脂肪、原始单核细胞和单核细胞,该单核细胞区别于体外的巨噬细胞和泡沫细胞。然后通过这 9 个 RNA 样本转化成基因芯片数据[STAGE,特制的 HuRSTA-2a520709 序列(Affymetrix, Santa Clara, California)]和最新的 RNA 序列数据(STARENT)。这些 RNA 表达数据集如今应用于:①推断具有因果关系的调控疾病驱动的分子通路,正如在组织内和各组织之间发挥作用的引起 CAD 的基因网络一样;②确定调节这些网络的 DNA 突变。

在推断基因网络之前,STAGE/STARENT 数据集可确定 CAD 相关的表达数量性状基因座(eQTLs),尤其是与 GWA 确立的位点相关的基因座。一个 eQTL 是能调控基因表达水平的 DNA 突变(通常是 SNP)。eQTLs 可通过结合 SNPs 的等位基因和各种组织的相关基因表达水平来确定,SNPs 的等位基因通过对病人的 DNA 进行基因分析发现(如 STAGE 和 STARENT 来自 Affymetrix 基因组 SNP-6 序列)。SNP 等位基因与基因表达的不同水平有关,因此,作用类似于 eQTLs 的等位基因就能确定为 SNP 等位基因。

利用 STAGE 数据确定了 7 个 CAD 相关组织中 6540 个相关基因的 8156 个 eQTLs。通过分析与 CAD 相关的两个独立 GWA 数据集,发现这些 eQTLs 在更多组织中调控基因活性会导致增加 CAD 风险。并且,对多个组织起作用的 eQTLs 定位于调控基因组的"热点"上。相比之下,在 STAGE 研究中确定的 22 个 eQTLs 的大多数被认为是"CAD GWA hits",这些基因座在单个或 2 个组织中影响基因表达。高风险 eQTLs 的多组织分布表明他们调控 CAD 发展晚期的分子途径,也可能是 CAD 遗传风险的重要促成因素。相比而言,22 个 STAGE eQTLs 建立了主要在 1 个或 2 个组织中的 CAD 调控基因的 GWA 位点,这与早期 CAD 发展的 eQTLs 复杂性一致。

基于对 9 个组织中相关基因相似共表达分析,STAGE/STARENT 数据集可确定在模块和网络中共同作用的基因。确定这些模块后,下一步主要是将他们与相关病人表型联系起来。例如,通过计算特征基因的值来代表在特定的模块/网络中所有基因表达值的总和,这随后即能应用于 STAGE 和 STARENT 病人表型特点的相关模块中。因为基因模块与关键的 CAD 表型相关联,如血管造影 SYNTAX 得分(由术前血管造影得到)和血浆 LDL 胆固醇水平,所以能确定基因模块。由于模块有较强的表型关联性,应用 Bayesian 网络算法或其他统计因果技术并结合 eQTLs 的信息,从而能确定与 CAD 有因果关系的模型。Bayesian 网络也能用来推断对调控模式状态起重要作用的关键驱动基因,这些基因可能用于诊断标记或治疗靶点或两者均可。

对临床药物应用系统遗传学方法不仅限于 DNA 基因型和 RNA 表达研究,也不止包括 1 个靶向组织。基因型和 RNA 表达数据能与临床影像和组织学相关联,临床影像和组织学能反映肿瘤发展的严重程度和中枢神经系统的疾病状态。也可以考虑对蛋白质、代谢物和脂类进行全基因组分析。由于他们的快速周

转,组织蛋白图谱(相对于 RNA 表达)更多变,鉴于目前测量这些不同维度的技术水平限制,蛋白质、代谢产物和脂类分析在人类个体组织的全基因组水平进行系统分析还不太合适。然而,在血浆中蛋白质形式和代谢物表达可能是个例外,并且整合蛋白质的 RNA 表达和代谢物图谱能大大增加疾病基因网络的预测强度。

有 STAGE 和 STARENT 基本特点轮廓的系统生物学型临床研究设计,可称为全基因组网络研究(GWNS)。除了 DNA 和详细的临床表型,也包括大量中间表型,例如,RNA、蛋白质和代谢物及分子筛选——修饰研究中疾病的所有相关组织的 DNA/RNA/蛋白质的结构(也就是表观遗传学)。GWNS 将有助于理解 GWAS 确定的全基因组显著位点分子机制,最终也将有助于理解由 WES/WGS 确定的位点的分子机制。更重要的是,GWNS 将有助于确定驱动复杂疾病的分子机制的种类和范围。通过建立这些分子途径的网络模型,即揭示部分复杂疾病缺失的遗传度,最终也能在分子诊断和个体精准治疗的基础上建立一个新的卫生保健规范。

在对复杂性状使用 GWNS 或其他任何高维度数据分析时,要考虑严格的统计学方法来纠正多重测量。例如,在检测 eQTLs 和评估基因网络关联时,应该使用控制错误发现率法(一种对多重比较统计纠正的形式)。值得注意的是,相对于在 GWAS 中测试个体基因/SNPs,GWNS 减少了多重测量 1~3 个数量级的问题。但是,GWNS 仍然存在多重测量的问题。

对于表型关联网络,整体假阳性率通过这些关联置换检验后经验估计其零分布所严格控制,然后在该分布的基础上设置合理的 P 值来控制伪发现率。eQTLs 的发现同样通过控制伪发现率来评估。网络本身是一个稳定的结构,若随机化数据,那么分子特性间的相关性就会被破坏,就没有可靠的网络结构结果(由此产生的网络就是无标度的,就无法确定子网/模块等)。至于子网的通路富集度,他们在多重测试中的显著性再一次通过经验估计网络拓扑学的富集度的分布来评估,网络中的基因名混乱了,但是网络拓扑学仍保留。在这一基础上,伪发现率就通过设置 P 值域来控制。

STAGE/STARENT 研究比较关注转录组(相对于表观基因组/蛋白组/代谢物组而言)有以下几个原因。除了有限的组织量和 RNA 筛选的先进技术以外,转录组捕获与疾病发展相关的有意义变异的能力相当稳定。然而蛋白质转换更迅速,这引入了额外的生物变异以致于病人之间蛋白质组的比较更艰难。

通过 GWA 分析各种"组学"数据,整和蛋白质组与 DNA/RNA 分析提高了随之而产生的网络的预测能力。所以,尽管容易产生更大的变异,但是血浆蛋白的评估仍然对 CAD 和其他复杂疾病的 GWNS 特别重要。目前,STARENT 研究正在对血浆进行在心血管疾病(CVD)有特定作用的血浆蛋白的系统集成和精准的质谱分析,该研究主要是对 CAD 临床事件的风险确定新的标记,或许可能找到新的 CAD 治疗方法。

另外,一个 GWNS 相关的问题是种族问题。STAGE 和 STARENT 研究的参与者血统主要来自北欧,他们与欧洲裔美国人相似(EAs)。但是,在非洲裔美国人(AAs)和西班牙裔美国人(Has)之间 CAD 的 STARENT GWNS 的关联性是什么?通常认为 CAD 的风险因子在各种族之间是相似的。这可能表明,从 STARENT 数据集中推断出来的 CAD 网络同样应该与 AAs 和 HAs 中的 CAD 有关联。大量的利用动物模型(主要是老鼠)对 CAD/动脉粥样硬化的成功研究表明,许多疾病通路是相似的(至少对于 CAD 早期而言),甚至是跨种族的疾病通路。然而,即使主要的 CAD 风险因子在大多数或者所有的种族中都起作用,但是这与每个风险因子在种族之间都起同样的作用这一概念不同。事实上,CAD 风险因子的相关重要性在 EAs、AAs 和 HAs 中是不同的。例如,与 EA 相比,胰岛素抵抗、高血压和肥胖在 AA 中是 CAD 更普遍的原因。因此,STARENT 可提高对 CAD 致病网络和重要的驱动因素的普遍认识。为破译这些 CAD 网络在个体种族特点的相互作用,可检查 CAD 网络在 AA、EA 和 HA 的遗传风险概况。为此,利用各种族特有的 GWA 数据集来推算与 CAD(风险)相关的 CAD 网络 eQTLs 是很必要的。然而,在与 STAGE 和 STARENT 相似的研究设计的基础上,非常需要另外的 GWNS,但是对于非白种人,最好是在所有复杂疾病中都进行 GWNS。

四、GWAS 在系统遗传学时代里充当的角色

虽然 GWAS 在 WES 和 WGS(GWA 数据集)之后出现,但仍然是研究疾病的遗传方面因素至关重要的工具,整合在 GWNS 里面的数据将会给临床研究提供一些并行的方法。这些方法会有助于人们认识在 CAD 和其他一些复杂疾病里其他的遗传因子。预计 GWNS 可能会发现缺失的遗传度里一个重要的部分。在系统遗传学的时代,通过整合 GWNS 分析和 GWA 数据集,能优先考虑没有全基因组显著性的风险变体。从这个角度看,可预见 GWA 数据库将至少在以下三方面可被再利用。

(一)在常见的 CAD 危险因素基础上,GWA 数据库的再分析

在 CAD 常见危险因素的基础上细分 GWA 数据库是一个非常明确,但显然是不常见识别复杂疾病遗传度中的 DNA 突变的策略。例如,最近的一个有关 CAD 9 号染色体研究认为,GWAS 所识别的危险因子有助于解释特定 CAD 患者的风险,这些患者根据传统危险因素分组出来的。将分析延伸到 GWAS 所确定的危险因子之外,在根据有没有包含所给的危险因子将受试者分为两组后,再对 GWAS 数据集进行再分析。基本目的就是增加确定风险变体在有特定危险因素(如糖尿病、高脂血症、高血压)的 CAD 病例中有全基因组显著性的可能性。这样的策略不仅有助于重新定义在传统的 GWA 病例对照中发现的 CAD 风险变体,也将有助于确定之前发现的潜在的或和 CAD 名义上有全基因组显著性的风险变体。结果可能指向对风险评估很重要其他的分子机制,也许还会指向对于有某些特定确定危险因素的 CAD 患者的治疗方法。

(二)GWA 数据集重利用来确定参与复杂疾病发展的遗传风险富集基因

重利用 GWA 数据库的另外一个策略就是考虑有可能与疾病相关的基因组的遗传风险富集分析。这些基因要么在疾病和对照样本之间差异表达,要么在疾病相关模型、网络或通路起作用。不管基因列表的起源,如果与疾病之间有因果联系的话,调控目标基因 eQTLs 的 DNA 突变,应该与复杂疾病之间有更多的联系。与 eQTLs 相对应的 SNPs 和在 eQTLs 附近高度相关的 SNPs 被用来在相关的 GWA 数据集检测与疾病之间的相关性。通常,显著性($P < 0.05$)用作判断与疾病相关的最低阈值,但这一点在不同研究之间可能存在差异。下一步,随机选择对照组($n > 5000$),包含了和实验组相同数量的 SNPs(位于同一染色体上相似基因密度的区域)。通过对比实验组与对照组疾病相关的 SNPs 的数量来决定隐藏的风险富集度。对于特定的疾病,评估一组基因与其相关性是一项有前途的技术。对比基因本体或者旁路基因富集分析,这个方法是用数据驱动且无偏倚的。另外,根据 GWA 数据集,一组受高危险度的 eQTLs 调控的基因不仅仅与疾病发展有关,风险富集也能预示着基因和疾病之间存在因果关系,而不是反应性的相关。这一策略的效力已经在 2 型糖尿病、CAD 和早发型阿尔茨海默病的研究中的得到证实。

（三）由疾病驱动网络状态确定的细分 GWA 数据集的再分析

通过基因网络（由基因连通性和活性确定）体现的微环境水平的疾病驱动分子途径的状态能把病人归入明确定义的亚群中。这些亚群能对 GWA 数据集再分析来确定与复杂疾病过程相关的全基因组显著性风险突变。

五、GWA 基因位点候选基因的治疗靶点和疾病驱动分子网络中药物再利用的关键驱动因素

许多研究项目正在努力弄清楚全基因组显著性风险突变的生物机制，并找到这些机制的靶向治疗方法。尽管人们认为这些方法是针对 CAD 早期的病理过程，但也可以通过调整一些通路来影响疾病的后续发展。例如，通过 PCSK9 的靶向治疗可以降低血浆胆固醇，从而降低了更多 CAD 严重患者的风险。

然而，以疾病网络的关键驱动因子为靶点是成功的策略。Dudley 等利用一种综合的信息学方法在公共领域，通过对比疾病状态下全基因转录的特征来筛选出药物扰乱后全基因转录的特征（给药对比未给药），以此辨认再利用的候选基因。药物筛选方法通常需要了解药物的靶向和作用机制，而这些往往是缺乏的。这种方法不需要了解有关作用机制，并能通过辨别药物引起的分子扰动的系统特征（如全基因组的表达改变），以此通过数据驱动方法来发现药物和疾病状态中不寻常的关系。这种方法也允许多位点化合物（多聚药理学）的合理再利用，这些化合物可能会通过调控多网络驱动点对一些复杂的疾病如 CAD 表现其治疗效果。

这种方法的广泛生物相关性是由一些对新型药物适应证实验验证支撑的，而这些适应证是通过计算药物再利用管道确定的。这种系统最近被用于肠道转录谱，这些肠道的样品是从炎症性肠病（IBD）患者身上获取的，这是为了实验验证 IBD 使用抗惊厥药（托吡酯）的新的指征。托吡酯没有有效的用于炎症性肠病或其他炎症性疾病的历史。在托吡酯的权威靶点中没有确切的炎症性肠病或其他炎症性疾病的治疗靶点，托吡酯能提高 GABA-A 受体的活性，拮抗 AMPA / kinate 谷氨酸受体亚型，轻度抑制碳酸脱水酶同工酶 II 和 IV。根据病理生理学和组织病理学的措施判断，在 IBD 的啮齿动物模型中诱导 2,4,6-三硝基苯甲酸，托吡酯能显著降低炎症性肠病的严重程度。

在另一项的研究中，这种计算药物再利用的方法被用于癌症和周围正常组织转录谱的对比，从而能够发现小细胞肺癌（SCLC）的新型候选的再利用药物。几种药理多样性的化合物用于小细胞肺癌新型再利用药物候选，包括：三环抗抑郁药，丙咪嗪；钙离子通道阻滞药，苄普地尔；吩噻嗪抗组胺药，异丙嗪。这些药物或其他同样药理作用门类的药物，它们抗小细胞肺癌和其他抗肿瘤的效果是之前没有被确认的。这些化合物的抗小细胞肺癌的活性在体内或体外人体试验或动物模型试验中被证实。

总之，鉴于治疗 CAD 和其他复杂疾病的上市新药的短缺，药物再利用（使用系统遗传学方法来对现有疗法定义新的药剂和适应证）将是一条走向个体化和预防性药物疗法的必然途径。

六、总结和未来发展方向

可以确定的是，GAWS 系统对于提供数据集来揭示可以解释复杂疾病遗传的危险突变是非常重要的。特别是全基因组显著性位点可指向潜在的重要基因和分子机制，而它们可以解释这些疾病的病理学特点。然而，GWA 数据集的传统分析忽略了环境依赖性的风险变体潜在作用，就是只有当特殊环境影响产生作用的时候风险突变才会产生危险性。这些影响通常出现在一个较短的时期，越来越多是在疾病发展的后期。这些风险变体在复杂疾病发展有限时间窗内的关键疾病过程中发挥重要作用。因此，他们不可能在 GWA 数据集的传统分析中显示全基因组显著性，但有可能作为显著性的危险突变而被检测出来。如果是这种情况，许多复杂疾病的遗传度信息仍然隐藏在 GWA 数据集当中。通过应用 GWNS 来确定在分子网络中的分子途径和基因调控因子，这些信息可能被揭示出来。利用 GAWS 与疾病表面相关来从疾病驱动基因网络中辨别真假阳性的风险突变。随着越来越多复杂疾病中生物网络的揭示，疾病网络的相关活动和类型将能用来作为诊断标准，符合这个标准的病人将被分到特殊化治疗的一组当中。为了达到这一目标，人们必须进入后 GAWS 时代，最优先考虑包括中间表型（包括前面描述的 GWNS 普通设计，但还考虑除了 RNA 以外的全基因组方法）的临床研究，从总的疾病表型到组织学和基于图像的患者特征来筛选病人，最后考虑临床结果。这种研究在解决疾病分子网络中相互联系的分子（如基因）的困惑中起着至关重要的作用，也许能够实现"基因革命"长期以来的目标：在分子层面实现患者的预防和个体化治疗。

12. 心血管疾病二级预防标准化建设的思考

广州市第一人民医院　罗　义　杨　阳

一、理论知识和临床意义之间的鸿沟

过去数十年来,心血管疾病的二级预防措施取得了明显进步。超过 50 项的随机对照试验和荟萃分析数据表明,这些措施能降低心血管疾病风险和心血管事件的发生率,培养健康行为,促进积极向上的生活方式。研究显示,和既往的溶栓时代一样,在早期有创血运重建的当代二级预防同样带来显著的益处,已有 24 个欧洲国家的心脏病学会批准了二级预防的应用,在相关的临床指南和临床处理立场声明书中有相应的规定。

从床边几分钟简单的问诊开始,心血管疾病康复(cardiac rehabilitation,CR)保健过程由此展开,此过程往往涵盖以专业导向的多方面干预举措,他们密切相关且不可分割,在预防未来心血管事件发生、延缓疾病的进展方面,各预防诊疗措施不分伯仲。在改变行为模式基础上(如戒烟、选择健康食物、压力管理和运动锻炼等),不仅包括了以上广泛的生活方式干预,还包括了患者对于自身疾病诊疗抉择的积极参与。长远发展来看,各种二级预防策略会由以医院主导模式向以家庭为基础的模式转移,且涵盖的学科会增多,更具专业化。控制血压、血脂、血糖等危险因素,处方合理,提升患者对心脏保护用药的依从性,已是心血管疾病处理过程中不可分割的管理要素。其次,有针对性的心理健康干预变得越来越重要,有效的心理干预能降低危险因素、帮助提高患者对干预措施和生活行为改变的依从性。最后,职业支持在带给个人生活和职业生涯的参与感和满足感方面,提供了很好的帮助作用。

然而,据估计在应该进行二级预防的患者中仅 14%～35% 的心脏病发作存活者和 31% 的冠脉搭桥术患者进行了二级预防,70% 的患者未接受专门降低危险因素的干预措施。究其原因,最主要的是未启动二级预防项目的开展、医师责任感不强以及医疗费用报销体系不完善。

心脏康复治疗在临床上究竟是否有效,是否实用,近来一些不一致的临床结果使其备受争议。二级预防时常被轻视,被局限于单纯的药物干预,通常被留给全科医师或者非医学健康专业人员处理,结果不理想也就可想而知了。其实,二级预防需要时间,需要恒心,需要有组织的、高度专业化的多学科联合。

现代心血管病药理学的进步和介入治疗在未来心血管疾病的预防中会扮演更重要的角色,但具体应如何实施,尚无明规,其在个体和群体水平的有效性目前也只是先验性的假设。

为克服以上障碍和提高二级预防的参与率,需要来自科学团体的正式声明来理清心脏康复和二级预防的理论和临床实践架构问题。这也包括对运动试验等各种试验的指导,并强调心血管专家有责任促进这些试验的应用和积极采用新方法。把心血管预防性措施服务于已罹患心血管疾病的患者,当务之急就是要缩小科学理论证据和当前临床应用之间的差距。

二、二级预防面临的持续挑战

欧洲心脏病预防和康复协会(EACPR)将妨碍提供更好预防保健服务的相关问题进行了梳理,并制订了相关文件将理论和实践更紧密联系起来(表 1)。

表 1　二级预防面临的挑战:EACPR 声明/意见书

声明和意见书	内容
欧洲心脏病康复量表调查(The European Cardiac Rehabilitation Inventory Survey,ECRIS)	以存档服务和寻找不足为目的,CR 在 ESC 框架国家内的全国性水平状况调查
源自 ECRIS 的结果:专业技能、教育水平、专业认证和数据库使用的水平	ESC 框架国家内关于专业操作和临床数据库规范使用的 CR 教育项目和鉴定系统的现状
心血管疾病二级预防核心组成和目标	规划和发展二级预防项目的实用推荐

续表

声明和意见书	内容
二级预防的核心组成:体力活动和运动训练	从长远来看,体力活动和体育锻炼在改变和维持健康的生活方式中承载着关键角色
心衰患者的体力活动和体育锻炼	心衰患者CR过程中开展体力活动和体育锻炼的实用推荐
二级预防纳入和处理的操作标准和结果评价量	系统性监测二级预防项目的实施过程和标准结局

ECS:欧洲心脏病学会。

(一)二级预防现状

目前亟需有关二级预防面临挑战的综述、相关的临床实践证据总结,用于指导临床医生为不同患者提供较好的合理性二级预防建议。以档案服务和医疗服务短板调查为目的,ESC框架内国家做了CR全国性水平状况调查,发现大多数国家仅有不到一半的心血管疾病适应证患者获益于二级预防。欠缺之处包括法规的缺失或不完备,资金缺乏,专业指南和信息系统不完善,由健康权威组织和患者团体获取的支持较低。因此,促进立法、提升政治认知、提供专业指南和发展CR基本架构等应该摆在优先发展的地位。关于合作和共享二级预防的专业知识,EACPR在国家之间的CR相关部门进一步明确了自身肩负的责任。

(二)有关专业技能、教育、职业鉴定和数据库的运用现况

ECRIS问卷进一步分析得出,专业技能、文化修养和技能鉴定是完成CR广泛性实施和质量保证的重要因素,预计过半的欧洲国家已经开展正式的CR教育项目,但成立了专业工作职业鉴定系统的国家仅占1/4,且临床数据库的开发幅度极低。聚焦于教育促进、职业认证和完善数据库在促进CR的有效性和品质保证方面必不可少。

(三)二级预防的核心组成和目标

本文所构思的措施为二级预防项目的设计和发展提供切实可行的推荐,支持医务人员、保险机构、政策制定者和消费者,认真考虑在何环节和如何运作才能达成二级预防的架构性需要,也让所有适应证患者达到最低限度标准的保健要求。疾病主导式的文档条例包括了CR不同心血管条件的所有要素(表2)。

表2 二级预防的核心构成和目标

患者的医学评估

体力活动咨询

体育锻炼处方

膳食/营养咨询

续表

体重控制管理

血脂控制

血压监测和控制

戒烟

职业支持

心理健康管理

(四)体力活动和结构性体育锻炼项目

长期来看,体力活动和运动锻炼是健康生活行为改变和维持的核心载体,能带来自信、自尊、融入社会、重返工作岗位等积极影响,以及通过日常生活的正常化,提高个人生活质量。疾病主导的策略应该细化,并具体讨论体力活动和运动锻炼的处方建议。众所周知,经冠脉血管成形术或外科血管再通术治疗的冠心病患者,其运动锻炼处方的功能评价计算方法已经被ESC心肌血管重建术指南所采纳。

(五)心力衰竭患者的体力活动和计划性的体育锻炼项目

体力活动和体育锻炼同样适用于心力衰竭等晚期心血管疾病。因此,EACPR和ESC心力衰竭分会合作出版了专门的指南文件,内容包括患者选择、培训方案认证和疾病进展监测。修订了心力衰竭患者实施体育锻炼的实际建议,以及基于目前的科学和临床知识,如何消除传统思想带来的壁垒(表3)。

表3 如何实施急性心力衰竭患者的体育锻炼:分阶段步骤

1.病人选择

(1)校正心血管或非心血管疾病的触发因素

(2)优化治疗药物

(3)排除活动和锻炼的禁忌证

2.早日活动

(1)肢体伸展活动

(2)小肌群的阻力和力量训练

续表

(3)呼吸训练

3.再评估

(1)早日下床活动后排除不能耐受/薄弱的情况

(2)排除活动的禁忌证

(3)功能评估(心肺运动训练,6min 步行测试)

4.选择最佳的个体化锻炼方案

(1)有氧耐力(持续和间歇的)

(2)力量/耐力训练

(3)呼吸

5.再次评估

(1)参数评价(心率、血压、呼吸频率、血氧饱和度)

(2)症状

(六)二级预防纳入和处理的操作标准和结果评价

如何评价和促进二级预防保健,依据特定的疾病条件进行个体化是重要的组成部分,由此可获得客观真实的卫生服务,并保证服务质量。结果评价促进应当以为医务人员提供互相学习的平台为目的,刺激系统性工程的再建设改造,将合适的保健过程均一化服务于患者,可操作性达最大化,结果有效。有关疾病处理过程的系统性监测、二级预防项目的结果评价、特定心血管条件的个体差异,已有专门的文章做了论述。

三、日益变化中的心血管疾病状况

来自人口结构的变化、疾病复杂程度的增加、不断发展的新技术应用等来自经济变化架构内的背景,对现代医学提出了新的挑战,需要我们不断回顾其策略、方针和目标。

(一)面临的临床状况

晚期疾病进程,如严重的心力衰竭、肺动脉高压、复杂病变的成年先心病患者、心脏骤停幸存者、少数种族患者、不断增加的老年或老老年患者、合并多种并发症的、增加的体弱患者和失能患者等复杂疾病情况的增加,对临床工作的管理和服务提出了更加苛刻和更专业的要求。

此外,介入治疗开展的增加,包括左心室辅助装置、心脏同步仪器或除颤器、经皮主动脉瓣置换术、心肌血运重建(外科手术或介入手术)、心脏或心肺移植术,以上介入治疗开展等的增加扩大了康复需求的主题。

(二)干预新举措的实施

得益于诊断和治疗方法的进步,以及经济压力和竞争的增加,患者住院时间近年来大大缩短。因此院内早期干预和出院计划变得越来越重要。规范化的出院程序可促进临床治疗的连续性,促进专科医师和全科医师的相关信息交换,保证资源的合理使用。

协调心血管重症监护患者和出入院患者的二级预防是目前面临的重要挑战,需要有弹性的、特定简明的、多学科项目以达到治疗和管理病人的持续性。在此建议每个医院设计一份特定专业的出院文档,将急诊重症监护和长期疾病管理联系起来,文档表格如表 4 所示。如能正确执行,可明显降低医疗过程的再入院率和医疗费用。

(三)急诊医师和外科医师应承担的责任

确保重症护理人员、心血管介入医师、心力衰竭治疗专家和心脏外科医生认识到二级预防的重要性,是临床日常工作中主要面对的挑战,该传统挑战与个人专业、医疗小组、卫生保健组织密切关联。有些医生持有这样的观点:只有建立在循证医学基础上的信息才能更好的提高指南依从性,这样的偏见直接导致医生对二级预防效果认识不足。CR 服务点利用的不足或财政支持的短缺严重影响着患者加入到二级预防保健项目中,因此亟需有组织性和战略性的措施。未来的日子里,应整合二级预防于现有的医学处理程序,将是否纳入二级预防项目成为医疗质量评价管理不可分割的一部分,促使二级预防出现于更多医嘱和处方中。

(四)患者和医护人员各自的权责

为达到更好的治疗/预防效果,病人和医护人员应该早日参与出院计划制定,着重讨论出院或入院应关注的二级预防核心部分。目前越来越强调患者在管理疾病和决策上的自主权,积极参与预防行为,包括改正不健康的生活方式、遵循运动建议,这些行为改变和遵医嘱服药一样重要。生活方式改变的遵医嘱依从性和用药依从性处于同等重要的位置。患者本身的个人认知、财务状况、抑郁和动机缺少等因素往往会导致患者不想参与 CR 项目或中途退出。如果能让患者积极参与到疾病治疗、预防和康复的选择过程中,大部分患者会获得成功治疗。心理学专家和行为治疗师亦是 CR 治疗团队重要的成员。应将更多的投资趋向于支持患者改变生活方式。CR 项目的设计应该个性化量身定做、个体化、让人感兴趣、让人有成就感,使人"成瘾"、有弹性、容易快速接受(尽可能)、成本有效。

(五)知识缺口

希望在不久的将来,会有一项新的大型 CR 临床研究开展,项目包括了非常老的老年人、伴随晚期疾病患者、采取了新的干预治疗措施等,这样的研究将会为未来的临床工作提供有价值的证据。

不同的二级预防项目成本效益应该从长远考虑：由于项目设计和实施模式的广泛差异，并不能轻率得出孰优孰劣的绝对定论。

四、结论

心血管疾病二级预防面临的挑战需要我们采取进一步行动，可归纳如下。

（1）加大资金投入到预防措施和设施上。

（2）在各个大洲和国家之间，加强心脏病专家的合作和参与，实现卫生医疗政策有利于二级预防的开展。

（3）精心设计临床路径利于临床保健工作的服务持续性。

（4）处理心脏病患者中，参与的所有专家应共同承担责任，包括介入和外科医师，在行业内提供二级预防的更多信息。

（5）在合乎标准的中心，有关于持续时间和服务质量的最低标准。

表 4   出院设计信件举例

入院日期：	出院日期：

诊断

1.主要诊断：_____

2.次要诊断 _____

患者既往史

□ 家族史：_____

□ 社会经历：_____

□ 过敏史：_____

□ 简短病史：_____

□ 现病史：_____

住院记录

□ 入院体格检查：_____

□ 辅助检查项目：_____

□ 会诊意见：_____

□ 院内病程和治疗：_____

□ 咨询/建议：_____

出院记录

· 出院条件和仍需处理的疾病（如果适用）_____

· 出院身体机能状态 _____

· 出院带药 _____

· 出院指示 _____

· 饮食指示（如果需要的话）_____

· 出院体力活动建议 _____

预防目标

□ 戒烟

□ 血浆总胆固醇<175mg/dl

□ LDL-c<100mg/dl

□ 血压 140/80mgHg（糖尿病<130/80mmHg）

□ 理想体重：____kg

□ 腰围<102cm（男性），<88cm（女性）

□ 糖化血红蛋白<7%

二级预防和 CR 架构化推荐

出院检查清单（出院时逐一核对每项）

药物治疗

☐ 首选用药

☐ 次选药物

心血管危险因素预测

☐ 吸烟习惯

☐ 体重超标

☐ 血脂紊乱

☐ 高血压

☐ 糖尿病

☐ 久坐

☐ 压力

遗留的活动性心脏疾病（请注明是否需要治疗或永久性的）

☐ 可治愈的 _____

☐ 终身疾病 _____

遗留的活动性伴随疾病

☐ 可治愈的 _____

☐ 终身疾病 _____

伴随的功能性退化

☐ 可治愈的 _____

☐ 终身疾病 _____

Barthel 评分（0~100）_____

NYHA 分级（1~4）_____

CCS 分级（1~4）_____

备注 _____

是否纳入 SP/CR 项目

☐ 否，否定原因 _____

☐ 是，请注明 _____

住院患者，Ⅱ期心脏康复　　　○ 原因

　　　　　　　　　　　　　　○ 时间

　　　　　　　　　　　　　　○ 地点

出院患者，Ⅱ期心脏康复　　　○ 原因

　　　　　　　　　　　　　　时间

　　　　　　　　　　　　　　地点

　　上述步骤应常规回顾追溯并审查其进程，正在实施的计划项目应进一步将方法学和抽样程序精细化，尽最大可能获取有代表性的数据（由国家或国际质量评估小组开展，以避免固有研究偏倚）。基于循证医学的研究到临床实际应用的成功过渡需要令人信服的数据支持。

第 3 篇

高血压及相关疾病

1. 难治性高血压：心血管医生应当了解的知识

中山大学附属第一医院　董吁钢　黄慧玲

长久以来，难治性高血压（treatment-resistant hypertension，TRH）患者的治疗手段较局限，预后较差，因此对于这些患者，指南建议把他们转诊到高血压专科/中心，来制定相应的处理和治疗策略。随着新型治疗手段如肾交感神经射频消融（renal denervation，RDN）的出现，难治性高血压再次受到人们的关注。

心脏科医生在评估和管理 TRH 患者时，需要了解并掌握以下几个重要方面：①对于疑诊 TRH 的患者进行 24h 动态血压（ABPM）监测，以排除白大衣高血压，辨别真正的 TRH（即顽固性高血压，Refractory hypertension）并指导进一步评价；②排除继发性高血压；③评估血管重塑的情况；④明确哪些患者能够在以器械为基础的介入治疗中获益；⑤掌握 TRH 的药物治疗策略。

一、难治性高血压的定义和流行病学

由于定义和评估方法的不同，已报道的 TRH 发病率有很大的变异，大概在 3%～30%。根据最近的 ESC/ESH 高血压指南，TRH 定义为：在改善生活方式和合理应用包括利尿剂在内的至少 3 种足量抗高血压药治疗措施的基础上，仍不能将收缩压和舒张压控制在目标水平[即收缩压低于 140 mmHg 和（或）舒张压低于 90 mmHg 水平]。这个定义的缺陷在于基于诊室血压的测量，因此可能导致相当比例的白大衣高血压患者的误选。

二、疑似难治性高血压患者的处理

（一）24h 动态血压监测

1. 排除白大衣高血压　鉴于在疑似 TRH 患者中白大衣高血压的高患病率，24h 动态血压监测应该是日常诊疗工作的一部分（图 1）。提示白大衣高血压的临床证据包括：没有靶器官损害，使用降压药物治疗会导致低血压症状（如头晕、乏力和头痛等）。

de la Sierra 等进行的一项大规模高血压队列研究发现，通过诊室血压诊断的 TRH（3 种或以上降压药物，其中一种为利尿药）发病率为 12.2%，而在这些患者中，大概有 1/3 的白大衣高血压，进一步通过 24h ABPM 明确的 TRH 发病率为＜10%。与这个结果类似的，一项通过 24h ABPM 来确定行 RDN 手术适应证患者的研究发现，TRH 的发病率＜10%。而另一项针对高血压患者的大规模的调查（＞172 000）结果显示，TRH 的发病率仅为＜5%。这里应该注意的是，不准确的血压测量技术是假性 TRH 的常见原因。特别要注意袖带的尺寸，因为如果袖带太小，可能导致高估血压＞15mmHg。

2. 识别继发性高血压　在 TRH 的人群中，继发性高血压的发病率远远高于普通高血压人群。Azizi 等进行的一项研究发现，在 1416 例准备接受 RDN 的"难治性高血压"患者中，有超过 50% 的患者因为继发性高血压而被排除。

24h ABPM 可以评估夜间时段血压，夜间血压下降不足（非勺型）或夜间血压升高（反勺型）均提示继

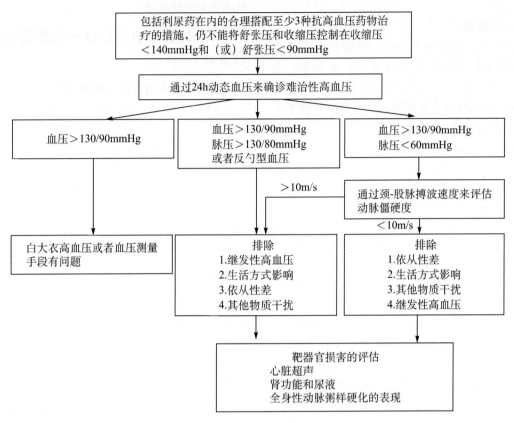

图 1 难治性高血压的检查策略流程

发性高血压。

（二）排除继发性高血压

1.阻塞性睡眠呼吸暂停（OSA）综合征 OSA 是继发性高血压最常见的原因之一。非勺型或反勺型的血压昼夜模式，同时伴有打鼾、白天嗜睡和晨起头痛等病史者，应及时考虑 OSA 的诊断。筛选 OSA 可以比较容易地通过采用问卷评估白天睡眠情况和通过便携式睡眠监测仪进行家庭睡眠测试来完成。如果后者提示呼吸暂停低通气指数增高（即＞5 次每小时），患者应转诊到专科进行进一步的评估和治疗。

2.肾实质或血管疾病 对于这一类患者的筛选应该进行尿液分析和血清肌酐浓度测量。如果结果异常，再行泌尿系统超声检查。

虽然在一般高血压人群中动脉粥样硬化性肾动脉狭窄的发生率很低（1%～8%），但其在 TRH 患者中的发病率却要高得多（15%～40%）。短时间内血压急剧升高或肾功能急剧恶化（尤其是在接受 ACEI/ARB 治疗之后）或者急性肺水肿的非勺型患者（Pichering 综合征）应该通过多普勒超声、CT 或 MRI 检查排除肾动脉狭窄。

3.原发性醛固酮增多症 原发性醛固酮增多症（PA）是指独立于肾素-血管紧张素系统的不适当的高醛固酮合成，并且不能被钠负荷抑制。PA 的临床症状是非特异性的，并且只有约 40% 的患者存在低钾血症。在患者做好充足准备之后，血浆醛固酮肾素比值（ARR）应该作为第一个筛选步骤。如果 ARR 增高，患者应转诊到高血压专科/中心进一步诊疗。

4.其他原因 包括嗜铬细胞瘤、库欣综合征、肢端肥大症、主动脉缩窄、真性红细胞增多症、Liddle 综合征、Gordon 综合征、多发性内分泌肿瘤等。

三、评估血管重塑

我们需要评估大动脉僵硬度，因为顽固性高血压患者往往存在着血管重塑。目前，非侵入性评估大动脉僵硬度的"金标准"方法是颈-股脉波传导速度（PWV），代表动脉节段的体表距离 / 脉搏波传导时间。此外，脉压也是一个广泛应用并且有效的评估血管僵硬度的指标。PWV＞ 10m/s，24h PP≥63mmHg 或者中心 PP＞55mmHg 均提示存在血管重塑。如果没有证据表明血管重塑，则要排除依从性差、生活方式影响因素、干扰抗高血压药物疗效等假性 TRH 引起的血压上升。

(一)依从性差

治疗的依从性差是血压"难治"最常见的原因之一,根据尿液分析结果显示,有高达 50% 的患者不遵医嘱服药。如果进行依从性的监视,至少 1/3 的"难治性高血压"可以得到有效控制。以下策略有助于评估和改善治疗依从性,包括血液或尿液药物浓度的测定,使用电子药盒记录药物使用情况等。此外,在患者接受降压药物治疗后即执行 24h 动态血压监测,也是一种评估依从性的简单方法。

(二)排除生活方式因素引起的 TRH

肥胖、盐摄入过多、饮酒经常与 TRH 有关,改善生活方式可以使高血压患者血压降低 5~10mmHg。

1.肥胖 难治性高血压或者严重的高血压通常与肥胖有关。原因可能是由于钠水潴留导致的心排血量增加、交感神经系统的激活,尤其是肥胖的患者通常伴有 OSA。然而,需要我们注意的是,减轻体重对于一般高血压人群有助于血压的轻度下降(体重每下降 1Kg,血压下降 2/1mmHg),但是对于肥胖的 TRH 患者,控制体重的降压效果仍缺乏相关证据,似乎总体控制这些生活方式的策略比单独干预某一个因素更有效。

2.钠摄入和水潴留 TRH 的患者通常是盐敏感性的,表现为盐摄入量增加和肾功能受损。在正常血压和高血压患者,盐摄入增加(即>6g/d)与血压和心血管风险的增高有关。控制钠盐摄入的降压效果在"盐敏感"的高血压患者(即非洲人和东亚人,以及所有种族的肥胖者和老年人)中尤为显著,这可能涉及肾素-血管紧张素-醛固酮系统(RAAS)的反应。在 Pimenta 所进行的一项交叉研究中,结果显示控制钠盐摄入可使诊室血压下降(22.7/9.1mmHg)和 24h ABPM 下降(20.7/9.6mmHg)。在 TRH 患者,限制钠盐摄入的降压效果要比血压正常者或一般高血压患者更为明显。

3.酒精摄入 急性酒精摄入会通过交感神经的中枢调节从而升高血压。此外,即使在正常血压的人群,长期大量饮酒(>60g/d 的乙醇)也会升高血压。然而,迄今为止,过量饮酒导致难治性高血压及减少饮酒对 TRH 患者血压控制效果的研究资料很少。

4.干扰降压治疗的药物 比如非甾体类抗炎药(NSAIDS)。NSAID 通过抑制肾前列腺素的合成,以及其他机制导致钠水潴留。在易感患者(即高龄、盐敏感、肾病),这种影响可能导致治疗抵抗和(或)急性肾衰竭。另外,NSAIDs 还可能和几种重要的抗高血压药物(如 ACEI、ARB 和 β 受体阻滞药)相互作用,从而影响降压效果。

四、评估难治性高血压的靶器官损害和合并症

(一)超声心动图对心脏的评估

TRH 患者心脏超声的特征包括:左心室肥大、左心房和主动脉扩大。对于有症状的患者,应进行左心室舒张或者收缩功能的评估。

(二)肾功能和尿蛋白

TRH 患者应该评估肾功能和尿蛋白的排泄。eGFR < 60ml/(min·1.73m^2),尿微量白蛋白/肌酐升高(男性 > 3.9mg/g,女性 > 3.9mg/g)表示存在肾功能损害。如果怀疑盐负荷过重,应该 24h 尿钠的检测。

(三)动脉粥样硬化

TRH 的特征是全身的动脉粥样硬化,体格检查应该包括眼底、颈动脉、腹部、股动脉血管杂音检查。一旦难治性高血压患者出现显著的动脉粥样硬化症状(如心绞痛、跛行等)和相应的体征,应该立即行造影检查。

五、难治性高血压患者的药物治疗

(一)A+C+D

RAAS 系统的激活在高血压过程中起到了很重要的作用,因此很多指南均建议第一步采用可以耐受的 A(ACEI 或者 ARB)+ C(CCB)+ D(thiazide 噻嗪类)药物最大剂量。A 抑制了 RAAS 系统,而 C+D 抑制了交感神经。

建议中重度肾功能损害的患者[GFR≤45ml/(min·1.73m^2)]使用袢利尿药代替噻嗪类利尿药。尽管 C 策略一般建议使用二氢吡啶类 CCB(乐卡地平、氨氯地平、非洛地平、硝苯地平),某些情况下(如患者心率过快)也可以使用非二氢吡啶类。

(二)评估哪种因素的作用占主导地位

如果患者采用 A+C+D 策略后血压仍然不能达标(即诊室血压 >140/90mmHg 和(或)24h 动态血压 > 130/80mmHg),建议进行临床评估,确认水钠潴留(外周水肿、尿钠增加、左心室充盈压高)、交感激活(心率快)和动脉僵硬度高(24h 平均动态血压高、脉压和颈-股动脉脉搏速度快)三者谁起主要作用。

(三)加用第 4 种抗高血压药物

如果血容量增加为主要原因,建议加用螺内酯或者。如果交感激活(心率快)和动脉僵硬度高(24h 平

均动态血压高、脉压和颈-股动脉脉搏速度快)起主要作用,建议加用 α 受体阻滞药(多沙唑嗪)。

2015 年公布的 PATHWAY-2 试验结果显示,难治性高血压患者的血压控制加用螺内酯比其他降压药物(如多沙唑嗪、比索洛尔)更有效。PATHWAY-2 试验随机选择了 335 名难治性高血压的患者顺序接受 12 周的螺内酯(25～50mg)、比索洛尔(5～10mg)、多沙唑嗪(4～8mg)和安慰剂治疗。结果显示,螺内酯组与安慰剂组、多沙唑嗪组、比索洛尔组及比索洛尔加多沙唑嗪组相比,家庭收缩压分别多下降 8.7mmHg、4.04mmHg、4.48mmHg 和 4.26mmHg。螺内酯的大获全胜,提示过度水钠潴留在 TRH 的发病机制中起着关键作用。

(四)加用第 5 种或者第 6 种抗高血压药物

如果血容量增加,我们考虑加用长效祥利尿药。如果持续的交感神经激活,建议联用 β 受体阻滞药和血管扩张药,或者 α/β 受体阻滞药(卡维地洛等)。如果动脉僵硬度增加,醛固酮受体拮抗药能够控制血压和延缓血管重构。

标准的药物治疗已经很成熟,我们用图 2 做了总结。

六、难治性高血压患者的介入治疗

(一)介入治疗策略

尽管很多医生对高血压介入治疗持怀疑态度,但患者普遍不愿改变生活方式及药物治疗依从性差是不争的事实。介入治疗的目标是要抑制交感神经系统的过度激活(即颈动脉压力感受器刺激术和肾交感神经射频消融),从而达到控制血压的目的。值得注意的是,颈动脉压力感受器刺激式电极安放在颈动脉窦上,血压升高时该装置产生电信号对血压调节中枢进行干预;而肾交感神经射频消融术是切断双肾交感神经支配从而降低血压。

1.肾交感神经射频消融　该疗法适用于排除了假性难治性高血压、继发性高血压、去除致血压增高因素,且肾动脉解剖适合进行去神经治疗的患者,通过切断双肾交感神经支配从而降低血压。

SYMPLICITYHTN-1 和 SYMPLICITYHTN-2 两项研究开启了 RDN 治疗顽固性高血压的序幕,但随后的随机对照研究 SYMPLICITYHTN-3 试验结果呈阴性,对近年来令人们满怀期待的 RDN 技术来说,是一个沉重的打击。

但是,Symplicity HTN-3 的研究设计存在一些缺陷,包括介入医师缺乏经验、筛查期间及 6 个月随访期间患者用药发生改变、患者用药依从性不统一、手术疗效未经验证等。因此,我们并不能因此就否定 RDN 疗法。该研究给我们提出很多临床研究需要重视的问题,比如患者筛选标准、手术医师技巧培训、RDN 仪器改进和提高等,这些问题还需要进行大量的临床研究来解决。

2.颈动脉压力感受器刺激术　刺激颈动脉压力感受器,产生信号以调节中枢神经系统血压调节中枢,显著降低动物和人的血压。研究提示,颈动脉压力感受器刺激术能够通过抑制全身和肾脏特异交感神经活性治疗肥胖引起的高血压。相比之下,颈动脉压力感受器刺激术对 AngⅡ 和醛固酮升高的高血压

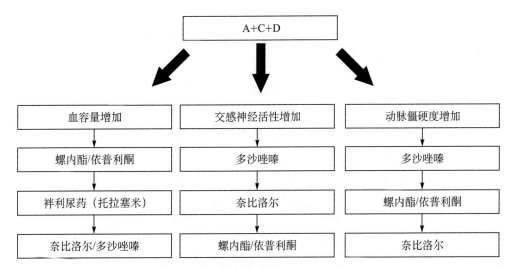

图 2　难治性高血压的标准药物治疗建议

疗效不佳。该方法的缺点是需要置入设备,且缺乏相关研究数据,因此只推荐对严格药物治疗无效的患者实施。

3.中央动静脉吻合术　2015年1月,"ROX CONTROL HTN"研究发表。该研究旨在通过髂总动静脉吻合术改变动脉力学结构,从而帮助难治性高血压患者降血压,并评估该干预方式的安全性和有效性。结果显示,试验组和对照组的平均诊室收缩压各降了26.9mmHg和3.7mmHg,24h动态收缩压各降了13.5mmHg和0.5mmHg,两两间差异皆有统计学意义。但是随访期间,试验组中有12例患者有身体同侧静脉栓塞事件,并接受了球囊扩张或支架置入术。

总而言之,动静脉吻合术或可显著降低血压和减少高血压并发症,该方法可用于辅助治疗难治性高血压患者,但长期预后如何还有待于进一步的观察。

(二)明确能够在以器械为基础的介入治疗中获益的人群

联合使用最大剂量的 A(ACEI 或者 ARB)、C(CCB)、D(噻嗪类)药物和第四线的抗高血压药物(醛固酮受体拮抗药)后仍不能控制血压的话,为介入治疗指征。

已经证明肾交感神经阻滞术在大部分难治性高血压患者的降压治疗中失败。我们主要通过交感神经活性、单纯收缩期高血压、动脉重构来预测介入治疗的成败,见图3。

1.交感神经过度激活:不能预测血压反应　交感神经系统(SNS)的过度激活在高血压患者血压升高

的过程中起到重要作用。Grassi 等研究证实 TRH 患者存在交感神经过度激活和压力感受器功能障碍。这个致病作用在年轻和(或)肥胖的高血压患者中似乎最为显著。与这个假设相一致的是,外科交感神经去除术已被证实可以降低年轻高血压患者(平均年龄42岁)的血压以及死亡率。与此相反,最近的几项研究反驳了 SNS 在老年 TRH 患者发病中起主要作用的假设,报道 RDN 后血压的变化是暂时性且独立于交感神经和压力反射作用的。综合来看,目前的证据表明,交感神经活性的评估不能很好地预测 RDN 后血压的反应。

2.ISH:手术治疗的禁忌证　对于难治性高血压的患者应该进行 24h ABPM 评估是否存在隐匿性ISH(24h PP≥63 mmHg)。约50岁,由于年龄相关的血管硬化,随着收缩压的升高,舒张压逐渐下降。这会导致3个重要的后果:①ISH 患者的比率随年龄增长而增加,从50~59岁47%的发病率上升到60~69岁>75%的发病率;②在50岁以上的人群,收缩压成为更重要的心血管风险的决定因素和预测因子;③ISH 是大动脉僵硬度增加的标志物,并且和 RDN后血压不降相关。因此,建议将 ISH 作为手术治疗的禁忌证。

3.存在大动脉僵硬增加:手术治疗的禁忌证　血管重塑是手术治疗难治性高血压效果不佳的一个重要原因。与这个概念相一致的是,具有大动脉僵硬度增加,和(或)ISH 的患者在 RDN 后并不表现出血压下降。实际上,根据最近的观察,约有30%的 TRH患者在接受 RDN 手术后,服用6种降压药物后仍然

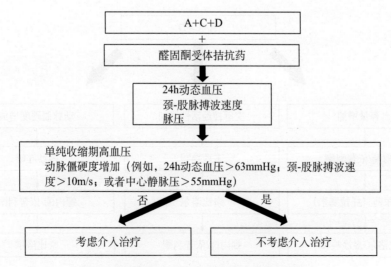

图3　辨别适合行介入治疗的难治性高血压病人

不能达到靶目标(家庭自测血压<135/85mmHg)。

　　因此,通过测量颈-股 PWV 或者中心脉压差来评估动脉僵硬度,应该成为 TRH 患者在考虑接受手术治疗前常规检查。动脉僵硬度增加(颈-股 PWV>10m/s 或者 24h PP>63mmHg,或中心 PP>55mmHg)提示为手术治疗的禁忌证。

参 考 文 献

[1]　Stefano F. Rimoldi, Franz H. Messerli, Sripal Bangalore, et al. Resistant hypertension: what the cardiologist needs to know. European Heart Journal, 2015, 36: 2686-2695.

[2]　Bangalore S, Fayyad R, Laskey R, et al. Prevalence, predictors, and outcomes in treatment-resistant hypertension in patients with coronary disease. Am J Med, 2014, 127: 71-81.

[3]　Daugherty SL, Powers JD, Magid DJ, et al. Incidence and prognosis of resistant hypertension in hypertensive patients. Circulation, 2012, 125: 1635-1642.

[4]　EganBM, ZhaoY, AxonRN, et al. Uncontrolledandapparent treatment resistant hypertension in the United States, 1988 to 2008. Circulation, 2011, 124: 1046-1058.

2.继发性高血压的筛查思路

新疆自治区人民医院　李南方　祖菲亚

高血压按病因可分为原因不明、发生机制不清的原发性高血压和有因可循、病因明确的继发性高血压。继发性高血压除了因高血压自身造成的心血管危害以外,与之伴随的低血钾、高肾素、高醛固酮、高皮质醇、高儿茶酚胺、低血氧等继发性因素还可导致独立于高血压之外的心血管损害,其危害程度较原发性高血压更大。早期识别、早期治疗具有非常重要的临床意义。

目前尚缺乏继发性高血压在大规模普通高血压人群中的流行病学资料,既往认为继发性高血压在高血压人群中的患病率为4.7%～10.5%,近年来研究显示成人继发性高血压在住院患者中的检出率从2005年的14.0%升高至2008年的39.3%(表1),至2010年合并有导致血压增高疾病的检出率达44.3%,而在顽固性高血压中继发性高血压所占的比例更可高达65.6%,提示继发性高血压的诊断和鉴别对临床医师已经是一个不可忽视的问题。

一、继发性高血压的一般特征及线索

初步排查:为继发性高血压的诊治过程的第一步,即通过病史询问、体格检查和包括血、尿常规,血脂、血糖、电解质、肝肾功能,双肾B超、动态血压监测等在内的常规实验室检查,寻找继发性高血压的可疑"线索"。有如下情况的,需警惕继发性高血压的可能性:①打鼾者,特别是睡眠时反复出现呼吸暂停、多梦、清晨头痛;②腰痛、泡沫尿、肉眼或镜下血尿;③肌无力、夜尿增多、周期性麻痹;④阵发性高血压伴头痛、心悸、大汗淋漓;⑤失眠、烦躁、易怒、忧郁等精神心理行为异常;⑥明显的怕热、多汗、消瘦;⑦体重增加,月经失调,性功能减退,第二性征发育异常等。在体征方面有:①体重异常增加或减少;②皮肤苍白、潮湿或多汗、皮疹、网状青斑;③多血质面容、口唇甲床发绀、舌体大伴有齿痕、咽腔狭小;④颈部或腹部闻及粗糙的血管杂音;⑤腱反射减弱;⑥第二性征发育异常;⑦双侧上肢血压相差＞20mmHg,下肢血压明显低于上肢;⑧肢体脉搏不对称,动脉搏动减弱或消失等。

一般实验室检查,如血常规、尿常规、血脂、血糖、电解质、肝肾功能,红细胞沉降率、C反应蛋白、血氧饱和度监测、心电图、心脏彩超、双肾B超、眼底照相、动态血压监测等,在二级以上的医院均可开展,简单、易行,能给临床医师提供许多继发性高血压的重要线索。主要分析判断如下。

(1)血常规:红细胞、血红蛋白及血细胞比容的增高,提示真性红细胞增多症,阻塞性睡眠呼吸暂停综合征导致的继发性高血压;红细胞、血红蛋白的减少提示肾实质性高血压、甲状腺功能减退或自身免疫性疾病的可能性;而白细胞增多可见于交感神经系统的兴奋性增高,若伴有中性粒细胞、嗜酸性粒细胞的增高应警惕系统性血管炎的可能性。

(2)尿常规:不少肾脏病变早期就可以出现蛋白尿或者尿沉渣中有形成分增多,对于鉴别肾实质性高血压有临床意义。高血压肾脏损害时可能导致尿比重升高。肾小管酸碱及电解质失衡可能与继发性高血压有关,如原发性醛固酮增多症及Liddle's综合征等。

(3)血糖、血脂分析:高血压与高血糖有共同的发病机制为胰岛素抵抗。由于高血糖及高血脂均是动脉粥样硬化的重要危险因素,动脉粥样硬化累及肾动脉可能造成肾血管性高血压;此外,糖尿病患者肾脏损害后可能造成肾实质性高血压。

(4)肾功能及电解质:肾功能异常时需要结合患者年龄、高血压病程、既往泌尿系统的病史、尿液分析等检查鉴别肾性高血压。高血压合并低/高钾血症与继发性高血压的鉴别密切相关,应该考虑到原发性醛固酮增多症、肾小球疾病或肾小管疾病等疾病的鉴别诊断。

(5)血氧饱和度:夜间睡眠时非慢性阻塞心肺疾患的低氧血症,结合打鼾、嗜睡及夜间憋气病史常常提示合并存在阻塞性睡眠呼吸暂停综合征。

(6)双肾超声:肾脏对于超声检查的敏感性较高,可了解双肾的长轴长度、双肾皮质髓质结构、双肾动脉血流速度等进一步鉴别肾实质性高血压、肾血管性高血压、多囊肾、肾积水等肾性高血压。

(7)眼底照相:是鉴别良恶性高血压、肾性高血压的一个重要的依据。

(8)24 小时动态血压监测:不但已成为高血压诊断、评价降压疗效的重要手段之一;同时,24h 动态血压监测可作为诊断假性高血压、白大衣性高血压、药物相关性高血压等的重要工具。有研究证实通过该项检查对不同时间段、不同体位血压值的监测及血压节律性和变异性的观察与分析,对继发性高血压的诊断有着特殊的意义。血压水平持续性升高,血压节律变化与白昼、体位等影响因素并不密切时,应注意肾性高血压及原发性醛固酮增多症的可能性;血压的变异性强、波动大,呈发作性升高和(或)伴有直立性低血压,要考虑嗜铬细胞瘤,同时需排除精神因素如兴奋、恐惧、焦虑的存在。动态血压对继发性高血压筛查的意义。

一些临床特征为继发性高血压排查提供了重要的线索。例如:①年轻患者的发病年龄＜30 岁,但血压水平呈中、重度升高;②老年患者原来血压正常或者规律服用降压药物下血压控制平稳,但突然出现了高血压或者原有降压药物疗效下降;③血压的波动性大,药物治疗反应差;④急进性和恶性高血压,靶器官损害严重程度与高血压病程不平行;⑤伴随有肌无力、周期性四肢麻痹;明显怕热、多汗、消瘦;阵发性高血压伴头痛、心悸、睡眠时反复出现呼吸暂停或气憋现象;⑥体检时或临床检查中发现不明原因的肾功异常、血象异常、电解质紊乱、双肾不等大、肾上腺偶发瘤的高血压患者。根据上述临床特点,可有的放矢地选择相关专科检查进一步明确患者继发性高血压的病因。

二、继发性高血压的排查思路

继发性高血压的排查需要紧密结合患者的病史、症状、体征及个人月经婚育史、手术史、外伤史、家族史等,并加以细心的分析和判断。对所有高血压患者尤其是难以控制的高血压应该考虑到继发性高血压的可能性,在病史询问过程中,应关注高血压发病的时间、血压的水平、高血压的类型(持续/阵发)、有无夜间睡眠障碍,有无夜尿增多/周期性麻痹史、有无多汗、心悸、面色苍白史、有无尿急、尿痛及血尿、贫血及水肿史,对降压药物治疗的反应;追问有无甘草制剂、类固醇激素及避孕药服用史;月经/性功能发育史。体格检查应注意:立卧位血压;四肢脉搏、血压、腱反射;体形、面色及末梢温度;面部、眼睑或下肢有无水肿;皮肤、毛发、毛细血管;腹部及腰背部血管杂音;心率及心脏杂音;第二性征发育情况、眼底的情况及血压的节律性。血常规、血沉、尿常规、血浆电解质、血糖、血脂、肾功、心电图、心脏彩超、颈动脉超声、双肾

B 超和眼底检查均为最基本的实验室检查项目,可以提供绝大多数继发性高血压的线索,和反应高血压患者所合并的最为常见的代谢异常,也可以部分反应靶器官受损的状况;另外,肾上腺 CT、24h 动态血压监测在继发性高血压筛选中也具有十分重要意义。

通过病史、症状的分析,阳性体征的发现以及一般实验室检查结果,初步排查继发性高血压的可能性,对有继发性高血压线索的患者在此基础上有的放矢地进一步进行专科检查。继发性高血压排查思路见图 1。

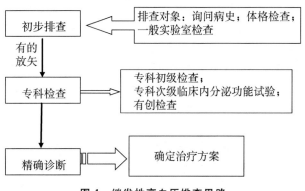

图 1　继发性高血压排查思路

对几种常见继发性高血压的认识

(1)肾性高血压曾被认为是继发性高血压中最常见的类型,在高血压患者中占 5%～10%;肾血管性高血压占高血压人群的 1%～5%,其中 80% 为中青年,常为多发性大动脉炎或肾动脉内膜纤维肌性增生性狭窄,50 岁以上的男性、大量吸烟者和糖尿病患者的肾动脉狭窄则多为肾动脉粥样硬化所致。研究显示,在冠心病患者中有 30% 合并动脉粥样硬化导致的肾动脉狭窄,在弥漫性动脉粥样硬化患者中有 50% 合并肾动脉狭窄。

(2)睡眠呼吸暂停综合征(OSAS)是继发性高血压中最常见的原因,在高血压患者中 OSAS 占 37%～56%,在顽固性高血压患者中占 64%～83%,高血压合并打鼾的患者中 83.3% 诊断为 OSAS,其中中重度 OSAS 患者占 55.0%,男女比例 4.4：1,男性患者中重度 OSAS 患者多于女性,女性患者以轻度 OSAS 为主,高血压合并肥胖患者中 OSAS 检出率达 89.2%,同时随着体重增加 OSAS 呈现加重的趋势。

(3)原发性醛固酮增多症(PA),过去认为 PA 在高血压人群中的患病率不到 1%,随着认识的深入和初筛—确诊—分型定侧筛查体系的应用,PA 的检出率增加了 5～15 倍,是内分泌性高血压中最常见的类

型。由于地区差异、病例选择不同、ARR诊断切点不统一和确诊试验方法不同,各家报道的高血压患者中PA患病率在5%～20%,也有研究发现血压正常者及1、2、3级高血压患者中PA的患病率分别为1.50%、1.99%、8.02%和13.2%,总患病率为6.10%。难治性高血压患者中,PA的患病率高达17%～23%,而且在OSAS患者中有16.48%的患者合并PA。

(4)其他:高血压患者伴焦虑的患病率为11.6%～38.5%,在社区高血压人群中焦虑症的患病率为23.3%,在门诊高血压患者中焦虑症的患病率可达38.5%,焦虑症更多见于女性。甲状腺功能异常在高血压患者中的患病率为1%～2%,库欣综合征、嗜铬细胞瘤、大动脉缩窄所致的高血压的患病率较低,即使在顽固性高血压也均低于1%。在医源性的库欣综合征中高血压的检出率为20%,在亚临床库欣综合征中高血压的检出率达60%,甲减的患者有20%～40%患有高血压。

研究表明,继发性高血压在青年人中更常见,OSAS、肾性高血压在青中年患者中的检出率明显高于老年人、PA在青年人中更多见,焦虑症、嗜铬细胞瘤、库欣综合征、甲状腺疾病、大动脉缩窄在年龄中的分布没有显著差异。

越来越多的研究显示,阻塞性睡眠呼吸暂停综合征、原发性醛固酮增多症、肾实质性高血压及肾血管性疾病、精神心理疾病(如焦虑症、惊恐发作、抑郁症及焦虑抑郁状态等)是临床常见继发性高血压原因。

由于继发性高血压病因隐匿,并涉及心血管疾病、内分泌疾病、肾脏病、睡眠医学、精神心理疾病等多个系统、多个学科,在各个学科中又处于边缘状态,如果没有系统的认识和规范的筛查流程,容易发生漏诊和误诊;而盲目地进行继发性高血压的排查,不仅不会降低继发性高血压的误诊和漏诊率,反而会造成医疗资源的巨大浪费,给患者带来不必要的经济负担,因此十分有必要规范继发性高血压的筛查流程,有针对性地进行病因筛查、确诊及相应的治疗,不仅有利于患者的血压控制和靶器官保护,还可以极大地减少医疗资源的浪费。

参 考 文 献

[1] Nan-fang LI, Wei-ping CHENG, Zhi-tao YAN, et al. Prevalence of target organ damage in patients with obstructive sleep apnea-related hypertension. Am J Hypertens,2011,24(12):1345.

[2] 李南方,程维平,严治涛,等.睡眠呼吸暂停相关性高血压靶器官损害的调查与分析.中华高血压杂志,2011,19(7):642-646.

[3] Pedrosa RP, Drager LF, Gonzaga CC, et al. Obstructive sleep apnea:the most common secondary cause of hypertension associated with resistant hypertension. Hypertension,2011,58:811-817.

[4] Bruno RM,Rossi L,Fabbrini M,et al.Renal vasodilating capacity and endothelial function are impaired in patients with obstructive sleep apnea syndrome and no traditional cardiovascular risk factors.J Hypertens,2013,31:1456-1464.

3.肾动脉射频消融治疗顽固性高血压该被否定吗

广西医科大学第一附属医院 广西心血管病研究所 李 浪 黄江南

全世界大约有 34％的成年人患有高血压。高血压是全球人群死亡的主要病因占死亡人数的 13％。中国高血压患者已超过 3 亿人,而且人数还在逐年增加,发病年龄呈年轻化趋势,通过非药物和药物的综合干预治疗,部分患者的血压仍无法达标。顽固性抗高血压定义为:当病人服用包括利尿药在内的三种或更多的最佳耐受剂量的抗高血压药物,血压值仍＞140/90mmHg。顽固性高血压患病率约为 13％。顽固性抗高血压加剧高血压患者的预后不良。顽固性抗高血压发生致命的和非致命的心血管事件是血压控制者的 3～6 倍。顽固性抗高血压增加左心室肥大、微蛋白尿、肾衰竭、内皮功能障碍、颈动脉硬化、动脉粥样硬化的风险。临床上一直在寻找新的治疗手段,希望能够简单、安全、有效地控制顽固性高血压。肾交感神经去除术((renal denervation,RDN)正是一种非药物治疗顽固性高血压的新技术,目前备受关注与争议。因此,本文将 RDN 的研究现状及展望做一综述。

一、RDN 的研究进展

1.SYMPLICITY HTN-1 研 究 Krum 等首次报道了从澳大利亚和欧洲的 5 个中心选取了 50 个病人但其中的 5 个患者由于肾动脉解剖畸形被排除。其余 45 名患者于 2007 年 6 月至 2008 年 11 月行 RDN,后续随访 1 年。RDN 前 45 名患者的诊室血压平均值 177/101mmHg 为基线值。消融过程中 H.Krum 等经股动脉将特制的射频消融导管置入肾动脉,沿肾动脉长、短轴 6 个部位以≤8W 能量,分别消融肾交感神经 2min。使用同位素示踪技术测量去甲肾上腺素释放浓度,即去甲肾上腺素流溢率,来判断肾交感传出神经的消融情况。结果显示:在不改变原降压药物服用量的基础上,治疗组术后 1 个月、3 个月、6 个月和 12 个月的诊室血压分别下降 14/10mmHg,21/10mmHg,22/11mmHg,24/11mmHg,27/17mmHg,与基线值比较差异有统计学意义。5 名未行手术患者在同比前者术后 1 个月、3 个月、6 个月、9 个月诊室血压分别上升＋3/－2mmHg,＋2 /＋3mmHg,＋14/

＋9mmHg 和＋26 /＋17mmHg。43 例患者(96 ％)的治疗是安全且无并发症的,1 例肾动脉夹层发生于手术中射频能量到达前,但未发生进一步病变,也未见其他肾血管并发症。研究证明这种肾脏去神经方法的降压效果及安全性均良好。但是,如果积累更多的病例,延长随访时间,RDN 的疗效是否会因可能的交感神经再生而减弱? 是否会出现 RDN 相关的不良事件? 就此,Symplicity HTN-1 研究总结了更多的经验。Symplicity HTN-1 研究不仅包括了前述研究中的 45 例患者,而且将 RDN 患者的例数增加至 153例,并在其中的 18 例完成≥2 年的随访。Symplicity HTN-1 在澳大利亚、欧洲及美国的 19 个中心展开研究,患者平均年龄为 57±11 岁,其中 39％为妇女,31％为糖尿病患者,31％患有冠状动脉疾病。基线值包括平均诊室血压 176/98±176/98mmHg,平均使用 5 类降压药物,及估算肾小球滤过率 83±20ml/(min·1.73m⁻²)。射频能量消融中位数时间是 38min。这个过程 97％的患者没有并发症(149/153)。4 急性程序性并发症包括 3 腹股沟假性动脉瘤和 1 肾动脉解剖,所有均没有进一步的后遗症。术后 3 个月、6 个月、12 个月、18 个月、24 个月,血压分别下降了 20/10mmHg,24/11mmHg,25/11mmHg,23/11mmHg,26/14mmHg,32/14mmHg。总之,经过持续超过 2 年的随访,RDN 对于顽固性高血压患者具有显著且持久的降压作用,没有严重不良事件发生。

2.SYMPLICITY HTN-2 研 究 由澳大利亚 Melbone 医院牵头的联合研究组联合了多家医院进行了多中心、前瞻性、随机试验即:SYMPLICITY HTN-2。该研究于 2009 年 6 月至 2010 年 1 月由欧洲、澳大利亚、新西兰的 24 个医学中心挑从 190 名患者中选出 106 例符合纳入标准的患者,并随机分为 RDN 组(n＝52 例)和对照组(n＝54)。第一组 49(94％)患者行导管射频消融去肾交感神经术,第二组对照组 51(94％)患者仅服用抗高血压药物,该试验主要疗效的评价终点是在试验后 6 个月观察收缩压变化。两组的基线值分别为 178/97mmHg 和 178/98mmHg。结果显示:RDN 组的平均诊室血压于术

后 下 降 了 32/12mmHg（SD 23/11mmHg，$p<$0.0001）。RDN组 49 名行 RDN 术的患者中 41 名（84%）患者收缩压下降 10mmHg 以上，而对照组随访的 51 名患者仅 18 名（35%）患者收缩压下降 10mmHg 以上。其中的 19 名患者收缩压低于 140mmHg。在此过程没有严重的手术或器械相关并发症和不良事件的发生（组间无差异）；一个行 RDN 患者可能潜在的动脉粥样硬化病变的进展，但不需要治疗。在 SYMPLICITY HTN-1 试验基础上，此研究进一步证明了导管射频消融去肾交感神经术治疗顽固性高血压的安全性及持久疗效。

3. SYMPLICITY HTN-3 研 究 Symplicity HTN-3 的研究是具有前瞻性的、单盲性、随机性和假手术对照研究，本次试验中，患者不但诊室血压≥160mmHg 而且 24h 动态血压≥135mmHg，并随机以 2∶1 的比例入组试验 RDN 和假手术对照研究。入选患者平均接受 5 种降压药且其中的 4 种已达最大耐受量，在 6 个月的随访中无改变。该试验主要疗效的评价终点是在试验后 6 个月观察收缩压变化；次要评价终点是 24h 内的收缩压的动态变化。6 个月后，肾脏去神经术组平均收缩压降低 14.13mmHg，假手术对照组平均降低 11.74mmHg，两组无统计学差异。24h 动态收缩压的改变同样无统计学差异（肾脏去神经术组平均减少 6.75mmHg，假手术对照组平均减少 4.79mmHg）。虽然在 RDN 领域具有里程碑意义的 SYMPLICITY HTN-3 试验以阴性结果告终，但是不能全盘否定多个临床试验已经证实的肾去交感神经治疗高血压的有效性，更加不是肾去交感神经治疗高血压临床研究的终点，而是要确定未来如何研究器械疗法应用于高血压治疗。

二、RDN 的研究任务及展望

1. 临床前研究 通过临床前研究确定 RDN 对于人类的有效性及安全性，或者同时确定有效性的机制。这需要从以下三方面着手：①RDN 动物模型研究：虽然从动物模型研究可以借鉴其经验用于研究器械疗法对于人类的安全和有效性，但目前很少有关于经导管 RDN 降低血压的报道。②RDN 的生物标志物：生物标志物对于任何新的心血管介入发展都是非常重要的。完整的生物标志物策略应包括是否能证明已达预定目的、改变疾病机制及影响疾病过程。基于 RDN 临床研究的结果，最有用的生物标志物是在手术进行中 RDN 后可以立即取样并能判断去神经的程度和效率的生物标志物。目前需要更多的像 NE 溢出率和 BDNF 这样确定 RDN 成功的标志物。通过

动物研究确认能够在消融术中准确、快速的给医生提示的其他潜在的标志物是至关重要的。③肾脏周围神经分布：不但新的动物模型及生物标志物对于 RDN 是重要的，理解人类肾脏周围神经的解剖分布同样重要。Sakakura 等进行 20 例尸检，对肾动脉周围交感神经解剖进行了研究，发现从肾动脉末梢管腔到肾神经的距离最短，这些解剖学信息在动物或人类介入治疗研究之前是必需的。

2. 早期人类 RDN 器械评价 SYMPLICITY HTN-3 试验对于严重而难治性高血压患者的治疗并不成功，为了提高其早期研究的科学性和技术性应在没有混杂抗高血压药物治疗的病人中重视新器械的使用。相比于无效的射频导管，操作者的变异性，病人的数量及其复杂的抗高血压治疗，研究设计的特异性，病人不按医嘱服药，研究实行相关的问题或者"以上全部"，假手术组的功效低下是否位于次要位置尚不清楚。然而，随着 SYMPLICITY HTN-3 结果的公布，对 RDN 的研究变得热门。做好这项研究的关键在于良好的实验设计、设置假手术对照组。同样的，考虑到 SYMPLICITY HTN-3 的结果有许多问题也应注重高效的Ⅱ期观点-证据设计。尽管观点-证据设计已被考虑，必须有一种公认的在实行复杂的Ⅲ期试验之前的高效快速探测效力标志的设计。Ⅱ期实验设计由标准化药物设计流程转变而来，并长期以来获得巨大成功。如果Ⅱ期实验结果为阴性，设计者会快速的做出调整以实现更高效的设备和治疗策略。若Ⅱ期试验结果为阳性，更大、复杂的Ⅲ期试验成功的可能性会更大，这就可以避免另一个 SYMPLICITY HTN-3 困境。在此推荐的Ⅱ期设计应是一个小型的，多中心的，前瞻性的，双盲的，假手术对照的器械研究，参与者未经治疗的诊室血压为 150～160mmHg，且最高值不超过 180mmHg 的原发性高血压血压患者。参与者可以是新诊断和未经治疗的，或进行着逐渐减量的抗高血压药物治疗。实验中，初始指标为评估设备对血压从基线水平变化的疗效，监测 ABPM 尤为合适，其可以减少治疗中和基线水平期的差异，也可减少为了保证统计学意义而需要的样本量。参与者在这种早期的设备实验中，8～12 周未降压治疗，确保在过去的 6 周不应有严重的不可控的高血压，严重的肾病，或任何心血管、神经意外。并且，若出现临床上不能接受的血压值的升高，参与者应被允许接受增加或者调整抗高血压药物治疗方案。为了保证病人接受治疗并得到可靠的重要的Ⅱ期信息，团队里应有高血压专科医生。与假手术对照组比较，临床上有治疗意义的 24h 平均 SBP 应下降达到

8mmHg。然而,40多年前,关于抗高血压药物治疗的临床试验就使用安慰剂给1、2级的高血压病人。De-Felice等对1973—2001的短期的安慰剂控制的高血压实验进行了META分析,结果上交给FDA。因为安慰剂组的治疗失败,样本抛弃率很大,但是不可逆的伤害在有效药物和安慰剂组中分布相等。一个更小的RDN新设备的Ⅱ期实验的重要的优点在于可以更好的描述在基线期不接受抗高血压治疗的参与者。在未经治疗的患者中,交感神经系统的生物靶标,也是SNS活性减低的靶标,可以从进行实验的所有中心获得。目前为止,快速评估SNS的活性在这一领域的并无研究,比如选择那些基于他们在个体SNS活性实验中表现更有可能对RDN反应的参与者。因此,为了在这一领域有提高,转化研究应在Ⅱ期试验实施。

3.用于严重、顽固性高血压的器械评价的关键试验　作为一个关键实验,SYMPLICITY HTN-3的结果留下关于优化RDN关键实验设计的逻辑性问题。首先,应重新审视RDN的目标人群。然而实验中的难治性高血压患者并完全不符合临床要求,出现了与实验相关的血压下降,甚至在阴性对照组,提示这些并不是真正的顽固性高血压患者。并且,并不清楚与那些处在更平稳血压的患者相比,RDN是否最适合对四种以上药物有特异质反应的患者,但若程序上的风险降低就有意义了。在单组研究有更高的初始血压的参与者有更大的可能性提升,然而,在一个临床对照实验中,并不知道是否是更平稳水平的血压、更少的抗高血压治疗就会对RDN更敏感。最后,在40多年里,血压是一个决定新药物治疗有效性的可接受的终点。记载的治疗也是安全的,有理由推测同样的优点也适用于RDN。前期的研究中,随机分配的假手术组包含了鼓励的参与者,但这样也阻止了后期监测疗效。如果血压是初始终点,一个实验设计必须注意的是假手术对照的值,否则RDN的值没有被正确对照,从而被过分估计。过去的一个关于心绞痛的心血管技术实验的设备研究已经证明了对照组在好的设计中的重要性。但是,貌似SYMPLICITY HTN-3的假手术作用不仅有安慰剂作用,还能在实验设置中区分药物的黏附性。因此,考虑到RDN的潜在价值,在未来的研究中应认识到治疗方法的"顺应性"在RDN与药物疗法相比较中的重要性。现在的问题是,目前治疗高血压的低价格药物的数量会影响这样策略的经济价值。

因此,可体现治疗高血压效果的最适合的Ⅲ期设备治疗研究应是双盲的,有假手术对照,随机的,参与者有严格入选标准的。尽管假手术对照不是严重或未控制高血压的最佳临床干预,它还是必要的。因为它在高血压实验的随访过程中有"类安慰剂效应"和个体行为的改变。其他设计的关键点还有,长期的筛查过程来决定在假手术单组实验中入选的特性,标准化的治疗策略来减少药理学策略的最小变异与中期双盲分析无用性的效力的早期评估。

(1)入选患者的选择:回归分析发现,SBP变化最强烈的预测因子包括:诊室收缩压基线值≥180mmHg,肾小球滤过率值≥60ml/(min·1.73m^2),与醛固酮拮抗药治疗。一个特别令人感兴趣的现象是,假手术组中更频繁使用α受体阻滞药和血管扩张药的非裔美国患者的诊室SBP下降幅度更大。所以,如果入选者具有较更严重高血压,且治疗方案为预先设定而不是由治疗医生设定,那么RDN作为设备治疗的Ⅲ期试验会更有可能成功。

(2)抗高血压药物治疗背景:在SYMPLICITY HTN-3研究中,抗高血压药物的种类的基线值比较大(5.2+1.4),试验过程中药物的改变率也高于预期(RDN组为38%,假手术组为42%)。这些变化包括减少和增加药物种类或剂量,和药物种类和剂量均增加或减少。然而使用药物种类的基线值并不像醛固酮拮抗剂那样是预测6个月血压改变的重要预测因子。根据这些评估抗高血压治疗的基线,不建议任何特定类的抗高血压治疗必须保留在未来器械治疗高血压的试验中。相反,在随后的随机试验应更好地控制抗高血压药物使用是至关重要的,因为它在假手术组出现不期望的降血压的过程中似乎起了重要的作用。为实现这一战略,Ⅲ试验应排除需要复杂的降压治疗方案的极其严重高血压患者,并使抗高血压药物在更长的基线时期和整个试验标准化和稳定化。

(3)血压测量:在RDN应用于顽固性高血压的无对照研究中发现诊室血压的基线值变化是24h动态血压变化的2.5~3倍。在抗高血压药物的研究试验中也有同样的发现。值得一提的是,其他的研究通过定时、数字打印输出等已经减弱SYMPLICITY HTN-3中的高血压临床试验的诊室血压误差。在SYMPLICITY HTN-3中,虽然相对于动态血压测量诊室血压测量的基线值变化较大,但是治疗组之间两种血压测量方法的差异相似。因此,诊室血压仔细地测量在器械治疗的Ⅲ期临床试验里是可以接受的。然而,由于实验中动态血压的标准差通常比诊室血压的标准差小,如果动态血压作为第一疗效终点,那么只需要更小的样本。

(4)术者技能:目前已有很多推测关于SYM-

PLICITY HTN-3 中的内科医生操作的不均一性。Kandzari 证明射频消融去神经越完整,降压效果越明显。这些数据与 SYMPLICITY HTN-3 中使用的单点、单向能量传递的射频导管类型高度相关。而未来试验是极不可能使用这种 RDN 技术的,那么为确保试验尽可能成功一个新技术的正式培训期是必要的。

总而言之,不能单凭 SYMPLICITY HTN-3 一项试验的阴性结果就全盘否定多个临床试验已经证实的肾去交感神经治疗高血压的有效性,SYMPLICITY HTN-3 试验的结果更加不是肾去交感神经治疗高血压临床研究的终点。此外,肾去交感神经治疗不应仅局限于顽固性高血压的治疗,交感神经激活所致的轻、中度高血压及其他交感神经活性增高的疾病,比如慢性心功能不全、慢性肾脏疾病、心律失常、阻塞性睡眠呼吸暂停、多囊卵巢综合征等都有着广阔的应用前景。

参 考 文 献

[1] Verloop WL, Voskuil M, Doevendans PA. Renal denervation: a new treatment option in resistant arterial hypertension. Netherland Heart Journal, 2013, 21(2): 95-98.

[2] World Health Organization. Global Health Risks: Mortality and burden of disease attributable to selected major risks. Geneva, Switzerland, 2009. http://www. who. int/healthinfo/ global burden disease/ GlobalHealthRisks report full. pdf.

[3] Chobanian A V, Bakris GL, Black HR et al. Seventh report of the joint national committee on prevention, detection, evaluation, and treatment of high blood pressure. Hypertension, 2003, 42(6): 1206-1252.

[4] Calhoun DA, Jones D, Textor S et al. Resistant hypertension: siagnosis, evaluation, and treatment a scientific statement from the american heart association professional education committee of the council for high blood pressure research. Hypertension, 2008, 51(6): 1403-1419.

4．高血压性急性心力衰竭：病理生理学的临床意义

广东省人民医院 陈鲁原

暨南大学医学院附属华侨医院 刘福成

急性及亚急性的心功能不全可以导致急性心力衰竭（acute heart failure，AHF），进而引起肺淤血。AHF 常常是由于容量负荷过重、急性肺循环充血所导致。因此对于 AHF 的治疗通常是基于这一判断。然而，对于心力衰竭的认识正在不断地更新。目前认为单一的治疗措施很难使所有的患者获益。近期的研究显示，几种常见的 AHF 表现类型与潜在的病理生理机制不相符。因此，尽管所有的 AHF 患者都伴有左心室舒张末期压力（LV end-diastolic pressure，LVEDP）的升高，但是减轻容量负荷只对一部分患者是恰当的，而对于另外一部分患者，降低后负荷或者增强心肌收缩力是最恰当的治疗。

一、高血压性急性心力衰竭的病理生理机制

（一）高血压性急性心力衰竭的特征

高血压急症合并心力衰竭是 AHF 的主要病因之一，是一种 AHF 潜在的亚型，其主要的病理生理机制是后负荷增加而静脉容量降低。最终，这些效应导致循环容量重新分布，体液从内脏血管及外周血管床流向肺循环。未控制的高血压是心力衰竭的重要致病因素，可以导致左心室重构，出现心肌肥厚、硬化，最终导致左心室舒张功能不全。几乎所有的高血压性 AHF 的患者其血压没有得到有效控制，甚至在收缩压 140～160mmHg 时迅速出现呼吸困难。这种心力衰竭时的血压升高，往往是"血管性"心力衰竭的标志，而水钠潴留为主的心力衰竭，表现为收缩压正常或降低。单纯使用利尿药减轻前负荷可能不会使"血管性"心力衰竭患者的心力衰竭症状得到显著的改善，而使用扩血管药物反而获益更明显。

我国的登记数据显示，AHF 患者收缩压超过 160mmHg 者占 14.7%，120～160mmHg 者占 83.2%。而在美国超过 50% AHF 患者的 SBP＞140mmHg，这说明高血压性 AHF 是一个相当常见的心力衰竭类型。

（二）病理生理机制

1. 心室-血管的偶联关系 尽管心肌缺血、肾功能减退、容量超负荷及慢性肺病等是心力衰竭失代偿的重要因素，高血压性 AHF 主要的病理生理机制是心室-血管偶联的不匹配。心脏和血管系统之间在正常及疾病状态下存在内在联系，两者相互作用、相互协调，才能完成心脏的泵血功能。正常的心室-血管之间的偶联使血管系统具备两项功能：①将血液输送到重要器官及外周血管；②分散高的收缩压以维持非脉搏舒张期血流。

Sunagawa 等描述了一个将动脉及心室系统看成是一个弹性腔的模型。在这个腔内，动脉弹性（arterial elastance，Ea）和左心室收缩末期弹性（LV end systolic elastance，Ees）作为在某种程度上作用相反的力，对血容量的变化产生反应。Ea/Ees 的比值常用于描述心室与血管系统的这种相互作用，这些数值可以从左心室压力容量环上测得。Ees 和 Ea 分别用来描述与收缩期末容量、舒张末期容量的关系。正常的 Ea/Ees 比值在 0.6～1.0，在此区间心脏的收缩和工作效率最理想，可以有效地将血液输送到体循环中。

失偶联在系统出现不平衡时发生，通常由血管硬化所导致。长期的高血压使血管的脉压负荷进行性加重，这导致大的弹性动脉的血管壁压力负荷增加，而小动脉出现平滑肌肥厚。这些效应使血管顺应性降低，导致左心室前向血流的阻力不断增加。为了维持与血管的偶联、抵消透壁压力，左心室出现肥厚性重构，进而出现左心室结构及舒张性的改变。这些改变伴有胶原蛋白交联、心肌蛋白表达的分子改变，最终导致左心室顺应性降低。

由于血管系统的顺应性不断地降低，Ea 和 Ees 均升高，以使 Ea/Ees 比值维持在理想的范围之内，但是 Ea 和 Ees 的升高会使体循环的血流动力学不稳定并降低了心脏储备。在非顺应状态下，前负荷或者后负荷发生小的变化就会改变 Ea，并导致收缩压波动（ΔSBP）被放大，使体循环的负荷增加。在正常的体循环中，有足够的心脏储备（ΔEes，收缩储备）来代偿

伴有心率加快的 Ea 升高（ΔSBP）。但是当左心室出现僵硬时，这种代偿反应变得不敏感。左心室僵硬还会降低体循环对于负荷状态反应的敏感性，使体循环在较小的容量增加的情况下出现放大的血压变化反应，甚至在正常的容量变化下出现外周阻力的急剧升高。LVEDP 的急剧升高和后负荷的突然增加是高血压性 AHF 的特别重要的因素，因为心脏不能将左心室压力升得足够高以适应血管阻力的急剧增加来维持足够的搏出量。

2.中心 VS 外周血压　理解高血压性 AHF 的病理生理机制的关键是中心动脉、外周动脉和心室压力。出生后动脉系统即开始老化。随着时间的增加，许多对体循环小的损害累积在一起，导致血管损伤，使血管弹性不断的降低。起于主动脉根部，沿动脉管壁向末梢血管呈波形传播的起伏性搏动，称为脉搏波。随着主动脉弹性的降低，主动脉丧失作为容量血管缓冲心室收缩期负荷的功能，使容量在舒张期重新分布，这会导致脉搏波传导速度加快。

相反，外周小动脉对血流产生的大部分阻力，吸收并反射收缩期内的脉搏压力。由于小动脉的反射，一个反向的脉搏波会反射回中心循环。正常情况下，此反射波会在主动脉瓣关闭后的舒张早期到达左心室。随着血管硬化程度的增加，此波被更早的反射，会在收缩末期到达左心室。结果，过多的负荷在收缩期时传到左心室，使心输出的阻力增加，从而缩短了左心室射血的时间。当心室处于非顺应性状态时，过多的负荷增高了中心动脉压，导致左心室舒张末期压力突然升高，使血流从心脏逆流入肺循环。因此，随着心室顺应性受损，后负荷的增加形成对收缩功能的机械障碍，促使在高血压性 AHF 中出现上述心室-血管偶联关系的失衡。

3.血管收缩的机制　高血压性 AHF 的关键是后负荷过重，可被急性血管收缩所触发。尽管一些因素可以导致急性血管收缩，但是一些特定的机制尤为重要，包括急性交感神经、肾素-血管紧张素-醛固酮系统的激活所介导的血管收缩效应，以及在这种情况下，血管紧张素Ⅱ和血管加压素直接导致血管床的收缩。

AHF 时动静脉系统均存在"急性血管内皮炎症"，可以通过增加内皮氧化负荷（endothelial oxidative burden）使血管顺应性发生急剧改变。在这种前炎症状态下，细胞因子的释放来自于感染和其他应激产生的活性氧簇。这些炎症因子使一氧化氮（nitric oxide，NO）消耗增加，从而减弱了血管的舒张功能。急性感染和内皮细胞功能障碍的关系，或许可以解释为什么感染是 AHF 的最常见诱因。这种"急性内皮细胞炎症"的假说，并不是要否定传统的"心脏中心"观点，是补充而不是替代。

动静脉内皮细胞炎症影响动脉和静脉血管床，会导致中心血管的血容量增加，这与目前对于血流动力学紊乱的病理生理机制的理解是一致的。目前的观察发现，在 AHF 发生的数天及数周前，肺动脉压和胸部阻抗会增高。进一步的相关性证据显示，炎症因子与动脉硬化程度之间呈线性相关关系。这些炎症因子的作用类似于血管自然老化，可以引起 Ea 和 Ees 升高，导致心脏储备能力、运动耐力的下降、使容量变化对交感神经活性波过于敏感。

4.容量状态　目前越来越多的观点认为有两种途径可以导致 AHF 的肺充血。第一种途径被称为"心脏性"衰竭，与传统对 AHF 的认识一致，认为容量负荷过重超过 Starling 机制的调节范围，进而发生体液潴留和充血性心力衰竭。第二种途径被称为"血管性"心力衰竭，其发生机制是由于体液从内脏和中心循环迅速进入肺血管，而不是容量的增加。对比容量超负荷，高血压性 AHF 患者有潜在的"血管再分配"表型，这是高血压性 AHF 的主要机制，潜在的病理生理机制的核心应该是心室-血管稳态慢性改变的急剧失衡。因此，虽然两种途径都可以导致肺水肿，但病理生理机制不同，治疗的方法也应该有所不同。

5.与心肌损伤的关联性　在高血压性 AHF 时为了克服左心室射血的阻力，心肌的耗氧量会增加。尽管由于 LVEDP 升高可能会使微血管受压，但对于冠状动脉会有一个反常的保护效应。正常心脏的冠状动脉血流峰值出现在舒张期。主动脉瓣引起的脉搏波反向反射会增加冠状动脉的血流灌注，提高冠状窦的压力阶差。

此后进行的分子机制的研究观察到，硬化血管内血流的增加是由于升高的脉压使冠状动脉的 NO 释放增加所致。这个机制可能开始是有益的，但是保护效应的时间持续过长可能会导致对 NO 的不敏感。值得注意的是，这些对心脏的效应可以被 α₁ 受体拮抗药抵消掉，尤其是在冠心病的情况下，说明其潜在的心脏保护性治疗作用。相关的心肌损伤可能与多种因素有关，包括血流动力学、心内膜下心肌缺血，甚至是冠状动脉的收缩。

二、高血压性急性心力衰竭的临床意义

过去十几年对于 AHF 的认识取得了显著的进步。现在越来越强调采用符合其潜在的发病机制的措施进行早期治疗干预。临床试验也集中在对血压正常或升高的患者采用血管扩张药治疗，而不是全面

出击。血管扩张药最近被推荐作为高血压性 AHF 的一线药物,尽管目前的证据有限。

1.硝酸盐类药物 一些小规模的研究发现,高剂量的硝酸盐类药物对于避免高血压性 AHF 患者发生严重不良事件能够带来益处,这些严重后果包括呼吸衰竭、心肌梗死、须气管插管及入住重症监护室。硝酸盐类药物高剂量时明显扩张动脉,即使在低剂量水平,相对外周动脉而言,也可以产生更好的降低中心动脉压的作用。这些作用大部分是通过减少脉搏波反射、降低增强指数达到的。因此,该类药物可以通过减少前向血流的阻力调整心室-血管偶联关系的不稳定。非洲裔美国人心力衰竭临床试验的结果显示,在一般治疗措施的基础上加用硝酸盐后,确实可以减少患者的住院率及死亡率。然而,在 AHF 中没有类似的数据。

2.生物松弛素 Serelaxin 是一种重组人松弛素-2,女性妊娠期间松弛素会上升至药理水平,并且有助于增加心脏输出量、肾脏血流量及动脉顺应性,这些正好是研究人员在 AHF 患者中观察到的变化类型。临床研究还表明,Serelaxin 具有全身性的血管扩张作用,并且可以减轻炎症反应和纤维化。

RELAX-AHF(The relaxin for the treatment of acute heart failure)是一项国际性的双盲试验,总共纳入了 1161 例因 AHF 而住院的患者。所有患者的收缩压>125mmHg 且伴有轻-中度肾功能损害,在入院后 48h 内随机给予 4 次 Serelaxin 静脉输注或安慰剂。与标准治疗组比较,Serelaxin 治疗组患者的充血症状和体征得到了明显缓解,而静脉利尿药或其他血管活性药物的使用率较低。对于收缩压≥135mmHg 患者,松弛素更为有效。最值得关注的是,6 个月随访时 Serelaxin 治疗组的心血管死亡率及全因死亡率大幅下降 37%。Serelaxin 治疗组患者的 N 端脑钠肽和肝酶水平的降低比安慰剂组更明显,提示其作用可能来源于治疗过程中心脏和肾脏损伤的减轻。全球 50%、美国 60% 的 AHF 患者的收缩压大于 125 mmHg,可能适合于该药的治疗。

3.氯维地平 虽然硝酸盐、肼苯哒嗪和尼卡地平是治疗高血压性 AHF 常用药物,但均有各自的局限性。氯维地平(Clevidipine)是一种第四代的短效的静脉注射用的钙通道阻滞药。最近完成的 PRONTO (blood pressure control in acute heart failure-a pilot study)研究,纳入 104 例有呼吸困难症状的急诊室高血压性 AHF 患者,这些患者的收缩压>160mmHg,80% 为非洲裔美国人。与采用标准治疗(静脉注射硝酸甘油或尼卡地平)的患者比较,Clevidipine 治疗组患者在用药 30min 后血压更能达到预定的目标值(70.5% vs 36.6%),呼吸困难症状改善更快,不会出现明显的低血压、严重不良事件;但 30d 的死亡率没有得到明显的降低。

研究者认为,Clevidipine 对呼吸困难的改善部分独立于降压作用,它是否为纯粹的肺动脉扩张药?目前正在纳入受试者的 PRONTO 2 研究旨在回答这一问题。

4.脑利钠肽类似物 SIRIUS－Ⅱ(Safety and efficacy of an Intravenous placebo-controlled Randomized Infusion of Ularitide in a prospective double-blind Study)是一项乌拉利肽治疗 AHF 的随机双盲安慰剂对照Ⅱ期临床试验。在该研究中,连续 24h 静脉输注三种剂量的乌拉利肽均可以改善患者的心脏指数、全身血管的阻力及肺毛细血管楔压。尽管最常见的不良事件是剂量依赖性的低血压,但是低血压的发生率并不高。

并非所有的血管扩张药都可以带来临床获益。ASCEND-HF 研究(Acute study of clinical effectiveness of nesiritide in decompensated heart failure)并非针对高血压性 AHF,虽然奈西利肽(Nesiritide)治疗能够改善呼吸困难的症状,但并未增加患者的尿量,在 30d 死亡率及住院率方面与对照组比较没有差别,而且奈西利肽组的低血压发生率较高。与奈西利肽相比,乌拉利肽的优越性还需要经过直接对比试验进一步验证。

三、结论

AHF 是由多种因素导致的疾病,依据其类型的特异性治疗措施更符合其发病机制。对于高血压性 AHF 的认识是非常重要的,特别是血流阻力和心室-血管联系的解偶联。与使用利尿药比较,在高血压性 AHF 患者中使用血管扩张药,理论上可以带来更好的益处,进一步的临床研究,将会帮助我们确定这些治疗的临床应用价值。

参 考 文 献

[1] Weintraub NL,Collins SP,Pang PS,et al.Acute heart failure syndromes:emergency department presentation,treatment,and disposition:current approaches and future aims.Circulation,2010,122:1975-1996.

[2] Borlaug BA,Kass DA.Ventricular-vascular interaction in heart failure.Heart Fail Clin,2008,4:23-36.

5.主动脉疾病的经皮介入治疗

广东省人民医院　罗建方　倪忠涵

主动脉腔内修复革新了主动脉疾患的治疗,但是,上市的主动脉支架内径是9～25F,外径为11～27F,最初需要外科切开暴露股动脉或者髂动脉,由此带来一系列入路并发症。可喜的是,随着器械小型化、血管缝合装置和影像设备的发展,经皮主动脉修复也成为了现实。

一、血管缝合装置

开展经皮经股动脉介入诊治后,厂家研发和推广了多种血管缝合装置。其中,只有采用缝线机制的装置可用来处理经皮大外径导管介入治疗的入路,目前只有Perclose Prostar XL和Perclose ProGlide(Abbott Vascular)能在核准适应证外使用。前者有两种型号,Prostar XL 8适合6.5～8F入路,而Prostar XL 10适合8.5～10F入路。而ProGlide外径更小,更方便使用。

Prostar XL装置使用两根交叉的聚酯材质编织缝线经动脉壁收紧以缝合血管穿刺部位,按说明它是在操作结束时使用。Dosluoglu等医生在临床应用中发现,在操作开始时预置该装置,可用来缝合大外径的输送系统经过的入路。这种方法后来被称为"预缝合技术"。操作方法是:穿刺后预释放该装置,但体外缝线先不收紧,以止血钳有序地固定标记,暂置于术野旁边。然后,钝性分离皮下组织创造入路。后续研究表明,如果呈45°预先释放两套Prostar XL装置,可以缝合更大外径输送系统经过的入路。操作结束时再完成缝合。Perclose ProGlide装置于2004年开始应用,适应证为8F鞘入路,它使用单根聚丙烯缝线缝合。两套Perclose ProGlide装置缝合效果与Prostar XL装置类似。模拟十字交叉的缝线缝合模式,预先释放第一套Perclose ProGlide装置时顺钟向旋转30°～45°,第二套逆钟向旋转30°～45°。

通常筛选是否适合经皮方式的标准:①股总动脉中段前壁至少超过1cm节段无钙化;②腹股沟穿刺区域无明显瘢痕;③穿刺部位无移植物材料;④股总动脉分叉位置过高不合适;⑤动脉直径可容纳输送系统或者鞘管通过。术前以CTA评估这些指标。而且之前使用过一套Perclose ProGlide装置,股动脉切开史

和肥胖都不是禁忌证。

二、经皮治疗主动脉狭窄阻塞性疾病

20世纪90年代,最初经皮使用Wallstent治疗肾下型主动脉狭窄,5年随访通畅率达91%。1997年Sheeran等医生报道了9例腹主动脉中段狭窄患者置入支架,技术成功率达100%,平均随访1.6年,9例中有8例症状消失或改善。临床实践显示,经皮置入支架治疗主动脉狭窄阻塞性疾病成功率高,效果持久。

三、经皮胸腹主动脉瘤修复

Parodi等1991年最先描述EVAR(EndoVascular Aortic Repair),以该技术处理腹主动脉瘤更加微创,减少了致死致残率,基本取代了传统外科术式。Haas等1999年借助Prostar XL装置开创了经皮EVAR,即PEVAR(Percutaneous EVAR),实践表明这种方法安全有效。从那时起,一些中心开始采用PEVAR,美国数据显示:从2005～2008年,44% EVAR患者接受了PEVAR。最新的Ovation腹主动脉覆膜支架(TriVascular Inc)输送鞘外径是14F,器械外径的缩小无疑更利于经皮术式。一项荟萃分析显示:输送鞘外径在20F以下时技术成功率显著提高(94.2% vs 88.7%;$P=0.001$)。可以预见,随着更小外径器械推出和术者的熟练程度提高,PEVAR比例将持续上升。

预缝合时多数研究采用超声引导,这样可保证从前壁穿刺入股动脉和避开动脉钙化处,同时可确保钝性分离皮下组织到股动脉,减少缝合失败风险。支持超声引导的数据很多,但我们中心常规根据术前CTA影像中股动脉分叉与股骨头位置关系来选择穿刺点,术中透视下参照股骨头分区进行穿刺,先送入6F动脉鞘,造影证实在股总动脉后再进行后续操作,较超声引导简单,同样有效。应用PEVAR存在学习曲线,平均在操作15例后成功率可达80%,超过30例可达90%以上。

采用前述操作技术,成功率多数研究结果为90%～96%。一项荟萃分析涵盖了36篇文献,2257

例患者,3606 处血管入路,以患者计成功率为 92％,以入路计成功率为 94％。失败多数是入路并发症,主要是血肿和假性动脉瘤,一般不需要外科处理。更严重的穿刺部位并发症如血管夹层、血栓形成及远端栓塞少之又少。与外科切开相比,许多研究显示经皮主动脉瘤修复减少了伤口感染、皮下积液、血肿、淋巴漏、假性动脉瘤等腹股沟处并发症。有一项研究结果提示:PEVAR 术式腹股沟处并发症<10％,而外科切开方法>30％。

此外,采用 PEVAR 显著减少手术时间。一项包括了 8 个研究的荟萃分析结果示:与外科切开相比,PEVAR 大概缩短手术时间 30min(106min vs 145min)。另一报告分别比较使用 Perclose ProGlide、Prostar XL 装置与外科切开的手术时间,前者减少 34min,后者减少 46min($P<0.001$)。Lee 等医生发表的最大单中心数据也证实 P-TEVAR 减少了手术时间 32min(80min vs 112 min;$P=0.019$)。卧床时间和住院时间也较外科方式缩短。

尽管胸主动脉器械外径更大(20～26F),以前述技术和装置经皮修复胸主动脉瘤(P-TEVAR,Percutanous Thoracic EVAR)与 PEVAR 成功率相似。Skagius 等报道,118 例患者接受 P-TEVAR,技术失败率为 8％。我们 2011 年发表的研究,当时技术成功率即可达到 100％。导致早期失败的因素包括:高龄、高血压、腹股沟区局部脂肪层较厚。晚期入路相关并发症有血肿、假性动脉瘤形成、表浅组织感染及深静脉血栓形成。这些基本不需要外科处理。

四、经皮治疗主动脉夹层

治疗主动脉夹层的目的是预防主动脉破裂(包括急性期破裂或后期假腔瘤样扩张所致)与解除主动脉分支血管缺血。腔内修复使用覆膜支架封闭近端破口以减少假腔的瘤样扩张,以球囊开窗技术缓解分支血管阻塞。但是过去覆膜支架置入都需要外科切开暴露股动脉甚或髂动脉,大部分需全麻下实施。

2002 年,经皮治疗主动脉夹层见诸报道。当时使用的 Gianturco 支架输送鞘外径是 14～20F,使用 Perclose 装置止血。共 15 例患者,成功缝合 14 例。

尽管夹层患者股动脉搏动较弱或者消失,经皮穿刺通常可行。只是这种情形下,穿刺后从穿刺针流出的动脉血,不一定是搏动性的。

结缔组织病患者,如 Ehlers-Danlos IV、Marfan 和 Loeys-Deitz 综合征患者更易于发生夹层。但相关数据极少,多是个案报道或小样本观察,更未检索到经皮腔内修复的资料。Pacini 等荟萃分析了 54 例患者,

腔内修复后,与外科修复的历史数据相比,内漏发生率、再次手术率和死亡率均高。一个系列病例报道了 31 例家族性 Ehlers-Danlos 主动脉疾病患者,12 例接受经皮血管诊断性检查或介入治疗的患者中,8 例发了血管入路并发症,其中 2 例死亡。所以,除非外科手术为强禁忌证,否则不推荐该类患者接受腔内修复治疗。行主动脉腔内修复时建议外科切开暴露股动脉,即便如此,创口并发症都居高不下,更不推荐经皮方法。

五、经皮治疗主动脉缩窄

20 世纪 70 年代末期,开创经皮球囊成形术治疗主动脉缩窄,1989 年,裸金属支架置入渐渐成为部分主动脉缩窄患者的首选治疗方式,尤其成年患者。目前,覆膜支架的应用将支架段内动脉瘤形成和破裂的风险进一步降低到不足 1％。支架置入需要大外径的输送鞘。

据报道,在主动脉缩窄经皮介入时严重的股动脉损伤的发生率为 2.6％。少儿患者血管内血栓形成比较常见,所以对于儿科患者,假如导管术后股动脉搏动不可触及,推荐肝素抗凝 24h;如果 24h 后脉搏未恢复或者无论何时下肢的存活受到威胁,建议溶栓或者外科手术治疗。

六、经皮治疗胸主动脉创伤

Parmley 及其同事研究的数据显示胸主动脉创伤现场死亡率为 85％,幸存者如不接受手术治疗,在之后的 48h 内每小时死亡 1％。报道的第 1 例经皮胸动脉创伤性撕裂腔内修复,就是采用 10F Prostar XL 装置预缝合处理的。多数情况下,这些患者的主动脉直径和标准的胸主动脉支架相比太小,因此,约 75％的患者使用多个较小外径的腹主动脉 Cuff 重叠修复。有个 24 例患者 7 年的随访报道:2 例血管入路并发症(8％)。说明现有的主动脉瘤支架产品完全经皮修复主动脉钝性损伤技术可行,操作致死致残率很低。

七、再次腔内修复

由于腔内修复自身的特点,术后需要长期甚或终身影像随访,以便及时发现内漏、支架移位、主动脉瘤颈扩张等并发症,有研究显示:经皮方式造成的入路处瘢痕积分低,可经同一部位再次行腔内修复,而外科切开暴露的方法则减少了二次修复的入路选择。

八、小结与展望

经过这些年医生和器械生产厂家的共同努力,经

皮治疗主动脉疾病不但可行,而且与外科切开制作入路相比优势明显(表1),具有良好的前景。可能的挑战来自主动脉弓重建,目前一些术式,如杂交技术、烟囱技术、开窗技术,急诊可以应用。完全经皮处理主动脉弓部疾病,需要定制带分支支架,释放操作复杂,极易引起血栓和栓塞并发症,有待探索完善。

表1 主动脉腔内修复经皮方式与外科切开方式优劣比较

项目	经皮方式	外科暴露
创伤程度	小	大
麻醉方式	局部麻醉	全身麻醉
手术时间	短	长
卧床时间	短	长
住院时间	短	长
并发症率	低	高
瘢痕积分	低	高

参 考 文 献

[1] Abbott Vascular.PROSTAR® XL 10 FRENCH,Percutaneous Vascular Surgical System.http://www.abbottvascular. com/docs/ifu/vessel _ closure/eIFU _ ProstarXL10F.pdf.Accessed March 11,2015.

[2] Abbott Vascular. Instructions for Use, Proglide. http://www.abbottvascular.com/us/ifu. html. Accessed March 11,2015.

[3] Sarmiento JM,Wisniewski PJ,Do NT,et al.The Kaiser Permanente experience with ultrasound-guided percutaneous endovascular abdominal aortic aneurysm repair.AnnVasc Surg,2012,26:906-912.

[4] Mehta M,Valdes FE,Nolte T,et al.A Pivotal Clinical Study to Evaluate the Safety and Effectiveness of the Ovation Abdominal Stent Graft System Investigators. One-year outcomes from an international study of the ovation abdominal stent graft system for endovascular aneurysm repair.J Vasc Surg,2014,59:65-73 e63.

6. 家族性高胆固醇血症：2015 年美国心脏学会科学声明解读

浙江大学附属第一医院　丁　洁　陈君柱

家族性高胆固醇血症（familial hypercholesterolemia，FH）是一种常染色体显性遗传病，主要表现为血浆低密度脂蛋白胆固醇（LDL-C）水平异常增高，皮肤和（或）肌腱黄色瘤，角膜环，动脉粥样硬化及早发的心血管病事件。由于对该病缺乏足够的了解和重视，并缺少较规范化的综合管理策略，目前 FH 在世界范围内的诊断率和治疗率都不高。在最新发表的 FH 诊断及治疗相关指南和综述的基础上，美国心脏学会发表了最新的 FH 管理规范科学声明。

一、家族性高胆固醇血症的发病机制

研究表明导致 FH 的潜在分子机制为编码低密度脂蛋白（LDL）受体蛋白的基因突变。该基因突变导致低密度脂蛋白受体蛋白表达失败或低密度脂蛋白受体活性降低，低密度脂蛋白代谢异常，从而导致血浆中低密度脂蛋白胆固醇水平的异常增高。

目前已经发现的与 LDL 受体相关的基因突变超过了 1200 种，根据影响低密度脂蛋白受体功能的不同方面，低密度脂蛋白受体相关的基因突变可以划分为 6 种类别（表 1）。这些基因突变类型可以简单的划分为两组：LDL 受体表达缺失型突变和 LDL 受体功能缺陷型突变。

其他遗传性高胆固醇血症相关的基因突变主要包括：载脂蛋白 B（apoB）基因外显子 26 和 29 突变，影响 LDL 与 LDL 受体的结合，LDL 代谢障碍；枯草溶菌素转化酶 9（PCSK9）功能性突变，导致 PCSK9 对 LDL 受体亲和力增强，LDL 与 LDL 受体在核内体的分离受到影响，LDL 受体循环利用障碍；LDL 受体接头蛋白 1 基因失功能性突变，LDL 受体可正常结合 LDL，但 LDL/LDL 受体复合物向细胞内转运障碍，不能有效清除循环中的 LDL，是一种隐性突变；另一种新近发现的常染体隐性变异为溶酶体酸性脂肪酶缺陷。

二、家族性高胆固醇血症的病程特点

（一）杂合子型家族性高胆固醇血症（heterozygous familial hypercholesterolemia，HeFH）

患者在儿童和青少年时期，临床可仅表现为显著的血 LDL-C 水平升高，通常大于 190mg/dl，部分基因诊断确诊的病例 LDL-C 的水平可低至 140mg/dl。血管影像学检查可以发现早发的亚临床动脉粥样病变。约 25% 的青少年患者可以检查出冠状动脉钙化病变。

表 1　低密度脂蛋白受体相关的突变类型

1 型：受体蛋白合成缺陷	主要包括：点突变、启动子区突变导致转录障碍、突变导致 mRNA 错误剪接、大片段缺失等，此类型突变导致编码低密度脂蛋白受体的基因不能正常转录和翻译，细胞不表达低密度脂蛋白受体
2 型：受体蛋白结构缺陷	由于终止密码子提前导致肽链截短，或半胱氨酸富集区的突变导致蛋白质错误折叠，低密度脂蛋白受体在内质网合成后不能被正常转运至高尔基体，滞留在内质网内。2A 型突变：受体蛋白完全滞留在内质网内；2B 型突变：部分错误折叠的受体蛋白可以离开内质网，但过程非常缓慢
3 型：低密度脂蛋白配体结合缺陷	能够正常合成并在细胞膜上表达低密度脂蛋白受体，但配体结合域的突变使受体不能正常结合低密度脂蛋白配体
4 型：受体配体复合物内化缺陷	发生在受体羧基端的突变导致受体与细胞膜相互作用缺陷，受体结合配体后不能被有效聚集于有被陷窝内并内化（4A 型）。部分情况下合成的受体到达细胞表面后甚至表现为分泌至胞外（4B 型）
5 型：受体再循环缺陷	突变发生在受体蛋白的表皮生长因子（EGF）前体同源结构域。该结构域突变导致核内体中受体与配体分离障碍，滞留在核内体中被降解
6 型：受体在基底膜定位缺陷	新发现的突变类型，受体蛋白胞质侧尾段改变，导致受体蛋白不能到达肝细胞膜，并很快被降解

由于长期暴露于高水平的LDL-C，随着年龄增长，患者逐渐出现黄色瘤和角膜环等临床表现。FH成年患者首次发生心血管事件如胸痛或心肌梗死等的年龄可提前至30岁之前。而在正常人群中，心肌梗死发病的中位年龄，女性约60岁，男性约50岁。研究数据表明FH患者，尤其是在20～29岁年龄段，相对死亡风险远高于正常血脂水平的对照人群。

(二)纯合子型家族性高胆固醇血症(homozygous familial hypercholesterolemia，HoFH)

HoFH患者由于其体内LDL受体功能严重缺陷，往往血浆LDL-C水平更高，病情更加严重。LDL-C水平的显著增高导致胆固醇沉积于皮肤组织、肌腱和血管系统，包括冠状动脉、主动脉根部及主动脉瓣、颈动脉和肾动脉等。HoFH患者临床表现多出现在10～20岁以前，动脉粥样病变更加严重，病变出现年龄更早。患者发生冠状动脉粥样硬化性心脏病(CAD)、主动脉瓣及瓣膜上狭窄的风险高，病情进展快且有威胁生命的风险，临床医师在诊断HoFH的同时，应对患者动脉粥样病变及冠状动脉粥样病变进行评估。

三、家族性高胆固醇血症的诊断与筛查

(一)家族性高胆固醇血症的诊断

对于成人FH先证病例的诊断，国际上存在多种临床诊断标准，荷兰血脂管理标准(dutch lipid clinic network criteria)、西门标准(simon broome system)、早诊断早干预系统(make early diagnosis to prevent early deaths system)及日本等亚洲诊断标准，但目前尚缺乏一个公认的较规范统一的标准。依赖于FH表现出来的体征进行诊断的诊断标准特异性高，但敏感性差，具有较高的假阴性率。

在缺乏遗传基因检测的情况下，儿童FH的临床诊断依赖于高LDL-C阳性家族史或早发CAD阳性家族史及血浆LDL-C水平(>4mmol/L)。相对于成人来说，血浆LDL-C水平对儿童FH具有更好的诊断价值。

在确诊FH之前，需排除可能导致严重高胆固醇血症的疾病，包括甲状腺功能减退、肾病综合征、梗阻性肝脏疾病等。

根据孟德尔常染色体显性遗传特点，FH分为杂合子型FH和纯合子型FH，并且通常认为纯合子型FH患者LDL-C水平较杂合子型FH更高。但实际上，FH的遗传学特点远较孟德尔单基因遗传复杂。在实际应用中，目前的FH分类方法有很多不足和限制，声明推荐简化的FH临床分型(表2)。在没有遗传学检测的情况下，根据临床标准即可对FH进行诊断分型。根据临床标准诊断为纯合子型FH的患者，可以不管其基因诊断结果，接受被批准只能用于纯合子型FH患者治疗的药物治疗。在此基础上，遗传基因检测可以提供更精确的诊断信息，并促进FH患者筛查。

此诊断分型策略临床实用价值高，但也存在不足的地方。根据此诊断策略，一些因多个微小遗传变异导致LDL-C水平升高的患者可能被误诊为FH。而且此诊断策略中，LDL-C诊断阈值主要反映欧美白种人。根据不同地区LDL-C水平分布特点及基因型/表型相互作用等，LDL-C的诊断阈值需根据实际情况进行校正。

(二)家族性高胆固醇血症的筛查

筛查能否成功实施取决于多方面的因素，其中包括人群对FH的认知程度，家庭、医生及社会对FH筛查的重视程度等。FH筛查包括系统筛查和级联筛查。系统筛查有利于在社区人群中发现FH先证病例，级联筛查是在先证病例确诊情况下对相关人群进行针对性筛查。在实际FH筛查工作中，需紧密的整合系统筛查和级联筛查两种筛查方法。

FH的筛查人群包括：发病年龄<60岁的早发心血管疾病、黄色瘤、早发角膜环及临床检查LDL-C水平异常增高达FH诊断阈值的患者等。对于20岁以下，尤其是6～12岁人群进行系统筛查，根据LDL-C水平及时发现FH患者是可行的。基于校园的青少年人群FH筛查等可能具有较高的筛查效率。对于先证病例确诊的家系进行级联筛查，应从筛查一级亲属开始逐渐扩大筛查范围。对于怀疑FH的患者应由FH方面的专家或专业诊疗机构进行确诊。

四、家族性高胆固醇血症的治疗

(一)杂合子型家族性高胆固醇血症

FH的治疗首要目标是血浆LDL-C水平的降低。对于成人HeFH，推荐降脂治疗初始目标为血浆LDL-C水平较初始下降至少50%。对于无CAD及其他主要危险因素的HeFH患者，治疗目标为LDL-C<100mg/dl(2.5mmol/L)，存在CAD或其他主要危险因素的患者治疗目标为LDL-C<70mg/dl(1.8mmol/L)。图1所示为推荐的成人FH药物治疗方案。但在实际临床治疗中，患者很难达到推荐的治疗目标。应以患者能最大程度耐受治疗的情况下，所能达到的最高LDL-C下降水平为实际治疗目标。

表 2　FH 诊断策略

ICD-10 分类	临床标准	基于遗传基因检测诊断
杂合子型 FH	儿童 LDL-C≥160mg/dl（4mmol/L），成人 LDL-C≥190mg/dl（5mmol/L）并且有 1 位一级亲属有类似表现或患有早发 CAD 或具有导致 LDL-C 升高的相关基因缺陷的阳性检测结果（LDL 受体，apoB 或 PCSK9）	表现为单个 LDL-C 升高相关的基因缺陷（LDL 受体，apoB 或 PCSK9） LDL-C 升高相关基因检测阳性，但 LDL-C 水平＜160mg/dl（4mmol/L），诊断为 HeFH 部分杂合子患者 LDL-C 水平可＞400mg/dl（10mmol/L），此时应采取与纯合子型相似的治疗策略 同时表现为 LDL-C 升高相关基因缺陷（LDL 受体，apoB 或 PCSK9）和 LDL-C 降低相关基因变异，并且 LDL-C＜160mg/dl（4mmol/L）
纯合子型 FH	LDL-C≥400mg/dl（10mmol/L）并且双亲一方或双方临床诊断为 FH，阳性基因检测结果（LDL 受体，apoB 或 PCSK9），或者常染色体阴性 FH 对于年龄小于 20 岁，LDL-C＞560mg/dl（14mmol/L）或者 LDL-C＞400mg/dl（10mmol/L）同时合并主动脉瓣病变或黄色瘤的患者，高度考虑 HoFH 可能	表现为 2 个相同（真纯合子型 FH）或不同的（混合杂合子型 FH）LDL-C 升高相关基因缺陷（LDL 受体，apoB 或 PCSK9），包括罕见的常染色体隐性遗传变异类型 部分纯合子患者 LDL-C 水平＜400mg/dl（10mmol/L）
FH 家族史	有一级亲属被确诊为 FH，LDL-C 水平不是诊断标准	未行遗传基因检测

他汀药物治疗有效但对他汀类药物不能耐受的患者，可以考虑他汀药物减量并联合其他降 LDL-C 的药物治疗。不含他汀类药物的其他降脂药物联合治疗方案，亦可以达到一定的降低 LDL-C 水平的效果。

对于儿童 FH 患者，及早治疗对预防早发心血管事件，改善预后十分重要。目前的指南和共识推荐对儿童 FH 患者应从 8～10 岁开始治疗，尤其是对 LDL-C 水平显著升高或合并有早发心血管病危险因素的患者应更早开始治疗。由于目前缺乏相关的长期随访对照研究数据，儿童 FH 治疗的终点事件及远期预后尚不明确。

妊娠是他汀类药物的禁忌证，妊娠女性应立即停用他汀类药物。对于妊娠和哺乳期女性，如病情需要可选择胆汁酸螯合剂或血浆 LDL-C 清除治疗。

FH 患者的治疗应同时对合并的心血管疾病危险因素进行治疗和干预，包括肥胖、高血压病、糖尿病和吸烟等，鼓励患者生活方式的改善。

（二）纯合子型家族性高胆固醇血症

1.药物治疗　图 1 中所示的各类降脂药物，对 HoFH 患者有一定的治疗效果，但对于大多数 HoFH 患者来说降脂治疗效果较弱。在 HoFH 患者的治疗方案中，可考虑加用 apoB 合成抑制药米泊美生钠（mipomersen）和微粒体转运蛋白抑制药洛美他派（lomitapide），可提高 HoFH 的降脂治疗效果。洛美他派和米泊美生钠都具有肝脏毒性，可导致肝酶升高，长期应用可能导致肝脏脂肪变性。由于长期应用可能有导致心脏事件发生率增加，米泊美生钠在有些国家尚未被批准使用。为了更好的评估这两类药物的安全性和有效性，美国食品药品监督局（FDA）已经要求两种药物的厂家提供风险评估暨管控策略（risk evaluation and mitigation strategy）以更好地指导处方医生合理用药和制定治疗计划。

2.血浆低密度脂蛋白清除治疗　血浆低密度脂蛋白清除治疗（lipoprotein apheresis，LA）是通过体外循环疗法，将循环中脂蛋白清除，可明显降低 FH 患者血浆 LDL-C 水平，改善心血管事件预后。LA 的适应证为：最大耐受程度的药物强化治疗后，LDL-C 水平下降＜50％，且血 LDL-C 水平仍大于 300mg/dl，或大于 200mg/dl 合并心血管疾病；妊娠女性患者有用药禁忌，病情需要行 LA 治疗可取得较好的治疗效果。LA 的禁忌证为：出血性疾病和肝素过敏。LA

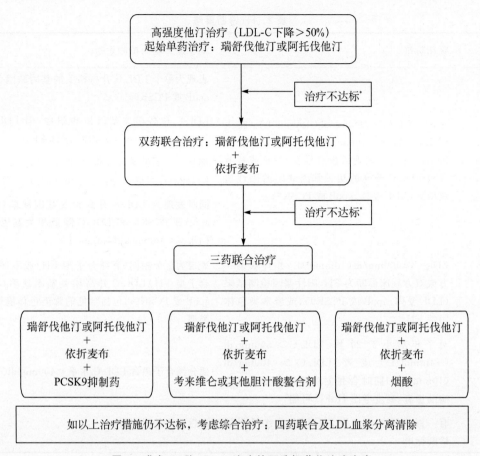

图 1　成人 FH 降 LDL-C 治疗的可选择药物治疗方案

*：是指在患者依从性良好的情况下，治疗 3 个月后患者血 LDL-C 水平不能达到预期目标。对于 HoFH 四药
联合可考虑洛美他派和米泊美生钠

的频率可根据 LDL-C 水平和治疗目标，每周或隔周 1 次。由于 LA 治疗后会有 LDL 水平反弹，在 LA 治疗期间应继续他汀类药物降脂治疗。

3.肝移植　进行肝移植的 FH 患者，大多为经过强化降脂治疗或 LA 治疗后，仍出现 CAD 症状或证实有严重的冠状动脉损害的患者。目前所报道的 FH 肝移植病例提示肝移植后的短期和中期预后一般较良好。

五、家族性高胆固醇血症健康管理模式的建立

为了更好地管理和追踪 FH 患者，声明建议建立国际性的 FH 信息数据库，建立完善的临床电子病历管理系统和注册登记制度，支持在新版国际疾病分类编码（ICD code）中增加特定的 FH 编码，包括纯合子型 FH、杂合子型 FH 和 FH 家族史。未来在更加积极的政策环境下，FH 的健康管理模式应向世界卫生组织定义的慢性病管理的框架模式转化。FH 遗传学

咨询可帮助患者及家庭提高对 FH 遗传学特点的认识，促进 FH 的筛查和诊断。将 FH 病例护理管理整合入 FH 患者的综合健康管理不仅有助于改善患者预后，而且能够提高患病家庭对 FH 的理解、患者药物治疗的依从性、相关心血管病危险因素的控制，参与风险告知和级联筛查，提高患者对医疗管理的整理满意度。声明强调应根据各地区不同特点，建立适用于本地区的 FH 综合管理模式。整合本地区医疗系统、患者支持组织、非政府组织及健康网络系统，由政府和社会相关各方提供财政和政策支持，保证 FH 健康管理的实施和发展。

结合该声明，反思我国目前家族性高胆固醇血症的诊疗现状。由于对 FH 缺乏足够的了解和重视，目前我国对 FH 的诊断和治疗均较落后。考虑到我国庞大的人口基数，结合 FH 在世界范围内的发病率，我国潜在的 FH 患者人数十分庞大。如何根据实际情况制定出符合我国国情的 FH 指南和综合管理模式是未来需要解决的问题。

7. PCSK9 抑制药是心血管领域的下一个新突破吗

郑州大学第一附属医院 黄振文

2003 年，Abifadel 等首先描述前蛋白转化酶枯草溶菌素 9（PCSK9）基因突变是家族性高胆固醇血症（FH）的病因。来自犹他州、挪威和英国的家族研究，都提供了 PCSK9 突变与 FH 有关的证据。报道 PCSK9 增强功能突变引起高胆固醇血症后不久，又发现 PCSK9 失去功能突变能引起胆固醇降低。几种 PCSK9 单克隆抗体在血脂治疗基础上的不同人群，均能使 LDL-C 下降 50%～70%。尽管迄今研究不是大规模的，但 2 期/3 期临床已证实无明显毒性且耐受性良好。终生轻度的 LDL-C 下降（15%～28%），能显著减少冠心病（CHD）发生。从而，引发寻找新的治疗方法，即抑制 PCSK9、降低 LDL-C，有望减少动脉粥样硬化事件。

一、PCSK9 在调节 LDL-R 代谢中的作用

LDL-C 从血中清除是经肝细胞的胞吞作用——肝细胞膜 LDL-C 与 LDL-Rs 结合的调停过程。经典 LDL-R 再循环到细胞表面的能力高达 150 倍，在 LDL-R 代谢中 PCSK9 起关键作用。PCSK9 催化亚单位与 LDL-R 上皮细胞生长因子样位点结合，然后进入溶酶体内使 LDL-R 降解。鉴于 PCSK9 的反向调节作用，PCSK9 增强功能突变使其过度表达，会引起 LDL-Rs 几乎无功能而血中 LDL-C 升高；相反，PCSK9 的失去功能突变会导致血中 LDL-C 降低。

二、PCSK9 的治疗性抑制作用

研究表明，鼠剔除 PCSK9 基因，LDL-Rs 增加 2～3 倍，而血中胆固醇下降 25%～50%。这导致探讨多种方法以减低 PCSK9 水平和（或）抑制它的功能，包括口服和注射 2 种治疗。注射单克隆抗体（MoAbs）是目前最成功的方法，且正在进行大规模的 3 期临床试验。

三、PCSK 单克隆抗体

健康志愿者应用人 PCSK9 MoAb REGN727（alirocumab）的研究报道不久，应用人 MoAb AMG145（evolocumab）和人 MoAb RN316（bococizumab）的试验随之完成。这些研究均显示，任何一种 MoAbs 单剂量注射后，数小时内未结合的 PCSK9 呈剂量依赖性下降，持续 2 周不能测出，6 周后恢复到基线水平。同时，LDL-C 呈剂量依赖性下降（达 70%），LDL-C 最低点是 4～14d，2～8 周回到基线水平。晚近，使用人 MoAb LY3015014（单抗原决定簇），允许 PCSK9 正常的蛋白降解（不像其他 MoAbs），从而导致 LDL-C 更持久地降低。

四、2 期临床试验

已进行多项 Alirocumab 和 Evolocumab 的 2 期临床试验，还有少数关于 Bococizumab 的研究（表 1）。Alirocumab（150mg 皮下注射每 2 周 1 次）；Evolocumab（140mg 皮下注射每 2 周 1 次；420mg 皮下注射每 4 周 1 次），治疗 12 周，谷值时 LDL-C 下降近 60%～70%（75～85mg/dl）；峰值时 >90%（>100mg/dl）。大多数已用他汀的高脂血症患者（70%～90%），应用 Alirocumab 和 Evolocumab 后 LDL-C<70mg/dl，表明该类药物能使 LDL-C 降至现有治疗所不能达到的水平。Bococizumab 的 2 期临床试验，351 例高胆固醇血症病人，与对照组比较，使用 150mg 皮下注射每 2 周 1 次，LDL-C 下降 53%（53mg/dl）；300mg 皮下注射每 4 周 1 次，LDL-C 下降 41%（45mg/dl）。LY3015014 的 2 期临床试验，527 例正在标准治疗（包括他汀）的高胆固醇血症病人，用 LY3015014 每 4 周 1 次和每 8 周 1 次，与对照组相比，LDL-C 分别下降 58%（79mg/dl）和 45%（61mg/dl）。

2 期研究显示，使用 Alirocumab 和 Evolocumab，无论病人是否服有他汀、服高剂量或低剂量他汀，是否服依折麦布，是否 FH，与对照组相比，LDL-C 均呈同样显著降低。不同亚组（如年龄、性别、糖尿病、危险分层）结果是一致的，且无治疗亚组之间的相互影响。随访 ≥1 年，如 12 周研究所观察到的，LDL-C 均同样呈持续显著降低。此外，多数纯合子 FH 病人 Evolocumab 能降低 LDL-C。有效为者为 LDL-Rs 存在部分功能（2%～25%）；无反应者基因分析显示

LDL-Rs 无功能(功能<2%)。正如这些药作用机制所预期的,Alirocumab 和 Evolocumab 也显著降低 apo-B、总胆固醇、三酰甘油及 non-HDL-C;轻微增高脂蛋白(a)、HDL-C 及 apo-A(<10%)。

2 期临床研究,尚未发现明确的药物毒性,尽管疗程短(12 周)和使用频率低;但临床相关警示尚不能除外。较早期一项 Alirocumab 2 期研究,1 例出现白细胞破碎性反应;然而,这在随后的试验中并未见到。迄今,未见中和抗体产生的报道。一项不耐受他汀的 Evolocumab 双盲对照研究,与对照组比较并无过多肌溶解和其他严重不良反应。

五、3 期和长期随访研究

多项 Alirocumab 和 Evolocumab 的大型 3 期临床研究结果已公布(表 2)。

表 1　2 期临床试验结果

试验(参考文献)	例数	基线 LDL-C 纳入标准,中位数(mg/dl)	药物和剂量(mg)	LDL-C 降低 vs 对照组
联合用他汀				
McKenney 等	183	≥100,127	Ali 50~150 Q2W	35%~67% 12 周时
			Ali 200~300 Q4W	38%~43% 12 周时
Roth 等	92	>100,123	Ali 150 Q2W	56% 8 周时
LAPLACE-TIMI 57	631	≥100,123	Evo 70~140 Q2W	42%~66% 12 周时
			Evo 280~420 Q4W	42%~50% 12 周时
YUKAWA	310	≥116,143	Evo 70~140 Q2W	53%~69% 12 周时
			Evo 270~420 Q4W	58%~64% 12 周时
Ballantyne 等	351	≥80,109	Boco 50~150 Q2W	35%~53% 12 周时
			Boco 200~300 Q4W	27%~41% 12 周时
Kastelein 等	527	N/A,135	LY3015014 20~300 Q4W	23%~58% 16 周时
			LY3015014 100~300 Q8W	23%~45% 16 周时
单药治疗				
MENDEL	406	100~190,143	Evo 70~140 Q2W	37%~47% 12 周时
			Evo 280~420 Q4W	44%~53% 12 周时
他汀不耐受				
GAUSS	160	>Goal,193	Evo 280~420 Q2W	26%~36% 12 周时
			Evo 420 Q2W + ezetimibe 10 QD	47% 12 周时
杂合子 FH				
Stein 等	77	≥100,155	Ali 150 Q2W	57% 12 周时
			Ali 150~300 Q4W	18%~32% 12 周时
RUTHERFORD	169	≥100,156	Evo 350~420 Q4W	44%~56% 12 周时
纯合子 FH				
TESLA	8	≥130,440	Evo 420 Q4W	-17% * 12 周时

Ali.Alirocumab;Boco.Bococizumab;Evo.Evolocumab;NA.无可用资料;QD.每日 1 次;Q2W.每 2 周 1 次;Q4W.每 4 周 1 次;Q8W.每 8 周 1 次。

表 2　3 期和长期随访研究结果

试验名称(参考文献)	例数	基线 LDL-C 纳入标准,中位数(mg/dl)	药物和剂量(mg)	LDL-C 降低 vs 对照组
单药治疗				
MENDEL-2	614	100～190,143	Evo 140 Q2W Evo 420 Q4W	57% 和 39%* 10～12 周† 57% 和 40%* 10～12 周†
ODYSSEY MONO	103	100～190,140	Ali 75 Q2W‡	32%* 24 周
联合用他汀				
LAPLACE-2	2067	≥150,109	Evo 140 Q2W Evo 420 Q4W	66%～75%和 44%～46%* 10～12 周† 63%～75%和 39%～55%* 10～12 周†
ODYSSEY COMBO Ⅱ	720	≥70,108	Ali 75 Q2W‡	30%* 12 周
ODYSSEY COMBO Ⅰ	316	≥70,97	Ali 75 Q2W‡	46% 24 周
YUKAWA-2	404	≥100,N/A	Evo 140Q2W Evo 420Q4W	74%～75%10～12 周†;75%～76%12 周 66%～81% 10～12 周†;61%～76%12 周
控饮食,他汀,或他汀＋依折麦布				
DESCARTES	901	≥75,104	Evo 420 Q4W	49%～62% 52 周
ODYSSEY CHOICE Ⅰ	803	>Goal,122	Ali 75 Q2W Ali 300 Q4W	 52%～59% 24 周
他汀不耐受				
GAUSS-2	307	>Goal,193	Evo 140 Q2W Evo 420 Q4W	38%* 12 周;38%* 10～12 周† 38%* 12 周;39%* 10～12 周†
ODYSSEY ALTERNATIVE	314	>Goal,191	Ali 75 Q2W‡	30%* 24 周
ODYSSEY CHOICE Ⅱ	233	>Goal,158	Ali 75 Q2W‡ Ali 150 Q4W§	56% 24 周 56% 24 周
杂合子 FH				
RUTHERFORD-2	331	≥100,154	Evo 140 Q2W Evo 420 Q4W	59% 12 周;60% 10～12 周† 61% 12 周;66% 10～12 周†
ODYSSEY FH Ⅰ and Ⅱ	735	≥160,141	Ali 75 Q2W‡	51%～58% 24 周
纯合子 FH				
TESLA Part B	50	≥130,347	Evo 420 Q4W	31% 12 周
长期研究				
OSLER-1/OSLER-2	1359	≥100,120	Evo 420 Q4W	52% 52 周 vs(标准治疗)
ODYSSEY LONG TERM	2341	≥70,122	Ali 150 Q2W	62% 24 周

*.与依折麦布 10mg QD 比较;†.10 周和 12 周平均下降;‡.剂量调至 150mg Q2W,如 12 周 LDL-C 不达标(<70mg/dl 或<100mg/dl,取决危险分层);§.剂量调至 75mg,如 8～12 周 LDL-C<25 mg/dl。

1.PCSK9 抑制剂单药治疗　与前述的 2 期临床试验一样,PCSK9 抑制剂的大型 3 期临床试验证实,不同人群和不论基础治疗,均能一致地降低 LDL-C。Evolocumab 和 Alirocumab 研究均为单药治疗与依折麦布比较。614 例病人基线 LDL-C 100～190mg/dl,12 周时 Evolocumab 降低 LDL-C 平均 55%～57%(80mg/dl),而依折麦布仅降低 18%～19%(26mg/dl)。同样,103 例致命性心血管事件 10 年风险 1%～5% 的病人,单药 Alirocumab 与依折麦布比较,24 周时 Alirocumab 降低 LDL-C 47%(66mg/dl);而依折麦布仅降低 16%(22mg/dl)。

2.联合他汀　314 例 CHD 或 CHD 等危症伴高胆固醇血症患者,24 周时 Alirocumab 比对照组多降低 LDL-C 46%(46mg/dl),75% 的病人 LDL-C <70mg/dl(而对照组仅 9%)。同样一组不耐受大剂量他汀的病人,Alirocumab 比依折麦布组多降低 LDL-C 30%(31mg/dl),LDL-C <70mg/dl 者比依折麦布组更多(77% vs 46%),且安全性与依折麦布组相同。

2067 例 LDL-C≥150mg/dl 病人,Evolocumab 与安慰剂或依折麦布比较,所有患者均已给中或高强度他汀。在高强度他汀(阿托伐他汀 80mg 或瑞舒伐他汀 40mg)的病人,10 周和 12 周时,与安慰剂组比较,Evolocumab 140mg 每 2 周 1 次降低 LDL-C 66%～75%(56～70mg/dl)和 420mg 每 4 周 1 次降低 LDL-C 63%～75%(51～66mg/dl)。接受中剂量他汀(阿托伐他汀 10mg、瑞舒伐他汀 5mg 或辛伐他汀 40mg)的病人,Evolocumab 每 2 周 1 次和每 4 周 1 次,相应地 LDL-C 分别降低 67%～70%(75～84mg/dl)和 63%～69%(78～80mg/dl)。不论是否使用基础他汀,依折麦布降低程度均不足 Evolocumab 的一半。高强度他汀患者,Evolocumab 组 LDL-C 可降至 33～38mg/dl,90% 以上患者 LDL-C<70mg/dl。

3.联合用他汀±依折麦布　一项 Evolocumab 52 周双盲随机对照试验,901 例高胆固醇血症患者,分别单纯饮食控制、阿托伐他汀 10mg、阿托伐他汀 80mg 或阿托伐他汀 80mg⁺依折麦布 10mg(取决于 ATP-3 危险分层),无论是那种基础治疗,52 周时与安慰剂比较,Evolocumab 降低 LDL-C 57%(57mg/dl)(范围 49%～62%)。52 周时,Evolocumab 治疗后 LDL-C 降至 45～64mg/dl,82% 病人 LDL-C<70mg/dl(而安慰剂组仅 6%)。189 例接受阿托伐他汀 80mg⁺依折麦布 10mg 病人,Evolocumab 组 LDL-C 由 117 降至 64mg/dl,而安慰剂组由 120 降至 115mg/dl,52 周时两组分别有 67% 和 11% 患者 LDL-C<70mg/dl。

4.他汀不耐受病人　两项他汀不耐受的 3 期临床试验,证实了 PCSK9 抑制药在这些人群的有效性和耐受性。一项 307 例≥2 种他汀不耐受且 LDL-C 不达标(根据 ATP-4 定义),Evolocumab 140mg 每 2 周 1 次和 420mg 每 4 周 1 次,12 周时 LDL-C 降低 53%～56%(99～106mg/dl);而依折麦布组降低 15%～18%(30～36mg/dl)。一项安慰剂对照试验,314 例 LDL-C 平均为 190mg/dl 患者,对≥2 种他汀由于肌痛不耐受(其中有一种是低剂量),随机分为 Alirocumab 组(75mg 每 2 周 1 次渐滴定到 150mg 每 2 周 1 次)、依折麦布 10mg 每日 1 次组、阿托伐他汀 20mg 每日 1 次组,结果在 2014 年 AHA 科学年会上公布。Alirocumab 不仅更有效地显著降低 LDL-C(绝对值下降 84mg/dl vs 依折麦布 33mg/dl),而且肌肉不良反应非常低[33% vs 依折麦布 41%(P=0.10)、阿托伐他汀 46%(P=0.04)]。

5.家族性高胆固醇血症　Evolocumab 分别在纯合子 FH 和杂合子 FH 完成了 3 期临床试验,Alirocumab 在杂合子 FH 也进行了 3 期临床研究。331 例杂合子 FH 服他汀±其他降脂药的安慰剂对照试验,与安慰剂组比较,Evolocumab 140mg 每 2 周 1 次和 420mg 每 4 周 1 次,显著降低 LDL-C 约 60%(90～95mg/dl)。Alirocumab 的同样治疗结果在 2014 年 ESC 会议公布。分析这 2 个试验,总计 732 杂合子 FH 病人,均已最大耐受量他汀±其他降脂治疗,与安慰剂组比较,Alirocumab 组 24 周时 LDL-C 显著降低 51%～58%(66～85 mg/dl)。唯一的一项纯合子 FH 3 期临床研究,纳入 50 例稳定降脂≥4 周患者,与安慰剂组比较,Evolocumab 进一步将基线 LDL-C 相对降低 31%(绝对值 93mg/dl)。

6.长期治疗　大规模长期研究进一步提供了 PCSK9 抑制药的持久降脂疗效和安全性。在 OSLER Ⅰ 研究,1104 例进入 Evolocumab 开放性研究,将 Evolocumab 420mg 每 4 周 1 次＋标准治疗(SOC)与单纯 SOC 相比较,52 周期间 Evolocumab＋SOC 组比单纯 SOC 组 LDL-C 持续降低约 52%(73mg/dl),有更多病人 LDL-C <100mg/dl(96% vs 32%)、<70mg/dl(83% vs 4%)、<50mg/dl(56% vs 0.5%)和<25mg/dl(13% vs 0)(均 P<0.001)。Evolocumab 长期耐受性良好(仅 3.7% 因不良反应停药),严重不良反应两组相似(Evolocumab＋SOC 7.1% vs SOC 6.3%)。Evolocumab 组 98 例 LDL-C<25mg/dl 与单纯 SOC 组 LDL-C 水平较高者比较,不良反应并无增多。

12 项 2 期或 3 期 Evolocumab 研究中,有一项

4465例进入事先设计分析,随机分 Evolocumab＋SOC 组和单纯 SOC 组,被导入 OSLER 1 和 2 研究,开放性研究 11 个月。Evolocumab 420mg 每 4 周 1 次,12 周时 LDL-C 平均降低 61％(从 120mg/dl 降至 48mg/dl)。不良反应 Evolocumab 组 69％ vs SOC 组 65％;严重不良反应两组相同(均 7.5％)。Evolocumab 组仅 2.4％的病人因不良反应停药。神经水肿 Evolocumab 组略高(0.9％ vs 0.3％),但与 LDL-C 降低水平无关。正在进行的 EBBINGHAUS 研究(NCT02207634),前瞻性评估这一问题,属一项 Evolocumab 3 期心血管临床后果研究。事先设计分析,包括死亡、心肌梗死、不稳定型心绞痛住院、冠状动脉再通、脑卒中、TIA 及心力衰竭住院,显示终点事件减少了 53％(95％可信限:22％～72％;$P＝0.003$)。在 ODYSSEY LONG-TERM 安慰剂对照试验,2341 例 CHD 高危的高脂血症,已用最大耐受量他汀,与安慰剂组比较,24 周时 Alirocumab 降低 LDL-C 达 62％(降至 48mg/dl vs 安慰剂组 119mg/dl)。24 周时 Alirocumab 组更多病人 LDL-C＜70mg/dl(79％ vs 8％;$P＜0.001$)。治疗 78 周期间,Alirocumab 组与安慰剂比较,注射部位反应 5.9％ vs 4.2％、肌痛 5.4％ vs 2.9％、神经性水肿 1.2％ vs 0.5％、眼部反应 1.2％ vs 0.5％。Evolocumab 组 LDL-C＜25mg/dl 不良反应发生率与 Evolocumab 全组病人相同。一项 Alirocumab 心血管事件回顾性分析,首次主要心血管事件(CHD 死亡、心肌梗死、缺血性脑卒中或不稳定型心绞痛住院)发生率,Alirocumab 组少于安慰剂组(风险比:0.52;95％ 可信限:0.31～0.90)。当然,前瞻性证实心血管后果的试验是需要的,因这一回顾性分析事件数是少的($n＝53$)。

有趣的是,PCSK9 抑制药引起 LDL-C 降低与主要心血管事件减少,与近期 2 项 CTT(cholesterol treatment trialists)荟萃分析结果是一致的。后者分析 27 项 170 000 多例降胆固醇随机试验,证实 LDL-C 降低 1mmol/L,主要心血管事件减少 22％。在 OSLER 1 和 2 及 ODYSSEY LONG-TERM 试验中,观察到 LDL-C 可减少(70 ～ 72mg/dl 或 1.8 ～ 1.9mmol/L);那么根据 CTT 荟萃分析,预期主要心血管事件将会减少 40％以上。正在进行的 3 期试验将会回答这一问题

六、大型 3 期临床后果试验

正在进行 4 项大型 3 期随机对照试验,共计 70 000 多例病人,以证实 PCSK9 抑制药在他汀治疗基础上是否能更减少心血管事件。包括:ODYSSEY 后果研究、FOURIER 试验、SPIRE-1 研究、SPIRE-2 研究,4 项试验最迟 2017 年年底完成。目前,美国 FDA 正在评估 2014 年中期已完成的 Alirocumab 和 Evolocumab 的 2 期和 3 期临床试验。因而,等待大型 3 期试验结果的同时,将 PCSK9 抑制药选择性用于 LDL-C 不能达标的高危病人(如 FH、他汀不耐受)是可行的。

七、总结

大量临床试验证明:用 MoAbs 直接拮抗 PCSK9 而强力降低 LDL-C 是可行的;高危病人可使 LDL-C 戏剧性地降低,大多数病人＜70mg/dl。鉴于 2 期/3 期试验 LDL-C 降低与长期心血管事件的相关分析,那么 PCSK9 抑制药可使高危病人主要心血管事件减少 40％～50％。2 种 MoAbs(alirocumab,evolocumab)长达 2 年的广泛研究,显示安全性和耐受性良好;当然,长期应用仍需进一步评估可能的延迟不良反应。相信,PCSK9 抑制药将成为今后心血管治疗重大突破之一。

8.电子血压计可以信赖吗

广东药学院附属第一医院 周万兴

血压计根据其测量原理主要分为听诊法血压计和示波法血压计两大类。用听诊器听取血压柯氏音进行人体血压测量的方法叫听诊法,用听诊法测量血压的血压计叫听诊法血压计。示波法又叫振荡法,就是通过获取在充气或放气过程中动脉血流产生的振荡波,采用一定的"算法"换算得出血压值的方法。用示波法测量血压的血压计叫示波法血压计。目前,绝大多数的电子血压计是采用示波原理来设计的,因此,本文所叙述的电子血压计均是指采用示波原理设计的示波法血压计。

传统的听诊法血压计应用于临床已有超过百年的历史,是人类评价、研究血压相关性疾病的依据。但由于它采用的是人工听诊柯氏音的变化来读出血压值的,因此它的准确测量要求检测者必须接受严格的训练,并具有良好的听力和注意力。换句话说,其测量血压的准确性受接受训练的水平、听力、注意力和判断时的目击差等因素的影响。这些影响因素如果血压的检测者仅仅是限于医疗机构内的医务人员在机构内对患者进行测量,应该是没有问题的。但是,随着我们对诊室外血压重要性的认识和人们对自我保健的重视,家庭自测血压的需求将越来越大,如果要普通民众达到医务人员的测量血压水平,听诊法显然是难以实现的。此外,在中心监护室由一两名护士同时、短间隔地监护多个病人,或者实施动态血压检查等情况下,传统的听诊法血压计也是难以做到的。虽然,前期,科学家一直在探求用机器代替人的

听诊法测量血压,但难度太大,效果一直不理想。基于示波法的电子血压计携带方便、检测者培训要求简单、检测方法易于掌握等优势而迅速占领市场。但是,作为医务工作者我们常常会自问和被患者问到:电子血压计可以信赖吗?本文拟将近年来关于电子血压计研究与应用问题做一综述。

一、示波法电子血压计的基本原理

与听诊法不同,示波法电子血压计(以下简称,电子血压计)采集的是袖带放气过程中动脉血流从完全阻断到逐渐完全恢复过程中血流对袖带的振动波形,然后把这些波形按特定的算法进行计算得出血压值。具体说就是,首先把袖带捆在测量部位,对袖带充气到比收缩压高出 30～50mmHg 后停止加压,开始放气,当气压降到某一点位,血流就开始通过血管并产生振荡波,振荡波通过袖带和连接管传到压力传感器,随着放气,血流通过量越来越大振荡波也越来越大,但再放气由于袖带与手臂的接触越来越松,因此压力传感器所检测的压力及波动也越来越小。因此就获得了一组两头低中间高的振荡波形。波动最高的点所对应的压力为平均压,然后根据制造商各自特有的算法计算收缩压和舒张压。例如选择振动波最大的点为基准点,以此点向前寻找是峰值 0.45 的波动点作为收缩压,向后寻找是峰值 0.75 的波动点作为舒张压(图 1)。注意,并不是每种算法都采用 0.45 与 0.75 这个常数,究竟采用多

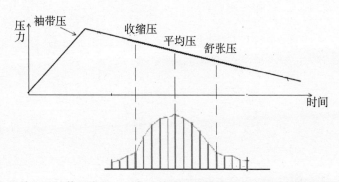

图 1 电子血压计血压计算示意图。下条为动脉血流搏动的压力脉冲波转换的压力变化曲线

引自国家食品药品监督管理局医疗器械监管司.电子血压计(示波法)产品注册技术审查指导原则.食药监办械函[2011]187 号

少要通过大量的人群临床测试数据来确定,并且对成人、婴儿、儿童都有所不同。另外,除了这种减压时测量(MWD)技术外,还有采用加压时测量(MWI)的技术,即加压过程中采集血管振动曲线,它没有慢速排气的过程,血压显示出来后,立即快速排气,目前主要用于腕式测压表。

二、影响电子血压计准确性的因素

要评价电子血压计是否可以信赖我们首先必须明确其评价参照物。我们目前临床评价血压的标准是来自于无创袖套肱动脉听诊法测定值,因此肱动脉听诊法血压计测定的血压是评价电子血压计是否准确的"金标准"。

(一)对电子血压计和听诊法血压计准确性都有影响的因素

1.测压部位　不同部位血压的测量值可以不一样,通常下肢血压高于上肢、上下肢左右侧血压也可以不同。腕部血压在患有动脉硬化疾病者,可因其远端末梢循环障碍而导致明显低于肱动脉血压。如老年人、高血压病、糖尿病、高血脂等动脉硬化高发人群腕部血压可能偏低。

2.测压部位与心脏的相对位置　测压部位应该与右心房位置平高,有研究认为测量位置每低于心脏水平 1 英寸,血压读数将升高 2mmHg 反之则降低 2mmHg。从这个角度看,上臂是测血压的最佳部位,因为该部位,无论站立、坐卧均与心脏位置平行,其他部位测压则需有意识地调整两者的水平平衡。

3.袖带的长宽　袖带的大小是影响血压测值的重要因素。袖带的气囊应该环绕上臂周径的 80%～100%,气囊的宽度至少包绕上臂围的 40%。如果使用的袖带过小,会导致血压相对高估。这种现象尤其在肥胖患者血压测量时容易发生。

4.患者的状态　患者的状态也是影响血压测量的重要影响因素,国际电工委员会 ISO/IEC 80601-2-30 标准推荐的标准状态为:患者在测量血压前要有大于 5min 的休息,两腿分开平放,背和肘部(测上臂血压时)要有支撑,测量环境安静,测量期间患者不说话等。

5.放气速度与患者的心率(律)　放气速度为每一次心跳气囊压力下降 2～4mmHg,放气速度过快,可使收缩压测值偏低而舒张压偏高。当心动过缓和心律不齐时放气速度应更慢,为每搏下降 2mmHg。

6.定期校准　无论哪种血压计都需定期校准,推荐每半年或一年校准一次。

(二)仅对电子血压计准确性特有的影响因素

1.血压计电子放气阀门、压力传感器等元件　当今的电子血压计大多数采用电子阀门控制袖套气囊的充放气,放气速度由预先设计的程序控制,电子血压计袖套的放气速度对袖套拾获血流振动强弱影响显著,而这种振动经传感器转换成波形后传给处理单元计算出血压来。因此袖套放气速度的控制(与阀门和程序有关)、压力传感器的性能对于血压的准确测量十分重要。低档的电子血压计由于设计和元件上的限制可能不适宜用于心律失常患者的测量。购买和使用时需特别注意。

2.血压算法及其适用人群　电子血压计是根据波形计算出收缩压和舒张压的。这一推算公式称为血压算法。血压算法是通过在大量不同人群对比资料的基础上形成的,不同厂家生产的电子血压计其算法可能不一样。但无论哪一种算法,都必须按照一定的标准通过检测对比来检验其准确性。不按标准检测的电子血压计其测血压的准确性不能得到保证,结果也不一定准确。血压计的准确性应该按照"无创伤性血压计——第 2 部分:自动化测量型的临床确认"(即 ISO 81060-2)规定覆盖的人群进行临床比对来确定其准确性。我国的指南推荐使用经过国际标准英国高血压学会(BHS)或欧洲高血压学会(ESH)或美国医疗器械促进学会(AMMI)认证的电子血压计作为血压测量的工具。

三、当前电子血压计应用状况

自 1976 年第一款电子血压计面市以来,随着压力传感器、电子阀门、数据处理器等硬件的改进,以及通过不断开展的大规模临床比对实验,综合各种疾病人群资料而使脉搏波血压算法日趋完善的软件进步,电子血压计已越来越被医学界所认可。目前,电子血压计已被医疗、保健机构和家庭用于血压相关的诊断和监测。电子血压计由于其可以全自动完成血压测定,并能记忆已测血压值用于之后的分析,尤其适用于动态血压检测、多床同时血压监测的重症监护室和家庭自测血压。电子血压计还适用于一些听诊法血压测量不太适宜的人群,例如 3 岁以下的小孩、特别肥胖的病人等,但对新生儿需要用特定的电子血压计测量,一些压力波信号太低的情况,如严重的低血容量、休克、外周动脉严重狭窄等也会影响其准确性。《中国血压测量指南》认为,经过国际标准(BHS、AAMI 和 ESH)验证的医用自动电子血压计可以作为合格的血压测量器具(电子血压计认证结果在可在 Dabl

教育网站（http://www.dableducational.org）及 BHS 网站（http://www.bhsoc.org/default.stm）查询。事实上国内外已有许多验证电子血压计的临床研究证明其与传统的听诊法台式水银血压计测定值高度相关,许多国内外大型临床研究已经使用医用自动电子血压计代替台式水银血压计测量血压。中国医师协会高血压专业委员会发布的《家庭血压监测中国专家共识》也推荐电子血压计作为家庭自测血压的工具。目前推荐使用的主要是上臂型的电子血压计,腕式血压计虽然使用较方便,但一般人较难把握测量部位与心脏位置平高的要求,加之有外周动脉硬化病变的患者,由于血流的影响而无法准确测量血压,因此不作为普遍推广,可用于无外周动脉硬化病变中青年人群的血压监测。指套式电子血压计已明确不宜用于临床和家庭测压。

四、展望

传统的听诊法台式水银血压计虽然目前仍然是我国医疗机构医务人员测量血压的主要工具,其测定的血压值也被认为是检测其他测压装置是否准确的"金标准",但是一方面水银血压计易造成水银环境污染,另一方面随着家庭自测血压等诊室外血压测量在高血压疾病诊断和慢病管理中作用日益受到重视,听诊法测血压的短处也越来越凸显。作为替代品的电子血压计正好弥补了听诊法台式水银血压计的这些短板。但电子血压计也存在短板,除了电子元件的质量外,血压的"算法"这一关键技术仍然存在改进的空间。从目前的临床研究来看,只要按照规范的血压测量方法操作,采用权威认证部门认证的电子血压计是完全值得信赖的。

参 考 文 献

[1] Pickering TG, Hall JE, Appel LJ, et al. Recommendations for blood pressure measurement in humans and experimental animals. Part 1: blood pressure measurement in humans: a statement for professionals from the Subcommittee of Professional and Public Education of the American Heart Association Council on High Blood Pressure Research. Circulation, 2005, 111: 697-716.

[2] Alpert BS, Quinn D, Gallick D. Oscillometric blood pressure: a review for clinicians. J Am Soc Hypertens, 2014, 8(12): 930-938.

[3] 王文,张维忠,孙宁玲,等.中国血压测量指南.中华高血压杂志,2011,19(12):1101-1114.

[4] 陈爱萍,莎茹拉.全自动电子血压计准确性分析.中国医疗设备,2014,29(3):128-129.

9.盐与健康:血压之外的问题

上海交通大学附属胸科医院　麦炜颐

众所周知,钠是稳定内环境,细胞和生理功能的关键,对人的生理健康有着非常重要的作用。但过量摄入钠钠盐与血压升高有关,还可致多种心脑血管疾病,肾脏等器官损的伤害。近年来备受越来越多流行病学,临床医学,基础研究关注。2010 年美国一项钠盐摄入与高血压的分析指出,美国白人高血压患者每减少 1g 的钠盐摄入,收缩压可降低 1.2~1.9mmHg,钠盐摄入减少 3g 可使收缩压降低 3.6~5.6mmHg。而另一项欧美的 RCT 研究结果显示,限钠对高血压患者、正常血压者的血压都有效,平均使血压降低 3.4/1.5mmHg。中国的一项流行病学研究显示,盐敏感者在我国正学血压人群中检出率为 15%~42%,在高血压人群为 28%~74%。2011 年的中国高血压指南也指出,钠盐摄入量降至小于 6 g/d,预期收缩压能够降低 2~9 mmHg。最近很多临床数据分析表明,即使在没有增加血压,过量的膳食钠可能对靶器官,包括血管,心脏,肾脏和大脑产生不利影响。

过量钠盐致血压升高的机制目前尚未完全阐明,但它在肾功能,激素,血管,心脏上面发挥着巨大的作用,也有相关的遗传机制的模型。有研究表明,钠负荷引起的细胞外体积膨胀引起的犬肾功能不全的背景下,引发的容量负荷高血压,与慢性肾脏病临床研究一致。醋酸去氧皮质酮-盐模型大鼠实验性高血压需要肾切除,进一步支持在钠盐在肾脏的重要作用。另外,平滑肌在外周血管中也有牵连的血管收缩反应。研究表明,高钠饮食会增加细胞外液体积,如果没有外周阻力的代偿性下降的话,心脏输出量就会增加。因此,如果外周阻力不变或增加,钠盐的摄入会引起心脏输出量增加,从而引发盐敏感性血压反应。

在盐敏感性血压反应当中,神经系统也起到重要作用。高钠摄入会使血钠升高信号传到大脑,导致交感神经反应。其他研究表明,钠和血管紧张素 II 之间的也存在着重要关系,后者的升高提高交感神经的作用、从而引发在肾脏及其他内脏中的恶性循环。这可能是盐敏感性血压反应的重要机制。众多的研究表明血钠和血压、渗透压、交感神经之间存在着众多的联系,但这些研究结果不一致。例如在短的时间内极低钠饮食(6 天内每天摄入 230 毫克)反而会引发交感神经表达增加。

(一)钠盐对靶器官的影响

有证据表明,在血压增高的情况下,提高膳食钠可以加重多靶器官和组织的伤害,包括血管,心脏,肾脏,和自主神经等,如图 1 所示。

(二)对动脉的影响

动物的研究表明钠盐摄入增加会引发血管内皮细胞功能受损,但对血压不产生影响。钠盐的摄入会使血压正常的人群的血管内皮细胞功能受损并且会引发已经接受过限盐治疗的人群血压升高和血管内皮细胞功能的降低。钠盐对内皮功能有害影响的机制可能是产生了活性氧,如超氧化物歧化酶,从而降低一氧化氮的生物利用度。细胞研究表明,高浓度的钠使到内皮细胞上的多糖复合物断裂,从而引发内皮细胞曝露,硬化。动物研究表明,高钠饮食是增加动脉硬化的独立于血压之外的危险因素。动脉硬化可能与转化生长因子 β-因子纤维化作用可能有关。

(三)对心脏和肾脏的影响

高钠摄入可能会增加左室壁厚度和质量,这是独立于高血压的危险因素。在高盐饮食的试验者当中,醛固酮水平的升高可能是引发左室质量增加的重要机制。同时,一个为期 12 个月的限钠干预高血压患者的研究已证实了限制钠盐的摄入可以减少左心室肥厚。尽管在肾脏疾病的受试者的研究数量有限,但还是有证据表明,高钠与肾功能降低有关。已有研究表明,在黑种人高血压人群中,钠的限量摄入可以减少蛋白的排泄和血压的升高。同样,CKD 患者限盐也可以降低蛋白尿和血压。

(四)对大脑的影响

Strazzuilo 等对 10 项前瞻性研究分析结果表明,钠盐的摄入量与脑卒中事件相关,与低钠组相比,高钠组脑卒中的风险增加 23%。对于肥胖人群来说,高盐摄入发生脑卒中的风险极高,而非肥胖患者高盐摄入的脑卒中风险则相对较低。长期高钠摄入可能使交感神经元更敏感,造成各种更大的交感神经反应刺激,包括骨骼肌收缩。即使在没有血压增高的情况下,长期交感神经输出也会对靶器官造成有害的影响。

（五）限盐存在的问题

减少钠盐的摄入必然会与钙、钾等元素的调节有关联。有研究表明，钠与其他许多阳性及阴性离子有着相互作用，特别是与钾、钙、氯等离子作用更强，其在调控和维持血压稳定中发挥着重要作用。因此，长期的限盐干预要考虑到钠以外的其分营养成分的变化对健康的影响。另外，个体间对钠盐的负荷各不相同，其间存在盐敏感性问题。不同种族人群盐敏感性个体的检出率也不同，特别是高血压患者，其盐敏感性随年龄增长而增加。此外，肥胖、代谢综合征和糖尿病患者盐敏感性都比较高，对其限盐试验要充份考虑到这些。

（六）限盐管理的目标

一个成年人如无大量出汗，每日钠的消耗量约为600 mg，即1.5g钠盐。根据20世纪90年代的膳食营养与血压关系的国际合作研究（INTERMAP）推算，我国居民每日钠盐平均摄入量男性为14.3 g，女性为12.3g，平均13.3 g，属于高钠膳食国家之一。基于降压为目的的限盐目标，近年来大多数指南的推荐为5～6 g/d。

（七）限盐管理的策略及措施

根据限盐管理中国专家共识，限盐管理策略主要分为：

（1）加强宣传，提高全民限盐意识及医务工作者应承担的教育责任。

（2）坚持循序渐进原则，在现有每日钠盐摄入量的基础上逐渐减少并达到目标值。

（3）推动实施操作性强、方便可行、可量化的限盐方法和措施。

（4）增加膳食钾摄入，降低钠钾比值：国人膳食摄入钠高、钾低，钠钾比值偏高，特别在北方。增加膳食中钾的摄入量有利于促进钠从肾脏的排泄。

具体措施可从以下几方面入手：

（1）减少烹饪钠盐量。每人每餐放盐不超过2g，每天不超过6g。

（2）尽量避免或减少进食含高钠盐的食品如榨菜、咸菜、腌菜、腌肉、咸鱼等及调味品如黄豆酱、辣酱等。

（3）尽可能多食用新鲜蔬菜，利用蔬菜本身的风味来调味，充分利用辣椒、醋、柠檬汁等各种调料来调味。

（4）早餐尽量不吃咸菜或豆腐乳，一块豆腐乳含钠盐量5g。

（5）采用富钾低钠盐代替普通钠盐，减少钠增加钾的摄入量。

（6）动员全社会的食品、餐饮行业广泛参与，降低钠盐添加，标示高钠盐产品等。

综上所述，多个临床研究表明，高钠对多个靶器官都会产生不利影响，且这种影响是独立于血压之外的。限盐在目前的实施中遇到不少的问题和阻力，这些都有等解决。对于限盐管理的目标，目前只有基于降压目的的目标值，即每天不超6g，但基于其他靶器官的限盐目标值还有待研究。

参 考 文 献

[1] Gu D, Kelly TN, Hixson JE, et al. Genetic variants in the renin-angiotensin-aldosterone system and salt sensitivity of blood pressure. J Hypertens 2010;28:1210-20.

[2] Meneton P, Jeunemaitre X, de Wardener HE, et al. Links between dietary salt intake, renal salt handling, blood pressure, and cardiovascular diseases. Physiol Rev 2005;85:679-715

[3] Koomans HA, Roos JC, Boer P, et al. Salt sensitivity of blood pressure in chronic renal failure. Evidence for renal control of body fluid distribution in man. Hypertension 1982;4:190-7.

[4] Jacob F, Clark LA, Guzman PA, et al. Role of renal nerves in development of hypertension in DOCA-salt model in rats: a telemetric approach. Am J Physiol Heart Circ Physiol 2005;289:H1519-29.

10. H 型高血压诊断与治疗专家共识解读

南方医科大学南方医院国家肾脏病临床研究中心　徐希平

心脑血管疾病是影响中国国民生命与健康的重要因素,总体疾病负担远远超过各类癌症的总和。第三次全国死因调查报告表明,脑血管病已成为我国首位死亡原因,同时,我国缺血性脑卒中仍以每年 8.7% 的速率增长。与西方工业发达国家不同,我国心脑血管疾病具有如下特征:①心脑血管疾病总发病率和死亡率已超过许多发达国家,其中脑卒中死亡率明显高于发达国家,而冠心病死亡率低于多数发达国家;②与发达国家相反,我国脑血管病的发病率、患病率和死亡率明显高于冠心病。我国目前脑卒中发病率约 25 人/万人,而冠心病发病率约 5 人/万人,脑卒中发病是冠心病的 5 倍。因此,我国心脑血管病防治的重点是预防脑卒中。

鉴于 H 型高血压是导致我国脑卒中高发和持续发展的重要因素,由中华医学会心血管分会指导,中华医学会心血管分会高血压学组与精准心血管病学学组以及中国医师协会高血压专业委员会的专家共同讨论制定了"H 型高血压诊断与治疗专家共识"。旨在从我国高血压人群自身特征出发,制定出符合人群特征、具有循证医学证据的高血压治疗方案。马来酸依那普利叶酸片(依叶),作为目前唯一具有治疗 H 型高血压适应证的已上市药物,将是应对我国脑卒中高发的重要策略,也将为高血压患者的精准治疗提供可能性。

一、脑卒中高发的重要危险因素与 H 型高血压的概念

在中国高血压人群中开展的 STONE、SYST-CHINA 研究其终点发生脑卒中和心肌梗死事件的比值分别为 13.0 和 6.6,在日本进行的 NICS 研究比值为 5.0,而在其他欧美国家进行的研究风险比值均小于 2.0。这样的结果首先说明中国人群高血压和脑卒中关系更为密切,同时进一步提示单纯控制血压不能很好控制我国人群的脑卒中风险。

脑卒中的主要危险因素是高血压,同时还包括:高同型半胱氨酸(homocysteine, Hcy)、高血糖、血脂异常、血小板功能异常等(表 1)。国际同型半胱氨酸研究协作组的一项纳入 12 项前瞻性研究的荟萃分析表明,Hcy 每降低 3 μmol/L 可以减少 11% 的缺血性心脏病发病风险和 19% 的脑卒中发病风险。Wald 等的一项研究纳入 72 项 MTHFR 基因多态性研究和 20 项前瞻性研究,结果表明,Hcy 每升高 5 μmol/L 脑卒中风险增加 59%(OR=1.59, 95% CI: 1.30~1.95),缺血性心脏病风险升高约 33%(OR=1.33, 95% CI: 1.19~1.45);而 Hcy 降低 3 μmol/L 可降低脑卒中风险约 24%(15%~33%),降低缺血性心脏病风险约 16%(11%~20%)。

一项由 Sun 等组织的前瞻性研究共观察 2009 例基线无心脑血管疾病和癌症的中国受试者,随访 11.95 年(中位数,1994~2007),结果表明 Hcy>9.47 μmol/L(敏感性为 81.1%,特异性为 54.3%)的受试者其心脑血管事件发生的风险增加 2.3 倍(95% CI: 1.24~4.18),Hcy>11.84 μmol/L(敏感性为 49.7%,特异性为 84.0%)的受试者其死亡风险增加 2.4 倍(95% CI: 1.76~3.32)。中国人民解放军总医院对我国 1993—2008 年共计 17 682 例高血压患者的调查表明,Hcy 是国人除年龄、血压水平外卒中发生的独立相关危险因素,并未发现血脂异常与卒中的关联性。

表 1　不同危险因素干预效果的疗效比较

危险因素	药物干预	危险因素下降	终点风险下降%(95% CI)	
			缺血性心脏病	脑卒中
LDL 胆固醇	他汀类药物	LDL 胆固醇下降 1.8mmol/L	61(51~71)	17(9~25)
血压	降压药物	收缩压下降 11 mmHg	46(39~53)	63(55~70)
血同型半胱氨酸	叶酸(0.8mg/d)	下降 3 μmol/L	16(11~20)	24(15~33)
血小板功能	阿司匹林(75 mg/d)	—	32(23~40)	16(7~25)

更为重要的是,Graham 等的大样本流行病学研究证实,高 Hcy 与高血压对促进心脑血管事件的发生具有显著的协同作用。同样,Towfighi 等研究中,当高血压和血 Hcy 升高(≥10 μmol/L)同时存在时,其脑卒中风险较正常人群增加 12(男性)或 17(女性)倍。最新的《中国高血压防治指南 2010》已将血 Hcy 升高≥10 μmol/L 列入我国人群心脑血管重要的危险因素之一。

一项在中国 6 个城市(北京、沈阳、哈尔滨、南京、上海、西安)进行的调查显示,中国高血压患者中伴有血浆同型半胱氨酸升高的比例高达 75%。针对这一突出现状,我国学者将这种伴有 Hcy 水平升高的高血压称之为 H 型高血压,认为这组人群是导致我国脑卒中高发的重要原因,对其进行综合干预是控制我国脑卒中最经济、有效的措施。

专家共识建议,所有高血压患者都应该进行血液 Hcy 的检测,空腹血浆 Hcy≥10 μmol/L 即为超标。国际上通用的血浆或血清叶酸缺乏判定标准是根据核素放射免疫法测得的 6.8nmol/L(3 ng/ml)。依照此标准,中国南方人群平均血浆叶酸水平为 8.9nmol/L,缺乏率为 19.9%;北方人群平均血浆叶酸水平为 6.1 nmol/L,缺乏率为 67.1%,其中男性冬春季节的缺乏率达 89.2 %。同时,Hcy 代谢过程中的关键酶亚甲基四氢叶酸还原酶 MTHFR C677 T 突变纯合基因型在欧美的频率为 10%~15%,而中国高血压人群达到 25%,提示叶酸缺乏及我国独特的基因背景可能是我国人群 H 型高血压高发的重要诱因。

二、H 型高血压治疗研究的相关循证医学证据

(一)整体人群补充叶酸可以显著降低脑卒中发生

自 1998 年起,美国和加拿大采取了食品中强制添加叶酸的重大公共卫生举措,数据表明,在北美地区叶酸强化后评价血浆叶酸水平从 11nmol/L 升至 23 nmol/L,平均 Hcy 水平降至 8~10 μmol/L。美国疾病控制中心 Yang 等观察自 1998 年美国和加拿大面粉强制补充叶酸后,1999—2002 年两国脑卒中死亡率的变化,同时作为对照观察未进行强制补充叶酸的英国和威尔士的脑卒中死亡率。结果表明,强化补充后,美国人群(多种族)平均血浆叶酸水平显著上升,血浆 Hcy 水平明显下降,其每年卒中致死率从 1990—1997 年的每年下降 0.3% 加速至每年下降 2.9%(P<0.01);加拿大人群每年卒中致死率从 1990—1997 年的每年下降 1.0% 加速至每年下降

5.4%(P<0.001);而英国和威尔士未有显著下降。同时,Yang 等根据观察到的各性别和种族人群 Hcy 下降值和前瞻性研究结果,对各人群可能脑卒中下降值进行了预测,其预测值和实际观察到的脑卒中改善值十分接近(表2)。

该研究表明,整体人群补充叶酸降低 Hcy 可有效降低脑卒中,Hcy 作为一个可干预危险因素,其变化值可预测脑卒中的下降,下降幅度与前瞻性研究观察到的结果具有一致性。

表 2　美国、加拿大补充叶酸后不同人群卒中改善值和以 Hcy 降低预测值的比较

性别/种族	卒中下降预测值（%）	卒中实际改善值（%）
男性白种人	9.0	11.3
女性白种人	10.9	7.4
男性黑种人	12.8	15.0
女性黑种人	8.4	9.0

(二)补充叶酸可以显著延缓颈动脉内膜中膜厚度(intima-media thickness,CIMT)进展

越来越多的研究显示,CIMT 是心脑血管事件危险性的独立预测指标,与心肌梗死比较,其与脑卒中有更强的关联。目前该指标不仅被用于评估整体心血管危险水平,还被用于监测各种干预措施的疗效。

我们对所有业已发表的考察补充叶酸对 CIMT 疗效的随机对照临床研究进行了荟萃分析,结果证实,补充叶酸可以显著降低 CIMT 进展(WMD:−0.04;95%CI:−0.07～−0.02,P<0.001),在慢性肾病人群或心血管疾病高危人群疗效更佳。同时,CIMT 下降与 Hcy 下降呈显著正相关(P < 0.001,图1)。

(三)补充叶酸对脑卒中影响的随机对照临床研究

我国林县研究共纳入 3318 例受试者,随机给予叶酸制剂或安慰剂,随访 6 年(1985—1991 年),结果表明,治疗组脑血管疾病死亡减少 37%(RR=0.63,95%CI：0.37～1.07)。更大样本的 HOPE-2 研究在加拿大、美国和瑞典等国家共纳入 5522 例 55 岁及以上的患有心脑血管疾病或糖尿病的患者,随机给予每日 1 次口服复合 B 族维生素(2.5mg 叶酸,50mg 维生素 B_6 和 1mg 维生素 B_{12})或安慰剂,平均随访治疗 5 年,其中 65% 以上的患者合并使用血管紧张素转化

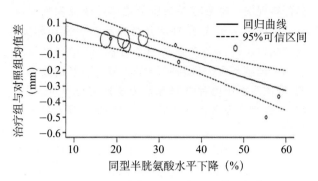

图 1　CIMT 下降与 Hcy 下降呈显著正相关

抑制药（ACEI）类药物，终点时两组 Hcy 差值为 3.2 μmol/L，叶酸等干预组脑卒中风险显著下降 25%（HR = 0.75；95% CI：0.59~0.97）。

在此基础上，2007 年我们对 1966 年以来的 8 项补充叶酸防治脑卒中的随机临床试验进行了 Meta 分析，该分析共纳入 16 000 多例受试者，结果表明，补充叶酸总体上能够使脑卒中风险下降 18%（RR = 0.82，95% CI：0.68~1.00），在包括中国等未强化叶酸人群（RR = 0.75，95% CI：0.62~0.91）的人群中更为显著。2010 年，Clark 等的一项 Meta 分析共入选 8 项随机对照临床研究（n = 37 485），其中有 7 项包括脑卒中终点（n = 35 603），结果并未证实补充叶酸在脑卒中方面的显著获益（RR = 0.96，95% CI：0.87~1.06）。2012 年，考虑到考察补充叶酸对心脑血管事件的临床研究 [中国脑卒中一级预防研究（CSPPT）除外] 均已正式公布结果，我们对所有已发表的报道脑卒中终点（例数大于 10）的相关随机对照临床研究重新进行了 Meta 分析，共纳入 15 项分析，涉及 55 764 名受试者。结果表明，总体人群补充叶酸可以显著降低脑卒中风险。同时，在未使用他汀或高血压人群疗效更佳。但是治疗方案（单用叶酸与叶酸加用其他 B 族维生素比较）及叶酸剂量 [≤0.8mg/d（median）与 >0.8mg/d 比较]] 对其治疗效应无显著影响，表明单独使用 0.8mg/d 剂量叶酸已经达到降低脑卒中的最佳效果。

与上述研究结果一致，Holmes 等综述全球 48 家科研机构有关 MTHFR 基因多态性与脑卒中风险的研究，推测在具有低叶酸水平的亚洲人群，补充叶酸将降低 22% 脑卒中风险（RR = 0.78，95% CI：0.68~0.90）；而在叶酸水平较高的非亚洲人群，未见补充叶酸对脑卒中的疗效 RR = 1.00，95% CI：0.90~1.11）。

（四）ACEI 类降压药物相较其他降压药物的优效性

新近一项 Meta 分析纳入全球近 10 年 20 项随机对照临床研究（n = 158 998），旨在考察肾素-血管紧张素转化酶系统抑制剂类（ACEI 和 ARB）降压药物相对其他降压药物的降压外效应，结果发现：肾素-血管紧张素转换酶系统抑制药类较其他类别降压药物显著降低 5% 全因死亡风险（HR = 0.95，95% CI：0.91~1.00，P = 0.032）与 7% 心血管死亡风险（HR = 0.93，95% CI：0.88~1.00，P = 0.018）；其中 ACEI 类药物能够较其他抗高血压药物显著降低 10% 全因死亡风险（HR = 0.90，95% CI：0.84~0.97，P = 0.004），而 ARB 类药物未能进一步降低全因死亡风险（HR = 0.99，95% CI：0.94~1.04，P = 0.83）。该研究明确表明，对所有可以耐受 ACEI 类药物的高血压患者，ACEI 应该是第一位选择。

（五）ACEI 类药物与叶酸在降低心脑血管事件上具有协同作用

WAFACS 研究在美国共纳入 5442 例 42 岁及以上的有心脑血管病史或伴有 3 个以上冠心病危险因素的受试者。随机给予每日 1 次口服复合 B 族维生素（2.5mg 叶酸，50mg 维生素 B_6 和 1mg 维生素 B_{12}）或安慰剂，平均随访治疗 7.3 年。结果表明，ACEI 类药物与叶酸组干预在降低心脑血管事件上具有显著协同作用（P = 0.03），ACEI 类药物合用叶酸组的人群获益最充分。

三、中国脑卒中一级预防研究——依叶与传统降压药物比较可以进一步降低脑卒中风险

中国脑卒中一级预防研究（China Stroke Primary Prevention Trial，CSPPT）是一项针对我国人群 H 型高血压高发特点设计的随机、双盲、对照临床研究，从 2008 年 5 月 19 日开始，2013 年 8 月 24 日完成，共计纳入了 20 702 例无脑卒中和心肌梗死病史的中国成年高血压患者。患者根据亚甲基四氢叶酸还原酶 C677T 基因型（影响叶酸和同型半胱氨酸代谢的主要基因）分层后随机、双盲分为两组，分别每日服用单片固定复方制剂"依叶"（10mg 依那普利和 0.8mg 叶酸组成）或者单纯依那普利（10mg），期间可以根据高血压指南合并其他降压药物使患者血压水平达标，主要疗效指标是首发脑卒中。

经过 4.5 年（中位数）的治疗观察，结果表明：治疗后患者血压由平均约 166.8/94mmHg（1mmHg = 0.133kPa）降至平均约 139.8/83.1mmHg，治疗期间

两组间血压高度可比,无显著差异;然而,以依叶为基础的降压治疗方案,可以较以依那普利为基础的单纯降压治疗方案明显升高血叶酸水平,进而进一步显著降低 21% 首发脑卒中风险（HR = 0.79,95% CI:0.69～0.93,P = 0.003,图 2）。次要终点疗效分析中,复合心血管事件（心血管死亡、心肌梗死和脑卒中,HR=0.80,95% CI:0.69～0.92,P=0.002）和缺血性脑卒中（HR=0.76,95% CI:0.64～0.91,P=0.002）风险,在依叶组均显著下降。两组不良事件发生率间没有显著差异。

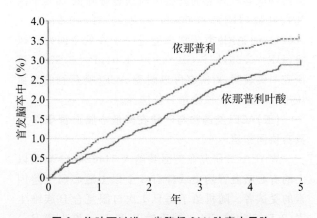

图 2　依叶可以进一步降低 21% 脑卒中风险
风险比,0.79;95% 可信区间,0.68～0.93;对数秩检验 P=0.003

四、小结

"H 型高血压诊断与治疗专家共识"的出台,标志着中国脑卒中的防治将进入从源头上精准预防的新阶段。高血压是脑卒中的首要危险因素,控制高血压是脑卒中防治的最重要措施。但是单纯从传统危险因素出发并不能解释我国脑卒中高发且持续发展的严峻现况。越来越多高质量观察性研究和临床研究的证据都一致表明 Hcy 升高和脑卒中密切相关。我国高血压人群多伴有血 Hcy 升高（H 型高血压高发）,中国脑卒中一级预防研究（CSPPT）基线数据表明,我国高血压患者中 H 型高血压比例约为 80.3%。因而,H 型高血压控制是应对我国脑卒中高发的重要策略。

马来酸依那普利叶酸片是目前唯一具有治疗伴有血 Hcy 水平升高的原发性高血压（H 型高血压）适应证的上市药物。CSPPT 研究明确表明,在中国成人高血压患者,以依那普利叶酸片（依叶）为基础的降压治疗方案可以较以传统降压药依那普利为基础的单纯降压治疗方案进一步显著降低 21% 首发脑卒中风险。

中国高血压人群使用"依叶"预防脑卒中的NNT=141,即如果用"依叶"治疗 141 万高血压患者,可以较单纯传统降压治疗进一步减少 1 万新发脑卒中患者;H 型高血压人群使用"依叶"治疗的获益会更大。研究成果被国家卫计委列入十二五《医药卫生重大科技成果展示汇编》,汇编中评论指出:"中国 MONICA 最新数据推算 2020 年新发卒中 370 万人,那么每年可预防 111 万（约 30%）脑卒中发生;假设将来每 1 例卒中发生的直接和间接经济损失是 10 万元,那么每年将为国家节约 1110 亿元。"CSPPT 研究探索出一条有中国特色的心血管防治之路,而且为全球脑卒中预防开出了一张科学循证、靶点明确、疗效显著的"中国处方"。不仅揭示了中国高血压患者多发脑卒中的原因,还为中国特色的脑卒中防控提供了确凿的循证医学证据,甚至可能影响未来我国相关卫生政策的制定。

参 考 文 献

[1] Zhao D,Liu J,Wang W,et al.Epidemiological transition of stroke in China:twenty-one-year observational study from the Sino-MONICA-Beijing Project.Stroke,2008,39:1668-1674.

[2] 胡盛寿,孔灵芝.中国心血管病报告.北京:中国大百科全书出版社,2006.

[3] Kjeldsen SE,Julius S,Hedner T,et al.Stroke is more common than myocardial infarction in hypertension:analysis based on 11 major randomized intervention trials.Blood Press,2001,10:190-192.

[4] Wald NJ,Law MR.A strategy to reduce cardiovascular disease by more than 80%.BMJ,2003,326:1419.

第4篇

冠状动脉粥样硬化性心脏病

1. 冠状动脉左主干病变的评估——研究现状与未来发展

解放军总医院　陈韵岱　汪奇

目前,在冠状动脉介入手术(PCI)中,左主干病变所占比例越来越多。随着介入器械与技术的快速发展,众多临床研究均证实,针对部分左主干病变,PCI与传统的冠状动脉旁路移植手术(CABG)相比,手术预后是相似的。但是,对左主干病变的准确评估与血管狭窄程度的准确测量非常重要,特别是针对冠状动脉造影(CAG)提示中度狭窄或显示不清的病变。除了CAG与传统的灰阶血管内超声(IVUS),目前用于评估左主干病变的腔内技术还包括部分血流储备分数(FFR)与光学相干成像技术(OCT)。这些技术在临床的推广应用,对进一步优化左主干病变PCI结果及改善患者的预后,都有着积极的作用。

此文将对目前应用于左主干病变的各项介入技术的优势与局限性进行综述,并对下一步发展进行展望。

一、左主干病变概述

在冠状动脉呈左优势的人群中,左主干供应着高达84%的左心室心肌血供,一旦左主干发生严重狭窄,在没有介入治疗的时代,预后极差,高危的患者人群中3年的死亡率高达63%。而外科CABG对改善死亡率获益显著,故在很长一段时间内作为左主干病变的标准治疗方案。

左主干病变按病变发生部位分为开口病变、体部病变与远段病变。IVUS提示左主动脉粥样硬化斑块性质与其他冠状动脉部位的斑块性质不同,它有着更小的坏死核心与较少的薄帽纤维粥样硬化斑块(TCFA),这与前降支近段常见的易发生斑块破裂的TCFA不同。此外,左主干远段病变往往容易侵犯左主干分叉而累及前降支与回旋支的开口,故左主干远段病变的PCI较开口与体部病变难度更大,伴随的并发症也更多。目前,左主干病变介入手术占所有PCI约4%,其中5%~10%的患者为单纯的左主干病变。此外,医源性的左主干病变非常少见,包括心导管术后的夹层与狭窄,以及主动脉瓣置换术后的左主干开口狭窄等。

(一)PCI vs CABG

左主干病变传统的治疗方法是CABG,而从1980年开始了第一台左主干介入手术。基于目前4个大型的随机对照研究的结果,支持左主干病变介入手术的治疗方案。目前左主干介入手术量也呈上升趋势。对于这类特殊的PCI,需要尽可能使用所有先进的腔内影像学技术来优化介入手术的效果。

(二)有创影像学评价的意义

对于左主干病变,准确评估病变对合理的危险分层及治疗策略的制定至关重要。临床上,通常把左主干造影直径狭窄率≥50%(等同于面积狭窄率≥75%)作为血流动力学有意义的狭窄切点,这是建立在Gould等动物模型研究的基础上得到的结果。但是CAG评价左主干病变存在着许多问题,包括左主干短小、缺少参考血管、偏心病变、血管重构、造影导管位置过深导致开口病变遗漏及造影体位缩短病变等。尽管定量冠状动脉造影技术(QCA)与3D QCA技术在评估非左主干病变中的取得了长足进步,但在评估左主干病变时仍然受制于种种固有的解剖学局限。因此,左主干病变急需相关的有创影像学手段来评估。

二、血管内超声(IVUS)

早在1988年,灰阶血管内超声(IVUS)就被应用于评价左主干显示欠清的病变,至今已有20多年的历史。许多后处理方法用来提高IVUS的图像质量,使其提供更多的组织学特征,包括血管内超声虚拟组织学成像,以及背向散射血管内超声(IB-IVUS)等。这些方法都是基于对原始图像的分析,用来分辨不同组织的特征表现,如纤维斑块、纤维脂质斑块、坏死核心与钙化病变。虽然IVUS的可靠性仍存在争论,但是目前这项技术已广泛应用于人体与离体的实践中。

(一)IVUS在左主干病变中的应用

许多研究均采用IVUS来评价左主干病变。早期的研究提示左主干最小管腔截面积(MLA)≤9.0mm²或面积狭窄率≥50%预示着血流动力学有意义的狭窄。Fassa等研究将左主干病变的MLA界值减少为7.5mm²时,平均随访3.3年,药物治疗组与血运重建组的严重不良事件率无明显差异。由于IVUS较CAG可以提供更加可靠的血管腔内数据,故IVUS被用来评估左主干开口病变,它克服了CAG由于偏心斑块或造影导管位置过深而导致的误诊。这些精确的IVUS信息可以帮助减少支架突入主动脉窦的长度。

左主干斑块相比前降支近段斑块有更少的坏死核心与TCFA,且远段病变常常累及左主干分叉。Oviedo等研究证实斑块累及前降支、回旋支或同时累及双支的比例分别为90%,66.4%与62%。而单纯分支开口病变不累及左主干的情况,在前降支开口病变中占9.3%,在回旋支开口病变中占17.1%,分叉的脊部通常不会受累。这些解剖学特征在左主干分叉PCI治疗中非常重要,相对于开口及体部病变,分叉病变是不良事件的独立预测因素。建议将分叉部位IVUS测量的MLA作为判断病变严重程度及支架尺寸的依据。

(二)IVUS与FFR的相关性

随着FFR在临床的应用,IVUS与FFR之间的相关性得到研究证实。Jasti等研究中,收录了55名造影提示中度狭窄的患者,以FFR<0.75作为有血流受限的标准,发现IVUS定义左主干MLA界值为5.9mm²及最小管腔直径为2.8mm时,可以得到预测

FFR标准的最大的敏感性与特异性。在LITRO(spanish working group on interventional cardiology)研究中,证实了相同的MLA界值,在两年随访中,生存率在延迟手术组与血运重建组之间没有统计学差异(97.7% vs 94.5%,$P=0.5$)。最近,Kang等报道以MLA<4.8mm²作为界值,预测FFR值<0.80的敏感性为89%,特异性为83%。Park等研究认为,将MLA界值定为≤4.5mm²,预测FFR值≤0.80的敏感性为77%,特异性为82%。值得注意的是,后面的两个研究针对亚洲人群中获得的数据,相比欧美研究的MLA界值更小。Kang等的研究中没有考虑研究对象体重指数(BMI)或体表面积的因素,而Park等研究中受试对象的平均BMI为$24.5\pm3.2kg/m^2$。尽管对这些指标进行了矫正,但由此得到的界值的准确性在其他种族中还没有得到证实。

基于上述研究的结果,建议对IVUS发现左主干MLA>6mm²或最小管腔直径>2.8mm的患者采用延迟手术的策略,在短-中期随访中是安全的,目前这种策略在临床被广泛推荐。但是对比FFR结果,选定一个准确的、导致心肌缺血的左主干IVUS界值仍然存在争议。

(三)IVUS对PCI术后的评价

在过去的20年,IVUS被用来协助PCI手术过程,准确的评估管腔大小、病变的长度与结构、支架横梁的贴壁情况等。早期的IVUS研究发现尽管支架术后造影结果满意,但IVUS发现支架膨胀不全的发生率高。有研究报道在IVUS指导下,80%的支架置入术后都需要球囊后扩张。而Colombo等里程碑式的研究发现,在IVUS指导下的优化支架置入术,术后不进行抗凝治疗也是安全的。随后的研究发现IVUS评价的斑块负荷与支架膨胀不全、支架内血栓形成及支架内再狭窄有关,而IVUS指导下的PCI手术有可能减少支架内血栓形成与再次血运重建的发生率。

近年来,已有针对IVUS指导左主干支架置入的研究结果问世,虽然还缺少随机对照研究。主要包括两个注册研究:韩国的MAIN-COMPARE研究(无保护左主干再血管化研究:PTCA vs 外科治疗)与混合西班牙研究。MAIN-COMPARE研究分析了145对接受第一代药物洗脱支架(DES)治疗的冠心病患者,发现IVUS指导下的左主干支架置入术较CAG指导下的支架置入术死亡率显著降低(4.7% vs 16%,$P=0.048$)。但是在金属裸支架(BMS)中并未发现同样的获益。在西班牙研究中,入组了505对DES患者,得到了相似的结果,IVUS指导下PCI组3年随访

死亡率显著下降（7.4% vs 13%，$P=0.01$），死亡/心肌梗死/靶病变重建率显著下降（14.4% vs 22.2%，$P=0.006$），明确的/可能的支架内血栓发生率下降（0.6% vs 2.2%）。需要指出的是，针对临床情况不稳定的左主干 PCI 患者通常无法采用 IVUS 来指导，故可能造成受试对象选择偏倚，可能影响到注册研究的结果。但这部分人群也很难进行调整入组。

观察性研究的结果均支持在左主干 PCI 术中常规应用 IVUS 进行指导。但 IVUS 指导下优化左主干支架置入的标准却很难制定。在前面所有提到的研究中，IVUS 都是通过术者个人经验来指导 PCI 术后支架贴壁与膨胀情况，这是目前临床广泛接受的方式，还没有研究数据证实的统一标准。

三、血流储备分数（FFR）

过去的十年，FFR 作为有创的功能性评价方法广泛的应用于临床实践。具有里程碑意义的 DEFER 研究、FAME 研究及 FAME 2 研究证实，针对稳定型心绞痛的患者，FFR 检查是心脏导管室的标准化检查手段，尤其是针对左主干病变。

（一）FFR 针对左主干的评价

尽管 FFR 检查同样适用于左主干及其他冠状动脉血管，但在 DEFER、FAME 及 FAME 2 研究中均排除了左主干病变。而支持 FFR 应用于左主干病变的是一些相对小规模的临床研究，有观察性研究证实 FFR 发现在没有显著血流受限的左主干病变中采取延迟血运重建方案是安全的。最近一个录入 8 个相关研究的 Meta 分析证实，在主要终点、全因死亡、非致死性心梗方面，延迟手术组与 PCI 组对比均没有差异。但血运重建率在药物治疗组显著增高，是否主要是由于左主干介入治疗引起的差异，目前尚不清楚。

Hamilos 等研究发现，在左主干病变中，CAG 狭窄程度与 FFR 值之间相关性较差（52%），这可能综合反映了左主干病变解剖的复杂性，正如前面所讨论的。

左主干病变应用 FFR 检查的一个重要局限性就是下游的病变的干扰，这是非常常见的。一连串的冠状动脉狭窄会不断的影响前向血流，从而导致低估每个病变的 FFR 值。而不同于在同一血管内的一连串狭窄，左主干病变在遇到下游第二处狭窄之前还发出了一个巨大的分支（没有病变的前降支或回旋支）。因此，当压力导丝放置在左主干病变下游的无病变血管中，而同时另一支血管有轻到中度病变时，左主干 FFR 值的结果是可靠的。

而动物研究结果也证实了我们的构想：当左主干

病变 FFR 值＞0.80，同时下游近段有严重病变的 FFR 值＜0.75，那么综合 FFR 值≤0.50。有临床研究证实，左主干病变同时伴有下游冠状动脉病变，FFR 测值变小且有存在显著差异。但当左主干 FFR 值超过 0.85，通常左主干病变真实的 FFR 值也在 0.80 以上，提示此左主干不需要干预。

但当左主干中度病变同时合并前降支与回旋支两支病变时就会产生潜在的问题，需要仔细分析。回撤梯度曲线通常用来判断对前向血流影响最大的病变位置及每一处病变对血流影响的程度，所以 FFR 操作过程必须是谨慎与细心的。如果对 FFR 结果存在怀疑，进一步选择 IVUS 或 OCT 检查是合理的。

从操作技术的角度来说，FFR 相对于 IVUS 与 OCT 检查是容易且快捷的，只是目前使用的压力导丝需要谨慎的放置到冠状动脉狭窄的远端。根据术者的要求，FFR 可以选择静脉或动脉内注射腺苷。针对左主干病变，静脉持续泵入腺苷可以允许小心的后撤压力导丝与仔细的发现压力阶差，应作为左主干 FFR 的首选。此外，避免指引导管口嵌顿是准确测量左主干开口病变 FFR 值的要领。目前左主干病变 FFR 测量已广泛应用于临床实践中。

（二）FFR 对 PCI 术后的评估价值

在非左主干病变中，众多观察性研究证实了 PCI 术后（BMS 及 DES）的 FFR 值与 6 个月与 1 年的临床结果相关。近期的关于 PCI（第二代 DES）术后 IVUS 与 FFR 研究中发现：尽管 IVUS 指导下优化的支架后扩张术后，FFR 值较低仍增加了主要心血管事件发生率（中位随访时间为 17.8 个月）。但上述的研究均没有入组左主干病变，目前仍缺少 FFR 在左主干病变 PCI 中优化支架置入及改善手术预后的证据。此外，PCI 术后发现 FFR 值仍较低的可能原因包括：支架扩张不充分，支架的近端或远端斑块破裂，残余病变等。但仅仅应用 FFR 很难鉴别出需要进一步优化支架置入术的患者，而同时支架术后存在支架膨胀不全或贴壁不良也不会导致即刻血流受阻。因此，针对左主干病变 PCI，优化支架置入效果、减少支架内血栓形成，更需要腔内影像学检查的辅助（如 IVUS 或 OCT）。

四、光学相干成像（OCT）

OCT 使用光线进行成像，如同 IVUS 使用声波进行成像一样。OCT 成像需要快速注射生理盐水或造影剂冲刷血管并同时进行导管自动快速回撤成像。相比 IVUS，OCT 的空间分辨率更高（15mm vs 100mm），但组织穿透力较差（2.0mm vs 10mm）。

OCT 可以准确的评价斑块纤维帽的厚度与斑块

成分,可以辨别 TCFA(纤维帽厚度<65 μm,脂质成分在横断面上≥2 个四分象限)。在模型试验中,OCT 较 IVUS 可以更加精确的显示管腔与血管壁,但 OCT 在测量同一管腔面积时较 IVUS 减小 9%,同时比 QCA 测量的管腔面积大 5%。在检测斑块脂质核心、斑块破裂、纤维帽侵蚀、斑块表面血栓形成及 TCFA 时均较 IVUS 更加敏感。

(一)OCT 对于左主干的评估价值

对比 FFR 的结果,在非左主干病变中,以 OCT 发现 MLA<1.95mm^2 来预测心肌缺血,特异性较低。OCT 主要的技术不足是难以分辨脂质成分与钙化沉积,及穿透力较差往往不能准确评价斑块负荷,这在评价左主干病变中显得尤为重要。最近有 15 个研究均证实 IVUS 测量的左主干病变 MLA 与 FFR 之间的相关性,但尚缺乏 OCT 在此方面的研究数据。

此外,OCT 应用于左主干病变的另一个技术局限是很难对左主干进行有效的冲刷,特别是针对左主干开口病变。在评价左主干开口病变时,IVUS 需要将指引导管游离在冠状动脉开口外,而 OCT 则需要指引导管口精确的定位于血管开口处,从而在 OCT 导管回撤成像时进行充分的冲刷左主干开口。这种技术上的局限性限制了 OCT 在左主干病变评估中的应用,但目前普遍认为这些局限性是可以解决的。

(二)OCT 对 PCI 术后的评估价值

相比 IVUS,OCT 有更高的空间分辨率,能清晰的显示支架横梁,更准确的显示支架覆盖与内膜增生,可以优化左主干 PCI 的手术结果。有研究证实 OCT 发现支架横梁覆盖不全与晚期支架内血栓形成有关。有众多 OCT 研究来观察支架横梁覆盖不全与内皮化关系。OCT 还可以更准确的诊断诸如支架膨胀不全、支架贴壁不良、支架边缘夹层等 PCI 术后的不良征象。有回顾性的观察研究入组了 CAG 指导下的 PCI 与 OCT 指导下的 PCI 各 335 例受试者,发现 OCT 治疗组有 37.4% 的受试者在 PCI 术后即刻存在上述不良特征,需要继续支架置入或球囊扩张处理。在多因素分析平衡基线与操作差异后,发现 OCT 指导组相对于 CAG 指导组,1 年死亡率与心梗发生率均显著降低(OR:0.49,$P = 0.037$),且 OCT 治疗组没有并发症发生。尽管 OCT 能改善 PCI 的预后,目前尚缺乏随机对照的证据,但 OCT 可以在 PCI 术后即刻发现并发症是公认的。

目前尚没有 OCT 能够优化左主干 PCI 的证据。Fujino 等单中心研究前瞻性的入组 33 例左主干病变的患者,在 OCT 指导下完成 DES 置入术并随访 9 个月。尽管都使用了高压球囊后扩张,但支架贴壁不良

发生率仍然增高(开口或体部病变中占 5.3%)。虽然小样本的随访中没有事件发生,但支架贴壁不良可能会导致支架内皮覆盖减少。目前仍缺乏 OCT 指导左主干介入术前及术后的管腔标准的数据。

同样的,目前尚缺乏大型随机临床研究来证实 OCT 指导下 PCI 及特指左主干 PCI 较传统手术能改善预后。虽然 OCT 提供的高分辨的血管内图像非常有吸引力,但是否能转化成临床获益尚待证实。期待正在进行中的麻省总医院 OCT 注册研究结果。

五、目前指南针对左主干 PCI 的推荐

2012 年 ACC/AHA 指南将 FFR≤0.80 作为病变导致冠脉血流动力学显著差异的标准。2014 年 ESC 指南强烈建议在缺乏缺血试验的前提下行 FFR 检查(ⅠA),在多支稳定性冠心病中也进行推荐(ⅡaB)。IVUS 评估左主干病变并优化左主干 PCI 是Ⅱa 类推荐,B 级证据。OCT 评价支架内再狭窄的支架相关问题是Ⅱa 类推荐,C 级证据。但 OCT 指导支架置入术是Ⅱb 类推荐,C 级证据。

六、发展方向

EXCEL 研究(左主干再血管化治疗有效性研究:依维莫司洗脱支架对比 CABG)同时随机入组低到中危的无保护左主干病变(SYNTAX 评分≤32 分)进行第二代 DES 置入对比外科搭桥,研究结果可能为左主干 PCI 治疗提供更多的证据支持。

压力导丝的进步将增加 FFR 的临床应用,目前在设计新的镍钛记忆合金的光学 FFR 导丝。瞬时无波形比率(instantaneous wave-free ratio,iFR)是不使用血管扩张药物(如腺苷、ATP 等)而将压力导丝送至病变远端,在心脏舒张期测跨病变前后的压力梯度。由于 iFR 的测量不需要血管充血过程,以及简化了操作流程而受到欢迎。尽管早期研究已经证实 iFR 与 FFR 检测中度左主干病变的相关性,但仍需要随机对照研究来证实。

3D OCT 可以准确的显示管腔内支架的完整形态及与边支的关系,早期研究已经验证了其在分叉病变 PCI 中的评价作用。已有研究证实了 3D OCT 与 IVUS 在分叉病变 PCI 术前与术后评估作用,但 OCT 及其他先进的腔内影像学技术在左主干分叉病变中的应用仍需大力推广。

七、结论

新的经导管腔内技术能准确的对左主干病变的进行评估,帮助决策左主干再血管化手术策略,指导

PCI 过程及优化 PCI 的结果。这些技术上的进展都可能改善左主干 PCI 手术的预后,从而快速的推动冠状动脉介入领域的发展。

参 考 文 献

[1] Rong Bing,Andy SC Yong,Harry C.Lowe.Percutaneous Transcatheter Assessment of the Left Main Coronary Artery.Current Status and Future Directions.J Am Coll Cardiol Intv,2015,8:1529-1539.

[2] Wykrzykowska JJ,Mintz GS,Garcia-Garcia HM,et al.Longitudinal distribution of plaque burden and necrotic core-rich plaques in nonculprit lesions of patients presenting with acute coronary syndromes.J Am Coll Cardiol Img,2012,5:S10-18.

[3] Naganuma T,Chieffo A,Meliga E,et al.Long-term clinical outcomes after percutaneous coronary intervention for ostial/mid-shaft lesions versus distal bifurcation lesions in unprotected left main coronary artery:the DELTA Registry(Drug-Eluting Stent for Left Main Coronary Artery Disease):a multicenter registry evaluating percutaneous coronary intervention versus coronary artery bypass grafting for left main treatment.J Am Coll Cardiol Intv,2013,6:1242-1249.

[4] Teirstein PS,Price MJ.Left main percutaneous coronary intervention.J Am Coll Cardiol,2012,60:1605-1613.

2. 左主干病变：重要性、诊断、评估和治疗

四川大学华西医院　王　华　陈　茂

过去无保护左主干病变一直被列为冠状动脉介入治疗的禁区，只有外科适应证，近年来随着介入技术的进步及药物涂层支架时代的到来，冠状动脉介入治疗逐渐在左主干病变的治疗中占据一席之地，但对于心血管内科医师而言，左主干领域仍然面临着诸多困难和挑战。

一、重要性

左冠状动脉主干分出前降支及回旋支，支配着左心室绝大部分区域的供血。如果是左冠优势，几乎100％的左心室供血来自左主干；即使是右冠优势型，也有84％的左心室供血是由左主干提供的。因此左主干严重病变患者常常预后较差，在血运重建时代之前，左主干严重狭窄患者的3年死亡率高达63％，进入血运重建时代，虽经积极的血运重建治疗，3年死亡率仍然较高达9％，合并急性冠状动脉综合征的患者其死亡率更高。

二、诊断和评估

左主干病变并不少见，造影证实的左主干严重狭窄占造影总数的3％～10％，患者常常表现为急性冠状动脉综合征形式，伴有顽固的胸痛，可能合并血流动力学不稳定甚至心源性休克、猝死等，心电图常常表现为发作时AVR导联ST段抬高伴其他导联广泛ST段压低，确诊依赖于影像学检查，多数情况下冠状动脉照影能够提供直观可靠的影像学证据，但有时由于存在偏心性斑块或者扁平的椭圆形开口，或者临界病变，需要借助腔内检查如血管内超声（intravascular ultrasound，IVUS）或光学相关断层显像（optical coherence tomography，OCT）检查及冠状动状脉血流储备分数（fractional flow reserve，FFR）来确诊或排除左主干严重病变。

腔内影像学检查能够提供斑块的性质、累积范围及分支血管开口受累情况等信息，并指导治疗。IVUS检查发现，与其他冠状动脉血管床不一样，左主干病变少有坏死的脂质核和薄纤维帽。斑块分布区域也存在明显差异，左主干末端病变多于开口及体部，且末端病变常累及前降支或回旋支开口，Oviedo等证实末端病变累及前降支或回旋支或两者均受累的比例分别为90％，66.4％和62％，而分支血管的受累则是左主干经皮冠状动脉介入治疗（percutaneous coronary intervention，PCI）的主要难点之一。

传统的判定左主干病变是否需要血运重建的标准是造影提示左主干直径有≥50％狭窄。IVUS用于指导左主干病变治疗后，早期Fassa等证实左主干最小管腔面积（minimal luminal area，MLA）≤7.5mm^{2}可以作为是否血运重建的判断标准。FFR用于临床后，Jasti等发现，以FFR＜0.75为对照，左主干MLA≤5.9mm^{2}可作为血运重建的标准。这一MLA阈值也得到了历时2年随访的LITRO研究的证实。近期Kang等发现，MLA≤4.8mm^{2}与FFR＜0.80有很好的相关性，韩国学者Park更是将MLA的临界值降到了4.5mm^2。但后两者研究的均是亚裔人群，其结论是否适用于欧美等人群尚不明确，因此目前比较统一的观点仍然是左主干MLA＞6.0mm^{2}暂不需要血运重建。

由于IVUS能够准确评估血管直径、病变长度和钙化程度、支架贴壁情况等，近年来IVUS已被越来越多的学者用于指导PCI进程，近期的MAIN-COMPARE注册研究和西班牙注册研究均证实，IVUS指导的左主干PCI较造影指导的PCI可明显降低3年全因死亡率、心肌梗死、靶血管再次血运重建率及支架内血栓概率。但由于相当多的左主干病变需急诊PCI而未行IVUS指导，目前尚缺乏随机对照研究证实上述研究结论，因此2014ESC相关指南对IVUS指导左主干PCI仅给出了Ⅱa类推荐。

与IVUS提供影像学证据不同，FFR进行的是有创的功能学检查，DEFER、FAME和FAME 2研究均证实了FFR在大多数稳定型冠心病血运重建治疗中的指导地位，即以FFR＜0.75或0.80作为稳定性冠心病是否血运重建的指征。但遗憾的是上述三个大型研究均将左主干病变作为了排除标准，只有有限的几个小样本研究观察了FFR对左主干病变的指导价值，其结论是将FFR作为评价左主干是否血运重建的指标同样安全可靠。Hamilos等对213名左主干病变患者进行FFR指导下的策略选择，对FFR≥0.8的

患者(n=138)进行药物治疗，而 FFR<0.8 的患者(n=75)进行 CABG 治疗，平均随访 5 年，5 年生存率和无事件生存率两组间无明显差异。

OCT 成像原理类似 IVUS，是运用反射或散射的红外线来定量评价斑块的组成。与 IVUS 相比，其最大的优势是更高的分辨率，其分辨率为 IVUS 的 10 倍。与 IVUS 相比，OCT 可提供有关冠状动脉管壁更加细微和清晰的信息，在评价斑块纤维帽厚度、脂核大小、钙化存在及其面积，以及确定血栓的存在和性质等方面，OCT 相对于 IVUS 具有非常明显的优势，但 OCT 的组织穿透性差，对血管外径的测量不如 IVUS 准确，特别是直径 3mm 以上的冠状动脉，此外，OCT 测量时必须短暂阻断血流，这两点均限制了 OCT 在左主干病变中的应用。目前尚没有 OCT 指导的左主干 PCI 的相关对照研究数据，正在进行的 Massachusetts General Hospital OCT registry 注册研究也许可以提供有益的信息。

三、治疗

CASS 研究第一个观察了外科冠状动脉旁路移植(coronary artery bypass graft CABG)对左主干病变的疗效，结果发现，与单纯药物治疗相比，CABG 可显著降低死亡率。其后一些相关研究的长期随访也证实乳内动脉-前降支动脉桥的 10 年通畅率高达 95% 到 98%，因此 CABG 一直被作为左主干病变血运重建治疗的"金标准"。

裸金属支架时代由于操作相关的并发症及支架内再狭窄可能产生的严重后果，PCI 一直被列为左主干病变的禁忌证。进入药物涂层支架(drug-eluting stents DES)时代后，由于 DES 显著降低支架内再狭窄率及再次血运重建率，以及 IVUS 等影像技术的进步，越来越多的学者尝试在左主干领域进行 PCI 治疗。SYNTAX 研究是第一个比较左主干病变行 PCI 还是 CABG 好的随机对照研究，总共纳入 705 例左主干患者，随机分为 PCI 组和 CABG 组，随访观察 5 年，两组间主要心脑血管事件包括死亡、心肌梗死、卒中等没有明显差异；与 CABG 组相比，PCI 组脑卒中的发生率更低，而靶血管再次血运重建率高于 CABG 组。近期刚刚发表的 PRECOMBAT 研究也得出了同样的结果：该研究纳入 600 例患者，随机分为 PCI 组和 CABG 组，随访 5 年，两组间主要心脑血管事件无明显差异。

是否所有的左主干病变行 PCI 或 CABG 的效果都一样呢？答案是否定的。SYNTAX 研究的亚组分析显示：冠状动脉病变复杂程度为低至中度(SYN-TAX 评分≤32)的患者，PCI 和 CABG 两组间疗效相当；冠状动脉病变高度复杂(SYNTAX 评分>32)的患者，CABG 组主要心脑血管事件获益更多。PRE-COMBAT 研究中 PCI 组平均 SYNTAX 评分为 24.4 而 CABG 组为 25.8，也提示 PRECOMBAT 研究的结果主要适用于冠状动脉病变低至中度复杂的左主干患者。其他一些研究同样得出了类似的结论。SYNTAX 评分>32 的左主干患者多为合并有两支或三支血管病变的患者，而 Sabik 等发现，至少 50% 以上的左主干患者合并有三支严重病变，因此，对大多数左主干患者，目前可能仍需首选 CABG 治疗。

对于复杂病变的左主干患者，CABG 为何优于 PCI？CABG 能够实现更完全的血运重建可能是主要原因之一。大样本的 ACUITY 研究亚组分析显示，PCI 术后 60% 的患者存在不同程度的残余 SYNTAX 评分(residual SYNTAX score)，只有 40% 的患者实现了完全血运重建，残余 SYNTAX 评分为 0 分。而高残余 SYNTAX 评分则可能带来更多的死亡、心梗及再次血运重建的机率。

基于 SYNTAX 研究等相关研究的结果，2014 欧洲血运重建指南将 SYNTAX 评分≤22 的左主干患者，PCI 及 CABG 均列为Ⅰ类适应证；SYNTAX 评分在 23~32 之间的患者，CABG 为Ⅰ类适应证，PCI 为Ⅱa 类推荐；SYNTAX 评分>32 的患者，CABG 为Ⅰ类适应证，而 PCI 仍然列为禁忌证，为Ⅲ类推荐。

但 SYNTAX 评分只关注了冠状动脉解剖的复杂程度，没有关注患者的临床状况，如肺功能差、肾衰竭等可能影响外科决策的因素。因此，有学者提出了 SYNTAXⅡ评分，SYNTAXⅡ评分除了包括左主干病变及解剖学 SYNTAX 评分之外，还包括 6 个临床要素(年龄、性别、肌酐清除率、左心室射血分数、慢阻肺、外周血管性疾病)。且初步的研究提示，对于复杂冠脉病变，SYNTAXⅡ评分可能比 SYNTAX 评分更有助于指导选择 PCI 还是 CABG 的治疗决策。

四、展望

SYNTAX 研究证明了冠状动脉病变轻至中度复杂的左主干患者，PCI 效果并不劣于 CABG。那么，其中有没有部分左主干患者 PCI 效果会优于 CABG 呢？即将在今年年底公布结果的 EXCEL[Evaluationof XIENCE PRIME Everolimus-Eluting Stent System (EECSS)or XIENCE V EECSS Versus Coronary Artery Bypass Surgery for Effectiveness of Left Main Revascularization；NCT01205776]研究和 NOBLE (Nordic-Baltic-British Left Main Revascularization；

NCT01496651)研究将有望回答这一问题。同时，EXCEL研究还将进一步验证SYNTAX Ⅱ评分是否优于SYNTAX评分。

另一方面，随着冠状动脉介入技术及器械的进步，慢性闭塞病变及钙化病变等复杂病变的介入成功率不断提高，以及可吸收降解支架在左主干病变的应用，通过PCI治疗实现完全血运重建或FFR指导的功能性完全血运重建的可能性越来越大，在不久的将来，对于SYNTAX评分>32分的复杂左主干病变患者，PCI治疗可能也将会具有Ⅱ类甚至Ⅰ类适应证。

参 考 文 献

[1] Leaman DM, Brower RW, Meester GT, et al. Coronary artery atherosclerosis: severity of the disease, severity of angina pectoris and compromised left ventricular function. Circulation, 1981, 63: 285-299.

[2] Conley MJ, Ely RL, Kisslo J, et al. The prognostic spectrum of left main stenosis. Circulation, 1978, 57: 947-952.

[3] Yusuf S, Zucker D, Peduzzi P, et al. Effect of coronary artery bypass graft surgery on survival: overview of 10-year results from randomized trials by the Coronary Artery Bypass Graft Surgery Trialists Collaboration. Lancet, 1994, 344: 563-570.

[4] Sim DS, Ahn Y, Jeong MH, et al. Clinical outcome of unprotected left main coronary artery disease in patients with acute myocardial infarction. Int Heart J, 2013, 54(4): 185-191.

3. 大面积缺血的慢性冠心病患者应血运重建吗

中国医学科学院阜外医院　刘圣文　乔树宾

40 岁男性患者,胸骨后疼痛 1 个月,运动试验阳性,心电图(ECG)表现为 V_1 导联抬高 1mm,心肌核素显像显示心尖、间隔部、前壁大面积心肌缺血,冠状动脉造影提示单支病变,左前降支中段 95%,早期血运重建能让这例患者能改善预后吗?

该病例多次在国际性大会作为范例展示,绝大多数人认为应给予血运重建。目前临床也一致认为慢性冠心病患者一旦存在运动诱发的大面积心肌缺血,血运重建就能改善患者预后。然而,越来越多的最新临床证据对此论断提出质疑,本文对支持和不支持该论断的相关临床证据进行讨论。

一、"慢性冠心病存在大面积心肌缺血应该血运重建"的证据

表 1 说明了运动试验与冠心病的关系,包括预测冠心病血管病变严重程度。根据运动试验的指标(持续时间、ST 段偏移程度、心绞痛程度)提出了 Bruce 评分。这项评分能预测患者心血管病的未来 4~5 年死亡率,根据评分分为低危、中危和高危组。现有的临床指南依据血运重建能改善高危患者的预后的假设而建议此类患者应该早期冠脉造影。

表 1　运动试验结果与冠心病程度的相关性

Bruce 分级	运动试验结果	CAD(%)	3 支病变	左主干病变
I	+	98	73	27
	−	52	21	10
II	+	97	51	24
	−	48	21	3
III	+	86	41	10
	−	46	11	4
IV	+	77	29	5
	−	36	9	1

20 世纪 70 年代 3 项大规模的临床研究评价冠状动脉旁路移植术(CABG)和药物保守治疗稳定性冠心病患者的疗效。美军退伍军人(VA)和冠状动脉外科研究(CASS)均显示两种治疗策略 5 年内在改善患者预后无明显差异。而欧洲外科合作研究(ECSS)5 年和 12 年随访显示 CABG 能使稳定型冠心病患者明显获益。

然而,早期随机研究入选的患者显然与目前的临床实践不同,其大部分为中年稳定型心绞痛患者,药物治疗主要为 β 受体阻滞药和硝酸酯药物,无他汀类药物和血管紧张素转化酶抑制剂(ACEI),同时控制血压的药物选择也十分有限。

亚组分析显示,VS 研究中 LM 病变接受 CABG

能明显改善预后,而 ECSS 研究中 LM 患者两种治疗策略预后无明显差异,三支病变左心室功能正常患者能从 CABG 中获益。CASS 研究中三支病变合并左心室功能不全患者接受 CABG 有轻度获益($P = 0.05$)。这三项研究仅通过运动试验入选患者是否存在缺血,CASS 研究中 Bruce 分级中高危患者能从 CABG 中获益,而低危患者两种策略无明显差异。ECSS 研究中运动试验 ST 段压低 1.5mm、三支或双支病变包括左前降支病变的患者 CABG 能改善预后。20 世纪临床指南中对于根据多项负荷试验评价慢性冠心病患者的整体危险性,根据危险分层觉得是否进行冠状动脉血运重建治疗基本达成共识,表 2 列举高危患者的特征。

表2 患者年死亡率＞3%的高危特征

静息状态下左心室功能低下(LVEF＜35%)

运动试验评分高危(评分≤−11)

运动诱发的左心室功能不全(运动 LVEF＜35%)

负荷诱导的大面积灌注缺损(尤其是前壁)

负荷诱导的多处中等面积灌注缺损

大面积固定灌注缺损合并左心室扩大或肺摄入增加(^{201}铊)

负荷诱导的中等面积灌注缺损合并左心室扩大或或肺摄入增加(^{201}铊)

超声心动图负荷试验低剂量多巴酚丁胺或低心率是出现室壁运动异常(＞2个节段)

超声心动图负荷试验证实大面积心肌缺血

二、慢性冠心病存在大面积心肌缺血应该血运重建的证据

(一)随机研究

COURAGE 研究入选心绞痛 Ⅰ～Ⅲ级患者,随机接受冠心病介入治疗(PCI)加强化药物治疗组或强化药物治疗组,随访显示两组临床预后无显著差异。BARI-2D 研究入选糖尿病合并无症状心肌缺血或轻度心绞痛合并有心肌缺血客观证据的患者,随机接受 PCI 或 CABG 或药物治疗,证实此类患者接受血运重建并不获益。STICH 研究入选冠心病合并 LVEF＜35%患者,随机接受 CABG 或药物保守治疗,再次显示血运重建不能改善患者的预后。这三项大规模研究令人意外的结果导致如何更准确识别那些能从血运重建获益的稳定型冠心病患者显得尤其重要。

(二)核素显像亚组研究

这三项研究部分患者接受负荷显像实验,其不足为非随机对照。COURAGE 研究中有 314 例患者在入选前和 6～18 个月时接受了 SPECT 检查,PCI 组负荷诱导的心肌缺血区域下降＞5%的患者比例高于药物治疗组(33% vs 19%),但是调整基线参数后两组并无差异。该研究另一项亚组研究入选 1381 例患者,SPECT 检查基线心肌缺血范围,证实心肌缺血范围与临床事件并不相关,468 例中重度心肌缺血患者接受 PCI 或药物治疗的死亡和心肌梗死率无差异。BARI-2D 研究 1505 例 1 年随访时接受 SP1ECT 检查显示血运重建组心肌缺血减少,异常心肌提示与死亡和心肌梗死有关,但进一步分析提示只与瘢痕心肌相关,而与缺血心肌无关。

(三)观察性研究

一些近期公布的观察性研究也对运动试验中 ECG ST 段改变和运动诱发的心绞痛的重要性提出了质疑。Lauer 等分析33 268例患者的资料后提出了一种包括临床指标和运动心电图指标更细化、比 Duke 运动评分更佳的死亡预测模型,其中年龄校正后运动耐量与死亡密切相关,而 ST 段压低和心绞痛与死亡并不相关。

亦今为止,一项入选 10627 例既往无冠心病病史患者行 SPECT 检查的观察性研究结果是支持应用"负荷诱导心肌缺血"指标来识别那些慢性冠心病患者能从血运重建中获益最有力的证据。研究显示 SPECT 检查显示小面积缺血心肌患者行血运重建的死亡危险度高于药物保守治疗,而大面积心肌缺血患者药物治疗的死亡危险度高于血运重建组,判断大小面积心肌缺血的界值为 10%。

随后该研究者分析13 969例患者,部分患者有冠心病史,随访更长周期,以死亡作为临床终点。对于所有入选者而言,心肌缺血面积与死亡率有关,其中 8791 例无冠心病病史的患者中,缺血面积≤10%的患者行血运重建的死亡危险度增加,仅缺血面积≥15%的患者能从血运重建中获益,11 880 例固定灌注缺损≤10%的患者亦不能从血运重建中获益。

(四)临床指南和合理应用标准

新近发表的有关对"运动诱发心肌缺血"解读和临床应用的相关证据导致不同协会发表的临床指南不一致。比如,2012 年 AHA 指南将 CABG 列为非左前降支近端的双支病变合并大面积心肌缺血的Ⅱa 类适应证,无论是否存在心肌缺血,PCI 为此类患者的Ⅱb 类适应证,而 ESC 指南将血运重建列为患者缺血面积＞10%的Ⅰ类适应证。

AHA 和 ESC 指南均推荐是否血运重建应建立在冠状动脉病变解剖特点和缺血范围的基础上,然而,一旦两者不一致时,难免会对临床决策带来困扰。例如,无创检查提示患者严重心肌缺血,但冠状动脉造影显示非 LAD 近端的双支病变。一般而言,存在严重心肌缺血就应该行血运重建,无论是否存在高危的冠状动脉病变。

随着阿司匹林、他汀类和 ACEI 和控制血压能改善预后措施的广泛应用,可能会减弱"负荷诱导的心肌缺血"指标作为判断稳定型冠心病患者预后的价值,这个假设当然也需要进一步证实。

正在进行的 ISCHEMIA 研究也许能回答"大面积心肌缺血的慢性冠心病患者应血运重建吗"这个问题。该研究纳入经心肌灌注显像、负荷超声心动图、

负荷磁共振成像证实的负荷诱导中重度心肌缺血、冠状动脉 CT 已排除左主干的患者,随机分入最佳药物治疗组和最佳药物治疗加血运重建组。主要终点事件为心血管死亡、心肌梗死、因心绞痛住院、心脏骤停复苏后和心力衰竭,将纳入 8000 例患者,随访约 4 年。

三、结论

在 ISCHEMIA 研究提供明确的证据支持负荷诱导心肌缺血作为决定稳定型冠心病患者是否接受血运重建之前,目前的临床实践仍然是依据稳定型心绞痛患者存在大面积心肌缺血,合并相关的冠状动脉狭窄,且血运重建风险可以接受的基础上。具体来说,对于左主干病变、三支主要血管近端病变,包括左前降支近端严重狭窄的单支或双支病变,同时伴有可逆性心肌缺血和左心室功能不全而伴有存活心肌、心肺复苏存活者合并双支病变及最佳药物治疗基础上日常活动频繁发作缺血事件的稳定型冠心病患者建议行血运重建治疗。

参 考 文 献

[1] McNeer J,Margolis J,Lee K.The role of the exercise test in the evaluation of patients for ischemic heart disease.Circulation,1978,57:64-70.

[2] Detre K,Takaro T,Hultgren H,Peduzzi P.Long-term mortality and morbidity results of the Veterans Administration randomized trial of coronary artery by pass urgery.Circulation,1985,72(6Pt2):V84-V89.

[3] CASS Principal Investigators. Myocardial infarction and mortality in the Coronary Artery Surgery Study (CASS) randomized trial. N Engl J Med,1984,310:750-758.

[4] Varnauskas E,Olsson S,Carlstrom E,Karlsson T. Long-term results of prospective randomized study of coronary artery by pass surgery in stable angina pectoris.Lan-cet,1982,320:1173-1180.

4.冠状动脉微循环及血流储备分数的有创评估

首都医科大学附属安贞医院 周玉杰 刘睿方

冠状动脉心脏疾病是人类发病率和死亡率的主要病因,既往我们对冠状动脉循环的研究主要集中在心外膜血管,最近很多研究则显示了冠状动脉微循环的重要性,评估微循环的功能可认识和理解冠心病病理及改善冠心病患者预后。本文将简要概述冠状动脉微循环的解剖学和病理生理学及评估方法,特别是冠状动脉微循环及血流储备分数的有创评估。

一、冠状动脉循环的生理解剖

冠状动脉从大的心外膜血管(0.5~5mm)逐渐变小,小的分支称为阻力血管,由小冠状动脉/前微小动脉(100~500 μm)和微动脉(小于100 μm)组成,再分为心肌内毛细血管并汇入冠状静脉系统。冠状动脉灌注与代谢需求相关,可以通过改变血管张力调节冠状动脉血管阻力。人体基础条件下,大约60%的冠状动脉血管阻力来自小动脉,25%来自毛细血管,15%来自静脉系统,小于100 μm 的微动脉由局部组织代谢调节,远端前小动脉血管受肌源性影响,近端的前小动脉则通过内皮依赖性机制调节。冠状动脉自动调节在灌注压改变时也能保持血流。这种自身调节主要是微动脉的功能,受代谢和肌源性因素影响。

二、灌注压变化的反应

静息条件下灌注压力在45~150mmHg 时,冠状动脉通过自身调节维持血流量,主要启动因素是小动脉阻力血管,冠状动脉循环的各个方面都有参与。犬模型中血管灌注压减少导致血管舒张,与初始血管的直径成反比。灌注压轻度减少导致血管活性代谢产物的增加,微动脉血管扩张和血流量增加。血流量的增加导致上游血管的剪切力增加和内皮相关血管舒张,使整体的血流保持在恒定的水平。对于不严重狭窄的心外膜血管,自身调节使冠状动脉血流保持在一个恒定的水平。但对于40%以上的狭窄,充血时最大血流量逐渐减少,自动调节过程衰竭,灌注压减少不能得到补偿,缺血随之发生。

三、微血管血流影响因素

Hagen-Poiseuille 方程中血流阻力为:$[8l/$

$(\pi r^4)]\eta$,1 和 r 是管腔的长度和半径,η 是流体的黏滞性。虽然病变长度与血管半径是严重冠状动脉狭窄患者的重要因素,但正常情况下心外膜血管血流阻力很小,大多数阻力来自微血管水平。充血时下如发生缺血,微小动脉和静脉间为了调节血流量,阻力下降,但毛细血管层阻力并不明显下降,毛细血管静水压梯度得以保留,毛细血管成为充血反应的主要因素。在心外膜血管狭窄时,充血时毛细血管阻力可能增加,因此在完全充血状态下评估微循环将反映毛细血管的结构和功能。黏滞度能决定微血管的流量,影响红细胞变形性,对冠状动脉血流量有直接影响。

四、微血管功能的测量方法

对微循环进行评估包括无创方法和有创方法。无创方法包括心脏磁共振成像(MRI)、正电子发射体层摄影(PET)和超声心动图。本文将重点介绍有创方法。

(一)血管造影技术

血管造影可以评估患者的微循环和心肌灌注,包括 TIMI 血流分级、校正的 TIMI 帧计数及心肌灌注。TIMI 血流分级是一个半定量关于冠状动脉对比剂进入和消退的描述,但对微血管功能的评价有限。TIMI I 级和 TIMI II 级血流提示血管损伤或微血管阻塞。校正的 TIMI 帧数(CTFC)是一个更客观和可重复的量化冠状动脉流量比的方法。在急性 STEMI 人群中低 CTFC 与低死亡率相关。视觉评估心肌灌注也是一种半定量的分类方法,有两种评分系统:心肌灌注分级(MBG)是对最大对比度和强度的测量;TIMI 心肌灌注分级(TPMG)是对比清除时间的测量。异常的 TMPG 和 MBG 均与急性 ST 段抬高性心肌梗死(STEMI)不良预后相关,相比目前的无创的"金标准"—心脏 MRI,计算机"定量血管充盈计算"可以用于提高心肌灌注分级,能很好的检测微血管阻塞。但目前血管造影技术有很大的局限性,很多因素都会影响结果及评估,限制了其临床应用,使其不能可靠地评估微血管功能。

(二)冠脉血流储备和微循环阻力指数

人体冠状动脉血流量在缺血时可增加3~4倍,

称为冠状动脉血流储备(CFR)。CFR 是充血时血流与基础血流的比率,能反映微血管功能。静息状态下,冠状动脉血流量依赖于心肌氧的需求,当心肌耗氧量在自动调节范围内时,冠状动脉血流量并不依赖于灌注压力,但是当阻力血管最大限度地扩张时,血流在最大充血条件下将不再自动调节而是随灌注压呈线性变化。CFR 由于受静息冠脉血流量的影响,将影响比率的可重复性。它也受心外膜血管疾病的影响。目前评估的方法包括多普勒 CFR、温度压力传感导丝(TPSG)。CFR 与临床结果相关,但对微循环并不明确,易受到心外膜疾病的影响。微循环阻力指数(IMR)是一个明确的测量微血管功能的方法,不受心外膜血管狭窄的影响,有较好的可重复性。STEMI 患者经皮冠状动脉介入治疗(PCI)术后较高的 IMR 与心脏 MRI 显示的微血管阻塞相关,是心肌梗死面积的预测因子,提示微循环功能障碍是决定 PCI 预后的重要因素。

(三)血管内皮依赖性微血管功能

为了评估血管内皮依赖性的微循环,需要计算应用内皮细胞受体激动剂时血流量的变化。常用的方法是在冠状动脉内使用乙酰胆碱,当冠状动脉管腔尺寸和流速变化时,利用多普勒导丝测量流量和定量冠状动脉造影(QCA)。计算冠状动脉血流的变化能反映血管内皮功能,TPSG 还可以使用内皮细胞激动剂时的最大与基础通过时间比例。Melikian 等比较了 CFR,但无法证明其和内皮功能显著相关,因此并不建议 CFR 作为对冠状动脉微循环功能的完整的评估。此外绝对心肌血流量、充血血管阻力、充血冠状动脉舒张压-血流关系等方法也可以评估冠状动脉微血管的功能,但操作复杂不适合在临床实践中使用。

(四)波强度分析

使用多普勒导丝可以获得指定方向上的冠状动脉血流量的信息。研究发现心脏周期主动脉(近端)和微循环(远端)的波形有助于分析心肌血流。目前的导丝能够同时测量压力和流量,当压力增大时,根据压力波的起源会导致血流加速或减速,从主动脉末端血管增加的压力将加速血流速度,而从远端微循环增加的压力会导致减速。相反,主动脉端压力减少会使血流减速,而微循环压力下降会加速血流。De Silva 等证明了一个新指标:向后扩展波,其与急性非 ST 段抬高性心肌梗死患者心肌梗死的大小和位置相关,与左心室恢复成反比,这表明急性冠状动脉综合征晚期的心肌恢复可以预测。虽然目前数据有限无法被广泛采用,但它提供了冠状动脉血流动力学的重要的信息,仍然是一个有价值的研究工具。

五、血流储备分数(FFR)

血流储备分数(FFR)虽然不能直接测量微血管功能,但与冠状动脉微循环相关,其对临床有重要的指导意义,在此一并叙述。FFR(Fractional Flow Reserve),全称冠状动脉血流储备分数,被定义为在冠状动脉存在狭窄病变的情况下,该血管所供心肌区域能获得的最大血流与同一区域理论上正常情况下所能获得的最大血流之比,操作中利用特殊的压力导丝精确测定冠状动脉内某一段的血压和流量,是冠状动脉血流的功能性评价指标,1993 年由荷兰科学家 Nico Pijls 教授提出,经过长期的临床研究,现在已经成为国际公认的评价冠状动脉狭窄的功能性指标。具体原理为在最大血管扩张状态下,心肌血流量 Qmyo 等于跨心肌压力差 Pd-Pv 与跨心肌阻力 Rmyo 的比值,即 Qmyo＝(Pd－Pv)/Rmyo,Pd 为病变远段压力,Pv 是中心静脉压力,非狭窄冠状动脉的病变远段压力等于冠状动脉口部压力(Pa)。在生理状况下,中心静脉压力等于或接近于 0,跨心肌阻力取决于大的冠状动脉阻力和微循环阻力,正常冠脉对跨心肌阻力的影响可以忽略不计的,而跨心肌阻力主要取决于微循环的功能状态。因此,上述公式就被化简为 FFR＝Pd/Pa。正常血管 FFR＝1,存在狭窄病变的血管 FFR＜1。FFR＜0.75,提示狭窄病变会造成远端心肌供血不足,必须干预病变。FFR 大于 0.8,提示狭窄病变不会造成心肌供血不足,可以延迟干预,使用药物治疗。如果 FFR 介于 0.75～0.8 之前,须结合临床等其他指标来综合判断。

FFR 打破了既往被认为是诊断冠状动脉病变"金标准"的冠状动脉造影及血管内超声技术,不只是对病变的狭窄程度进行影像学评价,而是对狭窄冠状动脉对远端血流的影响进行功能评价,为证明心肌缺血提供了非常好的方法,大量研究证实了 FFR 在冠状动脉介入中评估病变的重要意义。

早期的 DEFFER 研究使得 FFR 在冠心病经皮介入治疗中辅助决策地位得以初步建立。其后发表在 The New England Journal of Medicine 的 Fractional flow reserve versus angiography for guiding percutaneous coronary intervention(FAME 研究)则进一步证实了 FFR 的优越性:从 2006 年 1 月至 2007 年 9 月,在美国和欧洲的 20 个中心总计 1005 例多支血管病变拟行 PCI 术的患者被纳入研究,平均年龄 64.5 岁,其中女性约占 26%,平均左心室射血分数约 57%。试验入选标准:对于 FFR≤0.8 且血管狭窄程度＞50% 的患者予以支架介入治疗。将受试者随机分为

FFR-PCI组(509 例,行 FFR 指导 PCI 治疗)与常规 PCI组(496 例,行常规 PCI 治疗)。全部 FFR-PCI组及97%常规 PCI组患者均接受药物洗脱支架(依维莫司、西罗莫司或紫杉醇)。基线水平时33%受试者存在不稳定型心绞痛,27%受试者既往曾接受 PCI 治疗,27%受试者左心室射血分数低于50%。平均每个入选者有 2.8 个血管狭窄,平均直径为 2.5mm,平均狭窄程度为 61%。完全闭塞病变占 3%～4%。受试者中约94%成功接受 FFR 测量,其中 FFR≤0.8 的患者约67%。结果显示,FFR-PCI组与常规 PCI组相比,支架使用率明显降低(1.9 vs 2.7,P<0.001)。两组间平均手术时间虽无显著差异(71 分 vs 70 分),但 FFR-PCI组造影剂使用量明显减少(272ml vs 302ml,P<0.001)。FFR-PCI组耗材费用显著低于常规 PCI组($5332 vs. $6007,P<0.001),总住院时间也明显降低(3.4d vs 3.7d,P=0.05)。平均随访 1 年后,结果显示 1 年内总心血管不良事件的发生率 FFR-PCI组明显低于常规 PCI组(13.2% vs. 18.3%,P=0.02)。1 年后两组间总死亡率、心肌梗死率及冠状动脉旁路成形术或再次 PCI 术的手术率无明显差别,心绞痛发生率和生活质量评分亦无显著统计学差异。2 年随访时两组间均有相当高比例的患者无心绞痛症状。

其后的 FAME Ⅱ 研究首次证明了心肌缺血的患者 FFR 指导下进行 PCI 和优化药物治疗(OMT)的重要性:该研究纳入适合接受 PCI 的稳定型冠状动脉疾病患者及血管造影证实单支、双支或三支冠状动脉病变且适合接受 PCI 的患者,原计划纳入1 832例患者,实际共纳入1220例,其中 888 例具有至少 1 处FFR≤0.80 的狭窄病变:447 例被随机分入 FFR 指导的 PCI＋最佳药物治疗组,441 例被分入单纯最佳药物治疗组。332 例血管造影证实具有明显狭窄病变但狭窄病变 FFR 均不≤0.80 的患者被纳入注册研究,接受单纯最佳药物治疗。平均随访时间为 212d,使用第二代药物洗脱支架治疗所有 PCI 患者。在 56 例进行紧急血运重建的患者中,12 例(21%)的手术原因为 MI,15 例(27%)为不稳定型心绞痛伴心电图缺血征象,29 例(52%)为根据临床表现诊断的不稳定型心绞痛。PCI组患者进行任何血运重建或非紧急血运重建的概率分别比药物治疗组降低 86% 和 83%。该研究结果同时证明,无缺血或轻度缺血的患者(FFR>0.8),优化药物治疗即可取得良好疗效。随访 1 年结果显示,PCI组的主要终点(包括死亡、心肌梗死和急诊血运重建治疗)发生率明显低于 OMT 组(4.3% vs 12.7%,P<0.001)。这种差异主要由于 PCI组的急

诊血运重建率显著低于 OMT 组(1.6% vs 11.1%,P<0.001)。注册组主要终点的发生率为 3%,与 PCI组无明显差异(P=0.61),但显著低于 OMT 组(P<0.001),该研究由于 FFR 指导 PCI组患者显著获益而提前终止。即在稳定性冠心病患者中,应用 FFR 测量技术指导支架手术联合药物治疗,其临床疗效明显优于单纯药物治疗,临床疗效的改善主要表现为紧急血运重建的明显减少,应用 FFR 测量技术显示没有明显缺血的患者,无论血管造影显示的狭窄程度如何,采取单纯药物治疗的临床疗效最好。2 年时 FFR 指导 PCI 的患者的主要终点仍然比药物治疗低(8.1% vs 19.5%,P<0.001),这是紧急血运重建促使的差别,两组之间无死亡、心肌梗死差别(1.3% vs 1.8%,P=0.58)。5 年随访结果中比较了 FFR 指导 PCI 与单纯造影指导 PCI 的差别,显示两组的主要心脏不良事件无统计学意义(28% vs 31%,P=0.31),但 FFR 指导组的患者的支架置入数量明显低于造影指导组(平均 1.9 vs 2.7%,P<0.000 1),显示了 FFR 的指导意义。最新的 FAME3 研究则对 FFR 指导的新一代药物支架 PCI组与 CABG 组相比较,拟探讨非左主干病变的三支病变的治疗策略,我们将对结果拭目以待。

目前在 2010 年的 ESC 指南中,FFR 已提升到 IA 级别。指南中明确指出:对于冠状动脉造影狭窄程度 50%～90%,无论是单支病变,多支病变或是尤其重要的血管如左前降支或左主干患者,如果该患者没有做无创生理功能评估测试,那么在决定实施 PCI 或送患者去搭桥之前,支持 FFR 测量来制定治疗策略。FFR 可以应用于冠状动脉中度狭窄的病变,一根血管多处病变、弥漫性病变、多支血管病变,分叉病变、左主干病变、支架后评估等。同时 FFR 改进了临床的决策,可评估病变的严重程度、治疗策略、治疗后血流灌注的恢复情况。

总之,微循环是冠状动脉循环的一个重要组成部分,能够快速和可重复的评估冠状动脉微循环的功能是非常有价值的。在微循环的有创评估中,冠状动脉导丝为基础的技术显示出巨大的潜力,使我们对于冠状动脉微循环不断取得新的进展和认识。FFR 技术对冠状动脉功能的评估有巨大价值,当然 FFR 也有很多不足,在有微血管病变时会限制冠状动脉获得最大充血状态,当冠状动脉痉挛、左心室肥厚时会影响其结果,目前还只能评估稳定型冠心病患者,不适用于急性心肌梗死患者血流的评估,限制其在临床的应用,但随着技术的进展,我们相信 FFR 在冠心病的介入治疗中将有更广阔的应用前景。

5. 如何进一步降低搭桥手术患者的死亡率

广东省医学科学院　广东省人民医院　广东省心血管病研究所　郑少忆
黄　健

21 世纪的今天对于严重冠状动脉疾病的再血管化治疗,冠状动脉旁路移植手术仍然是最有效和耐久的方法。但是旁路移植手术仍有一定的死亡率,美国胸外科医师学会最近的一项分析数据表明 2011—2013 年单纯行冠状动脉旁路移植术病人的手术死亡率为 1.9%（252/13 280）,尽管现在的患者比以前风险更高,但死亡率仍和之前公布的 2% 死亡率基本一致。纽约心脏手术报告系统报道的手术死亡率在 2011 年是 1.24%,有部分中心报告选择性冠状动脉旁路移植术是 0% 死亡率。国内目前报道的各个中心死亡则差别较大。目前在降低围术期死亡率方面的进步主要包括以下几个:①质量管理;②外科技术;③体外循环;④心脏手术麻醉;⑤围术期护理和卓越中心的发展。冠状动脉旁路移植手术的终极目标是提供完全的心肌再血管化和维持移植血管持久的通畅,以及极低的并发症率和零死亡率。此外,为减低患者的并发症率并提高生活质量,用微创方式完成手术和进行多支冠状动脉再血管化治疗已经发展成熟,现在很多有经验的中心已经常规开展。接下来我们将围绕上述 5 个方面进行讨论。

一、质量指标的角色

临床数据库的发展使得外科医生能够标准化危险因素,标准化冠状动脉旁路移植术的结果并力争改进。这将增进手术安全性并降低病人并发症率和死亡率。两大北美数据库包括胸外科医师学会数据库（STS Database）和全国外科质量改进计划（NSQIP）在这方面做得比较好。包括外科手术及临床护理方面均能进行评估和风险预测,帮助改进和调整临床治疗方案。他们甚至建立了质量改进工作组,工作组致力于改善病人预后,同时帮助不同机构进行手术策略的调整。工作组的其他举措包括创建在线研讨会和帮助外科医生持续学习当前最佳实践方案的在线图书馆等。

二、外科技术的改进

外科冠状动脉再血管化技术已经演进了数十年,

使用动脉桥血管提供了极好的长期通畅率,10 年通畅率超过 95%。左内乳动脉的优势我们已经相当了解,许多研究也证明桡动脉和右侧内乳动脉相较于大隐静脉桥血管有更好的通畅率。在 16 年的动脉桥血管长期通畅率随访中证明,右内乳动脉有 80% 通畅率,桡动脉有 82% 通畅率,大隐静脉桥血管有 47% 通畅率。

在 Y 或 T 形动脉旁路移植手术桥中能减少对主动脉的操作,且能提供良好的通畅率,但是仍缺乏长期随访结果,一个近期的队列研究证明左内乳动脉和桡动脉构成的 Y 形桥随访 36 个月有 95.3% 的通畅率。

总的来说,接受多支动脉移植物的患者比接受静脉移植物的患者有更高的长期生存率。但是早期生存率多根动脉移植和单根动脉移植的患者之间没有明显差异,远期效果有待观察。桡动脉和大隐静脉通畅率随机对比实验证明桡动脉至左回旋支旁路移植 5 年通畅率为 98.3%,相比之下大隐静脉桥血管通畅率为 86.4%（P = 0.04）,但是生存率没有差别。在另一个随机实验中比较桡动脉和大隐静脉桥血管 5 年以上的通畅率,桡动脉桥血管阻塞率为 12%,显著低于大隐静脉桥血管 19.7% 的阻塞率（P = 0.03）。总的来说,对冠心病多支病变可能多根动脉旁路移植本身比单根动脉旁路移植更能提高生存率,但是任然缺乏 A 级水平的证据。

近期一个关于获取双侧内乳动脉的荟萃分析研究证明骨骼化能提供高流量,而高流量与双侧带蒂内乳动脉通畅率相匹配。而且证明骨骼化双侧内乳动脉组能显著减少胸骨伤口感染。但是关于内乳动脉潜在的损伤和骨骼化的长期通畅率仍存在争议。

除了桥血管使用类型之外,如何行旁路移植手术对降低并发症率和死亡率是相当重要的。一些研究不能够证明不停跳旁路移植对降低死亡率有任何好处,但是最近的一些研究提出不停跳旁路移植对高危患者有益。此外在有脑卒中危险因素的患者中,不停跳旁路移植能降低主要神经系统损伤风险。在 Emmert 等的一项观察性研究中,507 名左主干病变患者接受不停跳旁路移植手术脑卒中发生率为0.4%,而524例患者接受停跳旁路移植脑卒中发生率为2.9%。10年期的研究结果显示不停跳旁路移植比停跳旁路移植在死亡率、脑卒中和心肌梗死方面也有更低的发生率(不停跳旁路移植为3.0%,停跳旁路移植为7.8%),在一项83914例患者的大型观察性回顾分析中,患者接受停跳或者不停跳旁路移植,不停跳旁路移植在年龄≥80岁、患有周围血管疾病及患有主动脉粥样硬化的患者中有更低的脑卒中发生率。

最后,微创冠状动脉手术(MICS)是在冠状动脉旁路移植结果最优化当中值得期待的一项新外科技术,微创冠状动脉手术可对所有冠状动脉进行再血管化,同时避免了胸骨切开。该技术可直视下获取左内乳动脉,旁路移植区域能覆盖所有远端心肌(包括后降支),近端吻合与传统胸骨切开冠状动脉旁路移植一样。一些团队甚至已经开展了微创下双侧胸廓内动脉旁路移植。微创冠状动脉手术已经很多心脏外科医生所接受,是一项安全和可行的手术方式,在一系列超千例患者的实践中有着极好的临床结果。在一个通畅率的亚研究中,91名接受微创冠状动脉手术的患者没有围术期死亡或6个月内死亡,并且CT血管造影显示6个月时所有桥血管有92%的通畅率,同时左内乳动脉桥血管为100%的通畅。Rabindranauth等比较了微创冠状动脉手术和不停跳冠状动脉旁路移植术,他们发现微创冠状动脉手术患者更多是在手术室就拔除气管插管,有更短的住院时间和死亡率。患者平均随访18.5个月,微创冠状动脉手术组4.6%的患者进行了再血管化治疗,不停跳旁路移植组有5.8%。这项研究并未证实随访期间的终点死亡率或重复再血管化率方面有任何统计学差异。然而微创冠状动脉手术使患者更快康复,有利于免于感染及加快伤口组织愈合,对行微创冠状动脉手术的医生来说最重要的是保证通畅率和生存率至少同胸骨切开冠状动脉手术相同。

所有腔镜下冠状动脉旁路移植手术都是另一种微创冠状动脉旁路移植手术方式。一项关于14个研究的系统性回顾分析发现心脏停跳腔镜冠状动脉旁路移植手术的短期通畅率为96.4%,不停跳腔镜冠状动脉旁路移植手术为98.3%。停跳和不停跳腔镜冠状动脉旁路移植手术全因死亡率分别为0.4%和1.2%。在这些腔镜冠状动脉旁路移植手术研究中,患者总体倾向于低危、年轻、欧洲心脏手术风险评估低分值,然而这些结果有希望获得好的通畅率,随着死亡率的最小化,随着技术经验的积累,该技术将有可能应用到高危患者中。长期随访数据还未知,因此该技术的长期通畅率和效益还有待确定。

因此,一个冠状动脉外科专家应当恰当的选择最有利于患者的外科方式,如果可能应同时使患者接受最少风险和最少创伤。外科技术在获得手术零死亡率方面是极度重要的,但是这仅是深切关注的一个方面。现在各种外科方式都存在降低围术期发病率和侵入性的需要,保证最好的手术效果和改善长期预后。所以一个冠状动脉外科医生必须拥有强大的临床知识和冠状动脉手术技巧,以提供个体化治疗方案。

三、体外循环进展

在过去20年,体外循环的进步降低了手术并发症率和死亡率,随着对体外循环认识的提高,我们对降低体外循环潜在并发症方面进行了改进。离心泵的使用降低了对红细胞的损害,进而降低了血管活性物质和炎症反应的活化。使用肝素涂层体外循环管道也减少了凝血的产生,这也被认为是减少了血液的丢失,减轻炎症和减少输血。自体输血减少了异体输血的相关风险。血液回收机的使用也减少了血液丢失,减少输血。此外体外循环超滤减少了血液稀释和容量过负荷。微型体外循环管路也有助于减轻炎症反应,减少术后出血进而减少输血。因此体外循环的进步积累对降低冠状动脉旁路移植并发症和死亡率有重要贡献。

四、麻醉改进

从一开始,心脏外科领域就认识到心脏麻醉和团队合作对提高临床疗效的重要性。一个敬业的心脏麻醉团队对于提高旁路移植患者的预后有不可估量的作用。近来已证明麻醉师选择不同的麻醉方式,患者的预后也不同。Glance等回顾分析了纽约各医院由97名外科医生和91名麻醉医生进行的7920例冠状动脉旁路移植手术,观察住院死亡率或主要住院并发症(脑卒中、肾衰竭或Q波性心肌梗死)的综合的结果,患者由极低、低、平均、高,非常高水平的麻醉师管理,由低水平的麻醉医生管理的患者比高水平麻醉医生管理的患者综合风险增加了1.8倍。此外Loor等的研究证实麻醉医师和手术医师协作中实施术中备忘录可技术性的最小化术后出血,并且可显著减少再次手术探查。利用这些信息,外科医生和麻醉师构成的团队加强合作,冠状动脉旁路移植手术的效果可能进一步提升,低死亡率进一步降低。

另一个降低冠状动脉旁路移植术死亡率的重要贡献来自于改进/加强重症护理。冠状动脉旁路移植患者即刻的术后护理同术中护理一样重要。当经皮冠状动脉介入技术和疗效获得改进而变得更加普及时,送来冠状动脉旁路移植的患者常常更加复杂和严重。尽管如此,冠状动脉旁路移植死亡率与过去一样,且经常好于过去。冠状动脉旁路移植死亡率在10年前为2%~3%,现在在1%~2%,这很大一部分源于对这些患者的围术期管理。

另一个在围术期降低并发症率和减少住院时间的方法就是"快速通道"计划。快通道患者的术前评估、麻醉技术、术中液体管理、温度管理、术后镇痛和早期活动都包含在麻醉医师的指导中,这些患者因术后早期拔管快速康复,有可能降低术后并发症的发生。一项大型回顾性队列研究中 Svircevic 等证实快通道病人机械通气时间仅 6h,对比组为 12h($P <$ 0.001)。快通道患者和非快通道患者比较显著缩短了机械通气时间;缩短了重症监护室或麻醉后监护室停留时间,缩短了住院时间。虽然存在患者选择方面的因素,快通道方案的实施实现了早期拔管,在某些情况下缩短了在重症监护病房停留时间和住院时间,没有增加围手术期并发症率(心肌梗死、脑卒中、肾功能不全及疼痛)和死亡率。

更好的使用术中诊断工具对围术期疗效也有重要贡献,食管超声心动图(TEE)是一个有价值的工具。多方面研究已报道有 4.0%~27.6% 的手术方式改变是基于 TEE 的发现而发生的。诊疗指南推荐在冠状动脉旁路移植术中使用 TEE 来确定和修正术前诊断,发现新的或未知的异常状态,相应调整麻醉和手术计划,评估手术干预的结果。尽管指南推荐及 TEE 有改变旁路移植患者预后的能力,TEE 任然是一个未被充分利用的工具,据报道所有旁路移植病例中仅 23%~55% 的使用了 TEE,小部分是由有资格证的超声医生来完成。

心脏手术麻醉中已发现挥发性麻醉药,如七氟醚或地氟醚,有心肌保护作用,能减少术后心肌梗死发生率并降低死亡率。22 项研究的荟萃分析证明,挥发性麻醉剂与不停跳旁路移植的心肌梗死发生率和死亡率显著降低相关。挥发性麻醉药组心梗率发生率为 2.4%(24/979),对照组为 5.1%(45/874),挥发性麻醉药组死亡率为 0.4%(4/977),对照组为 1.6%(14/872),因此,很显然心脏外科医生、心脏麻醉医生和其他团队成员的高效的合作改善了冠状动脉旁路移植的预后。

五、专业技术和卓越中心

专门的心脏中心能进一步优化这种团队协作方式。卓越中心的发展对改善冠状动脉旁路移植的预后有重要贡献。卓越中心允许临床、研究和专业管理知识融为一体,分享心脏方面的热点,这能改善病人的关切和合理花费。拥有卓越中心的克利夫兰医学中心 2011 年进行的冠状动脉旁路移植手术死亡率低于 1%,低于平均死亡率(2%)超过 50%。并且其他拥有卓越中心的心脏中心也有类似的成效,这提示卓越中心是一项重要的基础建设,他有宜于进一步提高临床效果。

六、结论

回顾冠状动脉旁路移植的进展,我们已经取得了各种途径和技术的创新发展。随着冠状动脉旁路移植人群的老龄化,更复杂患者的增加,我们必须把冠状动脉旁路移植手术视为心脏外科手术中的一个亚专业,确保外科医生能获取先进技术和临床技能并最终优化冠状动脉旁路移植的疗效。这一重要策略包括利用动脉移植物完全再血管化,不停跳搭桥和微创方法。未来冠状动脉外科的进步,如机器人、腔镜血管获取和杂交手术,对进一步提高冠状动脉旁路移植手术效果方面前途光明。

参 考 文 献

[1] Sipahi I, Akay MH, Dagdelen S, et al. Coronary artery bypass grafting vs. percutaneous coronary intervention and long-term mortality and morbidity in multivessel disease: meta-analysis of randomized clinical trials of the arterial grafting and stenting era. JAMA, 2014, 174:223-230.

[2] Glance L, Kellerman AR, Hannan EL, et al. The impact of anesthesiologists on coronary artery bypass graft surgery outcomes. Anesth Analg, 2015, 120:526-

533.

[3] McGinn JT Jr, Usman S, Lapierre H, et al. Minimally invasive coronary artery bypass grafting: dual-center experience in 450 consecutive patients. Circulation, 2009, 120(11 Suppl): S78-S84.

[4] Ruel M, Une D, Bonatti J, McGinn JT. Minimally invasive coronary artery bypass grafting: is it time for the robot? Curr Opin Cardiol, 2013, 28:639-645.

6. 易损斑块的概念过时了吗

南方医科大学南方医院　程　诚　吴平生

一、介绍

已经证实易损斑块在指导急性冠状动脉综合征病理过程方面的研究和思考非常有用。然而，由于我们对此概念认识的不断加深、人群风险特点的改变及目前治疗方案改变了与之相关的疾病，或许现在我们应该重新思考易损斑块这个概念。在过去的几十年里，易损斑块的识别和治疗一直是个研究热点。充满着脂质和巨噬细胞，被一层薄的纤维膜覆盖，而且随时都有可能破裂的这种所谓的纤维动脉粥样硬化斑块成为了影像学、治疗方案、动物实验及相关讨论的热点。很多学者认为一型心肌梗死等同于斑块破裂，然而，易损斑块这一概念，也许并不代表当代的一个挑战、一个临床未攻克的课题、或者一片充满着无限研究可能的领域。

二、有关易损斑块的疑问

易损斑块的概念起源于一些尸检研究，这些研究揭示了 2/3～3/4 的致命性心肌梗死的原因是由于斑块纤维帽的破裂形成的栓塞。这些尸检病理学家将所有的心脏学家们对急性冠状动脉综合征病因的疑问和对血管痉挛的焦点转移到了斑块的破裂上。然而，在这些貌似很有说服力的尸检研究中，很多堵塞了管腔的破碎斑块却缺乏共性。虽然这些研究能够调查清楚一个致命性心梗的病因，可是他们却没有揭示有多少具有易碎特征的斑块没有发生致命性的破裂。

最近的一些研究表明，这些有着纤维薄膜和丰富脂质的斑块很少破裂并导致临床疾病的发生。多个活动性的斑块通常位于在冠状动脉或者其他大动脉中。超声或光学相干层析术的血管内影像学对于这些斑块的判定有很大帮助。有着薄膜覆盖的斑块并不总是破裂进而导致血栓事件的发生。目前的数据并不支持这种有着薄膜覆盖的斑块的极度脆弱易裂性，相反的，很多其他形态的斑块（正如我们下面即将讨论的）同样也会导致血栓事件的发生。虚拟组织学是一种通过分析由血管内超声收集来的信息的方法，虽然还没有完全被证实有效，却给易损斑块的概念提

供了一个重要的挑战。在 PROSPECT 的研究中，在随访的 3.4 年期间，仅有约 5％的薄膜覆盖的斑块被虚拟组织学判定为导致冠脉事件的斑块。由于应用血管内影像研究的这些纵向研究（比如 PROSPECT 研究）选择了那些较高风险人群，这些薄膜覆盖的斑块在风险较低的人群中也许只会导致更少的血栓事件的发生。因此，大部分所谓的易损斑块并不会造成临床症状的不稳定甚至很少会导致急性冠状动脉综合征的出现。此外，斑块破裂的结局不仅取决于粥样斑块自身的固体壮态，同时还取决于血液的液体状态，比如血液中纤维蛋白原、纤维蛋白溶解抑制因子和促凝血微粒子的浓度。

三、他汀类制剂或其他防范措施改变了急性冠状动脉综合征的机制吗

在过去的几十年间，很多心血管疾病的病原学和病理生理学都有所改变。正如曾经一度位居心脏瓣膜病榜首的风湿性心脏病，如今已被其他的瓣膜病变所取代。由于人口统计学的变化，社会经济学的因素及抗生素的出现，心内膜炎也经历了巨大的变化。Learner 和 Weinstein 在 1966 期间的《新英格兰医学》期刊中一个里程碑系列的杂志里，目睹了那个抗生素时代背景下的细菌性心内膜炎的转变。同样的，风险人群也在不断地改变着。尽管经皮穿刺介入治疗帮助降低了 ST 段抬高型心肌梗死后的死亡率，但是幸存者在心梗后却有更高的风险发展为心力衰竭。

我们坚信我们正处于一个很多动脉粥样硬化疾病的临床表现悄然改变的时代，而这些变化正是由于人口结构和高危人群特点的变化，控制滥用烟草及他汀类制剂的广泛应用。心肌梗死的全球化，意味着它不仅仅只高发于社会经济地位较高的白种男性人群中，而且意味着它不只和吸烟、高血压及低密度脂蛋白的增高有关；相反的，女性、非白种人、年轻人、肥胖者、胰岛素拮抗者、糖尿病患者及三酰甘油水平或者低密度脂蛋白增高的患者在急性冠状动脉综合征患者的比例中逐渐上升。我们同时也意识到我们正处在一个急性冠状动脉综合征临床表现变化的一个时代，即 ST 段抬高的心肌梗死患者正逐步减少，而非

ST 段抬高的心肌梗死患者正在逐步增加。虽然这也许是由于越来越敏感的肌钙蛋白的检测,然而,曾一度被视同为不稳定型心绞痛的急性冠状动脉综合征被非 ST 段抬高型心肌梗死所取代,ST 段抬高型心肌梗死的减少,以及非 ST 段抬高型心肌梗死的增加都出现在应用肌钙蛋白的检测之前。ST 段抬高型心肌梗死患者一时的减少却带来了脑梗死及脑梗后死亡率的大幅度的降低。这些发现进一步证实了我们关于动脉粥样硬化疾病的病理生理过程和其相关的并发症逐步改变的认识。

伴随着非 ST 段心肌梗死患者逐步上升而 ST 段心肌梗死患者逐步下降的趋势的是他汀类制剂使用的增加。虽然一时的急性冠状动脉综合征发病机制的转变和他汀类制剂的广泛使用具有一时的巧合性,但是大量的证据证明他们之间存在着因果关系。动物研究已经证实降脂治疗或者他汀类制剂能帮助增强斑块的纤维薄膜,降低含脂量,以及减少炎症的发生。人类影像研究也支持他汀类制剂有助于降低主要由纤维组织组成的斑块的含脂量和大小,进而增强斑块抵抗破裂事件的能力。在过去的大约 12 年间,对取出的动脉粥样硬化斑块标本的研究发现斑块形态的改变的确和时间有关。在近期由于颈动脉病变导致的心血管疾病患者中取出的斑块显现出了明显更多纤维而无炎症的特点。这个动脉粥样硬化斑块逐步走向稳定状态的趋势在那些无症状的心血管疾病患者中也被发现了。令人惊讶的是,他汀类制剂的广泛使用只解释了斑块逐渐高纤维化的部分原因,所以,其他很多的决定因素也应该被仔细地考虑,包括降低被动吸烟的公共政策。对超过 1500 个斑块的组织形态学的分析显示了含有丰富巨噬细胞的动脉粥样斑块在 2002—2011 年间大幅度地减少了,这一发现进一步证实了易损斑块与急性冠状动脉综合征事件关联性的逐步缺失。虽然获取适合分析的冠状动脉斑块的样本很有挑战性,但是从人类颈动脉斑块中观察到的形态改变为 ST 段抬高型心肌梗死与非 ST 段抬高型心肌梗死之间的转换提供了依据。

四、难道冠状动脉血栓症的主要发病机制正从斑块破裂转变为表层侵噬吗

经常被引用的那些导致急性冠状动脉综合征的斑块形态分类的尸检研究,发现有着薄膜覆盖斑块的破裂比表面侵蚀更容易促使致命性的急性心肌梗死。然而几位知名的病理学家的研究却发现,表面侵蚀才是导致急性冠状动脉综合征的原因之一,而且他们还强调了与致命事件有关的斑块与破裂的斑块在形态

上大相径庭。与破裂的斑块相比,那些位于表面受侵蚀下的斑块既没有薄膜覆盖层也几乎没有炎性细胞,更不含有大量的脂质。不但不缺少胞间胶原质,这些导致表面侵蚀的损伤处有着丰富的胞外基质,尤其是蛋白多糖和黏多糖。表面侵蚀的斑块多发生于女性,糖尿病患者和老年人。这个临床特征反映在因急性冠状动脉综合征入院的患者悄然改变的人口结构的很多方面。如上所述,降脂疗法尤其是他汀类制剂,以及或许主动和被动吸烟率的降低,改变了动脉粥样硬化斑块的特点,比如增厚了纤维膜,减少了脂质的聚集,消除了炎症,缩小了脂质核的体积。也许正是这些斑块形态的改变增强了他们的稳定性进而大大降低了他们破裂的可能性。那么他汀类及其他类的降脂治疗是否能降低导致急性冠状动脉综合征的斑块破裂的发生呢?一个因药物引发的急性冠状动脉综合征和脑梗死的发病机理的转变(斑块破裂或者表面侵蚀),与之前心内膜炎的临床表现因为抗生素的引进而改变的历史很类似。有没有可能表面侵蚀而不是斑块破裂降低了 ST 段抬高型心肌梗死率而增加了非 ST 段抬高型心肌梗死率,或者降低了脑卒中后的死亡率呢?尽管这个想法仍然具有推测性或探讨性,越来越多的证据证实了这个猜想。当代的光学相干层析术研究不仅表明表面侵蚀而不是斑块破裂导致了越来越多的急性冠状动脉综合征,而且还为表面侵蚀与非 ST 段抬高型心肌梗死而不是 ST 段抬高型心肌梗死紧密相关这一观点提供了初步的证据。

五、不断进化的急性冠状动脉综合征的发病机制的临床意义及重要性

人们常说以军队领导经常以昨日的武装去面对今日的战斗。虽然斑块破裂曾经在过去的几十年间一致被认为和一型急性心肌梗死相关,最新的数据应该能够激励我们去考虑不断改变的人口结构,流行病学及急性冠状动脉综合征的病理生理过程进而帮助我们更有效地去挑战这个逐渐增加的全球性的危害。我们已经在理解易损斑块的病理生理学这一概念方面取得了极大的进展,并且我们目前的治疗已经开始阻止这一流行病的发展,虽然我们必须将这些有效的防范措施实施至最大化。导致血栓疾病临床表现的改变和随之而来的斑块特点的改变对临床和未来的研究有很深远的意义。很多研究者已经着手在动物身上模仿与有着纤维薄膜覆盖的动脉粥样斑块。大量研究投入到发展能识别易损斑块的影像技术方面,然而我们现有证据证实了这些完全是无用的。

虽然在当今这个"他汀时代"我们有了这些改变

所谓的易损斑块的治疗,但是残留风险的负担仍然很重。他汀类制剂虽然促成了这些演变,可是旨在降低低密度脂蛋白的制剂会进一步降低动脉粥样硬化斑块疾病的风险。如今急性冠状动脉综合征患者危险因子的改变强调了研发新的治疗方案的必要性。除了低密度脂蛋白以外,强调高密度脂蛋白功能、富含三酰甘油的脂蛋白和炎症的那些靶标,也许可以解释他汀时代残留风险的危险因素谱。

尽管我们对易损斑块的了解和抑制的进展还算满意,但是我们不应该放松警惕,而应该调用我们现有的资源去平衡可能产生的治疗和物理风险。我们应该更进一步地去探讨表面侵蚀的病理生理机制,以便于我们着手于其主要原因,正如同我们在过去几十年间对斑块破裂所做出的努力那样。

7. 心脏 CT 在急性胸痛患者中的应用

上海交通大学附属胸科医院 方唯一 戴锦杰

急性胸痛是急诊室常见的现象之一,急诊医师的重要任务就是要快速识别胸痛的病因是否是急性冠状动脉综合征或其他的危及生命的重大疾病。此外,对于一个急性冠状动脉综合征患者急诊医师还要识别患者是高危还是低危,判断患者能否安全出院。然而用传统诊断方法如临床表现、传统的心血管风险评估或心血管临床风险评分等,对某一患者作出低危评判以后仍有 2% 的患者预后不良。心脏 CT 在中低危急性胸痛患者的应用有多大价值? 能否为临床急性胸痛的诊断和预后的分析提供有益的依据? 本文将做简单的叙述。

急救体系的构成形式和急性冠状动脉综合征的救治流程在不同国家、地区和医院都有所不同,在每天 24h 的某一时段接诊患者的可能是心脏专科医生、急诊科医生、其他专业的内科医生,甚至在一些小医院还有可能是外科医生。在欧洲一些国家,就诊的低危胸痛患者有一个全科医疗部门来管理。而在美国,则由急诊室承担就诊低危胸痛患者的管理任务。在美国大多数医院和部分欧洲国家的医院,有专门的部门对中、低危的胸痛患者出院后的随诊观察和后续管理。尽管欧美等国家都制定了急性胸痛风险评估和管理的指南,但每一个医疗机构对于某一个急性胸痛患者是选择无创伤性检查还是有创性检查皆因患者的具体病情和医院的现有条件而不尽相同。

20 多年来 CT 技术飞速发展,64-320 排扫描层厚仅 0.5mm 的高速和多源 CT 已普遍使用在我国很多医院,现代 CT 已经不再使用减慢心率的药物并能让大多数患者获得没有伪影的冠状动脉图像,高速 CT 结合心电图同步门控技术能在 1～5 个心动周期内就完成患者的冠脉成像扫描。目前,冠状动脉 CT 已经广泛应用于稳定型心绞痛患者。以冠脉造影作为金标准进行对比,冠状动脉 CT 的敏感性大于其他任何无创检查,达 98%～100%,特异性也达 99%～100%。由于冠脉 CT 的阴性特异性达 100%,具有极高的阴性预测价值,2013 年 ESC 指南建议将冠状动脉 CT 用于评估中、低危心源性胸痛患者或不能行运动试验检查的冠心病患者,显示冠状动脉 CT 正常意味着随后数年内发生心血管病事件的概率较低。但是,对于钙化(尤其是严重钙化)病变一些报道认为冠状动脉 CT 的特异性较低(仅 85% 左右),CT 结果往往会高估或低估狭窄程度,但这一结果并不意味着 CT 检查劣于其他任何无创检查。随着科技和制造技术的不断提升,CT 的辐射剂量大幅下降,通常小于 5mSv,在某些患者甚至小于 1mSv,显示 CT 检查的安全性越来越高。在急诊单元的诸多检查技术中,心功能检查和心脏超声检查的准确率相对较低、直接冠状动脉造影又不能适合于所有的胸痛患者,冠状动脉 CT 对于中、低危急性冠状动脉综合征的早期诊断和危险分层越来越具有吸引力。

一、冠状动脉 CT 在急性胸痛患者急诊使用的临床数据资料结果

从 2006 年至 2012 年,多项临床观察研究分析了心脏 CT 对急性胸痛患者进行评估的可行性。初期的一些研究通常选择的是高危患者,随后一项大规模前瞻性观察队列研究 ROMICAT I 也得出了相同的结论。这些研究提示,如果 CTA 提示冠状动脉没有斑块,可以完全排除急性冠状动脉综合征,特异性 100%;而 CTA 提示冠状动脉有明显斑块狭窄的病变(超过 50% 狭窄),特异性为 77%,其中约一半的患者在后续随访中发生了急性冠状动脉综合征。

二、随机对照研究结果

有多项随机对照研究证实心脏 CT 在急性胸痛诊断中的安全性和经济价值:CT-STAT 研究比较了冠状动脉 CT 和同位素 SPECT 的优劣,而 ACRIN 研究和 ROMICAT II 研究则比较了冠状动脉 CT 和标准诊疗流程的优劣。这些患者都登记注册在美国学术中心,所有患者入组前并没有事先在急诊室进行过心脏功能测试或其他检查。研究主要入选低危(CT-STAT 研究和 ACRIN 研究)和中低危(ROMICAT II 研究)患者,患者数量占因急性胸痛到急诊室就诊病人数的 10%～15%。

三项研究入选了总共超过 3000 例患者,序列注册研究中没有发生一例急性冠状动脉综合征漏诊患者。ACRIN 研究提示冠状动脉 CT 用于低危患者的

筛查是安全的,其评估的低危患者30d不良事件(MACE)的发生率是0%(95%可信区间0~0.57)。CT-STAT研究和ROMICAT Ⅱ研究都显示,CT组和标准流程诊疗组评估的中、低危患者的不良事件发生率都很低。这些研究说明在急诊室使用冠状动脉CT来指导病情的诊断和病人管理是安全有效的。

ROMICAT Ⅱ研究还比较了冠状动脉CT和标准流程间的效率优劣,结果显示冠状动脉CT与标准诊疗流程相比较,住院天数和急诊室费用都相对降低,但整体医疗费用两者大致相近,原因是CT组后续的有创冠状动脉造影和血运重建术花费了更多费用。这是因为冠状动脉CT组患者比标准流程组患者更多的接受了有创冠状动脉造影(8.14% vs 6.3%)和经皮冠状动脉介入治疗(4.6% vs 2.6%)。由于冠状动脉CT的高敏感性增加了冠状动脉狭窄的检出率也增加了血运重建的比例,因而临床结果也更好。由于标准流程的评估方法主要为运动试验和负荷超声心动图,因而CT组患者受到的辐射要多一些。总之,这些研究说明对于低危的急性胸痛患者,冠状动脉CT可以作为一种更有效的方法来替代运动试验。

CT对ACS患者中期预后的预测:一些临床研究显示,应用冠脉CT发现冠状动脉斑块并进行左心室功能评估,能够较为准确的反映ACS患者6个月到2年间的预后。一个ACS患者如果CT检查没有发现冠状动脉狭窄,2年内几乎不会发生心脏事件;对于冠状动脉有轻度狭窄的患者,MACE的风险轻度增高;而对于那些冠脉显著狭窄的患者,MACE的风险就更高了。

三、心脏CT在急诊室应用中的挑战与不足

尽管心脏CT在急诊系统应用的有效性很明显,但也存在的一系列实际问题,因之而阻碍了其推广。

首先,心脏和冠状动脉CT需要有很好的成像设备(至少64排CT)、训练有素的技术专家和经验丰富的读片者。好的尤其是128排和双源CT设备需要很大资金投入,这在我们国家的很多地、县级医院暂时难以办到。在我国很多地、县级医院的放射科能掌握心脏CT操作和准确阅读心脏及冠状动脉CT结果的专家和技师十分缺少。即使有这样的人才但因操作少而经验不足,导致照出的CT片质量很差而根本没法准确阅读,或者是读出的结果与临床实际相距很远,漏诊和误诊的情况时常发生。

此外,并不是所有的患者都肯接受冠状动脉CT检查,包括那些已知冠心病、心律失常及过度肥胖的患者(BMI超过40kg/m²)。尽管目前的CT辐射剂量已经大为降低,但一些患者还是担心辐射暴露的风险。

含碘对比剂可能诱发或加重肾脏功能不全也是必须考虑的问题,对于那些有肾功能不全、心力衰竭、高龄和严重糖尿病的ACS患者,应谨慎选用或禁用此技术。对于那些一定要选用冠状动脉或心脏CT检查的患者,控制好对比剂用量和有效的水化治疗是必要的措施。对于有药物过敏史或过敏体质的患者,不主张选用心脏CT技术。

是选用心脏CT还是其他检查方法,应根据接诊专家的经验、医院的条件和患者具体情况来决定。128排以上的双源CT和宽检测阵列CT等先进设备能提高图像质量,扩大患者的应用范围。目前我国现实中,很少有医疗中心具备有24h全天候经验丰富的心脏CT相关的专家和工作人员在科室值班等待病人来检查,大多数医院是院外待诊制,这在一定程度上延误了急诊诊治的时间。

四、冠状动脉之外的应用

心肌负荷及灌注显像评价心肌缺血情况:常规的心脏CTA检查可以识别静息心肌缺血或心肌梗死,心肌梗死时CT表现为静息成像时心肌对比剂显影值的缺损,其敏感性和特异性都在90%左右。而慢性瘢痕和急性心肌低灌注都是对比剂CT值低增强。陈旧性心肌梗死的患者由于心肌瘢痕内是脂肪组织,常在CT上表现为室壁变薄和低CT对比剂值(<0 HU)。

所有指南都推荐对存在客观缺血依据的患者推荐血运重建治疗,而冠状动脉CT除了能提示血管狭窄阻塞外,还能提供心脏缺血的客观证据。心脏CT不仅可以使用单相模式心肌灌注对缺血心肌进行定性评估,还可以使用多相模式对缺血心肌进行定量评估。采用心脏CT进行负荷心肌灌注检查不仅安全,而且可以明确排除急性冠状动脉综合征。

五、冠状动脉CT评估血流储备

心脏CT不仅可以评估冠状动脉狭窄的严重程度,还可以测定狭窄冠状动脉的血流储备(CT-FFR)。主要原理是计算机流体力学。CT-FFR能够更加准确有效的识别血流动力学显著异常的的冠状动脉病变,从而减少进一步的功能检测和有创冠状动脉造影检查。但目前为止这一技术尚未在急性胸痛患者中进行进一步研究。CT-FFR的计算需要一个强大的

远程计算机,计算过程需要很长时间,在不久的将来有望达到 1h 以内。

钙化影像:急性胸痛患者冠状动脉 CT 成像中钙化灶的意义仍有争议。低危急性胸痛患者如果冠脉 CT 没有显示有钙化灶,其发生急性冠状动脉综合征的概率较小,但是单凭冠状动脉 CT 钙化阴性这一项则不足以完全排除急性胸痛患者不是急性冠状动脉综合征。

高危易损斑块的 CT 特征:冠状动脉 CT 可以清楚的检出冠状动脉的斑块,包括导致管腔显著狭窄的斑块,也包括程度较轻的不阻塞冠脉管腔的斑块;可以清晰的看出斑块是否有钙化或没有钙化;更为重要的是 CT 可以检测斑块的特征来判断斑块是否稳定,这些特征包括 CT 值低(小于 30HU)、血管外膜重构、斑块总体负荷量大及点状钙化等,这些特征与冠状动脉管腔严重狭窄的影像学特点不同,把他们组合起来综合分析,可以很好的预测冠状动脉病变的预后。最新的 ROMICAT II 研究亚组队列分析提示,冠状动脉 CT 显示管腔内有上述斑块特征存在,则患者近期内发生急性冠状动脉综合征的可能性增加,而与冠状动脉狭窄的严重程度不相关。只要斑块有这些特征,医师就应该要求患者做进一步检查(包括冠状动脉造影、IVUS、OCT 等)。

非冠心病的急性事件:对任何一位急性胸痛就诊的患者,除考虑心源性病因以外还需考虑危及生命的其他疾病,包括肺栓塞、主动脉夹层、气胸和心包炎等,而这些疾病都可以使用 CT 来诊断和鉴别诊断。采用心电门控可以同步进行胸部 CT、肺动脉和主动脉的增强扫描,很容易对上述致命性疾病进行诊断和鉴别。然而,各国指南都不常规推荐对疑似急性冠状动脉综合征的患者进行上述同步三重 CT 扫描,因为同时发生两种上述疾病的概率很低,同步三重 CT 扫描不仅会增高患者的对比剂使用剂量,而且还会增加辐射剂量。

同步检查高敏肌钙蛋白检测与心脏 CT:检测高敏肌钙蛋白能更敏感、更早期诊断急性心肌梗死,根据高敏肌钙蛋白的血浆浓度和峰值时间还可以对 ACS 进行危险分层。如果一位疑似急性冠状动脉综合征的患者危险评分较低,且短期内复查肌钙蛋白无升高,可以排除该患者急性冠状动脉综合征的可能性。但临床上在短时间内要反复采血检查患者的血浆高敏肌钙蛋白,不仅繁琐而且很多患者很不情愿,如果在首次采血检查之后,在临床诊断不确定的前提下加用心脏 CT,可以快速有效地帮助鉴别诊断那些高敏肌钙蛋白轻度升高的患者,以诊断或排除冠心病,更可以诊断和排除其他致命性胸痛。因此,指南推荐使用冠脉 CT 来评估和排除低危患者,认为是一种更为全面和更有预测价值的诊疗方式。

六、目前的建议和临床应用前景

ACC、AHA 和 SCCT 都提出了心脏 CT 的应用建议,推荐应在心电图及心肌生化标志物有非特异性改变的中低危患者行心脏 CT;2011 年 ESC 的 NSTE-MI 管理指南则建议对诊断(心电图和血浆标志物的结果)存疑的胸痛患者行心脏 CT 的检查,以帮助快速查找病因。明确的讲,心脏 CT 所提供的信息会对急性胸痛患者的诊断和治疗中起到很重要的作用。随着 CT 技术的快速发展,尤其是超高速、宽幅、多源 CT 在临床上应用,不仅可以清晰的检出冠脉斑块,而且可以测量冠状动脉血管的储备功能(CTFFR),从而帮助临床医师对冠脉病变的治疗方案做出全面而准确的决策。当然,急性胸痛患者急诊期行心脏 CT 扫描主要应用于肌钙蛋白轻度升高的患者。

总的来说,对急性胸痛患者行心脏和冠状动脉 CT 检查主要是进行早期危险分层和鉴别诊断,此技术对急性胸痛患者是安全、可行和可靠的,在将来有可能替代低危患者的其他功能测试方法。但是,该技术需要高端设备,数据采集和图像解读更需要专业人员和足够的专业知识。

8. 德国胸痛单元建设及认证标准介绍

广州军区广州总医院　易绍东　向定成

德国胸痛单元(胸痛中心)认证体系是世界三大认证体系之一。从 2008 年开始,德国心脏病学会发起成立的"胸痛单元工作组"制定了详细的建设和认证标准,认证工作促进了德国胸痛单元建设事业的飞速发展。迄今为止,德国共有 225 家胸痛单元通过了认证,其中有 139 家机构已通过了再次认证。瑞士的苏黎世和卢塞恩也采用相同的认证标准进行认证工作,另外,还有 30 余家私人医疗机构也积极参与了胸痛单元的建设并通过了认证。胸痛单元的建立提高了胸痛患者救治成功率,减少了住院时间和医疗花费,还增加了患者满意度。6 年来,随着胸痛单元建设经验的不断积累和指南的逐步演变,德国胸痛单元工作组在 2014 年发布了最新的认证与建设标准。

一、组织结构与人员配备

胸痛单元通常设置于急诊科,至少配备 4 张具有持续心电监护能力的抢救床,床位可单独设置,也可以与其他床位混编,但必须要有清晰的标识和指引。德国胸痛单元工作组要求这 4 张床位必须由心内科医师负责管理,且心内科医师的响应时间不能超过 30min。胸痛单元需至少常驻一名主治医师或培训医师,患者与护士的比例不得超过 4∶1,即如果同时监护的患者超过 4 个,则必须配备 2 名以上的护士。胸痛单元和导管室需全天候开放,并且要与院内的急诊抢救团队统一管理,具备基本的心肺复苏与紧急救治能力。若条件许可,德国胸痛单元工作组推荐配置单独的监护室、侯诊室、治疗室及会议室,以便满足病人咨询、设备安置、患者后续处理及其他相关需求,并且根据本地人口数量,增加相应床位,通常要求每 5 万居民额外增加 1 张抢救床。

二、诊断和鉴别诊断能力的要求

胸痛单元必须具备对急性胸痛患者及不明原因胸痛患者进行诊断和鉴别诊断的能力,基本配备包括心电图机及心电、血压、血氧监测系统。德国胸痛单元工作组特别强调床边心脏超声的重要性,要求有相关资质的医师能够在 30min 内进行床边心脏超声检查,除了熟悉常见疾病的诊断外,还能对心肌缺损、右

心衰竭和心包疾病进行判别和诊断。另外,还要配备除颤器、气管插管、供氧系统、气道管理和抽吸系统及输液泵、便携式呼吸机等,以满足转运的需要。还要具备全天候开放的检验能力,从抽血到获得结果的时间不超过 45~60min,并且要经常进行调试和检测,确保达到时间要求。其他基本要求还有:15min 内获得血气分析结果、能随时进行临时起搏治疗并具备相关设备和人员在 6h 内对 ICD 及起搏器的工作状态进行分析和调试、3 个工作日内能完成心脏负荷试验。另外为了满足肺动脉栓塞及主动脉夹层诊断的需要,必须常规配备多排 CT,并能够根据相关危险分层采取不同检查策略。推荐有条件的机构在侯诊室也配备血压监测,必要时能启动有创监测,有胸痛单元专用的经胸超声、心电监护和转运抢救设备、专用的临时起搏器及具备对心肌标记物进行定量的床旁检测的能力(POCT)。

三、诊断流程

胸痛单元必须制定符合相关指南的诊断流程。对每个胸痛患者应当在入院后 10min 内完成首份 15 导联心电图(常规导联＋后壁 $V_7 \sim V_9$ 导联),对于下壁心肌缺血的患者,还应加做右胸导联。症状再发时应即刻复查心电图,若无症状,可在 6h 后(最好是 3h)重复心电图检查。能常规在入院时进行肌钙蛋白 T 或 I 的检测,并能在 6~9h 后复查。高标准的要求是能进行高敏肌钙蛋白、BNP、BNP 前体及和肽素的检验,若采用高敏肌钙蛋白 T 检测,可以在 3h 内进行复查,这样可以在早期就排除一些低危患者。另外要求常规具备全血细胞计数、肌酐、C 反应蛋白、血糖、凝血功能、血气分析及 D-二聚体的检验能力,若有条件可选择性配备专用的心肌标志物试剂盒及开展 TSH 检验。为了早期识别肺动脉栓塞及主动脉夹层,应常规开展经胸心脏超声的检查及具备急诊 CT 增强扫描或磁共振成像的能力,超声还需配备相应的探头能进行腹部超声检查。对于 ACS 患者,要常规按照德国心脏病学会或 ESC 的指南进行 GRACE 评分,并根据评分结果采取相应的再灌注策略。

四、治疗

每个胸痛单元都应按照最新诊疗指南制定相关疾病的标准治疗策略。对 STEMI 患者,要按照不同来院方式制定相应的再灌注流程,在 90～120min 内开通相关血管。要特别强调绕行胸痛单元的重要性,对 STEMI 及心源性休克的患者,应能直达导管室,而不必在胸痛单元停留。对于 NSTEMI/UA 患者,按照 GRACE 评分结果进行危险分层,并采取相应的再灌注治疗策略。其他需要制定标准流程的疾病还包括:主动脉夹层、肺动脉栓塞、高血压危象、稳定型心绞痛、心源性休克、失代偿性心力衰竭、心肺复苏、ICD 与起搏器故障、心房纤颤等。从胸痛单元转运至导管室的时间要求不超过 15min。患者康复出院时,要给予书面的治疗建议,告知症状复发时的处理方法以及进行健康宣教,如戒烟、控制低密度脂蛋白胆固醇水平、合理膳食、运动等。

五、低危患者的评估策略

早期的危险分层对后续处理非常重要,胸痛单元应根据患者的风险制定紧急(120min 内)、早期(24h 内)、延迟(72h 内)的介入诊疗策略。症状消失、无合并其他危险因素的患者可尽早出院,以免造成医疗资源的浪费。欧洲指南也不推荐对无症状患者进行常规侵入性介入检查,特别是无合并危险因素、无高敏肌钙蛋白 T 升高、无缺血心电图证据的患者。是否进行侵入性介入检查要依据实验室检测结果、心电图和心脏负荷试验的评估结果来决策。心脏负荷试验原则上应在出院前或者 3 个工作日内进行。对于低危 ACS 患者,主要的风险指标包括心肌标志物的变化、动态 ST-T 段改变及 GRACE 评分大于 140 分。次要风险指标为:糖尿病、肾功能不全[eGFR 小于 60ml/(min·1.73m²)]、左心室射血分数降低(EF 值小于 40%)、早期梗死后心绞痛,曾有 PCI 或 ACVB 史等。

六、合作

胸痛单元需多部门进行协调与合作。导管室必须全天候开放,除非有临时紧急故障,场地、设备及工作人员均应能随时启动和工作。对突发情况要有记录、备用方案和保障措施。最为重要的是,与当地急救部门建立长期的合作关系和协调机制,对于明确诊断为 STEMI 的患者,应与院前急救部门合作,建立标准流程,使患者能够绕行胸痛单元,直达导管室。院前急救医师还应进行培训以掌握通过网络或传真进行心电图远程传输的能力。STEMI 患者在院内转运

时间不能超过 15min。另外还要获得 X 线、CT 等影像学科室的支持与合作,使他们满足胸痛单元诊疗流程的时间要求。胸痛单元还须同院外及本地的其他医疗机构建立合作关系,确保 ACS 患者能及时转运,同时胸痛单元还必须帮助这些机构开展培训和教育活动,提高社区民众的急救自救意识。

七、培训与教育

胸痛单元的护士必须按照德国心脏病学会制定的胸痛单元护士培训计划进行专门培训,另每年还要至少参加 2 次急救培训。胸痛单元的医师必须具备内科专业资质并至少有 2 年工作经验,同时还须掌握一定的超声诊断能力和重症监护能力。胸痛单元的医师不能同时兼任急诊科工作,要求能在 10min 内响应,随时对刚入院的胸痛患者进行接诊。而专科心脏医师应在 30min 内满足会诊或启动导管室的要求。每个胸痛患者出院前,都要保证经过专科医师的评估,并制定后续诊疗计划。所有员工都要进行全面的培训,并能将相应的流程打印出来以供阅读和参考。另外还要进行全员心肺复苏训练、高级生命支持培训,最理想的办法是与急救部门一起参与训练和培训。胸痛单元要定期召开会议,通常每个季度 1 次,主要内容是进行典型病例分析,对现有的诊治流程进行反馈和改进。所有的胸痛患者出院时也必须给予改变生活方式、戒烟等方面的健康宣教。

八、认证程序

德国胸痛单元的认证过程由德国心脏病学会认证办公室主导,认证是收费的,申请单位报名后,需在 14d 内支付一半的费用,获得发票或回执后,认证工作就正式开始。首先认证办公室会给申请单位邮寄光盘,里面有详细的电子报名表,申请单位在规定的时间内详细填写,再寄回认证办公室。认证办公室初步审核后,会以德国心脏病学会的名义通知认证工作委员会,提名 2 位专家参与某家单位的评审,如果专家本人同意,则受邀正式开展工作。评审专家与申请单位协商和预约审核时间,现场核查结束后,评审专家会根据评审结果写出书面报告并上交德国心脏病学会,委员会根据这些报告做出以下决定之一:通过认证并授牌、未通过认证并给出详细理由、改进后再次重新评估。认证有效期为 3 年,3 年后要重新评估,再次获得认证的有效期是 5 年,再次认证的流程基本相同,但只需要一位专家参与评审就可以了。

德国胸痛单元的数量已超过了欧洲其他地方的总和,其未来目标是建成全国广泛覆盖的胸痛单元网

络。为达到这个目标,至少要有300家胸痛单元要通过认证,尽管各地差异较大,但德国胸痛单元的建设和认证标准已逐步开始推广至欧洲其他地方。

参 考 文 献

[1] Breuckmann F,Post F,Giannitsis E et al.Kriterien der Deutschen Gesellschaft fu¨r Kardiologie-Herz- und Kreislaufforschung fu¨r "Chest-Pain-Units". Kardiologe,2008,2(5):389-394.

[2] Hamm CW,Bassand JP,Agewall S et al.ESC Guidelines for the management of acute coronary syndromes in patients presenting without persistent ST-segment elevation:the Task Force for the management of acute coronary syndromes(ACS) in patients presenting without persistent ST-segment elevation of the European Society of Cardiology(ESC).Eur Heart J,2011,32(23):2999-3054.

[3] Keller T,Post F,Tzikas S et al.Improved outcome in acute coronary syndrome by establishing a chest pain unit.Clin Res Cardiol Offi J German Card Soc,2010,99(3):149-155.

[4] Kugelmass A,Anderson A,Brown P.Does having a chest pain center impact the treatment and survival of acute myocardial infarction patients? Circulation,2004,110:111(abstract).

9. 心房梗死:一个被遗忘的角落

新疆医科大学第一附属医院　马依彤　谢　翔

一、前言

心肌梗死是指心肌不可逆转的损伤和坏死,是导致心源性死亡的主要原因。由于心肌主要位于心室,大部分心肌梗死患者表现为心室肌缺血相关的症状,或者是表现为心功能不全的症状。心房梗死通常伴发于室性梗死而被忽视。房性梗死于 1925 年由 Clerc 及其同事首次提出。1942 年 Cushing 及其同事报道了第一例病例。其在心肌梗死患者中的发病率为 0.7%～42%,大部分基于尸检发现。如果将心肌梗死幸存者算在内,其总体发生率似乎更高。到目前为止针对心房梗死尚无统一的诊断标准。人们对心房梗死的病理生理特征、临床表现及其诊治方面的关注远远不够。为了更加深入地了解心房梗死,本文将通过病因学、病理生理学、临床表现、诊断及治疗这些方面回顾这一易被忽视的疾病。

二、心房梗死的病因及病理生理及解剖

心房梗死主要发生于冠心病患者中,但是在慢性阻塞性肺疾病伴肺心病患者也可以导致心房梗死,可能是继发于肺部疾病和动脉压升高导致的低氧血症。也有病例报道心房梗死继发于原发性肺动脉高压,该患者为一位 31 岁女性,表现为孤立性窦房结梗死伴晕厥。

与心室梗死大部分累及左心室不同,大部分心房梗死累及右心房。有研究显示右心房累及率为 81%～98%,而左心房仅为 2%～19%。双侧心房梗死发生率为 19%～24%。有趣的是心房梗死多发生于心耳部,而非心房的侧壁及后壁。左右心房血氧含量的不同可能是左右心房梗死发生率不同的原因所在。值得注意的是,也有观点认为,左心房累及率高于右心房,推测为左心室梗死发生率较高而累及左房的缘故。

心房血供主要源于上腔静脉分支开口(ROCS)。人群中 60% 的上腔静脉分支开口起源于右冠状动脉近端,40% 起源于左旋支近端。但不论其血供起源何处,其走行和终止保持不变。ROCS 走行于心房到主动脉后侧,然后向前延伸到房间沟发出房间支,环形

上腔静脉基部最后终止于其开口附近。ROCS 负责窦房结的血供。右侧、左侧中间和后侧心房动脉分别起源于右冠状动脉和左回旋支,并在心房或房间沟内常与 ROCS 吻合。人群中 83% 房室结的动脉起源于右冠状动脉后侧,7% 起源于左回旋支,由左右回旋支共同起源的占 10%。其途径房室交界区,深入到冠状窦到达房间隔基部。但也有一些不断发现的小的心房动脉。因为心房壁非常薄(2～3mm),心房梗死几乎总都是透壁性损伤。

心房、窦房结和房室结血供的变异可以解释为何心房梗死的临床表现和心电图异常是不可预知和不一致的。窦房结的异常表现,如窦房阻滞和心房纤颤将取决于诸如阻塞部位(ROCS 起始近端或远端)和是否存在侧支循环。房室结受累表现,如房室结阻滞在左冠状动脉病变中较少见,因其仅在 7%～10% 的患者中供应房室结。

三、心房梗死的诊断

文献表明,心房梗死几乎均伴随心室梗死。孤立的心房梗死极为罕见。心房梗死表现很大程度上取决于心室梗死程度和部位。此外,它们可最初表现为室上性心动过速。这些心律失常通常在心房合并心室梗死时出现,而在单纯性心室梗死中较为少见(61%～74%:8%)。除了房性心律失常,心房梗死亦可表现为继发于心房破裂的心源性休克,也可伴随中风或其他血栓栓塞事件。当出现缺血症状如胸痛合并心肌标志物升高、出现房性心律失常和下面将要描述的心电图异常,应考虑到心房梗死的诊断。

四、心房梗死心电图表现

心房梗死的诊断在很大程度上取决于心电图的发现。虽然有几种不同心房梗死的心电图表现被描述,但均未通过前瞻性研究进行验证。1939 年第一个关于心房梗死的心电图表现为 II、III 导联上 PQ 段偏离等电位线。1942 年,人们在动物实验(犬)中通过结扎和灼烧一个或多个心房动脉进行心房梗死的实验,表现为 P 波形态的变化,如切迹、振幅增加和轮廓的瞬时变化;PR 段压低;或短暂性节律异常,如房性期

前收缩、心房扑动、房性心动过速、游走性房性节律（WAP）和房室阻滞。室上性节律紊乱是最常见的表现，但没有固定的心电图表现。1944年Young等认为PR段偏移和心房梗死诊断相符，如PR段抬高＞0.5mm或压低＞0.8mm，被认为是异常。Hellerstein描述了1例双心房后壁梗死，表现为PR段在Ⅱ、Ⅲ导联抬高伴随房颤和高度房室传导阻滞发作。

除了心房缺血和梗死，也有其他机制可导致P波形态异常和PR段改变，如交感神经过度兴奋、心包炎、心房扩张或肥大及心房传导阻滞。交感神经活动增强导致PR段压低，J点压低及ST段升高伴随PR段和ST段同向偏移。当炎症累及心外膜或脏层心包，由于心包壁层绝缘，心包炎可引起心电图改变。最常见的心电图异常是一个鞍形或向上凹起的ST段抬高和PR段压低，在AVR和V$_1$导联上有相应改变。

Liu等在1961年提出的心房梗死的心电图特点，是迄今为止普遍为人们所接受的标准。他们提出如下主要标准：①PTa（PR）段在V$_3$和V$_6$导联抬高＞0.5mm，在相应的V$_1$和V$_2$导联PTa段压低；②PTa（PR）段在Ⅰ导联抬高＞0.5mm，而在Ⅱ和Ⅲ导联出现相应压低；③PR段在胸前导联压低＞1.5mm和Ⅰ、Ⅱ导联压低＞1.2mm，伴随任何房性心律失常。在P波形态变化，如形态不规则或有切迹，无论是"M"或"W"形，被认为是次要标准。他们还建议，患有急性心肌梗死伴随任何形式的室上性心律失常的患者应考虑心房梗死。

但也有学者不同意上述的诊断标准。如Burch的研究显示，在他30年的基于尸检的研究中，只有小部分的心房梗死患者的心电图表现为PR段压低1mm。最近的一项研究在分析了666例心房梗死的患者中发现没有1例患者符合Liu所提出的主要诊断标准。

利用心电图的表现定位心房梗死的具体部位的证据仍不充分，甚至结果相互矛盾。理论上讲，和ST段的移位能判断心室梗死的部位一样，PR段也应该能判断心房梗死的具体部位。因此，左心房的下壁梗死会引起Ⅱ导联和Ⅲ导联PR（PTa）段抬高，Ⅰ导联PR段压低。同样，在右心房的前壁或前侧壁梗死会导致Ⅰ导联，V$_2$-V$_4$导联PR段抬高，Ⅱ导联和Ⅲ导联PR段压低。该标准仍未被普遍接受。

五、超声心动图

超声心动图在心房梗死的临床应用中是有限的，因为常规超声心动图很难观察到心房壁的运动。有病例报道应用经食管超声心动图（TEE）来检测右心房梗死。其发现包括：①右心房游离壁运动不能；②右心房腔扩张伴自主回声增强提示收缩功能受损；③通过跨三尖瓣缺乏多普勒A峰证实的右心房至右心室充盈缺损，但二尖瓣A峰正常。所有这些发现都在正常窦性心律的情况下。一项纳入38例急性左心室梗死累及右心室的回顾性研究发现6例（16％）患者出现右心房壁运动异常，4例出现自发性右心房回声增强，2例出现多普勒A波缺失。然而，6例患者中的3例出现提示心房梗死的异常心电图。

六、其他辅助诊断

血管造影对于心房梗死的诊断价值目前尚无更多的资料，在临床应用中也受到一定的限制。另外，放射性核素检查或许有一定的诊断价值，但目前尚无明确的诊断标准。

七、并发症

心律失常为心房梗死的常见并发症。如前所述，心房梗死伴心室梗死可引起室上性心动过速，其发生率约为单纯性心室梗死的10倍。心律失常包括心房颤动和扑动、房性期前收缩和窦性停搏。此外，异常P波形态（Liu的次要标准）可明显预测随后的新发房颤。Jim等的研究结果显示，下壁导联PR段压低≥1.2mm的患者发生房室传导阻滞及室上性心律失常的概率明显增加。部分患者通过斑点追踪超声评估技术发现左心房心肌功能不全或术后新发房颤的患者其病因可能和心房梗死有关。

血栓栓塞并发症也是心房梗死的常见并发症，如肺栓塞和全身性栓塞已被证实与心房梗死有关。最常见的肺栓塞也常发生于累及右心房的心房梗死患者。

心房破裂是心房梗死的严重并发症。一旦发生，则出现血流动力学不稳定和心脏压塞。心房破裂后症状进展速度较心室破裂缓慢，有85％的心房破裂患者在24h内死亡，而心室破裂在24h的死亡率高达98％。提示早期识别心房破裂行外科手术有可能拯救患者生命。

另外，心房梗死后心房收缩丧失可导致心室充盈压力降低、引起心排血量下降和显著的血流动力学后果，如心源性休克。

八、治疗

目前心肌梗死治疗指南中均无具体针对怀疑心房梗死的治疗建议。但是，治疗的主要目的仍是恢复心室心肌血流灌注。1 例下壁 ST 段抬高性心肌梗死(STEMI)伴发心房颤动患者,在球囊扩张左回旋支的左侧大心房支并置入支架后观察到心电图立即转为窦律。

抗心律失常药物在心房梗死中的作用尚待探索。一项大型随机对照研究发现,在急性心肌梗死患者中使用美托洛尔可显著降低室上性心动过速的发病率。如果室上性快速心律失常如房颤发生,初始治疗应包括 β 受体阻滞药控制心率。如果患者不稳定,直流电复应做首选,并且通常可以无须抗凝治疗,除非怀疑

该心律失常与急性心肌梗死无关。

九、结论

虽然"心房梗死"的概念已经提出了近 1 个世纪,但对其认识仍然模糊。在任何出现典型胸痛、心脏生物标志物升高和心电图改变(如出现异常形态 P 波、PR 段的偏移或室上性心动过速的心律失常),应怀疑心房梗死的诊断,应监测患者的并发症,如心律失常、血栓栓塞事件和心力衰竭。治疗应以恢复冠状动脉灌注和维持窦性心律为主。

参 考 文 献

[1] A Clerc, R Levy. Infarctus auriculaire: tachyarrhythmia terminale, Bull. Mem. Soc Med Hop Paris, 1925, 41:1603-1607.

[2] EH Cushing, HS Feil, EJ Stanton, et al. Infarction of the cardiac auricles (atria): clinical, pathological and experimental studies. Br Heart J, 1942, 4:17.

[3] WB Bean. Infarction of the heart. Ann Intern Med,

1938, 12:71-94.

[4] JMD Vargas-Barron, NMD Espinola-Zavaleta, AMD Romero-Chdenas, et al. Lupi-Herrera, Clinical-electrocardiographic correlation of myocardial infarction with extension to right chambers, Echocardiography, 1988, 15(2):171-180.

10.急诊冠状动脉介入后再梗死的诊断标准和预防

上海第二医科大学附属仁济医院　杨　淀　何　奔

对于 ST 段抬高型心肌梗死患者来说,行直接 PCI 明显要优于溶栓治疗,主要是其能明显减少死亡、脑卒中和再梗死的发生。然而,成功地行急诊冠状动脉介入后仍可能出现出血和血栓性并发症。另外,20%~40%的病人出现慢血流/无复流或者较差的微循环灌注(尽管从技术操作上来说是成功的)。而急诊冠状动脉介入后梗死相关动脉的再闭塞导致的再梗死来势凶险预后差,死亡率高。本文对直接 PCI 后的再梗死进行文献复习。

一、直接 PCI 后再梗死的预测因子

总的来说,STEMI 患者在进行直接 PCI 后,都有一定概率发生再梗死(尽管这比例不大)。但是,在具有某些特点的人群中,其发生再梗死的概率要更大一些。这些特点我们称之为再梗死的预测因子。Chen 等研究发现,在进行直接 PCI 的 STEMI 病人中,入院时的高血糖水平代表着住院期间高的患病率和死亡率和随访期间高的再梗死率。所以,入院时高糖血症(特别是血糖≥190mg/dl)是直接 PCI 后再梗死的预测因子。Ismail Bolat 等研究发现,入院时的平均血小板容积/血小板计数(MPV/Plt),在进行直接 PCI 的 STEMI 患者中,也与再梗死的发生有关。特别是当 MPV/Plt>0.038 时,患者 1 年内的再梗死发生率增高。Tomasz Rechcinski 等的研究发现,在进行直接 PCI 的急性心梗病人中,入院时平均血小板容积(MPV),血小板分布宽度(PDW)和血小板大细胞比值(P-LCR)是独立的预后因子。MPV≥11.7fL 组的患者的再梗死率要高于 MPV<11.7fL 组的患者。类似的结果出现于 PDW(≥16fl)、P-LCR(≥38.1%)当中。Mette Bierre 等的研究则指出:入院时高的骨调素水平(OPN>100 μg/L)加上高的高敏 C 反应蛋白(hsCRP)水平(>3mg/L),在进行直接 PCI 的 STEMI 患者中,提示临床预后不良(特别是容易出现再梗死)。综上所述,入院时的高血糖水平,MPV/Plt,OPN 加上 hsCRP、MPV、PDW 和 P-LCR 均是直接 PCI 后再梗死的预测因子。了解这些有助于我们判断患者的预后及决定采取何种措施来预防直接 PCI

后的再梗死。

二、直接 PCI 后再梗死的诊断标准

在发生 STEMI 后起初的 18h 内,患者如果符合如下标准即可诊断为再梗死:①ST 段已经回落的两个相邻导联再次出现 ST 段上抬大于 0.1mV;②再度出现的心肌缺血症状持续超过 20min 和(或)血管造影确认有血栓形成。在发生 STEMI 后的数天内(在 18h 以上),再梗死的诊断则主要是靠心肌标志物和(或)心电图的改变。

在发生 STEMI 后超过 18h,在血液中升高的心肌标志物已经开始下降。随后,这些心肌标志物再度升高则是发病超过 18h 出现再梗死的重要诊断标准。在十年前,最常分析的心肌标志物是肌酸激酶(CK)和肌酸激酶同工酶(CK-MB),它们在发病后的 48h 内最先回到正常水平。所以,若是发生在 18~48h 之间的再梗死,需要 CK 和 CK-MB 较前基线值增高超过 50%。而发生在 48h 以上的再梗死则只需要 CK 或者 CK-MB 高于正常值上限即可。然而,因为肌钙蛋白 T、I 的复杂的长期动力学曲线,使准确地监测再梗死变得更加复杂。通常来说,在诊断靠肌钙蛋白的时代,再梗死的诊断需要血管造影发现血栓才行。相应地,2012 年全世界关于心肌梗死的定义包括了把冠状动脉内血栓作为 PCI 术后再梗死定义的一部分,这也是通常的确诊依据之一。

新的心电图改变也能用于确诊再梗死;然而,对于发生 STEMI 后超过 18h 的再梗死的诊断依据:①新出现的时间超过 0.03s 和振幅超过 1mV 的 Q 波;②新近出现的左束支传导阻滞。然而,这两者都很难满足。使用这种特异性高、敏感性差的诊断标准,在 HERO-2 试验中(入组17 000名病人)只有不到 1%的再梗死能够确诊。

三、直接 PCI 后再梗死的预防

ISIS-2 试验已确定了阿司匹林在治疗 STEMI 的益处——能够降低 22%的死亡率。该保护效应的关键在于能够在常规置入支架前预防再梗死。在使用

选择性溶栓剂(如 rt-PA,瑞替普酶等)进行溶栓治疗后,使用普通肝素能够降低再梗死;而普通肝素的保护作用在使用链激酶溶栓时并不明显。低分子肝素的临床疗效与普通肝素相当,并且容易控制,在发生 STEMI 后的起初的数天内连续使用,能预防再梗死。磺达肝葵钠是一种新型的抗凝药,属于Ⅹa因子抑制药,在 OASIS-5 试验中表明,其在降低非 ST 段抬高型 ACS 缺血事件方面与低分子肝素相当。不过,OASIS-6 试验中发现,在 STEMI 患者中其益处并不是很大,不过还是可以用于有肝素相关性血小板减少症的患者中预防再梗死。另外,在 20 世纪 90 年代末,随着氯吡格雷的引入,在 STEMI 患者中常规使用阿司匹林+氯吡格雷进行双联抗血小板治疗,可有效预防血栓形成,减少再梗死的发生。

当然,除了双联抗血小板治疗可预防再梗死外,最常见使用的药物为 GPⅡb/Ⅲa 受体拮抗药(主要为:阿昔单抗、依替巴肽和替罗非班)。在关于 GPⅡb/Ⅲa 受体拮抗药的研究中,绝大多数都是研究的阿昔单抗(一种单克隆抗体)。并且研究发现在进行直接 PCI 时使用阿昔单抗能够明显的减少再梗死,靶血管血运重建率和死亡率。另外,对于小分子的依替巴肽和替罗非班,可用数据要少些。尽管,一个最近的 Meta 分析指出它们与阿昔单抗有着一样的临床疗效和出血风险。然而,有一个有趣的问题:在常规使用了高剂量氯吡格雷的患者进行直接 PCI 时,是否该用 GPⅡb/Ⅲa 受体拮抗药。根据 BRAVE-3 和 ASSIST 随机试验,在上述情况下使用 GPⅡb/Ⅲa 受体拮抗药并没有额外获益。另外,其他的随机试验表明,在高危患者中,加用 GPⅡb/Ⅲa 受体拮抗药可获得额外益处。所以,对于目前的介入策略,通常只在极高危的 PPCI 患者才考虑加用 GPⅡb/Ⅲa 受体拮抗药。

提高微循环灌注的药物包括:①链激酶,在小型随机试验中证明,辅助性地在冠脉内注射低剂量的链激酶能够改善微循环灌注。②腺苷,一种血管扩张剂。能够降低梗死区域的中性粒细胞计数,维持内膜的完整性,并有着类似"缺血预适应"的心脏保护作用。不过,根据有关腺苷的随机对照试验,发现在直接 PCI 中腺苷并无太大作用。所以,进行直接 PCI 时,并不推荐常规使用腺苷。③尼可地尔,是一种线粒体钾通道开放剂。尼可地尔能够预防心肌缺血和改善微循环。对于上述的 3 种改善微循环灌注的药物,在某种情况下使用时,都能够一定程度地预防再梗死。

对于进行直接 PCI 的 STEMI 患者,支架的选择也尤为重要。置入药物洗脱支架的病人与置入金属裸支架的病人相比靶血管血运重建率明显要低一些。但是,置入药物洗脱支架的患者需要进行长期双联抗血小板治疗(阿司匹林+氯吡格雷)至少 1 年,如果患者不能够长期坚持服药,其发生支架内血栓的概率就会明显增高。因此,在选择支架时需根据患者的具体情况来选择,这样可以减少 STEMI 患者再梗死的发生。然而,随着技术的发展,目前的二代药物洗脱支架克服了一代药物洗脱支架的诸多缺点,在大规模注册研究中显示支架内血栓率降低。尽管,从理论上来说使用生物可吸收支架更加适合于 STEMI 患者,不过尚缺乏其与最新药物洗脱支架相比较的大规模随机临床试验;新近的结果提示其血栓形成有高于现有二代药物支架的趋势。另外,在小型随机试验中,进行直接 PCI 时通过桡动脉入路比通过股动脉入路临床结果好,不过其机制可能在于减少了出血而并非减少再梗死。同样,在小型随机试验中,血栓抽吸、远端血栓保护装置能够减少不良事件发生;但在大规模随机对照试验中,血栓抽吸、远端血栓保护装置并不能减少死亡率或者再梗死率。

斑块的不稳定性是发生多灶性梗死的基础,急性冠状动脉综合征中血栓的形成多来源于斑块的破裂。因此,我们需要考虑这样一个问题:对于多血管病变的病人,在进行直接 PCI 时,我们是否需要在非犯罪血管处预防性置入支架。最近的 PRAMI 试验发现,预防性 PCI(对犯罪血管和非犯罪血管都要干预)与只干预犯罪血管的 PCI 相比能显著降低主要心血管不良事件率(包括再梗死)。然而,该试验并未比较即刻预防性 PCI 与数天至数周内分步预防性 PCI 的差别。另外,该试验样本量相对较小($n=465$)和提前中止使得该试验局限性较大。类似地,CVLPRIT 试验发现,在行直接 PCI 过程中或者住院期间进行完全的血运重建与只干预犯罪血管相比,其临床结果要好得多。不过该试验具有与 PRAMI 试验相同的缺陷。因此,关于我们是否应该在 STEMI 患者中(针对于多血管病变)预防性的处理非犯罪血管,仍需要多大规模的临床随机对照试验来验证。

四、直接 PCI 后再梗死的用药推荐

所有的 STEMI 患者应当长期服用阿司匹林,可以减少再梗死率和死亡率。氯吡格雷能够广泛地抑制血小板,并在 STEMI 患者中能够减少支架内血栓形成,从而减少再梗死的发生。普拉格雷是一种新型的抗血小板药物,可以在 STEMI 患者进行 PCI 前使用,效果较好。不过有严格的适应证:①服用者体重必须超过 60kg;②年龄必须小于 75 岁;③患者之前无

脑血管病。与此相比,替格瑞洛的适用范围更广,出血风险低,临床疗效更佳。在 PLATO 试验中发现,替格瑞洛与氯吡格雷相比,能够在急性冠状动脉综合征患者中更好地减少再梗死的发生。另外,最近的 PHOENIX 试验,研究的是一种新型的 P2Y12 抑制药——坎格雷洛(主要通过静脉注射),结果显示其能够改善早期临床结果。不过该试验中入组的 STEMI 患者小于 2000 人,所以在行直接 PCI 的 STEMI 患者中,术前使用坎格雷洛并不一定是最好的选择。

直接抗凝血酶药物比伐卢定用于 STEMI 患者在直接 PCI 过程中抗凝,可较联用肝素和 GP Ⅱ b/Ⅲ a 受体拮抗药降低出血风险和改善预后。最近有两个关于比伐卢定的临床试验,EUROMAX 和 HEAT-PPCI。两者都入组了 2000 名病人,并且随机到比伐卢定组和普通肝素组。在 EUROMAX 中,比伐卢定组与普通肝素组相比能够减少 30d-主要终点发生率(死亡或者非 CABG 相关主要出血事件)(5.1% vs 8.5%;RR:0.60,$P=0.001$);不过,比伐卢定组的支架内血栓率明显增高(1.6% vs 0.5%;RR:2.89,$P=0.02$)。HEAT-PPCI 试验的设计与 EUROMAX 存

在些许不同之处:其对于比伐卢定的输注在手术结束时就停止而不是在 PCI 后 2～4h 停止。在 HEAT-PPCI 试验中,比伐卢定组有着更高的主要事件发生率(8.7% vs 5.7%;$P=0.01$)并且再梗死率明显增加(2.7% vs 0.9%;$P=0.004$)。在该试验中,比伐卢定组出血事件率也没有减少,因为 80% 进行直接 PCI 的病人都是通过桡动脉入路。所以,使用比伐卢定抗凝有利有弊,利在于出血风险小,弊于支架内血栓形成率增高。

五、结论

尽管,在 STEMI 患者中,直接 PCI 与溶栓治疗相比,虽然再梗死率明显降低,但矛盾已经转移,直接 PCI 后的再梗死的主要原因是支架血栓形成。PPCI 后再梗死的预防仍然存在很多值得探索之处,特别是随着许多新药的广泛应用,在解决问题的同时也常常带来更多问题。不过,随着研究的深入,采取合适的药物治疗策略组合和选择合适的支架均能够有效地减少直接 PCI 后的再梗死。

参 考 文 献

[1] Chen PC,Chua SK,Hung HF,et al.Admission hyperglycemia predicts poorer short- and long-term outcomes after primary percutaneous coronary intervention for ST-elevation myocardial infarction.J Diabetes Investig.2014,5(1):80-86.

[2] Bolat I,Akgul O,et al.The prognostic value of admission mean platelet volume to platelet count ratio (MPV/Plt) in patients with ST-segment elevation myocardial infarction undergoing primary percutane-

ous coronary intervention.Kardiol Pol,2015 Sep 14.

[3] Rechciński T,Jasińska A,et al.Prognostic value of platelet indices after acute myocardial infarction treated with primary percutaneous coronary intervention. Cardiol J,2013,20(5):491-498.

[4] Bjerre M,Pedersen SH,et al.High osteopontin levels predict long-term outcome after STEMI and primary percutaneous coronary intervention.Eur J Prev Cardiol,2013,20(6):922-929.

11. 冠状动脉介入后预防出血的策略

解放军昆明总医院　杨丽霞　石燕昆

PCI 技术已成为目前治疗冠心病的主要手段,出血并发症是 PCI 术后最棘手的并发症,严重出血增加患者不良预后风险,若能采用合理的手段减少出血事件,则可改善患者预后。本文从出血定义、出血对预后的影响及减少出血对策几个方面对相关研究进展综述。

一、出血的定义与标准

既往研究中对出血的定义有十余个,这对比较不同研究或不同人群间的出血事件率造成了困难。最常使用的两种出血定义标准,一为心肌梗死溶栓试验 (The Thrombolysis in Myocardial Infarction,TIMI)定义法,一为全球开通闭塞动脉策略(Global Use of Strategies to Open Occluded Arteries,GUSTO)定义法。尽管两种出血定义各有优势,但介于其皆来源于溶栓时代的定义标准,故用于 PCI 治疗时存在不足。因此基于 PCI 研究的出血定义开始涌现,出血学术研究会 (Bleeding Academic Research Consortium,BARC)2012 年提出了 BARC 定义。该定义法将实验室指标与临床指标相结合,同时对于与 PCI 相关的出血分级进行了优化。目前 BARC 定义在 PCI 出血研究方面得到广泛应用,其内容见表 1。

表 1　BARC 出血定义

0 型	无出血
1 型	非活动性出血,患者无需因此就医或住院;或包括患者在经咨询医生前提下,因自行停药导致的出血
2 型	任何明显活动性出血,尚达不到以下 3~5 型标准,但符合以下条件者:需要内科干预;需要住院或提升治疗级别;须被快速评估
3 型	明显出血且血红蛋白下降≥30~50g/L;需要输血的明显出血
3a 型	明显出血且血红蛋白下降≥50g/L;心脏压塞;需要外科手术干预或制止的出血(除外牙齿、鼻部、皮肤和痔疮);须予以静脉血管活性药物
3b 型	颅内出血(除外脑微量出血,出血性转化包括椎管内出血);经尸检、影像学检查、腰椎穿刺证明的亚型;损害视力的出血
3c 型	CABG 相关的出血:围术期 48h 内颅内出血;胸骨切开术关胸后为了控制出血而再次手术;48h 内输入≥5U 全血或浓缩红细胞;24h 内胸管引流≥2L 致死性出血 未经尸检或影像学检查证实,但临床可疑的可能性致死性出血
4 型	明显的或经尸检或影像检查证实的确切致死性出血
5 型	
5a 型	
5b 型	

二、出血与预后的关联

Kinnaird 的回顾性研究结果显示:TIMI 分级严重出血使 PCI 患者住院病死率和 1 年病死率增加,且出血是住院死亡的独立预测因子。ACUITY 研究也显示心肌梗死后 30 天内发生严重出血事件者 1 年后死亡率从无出血者的 3.4% 增加到 28.9%,同时,需要输血的严重出血者,其死亡、心肌梗死、紧急介入治疗、复合缺血事件发生率都明显高于不需要输血治疗的轻度出血者。事实上,支架置入以后发生的出血事件是最令介入医生头痛的事情,2013 年 ACCF/AHA 发布的 ST 段抬高型心肌梗死指南,提出 ACS 患者出血相关危险因素包括:年龄>75 岁、女性、心力衰竭或休克、糖尿病、低体重、消化道出血史、ST 段抬高型心肌梗死或非ST段抬高型心肌梗死、严重肾功能障碍（内生肌酐清除率＜30ml/min）、白细胞计数升高、贫血、溶栓治疗、侵入性操作策略、使用抗栓药物剂量不正确、长期口服抗凝治疗。其中，年龄、性别、体重，既往有糖尿病、肾功能不全、消化道出血、贫血史，是否合并心力衰竭或休克，属于不可控因素。而抗凝、抗血小板、溶栓药物的使用和侵入性操作策略属于可控因素。临床上可以通过积极调整药物方案、应用恰当的侵入策略减少出血事件。

三、避免出血风险的策略

（一）操作途径

PCI患者最常出血的部位是血管穿刺部位：穿刺点血肿患者占73.4%，轻微出血组：穿刺点血肿患者占59%。RIVAL研究统计，30d内非CABG相关的主要出血股动脉路径组为0.9%、桡动脉路径组为0.7%，无明显差异；但30d穿刺出血并发症方面，穿刺点血肿股动脉路径组发生率3.0%，桡动脉路径组为1.2%；假性动脉瘤股动脉路径组发生率0.6%，桡动脉路径组为0.2%；动静脉瘘股动脉路径组发生率为0.1%，桡动脉路径组为0。桡动脉路径组血管穿刺并发症发生率显著低于股动脉路径组。2015年MATRIX的试验表明：经桡动脉组净不良临床事件（包括死亡、心肌梗死、卒中和主要出血组成的复合事件）发生率明显低于经股动脉组。就单一主要终点而言，经桡动脉PCI显著降低全因死亡和BARC3型或5型出血（明显出血需要输血/外科干预和致命性出血），因此，根据循证医学证据，ACC/AHA的PCI指南推荐：桡动脉路径能有效减少穿刺部位并发症（Ⅱa A）。

（二）药物策略

出血是抗凝、抗血小板治疗的一个重要并发症，抗栓不足很可能会诱发支架内血栓的形成，而抗栓过度时又会诱发或加重出血，因此，做介入时需要在这两者之间找到一个平衡点。

首先，减少普通肝素（UFH）用量，由于出血率低，低剂量UFH（70～100 U/kg）比传统剂量（140 U/kg）能显著降低PCI患者死亡、心肌梗死、紧急靶血管运重建、大出血的四联终点事件。

第二，抗凝药物的选择很重要，出血高危患者应优先选用抗缺血疗效好且出血风险低的药物。①依诺肝素：低分子肝素作用途径与肝素相似，但其抗Xa作用强于抗Ⅱa作用，较少引起出血。在减少出血方面显著优于UFH。②磺达肝癸钠：磺达肝癸钠是第一个人工合成的肝素类似物，以1∶1的比例与抗凝

血酶Ⅲ上的戊糖结构结合而抑制因子Ⅹa，并且这种结合是可逆的。OASIS-5、6研究显示，ACS患者应用磺达肝癸钠在降低缺血事件风险方面与依诺肝素疗效相当，但严重出血发生率降低50%，轻微出血降低＞60%，从而使得患者远期病死率显著降低，但其局限性在于导管相关性血栓发生率高。因此，不推荐单用于PCI患者。有报道联用低剂量UFH可以预防导管血栓，有待于临床试验证明。③比伐卢定：直接凝血酶抑制药，可直接与凝血酶的活化位点结合而抑制凝血酶，从而抑制纤维蛋白原转化为纤维蛋白。ACUITY研究显示，单用比伐卢定组较普通肝素联合GPI组严重出血发生率减低。HORIZONS-AMI研究表明，接受急诊PCI的STEMI患者，相比肝素联用GPⅡb/Ⅲa拮抗药，单用比伐卢定抗凝治疗能显著降低30d严重出血和临床不良事件发生率；但24h支架内血栓发生率明显增加。随访12个月时严重出血事件在比伐卢定组较普通肝素联合GPI组降低3.4%、3年时降低3.6%（P＝0.01）。3年随访结果显示：单用比伐卢定显著降低全因死亡率、心源性死亡率、再次心肌梗死率和非CABG严重出血发生率。在2014年TCT年会上发表的由韩雅玲院主持的BRIGHT研究结果则显示，与普通肝素组、肝素联合替罗非班组相比，比伐卢定组患者的整体出血事件分别减少50%和60%。通过术后3～4h延长使用比伐卢定，结果显示比伐卢定组的支架血栓发生率明显降低，回答了以往比伐卢定组支架内血栓升高的原因。④缩短GPI疗程或仅采用冠状动脉内注射GPI的给药途径能显著降低出血风险。

第三，谨慎选择新型抗血小板药物。新型抗血小板药物增强抗缺血疗效的同时，出血风险也有所增加。①普拉格雷：比氯吡格雷抗缺血更有效，但出血率高。美国FDA明确指出：活动性出血、既往卒中或TIA、年龄＞75岁、体重＜60kg、计划行CABG和有出血倾向者，禁用或慎用普拉格雷。2011年ACCF/AHA/SCAI的PCI指南推荐：拟行PCI者，存在既往卒中或TIA病史者不推荐给予普拉格雷（Ⅲ B）。②替格瑞洛：PLATO研究提示：与氯吡格雷相比，替格瑞洛治疗12个月后主要终点事件发生率显著降低，但在接受直接PCI的STEMI患者中，替格瑞洛组和氯吡格雷组主要终点事件的发生率比较，差异无统计学意义；主要安全性终点事件总体发生率比较，差异无统计学意义，但替格瑞洛组非CABG相关的大出血风险显著高于氯吡格雷组，非CABG相关TIMI主要出血显著增加。因此，与氯吡格雷相比，替格瑞洛总体上可降低ACS患者心血管原因导致的死亡率、

心肌梗死或卒中的发生率,而不增加总体严重出血发生率。但对于 STEMI 患者,考虑到其疗效和安全性,仍需慎重选择。因此,2012 年 ACCF/AHA UA/NSTEMI 指南,2013 年 ACCF/AHA STEMI 指南:氯吡格雷、普拉格雷及替格瑞洛均为一线选择(Ⅰ,B),替格瑞洛并未获得优先推荐。

第四,合理优化抗栓药物剂量、种类和疗程。抗栓药物过量、给药种类过多与出血风险增加直接相关。根据患者的体重、年龄、肾功能适当调节剂量、使用最小有效剂量、采用可能的最短疗程,是最小化出血风险的明智选择。

(三)器械策略

血管缝合装置(vascularclosure devices,VCDs),相比人工压迫,应用 VCDs 使血管并发症发生率降低 22%,但 VCDs 血管闭合失败率为 2.3%,失败后血管并发症风险将增高 4.8 倍。2011 年 ACCF/AHA/SCAI 的 PCI 指南推荐:考虑应用 VCDs 的患者应行股动脉造影确定其解剖结构是否适合(Ⅰ,C);相比人工压迫,应用 VCDs 有利于快速止血与早期离床活动(Ⅱa,B);不推荐以减少血管并发症与出血为目的而常规应用 VCDs(Ⅲ,B)。因此,应用 VCDs 仍需结合各种检查手段谨慎选择合适患者群体,同时提高术者熟练程度,减小 VCDs 失败率。

四、消化道及颅内出血的预测与处理

在抗血小板、抗凝治疗的患者中,绝大多数危及生命的出血为颅内出血和消化道出血。因此,对 ACS 患者发生颅内出血、消化道出血的风险进行评估预测,进而优化药物方案,是有效预防出血的基础。

(一)消化道出血

是最常见的 ACS 出血性并发症之一,与近期死亡风险显著相关。2011 年 ACCF/AHA/SCAI 指南推荐具有下列危险因素的接受双联抗血小板治疗的患者联用质子泵抑制药:①上消化道出血既往史;②高龄,联用华法林、类固醇、AIDs;③幽门螺杆菌感染。

(二)颅内出血

PCI 术后脑出血发生率较低,然而一旦发生颅内出血,急性期预后差。高血压病、年龄是 PCI 术后发生颅内出血的重要危险因素。PCI 术后患者停用抗血小板药物,支架内血栓风险高,因此,颅内出血治疗应个体化,视出血部位与出血量而定。如出血量小、出血部位对神经功能影响轻,临床症状体征及影像学提示出血停止,同时心内血管缺血风险高时,应尽快恢复抗血小板治疗。神经内科治疗,主要为甘露醇脱水降低颅内压及神经营养治疗,一旦影像学确诊,应立即启动。是否需要神经外科治疗,可参考专科指南。

除消化道、颅内出血危及生命外,股动脉穿刺处大血肿、介入路径上分支动脉损伤致腋下血肿、纵隔血肿、腹膜后血肿等,同样可危及生命。2011 年 ESC NSTE-ACS 指南对于缺血与出血的平衡指出:输血会对治疗结局有不良反应,因此建议在对个体评估后使用,但对于血细胞比容 > 25% 或血红蛋白水平 > 70g/L 的血流动力学稳定的患者,可以保留使用。除颅内出血外,消化道出血、腹股沟皮下血肿、腋下血肿、纵隔血肿、腹膜后血肿等情况,血红蛋白迅速下降导致明显休克症状、体征时,输血仍然是紧急措施之一,必要时应急诊外科手术止血。

五、小结

综上所述,对于需冠状动脉介入治疗的患者,在显著改善缺血事件的同时,出血风险亦明显增高,而出血与不良临床预后强烈相关。临床实践中,应该全面评估患者出血风险进行危险分层,谨慎平衡缺血与出血风险,预防控制出血性并发症,争取临床最大获益。

参 考 文 献

[1] Mandeep Singh.Bleeding Avoidance Strategies During Percutaneous Coronary Interventions.Journal of The American College of Cardiology,2015,65:2225-2238.

[2] Kwok CS,Rao SV,Myint PK,et al.Major bleeding after percutaneous coronary intervention and risk of subsequent mortality:a systematic review and meta-analysis.Open Heart,2014,1:e000021.

[3] Mamas MA,Anderson SG,Carr M,et al.British Cardiovascular Intervention Society and the National Institute for Cardiovascular Outcomes Research.Baseline bleeding risk and arterial access site practice in relation to procedural outcomes after percutaneous coronary intervention. J Am Coll Cardiol, 2014, 64: 1554-1564.

[4] Chhatriwalla AK, Amin AP, Kennedy KF, et al. for the National Cardiovascular Data Registry.Association between bleeding events and inhospital mortality after percutaneous coronary intervention. JAMA, 2013, 309:1022-1029.

12.再灌注治疗后出现 Q 波和 ST 段回落不良：关注心肌内出血

云南圣约翰医院　李　易　昆明市第一人民医院　卢竞前

对于 ST 段抬高型心肌梗死（STEMI），无论是溶栓还是急诊经皮冠状动脉介入治疗（PCI），都追求尽早开通闭塞的罪犯血管，使心肌组织得到有效的再灌注，从而挽救濒死心肌，改善心功能，改善生活质量及预后，这是医生追求的目标。目前认为再灌注治疗后出现抬高的 ST 段回落预示着治疗有效，患者预后较好，ST 段的回落表明此时不但心外膜下冠状动脉血流重新恢复，而且心肌组织也有成功的血流灌注。但临床上也常遇到虽然从影像学上心外膜下冠状动脉得到有效的开通，甚至 TIMI 血流达到 3 级，但是抬高的 ST 段持续不回落，甚至很快出现病理性 Q 波，通过加强抗栓治疗，一部分患者症状得到改善，但仍有一部分 ST 段不回落的患者可能在介入及抗栓治疗的干预下使缺血性的心肌梗死转变成出血性的心肌梗死，而这部分心肌内出血的患者正是临床上极易忽视的高危人群。早在 30 年前的动物实验已经告诉我们，STEMI 本身不会出现心肌内出血，除非给予了心肌再灌注治疗。

本文回顾 STEMI 患者再灌注干预后 ST 段回落的意义，ST 段不回落及出现 Q 波所带来的临床问题，并通过心脏磁共振检查（MRI）来关注临床极易忽视的心肌梗死再灌注后心肌内出血问题，心肌内出血意味着更加糟糕的心室重构及临床预后。也对目前指南推行的关注 STEMI 症状至干预时间这一理念从不同角度进行思考。

一、STEMI 患者再灌注治疗后抬高的 ST 段是否回落及 Q 波的意义

对于 STEMI 患者来说，无论是直接 PCI 还是溶栓，现有的荟萃资料都表明梗死相关导联 ST 段回落的幅度和减少死亡率之间成线性相关。

对于 ST 段回落是采用单导联分析还是各梗死相关导联 ST 段抬高振幅总变化程度更为有效？有研究比较了 STEMI 患者基线、再灌注后不同方法（单导联或多导联）的心电图抬高的 ST 段变化情况，认为单独计算 ST 段变化幅度最大的导联较计算多个导联变化要更为容易，而且研究发现无论是计算所有梗死相关导联 ST 段总变化情况还是单独计算 ST 段抬高幅度最大导联的变化情况，两种方法均有效，对判断预后价值相似（表1）。尤其是对于下壁心肌梗死来说，有研究发现使用下壁相关导联抬高的 ST 段变化及 $V_1 \sim V_4$ 压低情况可以提示预后，这种方法把 $V_1 \sim V_4$ 压低看做为后壁心肌梗死 ST 段抬高的替代指标，并在冠状动脉造影中证实其较好的相关性。这对于那些没有做 18 导联只有常规 12 导联的患者来说，对判断是否存在后壁心肌梗死提供了重要信息。

表 1　心肌再灌注后单导联及多导联 ST 段回落的价值

	InTIME 研究 （溶栓，2719 例）	CARDILLAC 研究 （PCI，700 例）	Apex-AMI 研究 （PCI，4866 例）
多导联总 ST 段回落	死亡率	死亡率	死亡率
＞70％	2.0％	1.6％	2.7％
30％～70％	5.0％	3.1％	3.8％
＜30％	9.5％	8.5％	6.3％
单导联最大 ST 段回落	死亡率	死亡率	死亡率
＞70％	1.2％	1.8％	2.9％
30％～70％	3.6％	2.9％	3.4％
＜30％	10.3％	9.4％	8.0％

ST 段回落预示着治疗有效,对于那些抬高的 ST 段无回落又预示着什么呢?对于溶栓患者,ST 段不回落可能是由于溶栓失败,血管仍然未通,也可能是虽然血管溶通但没有组织灌注。在 HERO-1 研究中,溶栓后常规在 90~120min 时进行冠状动脉造影检查,发现那些抬高的 ST 段 90min 内未回落的患者不论梗死相关血管 TIMI 血流分级是 2 级还是 3 级,也不论患者从症状出现到溶栓的时间窗是早还是晚,ST 段未回落的患者存在着梗死区域运动幅度更差的情况。尤其是基线时就有梗死导联出现 Q 波的,不管从症状出现到溶栓治疗的时间长短,都预示着 ST 段回落不良。

对于成功的急诊 PCI 治疗,罪犯血管心外膜下血流得到恢复,如果抬高的 ST 段回落不良也预示着心肌组织灌注失败。在 APEX-AMI 研究中,3h 以内直接 PCI 且无 Q 波的 STEMI 患者 ST 段回落程度最高的无论是 90d 的死亡率还是 90d 的复合事件(包括死亡、心源性休克、充血性心力衰竭)的发生率均是最低。经过多因素调整后,发现是基础时的 Q 波而不是从症状出现到干预的时间和不良预后相关。同样 PLATO 研究中 4341 例 STEMI 患者的资料也证实 Q 波和不良预后相关。

在 APEX-AMI 研究中,还分析了抬高的 ST 段不同回落程度及预后间的关系,研究中对最受影响的梗死相关导联在 PCI 后 30min 残留的 ST 段抬高幅度及术前、术后心电图的 ST 段恢复情况都进行了计算,其中 4743 例 PCI 患者术后获得了 TIMI2 或 3 级血流并对其中 97.5% 的患者进行了心电图评估,结果发现 1269 例梗死相关导联仍存在<1mm 的 ST 段抬高,1956 例 ST 段抬高在 1~2mm,1517 例存在>2mm 的 ST 段抬高,这表明大部分患者仍然存在 ST 段的抬高。

为什么血流已经开通但是 ST 段没有有效回落呢?心肌组织灌注失败可能有多种不同的机制,从可能存在的远端血管栓塞(这可以通过抗栓治疗得到解决)到另外一种极端如心肌内出血(此时抗栓治疗会恶化患者情况)。

二、心肌内出血,临床中最易忽视的问题

直接 PCI 后无复流或慢血流的相关研究已经引起临床重视,远端微血管栓塞也可以通过强化抗栓治疗得到缓解。但是对于心肌内出血呢?您了解多少?

冠状动脉阻塞后,血管内皮因缺血缺氧而发生细胞肿胀、细胞凋亡坏死等,内皮细胞间紧密连接的稳定性被破坏,血管通透性增加,微血管损伤。当再灌注治疗时,血液的红细胞经过扩大的血管内皮细胞间隙及受损的内皮细胞漏出至心肌间质内,导致心肌内出血。目前在心肌内出血的检测方法中,心脏磁共振(MRI)被认为是最佳检查方法。现有多种 MR 系列(T_1、T_2、T_2*、SWI 等)可用于评价心肌内出血,并经组织病理学证实了其可靠性。

由于红细胞内氧合血红蛋白逐渐降解为脱氧血红蛋白、高铁血红蛋白、含铁血黄色,这些降解产物为顺磁性物质,可显著缩短 T_2 而表现为低信号,因此利用 T_2WI、T_2*WI 检测心肌内出血具有可行性。Basso 等利用心脏 MRI 离体扫描心肌梗死、再灌注死亡患者的心脏,T_2WI 上观测到的低信号区和组织病理学染色证实的心肌内出血区域完全匹配,其中 T_2 检测脱氧血红蛋白效果最佳。动物实验模型也显示亮血 T_2W 系列活体扫描猪缺血-再灌注模型心脏的 T_2WI 图像显示的心脏低信号区与心肌内出血组织病理学匹配。而近年来的研究更认为 T_2* 对心肌内出血更敏感且较 T_2WI 有优势,原因为 T_2* 可以更为清楚的显示出血部位低信号图像,而 T_2 由于受出血区域周围水肿心肌的影响不能准确反映出血信号的变化。因此 T_2* 较 T_2 检测心肌内出血的准确性更高。利用 T_1WI 检测心肌内出血的报道尚少,而 SWI 是 T_2* 的改良技术,以组织间磁敏感性差异为基础的完全流动补偿的 3D 梯度回波系列,对顺磁性及反磁性物质均敏感,SWI 检测心肌内出血具有高敏感度和高特异性,具有屏气时间短、伪影小等优势,将成为临床检测心肌内出血的新方法。

再灌注后微血管的损伤是复杂的,冠状动脉内斑块的破裂及栓塞导致血管可以暂时阻塞(和再通),随后这些物质可能在血流的冲击下流向更远更小的血管,当 PCI 时这种情况尤为突出,缺血导致了内皮损伤如肿胀、表面突出致使管腔变细,接下来细胞因子、炎症因子及纤维蛋白聚集、血小板活化、血管收缩等多因素使这些血管得不到有效灌注表现为栓塞。另外一种情况却是当再灌注时,微血管存在的较大的间隙使得红细胞渗出聚集在心肌内导致心肌内出血,通过心脏 MRI 的检查可以发现心肌内出血的程度、微血管阻塞的程度及心肌梗死面积的大小存在良好的正相关。

临床中,心肌再灌注导致的心肌内出血如果使用了抗血小板及抗凝治疗将进一步加重或恶化心肌内出血的情况,可以表现为梗死相关导联的 ST 段更长时间的不回落、Q 波的出现,而且 Q 波的深度及宽度增加。在 HERO-1 研究及 APEX-AMI 研究中也发现

虽然 STEMI 患者在症状发生后 6h 得到有效处理且梗死相关血管已经开通,但梗死相关导联的 Q 波和 ST 段回落不良存在正相关。表 2 总结了一些临床心脏 MRI 研究,表明心肌内出血恶化了心室重构及不良临床结果。

表 2　心脏磁共振研究表明的心肌内出血与不良结果

研究	心脏 MRI 检测心肌内出血的方法	心梗后检测 MRI 时间	结果
Ganame (98 例)	T_2 加权	1 周	心肌内出血及梗死面积是预测不良左心室重构的最强危险因子
Mather (48 例)	T_2 加权及 T_2*	2d	心肌内出血、射血分数及梗死面积是预测不良左心室重构的最强危险因子
Eitel (346 例)	T_2 加权	3d	心肌内出血及射血分数是预测 6 个月不良事件的最佳因素

如前所述,在评估 STEMI 治疗效果时,抬高的 ST 段回落程度及 Q 波是常用的两个心电图参数,但当进行 PCI 时,这两个参数可能由于相关导联没有实时监测而无法取得,此时冠脉内心电图可以从新的途径来提供这两个参数,尤其是对于标准 12 导联心电图可能提供的信息不是那么精确的后壁心肌梗死。

梗死导联 Q 波存在不但和 ST 段回落不良相关,而且无论是哪一种再灌注方法 Q 波都是预后不良的强有力标志。为更好了解 Q 波演变与心梗病生之间的关系,将来探索心脏 MRI 的心梗范围与 Q 波尤其是 Q 波的深度及宽度间的研究是必要的。最近分析 APEX-AMI 研究中也发现 STEMI 患者基础 Q 波的宽度具有临床预后价值。当然冠状动脉内心电图通过在 STEMI 患者梗死中心区域捕捉肌肉间心电窗获得的 Q 波数据可能更具有价值。

如果进行了成功的急诊 PCI 开通了心外膜下大血管血流(有时可能存在慢血流情况)但 ST 段抬高仍然存在,此时更为积极的抗栓治疗如加用血小板糖蛋白 Ⅱb/Ⅲa 受体拮抗药治疗可能有效,尤其是对如果还没有或者只是小 Q 波说明梗死区域还有存活心肌,这种加强抗栓治疗可行,但如果梗死区域已经存在大的 Q 波,说明不可逆的心肌坏死已经出现,加强抗栓这种方法可能已经无法带来获益,甚至如果这种干预带来了心肌内出血或使心肌内出血恶化,这将抵消开通梗死相关血管所带来的获益。在 OAT 研究中,开通了心肌梗死 3～28d 后梗死的血管并没有带来获

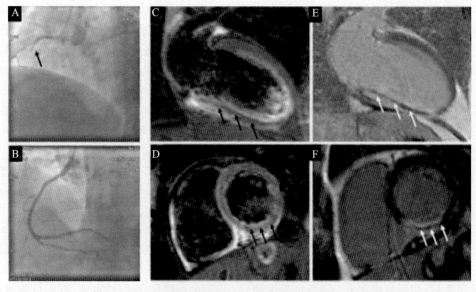

图 1　1 例 44 岁男性下壁心肌梗死患者 PCI 前后 MRI 变化

益,什么原因值得深思。

图 1 为 1 例 44 岁男性下壁心肌梗死患者,在发病后来院心电图显示 Ⅱ、Ⅲ、aVF 导联抬高,15h 后介入干预,冠状动脉造影示右冠近段完全闭塞,进行了右冠状动脉支架术闭塞的再通术(图 1 B),术后心电图 Ⅱ、Ⅲ、aVF 已经出现 Q 波,术后 3d 后 Q 波变宽;进行心脏 MRI 检查时发现心肌内出血(C、D 为左心室长轴、左心室短轴 MRI T2W 影像,箭头所示为低信号的出血区域;E、F 为 MR 延迟钆增强在长轴及短轴视图中显示下壁的大的低核心的心肌梗死区域)。

三、是不是"从症状开始到干预时间"是 STEMI 决定再灌注治疗的唯一决定因素?

目前对于 STEMI 救治多采用从症状开始到干预时间来评估治疗的关键,但是这种单单以时间来评估救治效果存在着一定的问题,梗死相关区域存在着梗死血管的自发性再通及再阻塞,其他存在的情况如前负荷、后负荷的变化、缺血预适应、缺血后适应等都和梗死区域 STEMI 的进展、心肌组织的损伤及心肌再灌注有关。此外临床和动物实验不一样,如此前证实心肌梗死时除非是进行再灌注治疗才会出现心肌内出血犬的动物实验是人为造成冠状动脉急性阻塞,时间切点明确,但临床实践情况复杂多变,如患者可能毫无症状,可能会在发病数天后才来就诊。在 NR-MI-2 登记研究中 434 877 例 STEMI 患者有 33% 没有胸痛症状,这些患者存在较高的院内死亡率,并且这些存在高度危险的无症状患者很少被纳入到研究中进行评估。

对于发病时间在 6h 以内的 STEMI 患者,梗死导联 Q 波的存在远比症状发生时间在预测预后上有价值。为了能够更早的明确 STEMI 的诊断及判读预后,建议早期完成 12 导联或 18 导联的心电图及心电监测,这样有利于根据 Q 波的演变将 STEMI 区分为快速进展型(快速的 Q 波出现及演变)及迟钝型(缓慢的 Q 波演变)心肌梗死,这种早期的心电图信息有助于帮助接下来的导管室抉择,如对于快速进展型选用院前溶栓是更佳选择,因为这种患者随着时间的耽搁心肌损伤更大,而对于迟钝型的面积较小的心肌梗死更适合于进行介入干预。

部分 STEMI 患者通过心电图信息可早期明确诊断从而进行有效干预及口服抗栓治疗,阻止心梗进程。但对那些毫无临床症状而耽搁治疗的 STEMI 患者,目前指南多推荐在发病 12h 之内进行急诊 PCI,对于 12h 至 3d(OAT 研究观点)的 STEMI 患者,PCI 干预是否获益还不清楚。

综上所述,对于冠状动脉闭塞持续存在 ST 抬高的心肌梗死的患者如何选择干预措施,可以结合症状出现到目前的时间及梗死导联 Q 波情况来综合考虑,从时间角度讲,时间就是心肌,但是如果梗死导联出现了深且宽的 Q 波,介入干预可能效果不大,如果梗死导联未出现 Q 波或者 Q 波小且浅,及时的介入干预可能带来较好的结果。对于那些溶栓失败并且症状出现至今已经超过 12h 的拟进行转运 PCI 的 STEMI 患者,同样建议多关注 Q 波的情况选择治疗方案。

影像学技术的发展尤其是心脏 MRI 检查为我们提供了微血管阻塞或者心肌内出血有用的信息,建议将来的研究针对 STEMI 患者心电图变化(尤其是 Q 波的情况及 PCI 术后 ST 段回落情况)、影像学的情况及长期临床预后间的关系,这样的研究将对什么时候成功的 PCI 能够挽救大片的濒死心肌使患者获益,而什么情况下可能造成患者的心肌内出血而使患者病情恶化。

最后 ST 段持续升高也是一个相对的时间段概念,它和 STEMI 进展速度有关,例如某些 STEMI 进展很快的患者即使在 12h 内进行了成功的 PCI 干预但由于心肌坏死已经出现无法挽回,此时 PCI 可能导致的心肌内出血会恶化患者的临床及预后,通过检测梗死导联 Q 波深度、宽度乃至 Q/R 波比值可能提供更有价值的是否 PCI 能够获益的信息。目前欧美的 STEMI 指南都关注于缺血导致的不稳定情况,如美国的指南认为 SHOCK 研究中指出的心源性休克、急性心力衰竭能从直接 PCI 中获益最多,SHOCK 研究中也包括了那些对多支血管病变的进行了包括非罪犯血管也搭桥处理的 CABG 患者,在 SHOCK 研究中 82 例 PCI 的患者(只针对罪犯血管进行 PCI 干预)中,从症状出现到 PCI 干预的中位时间是 11h,1 年死亡率在最终 TIMI 血流 3 级(50 人)的是 38%,TIMI 血流 2 级(22 人)的是 55%,TIMI 血流 0~1 级(10 人)的是 100%。而 SHOCK 研究中给予药物治疗的患者 1 年死亡率为 66.4%,这说明紧急介入干预组中除非术后 TIMI 血流达到了 3 级否则患者并没有从紧急 PCI 中获益。类似的研究发现在多中心的 276 例 PCI 的 SHOCK 登记研究中同样得到证实,随着术后 TIMI 血流的降低,1 年死亡率阶梯样升高。这些并不能从 PCI 获益的患者可能就有那些已经不能挽救濒死心肌和再灌注导致了心肌内出血的患者。

因此,对于那些 ST 段持续升高的 STEMI 患者可能的干预策略如下:如果考虑存在非罪犯血管导致的持续的缺血症状,根据脉造影血管解剖情况进行再血管化;如果只有梗死相关罪犯血管阻塞,当存在窄

而浅的 Q 波或 R 波存在或 Q/R 波比值小时,PCI 治疗获益可能性大;当存在宽而深的 Q 波或 R 波消失

或低及 Q/R 波比值大时,此时 PCI 获益可能不大,需要谨慎制订策略。

参 考 文 献

[1] J Ganame,G Messalli,S Dymarkowski,et al.Impact of myocardial haemorrhage on left ventricular function and remodeling in patients with reperfused acute myocardial infarction,Eur Heart J,2009,(30):1440-1449.

[2] AN Mather,TA Fairbairn,NJ Artis,et al.Timing of cardiovascular MR imaging after acute myocardial infarction:effect on estimates of infarct characteristics and prediction of late ventricular remodeling.Radiology,2011,(261):116-126.

[3] I Eitel,K Kubusch,O Strohm,et al.Prognostic value and determinants of a hypointense infarct core in T2-weighted cardiac magnetic resonance in acute reperfused ST-elevationmyocardial infarction,Circ Cardiovasc Imaging,2011,(4):354-362.

[4] CK Wong,S Leon de la Barra,P Herbison.Does ST resolution achieved via different reperfusion strategies (fibrinolysis vs percutaneous coronary intervention) have different prognostic meaning in ST-elevation myocardial infarction? A systematic review,Am Heart J,2010,(160):842-848.

13. 主动脉-冠状动脉开口处病变的介入治疗

上海交通大学医学院附属瑞金医院　沈　迎　张瑞岩　沈卫峰

主动脉-冠状动脉开口处病变(以下简称开口处病变)是指左主干或右冠状动脉开口 3mm 以内管腔内径狭窄 $>50\%$,根据不同人群和不同的病理或造影研究结果,其发生率明显不同,但以右冠状动脉开口处病变多见。大多数开口处病变伴有弥漫性冠状动脉病变,而孤立性开口处病变多见于女性。对急性心肌梗死或无心肌梗死表现猝死患者尸体解剖发现,右冠状动脉或左主干开口处病变在急性心肌梗死患者的发生率分别为 45% 和 8%,在猝死患者发生率分别为 37% 和 4.5%,9 例孤立性冠状动脉开口处病变患者中,8 例为女性。冠状动脉造影注册研究资料指出,冠脉开口处病变的发生率为 $0.13\%\sim1.3\%$。对 258 例开口处病变患者冠状动脉造影显示,多数存在左主干体部病变,25% 左主干开口处病变,14% 合并右冠状动脉开口处病变。在 1885 例 PCI 患者(3020 个病变)中,冠状动脉开口处病变的发生率为 2.6%。

大多数冠状动脉开口处病变由动脉粥样硬化所致,对右冠状动脉开口处病变斑块旋切的组织学检查发现,其主要的组织成分为纤维细胞和硬化节段,而富含脂肪的成分不常见。冠状动脉开口处病变常僵硬、钙化、偏心性及斑块负荷较大。孤立性冠状动脉开口处病变常由非动脉粥样硬化病变引起,如炎症或非炎症性主动脉壁病变、纵隔放射治疗史、主动脉瓣手术、先天性动脉增生、开口处环状肌肉(类似括约肌)及肺动脉扩张压迫冠状动脉。

一、诊断和治疗

冠状动脉开口处病变常常具有独特的三维形态和不同的冠状动脉发出成角。冠状动脉造影时,当导管插入过深,可能会漏掉开口处病变的检出。造影时,当无对比剂反流至主动脉根部、压力曲线阻尼明显增大时,应怀疑开口处病变的存在。但这种情况在使用带侧空的造影导管时,仍可能被漏诊。导管离冠状动脉开口注射对比剂(或非选择性造影),常常不能充分显示冠状动脉管腔形态。同样,开口处病变时,由于缺乏正常参照血管内径,因此不能用 QCA 精确估价冠状动脉狭窄程度。血管内超声(IVUS)常用于评估开口处病变的解剖。因 OCT 测定时不能有效

地阻断血流,应用局限。测定 FFR 可能有一定的用途。冠状动脉 CTA 能清晰显示开口处病变的解剖及其与主动脉壁的关系、斑块钙化程度。

以往对冠状动脉开口处病变常用球囊扩张治疗,但成功率低,不良事件增多,包括由于冠状动脉急性闭塞而需急诊冠状动脉手术,再狭窄高达 50%。这些主要与指引导管引起冠状动脉损伤、指引导管支撑不适当、血管弹性回缩增高、内膜撕裂或冠状动脉夹层有关。为此,以往对右冠状动脉开口处病变曾采用斑块去除的技术(包括旋切、旋磨、准分子激光和切割球囊),以进一步优化疗效。与单纯球囊导管扩张相比,金属裸支架的临床应用降低了急性操作并发症和再狭窄,然而,冠状动脉开口处病变支架术后再狭窄发生率较非冠状动脉开口处病变明显增高。药物洗脱支架进一步降低再狭窄发生率,但冠状动脉开口处病变药物洗脱支架术后再狭窄发生率仍较非冠状动脉开口处病变明显增高。由于定位和释放不精确使支架对病变覆盖不完全,可能是冠状动脉开口处病变支架术临床疗效不满意的原因。

冠状动脉开口处病变支架术可能伴有某些特有的并发症,但经仔细的技术改进可以得到预防。置入短支架或支架置入后过度导管操作可引起支架移位,甚至脱落,发生栓塞。冠状动脉开口处钙化病变使支架扩张不充分,导致再狭窄或支架血栓形成。导管与支架近段边缘的直接接触,可导致支架纵向变形。指引导管或球囊扩张对冠状动脉开口的损伤可能引起冠状动脉或主动脉夹层。

二、精确支架定位

最佳的冠状动脉开口处病变支架术需要支架的近段边缘完整地置入至合适的部位,即距离主动脉-冠状动脉平面约 1mm 的冠状动脉开口处(图 1)。但是。临床实践中,常常支架置入近段太凸入主动脉,使以后再次插管时极其困难。相反,如支架置入太远,使近段冠状动脉病变不充分覆盖,则增加再狭窄的风险。在成这些情况的因素较多,包括普通冠状动脉造影(二维图像)不能精确地描绘冠状动脉开口处病变的最佳支架置入区;冠状窦发出的冠状动脉成

角;冠状动脉开口处病变近段主动脉根部内导管的不稳定,以及管状支架并不能完全适从漏斗状冠状动脉开口处病变解剖形态。

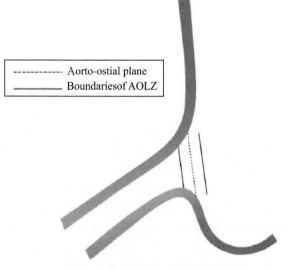

--------- Aorto-ostial plane
———— Boundariesof AOLZ

图1 支架置入最佳区(虚线)

Dishmon 等复习了 100 例冠状动脉开口处病变支架术,发现 54% 患者支架置入不正确,其中支架置入过于远端或过于近端的发生率相似。然而,这些与仅根据冠状动脉造影(显然不太精确)有关。有报道,冠状动脉开口处病变支架术时,IVUS 显示 40% 支架扩张不全,10% 病变覆盖不充分,这些使 56% 患者接受再次干预治疗以改善临床预后。冠状动脉 CTA 是估价冠脉开口处病变支架置入术的精确方法。最近,

Rubinshtein 等用冠状动脉 CTA 分析冠状动脉开口处病变支架术情况,发现,尽管冠状动脉造影提示 95% 患者支架的位置满意,但冠状动脉 CTA 显示 87% 患者支架置入的位置不精确。60% 患者其支架位置不精确与解剖有关,而 40% 与操作有关。这些发现提示,常规二维冠状动脉造影指导冠状动脉开口处病变支架术存在明显的局限性,同时目前常用的支架设计不能适当地解决由冠状动脉开口处病变解剖复杂性造成支架术问题。

三、改进冠状动脉开口处病变支架术的策略

目前,某些策略已被用于临床以提高冠状动脉开口处病变支架术的精确性,这些包括改进术前和术中主动脉-冠状动脉开口处病变显像,提高冠状动脉开口处病变处精确定位支架的技术水平,设计某些专门设计的器材及新的支架。

(1)主动脉-冠状动脉开口处病变显像:以往的研究测定了改进主动脉-冠状动脉开口处病变介入治疗的新策略疗效,但常常以二维冠状动脉造影作为标准。显然,应用多个投照角度及结合 IVUS,可能有助于主动脉-冠状动脉开口处病变的检出,改善操作的成功率。为了进一步观察主动脉-冠状动脉开口处病变,常需多角度 X 线透视,包括右冠状动脉开口处病变时,常需左前斜位(LAO)和左前斜位+足位;左主干开口病变时常需右前斜位,左前斜位,后前位+头位。影像技术的发展(如支架释放系统中结合血管内显像;整合不同的影像模式)可能改善主动脉-冠状动

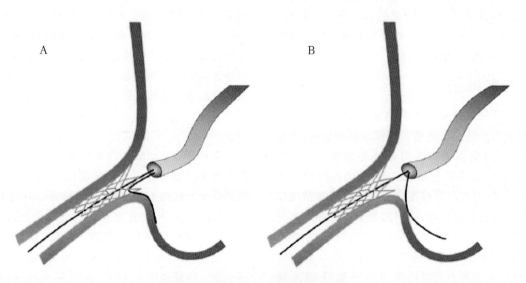

A   B

图2 辅助导丝技术精确定位支架
A.Szebo 技术;B.主动脉窦内插一根导丝

脉开口处病变介入治疗的指导。冠状动脉 CTA 提供对主动脉-冠状动脉开口处病变的三维显像,有利于对该病变介入治疗前的准备。冠状动脉造影结合冠状动脉 CTA 可能有助于术中对主动脉-冠状动脉开口处病变的估价,以利于对该病变的支架术治疗。应用 IC-PRO 软件(Paieon,Israel)在术中行计算机三维显像,可对左主干解剖、大小、形态提供最佳的认识,因此对指导主动脉-冠状动脉开口处病变介入治疗非常有用。其他新的实时影像技术(如 C 臂旋转血管造影)克服常规二维血管造影的内在不足,但其在主动脉-冠状动脉开口处病变治疗中的临床价值还有待进一步证实。

(2)冠状动脉开口处病变支架术技术:在冠状动脉开口处病变支架术时,最常采用单根导引钢丝技术。Szabo 提出,应用另一根导丝穿过支架的近端网孔并置于主动脉内,以防止支架进入冠状动脉内过深,超过主动脉-开口合适平面。尽管对这一技术有较高的热情,但该技术可能使支架变形或脱载。类似的方法是,应用另一根导引钢丝置于主动脉窦以标记冠状动脉开口的平面,防止导管进入冠状动脉内(图 2)。

(3)专门用于冠状动脉开口处病变介入的支架和器械:Ostial Pro 具有自膨胀 nitinol"脚",后者从导管顶端侧面凸出(图 3)。该器械专门设计冠状动脉开口处病变支架定位,减少对比剂用量。对 30 例患者的应用后发现,Ostial Pro 冠状动脉开口处病变支架,疗效满意,但普通冠状动脉造影时 60% 支架定位不精确。Nitinol 自膨胀支架包含一个喇叭状支架近段,有利于支架的钢梁覆盖漏斗状冠状动脉开口。

总之,冠状动脉开口处病变支架术受到多个因素的挑战,包括病变组织学、复杂的三维结构、常规造影不能可靠地检测主动脉-冠状动脉平面,以指导介入治疗,以及目前应用得管状支架设计不适合这一冠状动脉病变类型。冠状动脉开口病变近段或远端不能被支架充分覆盖常见,影响治疗的疗效。因此,改进病变的观察和新的支架或器材的设计,以进一步精确明确主动脉-冠状动脉开口的平面,提高对这一重要病变类型的治疗疗效。

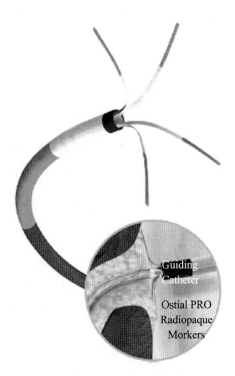

图 3　Ostial Pro 器材

14. 后 STICH 时代外科血管重建术治疗缺血性心肌病

广东省人民医院　方亮正　郭惠明

一、研究的背景

在美国级大多数发达国家,冠状动脉疾病(CAD)占有相当的发病率及死亡率。在 2012 年美国心脏协会公布的数据中,在 60～79 岁之间的人群中,22.8% 的男性和 13.9% 的女性患有 CAD;在 80 岁以上的人群中,35.5% 的男性和 20.8% 的女性患有 CAD。在过去数十年间,因 CAD 这一病种,疾病死亡谱发生了持续的转移。在临床实践中,诊断为 CAD 的患者越来越多。鉴于过去大量患者因动脉粥样硬化斑块破裂脱落而引起突发死亡或住院后不久死亡,对急性冠状动脉综合征的诊断与治疗的进展已使得 CAD 的早期死亡率有所下降。但这也导致许多患者经历了一次或多次急性心肌损伤发作,遗留下因梗死形成的瘢痕组织或是尚有活力但收缩欠佳的心肌组织。结果导致在未来几年内发展为心脏扩张,伴随有不利的左心室重塑和收缩功能不全。事实上,在当代 CAD 已经成为了引起左心室功能不全的主要因素,同时也是心力衰竭的主要病因。从发表在《新英格兰杂志》上的 24 篇随机对照试验的数据分析,提示 CAD 作为左心室功能不全的病因占全部案例的 62%(总人数 43 568 人中的 26 877 人)。举个例子,在发生第 1 次心肌梗死的 5 年内,1/5 的患者发生了心力衰竭。

除作为左心室收缩功能不全的主要病因外,CAD 在由心力衰竭引起的死亡案例中也起着影响预后的关键性作用。因此,继发于 CAD 的心力衰竭患者,与其他因素所致的心力衰竭患者相比,有着明确的更差的预后。更多地,关于心力衰竭是否继发于 CAD 的概念,不仅仅可用于判断总体预后,还可帮助指导长期管理方案。本质上,CAD 和心力衰竭的共存越来越具有流行病学意义,提示着明确的不良预后,同时给医学界定义了一个具有特殊诊断和治疗要求的病人群体。

在本文中,我们将回顾并分析外科血管重建术在缺血性心肌病治疗中的作用并探讨术前患者筛选的方法。

二、缺血性心肌病及其挑战

在历史上,Raftery 等在 1969 年首次描述了 CAD 与左心室功能不全的发展之间的关系。在 1970 年,Burch 等则引入了"缺血性心肌病"这个概念,但缺血性心肌病的定义一直在变化。直到 2002 年,Felker 等以标准化及预测为目的提出只有满足下列条件之一才能分类为缺血性心肌病:有症状的患者伴有射血分数≤40% 且单支病变(左主干活左前降支近端)狭窄>75%;或 2 支甚至更多心外膜动脉狭窄≥75%;或有血管重建手术史(包括经皮冠状动脉旁路移植术);或曾被诊断为心肌梗死。

缺血性心肌病可定义为继发于 CAD 的显著的左心室收缩功能不全(射血分数≤40%)的表现。这种定义要求内科医师判断冠状动脉狭窄的程度及分布情况,明确局部室壁运动异常的表现及定位,以及排除其他潜在的混杂因素(如淀粉样变性),使得观察到的收缩功能不全与共同存在的 CAD 之间能建立明确的因果关系。这种评定方法不仅仅是理论性的,还与患者的治疗方法直接相关。明确缺血性心肌病为心力衰竭的病因在当前临床实践中显得极为重要,主要是因为早期行血管重建术有着潜在的益处。而对于其他原因所致的左心室收缩功能不全而言,早期行血管重建术显然不是合理的考虑。然而,即使 CAD 与收缩功能不全之间已建立明确的因果关系,对于缺血性心肌病患者是否行血管重建的争论仍存在于医学界。血管重建术的潜在优越性需权衡施加冠状动脉旁路移植手术所增加的术中及术后死亡率,尤其是对于伴有极低射血分数的患者。而对于某些特定患者,血管重建术可能只是一种高风险的无意义干预手段。另外,是否选择通过经皮介入方式这种具有更低风险的可行的局部血管重建手术方式也需要纳入考虑范围。除通过医疗器械和治疗方法的建立完善来改善症状和预后外,建立更合适的患者筛选系统用以明确需要行血管重建的缺血性心力衰竭患者被认为是更具有难度和挑战性的。

具有里程碑式意义的缺血性心力衰竭外科治疗

试验（简称为 STICH）专门设计以应对此挑战。STICH，由国家心肺及血液研究中心资助，比较了单独药物治疗与药物治疗联合冠状动脉旁路移植手术对伴有左心室射血分数≤35％的冠状动脉疾病患者的疗效。本研究旨在分析外科血管重建术对缺血性心肌病的疗效，数据均来自于原始的 STICH 试验及其子项目，力图提供一套有临床意义的准则用于患者的筛选。

三、缺血性心肌病的病理生理改变

如果伴随着动脉粥样硬化斑块的破裂脱落而引发的冠状动脉血流的突然中止不能自发再通，或是被药物、介入治疗逆转再通，那么心肌细胞的死亡则会紧随发生。逐渐地，死亡的心肌组织就会被纤维组织所替代而形成瘢痕组织。当瘢痕组织的形成达到一定的量级，则会引起左心室重塑，进而发生左心室扩张，局部变形及总体收缩功能下降等。左心室重塑及左心室几何结构的改变还会引起乳头肌功能失调和功能性二尖瓣反流。左心室容量因此前心肌缺血性损伤所致的功能性二尖瓣反流将继续增加，由此形成一个恶性循环，将致使左心室重塑进一步加重并引起更严重的二尖瓣反流。

因此，正常心肌组织被瘢痕组织替代是缺血性心肌病发生发展的重要机制之一。然而，其他病理生理上的改变也致使尚有活力的心肌细胞不能正常地收缩，这些机制在缺血性左心室收缩功能不全的发生中也占有一定的影响力。如心肌顿抑和心肌冬眠，则是心肌收缩功能不全的可逆转性的表现。在这些情况下，收缩功能不全的心肌细胞仍保持恢复正常收缩功能的可能性，前提是冠状动脉血运需得到改善。特别值得重视的是，心肌组织活力和功能的三个阶段（即正常，有活力但低收缩力，瘢痕性心肌）可以并且经常同时存在于是同一个患者身上，还共存于单个左心室心肌切面上。因此，缺血性心肌病本质上具有明显的异质性，并给影像学上准确的评估带来巨大的挑战。

在此其中令人特别感兴趣的是心肌冬眠，Rahimtoola 将休眠的心肌形容为"因冠状动脉血流减少而处于左心室功能不全的休息状态，且通过心肌血运的重建和（或）降低心肌组织的氧耗，此状态可被部分或完全地逆转。"在组织结构上，虽有收缩蛋白和肌浆网的减少，但细胞容量并没有改变。可推测，存在一种保护性的开关或去分化机制使得当氧供长期逐渐减少时表现出机械运动减少的静止状态，且通常只存在于心内膜下的心肌组织。这种适应性机制通过主动降低心肌收缩功能相对应于被动减少的血流量使得

心肌细胞保持存活，由此避免因缺血性失衡可能导致的心肌细胞死亡。另外，尚有活力但慢性低收缩性的心肌组织可能是极低的心肌缺血阈值所致的缺血及缺血-再灌注改变（不包括正常或不显著的休息状态下冠状动脉灌注的减少）引起心肌顿抑多次重复发作所致的缺血性损伤的结果。反过来说，即这种反复的心肌顿抑导致了慢性心肌功能不全的结果。而对于慢性左心室功能不全，具有大量含有更多糖原储备及更少的纤维化的心肌细胞的心肌组织，行血管重建术后病情更可能得到改善。这种组织在正电子放射断层造影术中展现出更高的 CABG 术前流量及更强葡萄糖吸收能力。

总而言之，心肌收缩功能不全的发生是上述机制（如心肌冬眠和心肌顿抑）作用的结果，且这种功能不全状态可因血运的重建而得到改善，表现为总体左心室收缩功能的改善，前提是有相当量的存活的心肌细胞。Shivalkar 等论证了于存在明显心肌细胞结构损伤及血流中量减少的心肌组织相比，尚有活性但低收缩力的心肌组织在行 CABG 术后局部射血分数能得到更显著的改善。这种有活性但低收缩力的心肌组织一直以来都是血管重建术的目标并且已经吸引了专注于缺血性心肌病领域的基础及临床研究者的兴趣。

四、冠状动脉旁路移植手术的可行性

19 世纪 60 年代中期，在首次论证了使用大隐静脉移植对潜在的缺血性心肌进行血管重建的可行性后，人们开始关注外科血管重建术是否能给 CAD 患者有意义的疗效。这个问题最先由在 70 年代进行的 3 个随机的临床试验所解答，他们的结果至今仍具有相当的历史意义。

美国退伍军人协助研究项目（VAS），从 1972—1974 年随机将 596 名没有累及左主干的患者（疾病累及左主干的被单独作为一个研究项目）分配至 CABG 组和药物治疗组。在持续随访 21～36 个月之后，初步报道显示 CABG 组与药物治疗组之间的生存率无显著差异。手术死亡率为 5.6％。但在往后更长的随访过程中，CABG 组中具有 3 支病变及左心室功能损伤的亚组患者表现出相对的生存优势。

欧洲冠状动脉外科治疗研究项目（简称 ECASS，1973—1976），对比了 CABG 与药物治疗在 768 名年龄≤65 岁，轻至中度心绞痛的男性患者的疗效，这些患者均伴有二支或更多主要冠状动脉 50％以上的狭窄，射血分数均≥0.5。随后的 2 年随访中，两组间死亡率无显著差异，但亚组分析中伴有三支病变的患者

行 CABG 效果更好。报道的手术死亡率为 4.8%。在随后更长的 5 年随访中，手术治疗组在总体患者水平上，三支病变患者水平上，以及狭窄累及左前降支前 1/3 段的三支或两支病变患者均表示出明显的生存优势。

冠状动脉外科治疗项目（简称 CASS，1975—1979），是一个多中心随机对照试验，总数 780 名患者被随机分配至 CABG 组或非手术治疗组，并行 5 年追踪随访。试验的纳入准则：年龄≤65 岁，加拿大心血管协会心绞痛评分Ⅰ级或Ⅱ级，有或没有心肌梗死病史，或是心肌梗死的发生至少在随机分组开始 3 周前，且最重要的是射血分数需≥35%。曾行 CABG，或是加拿大心血管协会评分＞Ⅱ级，或是充血性心力衰竭伴有纽约心脏协会评分Ⅲ级或Ⅳ级的患者都被排除出本研究。在年死亡率上手术组与非手术组至随访结束阶段均无显著差异（1.1% vs 1.6%，P=NS）。手术死亡率为 1.4%。在非手术组中射血分数低于 0.5 的患者死亡率高于射血分数高于 0.5 的患者（P＜0.0001）。从 CASS 记录的数据中分析可知：药物治疗组中单支病变且射血分数正常（≥50%）患者的年死亡率为 1.3%，而相对的三支病变且左心室射血分数受损的患者年死亡率则上升至 12.5%。Chaitman 等分析了 CASS 项目 10 年随访的数据，发现其中两组患者总能得益于 CABG：即伴有前降支近端≥70%狭窄且射血分数低于 0.5 的患者和伴有三支病变且射血分数低于 0.5 的患者。

显然，在这些较旧的试验中，药物治疗方法在当前标准下是未达最好的，如血管紧张素转化酶抑制药（ACEI）他汀类药物或是心血管选择性的 β 受体阻滞药在当时都未被使用。这些试验都主要由男性患者所组成（CASS 中占 90%，VAS 和 ECASS 中均占100%）。手术死亡率均较高：VAS 中为 5.6%，ECASS 中为 4.8% 及 CASS 中的 1.4%。在当前，常规的 CABG 手术死亡率低于 3%。有趣的是，在 Ferguson 等的研究中，采用美国胸心外科医师协会成人心脏数据库的数据分析得出，虽然 1999 年行 CABG手术的总体死亡率较 1990 年有所下降（1990 年为3.9%，1999 年为 3%，P＜0.000 1），但在预估手术风险，年龄及伴随疾病等单因素分析中，1999 年行CABG 手术的患者相对于 1990 年行 CABG 手术的手术死亡率却有所升高。上述试验中无一特例取乳内动脉作为移植血管，而如今已发现乳内动脉移植相对于传统的大隐静脉移植具有更长的通畅率和存活率。值得注意的是，以上三个试验都未将极低左心室射血分数的患者（如 EF＜35%）纳入研究，而 CASS 试验

中心继续跟踪随访了被主要研究项目排除的患者，发现 EF 低于 35% 的患者（伴有三支病变和心绞痛症状）行 CABG 手术后有更高的生存率，与单独药物治疗相比。

Yusuf 等所报道的一篇荟萃分析中提及，同时行CABG 手术辅以药物治疗的患者组与单独予以药物治疗组的患者相比明显地有着更低的死亡率，无论是5 年死亡率[10.2% vs 15.8%；优势比（OR），0.61；95%置信区间（CI），0.48~0.77；P=0.000 1]，7 年死亡率（15.8 vs 21.7%；0.68，95% CI，0.56~0.83；P＜0.001），10 年死亡率（26.4% vs 30.5%；0.83，95%CI，0.70~0.98；P=0.03）。且在临床及影像学上具有高度危险因素的患者从中得益最为明显。

一方面得益于阿司匹林，高度耐受性的他汀类药物，ACEI 及心血管高度选择性的 β 受体阻滞药的普及及有效性；另一方面，外科手术技术和术后护理的提升；使得近年来血管重建手术的影响力越来越明显。对于 2 型糖尿病旁路血管成形术疗效研究（简称BARI 2D）及血管重建术联合积极药物治疗方案临床疗效评估研究（简称 COURAGE）均提示早期血管重建术联合药物治疗，与单独予以最适的药物治疗方案相比，也许不一定能改变终点结果。BARI 2D 试验将2368 名伴有 2 型糖尿病的 CAD 患者随机分配至早期血管重建术（PCI 或 CABG，取决于主治医师的判断）联合药物治疗组和单独药物治疗组。经过 5 年的随访，两个治疗组的生存率无明显差异（血管重建术组为 88.3%，单独药物治疗组为 87.8%，P=0.97）。BARI 2D 试验主要是为了对比血管重建术和单纯药物治疗的疗效而设计的，而非针对于 CABG 和 PCI 的比较。而 COURAGE 试验则将 2287 名诊断为心肌缺血的 CAD 患者随机分配至 PCI 联合药物治疗组（1149 人）及单纯药物治疗组（1138 人）。死亡率（中位数为 4.6 年），作为试验主要结果，PCI 组为 19%，药物治疗组为 18.5%[风险比（HR），1.05；95% CI，0.87~1.27；P=0.62]，明显地证明了通过 PCI 行血管重建术联合药物治疗与单纯药物治疗相比，并不能改变终点结果。

尽管如此，此前的试验无一将继发于缺血性心肌病的严重左室收缩功能不全（EF≤35%）患者纳入研究范围。作为随机对照试验数据的替代，一项来自杜克大学心血管疾病数据库的长达 25 年的观察性研究报道，纽约心脏病协会评分为Ⅱ级，伴有至少 1 支血管狭窄≥75%，且 EF 低于 40% 的 CAD 患者接受药物治疗（1052 人）或是行 CABG 手术（339 人），经平衡后，在接受治疗 30d 至 10 年后，在不区分 CAD 严重

程度的条件下,行 CABG 手术的患者生存率高于单纯药物治疗(P<0.001)。然而,对于每个患者各自病情是否需行 CABG 手术的决定大多基于主治医师的推荐。

最后还需要提及关于 CAD 患者是否行 PCI 的重要考量因素。PCI 联合紫衫双黄酮a 及心脏外科手术协同效应研究(简称 SYNTAX)及糖尿病患者冠脉多支病变的最优管理:血管重建术疗效评估(简称 FREEDOM)试验,已经再次确认在冠状动脉多支病变及左主干病变患者身上,行 CABG 手术疗效优于 PCI。对于 CAD 患者来说,冠状动脉多支病变,低 EF 以及左心室收缩末期容量均为提示预后效果的重要因素。在考虑是否行血管重建术时,以上这些因素都应该纳入考虑范围。

此外,缺少关于缺血性心肌病患者的随机临床试验数据导致因各个医师对于心肌血管重建术的潜在益处看法差异影响而产生不同的治疗方案。正是这不确定的状态促成了多机构 STICH 随机对照临床试验的产生。

五、STICH 试验

如前所提及,STICH 试验作为本文论述的重点,是由美国国家心肺血液研究中心所资助的多中心,非盲法随机对照试验,设计目的为比较 CABG 手术联合强化药物疗法与单纯药物疗法对于诊断为缺血性心肌病且左心室射血分数≤35%的患者的疗效。在 2002—2007 年间,共有 1212 名患者被纳入研究并被随机分配至接受 CABG 手术联合强化药物治疗组(610 人)或单纯强化药物治疗组(602 人)。STICH 试验允许患者在两治疗组间交换,且实际上直至随访阶段末期(5 年)约 17%的强化药物治疗组患者接受了 CABG 手术。本试验中患者的药物依从性好,两治疗组间 β 受体阻滞药,ACEI/血管紧张素受体阻滞药,他汀类药物及阿司匹林的使用均无差异存在。

研究主要关注因各种原因所致的死亡案例,其次是因心血管系统疾病所致的死亡案例及在心血管疾病住院治疗期间出现的各种原因所致的死亡率。在意向性治疗原则分析中,50%死亡数出现在随访开始的第 56 个月,其中 41%的药物治疗组患者发生了死亡,而 CABG 手术组的死亡率则为 36%(HR,0.86;95% CI,0.72~1.04;P=0.12)。在 CABG 手术联合药物治疗组中,与药物治疗组相比,因心血管疾病原因引起死亡风险更低,下降约 19%(HR,0.81;95% CI,0.66~1.00;P=0.05);因各种原因死亡或在心血管疾病住院治疗期间死亡的情况在 CABG 手术组中

也更少见,约下降 26%(HR,0.74;95% CI,0.64~0.85;P<0.001)。但 CABG 组患者在术后 30d 内有着更高的死亡率,即手术风险所致。

这些数据能真实地反映出现实中情况,因存在组间交换的情况。而 CABG 手术联合强化药物治疗组与单纯强化药物治疗组的比较未能得出确切的结论可能是检验效能不足或是随访时间过短所致。重点需要提及的是,近期发表的一篇文章中检验了 STICH 试验中发生了组间交换的患者的影响并得出了当数据分析是依据每个病人所接受的治疗来分析(即治疗分析),或是将发生组间交换的患者排除后再进行分析(即符合方案集分析)时,可得出 CABG 手术联合药物治疗效果优于单纯药物治疗的结论。尽管这些分析都是回顾性的,应该谨慎对待其所得出的结论,不过他们确实提出了在原始的意向性治疗原则分析中未被发现的 CABG 手术的优势。目前这种暂无统计学意义的优势能否在更长的随访中得出肯定的结论正是 STICH 扩展项目(简称 STICHES)的研究内容,该项目计划将患者随访时间延长至 10 年。

六、心肌活性,诱发性心肌缺血,解剖学因素

此前研究数据均提及了心肌活力测定在术前评级分层和明确哪些缺血性心肌病患者可能受益于血管重建术中的作用。为进一步在伴有严重左心室收缩功能不全的 CAD 患者身上验证此假说,由 Bonow 等领头的 STICH 心肌活力研究正式开展。总数 601 名患者接受了心肌活性评估,主要通过单光子发射计算机化断层显像(single photon emission computed tomography,SPECT)或小剂量多巴酚丁胺超声心动图检测。在接受 SPECT 的患者中,心肌有活力定义为在示踪物放射性的基础上具有≥11 个活性区段;而在接受多巴酚丁胺超声心动图的患者中则被定义为≥5 个区段的异常静止状态心肌组织在多巴酚丁胺注射后表现出明显的收缩功能储备。根据以上标准,其中 487 人被证实有活性心肌组织。这些有活性心肌的患者被随机分配至单纯药物治疗组(243 人)或是 CABG 手术联合药物治疗组(244 人);同样地,另外 114 名不具有足够活性心肌组织的患者也被随机分配至单纯药物治疗组(60 人)或 CABG 手术联合药物治疗组(54 人)。在平均随访时间达 5.1 年时,39%的患者死亡。通过单变量分析可知,在整个队列研究中具有活性心肌的患者与不具有活性心肌的患者相比,具有更高的生存优势,约 36%(OR,0.64;95% CI,0.48~0.86;P=0.003)。然而利用相关变

量进行多变量调整后,这种生存优势即消失了($P=0.21$)。另外,在具有相当量活性心肌的患者中,CABG 手术联合药物治疗和单纯药物治疗均未表现出任何生存优势。更重要的是,本研究中治疗方案和心肌活性在死亡率或是其他次要终点方面并没有展现出具有统计学意义的交互作用。这研究由于样本量所限,只有少于 50% 的 STICH 试验总人数接受了心肌活性的测定,且患者是否进行心肌活性检测并非通过随机分配决定的。另外,只有 19% 的患者诊断无活性心肌。另一项限制是 STICH 试验使用了SPECT 和多巴酚丁胺负荷超声心动图进行心肌活性测试,但没有使用 PET 或者增强磁共振显像,这两种技术与前两种技术相比较,被认为在心肌活性的鉴定上更准确。尽管由 Allman 等报道的荟萃分析指出,201 铊心肌灌注成像,PET 和多巴酚丁胺超声心动图之间无显著的性能差异,医师们可能更喜欢选择使用新型的成像系统。

STICH 试验使人们对普遍地使用心肌活性评估作为缺血性心肌病患者是否性外科血管重建术的标准之一产生了深远的疑虑。这些令人失望的结果催生了相当大量的关于这子项目局限性的争论,但也许是人们忽略了事实上从前关于心肌活性评估的研究报道也都经历过更严重的方法学上的挫折。因此,在此前所有的研究当中,是否行外科血管重建术的决定都是基于医师的偏好,由此引起显著的偏倚,特别是对于一些我们无法在两个治疗组间平衡的重要变量。

负荷测试所提示的缺血性心肌病的表现和范围均已证明对于是否行血管重建手术的决定及预后的影响作用很弱。但由于 CASS 试验患者选择的固有特性,对于伴有严重左心室射血分数减退的患者而言,缺血试验的临床可行性仍处于未知状态。由 Panza 等所主导的 STICH 缺血性心肌病子项目正好填补了这个空缺。在 STICH 试验中,总数 399 名患者接受了多巴酚丁胺负荷超声心动图(205 人)或放射性核素负荷测试(219 人)。此外,202 名患者被随机分配至药物治疗组,197 名患者则被分至 CABG 手术联合药物治疗组。共有 264 名患者出现了诱发性缺血表现,且这些患者的年龄,冠状动脉多支病变,左心室射血分数,左心室容量,治疗分组情况及心肌梗死病史等因素均被已平衡。与研究者的假设相反,存在心肌缺血的患者与不存在心肌缺血的患者在总体死亡率,心血管疾病死亡率,或是心血管疾病住院期间死亡率上均无显著差异。另外,诱发性缺血与治疗方案对于终点结果无交互作用,说明 CABG 手术对于药物治疗的潜在优势与负荷测试所提示的缺血性心肌病的有无并无相关性。

本子项目研究也有着许多局限性,如 STICH 方案中并未指定执行负荷测试,所以为了达到研究要求的检验效能,可能需要从试验人群外额外增加少量在负荷测试中表现出严重缺血症状的患者进入试验中。另外,心肌瘢痕的数量在 STICH 方案中也未被提及或限制。在 Hachamovitch 等所报道的一篇回顾性研究中提及,有着严重心肌缺血和极少量心肌瘢痕的患者能从早期血管重建术中得益最明显。而广泛的心肌瘢痕则会稀释缺血性测试在评估血管重建术后的预后价值。

为了进一步发现患者群体中(基于重要的解剖结构学因素,如冠状动脉多支病变,左心室射血分数和左心室收缩末期容量等)哪些患者能从 CABG 手术中得益最多,Panza 等开展了一项独立的分析。这项研究主要关注在所有原始 STICH 试验的 1212 名患者中,三支病变,左心室射血分数低于中位数(27%)及左心室收缩末期容量指数高于中位水平($79ml/m^2$)等患者的预后表现。患者依据这些不良预后因素进行分类,并对行 CABG 手术联合药物治疗或单纯药物治疗后的疗效进行评估。具有 ≥ 2 项不良预后因素(636 人)在接受 CABG 手术联合最适药物治疗后,相对于单纯最适药物治疗,在主要终点(即总体死亡率)方面得到了最大的效益(HR,0.71;95% CI,0.56~0.89;$P=0.004$)。同时,具有 ≥ 2 项不良预后因素的患者接受 CABG 手术联合最适药物治疗相比于单纯最适药物治疗有着更低的心血管疾病死亡率(HR,0.72;95%CI,0.56~0.94;$P=0.014$)。而且具有 ≥ 2 项不良预后因素的患者相对于具有 0 或 1 项不良预后因素的患者而言接受单纯最适药物治疗有着更高的死亡率($P<0.001$)。

这研究的发现提示,晚期心室重塑和左心室功能极差的患者实际上与单纯药物治疗相比,反而能从外科血管重建术中得到更大的益处。具有越多项不良预后因素的患者如果予以单纯药物治疗,则有着越高的早期和晚期死亡率;而予以早期外科血管重建术,则可得到越大的效益。这些结论与 Mancini 等研究 COURAGE 试验的一篇析因分析所得到的结论(即解剖学的扩张,左心室射血分数及无缺血表现,都可作为死亡率,心肌梗死或非 ST 段抬高的急性冠状动脉综合征的有效的独立预测指标)相类似。

七、缺血性心肌病在 CABG 基础上的其他手术方法

如此前提及,心室的重塑和功能性缺血性二尖瓣

反流对左心室血流动力学有着不利的影响。人们曾提倡在伴有严重二尖瓣反流的患者行 CABG 的同时增加二尖瓣成形术(MVr)来防止恶性的心室重塑和容量超载的进一步发展。但是,MVr 是否也对轻至中度 MR 的患者也同样有利则仍存在争论。近来两篇随机试验已经提示伴有轻至中度缺血性 MR 的患者行 CABG+MVr 对短期或长期死亡率均无益处,也不能使心室的逆重塑达到更好的水平,而且 MVr 还延长了体外循环时间,延长了住院天数,以及增加了神经系统方面的不良事件的发生。目前指南建议伴有慢性重度继发性 MR 患者在接受 CABG 的同时行 MVr(Ⅱa,证据等级:C);然而,他们也注意到没有证据表明在 CABG 术中修正继发性 MR 后存活时间延长或是症状改善。

另一项为解决左心室重塑引起的不良后果相关的外科手术径路则是在伴有严重扩张的左心室的患者行 CABG 的同时增加外科心室重建术(surgical ventricular reconstruction,SVR)。在数篇小样本量,非对照研究报道中指出 SVR 可有效改善左心室容量及射血分数,并给出了非常好的临床预后效果,这项技术随即获得许多支持。为了深入研究这项技术所带来的额外效益,STICH 试验正式开展了关于 SVR 假说的相关项目。这个子项目共将 1000 名伴有左心室收缩功能不全的缺血性心肌病患者分配至单纯 CABG 手术组或 CABG+SVR 手术组。除了左心室收缩末期容量明显减少外,CABG+SVR 手术组与单纯 CABG 手术组在死亡率,因心血管疾病住院情况等并无显著差异(HR,0.99;95% CI,0.84~1.17;P=0.90)。尽管外科医学界对于本研究抱有怀疑的态度,但总体来说,CABG+SVR 的术式近年来已不断减少。

八、STICH 试验的解释与临床应用

主体 STICH 试验并不能决定性地说明 CABG 相对于药物治疗的优越性,因此催生出一种假设,即 CABG 手术可被推延至患者出现不稳定的症状或直到药物治疗无法控制症状在稳定状态时才予以考虑。然而,在考虑是否行 CABG 手术时,应该清楚认识到 CABG 手术的优势具有时间依赖性,即在围术期有着更高的风险,而在术后 2 年生存优势才逐渐显露。因此,这种"观望式的等待"方式可能不适合于那些很可能从外科血管重建术中得到最大效益的患者。

这个源于 STICH 试验子项目的最新研究发现使我们了解如何从缺血性心肌病患者群体中选择能从外科血管重建术获得最大效益的那部分患者(除外因外科手术径路所增加的早期风险)。虽然通过非侵入性方法研究心肌组织的生理性改变,如心肌活性的表现或诱发性心肌缺血等,来筛选患者的效果不尽如人意。但相对地,通过评估与冠状动脉和心肌病变相关的因素看来可建立一套更好的患者筛选方案。

值得注意的是,在 STICH 试验死亡分析模型中,CABG 在减少突发死亡和因心肌梗死而致的死亡方面表现突出。广泛性 CAD 是斑块破裂脱落的主要病灶,而广泛的左心室重塑和收缩功能不全则是减少了在进一步心肌损失情况下的生存机会。因此,根据这种情况我们可以解释为什么解剖学上的因素与生理学上的因素相比,可以更好地筛选出可从 CABG 手术中得益最大的患者。那也就是说对于那些很有可能出现另一次急性心肌缺血事件的患者,特别是对于那些不一定能承受的患者来说,早期外科血管重建术是强烈推荐考虑的处理方法。

15.冠状动脉痉挛的争议问题

中山大学孙逸仙纪念医院　王喜甲　聂如琼

在 20 世纪 60～70 年代,在冠状动脉造影及同步心电图明确之前,冠状动脉痉挛(CAS)能否引起心肌缺血及缺血症状在心脏病专家中有着很大的争议。有学者认为,诊断冠状动脉痉挛是"不可能完成的任务"。尽管冠状动脉痉挛的概念已提出有 40 多年,该领域仍存有一定争议。

一、冠状动脉痉挛的定义

人冠状动脉血管壁有着丰富的血管平滑肌细胞,故冠状动脉随血流的收缩和舒张是它的生理功能之一。正常情况下,血管反射性收缩的程度是适度的。对于正常的心外膜血管,血管活性药物引起的管径变化不会显著影响血管血流。但对被粥样硬化斑块影响的血管而言,相同刺激可能会引起异常的反应。例如,正常情况下血流增加会引起血管扩张,在上述情况下血管反而会收缩(一般不引起心肌缺血),如果在上述基础上合并冠状动脉严重狭窄或者各种原因引起心肌耗氧量增加时,以上情况可引起心机缺血,病人会出现心肌缺血的一系列症状。这其实并非真正的"痉挛"。

冠状动脉痉挛可以表现出所有缺血性心脏病的症状,包括无症状性心肌缺血、稳定型心绞痛、不稳定型心绞痛、心肌梗死和猝死等。此外,还有一种特殊的冠状动脉痉挛综合征,称为 Prinzmetal 心绞痛,又称变异性心绞痛。变异型心绞痛常在静息时发作,伴有心电图缺血部位相应导联 ST 段一过性抬高,大多数患者冠状动脉造影不会发现严重的狭窄,运动平板试验不会诱发心绞痛。

二、冠状动脉痉挛的病因

冠状动脉粥样硬化性心脏病常常是引起冠状动脉痉挛的结构基础。血管内超声、光学相干成像及冠状动脉血管 CT 均提示与未发生冠状动脉痉挛处的血管相比,冠状动脉痉挛处的血管具有以下特点:更少的斑块、更广泛的弥漫性内膜增厚、无钙化、更少的脂质和坏死核心、更薄的纤维帽、静息时更厚的中层、静息时更小的管腔面积、静息时更常见的内膜隆起和更普遍的血管负性重构。

任何关于冠状动脉痉挛的假说都必须合理地解释以下几个问题:①为什么冠状动脉痉挛仅会发生在一小部分冠状动脉粥样硬化的病人中? ②为什么在一些病人中,冠状动脉痉挛仅会局限在特定的部位,常常与粥样硬化斑块伴生,而在另一些病人中,冠状动脉痉挛可累及一整条或数条冠状动脉? ③为什么一些病人整个疾病过程中只有数次心绞痛发作,一些病人可反复发作数年,另一些病人则反复发作数十年? ④变异性心绞痛为什么常常在深夜或清晨发作,在白天则很少出现? ⑤为什么该类型心绞痛可以自动缓解? 以上均是非常基础但亟需解答的问题。

关于变异性心绞痛静息时、深夜、清晨发病的机制,一些研究指向了自主神经系统。休息时、清晨时交感神经系统兴奋性降低,副交感神经兴奋性增高。

心脏自主神经并不是冠状动脉痉挛不可或缺的,因为变异型心绞痛的患者在接受了心脏去神经支配、自体移植后该症状仍存在。在心脏移植的患者,供体心脏也会出现冠状动脉痉挛现象,尽管在这种情况下,冠状动脉痉挛导致的心肌缺血并不会表现为心绞痛等症状。

近期的研究指出,在变异性心绞痛的患者中,除了冠状动脉反应度异常以外,还可能存在微冠状动脉功能的异常及外周动脉对血管收缩药物的异常反应等现象。更早的研究也提示广泛的血管反应异常是导致变异型心绞痛患者偏头痛和雷诺现象发病率提高的原因。但是在另一个研究中,在变异型心绞痛患者中并未发现广泛的血管反应异常。

另一个有关冠状动脉痉挛的研究指出未控制的高血压可能在某些情况下可抵消血管平滑肌收缩力,继而降低冠状动脉痉挛的发作次数。

冠状动脉痉挛的发病率受到基因和环境的影响,这也是韩国和日本的发病率明显高于西方国家的原因之一。最近的一些研究表明在变异性心绞痛患者中,一些基因的突变率增加,这些基因调控着血管紧张素转化酶、内皮一氧化氮合成酶(e-NOS)、内皮素-1 表达和 Rho 激酶的活性。

三、冠状动脉痉挛的诊断

当一个具有多个心脑血管危险因素的患者在深

夜至上午 10 点期间或在清晨第一次运动时出现心绞痛样症状,运动负荷试验无法诱发上述症状或心电图改变,且捕捉到发作时心电图呈现一过性心肌缺血导致的 ST 段改变时(图 1),临床上高度怀疑变异性心绞痛。

实际在临床工作中,对于因反复胸痛就诊,胸痛符合一过性心肌缺血的表现,运动负荷试验阴性或可疑阳性,冠状动脉造影未发现严重狭窄,但未行创伤性药物激发试验的患者。需要多次在发作时行心电图检查,多次清晨运动实验,过度换气试验,反复行动态心电图以明确。如果是住院患者,应连接心电图机持续监测,并指导家属在发作时一边开始记录心电图一边通知护士,急性发作时(在心电图记录之后)除舌下含服硝酸甘油以外不应使用血管扩张药。

对于平时运动耐量正常,但常在休息或清晨第一次运动时发作的病人,介入医生需要做好准备,并告知患者,术中如果未发现明显的冠状动脉狭窄,需要行乙酰胆碱激发试验以明确有无冠状动脉痉挛可能。

关于胸痛患者发作时静脉血白细胞中 Rho 激酶活性的分析可辅助诊断冠状动脉痉挛。利用[123]I-β-甲基碘苯基十五烷酸行心肌核素显像可较心肌“缺血记忆”显像提前数天明确一过性缺血心肌部位。此外,利用[123]I-间碘苄胍(放射性标记的去甲肾上腺素类似物,可模拟神经递质被心肌交感神经末梢摄取或释放)显像可观察到不稳定型心绞痛患者发作时局部心肌摄取、代谢降低的现象。

利用钙通道拮抗药和硝酸盐试验性治疗因特异性较低,无法给出确定诊断,但在一些特定情况下也可考虑使用。

四、冠状动脉痉挛的治疗策略及对预后的影响

如果变异性心绞痛发作症状可被控制,则长期的预后与病变冠状动脉的粥样硬化水平有着直接关联,且预后情况与相同冠状动脉粥样硬化严重程度、不伴冠状动脉痉挛的患者相似。一旦发现患者冠状动脉痉挛的发作与某些药物(如可卡因、麦角胺、舒马曲坦、5-氟尿嘧啶)有关,以上药物应禁用,对于其他冠状动脉痉挛患者应慎用以上药物。钙离子通道拮抗药(CCB)是冠状动脉痉挛患者稳定期的一线用药,它们对改善症状和预后都有着积极作用。贝尼地平是一种新型的二氢吡啶类钙离子通道阻滞药,效果比其他 CCB 类药物更好。此外有报道提出对于单一 CCB 类药物治疗效果不好的患者,在维拉帕米、地尔硫草的基础上加用二氢吡啶类钙离子通道拮抗药类药物可收到良好的疗效(有待临床研究证实)。短效硝酸甘油舌下含服对终止急性发作十分有效。短期应用长效硝酸酯类药物(如硝酸异山梨酯),通过剂量控制降低硝酸酯类耐药性,对控制症状有着积极作用,但并无证据提示恢复期应用硝酸酯类药物可改善预后。

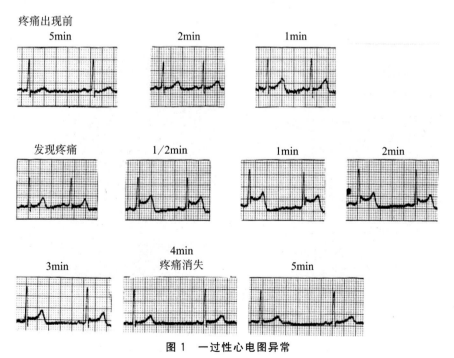

图 1　一过性心电图异常

44 岁男性患者静息时发作心绞痛之前、之中、之后的动态心电图CM-5导联片段;发作间期 12 导联心电图正常,冠状动脉造影提示前降支中段 50% 狭窄

低剂量阿司匹林的应用仍存在争议。大多数CAS患者均合并冠状动脉粥样硬化,有着血栓栓塞风险。但理论上,阿司匹林可能增加CAS发作可能。考虑到β受体阻滞药拮抗血管平滑肌β₂受体可能引起的不良反应,其在CAS患者中应避免使用。但是,当合并严重冠状动脉狭窄时,在应用CCB类药物控制症状后,选择性的β₁受体阻滞药可安全使用。对于镁缺乏的患者应及时纠正。

戒烟可显著改善CAS患者的远期预后。应用他汀类药物已被证实可以改善血管内皮功能紊乱,有助于预后,尤其是血脂检查明显改善的情况下。上述治疗无法缓解发作症状时,可以考虑以下可能有积极作用但未予以证实的药物:赛庚啶(抗组胺、抗胆碱、抗血清素作用)、波生坦。CAS患者血清 Rho 激酶活性增高,故对于顽固性CAS患者可以考虑加用 Rho 激酶阻滞药(如法舒地尔)。胺碘酮在顽固性血管痉挛患者的治疗中有一定积极作用。对于某些因基因缺陷所致CAS的患者,可考虑使用一些特殊药物(L-精氨酸可用于 e-NOS 机能减退突变的病人)。

利用冠状动脉旁路移植术(CABG)治疗冠状动脉痉挛效果欠佳,因为病变部位常常累及一条血管的多点或者多个血管。图2展示了1例CABG术,尽管旁路通畅,但由于整条心外膜血管大部受累,痉挛部位累及旁路置入点远端,故无法消除CAS发作。对于CAS患者,相比狭窄不严重、固定斑块的血管而言,伴有严重狭窄血管的患者CABG术效果更好。理论上来说,在CABG的基础上加行交感神经离断术比单纯

CABG术有着更好的疗效,但对于此联合手术,医学界并无太多经验。现今已有对病变部位行冠状动脉球囊血管成形术或支架置入术治疗CAS的成功案例报道,但治疗效果大都不理想。

五、心绞痛诱发的严重心律失常和猝死的探讨

CAS诱发恶性心律失常、猝死的病人在发作间期的心电生理检查常常无明显异常。对于此类患者,可考虑置入心律转复除颤器/心脏起搏器。图3展示了1例CAS患者在应用硝酸酯类和抗心律失常药物后仍反复出现室性心动过速继而进展至心室颤动的过程。发作间期未发现严重冠状动脉狭窄。给予患者硝苯地平后心绞痛及心律失常症状可消失,且20年间未复发。关于胺碘酮对CAS诱发室性心动过速的患者预后及对猝死的影响仍不明确。此外,长期动态心电图监测对判断心肌缺血是否被控制有着重要作用。

六、冠状动脉痉挛患者的治疗

冠状动脉痉挛的患者常伴有冠状动脉粥样硬化,故必须接受长期的药物和生活方式干预(如饮食控制、低剂量阿司匹林、他汀类药物、戒烟等)。如果患者既往曾发作恶性心律失常或心脏骤停,即使患者已多年未发作,我们仍强烈建议终身药物干预。对于累及多冠状动脉的CAS患者,由于发作时合并恶性心律失常、猝死、停药后复发(甚至多年后复发)概率较

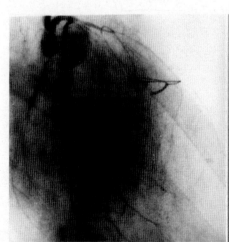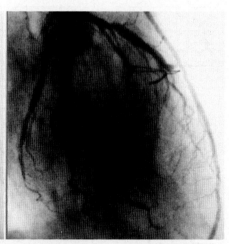

图2 CABG 术后持续性 CAS 发作

患者 58 岁女性,反复发作心绞痛,右前斜位左冠造影结果如图。尽管病变不严重(前降支中段40%狭窄、回旋支45%狭窄、优势间隔支50%狭窄),但患者曾于发作时出现室颤,遂行 CABG 术(取乳内动脉,连接至前降至、远端,)。术后4周心绞痛复发,冠状动脉造影成功捕捉到1次发作。发作时可见前降至完全闭塞,冠状动脉痉挛累及乳内动脉连接处远端。予硝酸甘油冠状动脉内给药后症状缓解,乳内动脉造影和血管逆行充盈均证实了移植动脉的通畅。应用维拉帕米后症状改善但无法缓解,患者在之后的10年间未再发室颤

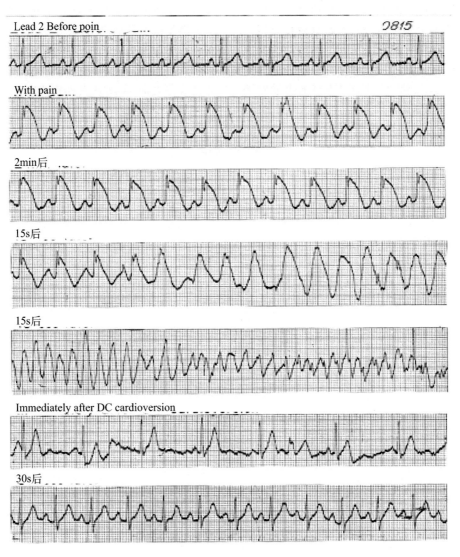

图 3　CAS 导致的心室颤动

　　50 岁女性,心绞痛反复发作,发作时下壁导联 ST 段抬高,以上为 Ⅱ 导联心电图摘录。上图说明 ST 段抬高后,室性心动过速出现,继而发展到室颤,需要直流电复律。尽管用大量的血管扩张药和抗心律失常药控制症状,她仍在 2 周内复律 300 次左右,直到她接受了硝苯地平治疗,发作情况缓解,之后 20 年间规律服药,未再发

高,也建议终身药物干预。对于开始时置入心律转复除颤器联合药物治疗,且已有数年未发作心绞痛且置入设备正常工作的情况下,可以考虑逐渐减少钙离子通道阻滞药和其他冠状动脉舒张药物的使用,在药物不良反应干扰正常治疗方案(如二氢吡啶类药物引起的双下肢水肿)的情况下更应如此。如果药物治疗只能减轻发作频率而不能消除发作,则需要调整用药方案以取得更好的疗效。对于从未发生心律失常的、罪犯血管为单一冠状动脉的、经治疗症状有效缓解的,在症状消失后数年可以考虑逐步减少 CCB 类药物的用量。静脉甲基麦角新碱或冠状动脉应用乙酰胆碱

确定病人在治疗后是否仍有冠状动脉痉挛发作对是否停药、何时停药帮助不大。已停止发作一段时间,停用血管扩张药物后行药物激发试验呈阳性的患者,谨慎起见应恢复用药。对于停止发作一段时间后停用 CCB 类药物的患者,一般建议存有少量的 CCB 类药物和硝酸甘油片,如有任何复发的征象,需立即服用硝酸甘油和 CCB 类药物,并及时就诊。

七、总结

　　CAS 作为冠心病的其中一种类型,可以诱发出任何缺血性心肌病的临床表现。导致冠状动脉血管平

滑肌过度收缩的病理生理过程仍不清楚,该过程可能涉及到多个调节通路。因为他的治疗策略与一般冠心病的治疗策略十分不同,诊断 CAS 对治疗方案的制定尤为重要。发作时的心电图改变对诊断有很大帮助,但是很难实行。至少在美国,对心绞痛样症状、运动负荷试验阴性、冠状动脉造影未发现血管狭窄的患者,术中的药物激发试验仍未被广泛接受。钙离子通道拮抗药是 CAS 的一线用药。CABG、冠状动脉支架置入术等血管重建治疗对变异性心绞痛的疗效并不如典型的心绞痛确切,最好避免使用。但在一般药物治疗无法控制的、CAS 伴有严重冠状动脉狭窄的病人可适当考虑。置入性心律转复除颤器在 CAS 诱发恶性心律失常、CAS 诱发猝死的患者中可考虑。

参 考 文 献

[1] GG Gensini, S DiGiorgi, S Murad-Netto, et al. Arteriographic demonstration of coronary artery spasm and its release after the use of a vasodilator in a case of angina pectoris and in the experimental animal, Angiology,1962,13:550-553.

[2] MA Demany, A Tambe, HA Zimmerman. Coronary arterial spasm, Dis.Chest,1968,53:714-721.

[3] PB Oliva, DE Potts, RG Plus. Coronary arterial spasm in Prinzmetal angina:documentation by coronary arteriography. N Engl J Med,1973,288:745-750.

[4] RN MacAlpin. Coronary arterial spasm:a historical perspective,J.Hist.Allied Sci,1980,35:288-311.

16. 难治性心绞痛的治疗与管理

江门市中心医院　张　斌　李　冬　张高星

一、概述

难治性心绞痛（refractory angina pectoris，RAP），是指在最佳药物治疗及标准冠脉血运重建治疗下仍反复发生的心绞痛。在美国和全世界，RAP 仍是一个重大的健康难题。尽管近来治疗上有不少进展，但 RAP 患者仍未得到足够充分有效的治疗。

随着人口老龄化及冠心病预期寿命的延长，RAP 患者在不断增长。RAP 患者死亡率低，但是对生活质量的影响却是持续，反复和顽固的。在美国约有 640 万冠心病（CAD）患者发生心绞痛症状，而且每年约有 40 万的新发病例。尽管进行了最佳的药物治疗、侵入性治疗如血管成形术和心脏冠状动脉旁路移植术，30 万～90 万名患者仍发生难治性心绞痛，同时每年约有 2.5 万～7.5 万的 RAP 新诊断病例。当难治性心绞痛患者发生胸痛症状时，一些日常活动，如爬楼、走一段远路、家务清扫等都将严重受限甚至无法完成。患者遭受病痛折磨，长期活动受限，预期寿命缩短。在诊断难治性心绞痛前，应反复尝试"优化"的药物治疗及改变生活方式（锻炼及戒烟等）。另外，所有冠心病继发病因，如贫血、难以控制的高血压病等都应被排除。

近来，针对 RAP 患者的非药物治疗方法包括神经刺激（经皮的电神经刺激和脊髓刺激），增强型体外反搏（EECP）治疗，干细胞移植，激光血管再生，基因治疗和新的介入方法，如经皮原位冠状静脉动脉化和经皮冠状动脉旁路移植术。

二、如何优化药物治疗

COURAGE 实验中很好地阐述了最佳的药物治疗方案。最佳的药物治疗包括接受抗血小板治疗：阿司匹林每日剂量为 81～325mg，如果不能耐受阿司匹林则氯吡格雷每天 75mg。另外还应包括长效 β 受体阻滞药，钙通道阻滞药、单硝酸异山梨酯中的一种或几种。如果可以耐受，还可加用血管紧张素转化酶抑制药（ACEI）或血管紧张素受体拮抗药（ARB）。单用他汀类药物，或联合依折麦布，强化降脂治疗，将低密度脂蛋白（LDL）严格的降低至目标水平 60～85

mg/dl。当低密度脂蛋白达标时，应通过锻炼，单用或联合运用烟酸（维生素 B₃）缓释剂或贝特类药物（表 1），将高密度脂蛋白（HDL）提升至高于 40mg/dl 而三酰甘油（TG）低于 150mg/dl。

表 1　COURAGE 实验的药物优化治疗

1. 阿司匹林 81～325mg/d	6. ACEI/ARB
2. 氯吡格雷 75mg/d	7. 单药或联合用药强化降脂治疗使 LDL 达到目标值：60～85mg/dl
3. 长效 β 受体阻滞药	8. HDL＞40mg/dl
4. 二氢吡啶类钙通道阻滞药	9. TG＜150mg/dl
5. 硝酸酯类	8.9 通过运动、单用或联合运用烟酸（维生素 B₃）缓释剂或贝特类药物实现

三、新药

1. 雷诺嗪　是一种哌嗪类抗心绞痛及抗心肌缺血的药物，研究认为它是通过改变细胞内钠的水平，影响依赖钠离子的钙通道阻止钙超载，从而改善心肌缺血。

对那些已经使用极量氨氯地平、阿替洛尔或地尔硫䓬的 CAD 患者，雷诺嗪已被证明可以减少心绞痛的发作并提高运动耐量。与传统药物如硝酸盐和 β 受体阻滞药相比，雷诺嗪不会对血压和心率产生显著的影响，因此特别适用于对这些药物最大剂量仍抵抗耐受的难治性心绞痛患者。曾有担心指出雷诺嗪可延长 QT 间期（2～6ms），在理论上存在引起心律失常的风险。然而，MERLIN TIMI 36 的研究解决了这个问题。对 6560 名既往非 ST 段抬高型心肌梗死的急性冠状动脉综合征（ACS）患者进行研究，结果表明对于终末事件：心血管死亡/心肌梗死（MI）或一年内随访中缺血事件的再发，雷诺嗪并没有显示出显著的疗效；然而令人惊讶的是通过动态心电图记录发现，雷诺嗪对室上速（SVT）和室性心动过速（VT）具有潜在

的益处。雷诺嗪治疗的患者,在室速(室早连续发生
≥8个的室速类别),室上速(SVT)及室性停搏时间>
3s的发作次数均减少。因此,专门设计评估雷诺嗪作
为抗心律失常药物潜在作用的研究是必要的。

雷诺嗪难治性心绞痛登记注册研究(Ranolazine
refractory angina registry,ARAR)的目的是评估其对
RAP患者的安全性、耐受性和有效性。共纳入100名
RAP患者,在1年随访中发现雷诺嗪组患者有43%
CCS分级获得≥2级的改善。最终得出结论,对于
RAP患者雷诺嗪是一种有效的抗心绞痛药物。Ba-
non在系统检索了2013年以来关于雷诺嗪对慢性难
治性心绞痛患者治疗的对照注册试验后,总结分析发
现雷诺嗪可减少RAP患者心绞痛发作频率和硝酸甘
油的使用,而这与患者是否使用传统抗心绞痛药物无
关。Belsey等的Meta分析显示在传统抗心绞痛药物
基础上加用雷诺嗪可显著改善运动耐量及各种临床
结果,改善心绞痛发作。

美国食品和药物管理局(FDA)在2002年已批准
雷诺嗪上市,用于治疗对一般抗心绞痛药物治疗效果
欠佳的慢性心绞痛的治疗,常与氨氯地平,β受体阻滞
药或硝酸盐联用。

2.伊伐布雷定　是一种选择性作用于窦房结,减
慢心率的新药。伊伐布雷定能高选择性地抑制窦房
结基础起搏功能,因此能减慢健康志愿者静息或运动
状态下的心率。它对减轻心绞痛症状及改善潜在缺
血的安全性及有效性已被Borer等所证实。在一项
包括360名慢性稳定型心绞痛患者的双盲、安慰剂对
照试验中发现,每日2次10mg伊伐布雷定治疗,患者
运动试验中出现ST段压低1mm的时间延长12%,
运动耐量增加9.5%。此外,伊伐布雷定还可使心绞
痛事件发生的频率下降77%($P<0.001$)。研究中报
道的最常见副作用是视觉障碍,发生率约14.8%。
Borer等也曾报道对于已最佳药物处理的而仍难控制
的心率而言,伊伐布雷定是减慢心率的最佳选择,另
外对于不能耐受β受体阻滞药的患者,伊伐布雷定具
有减少发生严重心动过缓事件发生的特性。伊伐布
雷定在减慢心率的同时还可改善血管内皮功能,而这
可能与心绞痛的改善相关。

在2008年欧洲心脏病协会上发布的BEAUTI-
FUL的研究表明,伊伐布雷定已进入最佳药物治疗
之列。这项随机、双盲、安慰剂对照、平行对照试验招
募了10917名左心室射血分数＜40%的CAD患者。
患者接受伊伐布雷定起始5mg并逐渐加量至目标剂
量7.5mg每日2次($n=5479$)或按照指南在极量药
物治疗的基础上加用安慰剂($n=5438$)。试验中大

多数病人都接受了β受体阻滞药的治疗(87%)。当
把"心率"视为CAD患者的一个独立的可控危险因素
时,这个结果非常有趣的。虽然全组主要综合终末事
件(心血管死亡/因急性心肌梗死住院治疗/新出现或
恶化的心力衰竭住院治疗)并没有达到统计学差异,
但它对心率≥70/min的患者是有益的。研究显示伊
伐布雷定可减少慢性冠状动脉疾病患者心绞痛发作
次数,减轻症状,提高运动耐量。然而,SIGNIFY研
究就心血管死亡和心肌梗死方面而言,它对活动受限
的心绞痛可能是有害的。因此对于是否及何时使用
该药物治疗心绞痛有待进一步研究和评估。总之,伊
伐布雷定可降低CAD患者急性左心功能不全和运动
诱导的缺血事件。

伊伐布雷定联合美托洛尔对心绞痛的治疗是安
全的,在有效地降低心率的同时,还减少心绞痛发作
和硝酸的使用,并提高稳定心绞痛患者的生活质量。
Tendera等在评估伊伐布雷定对冠心病患者生活质量
的研究发现,12个月的时候并未改善心绞痛耐量评
分,但是伊伐布雷定确实可以改善生活质量,减少心
绞痛的发作频率。

因此,伊伐布雷定对难治性心绞痛预后的影响需
要进一步的研究证实,但它确实可有效减轻心绞痛症
状,减少发作。伊伐布雷定已在欧洲获得批准。

3.尼可地尔　是一种烟酰胺酯类药物,它既有类
硝酸酯扩张血管的功能,也有激活K^+-ATP通道,对
缺血进行预处理从而保护心肌的作用。有研究表明
口服尼可地尔可改善心绞痛患者症状,降低发作次
数,延长运动试验时心电图ST段下降至1mm的时
间并使运动耐量得到提高,用药量与延长的时间呈正
相关,疗效可维持6h左右。

尼可地尔也被证明能够改善静息及运动状态下
的心肌灌注。尼可地尔的预处理及可能的心肌保护
作用已在尼可地尔对心绞痛的影响(IONA)试验中得
到研究。研究发现复合主要终末事件(如死亡,非致
命性心肌梗死和住院治疗)的相对风险降低17%(P
=0.014)。被报道的主要不良反应有头痛、胃肠道不
适。最近,在一组针对中国稳定型心绞痛患者的双
盲、多中心、有效控制、随机的临床试验中,评估了与
长效硝酸酯类对比,尼可地尔的有效性及安全性;232
例稳定型心绞痛患者随机分配至尼可地尔组(5mg,
每日3次;115例)或单硝酸异山梨酯组(ISMN:
20mg,每日2次;117例)治疗2周。尼可地尔能明显
减少心绞痛发作次数及硝酸甘油的用量。在压力测
试中显示两种药物均能增加总运动时间及延迟胸痛
出现的时间。两组之间并没有显著差异,但可以注意

到的是,在同等安全性的情况下尼可地尔缓解心绞痛的趋势更为明显。作者得出的结论:与 ISMN 相比,尼可地尔具有同等或更好的抗心绞痛作用。研究还发现,尼可地尔可正常化肱动脉的内皮依赖性血管舒张功能。研究对冠状动脉心脏疾病(CHD)标准治疗包括阿司匹林、瑞舒伐伐他汀、缬沙坦和比索洛尔与标准硝酸盐疗法基础上加用尼可地尔,观察其的抗缺血和心脏保护疗效。结果表明,尼可地尔组心绞痛的临床评价指标的变化更显著。

然而,尼可地尔目前没有得到 FDA 的认可。

4.别嘌呤醇　是一种黄嘌呤氧化酶(XO)抑制药,能抑制 XO 催化次黄嘌呤和黄嘌呤形成尿酸,多年来用于痛风的治疗。关于别嘌呤醇抗心肌缺血功能的机制有不同的看法。有评论认为别嘌呤醇通过抑制 XO 衍生的活性氧的产生,促进缺氧状态下 ATP 分解代谢从而改善缺血性损伤。其他机制还包括抑制脂质过氧化,抑制热休克因子表达式,钙敏感化,影响细胞的抗氧化状态。最近由 Noman 等进行的以安慰剂为对照的交叉随机试验中,证明了别嘌呤醇在抗心绞痛中的可能作用。他们招募了 65 名通过冠状动脉造影被证实有冠心病的患者,随机分配到安慰剂组或别嘌呤醇组(每日 600mg)交叉前共 6 周。大剂量的别嘌呤醇能显著地延迟慢性稳定型心绞痛患者运动试验中 ST 段压低及心绞痛出现的时间,增加总的运动时间。这提示内源性黄嘌呤氧化酶可能以某种方式作用于运动所诱导的心肌缺血。研究中报道的主要的不良反应是胃肠道不适,过敏反应和皮疹。

Al-Zahrani 在动物实验表明别嘌呤醇除改善冠状动脉血流外还可减弱血管氧化应激,增强内皮细胞功能。

别嘌呤醇并没有被 FDA 批准用于抗心绞痛的治疗。临床指南倡导使用各种不同的药物来优化治疗难治性心绞痛。然而,由于多个药物的相互作用和不良反应,不总是可行的。因此,研究人员一直在努力探索其他非药物治疗方案。

四、非药物治疗

(一)增强型体外反搏治疗(enhanced external counterpulsation therapy,EECP)

反搏的技术现在已经被研究了近半个世纪。难治性心绞痛患者无论是否伴有左心室功能障碍/心力衰竭,EECP 都被认为是一项安全、非常有效、低成本的非侵入性治疗。EECP 治疗的技术包括快速心电图记录、在心脏舒张期对下肢的序贯加压,而后在心脏收缩期的减压。这些行为产生的血流动力学改变

类似于主动脉内球囊反搏术(IABP)。但与 IABP 不同,EECP 治疗还能增加静脉回心血量(图 1)。每天 1h,连续 35d 为 1 个完整的疗程。

EECP 相关的获益包括心绞痛发作次数减少,硝酸酯类药物使用的减少,运动耐量的增加,良好的心理效应及生活质量的提高,运动诱发 ST 段压低出现时间的延迟,改善了心肌的缺血。最近的证据表明,EECP 疗法可通过多种机制改善症状减少长期发病率。多个机制包括改善内皮功能,促进侧支循环形成、增强心室功能,改善耗氧量及类似于运动的锻炼效果。在过去 20 年里许多临床试验显示 EECP 疗法对 RAP 患者来说是安全有效的,临床反应率平均为 70%~80%持续时间长达 5 年。对心力衰竭患者,EECP 不仅仅是安全的,而且也已被证明能够改善生活质量和运动耐量及改善长期的左心室功能。不良反应包括腿或腰部疼痛,皮肤磨损,使用抗凝药又未经调整剂量的患者出现瘀斑,有严重心律失常的患者出现心力衰竭加重。

Soran O 等的研究表明,EECP 可有效减轻 RAP 患者的心绞痛症状,尤其是在年轻患者效果更加显著,而 EECP 的效果并不与胸痛相关。Lawson 的研究也显示 EECP 可改善 RAP 患者症状及降低医疗费用持续时间可超过 1 年。EECP 为 CAD 治疗和管理提供了新的思路,并可以辅助侵入血运重建过程。数据支持作为 RAP 的一线治疗。

EECP 是经 FDA 批准的治疗方法。按照 2002 年 ACC/AHA 治疗指南,EECP 在难治性心绞痛患者中为Ⅱb类治疗推荐。然而,自从 2002 年以来,已累积了大量的临床数据支持 EECP 治疗在专业治疗指南上应定位到Ⅱa类推荐上。这可能会即将到来的 ACC/AHA 指南中得到体现。

(二)神经刺激技术

经皮电神经刺激技术(TENS)可改善难治性心绞痛患者的症状。TENS 本质是让低压电流通过附加在痛觉区域内皮肤的衬垫进行刺激,该技术主要是基于疼痛的闸门控制理论。通过刺激大直径传入纤维而抑制来自脊髓胶状质小直径纤维的传入。关于低频 TENS 作用的另一个机制是活化了内源性阿片受体途径。有趣的是,低频(非高频)的 TENS 效果能被纳洛酮(一种阿片类受体拮抗剂)逆转。其他机制,如增加血液及脑脊液中内啡肽的浓度,也有被提及。来自 Sanderson 的一项包含 14 名 RAP 患者的研究显示症状的显著改善和硝化甘油使用的减少,运动持续时间平均增加了 414~478ms,以及在最大运动量 ST 段压的发生率减少及 90%心率可控。

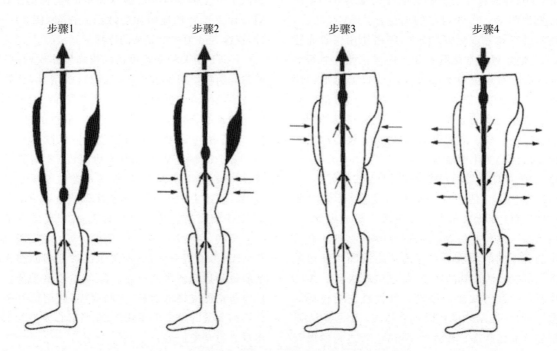

步骤1　步骤2　步骤3　步骤4

图1　三对加压气囊安放在小腿,大腿下部和大腿上部

气囊在舒张期间由远端向近端依次膨胀。下肢血管床舒张压和流量增加,并增加静脉的回流。然后在收缩期的开始将压力释放。充气和放气的时机是根据患者的心电监护器上的R波设定的。压力及充气和放气时间可以通过使用增强体外反搏治疗监视器上的压力波形和心电图来进行设定

曼海姆等为了解 TENS 对步行诱发心绞痛时对全身及冠状动脉血流动力学、心肌代谢的影响,进行了一个长期可控的研究。在步行会诱发心绞痛患者中,经 TENS 治疗后,显示运动耐量增加[(142±23)步/min vs(124±20)步/min 相比,$P < 0.001$],乳酸代谢提高[(2±36)% vs(18±43)%;$P < 0.01$],ST段压低程度减低[(2.3±1.1)vs(2.9±2.6)mm;$P < 0.05$]。TENS 的好处在于,它是一种被动的,非侵入性,无成瘾作用的,没有潜在害不良反应的物理疗法。Hallén 等的研究显示高剂量 TENS 可改善健康受试者的血管舒张功能,而对 RAP 无效,但两者在心肌酶和缺血事件上却无差别。

但是 TENS 目前没有被 FDA 批准用于 RAP 患者的治疗,而近年来关于其对 RAP 的治疗研究也较少,有关电刺激的研究主要集中在脊髓刺激方面。

脊髓刺激(SCS)是另一种神经刺激技术。有人认为 SCS 遏制疼痛的机制是通过刺激脊柱后索,从而抑制疼痛传导系统的脊髓丘脑束,阻断了疼痛的传导。已经有关于 RAP 患者对 SCS 应用的临床试验研究了(表3)。Taylor 等对 7 组随机对照试验做了系统回顾,评估了 270 名 RAP 患者的 SCS 治疗效果,证明了与冠状动脉旁路移植术及经皮激光心肌血运重建术

(PTMLR)相比,SCS 对于 RAP 患者是安全有效的。可能的益处还包括操作简便及设备的可移动性,允许患者在家及在工作的时候进行治疗并重新开始活动和工作。SCS 的主要不良反应是硬膜外血肿和感染,发生率约1%。SCS 可能会通过错误的抑制起搏器功能,干扰起搏器和置入式心脏除颤器的功能,但如果谨慎行使,这种风险可能会降低,如将两种设备调至双极模式下,将刺激频率设置为20Hz,在连续心脏监测下执行 SCS 操作等。

多项研究都发现,脊髓刺激可以有效改善顽固性心绞痛患者的生活质量。EARL 试验对 10 个中心的顽固性心绞痛患者进行了为期 3 年的随访,发现经脊髓刺激治疗后,患者运动耐量明显提高。Lanza 等对21 年来已行脊髓刺激的 1204 例顽固性心绞痛患者进行了回顾性研究同样证实 EARL 的结论,不仅运动耐量提升,而且心绞痛发生频率降低,硝酸酯药物的用量也减少,生活质量亦明显得到改善。同时,脊髓刺激对稳定型原发性微血管心绞痛(MVA)的治疗使患者心功能分级明显改善。

神经调节共识委员会(NACC)和国际神经调节学会(INS)系统回顾和总结分析 1984—2013 年的综述及 2005—2013 年的前瞻性随机对照试验。认为适

当神经刺激是安全的,对慢性疼痛也是有效的。但需要进一步的技术改进和临床证据。

近期研究发现,脊髓刺激亦有改善非缺血性心力衰竭和心律失常发作的作用,而这一领域的研究目前正逐渐成为脊髓刺激的研究热点。尽管其具体机制尚有很多地方不甚清楚,但可以认为,脊髓刺激在某种程度上降低了交感神经系统的化学活性,稳定了内脏神经系统的不平衡状态,进而提高了顽固性心绞痛患者的心肌功能。

2010 年启动的 RASCAL 研究,设计了脊髓刺激与传统治疗顽固性心绞痛的方法、经皮神经刺激等其他神经调节治疗方法对比研究,并进行标准化价—效分析的研究。尽管这项研究没有正式的比较结果,我们看到了 SCS 组初级和二级心血管事件的下降趋势。

综上所述,随着脊髓刺激治疗机制研究的深入,已发现脊髓刺激的显效机制可能与调节自主神经平衡,促进心肌灌注,减轻痛觉等有关。其治疗效果与 CABG 和激光打孔等治疗并没有显著差异,且具有更好的成本效益。脊髓刺激对于顽固性心绞痛患者来说,是一种有效、安全、符合成本效益的治疗手段。被认为是一种良好的顽固性心绞痛补充性治疗方案。但脊髓刺激要广泛的应用于顽固性心绞痛的治疗,尚需要有更多大样本、高质量的 RCT 研究和价—效分析等提供证据支撑。SCS 用于 RAP 患者的治疗并没有获得 FDA 的批准,但按照 ACC/AHA 指南,它是难治性心绞痛治疗的Ⅱb 类推荐。

(三)激光血管再生技术

激光心肌血运重建技术(TMR/TMLR)在过去 20 年中已成为 RAP 治疗一种新颖的侵入性治疗方法。在操作过程中,利用高能二氧化碳激光器可打出 20~40 个透壁的微孔,同时利用短暂手动压缩器压缩使心外膜表面开口处关闭。其作用机理最初认为是通过心内膜通道,将左心室腔内的血液直接灌注至心肌层(复制爬行流通)。然而,这些通道早期关闭后,组织病理学证实心内膜与心外膜之间缺乏真正的交通,表明这个假设是错误的。现在认为激光可能刺激了血管再生和破坏心脏神经纤维,导致患者感受不到胸痛。

尽管发现80%的患者在短期内是有效的,但仍缺乏足够多的后续数据来评估长期的疗效及心绞痛是否再发。虽然研究最初是针对难治性心绞痛患者进行治疗,但今天它更多的是被用于冠状动脉旁路移植术的协同辅助治疗。大部分研究均认为 PMR 能改善心肌血运,减轻患者症状(心绞痛分级降低,生活质量和运动耐量改善),但没有证据显示其降低患者病死率,且早期显著增加患者病死率,没有足够的证据表明其临床获益大于其潜在风险,从改善患者生活质量的角度,是一种可行选择,但并不能从根本上解除心绞痛。近来研究显示激光血运重建联合自体骨髓细胞注射治疗可以减轻顽固性心绞痛心肌缺血及心功能。NICE 指南指出,PMR"不显示功效"和"可能造成无法接受的安全风险",并得出结论该程序不应使用。

TMR 没有获得 FDA 的批准,不过被 ACC/AHA 对其在 RAP 治疗中的推荐为Ⅱa 级。

(四)经皮激光心肌血运重建术

TMR 是经皮利用无创导管技术的激光心肌血运重建技术(PTMLR)。Oesterle 等报道的得益于心肌内通道的潜在心绞痛获益(PACIFIC)试验,是一个多中心、随机试验,比较 221 名 CCS 分级Ⅲ或Ⅳ级的 RAP 患者在药物治疗的基础上行 PTMLR 和仅药物治疗的效果。在 12 个月里,在 PTMLR 试验组,运动耐量显著提高了,心绞痛分级评分及生活质量均有提高。然而,总体死亡率并没有显著差异。Whitlow 等进行了类似的研究,330 名 CCS 分级Ⅱ、Ⅲ、Ⅳ级的 RAP 患者随机分为 PTMLR 加药物治疗组与单用药物治疗组,在经 12 个月治疗后,PTMLR 加药物治疗组心绞痛等级评分、运动耐量、生活质量均有显著的提高。同时,1 年生存率在组别之间并没有差异。来自于 Leon 为首等(DIRECT)试验结果的报道缓和了人们对心肌激光技术最初的热衷,这个随机、安慰剂对照、前瞻性试验招募了 298 名 RAP 患者随机分至 3 个治疗组别:安慰剂假 PTMLR 治疗,低剂量 PTMLR(10~15 个通道),高剂量 PTMLR(20~25 个通道)。组别间的治疗结果是非常相似的,提示这是巨大的"安慰剂效应"。PTMLR,尽管在 20 世纪 90 年代流行一时,因这个大型安慰剂效应,近来热度已消减。

(五)骨髓细胞疗法

骨髓多种干细胞被用来治疗冠心病、心肌梗死、心力衰竭等多种心血管疾病,并取得较好疗效。目前基础和临床研究均显示,干细胞的血管再生作用是明确的,干细胞移植极有可能成为临床冠心病心绞痛治疗的有效方法。研究显示,骨髓 CD133$^+$ 和 CD34$^+$ 干细胞系内皮祖细胞的前体细胞,有释放细胞因子,改善血管内皮,促进血管新生等作用,是目前最有潜力的治疗冠心病心绞痛的干细胞类型。Van 等的研究结果显示与安慰剂组相比,骨髓细胞组心功能 CCS 分级获得显著改善,生活质量得到改善。Rodrigo SF 等的研究目的是评估以 BMC 治疗的效果、经济效应。结果表明,心肌内 BMC 治疗显著降低医疗利用,在

BMC治疗后2年STEMI的发生减少了77%,这意味着BMC对临床事件的潜在益处,但仍需要进一步前瞻性随机对照的研究证实。

干细胞移植在难治性心绞痛的研究尚处起步阶段,但理论上及现有研究表明其在难治性心绞痛中有巨大的发展潜力,今后需要更多中心随机对照研究进一步证实其修复心肌、改善心脏功能、减轻心绞痛的作用,使这项新兴治疗将最终服务于临床,对心血管领域带来突破性进展。

(六)研究中的最新技术

体外冲击波心肌血管重建术(ESMR)——这种技术将低强度的冲击波(SW)(1/10的用于碎石术的强度)传导至心肌缺血组织。冲击波,由特定的发生器产生,再利用冲击波应用装置聚合。整个治疗由标准超声心动描述装置引导。冲击波需与患者R波同步以避免出现心律失常。首先,患者行SPECT检测以确定缺血区域。之后,由超声波装置定位相同的区域,冲击波再聚焦到缺血区域。为获取最佳效果,多次治疗是必要的。

SW疗法已被证明能使细胞膜产生局部应力,使精氨酸和过氧化氢在无酶作用下合成一氧化氮。在猪身上,SW疗法已被证明能上调体外内皮细胞血管内皮生长因子(VEGF)及其受体Flt-1,Flt-1和体内缺血性心肌的VEGF,而VEGF在启动血管发生和(或)血管再生都是必不可少的。Fukumoto等在一项由9名RAP患者使用SW疗法的小型试验中证实SW能改善症状、提高(CCS)功能等级评分和减少硝酸甘油的使用。当运用潘生丁-铊心肌显像来评估时,提示SW改善心肌灌注。SW治疗被报道能减少心绞痛发生的频率和减轻症状的严重程度,改善运动耐量和生活质量。如果有必要,SW治疗可反复多次用来治疗病人。Uwatoku等在动物实验模型中表明,使用SW疗法在抑制急性心肌梗死后左心室重构的同时没有负面影响。这项技术仍在研究中,还需要更多的试验,特别是前瞻性的随机试验,去探究SW疗法对难治性心绞痛住院患者的效果。

SW疗法目前仍未得到FDA的批准用于管理和治疗难治性心绞痛患者。

五、结论

随着冠心病患者死亡率的降低及人口老龄化增长,越来越多的患者将会被诊断为难治性心绞痛。这个问题已经引起了流行病学家的注意,也激发了研究人员和科学家们对新疗法的研究兴趣。根据目前的证据,针对难治性心绞痛患者,雷诺嗪及增强型体外反搏疗法已成为被广泛接受的治疗和管理模式。

运用多种方法综合管理RAP患者将能更好地缓解心绞痛及提高生活质量。研究者及内科医生通过这些新方法的联合运用来帮助难治性心绞痛患者达到治疗目标是非常必要的。

17.治疗心肌梗死的新方法：针对微循环和再灌注损伤

广东省人民医院　谭　宁　贝伟杰

随着工业化程度及生活水平的不断提高，我国急性心肌梗死(acute myocardial infarction，AMI)的发病率也呈现逐年升高的趋势。AMI是临床上常见的急危重症，可显著增加患者的死亡率。目前对于急性ST段抬高型心肌梗死(ST segment elevation myocardial infarction，STEMI)的治疗关键在于早期再灌注治疗，包括直接PCI治疗及溶栓治疗。然而接受快速再灌注治疗，仅可减少40%～50%的心肌梗死面积，仍有相当一部分患者继续遭受心肌损伤，目前研究发现微循环功能障碍及缺血再灌注损伤在其中起重要作用。因此，本文拟对微循环功能障碍及缺血再灌注损伤(ischemia reperfusion injury，IRI)的病理生理学机制及新型治疗方法作一综述。

一、冠状动脉微循环

冠状动脉微循环是指心脏中由微动脉($<300~\mu m$)、毛细血管(平均$8~\mu m$)和微静脉($<500~\mu m$)构成的微循环系统，当冠状动脉微循环系统受到一种或多种不良因素影响出现异常后即发生冠状动脉微循环障碍。对于行再灌注治疗后的急性心肌梗死患者，在开通梗死相关冠状动脉血管后，由于远端血小板聚集及血栓形成、血管痉挛、炎症和水肿等原因，微循环血流量阻抗增加。目前，动物实验及临床研究均已证明，微循环功能障碍普遍存在于AMI的发生发展过程中，30%～40%术后恢复正常冠状动脉血流的AMI患者，至少有一个以上成像角度可证实微循环功能障碍的存在，且它与临床不良终点事件显著相关。在AMI过程中，造影见无复流现象、持续ST段抬高、造影显示异常心肌灌注、对比超声心动图及心脏MRI显示的微血管阻塞等均间接反应微循环功能障碍。微循环障碍与大的心肌梗死面积、低的左心室射血分数及不利的左心室重构等不良预后因素密切相关。

目前有研究发现，微循环功能障碍的发生机制，包括缺血相关性损伤，再灌注相关性损伤，远端栓塞和个体微循环损伤易感性等，同时这些机制之间相互影响。缺血相关性损伤取决于缺血持续时间及缺血

程度，其一般表现为严重的毛细血管损伤及血管内皮功能障碍，毛细血管腔及冠状动脉血管红细胞内皮间隙的阻塞，可明显降低功能障碍血管的血流量。目前关于他汀药物研究发现，常规予以他汀治疗可改善STEMI患者的血管内皮功能，与未服用他汀患者相比，微循环功能障碍发生率显著降低，同时可显著改善术后6个月随访时的心脏功能。此外，术前负荷剂量他汀药物治疗较常规剂量更能减少微循环障碍的发生。

远端栓塞是指粥样斑块及血栓造成微循环远端的机械性梗阻。在STEMI患者中常会发现比较重的冠状动脉内血栓负荷，因此临床上常使用血栓抽吸装置清除血栓。在血栓抽吸及支架释放过程中，不可避免会出现粥样斑块碎片脱落，进而导致微循环远端栓塞。TAPAS研究入组了1071例行直接PCI的STEMI患者，发现手动血栓抽吸治疗可改善再灌注损伤及远期预后。而TOTAL研究随机入组10 732例患者，结果发现使用血栓抽吸术组在主要复合终点事件(心血管死亡、再发心肌梗死、心源性休克或Ⅳ级心力衰竭)非但没有明显获益，反而增加了卒中的发生率。出现上述不同的结果，考虑与使用不同血栓抽吸装置及入组患者数量不同相关。在MASTER研究中，作为一种设计于可网住粥样斑块碎片的可扩展的聚对苯二甲酸乙二醇酯聚合物的金属支架，MGuard Prime支架相比传统的支架可更快恢复心外膜冠状动脉血流和促使ST段的完全回落。因此，目前研究者不断研究新的减少远端栓塞装置，希望达到改善微循环功能障碍的目的，进而改善患者临床远期预后。

微循环功能障碍的另一个重要机制是个体微循环损伤易感性，主要与个体遗传变异、基础疾病状态，如糖尿病、急性高血糖、高胆固醇血症等相关。研究发现，遗传因素可以调节腺苷诱导的血管扩张，其中腺苷2A受体基因1976TC多态性考虑与微循环功能障碍显著相关。AMISTAD研究发现STEMI患者溶栓后静脉注射腺苷较安慰剂组可减少33%的心肌梗死面积。随后的AMISTAD Ⅱ研究将接受溶栓或PCI再灌注治疗的2118例STEMI患者随机分配到

安慰剂组、低剂量、高剂量静脉注射腺苷组。最后发现高剂量腺苷组[70mg/(kg·min)]与安慰剂组相比可减少心肌梗死面积(11% vs 27%),但主要复合终点事件院内充血性心力衰竭发生率、6个月因慢性心力衰竭再入院治疗率及全因死亡率均无统计学差异。冠状动脉内给予腺苷是否可改善微循环功能障碍结论尚不一致,可能与研究样本量小、药物剂量不足或缺乏潜在的重要的辅助治疗,包括糖蛋白Ⅱb/Ⅲa受体抑制药治疗及血栓抽吸术等有关。针对糖尿病或高糖血症的治疗策略中,艾塞那肽作为GLP-1激动药,其通过激活受体介导的存活通路起作用,包括增加葡萄糖摄取及抑制细胞凋亡等,目前认为其对AMI患者具有心肌保护作用。Lonborg等研究发现,对于发作症状至血管再通时间<132min的STEMI患者,介入手术前15min及术后6h注射艾塞那肽组可显著增加90d时的存活心肌。目前关于腺苷及艾塞那肽的心肌保护作用研究仍较少,仍需进一步大规模的研究予以证实。

此外,研究发现,在STEMI的实验模型中,于再通后的冠脉内注入过饱和氧气水溶液(SSO$_2$)可减少微循环损伤,并同时可保留左心室功能。高氧血症的保护机制可能包括对脂质氧化的抑制,抑制后毛细血管微静脉内白细胞的堵塞及增加功能毛细血管密度。AMIHOT研究发现,高氧血液再灌注治疗组较正常血氧组在局部室壁运动、ST段回落、两组14d心肌梗死面积等终点事件无显著改善作用。然而AMIHOT Ⅱ研究随机入组了301例症状发作6h以内的行PCI治疗的前壁STEMI患者,最后发现试验组14d的心肌梗死面积及30d不良心血管事件均有显著性降低。但2014年AHA公布的AVOID研究发现,接受氧气吸入治疗组较空气吸入治疗组患者出现了更高的心肌酶峰,心律失常发生率更高,6个月的心肌梗死面积更大。因此,目前关于高氧吸入或冠状动脉内予以高氧血液灌注治疗仍没有明确其终点改善作用,需要进一步研究。另一方面,NO及其供体可减少心肌氧耗,同时能够预防冠状动脉痉挛及增加侧支血运,理论上来说可改善微循环功能障碍。然而,目前NO供体在改善心肌梗死患者临床终点事件上的获益仍有争议。NOMI研究发现NO吸入剂及安慰剂两组间心导管术后48~72h心肌梗死面积无明显统计学差异。但是吸入NO对左心室功能恢复有改善的趋势,在术后4个月时达到统计学差异。另外,研究还发现首次使用硝酸甘油治疗的患者对比既往使用过硝酸甘油的病人远期心肌梗死面积更小。因此,尽管目前的证据仍不充分,但NOMI研究的结果显示作为新的治疗方法,NO仍值得我们进一步深入研究。

二、缺血再灌注损伤

1960年,Jennings等首次提出了"心肌再灌注损伤"的概念。缺血再灌注损伤(IRI)是指除外缺血自身造成的损伤,由于恢复血流再灌注治疗后发生的心肌细胞功能及组织结构损伤的进一步加重,是再灌前即已出现的心肌细胞坏死和细胞凋亡的进一步发展。关于心肌IRI的研究机制目前认为主要包括氧化应激、炎症反应、细胞内钙超载,细胞的新陈代谢紊乱,线粒体渗透性及功能障碍等。此外,IRI的发生导致心肌梗死面积的进一步扩大,增加了心力衰竭的发生率及不利于患者的远期预后。有研究发现,心肌缺血时间超过3h,再灌注损伤程度可超过缺血相关损伤。因此,心肌梗死后早期快速再灌注治疗及再灌注治疗前后进行预处理有望减少心肌再灌注损伤。

(一)缺血性适应

缺血性适应是指通过冠状动脉内局部或一个及多个肢体短暂的非致命性的缺血及再灌注为其他器官持久的缺血及再灌注损伤提供保护作用。缺血性适应可发生在PCI术前(缺血预适应)或术后(缺血后适应)。目前关于缺血性适应的机制仍未完全明确。研究认为,缺血性适应可使心肌细胞及血管内皮细胞产生许多内分泌物,增加ATP及腺苷的生成,减少氧自由基的生成、减轻局部炎症反应,减少中性粒细胞激活及细胞内和线粒体内钙蓄积、抑制钙超载和线粒体功能障碍,抑制线粒体通透性转换孔(mitochondrial permeability transition pore,mPTP)开放,从而起到挽救心肌,减轻心肌再灌注损伤的作用。

1.缺血预适应 1986年,Murry等首次发现"缺血预处理"的现象。研究发现,反复多次短暂的心肌缺血可降低其后长时间的心肌缺血再灌注损伤。事实上,由于STEMI患者靶血管发生闭塞,因此局部缺血预适应是不存在的。但对于NSTEMI及择期PCI手术而言,局部缺血预适应是一种新的治疗方法。研究发现,在行PCI治疗的心肌梗死患者中完全恢复冠状动脉再灌注前给予每次90s的球囊再扩张2次,2次再扩张中间有3~5min的短暂再灌注治疗,结果发现实验组ST段抬高的程度明显降低,冠状动脉血流速度储备显著改善。远端缺血预适应,一般是通过3个周期间断袖带压迫四肢缺血5min后舒张恢复血供5min实现。研究发现在拟行直接PCI治疗患者转运至医院过程中及开始PCI治疗前,实行远端缺血预适应可以起到挽救心肌的作用。CONDI研究发现与对照组比较,实行远端缺血预适应组STEMI患者30d

心肌存活率有所增加。此外,所有患者经过3.8年的中位随访时间,最后发现试验组远期临床终点也得到显著改善。White等发现在行直接PCI治疗的STEMI患者中,与对照组相比,实行远端缺血预适应可显著减轻心肌水肿及降低心肌梗死面积,术后高敏肌钙蛋白T值也更低。

2.缺血后适应　目前有一些小规模研究通过冠脉内低压力球囊扩张以对梗死相关血管实行缺血后适应,但结果并未能证实其可减少心肌梗死面积。目前正在进行的DANAMI-3研究侧重于探索局部缺血后适应是否可以改善心肌死亡、再次心肌梗死、3年内心力衰竭发生率等临床终点指标,结果值得我们进一步关注。远端缺血后适应一般是指在PCI术后立即以袖带压迫上肢或下肢,连续通过3个周期间断压迫致缺血5min后舒张恢复血供5min实现。Lavi等发现对稳定型或不稳定型心绞痛的患者,通过PCI术后使上肢或下肢缺血来实施远端缺血后适应,最终发现实验组与对照组间术后肌钙蛋白T无显著差异,围术期心肌损伤的发生率同样也没有统计学差异。这种结果考虑原因可能为缺血后适应可能已超过心脏保护的时间窗或是理想的缺血后适应需在行PCI时实行。此外,此研究中其人口统计学资料存在显著性差异也可能影响最终结果。综上所述,作为新的治疗方法,缺血性适应对心肌保护作用及远期临床终点事件作用尚不明确,需要进一步多中心临床研究予以证实。

(二)低温疗法

动物及临床研究发现,温和的、治疗性的低温疗法(<35℃),可减轻心肌再灌注损伤,减少心肌梗死面积,但前提是须充分应用于缺血早期。CHILL-MI研究随机入组120例STEMI患者,低温疗法主要通过在PCI术前至术后1h快速注射600~2000ml冷盐水进行冠状动脉血管内冷却方法实现,最终发现试验组中位心肌梗死面积并没有发生显著性降低,但低温疗法与患者心力衰竭的发生率有一定相关性。进一步研究发现,对于心肌梗死时间<4h的患者,相比对照组试验组心肌梗死面积可发生显著性降低。另一项VELOCITY研究发现,6h内STEMI患者实行超低温疗法并未能显著减少心肌梗死面积。同时,迅速通过腹膜注入冷却乳酸林格液实行低温疗法与不良事件(包括支架内血栓形成)发生率增加明显相关。因此,低温疗法是否减少心肌再灌注损伤,与应用于不同的人群及不同方法达到低温效果等有关,需要更多研究证实。

(三)新型药物治疗

环孢霉素作为免疫抑制药,可抑制T细胞活性,其同样可直接抑制mPTPs通路开放,进而阻断细胞死亡。Piot等开展小样本前瞻性研究发现,行直接PCI治疗的STEMI患者术前快速推注环孢霉素,与对照组相比,试验组6个月时心梗面积有所显著降低,左心室功能有所显著改善。同时,目前CIRCUS、CYCLE、CLOTILDE等研究均计划开展以探讨环孢霉素对于急性心肌梗死患者预后的改善作用,值得我们进一步关注。此外,心肌梗死动物模型发现,TRO40303可抑制mPTP的开放,进而缩小心肌梗死面积。MITOCARE研究通过对需紧急行直接PCI治疗的STEMI患者在球囊扩张前静脉快速注射TRO40303及安慰剂,最终发现两组间的心肌梗死面积、存活心肌或30d时的左心室射血分数均无统计学差异。这主要是由于入组患者心肌梗死的面积相对较小,使在相对短的缺血时间(中位时间180min)及再灌注时间(中位门球时间60min)内来证实TRO40303的益处较为困难。另外,TRO40303并非特异性作用于mPTP上,给药剂量的不足及研究分组中临床基线的不平衡这些因素都可能影响最终的结果。Bendavia是定位于线粒体内膜上的小肽,研究证实其可减少活性氧水平及细胞死亡。EMBRACE STEMI研究主要探讨Bendavia对297例前壁STEMI,且缺血时间<4h患者的心肌保护作用,结果发现两组间4d时减少的心肌梗死体积并无显著差异。尽管新型药物对于心肌再灌注损伤的保护作用结果尚不明确,但由于抑制细胞死亡通路上mPTP的开放,仍值得我们进一步深入研究。

(四)针对早期心脏重构的药物治疗

心房钠尿肽(ANP)可通过抑制肾素-血管紧张素-醛固酮系统激活及内皮素-1,进而减轻心肌再灌注损伤,改善心脏重构。J-WIND研究入选1 216例STEMI病人,分别接受ANP及尼可地尔治疗,最后发现ANP组可减少约15%的心肌梗死面积,可提高12个月时的左心室射血分数,而尼可地尔组在终点事件上则没有显著性影响。此外,邓宇珺等发现,脑利钠肽(BNP)预处理或后处理均能减少在体大鼠心肌缺血再灌注损伤,考虑其机制可能与其增加bcl-2表达、抑制Bax表达,从而上调bcl-2/Bax比值,减少心肌细胞凋亡及降低心肌缺血再灌注损伤时的活性氧水平相关。目前尚无相关临床研究探讨BNP对心肌梗死患者心肌IRI的作用,相信随着基础实验的进一步开展,后续会有相应的临床研究证实BNP的作用。IK-5001(海藻酸钠和葡萄糖酸钙的混合水溶液），是一种新型生物可吸收支架物质，通过注射进入梗死相关的冠状动脉血管，可选择性进入梗死组织并使之交联成水凝胶。Frey等研究发现在第1周STEMI患者冠状动脉内使用IK-5001具有良好的耐受性。PRES-ERVATION 1研究开展旨在比较冠状动脉内使用IK-5001或安慰剂组两组间患者6个月后超声心动图评估的左心室舒张末容积的差异。目前针对早期心脏重构的药物治疗在减少心肌损伤及心肌梗死面积的作用尚不明确，需要更大型临床研究予以证实。

（五）其他新的治疗方法

既往研究发现，p38促分裂原活化蛋白激酶（MAPK）抑制药是一种应激诱导激酶，可减少心肌梗死面积及减轻心梗后重构。SOLSTICE研究发现口服losmapimod的NSTEMI患者组72h炎症指标高敏C反应蛋白浓度更低，而脑钠肽（BNP）及肌钙蛋白值则没有统计学差异。部分患者在心肌梗死后3～5d或12w时行心脏MRI检查，结果发现losmapimod组均有更高的左心室射血分数、更低的左心室收缩末及舒张末压力，结果具有统计学差异。FX06是一种来自人类纤维蛋白具有抗炎作用的天然肽，在早期研究中它可减少心肌梗死面积。F.I.R.E研究通过在STEMI病人行PCI过程中注射FX06或安慰剂，最终发现在总的晚期钆增强区域及肌钙蛋白水平无统计学差异，但5d时FX06组坏死核心区域相比安慰剂组则有所降低。4个月后，两组间瘢痕面积无显著差异。目前新的药物在心肌梗死中的作用尚不明确，临床研究较少，对心肌再灌注损伤的作用还需要进一步探讨。

三、结束语

综上所述，随着再灌注治疗策略得以广泛及时应用，特别是对STEMI病人实施直接PCI治疗，患者的生存率有了显著的改善。微循环功能障碍和缺血再灌注损伤在急性心肌梗死进程中扮演重要角色，其病理生理机制也逐渐被深入认识，相信随着高质量临床试验的开展及新的治疗策略的不断应用，心肌梗死的预后及心脏功能的恢复必将有显著改善。

参 考 文 献

[1] Fordyce C B,Gersh B J,Stone G W,et al.Novel thera-peutics in myocardial infarction：targeting microvascu-lar dysfunction and reperfusion injury. Trends Phar-macol Sci,2015,36(9):605-616.

[2] Niccoli G,Scalone G,Lerman A,et al.Coronary mi-crovascular obstruction in acute myocardial infarction. Eur Heart J,2015.

[3] Bulluck H,Yellon D M,Hausenloy D J.Reducing my-ocardial infarct size：challenges and future opportuni-ties.Heart,2015.

[4] Heusch G.Molecular basis of cardioprotection：signal transduction in ischemic pre-,post-,and remote condi-tioning.Circ Res,2015,116(4):674-699.

18.运用生物机械模型改善冠状动脉分叉病变支架术的预后

南京市第一医院　张俊杰　张俊霞

　　冠状动脉支架的到来无疑开辟了介入心脏病学的新纪元,转变了冠心病患者治疗和管理。尽管进展显著,然而支架已知存在的缺陷,在体复杂的支架血管相互作用值得更全面的审视。在冠状动脉分叉区域斑块大量形成,该类病变约占冠状动脉介入的1/5。分叉处支架术后更易出现支架内再狭窄,支架内血栓和不良临床事件。因此,分叉病变的介入治疗依旧充满挑战,理想的治疗策略尚且难以确定。

　　动脉粥样硬化形成和进展的主要决定因素是局部血流紊乱。特别是低内皮剪切力(ESS)在动脉粥样硬化好发区域触发分子、细胞和血管效应,导致斑块的形成,通过多种机制和相互作用进展为"不稳定"表型。详细定量评估分叉处支架置入后支架诱发的血流改变对于理解这一复杂几何构型至关重要。该信息有利于优化分叉病变支架置入技术、支架设计和减少后续不良结局。

　　分叉病变支架置入的研究可以分类为计算机模拟和体外研究。计算机模拟从简单理想几何模型到来自动物或患者冠状动脉活体影像获得的。计算机模拟可以评估支架置入术前和术后分叉部位的血流动力学,了解局部血流应激对新生内膜和支架血栓的影响。

一、运用计算机模拟优化分叉病变支架置入

(一)原理和一般特征

　　计算机模拟对于支架生物机械效应提供了必不可少的信息,提出了定量评估病变血管段机械应力和血流动力学的框架。对支架的机械模拟可视化研究了不同分叉病变支架置入技术,帮助评估支架效果。最近在硬件和软件方面的进展缩短了几何结构建立、预处理、计算解决和模拟后数据处理的时间,推进了计算机模拟的可应用性和预测精度。精确几何构型的构建,逼真边界条件和材料属性的构建法则是精确计算机研究的要素。然而该领域开创先河的报道采用概念性几何模型,近年来出现了基于杂交临床冠状动脉显像数据的特定患者模型。处理复杂动脉几何构型,使之适合计算机网格的工作量不小。当采用未组建的网格时,结合四面体和六面体的杂交网格技术减少了计算时间。一般而言,未组建的网格使用得更多,因为他们使用起来更容易,但组建后的网格可能加快数字处理,结果更为精确。斑块的表现和组成很大程度上决定了血管壁的机械行为和计算机模拟的结果。斑块的机械属性变异很大,这在斑块模型的组成定律上反应出来。简化模型常用于研究复杂、动态的血管结构现象和相互作用。医学影像上提取或厂家特别声明的支架和球囊的机械属性,也被整合到计算机模型中。

(二)运用计算机支架模拟于支架设计

　　可视化计算机检测在早期特制分叉病变支架系统设计中功不可没。用可视化方式评价支架结构显著减少时间和生产成本。未来新型支架设计的概念验证和原理可行性均在计算机模拟中得以展示。

　　而且,在当前药物洗脱支架时代,精确、主动的理解药物如何在时空中洗脱,多少抗增殖药物能够从置入的支架中洗脱是影响临床结果的基本问题。计算机模拟为冠脉分叉病变不同支架种类和不同支架置入技术的药物洗脱方式提供了主要的信息。当血流在支架小梁周围循环时,血流方向改变,继而获得垂直方向的成分,这会影响动脉各层分子转运。优化的支架钢梁药物投递是血管壁获得治疗性药物浓度的先决条件,同时避免了药物相关不良反应的发生。洗脱复合物的局部药效学和药代学属性与组织停留相关,共同影响药物洗脱支架的有效性。采用比较计算机分析结合可视化支架置入、计算机血流动力学(CFD)和药物释放动力学,发现不同支架置入技术的主支和边支药物投递存在差别。这个方法产生的有用信息,对于评价分支病变治疗、支架钢梁贴壁不良、支架重叠对药物投递效性影响具有有临床意义。

　　尽管计算机模拟很有希望拓展我们对分叉病变支架置入技术的理解,还需要一些逐步发展才能完全释放其在临床应用的潜能。至今,计算机模拟、体外检测、动物实验和患者特定模型均显示特制分叉支架较传统支架没有明显优势。然而,在患者特定模型中

完成模拟分叉支架置入术是可行的,很有吸引力。这些计算机模拟与体外模拟实验中验证的结论一致。这种方法需要介入治疗后活体影像检测进一步证实。自动化和流水线模拟过程结合最近硬件和软件的进展,有望更省时的进行大数据研究。

(三)计算机支架模拟优化球囊对吻扩张

结构模拟对于不同分叉病变支架策略的球囊对吻扩张(KBI)非常有用。以往研究显示 KBI 近端支架椭圆形变形和涂层破坏,改变支架构型,可能导致分支口动脉损伤,高血管壁应力也会导致血管损伤。因此,建议最小化球囊重叠,这能减少 KBI 后椭圆形变形。另外,近端短的非适应性球囊扩张可能纠正局部支架变形。最近有一项 54 例的比较标准最终 KBI 和改良方法支架释放的计算机模拟研究。该研究显示最终 KBI 改良技术减少主支近端支架椭圆形变形,优化分支口。另一个研究比较了分叉病变单纯 KBI 主支和单支架释放两种方法,两者都重建了优化的主支和分支支架空间构型。KBI 使得球囊扩张时动脉壁应力升高,在单支架术式中效果不满意。

计算机结构模拟也用于研究必要时支架术时最终 KBI 的生物机械影响。KBI 前后支架膨胀对血管内膜血流动力和对血管壁会产生应力。KBI 较单纯主支支架置入室壁应力升高 2.5 倍。就分支局部血流方式而言,KBI 是受人欢迎的。基于这些模拟,开发了新的专门针对分叉病变的头端变细球囊,能够减少结构损伤,改善局部 ESS 流型。

另一个研究观察从分支开口近端或远端进入分支时 KBI 的局部血流效应。该研究发现通过远端支架网眼到达分支远端较之从近端网眼到达,产生的低 ESS 区域更少。这项研究提供了临床上采用必要时支架置入策略,随后进行 KBI 时,该如何进入分支的理论基础。

(四)支架内再狭窄和支架血栓的计算机模型

支架置入段血流性质显著影响支架术后临床预后。低 ESS、血流再循环、血流瘀滞导致局部生物活性复合物的聚集。在动物模型中,支架钢梁间的低 ESS 与显著的内膜增生有关。人的支架内低 ESS 区域与金属裸支架内膜增生共存,低 ESS 与药物洗脱支架的内膜增生相关。分叉病变更容易出现支架内再狭窄(ISR),这是复杂几何构型引起血流模式紊乱的结果。支架置入本质上进一步加重不良血流动力学微环境,钢梁大小和形状,直接影响血流参数和支架置入的结局。支架直径增大与 ISR 相关,这可能与诱发动脉损伤,增加支架内慢血流环境有关。值得注意的是,支架膨胀不良因在钢梁和血管壁间制造出小间

隙,增加血流阻力,造成局部的低 ESS,同样导致 ISR。支架重叠也与支架植入后预后不良相关,这种效应可能因为支架重叠段血流动力学状态不佳导致。

除了众所周知的 ESS 对内皮效应外,血管壁内的压力也在血管损伤和重构中发挥了重要作用。支架钢梁在血管壁内产生应力集中、静态应力和扭矩,导致血管损伤、炎症和细胞增殖。生物机械应力协同作用是合乎逻辑的。ESS 与内膜新生呈负相关,壁应力也与内膜新生呈线性关系。观察到的壁应力与 ESS 的比值和内膜新生呈线性关系,提示流体和固相机械力均影响内膜增生。

二、优化分叉病变支架置入的体外研究

(一)原理和一般特征

分叉病变支架植入的体外实验包括在人造分叉模型中置入 1 个或多个支架,观察随后的管腔和支架变形。多年来这类研究广为采用,增进了我们对分叉病变支架置入技术的理解。一些高分辨侵袭性显像手段(e.g.光学相干断层显像,血管内超声)或非侵袭性显像(e.g.电荷偶联照相机,血管内镜和扫描电镜,微计算机断层显像(micro-CT)展示了复杂分叉病变支架置入的真实构造。micro-CT 提供了清晰的、分辨率为 $10\sim20\ \mu m$ 的图像,能够详细的观察支架结构、后扩张引起的支架变形,在一个可控及可重复的环境下评价不同支架置入技术。获取的图像带有容积,可以几何学旋转,截面观察和动画观察。与临床显像形式不同,体外实验细致的评估支架变形,小梁贴壁不良和血管覆盖情况。而且,与 CFD 整合后能够观察血流紊乱,这或许可以解释冠状动脉分叉处再狭窄率及血栓发生率高的原因。

近年来,构建解剖精准的体外分叉模型取得了较大进步。弹性更佳的硅胶模型代替了初期弹性较差的聚甲基丙烯酸甲酯。而且,3D 仿真打印技术使得传统的平面分叉模型逐渐被 3D 解剖结构取代。这些 3D 模型考虑到从近端到远端部位血管的生理性变细,与真正的血管形状相似,因此更能代表真实血管构型。

(二)优化分支、挤压和裙裤支架置入的体外实验

在与特定患者动脉特征性弹性和相容性类似的 3D 硅胶模型中进行左主干分叉病变的血流特征评价,发现在血管壁侧面血流延迟(这在远端扩张后段更显著),在分流区域血流快。Mini-crush 重建侧壁血流方式,但在峰区域缺乏小梁覆盖以及靠近主支开口处过膨胀区域均造成新的紊流。有趣的是,当分叉病变存在通畅的病变分支时,与同时存在闭塞的分支

的情况比较,主支血管的 ISR 程度较严重。这项发现或许能够解释分支血流带来的不良局部血流动力学,从理论上说明分叉病变双支架术不能带来明显的临床获益。

　　经主支支架在分支开口处扩张分支血管,对于分叉区域整体的支架效果至关重要。体外试验表明导丝经过主支支架的位置极大程度上影响分支开口扩张的结局,当前推荐从主支支架的远端网眼通过进入分支。通过近端网眼会导致在嵴前方钢梁贴壁不良,分支开口血管壁区域钢梁减少和分支开口不适当被钢梁覆盖。光学相干断层显像指导再次下导丝进入分支,能显著减少支架钢梁贴壁不良。然而,在挤压支架置入术时,体外试验表明不应该从远端网眼再次通过,因为它会产生分支支架结构的空隙。这些空隙是因为导丝在进入分支支架区域前,从分支支架网眼外,抄近道直接进入。

　　体外试验对优化裙裤支架置入技术提供了重要的信息。裙裤支架置入术对开环设计的支架更适合。对于不能充分扩张的支架网眼,使用大于最大支架直径的球囊扩张,产生"餐巾环"样支架变形(比如在分支口支架膨胀受限)。

(三)优化对吻扩张(KBI)的体外试验

　　体外模型已经成功用于评价分叉区域支架置入后 KBI 的最佳策略。在 3D 左主干分叉模型中,近端优化后长重叠区和最小重叠 KBI 之间存在支架形态的差异。每种支架类型的各有差异,均不相同。另一个体外研究提示挤压支架置入术的 2 步法 KBI(分支高压后扩后同时 KBI)较单次 KBI 显著减少开口残余狭窄。体外分叉模型在评价和预防 KBI 后钢梁贴壁不良方面特别有用。KBI 时,2 个重叠球囊的累积直径会超过主支参考血管直径,引起支架不对称扩张,导致近端主支血管过分牵拉和支架变形。体外研究也发现分支和主支的顺序扩张可能成为 KBI 的替代选择。

(四)体外实验的局限性和挑战

　　体外实验具有真实评估分叉几何构型和支架属性的优势,能够应用于大型研究。然而,有许多弊端需要考虑:①体外血管模型和人冠状动脉的弹性存在差异;②精确的动脉粥样硬化模型难以构建,包括管腔狭窄、斑块负荷和血管壁钙化;③不能代表复杂的冠状动脉分叉 3D 模型;④分叉模型不足以体现心动周期对冠状动脉运动和变形的影响,限制了增加扩张压力对钢梁变形的空间研究。另外,micro-CT 显像的广泛应用具有明显的经费和时间限制。

　　开发更先进、患者特异性的模型能够解决这些局

限性。3D 打印能够生产精确的冠状动脉模型,包括与血管材料属性类似的任意形状的血管分叉。我们希望期望基于真实分叉构型,对支架类型,支架置入技术和结果的研究能够进一步为分叉病变优化策略提供新的视野。

(五)填补模型与组织学的分离:动物研究

　　动物研究为探索支架模型数据与组织学方法检测下真实组织病理的联系提供独一无二的契机。特别是猪动物模型用于研究局部紊乱流和支架置入术后内膜增生。研究发现,局限性支架内内膜增生遵循体外模型中边界层分离的方式(比如靠近分支开口的远端病变形成,在主支侧壁最大程度增生)。组织病理检测发现支架内两个截然不同的细胞区域:①致密平滑肌细胞生长的内环状区域(200～300 μm);②侧壁更显著的外侧新月形区域,富含纤维素,具有新生血管。

　　一项猪冠状动脉研究评估使用 micro-CT 显像评价专门分叉病变支架系统的形态和结构。支架近端的直径和面积比远端支架边缘的各项数值高,与厂家提供的数值差异不大。在大多数情况下,支架长度比厂家提供数值的短。该研究突出 micro-CT 显像用于准确观察分叉区域支架形态和 3D 构型,对支架设计具有重要意义。

(六)分叉病变支架置入的患者特定计算机模型

　　毫无疑问,血液的流体和冠状动脉壁固态机械力很大程度依赖血管几何构型。因此,需要为冠心病介入治疗准确构建患者特异性 3D 几何形态。活体冠状动脉显像特别具有挑战性,对于小直径血管,3D 空间扭曲和心脏运动方面均面临现实挑战。尽管冠状动脉造影是传统冠状动脉显像方法,使用最为广泛,其他方法如血管内超声,光学相干断层,冠状动脉计算机断层造影和磁共振显像也在不断涌现。新型显像形式,特别是光学相干断层显像,提供冠状动脉管腔高分辨率显像,评价斑块表面成分,因而可作为现实 CFD 模型和实验研究的基础。

　　不同侵袭性和非侵袭性方法互为补充,共同提供管腔形状、3D 解剖、斑块大小和成分的额外信息。以往不同方法的组合(杂交显像)能够产生高度准确的冠状动脉 3D 重建,使得 CFD 分析、结构机械模拟和血流结构交互模型更逼真。然而,活体同时构建动脉血管和支架还不明确。当前,仅仅光学相干断层显像能够同时活体提供清晰的血管壁和支架显像,重建真实分叉几何构型的方法还有待发展。

　　对分叉病变的特殊病例,3D 几何重建通过 CT 血管造影更能有效完成。在人体已经验证了源于 CT

的冠状动脉管腔面积与血管内超声比较的准确性。重建冠状动脉需要的图像段和横截面积提取的算法对于确定血管和管腔面积足够准确，为诊断和治疗冠状动脉疾病的患者特定模型提供了基本形态学数据。未来CT血管造影临床研究需要面临的挑战有：①影像质量影像自动分段并可能导致错误；②血管病变表现因斑块构成而强度发生变化，因此影响图像质量；③CT图像缺乏统一的分段阈值；④非连续缺口导致血管不平滑，需要自动或手动纠正缺口。

在源于患者的动脉几何形态中引入机械应力和血流的数字化模拟极大增进了早期实验研究向临床转化。最初的报告显示冠状动脉分叉处支架置入时和置入后的生物机械效应。特别是血管壁拉直和支架重叠对应力场的影响。重叠支架的出现主要影响局部结构和血流动力学参数。

在复杂分叉区域准确重复患者特定冠状动脉解剖是可行的，但当前还需要杂交显像技术结合多种显像形式。就临床前结果向患者特定结果的转化而言，比较支架几何形态和支架置入技术的随机临床研究需要比较随后的支架内再狭窄和支架血栓。这些研究需要包括间断基线和随访评估。基线时，需要结合干预前冠状动脉显像（非侵袭性或侵袭性）和即刻干

预后显像。干预前显像能够用于支架置入模拟，然而干预后显像能够用于CFD和分析支架置入后动脉的结构与终点的关系。随访期间，详细评估支架参数和临床结局将识别引起不良事件的ISR和支架血栓病例。将该数据和分析整合后，能够识别引起临床终点的局部生物机械因素，因此为医生改善临床策略提供平台。尽管这些研究要求资源和人力，考虑到预期的临床获益可能值得投入。

三、结论和未来展望

模型技术是冠状动脉分叉病变干预的技术和器械日臻完善的基本要素。计算机模拟和体外实验能够在导管室完成冠状动脉病变的活体形态学（血管内超声、光学相干断层显像）和功能学（血流储备分数）的评估。这些模型技术也能用于其他血管床，如颈总动脉分叉和主动脉分叉至髂总动脉，两者均是动脉粥样硬化的常见部位。介入心脏医生、生物医学工程师和分子生物学家组成的多学科团队共同努力，有望有效整合快速出现的新型技术，使之用于临床实践。在充满挑战的治疗分叉病变的征途中，模型和模拟技术让生物机械工程的成果突破有可能转化成可定量的患者导向的临床获益。

19. 心肌梗死后 FFR、CFR 和 IMR 的变化

广东省人民医院　夏　爽　杨峻青

在过去的三十年中,冠状动脉疾病的治疗经历了巨大变化,目前公认及时实施的直接经皮冠状动脉介入治疗(PCI)是大多数急性心肌梗死(AMI)的最优的治疗方案。与此同时,多项随机临床试验证实以冠状动脉血流储备分数(fractional flow reserve,FFR)指导的冠状动脉重建决策,带给冠心病患者预后和经济成本的双重获益。Nico Pijis 1993 年提出 FFR,以最大充血状态下冠状动脉远端和主动脉压力之比代表实际可能灌注心肌的血流与假设冠状动脉完全健康时最大灌注血流之比,即"病变"情况下冠状动脉的供血能力还保留了多少。它的测量基于心肌小动脉、微血管被充分扩张的前提,临床中通过静脉或冠状动脉内注射腺苷等血管扩张药物来实现。心肌微循环功能和结构的完整性影响 FFR 的测量。AMI 急性期存在微循环功能障碍,这种微循环障碍在疾病后期会变化,AMI 罪犯血管的 FFR 测值会随之变化。因此,尽管 FFR 用于指导稳定型心绞痛治疗的价值已被公认,但用于 AMI 直接 PCI 却受限制。

一、冠状动脉循环的结构和生理

冠状动脉循环由 3 个组成部分,第一部分是直径超过 500 μm 的心外膜冠脉,作为传导血管,其阻力很小,造成的压力下降可忽略不计,但其对冠状动脉储备能力的贡献不到 10%。第二部分是直径为 100～500 μm 位于心肌内的前微动脉。第三部分是直径<100 μm 的微动脉和毛细血管。后两部分通常合称"微循环",它们持有 90% 的冠状动脉储备,是真正的血流调控者。

生理情况下微循环受自身血流进行调节。静息时心肌可以非常迅速的获取氧,如果耗氧增加心肌内前微动脉感受代谢物质信号,舒张血管、增加心肌血流,近端前微动脉和心外膜动脉进而通过内皮细胞释放一氧化氮扩张血管调节流量。病理情况下,心外膜冠状动脉严重狭窄时,其阻力增加致远端压力下降,前微动脉反应性扩张以维持微循环的血流和压力。正是通过这样的自身调节,一定程度的冠状动脉狭窄时冠状动脉循环的血流仍得意维持。理解这种机制也是介入心脏专家识别有意义的冠状动脉狭窄的基础。

二、急性心肌梗死后微循环障碍及修复

少数直接 PCI 的患者尽管已在冠脉狭窄处放置支架治疗但冠状动脉血流仍未完全恢复,这种现象被命名为"无复流",其机制被广泛研究。心脏磁共振(cardiac magnetic resonance,CMR)研究提供了心肌梗死后心肌和冠状动脉微循环改变的重要信息。急性和长时间的缺血导致细胞内肌浆网水肿及随后的细胞溶解引起心肌损伤,伴随细胞间质水肿、微血管破坏和红细胞外渗。PCI 后虽然血流恢复但增加的血管内压力无疑是雪上加霜,内皮细胞坏死、血管痉挛、间质水肿、炎症反应、心肌出血,以及球囊扩张和支架置入时粥样斑块碎片引起的远端血管栓塞均是急性心肌梗死后微血管损伤的因素,这些急性期的病理特征在 CMR 表现的是微血管阻塞。另一项 CMR 研究进一步鉴别出 AMI 的梗死中心区微血管损伤特点是微血管破坏和红细胞渗出而周围区则是微栓塞导致的微血管阻塞。

心肌梗死后大约 4 周坏死和损伤的心肌纤维化修复梗死区域,过程涉及多种病理生理改变。Orn 等研究了心肌修复的过程,对 46 名急性 ST 抬高型心肌梗死的患者进行了 2d、1 周、2 个月、1 年的 CMR 随访,发现心肌梗死后 1 周存在大量冠状动脉微血管阻塞(coronary microvascular obstruction,MVO)是心肌梗死 1 年后梗死区域大、瘢痕收缩程度小、射血分数低、心肌重构差的独立预测因子。另一项对照研究也证实 AMI 后微血管损伤是心脏不良事件的独立预测因子,虽然 50% 的 AMI 患者 1 周内微血管损伤是可以逆转的,但年龄、冠心病家族史、糖尿病及冠状动脉再灌注延迟等危险因素影响微血管修复,与微血管功能障碍和不可逆转的微血管损伤相关。CMR 提示的心肌梗死后心肌出血几乎代表微血管损伤的严重程度,可以预测微血管不可逆损伤。Kali 等发现梗死再灌注损伤区域持续的铁沉积与巨噬细胞聚集、炎症反应负荷相关,并影响心肌梗死后心肌修复。

三、急性心肌梗死的冠状动脉生理指标

CMR 研究提供了急性心肌梗死后微血管损伤的

证据的同时，冠状动脉介入生理学检测技术也在发展：FFR、冠状动脉血流储备（coronary flow reserve，CFR）和微循环阻力指数（index of microcirculatory resistance，IMR）等。

CFR是最大充血时冠状动脉血流与基础情况下冠状动脉血流的比，它反映氧耗增加时冠状动脉血流相应增加的能力。在健康人群及实验动物，CFR通常大于3，也就是如有需要冠状动脉血流可增加至基础值的3倍以上。胸痛但冠状动脉造影血管未见狭窄的患者，CFR 2.7±0.6。因此目前大多数临床研究把CFR>2作为冠状动脉病变暂不干预的指标。目前临床推注腺苷来扩张冠状动脉达到最大血流量模拟氧耗增加状态，用多普勒法或热稀释法测量CFR。CFR有两个主要的局限，第一，冠状动脉狭窄的患者因血流受限所以测得的异常CFR并不能区别是心外膜还是微循环冠状动脉血流受限，其二，患者基线值如受到心动过速、应激、作用于血管的药物等会影响CFR的值。尽管如此，因为CFR可以评估整个冠状动脉树的功能，其降低仍可作为临床恶性事件的独立预测因子，包括胸痛但无严重冠状动脉狭窄或已行冠状动脉介入的患者。

Fearon等在2003年首次描述IMR，反映峰值血流状态的最小微循环阻力，通过热稀释法计算冠状动脉远端压力乘以冠状动脉充盈平均时间获得，不受心外膜冠状动脉狭窄的影响。IMR值大于25认为异常，代表冠状动脉微循环的损伤，并且与急性心肌梗死、冠状动脉介入治疗、心外膜冠状动脉几乎正常的心绞痛等患者发生临床不良事件相关。

以上每种指标提供冠状动脉循环中对应节段的生理信息，FFR提供心外膜段血管信息，IMR反应冠状动脉微血管状态，CFR告诉我们包括心外膜段和微血管整个冠状动脉树功能的信息，三者联合起来提供了整个冠状动脉循环的详细印象图。如果我们能在AMI冠状动脉重建时迅速获得有价值的指标，预知心肌预后，将有助于治疗方案的制定。

在AMI急性期，IMR指标最容易获得，可作为冠状动脉重建后微血管损伤程度的间接指标，直接反映再灌注后血流恢复的有效性。与稳定型心绞痛患者或与无心外膜血管狭窄但由微血管功能障碍患者相比，心肌梗死患者的IMR显著升高。Fearon等首次证实了IMR的远期预测价值，发现急诊PCI患者IMR与室壁运动分数显著相关，且比冠状动脉造影和心电图更好地评估心肌再灌注，IMR大于40的患者远期死亡率及心力衰竭再住院率显著升高。McGeoch研究发现直接PCI后存在心肌微循环阻塞的

患者IMR明显升高，且与急诊PCI术后的2d和3个月后IMR与左心室射血分数、左心室心肌存活率、心肌梗死后重构负相关，与心肌梗死范围正相关。这一研究结果被不同方法的后续研究所证实。因此建议在AMI治疗的早期采用IMR评估患者风险及预后并指导后续治疗措施。

心肌梗死后IMR水平明显升高，心肌梗死区域CFR显著下降。Claeys的研究发现与非梗死区相比，梗死区CFR在支架置入前后均减低，可能因为微血管功能障碍或堵塞。CFR与心肌梗死后心梗面积和MVO相关。VAN Herck等证实CFR值越低心肌梗死面积越大，CFR值小于2预测心肌梗死后CMR检测发现MVO。Park的研究则发现CFR大于2的AMI患者6个月后心功能恢复更好。

四、急性心肌梗死冠状动脉生理指标的变化

Uren最早发现CFR在AMI溶栓后的动态变化，与非梗死区相比，梗死区CFR在急性期显著下降，梗死后1个月得到明显恢复。Ishihara验证了这一结果，14例急性前壁心肌梗死溶栓治疗的患者，心肌梗死3个月后尽管心肌梗死区域CFR依旧低于非梗死区CFR，但较急性期已经有显著恢复，而毛细血管抵抗与之有着类似的动态变化曲线。紧接着研究者发现直接PCI的心肌梗死患者CFR在术后1h及2周后均明显改善。Bax的一项大样本的前壁心肌梗死后患者的研究也报道心肌梗死区和非梗死区同时存在动态的CFR回升和毛细血管抵抗降低，这不仅提示心肌梗死后微循环功能可以恢复，而且说明CFR恢复依赖于微循环的恢复。射血分数保留的心肌梗死患者同样CFR有着很大程度的改善，心肌梗死24h后CFR改善的程度与心肌存活指数正相关，而心肌梗死6个月后CFR的改善程度也与心肌修复相关。

Cuculi F等对86名行直接PCI的患者进行了梗死相关冠状动脉生理学指标的分析，发现AMI直接PCI后24h和6个月时CFR/IMR逐渐改善，FFR值下降，说明了血管舒张功能的修复及冠状动脉微血管的恢复，狭窄心外膜冠状动脉对血流的限制显现出来。FFR的演变依赖于心脏微循环改变。AMI 24h后存在MVO，CMR检出"解剖"上的微循环障碍，随后随着微循环改善，FFR就会出现动态下降。如果患者微循环能够心肌梗死早期即达到类似正常血管的最大程度的扩张，FFR就不会有动态改变，也就是说微循环功能保留的患者，没有可逆的MVO，FFR才可真实反映冠状动脉的狭窄程度。MVO的严重程度

影响 FFR 的演变,只有非常低 MVO 的心肌梗死患者 6 个月后 FFR 降低不明显。另一方面,MVO 不那么严重的心肌梗死患者冠状动脉微循环有可能得以恢复,MVO 严重的心梗患者心肌梗死的程度越重,几乎无法恢复。因此有作者把 AMI 直接 PCI 后冠状动脉微循环结局分为三类:第一类是冠状动脉微循环无损伤微循环阻力正常,这组患者 FFR 是可靠和有用的诊断工具;第二类是冠状动脉微循环轻度损伤,其功能可以得到恢复,同时心肌损伤面积有望减少、射血分数可能改善,这类患者 CFR 回升伴随 IMR 减低,

FFR 在最初会升高但随着微循环功能的恢复会下降,因此急性期 FFR 的值临床价值有限;第三类是冠状动脉微循环系统严重受损并无法修复,这组微循环中存在广泛 MVO,IMR 持续升高 CFR 持续降低,FFR 比发病前升高且不回落。

伴随对急性心肌梗死治疗后冠状动脉微循环演变的理解,我们更了解哪些因素改变这个过程,利用导管室微循环损伤的即刻检测有望为心肌梗死患者提供更个体化的、更优化的治疗方案。

参 考 文 献

[1]　Betgem RP,de Waard GA,Nijveldt R,et al.Intramyocardial haemorrhage after acute myocardial infarction. Nat Rev Cardiol,2015,12:156-167.

[2]　De Bruyne B,Pijls NH,Kalesan B,et al. Fractional flow reserve-guided PCI versus medical therapy in stable coronary disease. N Engl J Med, 2012, 367: 991-1001.

[3]　Frohlich GM, Meier P, White SK, et al. Myocardial reperfusion injury: looking beyond primary PCI. Eur Heart J,2013,34:1714-1722.

[4]　Robbers LF, Eerenberg ES, Teunissen PF, et al. Magnetic resonance imaging-defined areas of microvascular obstruction after acute myocardial infarction represent microvascular destruction and haemorrhage. Eur Heart J,2013,34:2346-2353.

20.经皮左心室分区术（PARACHUTE 置入术）新进展

厦门市心血管病医院　王　建　王　焱

随着科学技术的进步,近年来心脏病的介入治疗也有了长足的发展。但作为所有心脏病最终结局之一的心力衰竭却始终威胁着人类健康,5 年生存率甚至比某些恶性肿瘤还差。近年来慢性心力衰竭的治疗有了长足的发展,但是患者的预后仍不容乐观。导致心力衰竭的原因众多,最常见的病因之一为急性心肌梗死。据报道每年全球有 1700 万人死于心血管疾病,其中一半以上死于急性心肌梗死,即使患者存活后也容易发展为慢性心力衰竭。最新的国家心血管病报告显示,我国的心肌梗死死亡率明显增加。从 2005 年开始,农村地区急性心梗的死亡率呈现快速上升趋势。据估计,中国急性心肌梗死的发病率为 45/10 万～55/10 万;近二三十年来,引起心力衰竭的主要原因已从风湿性瓣膜性心脏病转为冠心病。急性心肌梗死后由于心肌损伤及随后的瘢痕化,导致心脏扩大及心力衰竭的发生,尤其是前壁心肌梗死合并室壁瘤的患者更容易发生心力衰竭,在临床上心力衰竭可以表现为反复发作的不同程度的呼吸困难、水肿、乏力等,甚至可以导致猝死。慢性心力衰竭不仅影响患者的生活质量,而且造成巨大的家庭和社会的经济负担。

左心室室壁瘤通常在发生急性心梗后,是由于坏死心肌处收缩力下降或丧失,在心腔内压力的作用下向外膨出而形成,是 AMI 后期常见并发症之一,其发生率为 10%～30%。左心室室壁瘤 5 年的存活率为 10%～24%,Bruschke 报道 5 年的死亡率为 64%,与此成为对照的是有心肌梗死而无室壁瘤病人的 5 年存活率为 29%。对于心肌梗死后室壁瘤形成的患者,室壁瘤形成以后最初是梗死区域扩张,整个心室壁张力增高,进而使健康心肌也受累扩张,使心腔扩大,室壁张力进一步增高,从而形成恶性循环,最终导致整个左心室功能衰竭,并引起继发性二尖瓣关闭不全、肺动脉高压和右心功能衰竭,终致全心衰竭,表现为胸闷、呼吸困难、不能平卧、肢体水肿、胸腔积液和腹水,危及生命;有的还会在心腔内形成血栓,并发脑部等重要脏器栓塞而致残甚至致命。近三十年来,抑制神经内分泌系统的药物治疗在慢性心力衰竭似乎已难有突破性的进展。此类患者除了药物治疗之外,部分患者也可以采用外科手术治疗。但是由于需要手术的患者本身病情危重,外科手术创伤较大,对外科手术者的要求也比较高,临床使用受限。

一、外科左心室重建

最早的左心室重建外科手术始于 20 世纪 90 年代中期,巴西外科医生 Randas Batista 对心力衰竭终末期的扩张型心肌病患者(LVEF<20%)进行了左室重建,使患者的左心室容积和是比张力降低。尽管早期的治疗效果较好,而后在美国 59 名准备做心脏移植的患者中进行该术式,结果却不尽如人意:1 年和 3 年的无事件生存率分别为 49% 和 26%,因此,2009 年 AHA/ACC 成人心衰诊断与管理指南中给予了 Class Ⅲ(level of evidence C)的推荐。

首例的室壁瘤切除术于 1958 年由 Cooley 在体循环下完成,包括最大限度切除纤维瘢痕组织和对左心室切口做线形缝合,这一手术方法一直沿用了一个相当长时间。而真正重建左心室形态和保存左心室功能的手术方法则在 20 世纪 80 年代后期 Dor 提出。这一方法包括室壁瘤切除和利用圆形补片重建左心室,使左心室腔的大小和形态更符合生理特性,再加上冠状动脉的再血管化治疗,患者的左心室功能和预后能够得到改善。随后的 RESTORE 研究进一步证实了外科左心室重建的效果:30d、术后 5 年的总体生存率分别为 94%、69%。近期,Hwang HY 等发布了 63 例左心室前壁室壁瘤心内膜重建＋完全再血管化治疗后患者的长期随访结果:手术的死亡率为 7.9%(5/63),术后患者 LVEF 明显增加、左心室舒张末和收缩末容积指数降低并且维持至术后 5 年,术后 5 年左冠移植血管的通畅率为 95.7%(67/70);术后 10 年的总生存率和无不良事件率分别为 59.2% 和 61.2%。

二、经皮左心室重建

近年来,随着介入技术手段的不断发展,出现了数种左心室重建装置:包括 Acorn CorCap,Paracor HeartNet,Myocor Myosplint and Coapsys,BioVentrix

Revivent 及心室分区装置(VPD, Ventricular Partitioning Device,商品名:PARACHUTE)。用于左心室心尖部室壁瘤的患者治疗的,是 2006 年 Nikolic 等开始使用的一套心室分区装置。该装置包括入路系统、输送系统和心室分区系统三部分,通过 14F 和 16F 两种型号的的鞘管和扩张器,将 65～95mm 四种不同大小的伞状封堵器送至置入部位,通过头端的球囊打开 VPD,使 VPD 的金属支架锚定于附着部位,实现室壁瘤和左心室正常心肌的分区。VPD 的表面覆有膨体聚四氟乙烯(expended polytetrafluoroethylene,ePT-FE),装置植入后需抗凝 3 个月待内皮覆盖装置。

目前,PARACHUTE 正在进行的临床研究包括:PARACHUTE Trial cohorts A and B 、PARA-CHUTE US trial、PARACHUTE Ⅲ post-marketing trial 及 PARACHUTE IV trial。2014 年 ACC 会议上,Phil Adamson 教授公布了 Europe Cohort A,US Feasibility,Europe Cohort B 和 ParachuteⅢ研究中的 111 名患者的临床研究结果,手术成功率达 95.5% (106/111),手术时间和放射性时间分别为 86.0 ± 41.4min 和 20.7 ± 25.8min;根据 VARC 定义的手术并发症的发生率为 14.4%(16/111),主要并发症发生率 8/111,次要并发症发生率 9/111);术后 1 年患者的 LVEF 由 28.4 ± 8.0% 增加至 30.4 ± 8.1%($p<0.05$),左心室收缩末、舒张末容积指数分别由 87.6 ± 24.6、120.8 ± 26.2 降低至 73.2 ± 22.7、103.8 ± 25.9 (ml/m^2,$p<0.0001$);54%患者的心功能分级得到改善,32%的得以维持,患者的 6min 步行距离也较术前明显增加($365m \rightarrow 390m$,$p<0.05$);1 年的卒中发生率为 2.9%,全因死亡率为 5.7%。近期,PARA-CHUTE 3 年的临床研究结果也已公布:多中心纳入 39 名 NYHAⅡ～Ⅳ级、LVEF 15～40%、左心室前壁心尖部室壁瘤形成的缺血性心力衰竭患者,其中 34 名接受了左心室分区装置的置入,器械置入成功率达 91.2%(31/34);23 名存活至 3 年的患者中,85%患者的 NYHA 症状分级得到改善或维持,左心室舒张末、收缩末容积指数分别由置入前的 128.4 ± 22.1ml/m^2、94.9 ± 22.3ml/m^2 下降至 115.2 ± 23.1ml/m^2(P =0.0056)、87.3 ± 18.7ml/m^2($P=0.4719$)。12 个月、24 个月和 36 个月的累积心力衰竭住院或死亡率分别为 16.1%、32.3%、38.7%。成功置入该装置的患者 6 个月内无心源性死亡,在 3 年的随访中仅两例患者在成功置入装置后出现心源性死亡。近期公布的一项 16 名 PARACHUTE 置入后患者的侵入性血流动力学研究表明,置入后即刻患者的每搏输出量和输出指数、心排血量和心排血指数均增加 25%左右,左心室舒张末和收缩末容积分别减少 18.0%($P<0.0001$)和 26.3%($P<0.0001$),左心室 EF 由 22.9%增加至 30.6%($+38.4$%,$P<0.0001$)。

目前,在全球已进行 460 例经皮左心室分区术 (2015 年 12 月 29 日数据)。国内也于 2013 年 10 月由北京大学第一医院的霍勇教授成功开展了我国首例经皮左心室重建术,目前国内共完成 70 例。葛均波教授首次报道了心尖部室壁瘤形成伴室间隔穿孔的病例使用 PARACHUTE 对室壁瘤及室间隔穿孔进行封堵。我院也有 1 例在急性心肌梗死后,出现心尖部室壁瘤形成伴室间隔穿孔患者,由于心力衰竭优化药物治疗下无法改善,在 2 个月时评估进行并进行了左心室室壁瘤和室间隔穿孔分区术,术后患者心功能明显改善(NYHA ZZDL4→Ⅱ),随访至今已有半年余,心功能仍较稳定。其余的 13 名患者在近 1 年的随访中,心功能较前明显改善(NYHA 2.83 ± 0.58 vs 1.85 ± 0.45,$P<0.05$);未发现血栓栓塞或其他与器械植入相关事件;所有接受 PARACHUTE 置入的患者无心力衰竭再住院。

外科左心室重建术改善了心肌梗死后室壁瘤形成的患者的心功能和预后,但患者的外科手术风险仍较高。经皮左心室重建术为心尖部室壁瘤的患者提供了一个侵入性更小的治疗方式:根据现有的数据,其安全性似乎优于外科手术,其有效性将来的临床研究中会得到进一步的证实。由于目前置入器械尚局限于室壁瘤的部位及大小形态,并非所有的患者都可以接受到这一治疗。术前较为完善的病史回顾、抗心力衰竭治疗及超声影像学筛选极为重要,评估患者的外科手术风险及生存预期也是必要的。

参 考 文 献

[1] Stewart S,MacIntyre K,Hole DJ,et al. More 'malignant' than cancer? Five-year survival following a first admission for heart failure. Eur J Heart Fail,2001,3(3):315-22.

[2] James S,Barton D,O'Connell E,et al. Life expectancy for community-based patients with heart failure from time of diagnosis. Int J Cardiol,2014,178C:268-274.

第 5 篇

心律失常

1. 妊娠期的心搏骤停
——2015 美国心脏学会科学报告

南方医科大学南方医院 刘伊丽

妊娠期的心搏骤停是最具有挑战性的临床情景之一,虽然对妊娠期妇女复苏的大多数特征与标准的成人复苏相似,但在若干方面有其独特的不同,最明显的不同点是有 2 个病人,母亲和胎儿。为了更好的对妊娠期心搏骤停的预防和治疗,医护者应该对母亲的死亡率有一个全面的了解。母亲的死亡数指妊娠期间和分娩后或终止妊娠后 42 天以内的死亡,死亡的原因和妊娠相关或妊娠使之恶化。从全美住院病人样本的最新资料提示,在住院分娩的病人中,心搏骤停的发生情况为 1:12 000,全球每天有 800 个母亲死亡。根据美国疾病控制和预防中心报告,母亲死亡从 1987 年到 2009 年呈稳定增长的趋势,从 1987 年每100 000个活的出生中有 7.2 个死亡到 2009 年每100 000个活的出生有 17.8 的死亡。然而,母亲死亡率仅是母亲严重事件的少数代表,应考虑相近差错(near-miss)的问题。1 个母亲的相近差错是指在妊娠期,婴儿出生时或终止妊娠 42d 内一个接近死亡的妇女没有死亡,但存活在并发症中。来自荷兰的资料表明,在分娩病房,母亲差错的发生率为 1:141,在严重母亲并发症中全部病例的致命率为 1:53。一旦发生了心搏骤停,缺乏知识和低水平的复苏技术是导致不良结果的主要原因。最新的资料表明,尽管存在这些问题,在母亲心搏骤停后,出院的存活率高达 58.9%,远高于大多数心搏骤停的人群。要进一步对这些事件进行恰当的训练和准备,虽然它们是稀有的。

这份科学报告说明了所有与母亲心搏骤停相关的重要因素,包括母亲生理学,因为其关系到复苏;严重患病妊娠病人的事件前计划;妊娠期的危险分层;不稳定妊娠病人的处理;妊娠期基本的生命支持(BLS);妊娠期高级的心血管生命支持(ACLS);新生儿的考虑;急救医学服务(EMS);母亲心搏骤停的原因;救治点的手术器械;心搏骤停后的即刻处理;法医学的问题和知识的传播、训练和对推荐的教育。

一、妊娠期主要的生理学改变

妊娠期胎儿的发育和母亲的维持需要多个器官的生理调节,恰如救治团队对妊娠期心肺骤停的反应。

心排血量升高 30%～50%使每搏容积增加和母亲的心率增加(15～20/min)。全身血管阻力下降使几种内源性的血管扩张药增加,包括孕酮、雌激素和一氧化氮,导致平均动脉压下降,在妊娠第二期达到最低点。12～14 周孕龄开始,增大的子宫通过压迫主动脉增加后负荷,通过压迫下腔静脉减少心脏回流,导致仰卧位(最适合复苏的位置)低血压。一项磁共振研究,比较左侧卧位和仰卧位母亲血流动力学改变,发现在孕龄 20 周,左侧卧位明显增加射血分数达 8%,每搏容积增加 27%;在 32 周,左侧卧位使射血分数增加 11%,舒张末容积增加 21%,每搏量增加 35%,心排血量增加 24%。妊娠期子宫胎盘血流由 50ml/min 增加到接近 1000ml/min,接受最多达母亲心排血量的 20%。扩张的血管内容积和子宫血管床阻力的下降有利于子宫胎盘的充分血供。总的说来，子宫血管反应性发生变化，特点是减少张力，增强血管扩张和阻止血管收缩。

由于子宫增大和膈肌升高，妊娠期功能性残余腔减少 10%～25%，在血清孕酮水平升高的介导下，出现通气增加（潮气量和每分钟通气量增加），在头 3 个月达到超过基础时的 20%～40%水平，产生轻度呼吸性碱中毒伴代偿性肾排泄重碳酸盐，使动脉二氧化碳分压 28～32 mm Hg（3.7～4.3 kPa），血浆重碳酸盐水平 18～21 mEq/L。由于胎儿和母亲代谢的需求，氧消耗增加，在妊娠第三期前，达到超过基础 20%～30%水平。减少的功能性腔槽和增加氧耗使低通气或呼吸暂停的妊娠妇女很快发生缺氧，妊娠期母亲氧合血红蛋白解离曲线向右移位（P50 从 27mmHg 增加到 30mmHg），需要较高的氧分压才能获得同样的母亲氧饱和度。参照相对缺氧情况的弹力回缩，同样的曲线在胎儿向左移位（P50 为 19mmHg）。在激素的作用下，上呼吸道发生水肿，做喉镜时减少可视区，增加出血危险。

妊娠期的特点是肾小球高滤过。肾血流量增加 40%，以适应排出代谢产物和维持母亲渗透调节的需要。改变的小管功能防止葡萄糖，氨基酸和蛋白质消耗，以满足母亲和胎儿代谢的需要。

在第二和第三妊娠期，孕酮松弛胃食管括约肌，延长肠道通过时间，容易使病人吸入胃内容。

妊娠期药物代谢的改变通过不同的机制。除了肾的生理性改变外，胃肠道的吸收和通过影响生物利用度，蛋白结合的变化也改变药物应用的游离部分。类固醇引起的肝 P450 代谢加速和肾清除增加同样降低循环药物水平。

二、严重患病妊娠病人的事件前计划

（一）事件前计划

（1）教育全体人员有关妊娠期心搏骤停的处理。

（2）做好剖腹产的准备，确定联系细节，以调动全体母亲心搏骤停的应急队伍；保证剖腹产仪器的应用和新生儿的复苏；预先签好剖腹产同意书。

（3）准备处理产科并发症，休克的药物，和产科常用的仪器，包括后叶催产素和前列腺素 F2α。事先计划好有关卫生保健机构代理人的权限。

（4）判定新生儿复苏的状态。判定新生儿的生存能力应与产科医师，新生儿学专家及家庭合作。决定取决于孕龄和新生儿的能力。

（二）妊娠期的危险分层

及时认识到妊娠妇女有潜在的威胁生命的疾病非常重要。临床应用早期警告积分表（略）可准确证明病人是死亡的高危人群。

（三）不稳定妊娠病人的处理

为预防心搏骤停，对不稳定病人的快速反应是必需的。母亲的血流动力指标必须最佳化，要治疗低氧，建立静脉通道。为了减少对主动脉和腔静脉的压迫，病人要置于充分左侧卧位，面罩吸入 100%的氧气，静脉通道要建立在膈肌以上，保证静脉液体不受子宫阻碍，同时要发现和处理诱发因素。

三、心搏骤停的处理

（一）基本生命支持（basic life support，BLS）

BLS 在救治中起到决定性作用，护士常首先发现心搏骤停病人，医院工作的任何人当发现心搏骤停者都应立即开始紧急救治。同时快速启动专业复苏团队，BLS 一直继续，直到在专业团队到达。

BLS 包括将病人放在硬板上进行心脏按压，保持气道通畅，必要时除颤，以及用手法让子宫推向左侧。通常需要 4 人来完成这些任务。

（二）妊娠期的心脏按压

（1）胸部按压的频率至少 100/min，深度至少 5cm，在下一次按压前，允许胸部充分回弹，间歇尽量减少，按压-通气比例为 30：2。

（2）间断要缩小，限于 10s，除非要进行特殊的干预，如气管插管。

（3）病人应取仰卧位进行胸部按压。

（4）没有文献检验在妊娠者应用机械胸部按压，故不主张在此情况应用。

（5）当子宫达脐部或脐以上时，为减少复苏时对主动脉和腔静脉的压迫，应连续手动将子宫向左推移（left uterine displacement，LUD）。

（6）救治者应将 1 只手的跟部放在病人的胸部中央（胸骨的下半部），另一只手的跟部放在第一只手的上面，两只手重叠和平行。

（三）心脏按压时转运病人的问题

在人体模型上模拟心脏按压表明，当运送到手术室时心肺复苏的质量下降。由于紧急剖腹产是挽救母亲和胎儿的最好方法，手术最理想应在抢救地点进行，妊娠病人在院内发生心搏骤停时不需要运送作剖腹产，处理应在心搏骤停地点进行。如心搏骤停发生在院外或抢救地点不能完成剖腹产时仍需运送病人。

（四）妊娠期的除颤问题

（1）对妊娠期病人的除颤方案与非妊娠期病人

相同。

（2）使用双向电击,能量为120～200J,如第一次无效,继续增大输出能量电击。

（3）在电击后立即恢复按压。

（4）在医院里,如果工作人员不具有识别ECG心律技术。或不经常使用除颤器,如在产科病房,可考虑使用自动体外除颤器。

（5）推荐除颤电极放在前侧部,侧位电极应放在乳房下面。

（6）建议使用粘贴性放电电极,可允许持续性的电极安放。

（五）气道和呼吸

（1）在心搏骤停时要经常想到缺氧,和非妊娠者比较,氧气储备低。而代谢需求高,因此需要早期通气支持。

（2）气管插管应由有经验的喉镜专家来完成。开始用6.0～7.0mm的气管插管内径,最好不要超过2次插管,插管失败时最好采用声门上的气道安置。如果气道控制失败,面罩通气又不可能,应紧急行有创的气道插入。应避免延长插管时间以防止脱氧、中断胸部按压、气道创伤和出血。除临床评估外,连续波二氧化碳检测是最可靠的方法确定气管插管的位置、心肺复苏的质量、优化胸部按压和发现回到自然循环状态（return of spontaneous circulation,ROSE）,包括呼气末正压（PETCO$_2$）升高,水平＞10mmHg。

（六）心搏骤停时心律失常的特殊治疗

（1）对顽固室颤和室速（电击抵抗）,胺碘酮300mg快速输注,必要时,重复应用150mg。

（2）针对妊娠期的生理变化,药物剂量不需要改变,虽然妊娠期容量的再分布和药物的清除发生变化,但很少有资料对推荐进行改变。

（3）在心搏骤停的情况下,不要因为关注胎儿的畸形而保留任何药物。

（4）妊娠期的生理改变可影响药物的药理学,但没有科学证据改变现有的推荐,因此在高级心脏生命支持中仍沿用通常的药物和剂量。

（七）高级心血管生命支持（advanced cardiovascular life support,ACLS）

ACLS队伍继续执行BLS任务,并完成高级气道处理,脐上插入静脉通路,给予通常的ACLS药物。在产科和新生儿科到达后开始准备PMCD。当母亲心搏骤停后4min尚未获得ROSC,同时子宫达到或超过脐部要选择PMCD,心搏骤停的原因需要考虑和说明。

四、分娩

本部分书写的前提是病人心搏骤停发生的地点有专门工作人员能分娩婴儿。围死亡期剖腹产（Peri-Mortem Cesarean Delivery　PMCD）是指婴儿的出生是在母亲心搏骤停后,常在复苏当时,出生多是通过剖宫产。复习到2010年所有发表的PMCD病例表明,60例中有19例母亲存活（31.7%）,没有病例表明PMCD影响母亲存活。

在高孕龄妊娠的时候可能通过手动将子宫向左移位的无创手段不能充分减轻对下腔静脉的压迫,以提供有利于成功复苏的血流动力学状态。此时应考虑PMCD,因为可完全减轻对下腔静脉的压迫,也是对母亲心搏骤停的治疗选择。

及时进行PWCD有两方面意义,首先是有利于复苏,当心排血量未有效建立时,清空子宫减少对主动脉和下腔静脉的压迫可明显改善复苏效果;其次,也是最重要的,减少因缺氧造成的永久性神经损害。在母亲不能进行复苏的时候（如存在创伤）,及时分娩是必需的。

一旦证实妊娠妇女心搏骤停,子宫达到或超过脐部,复苏团队的领导应立即启动PMCD;此时,医生准备分娩婴儿,标准的高级心血管生命支持（advanced cardiovascular life support,ACLS）开始,直接的可逆性的心搏骤停原因已经被排除。当妊娠子宫大到足已引起主动脉腔静脉压迫,影响母亲的血流动力改变时,应考虑PMCD,不管胎儿是否存活。

（一）推荐要点

（1）心搏骤停时,若妊娠子宫达到或超过脐部,通过常规复苏措施用手法子宫移位后,未能恢复自然循环（ROSC）,应准备清除子宫,复苏继续。

（2）针对胎儿和母亲,确定最佳的PMCD时间是复杂的,需要考虑一些因素,如心搏骤停的原因,母亲的病情和心脏功能,胎儿的孕龄和资源情况（如手术延迟,等待有资格的人员来完成）。较短的心脏停搏-分娩时间常伴有较好的结果。

（3）对于每个母亲,经过约4min复苏努力,没有达到ROSC时,强烈推荐PMCD。

（4）如果母亲不可能存活（致命的损伤和长久的无脉搏）,应立即开始手术,团队不要等待。

（5）当要进行PMCD时,有以下推荐。

1）当住院病人发生心搏骤停时,不要将病人运送到手术室做PMCD。

2）复苏团队不要等外科器械,仅需要一把手术刀。

3)不要花费时间进行杀菌,采用简短的将杀菌液倾倒或完全取消这个步骤。

4)在整个 PMCD 中,连续进行手动子宫向左移位,直至胎儿娩出,注意不要伤及完成手动子宫移位的救援者。

(6)如果估计子宫困难(如过度肥胖),在这种情况下 PMCD 要在产科医生评估下进行。床边超声可指导决定。

(二)母亲心搏骤停时的经阴道分泌

假如救护人员已将心肺复苏(CPR cardio pulmonary resuscitation)完成的很充分,子宫颈扩张的很充分,婴儿头部在适当的低的位置,可考虑协助经阴道分娩。

五、新生儿的复苏

为了有更充分的准备时间,紧急分娩的情况应尽早告知新生儿复苏团队,包括孕龄、胎儿数量和分娩方式。在多胎时,每一个胎儿应有一个独立的复苏队伍。

紧急剖宫产可能在产科以外的地方,使对新生儿复苏在一个不太熟悉的环境和缺乏最佳仪器的情况下进行。每个医院都要预先准备好新生儿急救车,急救车要有标志,复苏队伍应该知道急救物品存放位置,且易于取到。急救车储备应充分,定期检查。

六、急救医学服务(EMS)的考虑

母亲心搏骤停如发生在院外,其后果较发生在院内差,因此,一种对心跳骤停的急救医学服务非常重要。如有可能,院前的服务者应提供 BLS 和 ACLS,包括 LUD。院前服务者不可能进行 PMCD,但尽快把病人送到能从事 PMCD 的地方非常必要。胎儿的心脏活动可能减慢,但可能在母亲无脉搏后许多分钟后出现,因此,当母亲到达急救室前无生命体征和 CPR 失败的情况下胎儿仍可能存活。

如果有资源,EMS 对母亲心搏骤停的反应应包括适当的急救人员以保证 BLS 和 ACLS 的进行,包括胸部按压,LUD,除颤和保持气道通畅。

如有可能,应将病人直接运送到能从事 PMCD 的地方,运送时间不应超过 10min。

EMS 和接受病人的急救部门应建立有关母亲心搏骤停病人转运和行动计划的密切联系,急救部门在病人到达前应迅速调动急救队伍和特殊设备。

七、心搏骤停的原因

与非妊娠成年人的 ACLS 推荐相似,在处理妊娠心搏骤停时,了解重要的诊断和治疗基础病因和加重的因素是最基本的。在处理流程的早期要考虑心搏骤停的原因,针对心搏骤停原因的特殊治疗可挽救生命。最常见的母亲心搏骤停和死亡的原因如下。

1.麻醉合并症　高位轴索阻断,低血压,气道不畅,误吸,呼吸抑制,局麻药物的毒性反应。

2.意外/创伤　创伤,自杀。

3.出血　凝血系统疾病,子宫弛缓,胎盘剥离,胎盘破裂,胎盘前置,胎盘滞留物,子宫破裂,外科手术,输血反应。

4.心血管原因　心肌梗死,主动脉夹层,心肌病,心律失常,瓣膜病,先天性心脏病。

5.药物　缩宫素,硫酸镁,药物错误,违禁药,阿片,胰岛素,过敏反应。

6.栓塞　羊水栓塞,肺栓塞,脑血管事件,静脉空气栓塞。

7.发热　脓毒血症,感染。

8.一般性　低氧,低容量,酸中毒,低/高血钾,低温,中毒,心脏压塞,张力性气胸,肺栓塞,冠状动脉血栓。

9.高血压　先兆子痫,子痫,HELLP 综合征(溶血,肝酶升高,血小板减少)颅内出血。

八、心搏骤停后即刻的治疗

在心搏骤停后期间得到多学科的继续治疗非常必要,因为成功复苏的病人需要全面评估,监测和治疗各种并发症。例如,当灌注改善后,出血会成为严重的事件,如果病人尚未分娩,主动脉和腔静脉受压会诱发低血压和再次心搏骤停。

如果病人仍在妊娠,病人应处于充分左侧卧位,这个位置不影响监护、气道控制和静脉输液。如果病人不能充分左侧卧位,应继续手动子宫左侧移位。除非要做手术,病人应送到 ICU 单元,继续多学科照顾,要继续考虑心搏骤停的病因和治疗。

(一)抗心律失常治疗

妊娠病人和非妊娠病人一样,如反复发作威胁生命的心律失常应考虑置入心脏除颤器或药物治疗。β受体阻滞药常用于各种心律失常的一线治疗,在妊娠期使用是安全的,多选用美托洛尔。对于长 QT 综合征,β受体阻滞药有效地减少恶性事件,强烈推荐用于妊娠期或产后。对于反复发作原发性室性心动过速和室颤,应考虑胺碘酮。要常规评估心律失常的可逆性原因。甲状腺功能不全、药物不良反应、电解质紊乱、心肌缺血和心力衰竭等要及时纠正。

（二）靶向降低体温治疗

即使复苏成功恢复了循环，脑的损伤仍影响最后的结果。心搏骤停后轻度的低温可带来明显的好处。2002年发表的2个随机临床试验中，对院外室颤恢复循环的昏迷病人，体温降到32℃～34℃（89.6～93.2°F）维持12～24h，获得良好结果。因此建议：妊娠病人，根据个体情况，可考虑应用靶向低温治疗；靶向治疗的方案遵循非妊娠病人的方案；在整个低温治疗过程要对胎儿进行监护。

九、复苏后胎儿的风险

在母亲复苏后应用了大量的药物，应考虑这些药物是否对胎儿有害。除了因循环衰竭的损害外，还有缺乏足够的胎盘灌注和损害母亲与胎儿的氧及营养物质的交换。在此阶段，医生做决定要考虑以下3个原则。

（1）母亲的安好是最重要的，因为母亲的死亡或恢复不好永远不会使未出生的胎儿完好。

（2）12周孕龄时，胚胎发育大多完全，因此，即使是致畸的药物（如华法林、苯妥英钠、皮质类固醇），如事件发生在3个月以后，不可能引起畸形。

（3）在后期妊娠，药物会引起中毒而不是畸形，如ACEI，会引起胎儿肾衰竭和羊水过少。

大多数药物的分子量<1000Da，允许通过胎盘，从母亲到胎儿循环。大分子量的药物除外，如肝素、低分子肝素、胰岛素和其他蛋白质。然而，在孕龄20周以后，所有含IgG的生物制剂都能通过Fc转运蛋白而通过胎盘，我们并不关心通过胎盘本身，因为大多数这些药物的浓度不足以使胎儿受损。需根据个体情况权衡心搏骤停后阶段药物使用的利弊。

十、新生儿的评估

大多数由PWCD挽出的新生儿需要积极的复苏，围生期的抑制和复苏的程度可能不同，PWCD后新生儿的处理应遵循最新的AHA指南。

在母亲心搏骤停抢救未分娩胎儿，且胎儿仍存活的情况下，应用胎心监测仪对胎儿心率持续监测，直到母亲临床恢复。监测的目的是发现胎儿不稳定的征象（心动过速，心动过缓，失去心率的变异性，易变的或后期减速）及母亲子宫的活动能力。由于胎儿对变化的环境很敏感，不稳定的胎儿状态可能是母亲临床情况衰减和失代偿的首发征象，此时需要紧急剖腹产。

十一、结论

母亲心搏骤停是一个复杂的临床情景。妊娠妇女的复苏涉及多个专科和复杂的处理决断。虽然母亲心搏骤停不常见，但频度有所增加；妊娠的高危妇女数量增多，故与之相关联的严重并发症（包括心搏骤停）也增多。写作组承认处理妊娠妇女心搏骤停缺乏科学证据，多数推荐的证据水平为C，说明需要将来的研究。写作班子通过经验、以前发表的直接和间接资料和专家意见达到共识，产生推荐意见。这个科学声明帮助从事医疗保健者对母亲心搏骤停做好准备和提供最好的可能的治疗。

最新发展的院内和院外的BLS和ACLS流程是对母亲心搏骤停反应的支柱。要特别注意手动的LUD，气道通畅和适当的应用PMCD，挽救生命的措施如除颤和药物在妊娠妇女照常进行。

健康保健组织应事先准备好对母亲心搏骤停的反应，在每个学会应组建母亲心搏骤停委员会，每个学会要有特殊的紧急反应计划，母亲心搏骤停委员会要将成人复苏团队与产科、新生儿科、强化治疗单元、麻醉科、急救单元和EMS及联合健康保健队伍联系，包括护理、呼吸系统治疗、社会工作、教会人员和必要时贯彻指南和推荐。模拟训练和回顾病例应成为常规。

参 考 文 献

[1] Farida M.Jeejeebhoy，Carolyn M Zelop，Steve Lipman MD，et al.Cardiac Arrest in Pregnancy. A Scientific Statement From the American Heart Association.Circulation，2015，132：1747-1773.

2. 缺血性心肌病室性心动过速导管消融:证据、技术、结果和展望

广东省人民医院　詹贤章　刘方舟

一、前言

心肌梗死后的单形性室性心动过速(室速)主要起源于瘢痕区中残存的异常电偶联的心肌纤维组织。在缺血性心肌病患者中,这样的致心律失常基质多见于心内膜面,但也可能出现在肌间层或心外膜。进行性的纤维化和心室重构是导致心肌梗死后迟发室速的主要原因。希浦系统相关的自律或折返机制参与的缺血性心肌病相关室速仅占 10% 左右。

持续性单形性室速的发生显著增加了有器质性心脏病患者的死亡率。而 ICD 置入有助于预防心源性猝死的发生,但反复放电的同时也大大降低患者生活质量并诱发创伤后应激综合征影响预后。导管消融技术已被广泛应用于消除缓慢传导区的异常电活动,从而减少室速再发、提高生活质量和最大程度的减少死亡的风险。本文将整理总结缺血性心肌病室速在治疗技术、临床经验及预后方面的进展。

二、心梗后室速消融的适应证和时机

随着治疗经验的积累和机制的明确,导管消融被越来越多且更作为首选治疗方法应用于室速中。2009 年 EHRA/HRS 的室性心律失常导管消融专家共识中导管消融的适应证总结于表 1。两项大型随机试验(VTACH 和 SMASH-VT)近两年的随访提示导管消融可显著减少室速的复发率。但这些研究均不足以阐明死亡率的差异。Bunch 等报道的一项回顾性研究提示,在有 ICD 放电的室速患者中,导管消融的死亡率和心力衰竭再住院率比单纯药物治疗更低。Dinov 等的一项单中心观察性研究认为瘢痕相关室速在首次发现室速 30d 内行导管消融有更好的急性期效果和远期预后。

表 1　器质性心脏病室速导管消融的适应证

推荐导管消融

1. 使用抗心律失常药物无效、不愿/不能耐受抗心律失常药物及可被 ICD 放电终止的 SMVT 患者
2. 无休止 SMVT 或非一过性可逆原因引发的 VT 电风暴患者
3. 可能会导致心功能障碍的频发 PVCs、NSVTs 及 VT 患者
4. 分支折返或束支折返型 VTs
5. 存在可疑的能靶向消融的抗心律失常药物无效的反复发作的持续性多形 VT 和 VF 触发灶的患者

考虑导管消融

1. 在使用一种或多种 I 类或 III 类抗心律失常药物治疗下,仍有一次或多次 SMVT 发作的患者
2. 既往有心肌梗死病史、左心室射血分数 >0.30、预期寿命大于 1 年且不能耐受胺碘酮治疗的反复 SMVT 发作的患者
3. 既往有心梗病史、血流动力学稳定且左室射血分数 >0.35 的患者的 SMVT,即使抗心律失常药物治疗有效

禁忌导管消融

1. 存在活动性的心室血栓(除心外膜标测消融外)
2. 不引起心功能障碍的无症状的 PVCs 和(或)NSVT
3. 有一过性可逆原因引发的 VT,如急性心肌缺血、高钾血症或药物引起的尖端扭转性室速等

ICD:埋藏式复律除颤器;LV:左心室;MI:心肌梗死;NSVT:非持续性室速;PVCs:室性早搏;SMVT:有症状的持续性单形室速;VF:心室颤动;VT:室性心动过速。

三、标测策略和影像融合

三维电解剖标测系统已被广泛常规应用于室速的激动和基质标测,并为心腔内导管提供导航。利用多电极导管的自动采点功能可以高效快速地标测到以低幅、碎裂及延迟电位为特征的异常组织。标测系统同时也支持融合实时心内超声影像、透视及 MRI/CT 影像。利用对比剂增强的 MRI 有助于明确室速的基质及可能包括关键峡部的区域。影像融合可以最小化导管消融对膈神经及冠状动脉的损伤。磁导航技术指导下的介入操作有助于基质确定、导管导航、损伤形成及早期并发症的发现。

四、压力感知导管

射频能量的消融损伤依赖于导管与组织的贴靠程度。在绵羊模型中,压力感知技术有助于心内膜和心外膜心室肌的损伤形成。压力感知技术能增加标测过程中低电压区或异常电位区检出的特异性,但其对室速标测及导管消融的临床净获益仍需进一步的研究验证。

五、基质标测及消融

在血流动力学稳定的室速或可反复诱发的血流动力学不稳定的室速下,其关键峡部可通过激动标测或拖带标测确定。但临床实践中的大部分室速均是血流动力学不稳定的且常为多形性室速。因此往往以窦性或起搏心律下的致心律失常基质为消融靶点,如低电压区内的缓慢传导通路和心室晚电位。近年来陆续提出了许多室速基质改良的新策略,包括心肌传导不良的晚电位或碎裂电位区域消融;环瘢痕消融;室间峡部电隔离消融;瘢痕同质化消融。de Chillou 等在窦性心律下通过起搏标测定位室速关键峡部;Berruezo 等提出了在心外膜标测的基础上可以确定瘢痕区内晚电位组成传导通道的假设,并利用去通道化策略在入口处消融传导通道,从而避免过度消融。

六、室速导管消融的血流动力学支持

使用 Impella Recover 2.5/TandemHeart 经皮左心室辅助装置(pLVADs)或体外膜氧合器的血流动力学支持,可作为具有高风险的左心功能不全或严重冠状动脉疾病的室速患者导管标测与消融时的一种备选的辅助支持。一项小样本的回顾性研究显示,消融期间的 pLVAD 支持是可行的,尽管与无血流动力学支持或主动脉球囊反搏相比,在随访期无室速复发

率没有明显区别,但 pLVAD 可以有更长的室速标测时间和更高的急性成功率。然而,电磁驱动的 Impella 系统可能会干扰三维电解剖标测,尤其是在流出道的标测过程中。而体外膜肺氧合技术则可提供双心室支持且不干扰电标测系统,虽与 plvad 相比不能减轻左心室负荷,但却能提供更好的血流动力学支持(4~6 L/min)。

七、心外膜消融

心内膜消融失败的病例通常是由于室速折返环的关键峡部位于心肌深部或心外膜。尽管消融靶点附近的冠状动脉大血管或膈神经可能会阻碍彻底消融,但心外膜消融技术已成为室速,尤其非缺血性心肌病室速的消融策略中必不可少的一部分。而对于缺血性心肌病,心外膜消融通常只考虑在心内膜消融失败后进行。对于特定患者,最初即行心内膜-外膜联合应用或许是有益的。

八、间隔内基质消融技术

虽然冷盐水灌注和压力感知导管的出现增强了消融损伤的形成,但心肌深部消融损伤的安全性仍是一个难题。已有个案报道和初步研究证实,室间隔两侧对应放置独立消融导管形成射频能量传导双极的方法有一定效果。当常规方法无效时,可尝试无水酒精化学消融来治疗恶性难治性室速。

九、手术终点和预后

各中心报道的心肌梗死后室速导管消融术后所随访的室速复发率相差甚远,但大型临床研究多是集中在 30%~50%。当前指南唯一推荐的消融终点是经程序性刺激未能诱发任何室速,不能诱发任何室速的消融终点预示着更好的临床预后。但使用程序性刺激预测的准确性并不尽如人意,在消融后未能即刻诱发室速的患者中,有 29% 的患者随访可观察到室速再发。探索器质性室速导管消融术的可靠终点对当前临床治疗至关重要。室速导管消融对降低患者死亡率的意义尚无定论。Yokokawa 等开展的一项回顾性研究纳入了来自 7 个中心的 1064 名患者,表明室速不可诱发的消融终点可作为术后存活率的独立预测因子。另一项纳入多中心的 2061 名患者的回顾性研究还提示术后 7d 内室速早期复发的患者死亡率增加至少 2 倍。

十、室速消融的并发症

最常见的并发症与血管通路的建立相关,多数可

自行好转。心脏压塞发生率约1%。Palaniswamy等分析了美国国家住院患者数据库,提示从2002—2011年总并发症发生率为11.2%,其中血管通路源性的占6.9%,心脏源性占4.3%,神经源性占0.5%,院内死亡率为1.6%。然而更多大型临床试验所报道的并发症发生率更低。

十一、展望

综合考虑电解剖标测的瘢痕情况和患者病理生理学特征可能对室速基质标测时有一定帮助。Klein等最近的一项探索性研究汇报了一种心肌梗死后室速消融的新方法,此方法系通过结合^{123}I标记的间碘

苄胍和电压标测来识别存活但失电偶联的心肌组织。消融损伤的透壁性和持久性是患者临床预后的决定性因素。标测病灶范围技术的发展仍对患者的预后起着重要作用。

十二、结论

导管消融能显著降低缺血性心肌病室速患者的中远期随访室速复发率,显著提高有ICD放电史患者的生活质量。尽管导管消融后仍有较高的室速复发率,但消融相关的并发症发生率是可以接受的。而随着导管标测和消融技术的进步,有望能进一步提高缺血性心肌病患者室速导管消融的成功率。

参 考 文 献

[1] Poole JE,Johnson GW,Hellkamp AS,et al.Prognostic importance of defibrillator shocks in patients with heart failure.N Engl J Med,2008,359:1009-1017.

[2] Sood N,Ruwald AC,Solomon S,et al.Association between myocardial substrate,implantable cardioverter defibrillator shocks and mortality in MADIT-CRT. Eur Heart J,2014,35:106-115.

[3] Aliot EM,Stevenson WG,Almendral-Garrote JM,et al.EHRA/HRS expert consensus on catheter ablation of ventricular arrhythmias:developed in a partnership with the European Heart Rhythm Association (EHRA),a Registered Branch of the European Society of Cardiology(ESC),and the Heart Rhythm Society(HRS);in collaboration with the American College of Cardiology(ACC)and the American Heart Association(AHA).Heart Rhythm,2009,6:886-933.

[4] Reddy VY,Reynolds MR,Neuzil P,et al.Prophylactic catheter ablation for the prevention of defibrillator therapy.N Engl J Med,2007,357:2657-2665.

3.心房颤动抗凝治疗的现状

广州市番禺区中心医院　宋明才　李健豪

随着老龄化社会发展,心房颤动(房颤)患病率逐步升高。房颤的危害不仅限于心排血量下降及不规则的心律引起的症状,更重要的是心房内血栓形成并导致的血栓栓塞事件,尤其脑栓塞,是房颤致死致残的主要原因。因此无论选择节律控制还是心室率控制策略,抗凝预防血栓栓塞的发生是房颤治疗过程中不可或缺的部分。

一、抗凝治疗有效减少房颤患者血栓栓塞

Framingham 研究证实房颤是卒中的独立危险因素,非风湿性瓣膜病房颤引起的卒中是对照组5.6倍,风湿性瓣膜病房颤是对照组17.6倍。我国流行病学调查研究则显示,房颤病人脑卒中率是非房颤人群的5.3倍。房颤患者由于心房缺乏有效收缩,血流缓慢导致血栓形成,血栓一旦脱落将引起体循环栓塞。自20世纪80年代起,陆续有多个临床研究,如 AFASAK(房颤阿司匹林和抗凝试验)、SPAF(房颤患者脑卒中预防试验)、BAAT2AF(波士顿地区抗凝试验)、SPINAF(非风湿性房颤患者脑卒中预防试验),提示使用华法林治疗能有效减少血栓栓塞的发生和改善房颤患者预后,奠定了抗凝治疗在房颤治疗中的重要地位。

二、房颤患者血栓栓塞的风险评估

1.非瓣膜病房颤　大部分非瓣膜房颤患者应该接受抗凝治疗,但实际上我国接受抗凝治疗的患者只占一小部分,原因在于对抗凝的必要性认识不足及担心药物导致出血风险。因此,正确评估抗凝的获益和出血风险,权衡利弊,对于合理规范的房颤抗凝治疗有重要意义。非瓣膜心脏病房颤栓塞风险评价,目前被广泛采纳和应用的是 CHA_2DS_2-VASc 评分系统。

2.瓣膜病性房颤　瓣膜病房颤指风湿性二尖瓣狭窄、机械瓣或生物瓣置换术后或二尖瓣修复合并的房颤。瓣膜病性房颤是栓塞的高危因素,具有抗凝治疗适应证。

三、抗凝治疗出血风险评估

使用抗凝药物需同时考虑药物带来的出血风险。在众多评估出血风险的方案中,HAS-BLED 评分简便、能很好的预测房颤患者的出血风险。评分为0～2分者属于出血低风险患者,评分≥3分出血风险较高。

四、非瓣膜病房颤抗凝治疗

华法林是一种双香豆素衍生物,至今已有50年历史,曾是唯一口服抗凝药。它通过抑制维生素K及其2,3-环氧化物(维生素K环氧化物)的相互转化,继而使凝血因子Ⅱ、Ⅶ、Ⅸ、Ⅹ前体部分羧基化或脱羧基化受到影响而发挥抗凝作用。荟萃分析表明,华法林治疗可使房颤患者发生卒中的相对危险度降低64%,年卒中风险降低2.7%,全因死亡率降低26%,而人们所担心的颅内出血发生率仅为每年0.2%。华法林经济又有效,最大不足是治疗窗口窄,剂量个体差异大,受身体状况、合并用药及饮食等因素影响,所以需定期监测。华法林抗凝强度监测指标是 INR,最佳范围是2.0～3.0,此时出血和血栓栓塞的发生率都较低,均衡了两者的风险。使用华法林需关注治疗窗内时间(TTR)指标,TTR 指的是患者口服华法林抗凝治疗期间测得的 INR 处在治疗范围(2.0～3.0)内的天数所占治疗时间的比例,当经过剂量调整后 TTR 仍无法达到58%,患者获益下降。

除 VKA 华法林外,陆续有新型抗凝药物(NOAC)应用于临床。NOAC 特异性阻断凝血链条中某一关键性的环节,作用位点相对单一,出血风险较低。目前应用于临床的新型抗凝药物主要有两类,包括直接凝血酶抑制药(如达比加群)与 Xa 因子抑制药(如利伐沙班、阿哌沙班和依度沙班)。临床应用的达比加群酯是无活性的前体药,在体内水解成具活性的达比加群,与凝血酶结合,阻断凝血酶转化纤维蛋白原为纤维蛋白的功能而发挥抗凝作用。达比加群既可以抑制游离的凝血酶,也可以抑制与纤维蛋白原结合的凝血酶,进而阻止纤维蛋白原裂解为纤维蛋白,阻断凝血级联反应的最后步骤及血栓形成。达比加群可从纤维蛋白原-凝血酶复合物上解离,因而其抗凝作用具有可逆性。RE-LY 研究对比应用两种剂量的达比加群酯的疗效和安全性并与华法林的比较。结果显示达比加群酯(150mg,2/d)治疗组卒中与体循环栓塞发生率低于华法林组,严重出血事件发生率与华法林治疗组相似,颅

内出血减少;达比加群酯(110mg,2/d)治疗组严重出血事件较华法林治疗组减少,而卒中和体循环栓塞事件发生率与华法林治疗组相似。

另一类 NOAC 为 Xa 因子抑制药,对游离型和结合型 Xa 因子均有强效抑制作用,阻断外源性及内源性凝血过程,具有显著的抗凝疗效。ROCKET-AF 研究、ARISTOTLE 研究和 ENGACE AF-TIMI 48 研究分别是利伐沙班、阿哌沙班与依度沙班跟华法林在非瓣膜病房颤患者栓塞预防及安全性的对照研究。结果提示三种 NOAC 在预防非瓣膜病房颤血栓栓塞方面优于或不劣于华法林,而出血风险更低。

NOAC 还具有以下优点:①不需要常规监测抗凝强度;②除特殊情况(肾衰竭、高龄、低体重等),一般治疗人群不需调整剂量;③口服后吸收快,血药浓度较快达到峰值并发挥抗凝作用;④半衰期短,停药后抗凝作用很快消失;⑤不受食物影响。凡是具有抗凝适应证的非瓣膜性房颤患者,除有显著肾功能不全(CrCl<30ml/min)都可使用 NOAC。由于其疗效、安全性和使用方便等特点,可以优先于华法林使用。但由于 NOAC 价格昂贵,基于我国目前经济发展状况,在药物选择上应考虑患者的意愿和经济承受能力。

五、瓣膜病房颤的抗凝治疗

对于瓣膜病性房颤,不应使用抗血小板药物抗栓治疗,均应使用抗凝药物。由于至今所有 NOAC 均无用于瓣膜病房颤的循证医学证据,所以应使用华法林抗凝治疗。对已规范口服抗凝药物的风湿性瓣膜病或人工瓣膜置换术后患者,仍出现复发性栓塞事件,而无高出血风险,可在华法林基础上可加阿司匹林每日 100 mg,保持 INR 2.0~3.0。

六、特殊人群的抗凝治疗

(一)房颤患者冠心脉介入治疗后的抗栓治疗

置入金属裸支架的房颤患者可华法林联合阿司匹林、氯吡格雷进行三联抗栓治疗,随后应用华法林与 1 种抗血小板药物(阿司匹林或氯吡格雷)长期治疗。置入药物洗脱支架后需要更长时间的三联抗栓治疗(西罗莫司、依维莫司和他克莫司洗脱支架应治疗≥3 个月,紫杉醇洗脱支架应治疗至少 6 个月),之后给予华法林加氯吡格雷(每日 75mg)或阿司匹林(每日 75~100mg)治疗至冠状动脉介入术后 1 年,必要时可联用质子泵抑制药或 H₂受体拮抗药。

(二)老年房颤患者的抗凝治疗

高龄是房颤发生血栓栓塞的危险因素,BAFTA 研究显示与阿司匹林抗血小板治疗相比,华法林可降低老

年房颤患者致死或致残卒中、颅内出血或动脉栓塞风险。在缺乏本国循证医学证据的情况下,我国参照欧美国家的指南,建议使用华法林,控制抗凝强度 INR 2~3。但中国人与欧美人群相比,是否有更高的出血风险从而应采用较低的抗凝强度,有待循证医学证据验证。

(三)慢性肾脏疾病(CKD)房颤患者的抗凝治疗

肾脏是所有 NOAC 清除的重要途径,肾功能不良将对药物代谢产生明显影响。CKD 患者需要根据肌酐清除率调整剂量。达比加群酯80%通过肾脏清除,因此不推荐用于 CrCl<30ml/min 患者。三种 Xa 因子抑制剂肾清除率为 27%～50%,不推荐用于 CrCl<15 ml/min 的患者。CrCl15~50ml/ min 需调整剂量,所有 NOAC 不能用于透析患者。

华法林几乎完全通过肝脏代谢清除,肾功能不良患者不必调整剂量;由于 CKD 患者出血风险增加,需要监测 INR。透析患者由于营养不良、频繁使用抗生素及胆固醇代谢异常导致的维生素 K 缺乏可能会出现对华法林的治疗反应波动,需要加强监测。

(四)围术期的抗凝治疗

对于正使用华法林抗凝治疗房颤患者,若非急诊手术而,建议停用华法林直到 INR 下降至 1.5 以下。若需在短时间内进行手术,可口服小剂量维生素 K(也可静脉使用,但需注意过敏反应的可能),使 INR 尽快恢复。对于血栓栓塞高危、不宜停用抗凝治疗人群,可使用肝素或低分子肝素桥接治疗。由于 NOAC 起效快、半衰期较短,停药后作用消除快,服用 NOAC 房颤患者进行轻微出血风险的择期手术,推荐在手术前 24h 停服 NOAC。对有大出血风险的手术,推荐末次服用 NOAC 后至少 48h 方可手术。术后如无活动性出血,可在 48~72h 后恢复抗凝治疗。

(五)妊娠期间抗凝治疗

华法林能通过胎盘并造成流产、胚胎出血和胚胎畸形,在妊娠最初 3 个月华法林相对禁忌。而对于置入人工机械瓣膜的患者,因为普通肝素和低分子肝素的疗效均不确切,华法林是唯一选择,可给予华法林并严密监测 INR。欧洲指南认为,妊娠期间华法林的剂量如果不超过 5mg/d,发生胚胎病的风险很低,可以应用华法林直至孕 36 周。NOAC 缺乏妊娠妇女的临床数据,均不推荐在妊娠期间使用。

七、出血的处理

发生出血情况均应停用口服抗凝药物。华法林引起的出血,可肌内注射维生素 K;口服 NAOC 引起轻微出血,因药物半衰期短,可先停用一次药物,根据情况判断是否继续服用或减量。如发生大出血,对达比加群酯

可采用利尿和透析;此外,达比加群拮抗药 Idarucizumab 已获美国 FDA 批准上市。Xa 因子抑制药类因蛋白结合率高,血液透析无法清除,尚无明确有效的拮抗药,正在研究的重组因子 Xa 可能有效。无论何种药物导致严重出血,都可考虑输注新鲜冰冻血浆、凝血酶原浓缩物或重组凝血因子Ⅶa,同时输注红细胞纠正贫血。

参 考 文 献

[1] Benjamin EJ,Wolf PA,Agostino RB,et al.Impact of atrialfibrillation on the risk of death:the Framingham Heart Study.Circulation,1998,98:946.

[2] 周自强,胡大一,陈捷,等.中国心房颤动现状的流行病学研究.中华内科杂志,2004,43:491.

[3] Hu D,Sun Y.Epidemiology,risk factors for stroke,andmanagement of atrial fibrillation in China.J Am Coll Cardiol,2008,52:865.

[4] Lip GY,NieuwlaatR,Pisters R,et al.Refining clinical risk stratification for predicting stroke and thrombo-embolism in atrial fibrillation using a novel risk factor-based approach:the euro heart survey on atrial fibrillationChest,2010,137(2):263.

4. 纤维化心房心肌病、心房颤动与血栓栓塞

广东省人民医院　薛玉梅　唐立鸿

心房颤（房颤）是临床上最常见的持续性心律失常,其发病率及并发症较高,是心脑血管死亡事件的主要"元凶"。尽管房颤的年发生率相对稳定,但人口老龄化却使其患病率显著增加。得益于对房颤抗凝的重视,卒中事件的发生率目前已有所减少,但与房颤相关的致死率没有因此而降低。房颤与卒中的致病机制并不单纯与左心耳内血流瘀滞、产生血栓并通过全身血液循环进入大脑相关。在不伴有卒中危险因素的房颤患者,其脑卒中风险很难与没有房颤的患者区别开来,而阵发性房颤患者即使在窦性心律或心房起搏时仍有中风事件发生。这些现象的背后不能单用左心房血流瘀滞进行一并解释,提示可能尚有其他机制导致房颤患者栓塞事件的发生。

房颤血栓形成的病理机制可能与内皮功能障碍、左心耳内血流异常流动、血液中致凝物质特点、炎症反应、神经体液因素及心房肌的病理结构等因素相关。其基本病理改变是心房纤维化,即心房肌细胞退化、细胞外基质沉积与降解失衡,代表了心房肌细胞凋亡和坏死的非特异性反应。这一复杂的过程涵盖了许多信号通路。

纤维化心房心肌病(fibrotic atrial cardiomyopathy,FACM)最初由 Kottkamp 等提出,指特异的、原发的双侧心房病理性广泛纤维化并因此形成房性心律失常及血栓栓塞的基质。随着心房纤维化检测技术的提高,这个概念也适用于与房颤和年龄增长相关的疾病所伴随的心房纤维化进展性改变。钆延迟增强的磁共振成像技术(DE-CMR)已经用于对心房纤维化的程度进行定性和定量分析。基于此,心房纤维化这一病理标志已成为预测房颤维持及评估卒中负担的一个极具吸引力的生物标志物。但是心房纤维化是否直接介导房颤和卒中的关系仍未明确。尸体活检、电解剖标测研究和 DE-CMR 均证实,尽管人群中心房"基质"的变异较大,但持续性房颤的患者其心房纤维化程度较阵发性更严重。即使对房颤进行成功消融,也未能控制纤维化的进展过程,表明心房"基质"的异常并不只是心律失常的后果。此外,在开胸手术对心房组织活检发现心房纤维化程度和年龄有一定关联性,但在房颤患者心房活检提示心房纤维化

范围与年龄和合并疾病并没有相关性,提示年龄和纤维化的相关性不如房颤与纤维化的相关性重要。

一、细胞信号通路介导心房纤维化和房颤

在组织水平,心房心肌病既包括心肌细胞退化变性,也包括结缔组织细胞外基质的纤维化改变。病理可见房颤患者的结构重塑主要由心房内间质纤维化和心房扩大造成,出现心肌细胞变性、结缔组织细胞外基质纤维化改变。心脏最丰富的细胞成纤维细胞增生、纤维化和心肌间质内的细胞外基质蛋白沉积通过破坏电传导而导致房颤,并形成各向异性和折返基础,产生异位激动灶和不规则波阵面。组织学上,心房肌细胞表现出肌节缺失和糖原颗粒物沉积,呈不同于细胞缺血的新陈代谢自适应改变。心房纤维化也会使心房的收缩功能下降,出现诸如心肌细胞间信号传导的延迟、L 型钙电流的显著减少、整流钾离子电流增加、动作电位时程缩短、缝隙连接重塑增加等一系列改变。这些在一定程度上增加了房颤发生的易感性,促进房颤自我维持。

钙调神经磷酸酶(calcineurin,CaN)核因子/活化 T 细胞(NFAT)通路参与了心肌细胞肥大和间质纤维化的进程。房颤的患者心房钙调神经磷酸酶活性增加,去磷酸化和易位的转录因子 NFAT3、NFAT4 激活靶基因能诱导退化心肌细胞周围胶原沉积。TGF-β1 是调节纤维化过程的一个关键因素,能提高胶质的合成进而影响重构。高水平的 TGF-β1 表达和广泛的左房纤维化相关,其发挥生物学功能需要胞内多种信号转导途径及分子的协同作用。现已明确的是,TGF-β1 生物学途径主要激活 Smad 通路,刺激胶原蛋白生成,与细胞外基质沉积关系最为密切。而心房纤维化发生的特征性标志是细胞外基质的形成,由 TGF-β1 的下游介质结缔组织生长因子(connective tissue growth factor,CTGF)介导产生。TGF-β1 作用于内皮细胞和平滑肌细胞,刺激 CTGF 表达和分泌,促进细胞外基质的形成。研究表明,血管紧张素 II 作为 TGF-β1 的上游刺激刺激因子,可激活其 mRNA 转录和表达,促进细胞外基质形成,加速心房纤维化发

展进程,是非瓣膜性房颤发生的有效预测指标。而相反,钙调磷酸酶抑制剂如环孢素和他克莫司,可作用于T细胞活化信号传导通路过程中的CaN,抑制NFAT的磷酸化作用,防止其进入细胞核,下调TGF-β1的表达并减少细胞外基质蛋白的沉积。

另外,小窝蛋白-1(Cavelin-1,Cav-1)是蛋白调控的信号分子,可能与心房纤维化进程相关。它能负性调节TGF-β1的表达,Cav-1活性降低将使TGF-β1信号通路增强,增加胶原蛋白的产生。房颤伴心房纤维化的患者可见TGF-β1和Ⅰ、Ⅲ型胶原含量增加,而Cav-1表达下调。在人的心房组织标本中获得性Cav-1表达的增加能减少TGF-β1诱导产生的Ⅰ、Ⅲ型胶原,提示Cav-1可能起到抗纤维化的作用。

二、炎症与心房纤维化、血栓栓塞的联系

炎症反应标志物如C反应蛋白(CRP)、肿瘤坏死因子-α,白细胞介素-2等在房颤患者中表达上升。于是有可能炎症反应不仅与房颤发生、复发和维持相关,还可能促进血栓形成导致缺血事件的发生。在一项超过10余年随访的女性队列研究中,经校正其他临床危险因素后,炎症标志物如CRP、可溶性细胞间黏附分子-1和纤维蛋白原与房颤的发生相关。此外,有研究指出血浆CRP和IL-6的升高幅度可能与心房结构重构有关,表现为左心房增大及左心耳功能受损。

炎症和血栓形成之间的关系可以通过内皮受损、组织因子、血小板活化、纤维蛋白原、血管假性血友病因子、P-选择素等进行介导。炎症标志物也与血管内皮功能障碍和凝血酶介导的血小板聚集相关。初发房颤的早期,P-选择素在血小板表面表达;而持续性房颤潜在的血栓形成机制则与炎症性单核细胞和血小板及组织因子相互作用相关。不过,尽管这种关联性可能存在,目前仍然稀有证据支持炎症性生物标记物对房颤患者血栓栓塞的预测价值。

胰岛素增敏剂噻唑烷二酮是治疗2型糖尿病的药物,它具有多效性抗炎、抗氧化作用,可能具有潜在调节心脏重塑的功能。匹格列酮,过氧化物酶体增生物激活的γ受体激动剂,可以减轻压力负荷诱导的左心房纤维化。在动物模型中,持续灌注血管紧张素Ⅱ诱导的心房纤维化可以通过反复整体高温诱导热休克蛋白(HSP-72)而得到控制。另外在慢性肾脏病相关房颤的肾切除模型中,NADPH氧化酶增加,而强效抗氧化剂干预能预防房颤相关纤维化进展。这表明氧化应激可能与心房纤维化和房颤易感性有关,支

持炎症性纤维化过程是心房纤维化的重要介质。

心外膜局部脂肪增殖可能倾向易感房颤。心外膜脂肪垫可能是异位激动触发灶,它常常与冠脉微循环共享血供,产生大量炎症性细胞因子,这一病理生理过程可能使得肥胖症与房颤存在关联。在绵羊模型,进展性肥胖与纤维性增殖调节因子表达增加相关联并伴随心房电重构和结构重构。合并肥胖的房颤患者消融后,生活方式改变、体重减轻、血压下降、血糖控制良好的患者常常心律更加稳定,也有可能与心外膜脂肪减少有关。肥胖症、糖尿病、心房纤维化和房颤可能包含了氧化应激机制,但是从理论到实践的推动还需要更多研究。

尽管房颤与炎症肯定存在关联,但房颤持续与炎症标志物的相关性很弱。多数炎症因子并不会随着阵发性房颤转变成持续性房颤时而表达增加,肿瘤坏死因子α(TNFα)是一个例外,随着房颤持续时间延长,TNFα逐渐表达增加。房颤患者的炎症反应是局部的还是全身性的,目前仍不清楚。还有一个很关键但悬而未决的问题是,房颤患者炎症标志物表达增加是受心律失常本身调节还是与基础心血管疾病有关。

三、基因的预测价值及纤维化表现型的评估

全基因组关联研究表明,房颤易感性变异对心房纤维化起调节作用。在所有候选基因中,PITX2证实了房颤和心房纤维化的高度一致性。PITX2基因敲除的动物模型中更倾向于表现出房性心律失常,胶原前体基因的表达明显增加,免疫组化染色提示心房纤维化增加。不仅如此,ZFHX3和Cav-1的表达也和房颤易感性相关,有可能通过TGF-β1介导的通路引起心房纤维化。微小核糖核酸、蛋白激酶等调节蛋白质编码基因的因子可能参与调解个体房颤易感性。比如,选择性使心肌细胞MAPK-4失活可增加与心房重构和致心律失常作用相关的TGF-β1表达。在通过房室同步起搏诱导的犬心房心肌病模型,omega-3多不饱和脂肪酸可以改变纤维化和心肌肥厚相关基因表达,预防房颤诱发,减少心房纤维化。有关分子信号通路如何影响细胞功能,包括调节炎症与血栓形成的过程,其内在联系有待进一步明确。

四、心房纤维化的诊断、定位和定量分析

心房纤维化导致心房变形,通过心脏超声技术可以诊断。三维散斑跟踪技术可以用于预测导管消融后房颤复发。校准的超声背向散射减少往往提示房

颤复发可能性大。心脏超声技术只能对心房纤维化面积进行半定量评估,而且没有通过外科或尸体组织检查证实。与纤维化心房心肌病相关的亚临床功能和血流动力学异常往往与纵向应变功能异常有关,即使左心室射血分数正常的患者也是如此,这项指标是一个反应心肌纤维纵向收缩功能的超声测量指标。左心房容积指数、左心房收缩功能和心房应变率都是与脑卒中独立相关的指标,进一步证明左心房收缩、通道及贮器功能受损与心房血流淤滞和血栓栓塞相关。

CMR 技术能对心房纤维化进行定性和定位,该特点有助于对房颤患者卒中负担和预后进行评估,使得纤维化的病理特征成为一种新兴标志。经 CMR 检测的左心房纤维化组织特征和尸检及外科病理活检的结果基本吻合。其原理主要是钆对比剂分布于纤维化的心肌组织中时缩短了弛豫时间 T1,纤维化的心肌与正常心肌相比钆清除时间延长,使成像时纤维化区域钆浓度升高,T1 缩短,在 CMR 图像中显示为高信号。由于延迟增强 CMR 的技术要求较高,需要高质量的三维重建对图像进行处理,因此它的使用遇到了极大的挑战。近年来得益于三维重建的发展,目前延迟增强 CMR 技术应用于评估心房纤维化也在逐渐推广。临床上,CMR 技术检测心房纤维化程度应使用更准确和可重复性高的标准,这样能增加 CMR 在房颤患者中预测栓塞事件风险的准确性。有学者认为,血栓栓塞的风险与左心耳在 CT 或 CMR 中的形态相关。在校正了 CHADS$_2$ 的危险因素后,左心耳呈"鸡翅状"的房颤患者卒中或短暂性脑缺血发作的风险较低。但是目前国内外关于左心耳的形态与心房纤维化程度的相关研究证据并不充分。

五、房颤患者心房纤维化与卒中风险

房颤患者卒中绝对风险有很大个体差异,主要与一系列生物学因素及与促进房颤患者血栓形成基质相关的并存疾病有关。既往研究支持应用 CHADS$_2$ 和 CHA$_2$DS$_2$-VASc 评分方案对房颤患者的卒中风险进行评估。针对不同的评分,临床医师可给患者制定出最经济安全的抗凝治疗方案。但值得重视的是,有研究指出,CHADS$_2$ 评分为 0 分的患者可能并不完全是栓塞风险低危的患者,抗凝方案仅依靠评分来制定显然不能避免或减少所有卒中事件的发生。尽管加入了女性、外周血管疾病等预测因素,CHA$_2$DS$_2$-VASc 评分系统用于卒中事件的预测并不准确。此外,即使观察一系列生物学标志物,如肌钙蛋白、C 反应蛋白和脑钠肽(brain natriuretic peptide,BNP)等,

再结合房颤卒中风险评分系统,也并不能解释所有卒中事件的发生。既往研究表明,BNP 上升的水平与房颤卒中负担相关,且能预测房颤导管消融的复发。尽管 BNP 的合成和分泌与心肌细胞的坏死和纤维化关系仍未明确,但临床可见持续性房颤的患者其 BNP 水平往往升高。遗憾的是,目前关于血清 BNP 水平在心房纤维化与血栓栓塞的病理生理机制仍然未明,尚需要更多的临床证据。当结合其他卒中高危因素后,CMR 提示心房纤维化改变及食管超声心动图发现的左心耳形态与脑卒中发生相关。血清 TGF-β1 的水平、抗毒蕈碱抗体和 CMR 下 I 型前胶原沉积的心房纤维化程度,这些定量指标给卒中风险的预测提供了重要的参考意义。

置入式循环心电记录仪可用于记录快速型房性心律失常事件的发生。在对卒中发生机制的解释中,除心源性栓塞原因外,心房纤维化也是一个重要因素。无论患者处于房颤律或已经恢复窦性心律,栓塞的风险依然存在。有研究表明,即使经导管消融成功根治房颤的患者依然出现脑卒中事件。目前已有的卒中风险评分系统不能预测这部分患者的栓塞风险,提示可能存在除心律外的其他因素引起左心房或左心耳的血栓发生迁移。因此,不管患者目前心律如何,既往的心电图或心内记录结果均应该作为评估患者栓塞风险并制定抗凝方案的依据。

六、回顾和展望

心房纤维化、房颤与血栓栓塞三者密切相关。如果房颤律或房扑律是引起脑卒中事件的直接原因,那么应该首先维持窦性心律,并进行积极的栓塞事件预防。但是,这个观点并没有得到如 RACE 和 AF-FIRM 等随机临床试验结果的支持。众所周知,抗心律失常药物具有潜在的副作用,而导管消融本身也存在固有的风险。且目前支持房颤患者在恢复窦律后具有足够的优势减少抗凝强度的证据也不足。因此对房颤的管理应该主要集中在控制心室率、评估血栓栓塞的风险及选择最适合的药物进行节律控制这三方面着手,从整体上预防血栓栓塞事件的发生。

目前对房颤卒中的预防,除了传统的抗凝治疗外,针对房颤异常的心房"基质"加予干预似乎也能奏效。但目前关于这方面的证据尚需更多的研究加以证实。血管紧张素受体拮抗药在预防房颤发生方面十分有限,仅在心脏术后早期有一定作用。因此,针对纤维化的信号转导通路研究应该成为今后房颤卒中预防的重点,力求在心肌细胞衰老、心房心肌病演变前找到相应的靶点进行干预,以延缓这一进程的发

生。毫无疑问的是,炎症和氧化应激参与了一系列级联反应导致心内组织永久性损伤。新的非离子型药物可以通过抑制心房纤维化、抑制细胞的肥大、调节炎症和氧化环境而影响心房结构重塑进程。而且,它们还有一定的肺静脉隔离作用,有助于减少射频能量、减轻术后炎症和心房纤维化。

预防房颤栓塞事件的发生需要临床医师对早期心律失常事件进行识别,从上游位点预防心房心肌病的进展,以及提高评估房颤栓塞风险和出血风险等评分系统的准确性。基因和分子水平上对心房纤维化进行干预可能成为今后预防血栓栓塞的新靶点。

参 考 文 献

[1] Kottkamp H.Fibrotic atrial cardiomyopathy:a specific disease/syndrome supplying substrates for atrial fibrillation,atrial tachycardia,sinus node disease,AV node disease,and thromboembolic complications. J Cardiovasc Electrophysiol,2012,23(7):797-799.

[2] Hirsh BJ,Copeland-Halperin RS,Halperin JL.Fibrotic atrial cardiomyopathy,atrial fibrillation,and thromboembolism:mechanistic links and clinical inferences. J Am Coll Cardiol,2015,65(20):2239-2251.

[3] Kottkamp, H. Atrial fibrillation substrate:the " unknown species"-from lone atrial fibrillation to fibrotic atrial cardiomyopathy. Heart Rhythm,2012,9(4):481-482.

[4] Yi SL,Liu XJ,Zhong JQ,et al.Role of caveolin-1 in atrial fibrillation as an anti-fibrotic signaling molecule in human atrial fibroblasts. PLoS One,2014.9(1):e85144.

5. 临床实践中该如何应用左心耳封堵

广东省人民医院　方咸宏　刘方舟

心房颤动（AF）是一种临床常见的心律失常，其主要危害是血栓栓塞，特别是缺血性中风；AF 患者卒中风险约为每年 5%。口服抗凝药华法林和新型口服抗凝药（NOACs）仍然是预防 AF 患者卒中的基石，华法林已被证明能减少 65% 的脑卒中风险，NOACs 具有相似的疗效且能降低脑出血风险。

左心耳（LAA）封堵已经成为用于非瓣膜性 AF 患者预防卒中的一种安全有效的替代口服抗凝药的治疗方法。目前有多种 LAA 封堵装置，其中 WATCHMAN 封堵装置（美国波士顿科学公司）具有的临床试验数据最多，并已得到欧洲 CE 认证被批准在欧洲使用，且有约 50 个国家的使用经验。最近美国食品和药物管理局（FDA）已批准 WATCHMAN 用于卒中风险高且口服抗凝药高出血风险的非瓣膜性 AF 患者以减少栓塞风险。目前，国内外许多研究机构正准备或已在临床实践中应用 LAA 封堵设备。

一、LAA 封堵潜在的时机和获益

尽管波士顿科学在宣布 LAA 封堵设备获得批准的时候，强调了它史无前例的替代长期华法林使用的作用。但它的适应证却仅局限于非瓣膜性 AF，同时依据 CHADS2（充血性心力衰竭、高血压、年龄≥75 岁，糖尿病，既往卒中或 TIA 或血栓）或者 CHA2DS2-VASc（充血性心力衰竭、高血压、≤75 岁，糖尿病，既往卒中或 TIA 或血栓栓塞、血管性疾病、年龄 65～74 岁，女性）评分具有较高的卒中和全身性栓塞风险，并被医生认为适合使用华法林的患者，且不包括有适当理由使用非药物替代华法林治疗的患者。除了上述的适应证，还有其他几种可能的适应证。

（1）作为不能耐受口服抗凝治疗的患者的替代治疗。目前估计多达 40% 的符合 OAC 适应证的 AF 患者，有华法林使用的相对或绝对禁忌证，并且<50% 的合适患者有药物不耐受或不依从治疗的情况。这种低效的应用模式是否同样出现在 NOACs 中却不得而知的。这些药物都有自己独特的问题，如消化道出血、高成本、缺乏解毒剂和有些药物每天需要服用 2 次。既往颅内出血、反复胃肠道出血、凝血功能障碍、不能耐受 NOACs／华法林的患者仍将是当前的临床

中的挑战。不幸的是，这类患者使用 LAA 封堵设备的随机临床试验数据是极缺乏的。这类患者 LAA 封堵最有力的数据来自欧洲 PLAATO 研究和 ASAP 注册研究。在 ASAP 注册研究中，依据 CHADS2 评分预测的年脑卒中率为 7.3%，所观察到的年脑卒中率为 2.3%。必须指出的是，这些患者均使用了为期约 6 个月的双联抗血小板治疗（DAPT），然后终身使用阿司匹林治疗。能被纳入这一途径的潜在患者必须要能耐受短期的 DAPT 和终身的阿司匹林治疗。

（2）高脑卒中并高出血风险的患者。HAS-BLED（高血压，肾／肝功能异常，脑卒中，出血史或倾向，不稳定的 INR（国际标准化比率），老年人，同时使用药物／酒精）评分≥3 分说明出血风险高。在这种情况下，患者个体化的准确量化脑卒中和出血风险的评估是必要的；华法林或 NOACs 试验可能也是必要的，尤其是在患者颅内出血的风险相对较低时。脑卒中风险高又难以接受出血风险的患者，应考虑 LAA 封堵治疗。同样，对三联抗凝治疗（DAPT 和 OAC 药物），如 AF 接受药物洗脱支架的患者，有较高的出血风险；这些人可以考虑使用 LAA 封堵治疗。最后，患者有未被 HAS-BLED 评分所覆盖的高出血风险，如恶性肿瘤和炎症性肠病，也可以考虑行 LAA 封堵术。

（3）接受口服抗凝药治疗且 INR 已达治疗范围，却发生其他原因不能解释的血栓栓塞事件的患者，也可以考虑辅助性 LAA 封堵术治疗。

（4）可以耐受口服抗凝药的患者，被随机临床试验证实其同时也具有 LAA 封堵设备治疗的适应证。试验结果显示这些患者使用 LAA 封堵术是安全的且不劣于华法林治疗。这已经在初步试验和长期的随访研究中得到证实。Holmes 等发表的初始 PROTECT AF 研究提示使用 WATCHMAN 装置封堵不劣于华法林抗凝治疗。而最近发表的这组患者的长期随访研究显示，使用 WATCHMAN 装置的 LAA 封堵长期效果非劣于华法林组。初始 PROTECT AF 研究中观察到了早期设备安全事件，而在进一步的 PREVAIL 试验中发现围术期事件／并发症较前也有显著减少。对于这些患者，应告知口服抗凝药和 LAA 封堵的风险与获益，以便在良好知情情况下作出最佳的治疗抉择。

(5)计划行 AF 消融或二尖瓣反流手术的 AF 患者,LAA 封封堵术可同期联合手术。Swaans 等最近的研究认为使用 WATCHMAN LAA 封堵术与 AF 导管消融可以安全有效地结合。行二尖瓣反流钳夹手术的 AF 患者也可能从联合 LAA 封堵术中收益。最近的一个案例报道展示了首例 LAA 封堵联合二尖瓣膜移植治疗。这种联合的手术优缺点很多:这较为符合成本效益,并为病人提供双重获益;然而,它可能使病人同时具有两种手术潜在的并发症,可能会导致手术和透视时间的延长。

除了美国外,LAA 封堵术也在其他国家开展中。目前欧洲心脏病学会指南推荐,卒中风险高,有长期口服抗凝禁忌证的患者可考虑 LAA 封堵治疗(Ⅱb 级推荐)。基于此指南,欧洲心律协会和欧洲经皮心血管介入协会起草了第一份基于导管 LAA 封堵的欧洲共识。此文件为欧洲临床医生提供了对 AF 患者血栓栓塞预防的评估和治疗的指导。欧洲最近的一项来自进行 LAA 封堵术的 24 个中心的调查研究数据显示,大多数的手术是介入心脏病专家(ICS)执行,并且各中心平均每年完成 10.6~11.7(1~50)台 LAA 封堵术。最常见的适应证是患者有长期抗凝治疗的绝对禁忌证。并发症的发生率差别很大,例如心脏压塞(1%~10%)、大出血(0~8%)、血栓栓塞(0~10%),和器械脱位(0~5%)。大多数的中心(65%)报道了 0 的并发症发生率。Amplatzer 心脏封堵装置是另一种常用的内膜 LAA 封堵设备。这个设备的数据仅来于单中心研究,病例报道和小型注册研究。最近 tzikas 等发表了一份最新最大的应用 Amplatzer 封堵装置的临床研究,这份研究纳入了来自 22 个中心的 1047 名患者。这些研究人员报道了 97.3% 的成功率和 4.2% 的 1 年全因死亡率;血栓栓塞风险减少 59%,出血事件风险减少 61%。

二、术者/个人/机构的考虑

类似于其他结构性心脏病手术,LAA 封堵也需要多学科团队的合作。拥有结构性心脏病训练经验的介入心脏病专家和有 AF 消融训练经验的电生理学专家都适合参与这个手术。不同的组别有不同技能方面的侧重。为了使手术的安全性和有效性最大化,都应该使用多学科协作的方式操作。作为有超声心动图指引的择期手术,心脏影像专家也是团队中必不可少的成员。我们所建议一种协作方案是:介入心脏病专家和电生理学专家一起工作。虽然不是所有机构都有介入心脏病专家和电生理学专家,但我们认为,最佳的治疗团队中应该具有这两个方面的专业人员。

对于这个手术的术者,不论专业如何,都必须满足特定的要求:LAA 的解剖知识,超声心动图的解释能力和房间隔穿刺和心包穿刺术的经验。

建议术者及团队应进行严格规范化的培训。专业团体和器械厂商可以提供相关培训,培训包括患者选择、辅助药物使用、LAA 解剖知识、设备的具体特点、手术技巧和并发症的处理。实际动手训练也很重要,如实践手术各步骤和设备释放的模拟器,以及由经验丰富的中心和术者进行的现场案例演示。最后,我们建议每个团队被指导实施至少 5~10 例手术,直到团队对手术的过程、设备释放和并发症识别与处理都得心应手。

具有食管超声心动图(TEE)技能的影像专家和计算机断层扫描(CT)影像都是团队不可缺少的部分。TEE 在术前评估,术中引导和术后随访都至关重要。操作 TEE 的人员必须熟悉 LAA 解剖、手术和选择使用封堵器需要测量的数据。他们应该熟悉,并有在心导管室,电生理室和具有实时在线成像,特别是实时应用三维超声心动图的混合操作房的经验。这些影像专家也应该参加专门的培训课程,尤其是学习用于开始手术前的图像采集,在设备输送释放过程中的指导和术后影像的支持与技术。

麻醉支持是手术必须参与人员团队的另一个组成部分;传统上,麻醉支持是外科手术室的配备,由于越来越多需要全麻的手术在心导管和电生理室中实施,麻醉支持也开始频繁出现。为了协调所有参与的团队人员并提高效率和安全性,可以考虑设置一个专用的 LAA 手术日。

三、LAA 封堵的备选方案

目前 Lariat 装置被批准在美国使用,Lariat 装置是在心内膜与心外膜相对应面上的联接设备。PLACE-2 试验证明了 Lariat 装置的安全性和有效性。LAA 封堵手术中使用 Lariat 装置,存在解剖变异的患者可以大大获益。相反,以下情况的患者可能不适合使用 Lariat 装置:心脏外科手术史,或既往有心包炎病史,或 LAA 巨大(> 40mm)且靠近左上肺静脉。缝合结扎的 Lariat 装置的潜在益处是能帮助减少心律失常的发生,这可能对复发性 AF 消融后的患者有一定作用。潜在的问题包括内皮/心包创伤和术后是否需要抗凝尚不明确。在最近 Price 等发表的 Lariat 装置的多中心注册研究中,其手术成功率接近 85% 和的围术期主要并发症发生率为 9.7%。没有任何研究头对头的比较 Lariat 装置缝线结扎与心内膜 LAA 封堵设备,这样的研究将来是否会进行也尚未清楚。

在计划心脏外科手术(冠状动脉旁路移植术,心脏瓣膜置换术)时,经常使用缝合/钉的方法行 LAA

封闭。正在进行 LAA 封堵Ⅲ期研究将评估这个手术有效性,该研究随访了开胸心脏手术同时接受 LAA 封闭的患者其长期封堵的有效性和安全性。

四、患者/转诊基地/目标人群

FDA 批准的适应证决定了最初的目标人群;适应证一旦制定,需要术者/机构解决一下问题,包括:病人的转诊;这些患者从哪里来,谁来接诊这些门诊患者,患者从最初的评估阶段直到执行手术应如何进行。病人可以来自一般心脏病,初级保健或者住院的病患。可能需要在具有专业护士/诊所协调员的专用门诊中接诊。有大量潜在的患者出现"筛查失败"的可能,所以需要一个精简有效的方案来发现这些患者。潜在病人筛选的系统流程图如下:开始日常门诊安排或门诊协调员安排的病人接诊;具有 LAA 封堵资格的医生接诊患者;如果患者符合条件,准备术前 TEE。如果病人是合适的,需在手术前将详细的利弊告知患者和其家属。

宜选择有高成功率和较低并发症发生的合适患者,避免基础条件太严重,年龄太大,或过于虚弱的病人。因为这些患者自身具有较高的并发症发生率。

五、影像

影像仍然是 LAA 封堵手术成功的核心。术前使用影像技术评估 LAA 的参数,在设备输送释放和术后随访中都是至关重要的。使用 TEE 可以充分评估 LAA,而 CT、MRI 和腔内超声心动图(ICE)也可能是有用的。

TEE 是充分可视化 LAA 的重要影像学技术;对于术前评估排除 LAA 血栓非常重要。LAA 形态复杂的地方应从 0°～145°多个视角充分检查,并测量 LAA 的入口和颈部大小。TEE 成像也通常在术中使用;有助于房间隔穿刺、选择器械的大小、输送释放和并发症监察,如心包积液。

其他的成像方式(如 ICE)也是很重要的;有些患者可能无法接受 TEE 或者全身麻醉时,可以考虑使用 ICE。ICE 探头可以直接插入左心房来获取近距离 LAA 影像,或者进入右心室及肺动脉,亦能给出很好的 LAA 影像。

六、计划评估/数据采集/病人随访

这需要行政和临床的领导相互不断的努力;需要

的评估包括质量测定、疗效、住院时间、资源利用率和成本效益。它有利于开发一个标准方法来评估围术期及术后并发症,如用于经导管主动脉瓣置换术的 VARC 2 标准。充分的数据收集也是非常重要的。无论如何,机构应该跟踪各自中心的数据,并不断评估和监测手术成功率和并发症的发生率。

七、实际问题

患者在入院前必须仔细筛选和评估,确保筛选到合适的患者。最初的临床接诊应包括完整的病史和体格检查,卒中和出血风险评估,基本的实验室检查和影像评估(经胸超声心动图、CT 和 TEE)。在同次接诊中,也可进行精神性评估、生活质量和心理状态的评估。患者在术前完成病史采集、体格检查、获得基本的实验室检查结果时,应该和患者及其家属讨论手术的利弊。手术的目标是成功放置 LAA 封堵设备和预防/快速处理可能的并发症。关于手术过程,首先镇静和全身麻醉,放置合适的动静脉导管和 TEE 探头。使用标准的 TEE 成像技术指导操作手术。

术后的患者应该留观于 CCU 治疗,密切观察血压及发现早期并发症。大多数患者要求留观在医院 1～2d;对于不能耐受口服抗凝药的患者,可使用阿司匹林和氯吡格雷的 DAPT 治疗。建议 45d 时随访,用 TEE 来评估设备的位置,检查设备周围 LAA 残余分流,评估设备相关性血栓。术后 6 个月时,使用 DAPT 的患者可以停用氯吡格雷,而阿司匹林终身服用。做过 AF 消融同时做了 LAA 封堵的患者,将遵循普通 AF 患者相同的术后临床路径(图1)。图2 提供了患者从评价到治疗和随访的示意图。

八、结论

预防 AF 患者脑卒中的 LAA 封堵术,对预防非瓣膜性 AF 患者脑卒中具有极为可观的前景。有数种设备得到了 CE 认证,而 Watchman 装置最近被美国 FDA 批准;正如我们之前所讨论的,为了确保手术的成功,手术者与机构必须要打造一个强大的协作模式来提高治疗疗效和资源利用率。

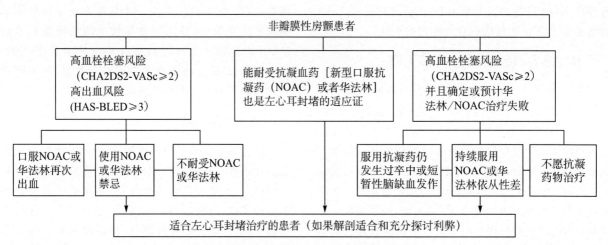

图 1 适合心耳封堵患者的临床途径

NOAC.新型口服抗凝药;LAAC.左心耳封堵;TIA.短暂性脑缺血发作

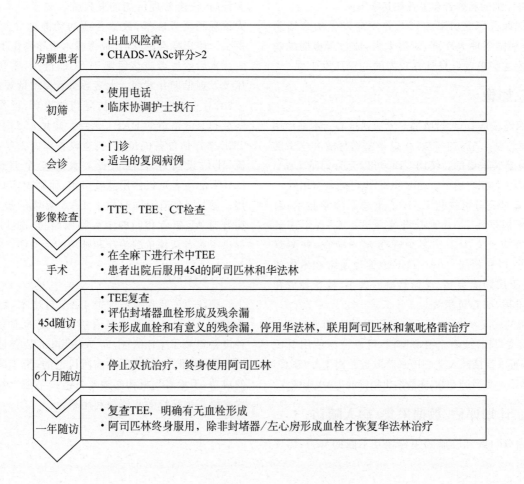

图 2 患者评价到治疗和随访的流程

AF.心房颤动;CT.计算机断层扫描;TEE.经食管超声心动图;TTE.经胸超声心动图

参 考 文 献

[1] Go AS, Hylek EM, Phillips KA, et al. Prevalence of diagnosed atrial fibrillation in adults: national implications for rhythm management and stroke prevention: the AnTicoagulation and Risk Factors in Atrial Fibrillation(ATRIA)study. JAMA, 2001, 285:2370-2375.

[2] Risk factors for stroke and efficacy of antithrombotic therapy in atrial fibrillation. Analysis of pooled data from five randomized controlled trials. Arch Intern Med, 1994, 154, 1449-57.

[3] Hart RG, Benavente O, McBride R, et al. Antithrombotic therapy to prevent stroke in patients with atrial fibrillation: a meta-analysis. Ann Intern Med, 1999, 131:492-501.

[4] Holmes DR, Reddy VY, Turi ZG, et al. for the PROTECT AF Investigators. Percutaneous closure of the left atrial appendage versus warfarin therapy for prevention of stroke in patients with atrial fibrillation: a randomised non-inferiority trial. Lancet, 2009, 374: 534-542.

6. 迷走神经性心房颤动

南方医科大学附属南方医院　彭　健

一、简介

房颤是临床实践中最常见的心律失常,是导致卒中的重要原因。房颤有着多种的触发因素,病因极其复杂。目前认为房颤大多起源于肺静脉,而随着基础及临床研究的深入,自主神经在房颤的触发和维持的重要性逐渐被认识。1978 年,Coumel 首次提出了迷走神经介导性心房颤动(简称迷走神经性房颤)的概念,其发病的人群主要是经心脏彩超证实没有器质性心脏病的青年人,尤以运动员为甚。但至今为止,迷走神经性房颤尚未有统一的定义和诊断标准,对于其的治疗也面临着挑战。

二、流行病学特点

1.阻塞性睡眠呼吸暂停低通气综合征(OSAHS)
近年的研究发现,迷走神经性房颤的病人中有40％～50％伴有不同程度的 OSAHS,相关机制可能是与 OSAHS 造成的胸内压力波动大和动脉血气变化导致的交感神经、迷走神经功能失衡有关。

2.运动　在运动员中,特别是长耐力的运动员,迷走神经性房颤的患病率是是普通人的 10 倍。运动员常常伴有心动过缓,提示其存在高度的迷走神经兴奋性。

3.肥胖　对于体重大于标准体重 20％或 BMI＞24 者称肥胖症,相关研究指出肥胖也是迷走神经性房颤的危险因素之一。肥胖患者常常伴有血脂紊乱,使自主神经的兴奋性混乱,导致迷走神经性房颤发生率的增加。

4.胃食管反流病　近年来,胃-食管反流病作为一个迷走神经性房颤的重要诱因逐步得到认识,在一些病例对照研究中发现,房颤伴有胃食管反流病更加容易激惹迷走神经,导致房颤事件的发生及复发率明显提高和更难以管理房颤事件的发生,说明了在胃-食管反流中炎症介导的迷走神经功能异常激动也是迷走神经性房颤的一个致病因素。

三、发病机制

1.迷走神经对心房肌电生理活动的影响　心房肌的电生理特性在不同程度上受到迷走神经的调节,迷走神经张力在房颤患者中起到越来越重要的地位。迷走神经在兴奋后能释放乙酰胆碱(ACh),ACh 与心房肌细胞上的 M_2 受体结合,激活 G 蛋白,从而激活 IKAC 通道,造成 K^+ 外流增加,缩短心房肌细胞动作电位时程和有效不应期(AERP),除此之外,迷走神经的兴奋还能增高心房肌电位不应期的离散性,从而促进迷走神经性房颤的发生。

2.心内神经系统(ICNS)和 Marshall 韧带　ICNS是一个复杂的神经网络,由嵌在心外膜脂肪垫和心壁上的神经节丛(ganglionated plexus,GP)组成,源自心外的影响因素通过迷走神经和交感神经,控制着 ICNS 的功能。Marshall 韧带是连接左肺静脉和心房肌的桥梁。ICNS 和 Marshall 韧带在异位心房电活动的触发和电传导中具有重要的作用,其兴奋性的异常和传导异常将促使迷走神经性房颤的发生。

3.房颤电重构　房颤发作增加的倾向和发作持续时间延长后心房有效不应期进行性缩短有关,即心房的电生理重构。房颤的发生也导致动作电位时程(APD)及心房有效不应期缩短、心房肌电位不应期离散度增加等,使得房颤更加容易诱发和维持,因此产生一种"心房颤动导致心房颤动"的观点。虽然其与迷走神经兴奋引发的心房电生理改变类似,但其作用的机制不同,房颤后电重构引起 AERP 缩短主要是 Ca^{2+} 通道电流的降低,而迷走神经兴奋主要是 K^+ 外流增加;房颤后电重构引起的 AERP 离散度增加主要是由于电重构引起的 AERP 改变在空间上分布不均匀,而迷走神经引起不应期离散度增加主要是由于迷走神经末端及胆碱能受体在心房的不均一分布;房颤后电重构引起心房内传导减慢主要是由于心房结构的改变,而迷走神经主要是由于生理因素的改变。即使没有器质性病变者,仅电重构也能使房颤发作并持续。

四、临床表现

1.症状　年轻男性多见,尤其是男性运动员。迷走神经性房颤的症状取决于发作时的心室率、心功能、伴随的疾病、房颤持续时间及患者感知症状的敏感性等多种因素,部分患者无任何症状,仅仅通过体检发现。大多数患者表现为阵发性发作,可突然感觉有心悸、呼吸困难、胸痛、疲乏、头晕和黑矇等,发作多在夜间、休息、进食,尤其是晚餐后出现,很少或不发生于体力活动或情绪激动兴奋。每次发作持续时间从几分钟到几小时,发作次数也随病程进展趋向频繁,大多在凌晨或清晨终止,或者当患者预感到房颤诱发的时候,通过运动等刺激交感神经方式阻止其发生。部分患者无任何症状,仅仅通过体检中发现。

2.体征 房颤发作时心脏听诊第一心音强弱不等,心律不齐。当心室率快时可发生脉搏短绌。房颤未发作时心脏听诊可无特殊的体征,或仅仅有窦性心率缓慢。

五、心电图特点

(1)典型的迷走神经性房颤发作前常有进行性的窦律减慢,提示迷走神经兴奋性进行性增加,当窦性心动过缓达到一定临界程度时才发生,多数病例的临界心率 60/min 以下。

(2)动态心电图的资料显示,除心率逐渐减慢外,发作前的几分钟或几十分钟,常可出现房早或房早二联律,这也是迷走神经性房颤即将发作的心电图特征。

(3)发作过程中,常可见到房颤与 I 型心房扑动交替发生(F 波在 II、III 导联倒置),记录较长时可以见到心房扑动变为房颤或从房颤变化为心房扑动的过程。房扑转化房颤的过程为其迷走介导性机制提供有力的证据即迷走神经兴奋时,缩短了心房不应期,遂可使心房扑动的心房率加快,进而演变为房颤。

(4)与病态窦房结综合征或慢快型综合征不同,迷走神经介导性房颤几乎没有病态窦房结综合征的其他心电图特点,服用抗心律失常药物后心电图也常没有病态窦房结的表现,而病态窦房结综合征患者较少发生心房扑动。

(5)一般认为心房的易损期位于心房的有效不应期结束、相对不应期开始前,相当于心电图 QRS 波的 R 波降支(或 S 波的后支)。因此,需要十分提前的房早落入该区方可诱发房颤。迷走神经性房颤时略有不同,迷走神经可使心房肌细胞的动作电位和不应期缩短,并伴发房内兴奋传导的减弱。因此,不十分提前的房早也可诱发房颤。有人发现,相对固定的联律间期(400~500ms)的房早形成二联律或三联律常是发生房颤的前兆。

六、迷走神经性房颤治疗

1.病因治疗 对于伴有 OSAHS 患者,通过睡眠

时佩戴呼吸机改善夜晚气道堵塞和缺氧从而减低迷走神经张力,鼓励肥胖患者进行进行适量有氧运动和合理饮食改善体重和降低血脂,治疗患者胃-食管反流病,倡导患者少饮酒或不饮酒等。

2.药物治疗 迷走神经性房颤的药物治疗包括药物复律、控制心室率及抗凝等。

(1)药物复律:迷走神经性房颤发作时复律可用胺碘酮,或者胺碘酮与氟卡尼联合应用,也可用丙吡胺。对于合并器质性心脏病的患者,应尽量使用胺碘酮,避免使用 I a 和 I c 类药物。

(2)控制心室率

1)洋地黄、地高辛:2006 AHA/ACC/ESC 指南指出洋地黄和地高辛尽管可以减轻患者的症状,但其不但不能预防房颤,反而促进迷走神经性房颤的发生。

2)β受体阻滞药:此药能减慢迷走神经性房颤患者发作时的心室率,可以增强运动时其心室率的控制。但对于此药的使用存在着争议。2014 AHA/ACC/ESC 指南指出因为倍他乐克内在抗肾上腺能活性,能加重迷走神经性房颤。但是在欧洲心脏协会的调查中发现,那些有或者没有迷走神经刺激因素的患者服用倍他乐克,其症状非但没有加重,反而在疗效方面比按照 2014 AHA/ACC/ESC 指南治疗的患者在房颤控制和进展减慢方面的效果要佳。

3)非二氢吡啶类钙通道阻滞药:该药可延长房室结不应期,减慢房室结的传导速度,因而可以缩短房颤发生的持续时间,但却能使其发作更加频繁,并使房颤发生模式不典型化。

(3)预防房颤的复发

1)丙吡胺具有抗胆碱能活性,疗效肯定。

2)胺碘酮:该药具有一定的β受体阻滞作用,可加重该类房颤的发作。在迷走神经性房颤的运动员患者中,由于该患者常常伴有迷走神经高度兴奋性和生理性的左心室肥大的特点,与胺碘酮自身的长期不良反应(肺纤维化和增强氟卡尼迷走神经阻滞作用),胺碘酮不推荐使用。而且根据 CAST 的调查,胺碘酮在伴有左心室肥大患者的使用可增加该部分患者的死亡率。

3)氟卡尼:该药是缓解迷走神经性房颤症状的首选药,对于减轻患者院外症状和长期服药负担具有重大的意义,并延缓无症状发作患者进展为持续房颤。虽然氟卡尼能使病人在短期内症状得到缓解,但不能做到真正的根治,真正的根治还要靠导管消融。

(4)抗凝治疗:房颤是心房失去有效的收缩,血液在心房内瘀滞有利于血栓的形成。血栓脱落后随血流移动导致全身不同部位的栓塞。因而,血栓栓塞是

房颤的最大并发症,尤其是卒中。研究表明,迷走神经介导的阵发性房颤卒中的风险和持续性房颤的卒中风险是同等的,因而口服抗凝药能使无症状的隐匿型房颤患者获益。但是对于怎样评估迷走神经介导性的房颤卒中风险和区分低危和高危人群和如何选择抗凝药尚未有标准的定论。

3.非药物治疗　随着在基础及临床领域对于房颤发生及维持机制的研究进展,以及取得了突破性发展的导管技术,使得房颤的射频消融从单纯的研究性技术逐渐成熟起来,成为治疗房颤的首选的、安全、有效的方法。环静脉消融(CAPV)是治疗迷走行房颤的重要方法。其不仅阻断了房颤的触发病灶,也可能改变了房颤赖以维持的物质基础。CAPV消融过程中也会影响心内的神经节丛,其过程发生的去迷走神经效应可伴有房颤消融成功率的明显增加。Bauer对CAPV和部分的静脉消融对自主神经功能的影响进行了研究,阐述了CAPV对发生自主神经活动降低的效应可维持相当长的时间。

GP在房颤的诱发发挥着重要的作用,Katrisis对242个阵发性房颤患者术后进行了随访,其中行PVI的78例、GP消融的82例、PVI+GP消融82例。发现术后2年经行PVI维持窦性心律的患者是56%,单纯GP消融维持窦性心律的患者是48%,而行PVI+GP消融后维持窦性心律的患者为74%。其研究也表明了迷走神经在房颤发生和维持中起到一定的作用,去迷走神经可阻断迷走神经与房颤的相互关系,从而提高房颤的消融成功率。但是在相关的动物研究中也发现,在急性心肌梗死后的犬行GP消融其发生恶性心律失常的机会要大于无器质性心脏病的实验犬。其他研究也提示单纯GP消融和CAPV相比,GP消融不仅在复发率上更高而且更易再形成大折返环。因此,在进行GP是还要对患者的进行相关的风险评估,达到益大于弊的效果。

房颤的导管消融对于其发病率和死亡率还是有积极的影响的。特别是对于高发的青少年患者,导管消融在阵发性房颤能够有效地阻止其进展为持续性的房颤和大大降低其卒中的风险。

七、预后

迷走神经性房颤常为阵发性的房颤,患者大多数无器质性心脏病,超声心动图无左心房扩大等异常,通过及时和积极的药物和介入治疗,大多数患者预后都很好。少部分患者由于长期的心脏电活动重构导致左心房肥大等心脏器质性病变,或者合并心肌缺血、心力衰竭等,常常提示预后比较差。

参 考 文 献

[1] D Ascenzi F,et al.The controversial relationship between exercise and atrial fibrillation.Journal of Cardiovascular Medicine,2015,16(12):802-810.

[2] Atrial fibrillation in patients with gastroesophageal reflux disease:A comprehensive review

[3] CarpenterA,et al.Vagal atrial fibrillation:What is it and should we treat it? International Journal of Cardiology,2015,201:415-421.

[4] Katritsis DG,et al.Autonomic Denervation Added to Pulmonary Vein Isolation for Paroxysmal Atrial Fibrillation.Journal of the American College of Cardiology,2013,62(24):2318-2325.

心肌、心内膜疾病

1. 糖尿病心肌病的当前认识

辽宁省人民医院　李占全　石蕴琦

一些临床、流行病及病理资料显示糖尿病可发生特异性心肌病,与高血压及冠心病无关。目前对其发病机制了解甚少,可能与多因素异常有关。受累及的细胞及分子紊乱影响心肌结构及功能,导致心肌病。糖尿病性心肌病,尤其是 2 型糖尿病,很难除外多种混杂因素,而单纯考虑由心肌代谢异常所致。提出一些假说,如自主神经和代谢紊乱学说(高血糖症、高胰岛素血症和心肌脂代谢异常),阐述糖尿病性心肌病的发病机制。

1972 年,Rubler 等尸检 4 例伴充血性心力衰竭的成年糖尿病患者,未见冠心病、瓣膜病、先心病及高血压性心脏病,首先提出了糖尿病性心肌病。此后,在 Framingham 心脏研究中,发现糖尿病是发生充血性心力衰竭至关重要的一个因素,与年龄、体重、血压、高胆固醇及冠心病无关。多个研究结果相似,如在横断面分析研究中,发现糖尿病患者心力衰竭发生率增加;在前瞻性研究中,显示发生心力衰竭的危险性增加。

一、心脏临床前损伤

无症状的糖尿病患者的临床研究发现,心脏舒张功能不全和左心室肥厚是最常见的心脏异常,在临床症状出现前即发生异常改变。值得注意的是,心脏舒张功能参数可以评价糖尿病性心肌病的临床前异常,如早期左心室充盈峰流速、晚期左心室充盈峰值流速、早期减速时间、等容舒张期、早期与晚期舒张期血流速度峰值比,虽然有评价意义,但存在显著的个体差异。

超声心动图可以准确测定左心室质量(组内 $r=0.86$),反复测定左心室质量 95% 可信区间是 59g,在治疗期间,左心室质量可以快速下降。

左心室舒张功能异常广泛存在患有糖尿病的动物,以及没有其他因素引起心脏病的糖尿病患者。关于临床无心脏病、血糖控制良好的 2 型糖尿病患者的多项研究显示 其中 52%~60% 存在心脏舒张功能不全。舒张流入异常反映心肌松弛异常和(或)心肌顺应性下降,与心肌纤维化相关。多项糖尿病患者的研究显示,左心室肥厚的超声心动图持续改变,尤其合并高血压,可能预示着以后发生心力衰竭的风险增加。在 Framingham 心脏研究中,发现女性糖尿病患者的左心室重量指数为 10%,大于非糖尿病患者,左心室肥厚和心脏舒张功能障碍更多的出现并可能成为糖尿病合并高血压患者的临床表现,显示心肌损害严重。

Grossman 等报道伴糖尿病的高血压患者,与原发性高血压相比,左心室重量指数增加,与诊室血压无关,该项研究没有评价 24h 血压。

一项研究观察 91 例伴高血压的 2 型糖尿病患者,59 例无糖尿病的高血压患者,26 例健康对照者的动态血压和超声心动图与多普勒,发现糖尿病患者夜间收缩压升高、左心室重量指数增加,与性别、年龄、体重指数及昼夜血压水平无关。与无糖尿病的高血压患者对比,发现糖尿病患者的心脏舒张功能恶化,如早期减速时间和晚左心室充盈峰值流速异常。

Di Bello 等使用超声观察无症状的静息心功能正常的 1 型糖尿病患者的心肌组织特点,发现心肌的超声回声密度增加,可能与间质胶原沉积有关。理论上,这为非常早期的临床前改变,可能与随后发生糖尿病性心肌病相关。

二、高血糖作用

严重持续的高血糖已被证明与糖尿病患者发生糖尿病性心肌病直接相关,对无冠状动脉病变 2 型糖尿病患者控制血糖,能够逆转左心室肥厚,空腹血糖从(178 ± 36)mg/dl 减少至(147 ± 30)mg/dl,左心室重量指数降低($P<0.01$),血糖与左心室重量指数的百分比变化相关($r=0.5$,$P<0.01$),与血压和胆固醇水平无关。良好控制血糖可以降低夜间血压水平,改善左心室重量指数。因此,控制高血糖会间接影响左心室肥厚。除糖尿病患者夜间收缩压>140mmHg 和空腹血糖升高外,左心室肥厚是另一种危险因素。

几个短期研究显示如果纠正高血糖,左心室收缩功能可以提高,但心脏舒张功能异常很大程度上不可逆转。尽管加强控制血糖,并没有改变左心室舒张功能。高血糖是糖尿病损伤心肌主要因素之一。Barbagallo 等进行多元回归,显示血糖水平与左心室重量指数有关,与年龄、体重指数、空腹胰岛素水平和血压无关,与细胞内钙的运转有关。血糖所致的细胞内钙过量是糖尿病的重要损伤机制,可导致血压升高和心肌肥厚。

此外,持续高血糖可能增加间质蛋白的糖化,如胶原蛋白,导致心肌僵硬和收缩能力下降。高血糖使心肌中的自由基及过氧化物含量增加,导致一氧化氮减少、血管内皮功能损伤,通过刺激多聚(腺苷二磷酸-核糖)聚合酶1诱发心肌炎症反应。

越来越多的证据表明,晚期糖基化终产物(AGEs)在糖尿病心力衰竭的发生与发展中发挥关键作用。慢性高血糖诱发细胞内和细胞外产生晚期糖基化终产物,一旦形成,即不可逆。晚期糖基化终产物受体(RAGEs)可以导致血管和心肌损伤,持续的氧化应激、炎症反应和细胞外基质积累增加,导致心肌舒张和收缩功能障碍。

糖尿病和心血管疾病进展的新观点:糖尿病患者发生急性心肌梗死和心脏外科手术后,强化血糖控制仍然可以降低其死亡率和并发症,显示血糖对糖尿病性心肌的损害至关重要,其损伤的机制尚未完全阐明。

三、糖尿病自主神经调节和睡眠时缺失或缺少血压降低

糖尿病自主神经紊乱,与心脏死亡率升高相关,其特点为心肌儿茶酚胺发生去神经变化。心血管自主神经是预测心血管死亡率和无症状性心肌缺血的一个独立的危险因素,尸检发现伴有无痛性心肌梗死的糖尿病患者,心肌存在低的去甲肾上腺素。

Kahn 等比较伴发与不伴自主神经紊乱的糖尿病患者,发现前者血浆儿茶酚胺水平降低,与心脏舒张功能异常相关。交感神经刺激不仅增加了左心室的收缩力,而且提高了舒张功能。在早期无症状时,即可检测到心脏自主神经在心血管反射与心率变异性的变化,如深呼吸反应,站立和 Valsalva 动作。疾病晚期表现静息心动过速(>100 次/min)和静态平衡失常,如收缩压>20mmHg 或舒张压至少>10mmHg,心率没有适当的反应而下降。标准的心血管反射测试,尤其是无创性的深呼吸试验,易于操作,可靠,且重现性好,有预后价值。

血压昼夜节律主要决定因素为交感神经,糖尿病患者夜间血压升高,其机制可能与糖尿病控制不良相关。夜间血压升高可出现在糖尿病自主神经病变、糖尿病肾病、伴慢性肾衰竭的原发性高血压患者、恶性高血压、无其他相关病理改变的原发性高血压患者。

自主神经可以通过减少迷走神经张力、增加睡眠时的心排血量,从而减少夜间血压下降,这是导致心血管并发症高发的一种风险因素,动态血压监测非常利于发现睡眠时血压下降的缺失和减少。

一项研究针对伴高血压的 2 型糖尿病患者,通过测量血压,检测动态血压的可靠程度,评估动态血压的可重复性。研究结果显示平均血压是评价动态血压良好重复性的指标,无安慰剂效。

血压正常的 2 型糖尿病患者行自主神经试验,发现自主神经与左心室重量指数、心脏舒张功能相关。

自主神经试验(+)可以发生在左心室肥厚、舒张期心力衰竭、糖尿病症状出现之前,与平均糖化血红蛋白相关。

自主神经紊乱是血压正常的 2 型糖尿病患者左心室肥厚和心脏异常的临床前指标,2 型糖尿病患者,应定期进行自主神经试验,若异常,应进行详细的心脏评价。

另外,伴 2 型糖尿病的高血压患者,与单纯高血压患者对比,发现夜间收缩压和左心室重量指数升高、心脏舒张功能降低,与性别、年龄、体重指数及昼夜血压水平无关。支持高血糖可能增加夜间血压,导

致糖尿病性心肌病这种观点。

此外,发现 2 型糖尿病患者,睡眠时血压下降减少或缺失会伴有微血管并发症,如糖尿病视网膜病变、肾病等。

与无糖尿病视网膜病变的患者比较,发现糖尿病伴视网膜病变患者夜间收缩压升高,与昼夜血压、年龄、性别、糖尿病病程、体重指数无关,多元回归分析证实夜间收缩压升高是糖尿病视网膜病变的独立预测指标。

关于糖尿病肾病,一项前瞻性研究显示伴高血压、正常蛋白尿的 2 型糖尿病患者,夜间血压升高和缺失夜间血压下降先于异常蛋白尿和心血管事件。

四、预防及治疗

糖尿病性心肌病在无症状 2 型糖尿病患者高发,早期筛查,可以防止充血性心力衰竭。建议所有 2 型糖尿病患者应该行动态血压和超声心动图检查,明确是否缺少夜间血压下降和临床前心脏异常,如心脏舒张功能异常和左心室肥厚。

一旦出现上述情况,必须严格控制血糖和 24h 血压,尤其夜间血压,这是防止糖尿病性心肌病的主要措施,可以降低糖尿病患者心血管病的发生率和死亡率。

参 考 文 献

[1] Rubler S,Dlugash J,Yuceoglu YZ,et al.New type of cardiomyophaty associated with diabetic glomeruloesclerosis.Am J Cardiol,1972,30:595-602.

[2] Kannel WB,Hjortland M,Castelli WP.Role of diabetes in congestive heart failure:the Framingham study.Am J Cardiol,1974,34:29-34.

[3] Barbagallo M,Grupta R,Resnick L.Cellular ions in NIDDM:Relation of calcium to hyperglycemia and cardiac mass.Diabetes Care,1996,19:1393-1398.

[4] Torella D,Ellison GM,Torella M,et al.Carbonic Anhydrase Activation Is Associated With Worsened Pathological Remodeling in Human Ischemic Diabetic Cardiomyopathy. J Am Heart Assoc, 2014, 3: e000434.

2. 兼具限制性和扩张性表型的糖尿病心肌病

广州军区广州总医院　顾晓龙　邱　健

糖尿病心肌病（diabetic cardiomyopathy，DC）的概念最早可以追溯到 1954 年，Lundak 发现 2/3 的老年糖尿病患者会出现心功能不全的表现，当时他率先提出糖尿病相关心肌病（diabetes mellitus－related cardiomyopathy，DMCMP）的诊断。20 年后 Rubler 等发现糖尿病可直接导致心功能不全的证据。在一项里程碑式的研究中，4 例糖尿病合并不明原因心力衰竭的患者中尸检发现一种新型的 DMCMP，由心脏微血管病变或心肌代谢紊乱引起，病理发现心肌细胞肥大、凋亡，微血管壁酸性黏多糖沉积导致血管壁增厚，此时 DMCMP 跟扩张型心肌病相似，出现症状则表现为射血分数降低的心力衰竭（HFREF）此时的 DMCMP 称为扩张性表型 DC。然而最近多数有关 DMCMP 的研究发现一种不同意扩张型心肌病的表型，表现为左心室大小及左心室射血分数（LVEF）正常、室壁增厚、左心室充盈压增加及左心房扩大，这种表现符合限制性心肌病，一旦出现临床症状，则表现为射血分数保留的心力衰竭（HFPEF），此时的 DMCMP 表现为限制性表型的 DC。

目前观点认为，DC 的两种表型相互独立，扩张性表型 DC 由限制性表型 DC 发展而来的可能性较小，因此并非心功能进展过程的两个阶段，这也说明两种表型存在各自的产生机制。对于 DC 这两种表型的区分主要意义在于指导临床治疗，因为大部分抗心力衰竭的药物对于 HFREF 有效而对 HFPER 却无显著疗效。

一、流行病学

糖尿病和心力衰竭两者的关系是相互的：一方面，糖尿病患者容易发生心力衰竭，Framingham 研究显示，糖尿病患者心力衰竭的发生率明显升高，男性患者较正常人增加 2～3 倍，女性患者增加 5.1 倍。另一方面，心力衰竭的患者如果合并糖尿病其风险大大增加，Mc Donald 等发现糖尿病合并心力衰竭的患者有较高的住院率及死亡率。两者在流行病学的密切相关性，因此在今后的降糖药物的安全性研究中应该纳入心力衰竭这一终点事件。

二、病理生理学

DC 的两种表型心脏的结构和功能变化均不相同。限制性表型 DC，左心室容积正常，而室壁增厚、僵硬。细胞的超微结构显示，心肌细胞肥大，肌小节结构正常但静息张力增高，并可见细胞间胶原蛋白沉积。扩张性表型 DC，左心室扩大，超微结构显示，心肌细胞坏死、凋亡，心肌细胞肌小节丢失，而胶原蛋白的沉积范围更为广泛。两种表型均可见冠状动脉微小血管损害、减少，都有糖基化终产物（advanced gly-cation end products，AGEs）沉积。

三、病因及机制

引起 DC 发生心室重塑和心功能不全的发病机制很多，包括高血糖、脂毒性、微血管 AGEs 沉积、微血管减少、自身免疫、胰岛素抵抗等，其中自身免疫与扩张性表型 DC 关系密切，高血糖、脂毒性、胰岛素抵抗跟限制性表型 DC 关系密切，而微血管 AGEs 沉积和微血管减少为两者的共同机制。①高糖血症。机制包括慢性高血糖使心肌细胞和间质细胞的二脂酰甘油增加，PKC 活化，继而刺激血管内皮生长因子产生；血管内皮细胞暴露于高血糖环境中容易导致线粒体过氧化，过氧化产物导致内皮细胞 NO 合成酶激活障碍及 cGMP 生成障碍等。②脂毒性。糖尿病患者心脏摄入游离脂肪酸增加，超过机体的氧化能力，最终导致心脏三酰甘油增加，从而诱导细胞死亡。过多的脂肪酸阻碍了细胞对葡萄糖的利用，这将增加细胞的氧耗，可引起心脏舒张功能不全。心肌细胞摄入过多的脂肪酸后导致线粒体功能不全从而诱发凋亡，从而形成扩张性表型 DC。过度的脂肪酸同时也影响了血管内皮细胞功能，使细胞产生神经酰胺等毒性物质，从而干扰 NO 合成酶的信号转导，减少了 NO 的生物利用度。③微血管 AGEs 沉积：AGEs 沉积于血管壁诱发了血管的炎症，减少内皮细胞 NO 生成，使心室易于向心性重塑并出现室壁僵硬；细胞间 AGEs 沉积通过激活 NADPH 氧化酶使活性氧生成增加，从而可能激活细胞死亡通路。④胰岛素抵抗：胰岛素抵抗使细胞对葡萄糖利用降低，产生高能磷酸盐减少，主要通过诱导一些列的代谢和信号转导异常引起心功能不全。

四、限制性表型 DC 的诊断

限制性表型 DC 常为肥胖的 2 型糖尿病患者,就诊时常主诉呼吸困难或足部水肿。体检可闻及第四心音及体循环和肺循环淤血体征,如肺底湿啰音、颈静脉怒张、肝下界下移。

限制性表型 DC 的诊断须排除冠心病、瓣膜病、先心病、高血压性心脏病、感染性心内膜炎等疾病。冠心病、瓣膜病及先心病可以通过冠脉造影及心脏彩超很容易排除。现行指南指出,不能解释的限制性心肌病致心力衰竭建议做心内膜活检(Ⅱa)。DM 合并高血压患者出现左心室向心性重塑和舒张功能不全时,很难区分是因为高血压导致还是跟 DM 代谢紊乱相关,最近有证据倾向于后者。MONICA 研究发现慢性舒张功能不全患者左心房大小与体重指数强相关,年龄弱相关而与动脉压则不相关。

进行相关排除后,限制性表型 DC 的诊断需要收缩功能正常而舒张功能不全的证据,同时合并糖代谢紊乱。收缩功能正常不仅要求 LVEF 正常(≥50%),同时要求正常的左心室舒张末指数(≤97ml/m²)。舒张功能不全可通过心脏彩超进行诊断,当超声检测 E/E'≥15 时,可直接诊断舒张功能不全,当 8<E/E'<15 时,须结合二尖瓣和肺静脉血流速度、左心房大小、左心室厚度、房颤情况或者脑钠肽水平综合判断。脑钠肽不能作为诊断的唯一依据,因为它对 HFPEF 的阳性预测值太低,同时敏感度不高,且 HFPEF 患者的脑钠肽数值往往低于 HFREF 患者,门诊就诊的较轻的 HFPEF 患者脑钠肽数值更低;限制性表型 DC 的诊断的另一个标准就是糖代谢紊乱。值得注意的是,胰岛素抵抗在血糖升高之前数年就已经存在,因此,有一部分潜在的糖代谢紊乱的患者很难被诊断出将来限制性表型 DC 的诊断可能更多的依赖于生物标志物和心脏磁共振。因为最近有一些列的研究发现 HFPEF 伴有血浆炎症因子的显著升高,另外,心脏 MRI 因其可以精确的测量左心房体积、左心室质量,同时可以用 T1 mapping 技术测量间质纤维,因而可能是将来诊断的重要发展方向。

五、限制性表型 DC 的治疗

(一)HF 的治疗

因为 ACEI、ARB、醛固酮受体拮抗药已被证实在 HFPEF 治疗中未能获益,因此目前的心力衰竭指南对 HFPEF 的治疗建议为控制血压和使用利尿药。β

受体阻滞药的使用也是有争议的,最近一项研究表明 β 受体阻滞药在女性 HFPEF 患者中反而加重了心力衰竭的症状。

(二)生活方式改变

过去的十年里,多数研究者尝试通过纠正心肌代谢去治疗限制性表型 DC 的左心室舒张功能不全。已经明确患者心肌能量来源由摄取葡萄糖变为游离脂肪酸,这将导致或加重左心室舒张功能不全。有研究发现,肥胖的 2 型糖尿病患者如果长期限制其能量摄入将减少心脏三酰甘油含量并能改善左心室舒张功能不全。在一项治疗研究中,规律的锻炼并不能改变限制性表型 DC 左心室舒张功能不全,然而在一组亚组分析中,发现坚持完成了 3 年锻炼计划的患者可阻止左心室舒张功能不全的进展,这种阳性结果跟其他原因导致的 HFPEF 的研究结果是一致的。

(三)降糖治疗

1.磺脲类和二甲双胍　因为二甲双胍能激活 AMP 依赖的蛋白激酶(AMPK 酶),理论上应因此能减轻心肌肥厚,然而临床研究却未能证实。同时因为二甲双胍可能引起乳酸酸中毒,因此其在心力衰竭中的治疗是双刃剑,最近的研究认为二甲双胍在糖尿病和心力衰竭中的治疗是安全的。二甲双胍还可以增加 NO 的利用度从而改善血管的舒张功能。磺脲类药物因其可能影响心肌对缺血的适应能力,并不推荐用于 DC 的治疗。

2.噻唑烷二酮　没有合并症的 2 型糖尿病患者中,吡格列酮已经被证实可以改善左心室僵硬度,但是这种改善能否带来限制性表型 DC 患者的预后或者症状的改善仍为未知,况且早期的研究发现噻唑烷二酮可加重心力衰竭患者的水肿。

3.胰岛素　尽管在 DADD 研究中对比了强化胰岛素治疗和口服降糖药物对左心室舒张功能的作用,显示两者之间无差别,强化胰岛素治疗未能证实可改善限制性表型 DC 患者左心室舒张功能不全。

4.DPP4 抑制药　最近研究发现,DPP4 抑制药增加糖尿病患者心力衰竭住院率,但并不增加心肌梗死或者卒中的发生,哪种表型心力衰竭导致的住院率增加,限制性表型可能性较大。噻唑烷二酮或 DPP4 抑制药均导致心力衰竭的发生率增加,可见并非某类药物特定的类效应,可能与这两类药物都改变了心肌细胞的糖代谢有关。

六、扩张性表型 DC 的诊断

扩张性表型 DC 的患者通常有较长时间的 1 型糖尿病病史。患者常主诉呼吸困难或脚部水肿,体检可见心尖搏动点向左向下移、第三心音奔马律和体循环及肺循环淤血体征。

诊断依据：①排除冠心病、瓣膜病、先心病、高血压等病因引起；②左心室离心性重塑，左心室扩大且LVEF下降；③排除家族性扩张型心肌病、毒性物质或心肌炎引起；④糖代谢异常。

冠心病、瓣膜病和先天性心脏病可通过冠状动脉造影、心脏彩超、MRI成像等技术排除，同时以上技术也可诊断心室重塑、LVEF下降（LVEF<50%）、左心室扩大（LVEDVI>97ml/m²）。扩张性表型DC很难与病毒性心肌炎引起的心室扩大区分，此时心内膜活检有助于诊断，活检后须通过电子显微镜或者聚合酶链反应证实病毒的存在，而不能仅凭炎症反应下诊断。免疫组化对心肌微血管AGEs沉积不失为一个有效的诊断手段，因为DC和肾小球硬化、眼底动脉硬化等疾病一样都有微血管病变。

七、扩张性表型DC的治疗

1.HF的治疗　根据现行心力衰竭指南推荐进行治疗，包括了ACEI、ARBs、β受体阻滞药、醛固酮受体拮抗药、伊伐布雷定、再同步化治疗。虽然这些治疗模式没有在扩张性表型DC进行研究，但是其中大部分已经在HFREF的糖尿病亚组中进行过评估，并得出阳性结果。

2.降糖治疗　在HFREF心衰中使用胰岛素增加了死亡风险，现在尚不能明确这种风险的增加与胰岛素的使用有关还是与糖尿病病程过长有关。大量的实验研究发现二甲双胍在缺血性心肌病的治疗中能带来益处，然而未能通过临床终点研究证实。有研究发现，西格列汀能改善缺血心肌的功能，但是因为DPP-4抑制剂被报道增加心力衰竭的发生率，因而其临床意义有限。

八、展望

DC最初被认为只有扩张性表型一种，后来被证实其大部分为限制性表型。两种不同表型的存在，主要来自两种不同的病理生理机制，限制性表型主要因冠状动脉微血管内皮细胞功能不全所致，而扩张性表型主要因心肌细胞死亡所致。将来的研究方向应将两种表型单独进行研究，限制性表型应研究血管内皮细胞和心肌细胞之间的信号转导，扩张性表型应研究心肌细胞的自身免疫机制。诊断和治疗策略也应分别对待。心力衰竭指南治疗方案更适用于扩张性表型DC，而限制性表型DC似乎更能从生活方式改善中获益。

参 考 文 献

[1] Lundbaek K.Diabetic angiopathy.A specific vascular disease.Lancet,1954,263:377-379.

[2] Lundbaek K. Is there a diabetic cardiopathy? In: Schettler G. (ed.), "Pathogenetische faktoren des myokardinfarkts".Schattauer,Stuttgart,1969:63-71.

[3] Rubler S,Dlugash J,Yuceoglu YZ,et al.Newtype of cardiomyopathy associated with diabetic glomerulo-sclerosis.Am J Cardiol,1972,30:595-602.

[4] Elliott P,Andersson B,Arbustini E,et al.Classification of the cardiomyopathies:a position statement from the European Society Of Cardiology Working Group on Myocardial and Pericardial Diseases. Eur Heart J,2008,29:270-276.

3.肥厚型心肌病的事实和误区

福建医科大学附属第一医院　福建省高血压研究所　蔡晓琪　潘　态
黄邦邦　谢良地

肥厚型心肌病（hypertrophic cardiomyopathy，HCM）是一种复杂而相对常见的心肌病，其临床表现及病程复杂多样。HCM 常常被误诊成冠心病、二尖瓣脱垂和主动脉瓣狭窄等疾病。多数 HCM 患者可长期存活，但亦可发生心力衰竭、心脏骤停及致死性脑卒中等严重不良事件。提高临床医师，特别是基层医师，对 HCM 的认识有助于正确地识别和转诊这些病人。本文针对临床中存在的几个 HCM 的常见误区进行阐述。

一、HCM 的概念模糊不清

广义的 HCM 是指一类源于心脏本身或心脏外原因，以进行性心肌肥厚、心室腔进行性缩小为特征，以左心室血液充盈受阻、舒张期顺应性下降为基本病理特点的心肌疾病。包括原发性 HCM（特殊类型：心尖肥厚型心肌病）、高血压左心室肥厚、老年高血压性肥厚型心肌病（hypertensive hypertrophic cardiomyopathy in the elderly，HHCME）、高血压合并心肌梗死左心室肥厚等。2014 年 ESC 的定义是：排除冠状动脉狭窄和异常负荷所致的心脏肥厚。传统的分类注重原发抑或继发，新的 2014 年 ESC 分类，注重 HCM 是否有遗传基因的异常。

二、HCM 常为对称性的心脏肥厚

多数情况下，HCM 是对称性肥厚的，但是也有特殊情况，并且并非罕见。主动脉瓣下肥厚型心肌病（idiopathic hypertrophic subaortic stenosis，IHSS）和心尖肥厚型心肌病就是局限的和非对称的心肌肥厚。这些情况在影像学上很有特点。超声心动图检查 HCM 有特征改变，注意心尖四腔和心尖两腔长轴切面（图 1A），心脏超声表现出"黑桃样"改变（图 1A），心脏收缩末心腔接近闭锁（图 1B）可提高心尖 HCM 的检测率。

三、HCM 常被误诊为其他疾病

根据 2014 年 ESC 肥厚型心肌病诊断和治疗指南，HCM 诊断标准如下。

（1）成人中 HCM 定义：任意成像手段包括超声心动图、心脏磁共振成像或计算机断层扫描等检测显示，并非完全因心脏负荷异常引起的左心室心肌某节段或多个节段室壁厚度≥15 mm。遗传或非遗传疾病可能表现出来的室壁增厚程度稍弱（13～14mm），对于这部分患者，需要评估其他特征以诊断是否为 HCM，评估内容包括家族病史、非心脏性症状和迹象、实验室检查、心血管造影的特殊表现（图 2）、心脏彩超或者心脏 MRI（图 3）、心电图异常（图 4）、X 线胸片（图 5）。

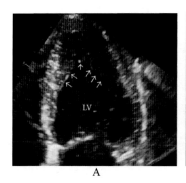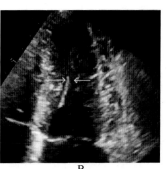

图 1　心尖 HCM 患者心脏超声表现出"黑桃样"改变(A)，心脏收缩末心腔接近闭锁(B)

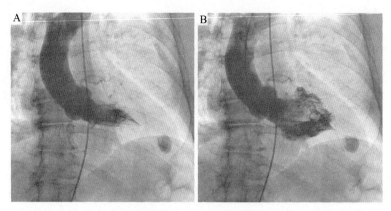

图2 HCM特殊类型心尖肥厚性心肌病患者的左心室造影
A.心脏收缩末;B.心脏舒张末

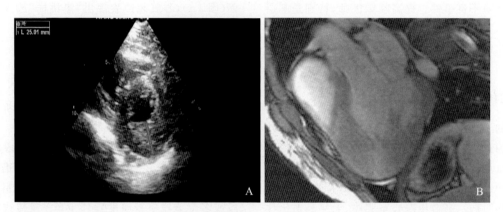

图3 HCM患者心脏超声心动图(A)或MRI(B)提示心肌节段肥厚

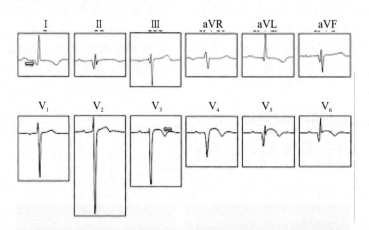

图4 HCM患者心电图提示左心室高电压、部分导联存在深而不宽的Q波、胸前导联T波倒置大致对称

(2)儿童与成人中一样,诊断HCM需要保证LV室壁厚度≥预测平均值+2SD(即Z值>2,Z值定义为所测数值偏离平均值的SD数量)。

(3)对于HCM患者的一级亲属,若心脏成像(超声心动图、心脏磁共振或CT)检测发现无其他已知原因的LV室壁某节段或多个节段厚度≥13mm,即可确诊HCM。

在遗传性HCM家族中,未出现形态学异常的突变携带者可能会出现心电图异常,这种异常的特异性较差,但在有遗传性HCM的家族成员身上,可视为HCM疾病的早期或温和表现,其他多种症状也可以提高对这部分人群诊断的准确性。总而言之,对于遗

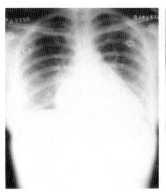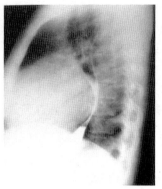

图5　HCM患者的胸片示心脏肥大、食管受压

传性HCM的家族成员,任何异常(如心肌多普勒成像和应变成像异常、不完全二尖瓣收缩期前移或延长和乳头肌异常),尤其是心电图异常都会大大增加该成员诊断出HCM的可能性。

　　HCM因其临床症状、心脏杂音、心电图与冠心病、主动脉瓣狭窄有类似,临床上最常被误诊。在临床诊断中,需要注意以下几点:①病史需详细询问,患者的症状是否符合冠心病心绞痛的规律,是否存在冠心病危险因素等。②心肌病心电图ST段、T波改变多固定,有深而不宽的病理性Q波。胸前导联深大对称倒置的T波,运动后改变常见于心尖肥厚型心肌病。冠心病的ST段、T波改变因心肌供血与需血的变化而动态改变。未结合心脏杂音特征和超声心动图容易误诊为冠心病。③年轻患者胸骨左缘收缩期杂音及震颤,应用药物杂音激发试验,HCM病人杂音增强,主动脉瓣狭窄杂音常向颈部反射,强度固定不变。④超声心动图检查,注意心尖四腔和心尖两腔长轴切面,HCM有特征改变(图6)。心室造影心尖部呈"黑桃样"(图4)改变。

四、HCM是罕见病吗

　　对于HCM患病率的研究已经持续了20余年,研究对截然不同的人口进行了二维超声心动图扫描,这些人口包括了日本健康工作者、坦桑尼亚住院病人及美国城市社区居民等。令人惊奇的是,这些研究的结果竟出奇的相似。HCM患病率约为0.2%(每500人中就有1人患病),这就意味着,在一个类似于拥有2千万居民的纽约大城市中,就有4万名HCM的患者。也就是说HCM的患病率并不低,但我们仍然担心这些研究可能低估了人群真实的患病情况。一是HCM患者临床症状可能不典型,没有就诊或者没有到相应的科室检查。在成人冠状动脉危险因素研究中,每7个用二维超声心动图确诊的HCM患者中只

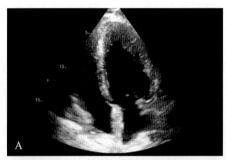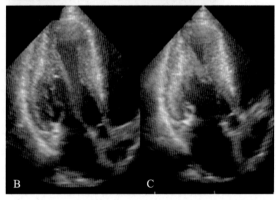

图6　心尖HCM患者心脏超声表现出"黑桃样"改变(A),心脏收缩末心腔接近闭锁(C)

有1个具有典型的症状。二是HCM早期病情隐匿,甚至无法找到影像学证据,尤其是心尖肥厚型心肌病。有报道心脏超声检出率仅为0.5%。

　　高达60%的青少年与成人HCM患者的病因是心脏肌球蛋白基因突变引起的常染色体显性遗传。5%～10%的成人患者病因为其他遗传疾病,包括代谢和神经肌肉的遗传病、染色体异常和遗传综合征。还有一些患者的病因是类似遗传疾病的非遗传疾病,如老年淀粉样变性。现有的证据证明,HCM是最常见的遗传性心脏病之一。在Framingham和Jackson

心脏研究系列中的一项研究检测了受试者肌小节基因变异的情况,其结果显示11.2%的受试对象携带有至少一种非同义突变的肌小节基因,也就是说他们存在 HCM 的潜在风险。尽管在 Framingham 的研究中,肌小节基因变异是不良心血管事件的高危因素,但是大部分研究对象并没有任何 HCM 的临床诊断。因而 HCM 实际患病率很可能会高于之前研究的结果。

五、HCM 只是心肌的疾病吗

HHCME 是 HCM 中有一特殊类型,丛洪良等通过对临床病例经行病理解剖分析发现 HHCME 特征为老年女性,有长期中重度高血压史,无心肌病家族史,超声心动图表现为对称或非对称的重度心肌肥厚+左心室腔缩小,收缩功能超常,舒张功能明显减退。HHCME 心肌肥厚程度与高血压病史及血压水平均无相关性,表明高血压不是主要病因。高血压仅对某些基因发生特征性改变的潜在性心肌病个体发生了作用,即高血压使心肌肥厚迅速加重并表现为 HHC-ME。研究表明,HCM 并非单纯心肌病变,高血压、局部和循环中肾上腺素神经体液因子和生长因子、肾素血管紧张素系统的各种因子也参与其中。

此外,心脏淀粉样变,常表现为心肌肥厚,收缩力下降,肢体导联低电压,为系统性疾病。

尽管 HCM 主要表现为心肌肥厚,但它的另一种重要的病理特征——二尖瓣异常,常常被忽略。HCM 患者二尖瓣常常有着明显的异常:首先,左心室腔内前乳头肌的位置异常;其次,二尖瓣叶被拉长,而这些被拉长的多余的瓣叶的异常易导致收缩期瓣膜的前移,引起左心室流出道梗阻。事实上,由于收缩期二尖瓣前移造成流出道梗阻的一些患者具有上述这些明显的二尖瓣器病理特征,但是并没有明显的左心室肥厚。二尖瓣的异常对左心室流出道梗阻的病理生理学改变是至关重要的。多项研究利用多普勒超声心动图证实了收缩期二尖瓣的前移并不是由于 Venturi 效应,而是由于收缩早期血流与异常延伸的二尖瓣叶的相互作用,将二尖瓣推向左心室流出道。而这一作用在正常对照组及非梗阻型病人中是不存在的。基于上述发现,许多学者认为可将二尖瓣修复、置换及移除异常乳头和附着纳入对药物抵抗的症状性 HCM 室间隔部分切除术的常规中。这一方法能有效地减轻流出道梗阻,同时修复梗阻引起的各种病理改变。另外,HCM 患者还有可能由于内膜及中膜平滑肌细胞肥厚引起小冠状动脉管腔狭窄,即便不存在心外膜冠状动脉粥样硬化狭窄,这一改变即可引起心肌缺血。

六、HCM 的患者具有较高的病死率吗

多年以来 HCM 被认为是一个致死性、不可治疗的疾病。早期专科诊疗中心的记录指出该病每年的病死率可达3%~6%。在过去的几年中,由于人们对该病的认识加深,HCM 的管理策略已经逐步发展并且成熟,其包括收缩期二尖瓣前移的病理生理改变及治疗。HCM 患者最初的治疗包括:适当的教育、心脏猝死的危险分层及家族调查。自动化可置入心脏复律除颤器作为一个能够有效地防止心脏猝死的工具,被应用于心脏骤停或持久性心律失常的患者中。预防心脏猝死的基础措施主要应用于具有发生下列事件的高风险人群:广泛心肌肥厚、近期晕厥或者有直系亲属猝死家族史的有持续性症状的患者。β受体阻滞药作为负性肌力药物可以减轻梗阻的程度及缓解其症状,对其不耐受的患者可以选择异搏定。部分使用药物治疗症状仍无法缓解的患者,可以行酒精介导的室间隔消融术。对于同时需要对乳头肌及二尖瓣干预的患者,室间隔切除术是缓解持续梗阻的最佳选择。抗凝可减少心房颤动患者的血栓风险。HCM 患者合并房颤发作有高血栓风险,传统的血栓风险分层方式不适用于这类病人。对于 HCM 合并心房颤动的患者,即使他们没有传统的危险因素,也需要抗凝治疗。若患者进展为左心室收缩功能障碍或舒张功能严重受损,可从心脏移植中获益。这些系统性管理策略可使 HCM 患者的预后得到显著改善。近期研究表明,与普通人群相比,中年 HCM 患者的年均死亡率占0.5%~1%。因此,在恰当的管理下,HCM 已成为高度可治疗的疾病。而管理这些患者需要专科的治疗,在各级医疗机构中早期识别是必要的。年轻的 HCM 患者中,无症状或仅有轻微症状的并不少见,心脏性猝死可以是 HCM 患者的首发表现。内科医生应该意识到潜在的无症状的患者:休息时无梗阻(没有杂音),但在 Valsalva 动作、站立、饮食或运动后会出现严重梗阻。因此,基层医院需要高度警惕(杂音、心脏症状、心电图异常),认识疾病,选择恰当的专业治疗。

七、HCM 伴高血压的患者应该使用传统一线降压药治疗吗

高血压在普通人群中非常普遍,HCM 患者也不能幸免。治疗 HCM 合并高血压的患者可能是一个挑战。β受体阻滞药是较好的选择,也推荐非二氢吡啶类钙离子拮抗药。HCM 常伴有心肌纤维化,因此

也可选用醛固酮受体拮抗药。直接血管舒张药如二氢吡啶类钙通道阻滞药和肾素-血管紧张素系统阻滞药是有效的降压药物,同时也是治疗高血压的一线药物。但有些药物,如硝酸甘油类会使阻塞性肥厚型心肌病患者得流出道梗阻加剧,甚至可能有害,特别是在一些无梗阻的小左心室腔的患者中。在梗阻的患者中,控制症状首选使用传统的阶梯式疗法减少压力差,包括强有力的外围血管扩张药。难治性高血压患者尽管首选控制症状的治疗,但口服氯压定或小剂量噻嗪类利尿药(12.5～25mg 的氢氯噻嗪联合氨苯蝶啶)可用于血压控制。这种疗法的远期疗效是有益的,不良心血管事件的发生率降低。可惜的是,没有大规模随机对照研究的数据结果可用于确定 HCM联合高血压患者中最有效的治疗策略。

八、大部分 HCM 患者需要间隔减薄治疗吗

大量数据表明,大多数诊断为 HCM 的患者的治疗可以不需要手术干预。药物治疗(通常从一种 β 受体阻滞药)可有效缓解症状。丙吡胺可作为有持续症状及左心室流出梗阻患者的初始治疗,同时与猝死的风险增加无关。在一项关于丙吡胺的多中心研究中,2/3 的患者在不需要间隔减薄干预的情况下可以成功缓解症状。在这些患者中,静息激发试验的左心室流出道压差减少一半。此外,丙吡胺治疗的患者有更高的生存率的趋势。丙吡胺治疗患者的猝死率很低,约每年 1%,明显低于无丙吡胺治疗的患者。使用高剂量丙吡胺可使压力差更有效地下降,心脏性猝死的发生率 < 0.5% /年。在近期一个关于来自 2 个机构的 1001 例中年 HCM 患者回顾性研究,不到 1/3 最终需要干预:226 例(23%)行隔肌切除术,27 例(3%)行经皮腔间隔心肌化学消融术,25 例(3%)行心脏移植在。同时需要强调的是,隔肌切除术围术期死亡率低(在有经验的中心占 0.5%～0.8%),可使症状显著改善。总之,大部分未进行间隔减薄治疗的 HCM 患者也可以得到有效地治疗,但当必须手术时,它是非常有效的,且在有经验的中心可以安全地进行。需要注意的是,药物治疗是基本措施,即使手术治疗后,仍有必要使用肾素-血管紧张素系统阻滞药与 β 受体阻滞剂维持治疗。

总之,HCM 为并非完全因心脏负荷异常引起的左心室室壁增厚。许多 HCM 患者无症状或仅有轻微的症状,常被误诊为其他疾病。HCM 发病率并不低,患者如果及早被正确诊断,通过药物或者手术治疗,仍然能够改善其症状并且提高其生存率。不同水平医疗服务人员都必须要有及时诊断并规范治疗 HCM 的意识。

参 考 文 献

[1] Elliott PM, Anastasakis A, Borger MA, et al. 2014 ESC Guidelines on diagnosis and management of hypertrophic cardiomyopathy: the Task Force for the Diagnosis and Management of Hypertrophic Cardiomyopathy of the European Society of Cardiology (ESC).Eur Heart J,2014;35(39):2733-2779.

[2] 张青山.肥厚型心肌病误诊 25 例分析.心肺血管病杂志,2010,29:42-43.

[3] Edgar Argulian, Mark V Sherrid, Franz H. Messerli. Misconceptions and Facts About Hypertrophic Cardiomyopathy. Am J Med, 2015, S0002-9343 (15) 00771-8.

[4] Maro EE, Janabi M, Kaushik R.Clinical and echocardiographic study of hypertrophic cardiomyopathy in Tanzania.Trop Doct,2006,36(4):225-227.

4.肥厚型心肌病动力性梗阻新见

广东省人民医院 陈竹君 付 明

　　超声心动图是诊断肥厚型心肌病（hypertrophic cardiomyopathy，HCM）患者左心室流出道（left ventricular outflow tract，LVOT）动力性梗阻的重要手段。临床通过超声影像了解梗阻发生机制，实时动态准确的量化评估梗阻程度。超声影像技术通过对心脏解剖结构的观察，可有效指导临床选择适合手术干预治疗的 HCM 患者，并可实时协助治疗过程。针对 HCM 的临床研究从未间断，本文拟通过对疾病病理生理学的再认识、诊断预测价值和疾病预后评估方面研究进展的回顾，为 HCM 治疗提供帮助。

一、梗阻的病理生理学

　　HCM 的特征表现：LVOT 动力性梗阻，系几何形态异常的二尖瓣置于异常的左心室流场所致。二尖瓣叶面积的增大致瓣膜脱垂，乳头肌位置前移减少了对二尖瓣的后向牵引，血流受非对称性增厚室间隔的影响引起二尖瓣运动异常，出现收缩期前向运动（systolic anterior motion，SAM 征）。SAM 征可理解为二尖瓣 A2 区（或 A2＋P2 区）脱垂入 LVOT，阻塞其前向血流（图1）。

　　尽管肥厚室间隔可直接减少通过 LVOT 的血流截面积，但更多的研究数据显示二尖瓣形态异常是 SAM 征形成的主因。正如：黏液变性的二尖瓣行瓣膜整形术后，没有室间隔肥厚，也可出现 SAM 征。还有部分 HCM 患者不出现 SAM 征的情况。这似乎与传统流体力学理论（文丘里理论）相悖。传统观点认为是室间隔增厚致 LVOT 狭窄出现高速血流造成对二尖瓣的虹吸作用而出现 SAM 征。而实际上，SAM 征触发时血流速度正常。已知低速血流无法产生文丘里力，而用间隔显著增厚致流出道血流加速产生文丘里力形成 SAM 征，无法解释临床上间隔显著增厚而无流出道梗阻不出现 SAM 征的 HCM 患者（图2）。

　　尽管二尖瓣形态异常、位置前移致 LVOT 梗阻的理论被广泛认可，但现有的彩色多普勒血流成像技术无法分析左心室流场中各不同方向血流对瓣膜的影响。现有彩色多普勒仅能对平行于声束方向的血流进行准确测速。而应用血流向量显像这种多普勒新技术，可得到流场中各不同方向血流的流速信息，

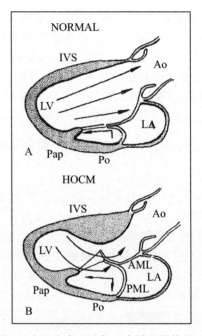

图1　左心室内血流与二尖瓣位置的关系
A.normal（正常）；B.HOCM（肥厚梗阻性心肌病）
IVS.室间隔；LV.左心室；LA.左心房；AO.主动脉；Po.左心室后壁；Pap.乳头肌；AML.二尖瓣前瓣；PML.二尖瓣后瓣

为血流致二尖瓣异常运动引起 SAM 征提供了新视角。Ro 等的研究分析了梗阻性 HCM 患者的血流向量图，测定 SAM 征前、后血流向量图像中各向量血流流速，并与非梗阻性 HCM 患者和健康自愿者的相应数据对比。发现左心室血流束对二尖瓣关闭后向复位运动的前推力是导致 SAM 征形成的血流动力学主因。研究中59％的病例增厚的室间隔致左心室血流束相应的平行后移影响了二尖瓣的后向复位运动；余下41％的病例，这种对二尖瓣后向复位运动的影响是舒张末期左心室血流遇到增厚的室间隔发生折返，在等容收缩期形成涡流推动二尖瓣继续向前运动堵塞左心室射血通道所致。实际上，舒张期二尖瓣前瓣位置和运动功能可作为 SAM 征的预测因子。在所有动力性梗阻的 HCM 患者中只要削减去足够厚度的室间隔便可以消除异常左心室流场血流对二尖瓣的影

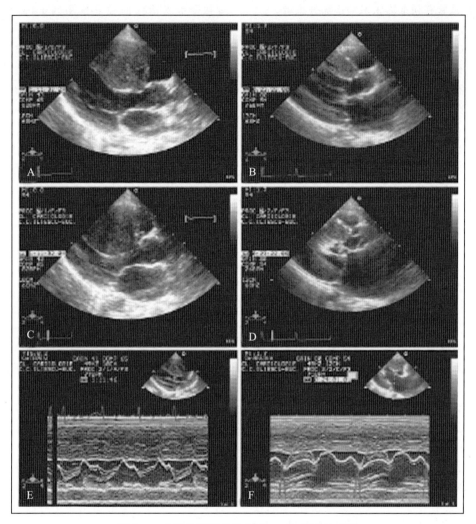

图2　二尖瓣装置异常是导致 LVOT 梗阻的主因

A.HCM 患者二尖瓣装置正常,室间隔厚 30mm,无 LVOT 梗阻;等容收缩期二尖瓣闭合位置正常;B.收缩早期二尖瓣前瓣位置正常;C.M 超未见 SAM 征;D.HCM 患者二尖瓣装置异常,室间隔厚 17mm,有 LVOT 梗阻;等容收缩期二尖瓣闭合位置前移;E.收缩早期二尖瓣前瓣位置前移;F.M 超可见 SAM 征

响,减轻血流对瓣叶牵拉力的改变,避免梗阻的发生。通过可视化新技术对瓣膜结构及心室流场内血流类型的观察可帮助对动力梗阻发生机理的理解,有利于临床拟定内、外科治疗策略。

二、动力性梗阻对临床的影响

尽管 HCM 患者左心室收缩功能指标 EF 值正常或异常增高,但患者间临床心力衰竭症状的发生、进展有显著差异。对 HCM 患者运动耐量减低的血流动力学机制理解也不同。一般认为,相较于正常的左心室舒张功能,HCM 患者左心室壁僵硬度增加,左心

室充盈受限是心力衰竭发生的主要机制。LVOT 梗阻时,左心室压增高、心肌缺血、二尖瓣反流致左心室舒张末压增高均可导致临床心力衰竭症状加重。同时,左心室流出道梗阻和心力衰竭并非成线性相关,这可能与 LVOT 梗阻的不稳定有关。心排血量易受到左心室大小、室壁收缩力、容量状态、心外膜下血管阻力等因素影响。日常生活中饱餐或大量饮酒也可加重梗阻程度,致饱餐后 HCM 患者心力衰竭症状加重。行蹲立位试验、运动负荷试验或做 Valsalva 动作,同样能增加心肌负荷加重梗阻程度。静息状态下有 25%～30% 的 HCM 患者存在 LVOT 动力性梗

阻,而运动负荷后出现动力梗阻的患者比例可达60%以上,运动负荷试验有利于临床识别这部分患者。

同时,部分静息状态下 LVOT 梗阻压差≥50mmHg 的 HCM 患者可能出现更好的运动耐量。Lafitte 等的一项观察研究,包括静息状态下有梗阻或无梗阻的 107 名 HCM 患者,分析其在半卧位运动负荷试验下 LVOT 梗阻程度与左心室收缩功能的变化。在 38 名静息状态梗阻压差≥50mmHg 的患者中,9 名(23%)出现运动后梗阻程度减轻,LVOT 压差较静息状态下降超过 30mmHg。相较于运动负荷试验后梗阻程度不变或加重的 HCM 患者而言,这 9 名患者 NYHA 等级更低、运动耐量更好、心血管事件发生率更少。这可能与静息或运动状态下较大的左心室容量使二尖瓣瓣叶脱垂入 LVOT 情况减轻,SAM 现象缓解有关。研究证明了运动负荷超声心动图用于静息状态下存在 LVOT 梗阻 HCM 患者的安全性问题,为负荷超声技术应用于不同梗阻程度的 HCM 患者危险分层提供了依据。

微血管功能障碍是另一个导致 HCM 患者临床症状恶化的潜在因素。出现心肌灌注异常的原因包括:心肌纤维化、心肌重构、血管重构、心肌肥厚致相对性毛细血管床密度减低、左心室压增高致肌间血管压力增高等。应用多普勒超声心动图无创测量冠状动脉血流储备(coronary flow reserve,CFR),能合理评估心外膜下冠状动脉血管的狭窄程度,为 HCM 患者的危险分层提供依据。Tesic 等研究了 61 名 HCM 患者,其中 20 名患者存在 LVOT 动力性梗阻,显著梗阻患者的冠状动脉 CFR 值出现了节段性差异改变,表现为左前降支 CFR 值较后降支 CFR 值更低。实际上,LVOT 压差与左前降支 CFR 值显著负相关,而且左室舒张功能储备随 LVOT 梗阻程度的增加而减低。冠状动脉节段 CFR 值差异对临床的影响还有待于进一步研究。

三、左心室流出道梗阻的预后

已有研究证明静息状态下 LVOT 梗阻是心力衰竭进展和心血管死亡的强独立预测因子。相较于静息状态梗阻严重程度而言,梗阻时相与发生严重并发症更相关。因而,动力性梗阻与临床的关系最让研究者感兴趣。早期的研究并未显示出严重梗阻与临床事件间的潜在相关性,近期的研究数据却不尽相同。

Finocchiaro 等进行的一项包括 283 名 HCM 患者的临床研究中,22%存在潜在梗阻的患者和 33%存在静息状态梗阻的患者,在为期(42±31)个月的随访时间内出现了临床症状恶化而接受了室间隔削减术

的治疗。该研究人群中 LVOT 压差≥30mmHg 是需要接受手术治疗的独立预测因子,而指南推荐达到 50mmHg 的压力阶差作为临床手术干预的界值。故研究者认为 30～50mmHg 的梗阻压差也需要引起临床医生足够的重视。

Reant 等的研究包括了 115 名 HCM 患者,比较受试者静息和运动状态下超声心动图的参数,发现运动达峰时(非运动恢复期)压差≥50mmHg 与临床事件率增高独立相关。对于左心室球形长轴应变≥−15%或静息压差≥30mmHg 的 HCM 患者,运动达峰时压差增高幅度对临床事件率的预测更有价值。

Desai 等在对 426 名无症状或症状轻微 HCM 患者进行的(8.7±3.0)年的随访观察研究中,发现心腔容量衰减、心率控制不佳及发生房颤是临床预后不佳的独立预测因子。研究中只有 17%的患者达到了与之性别年龄相匹配正常人的运动负荷代谢当量水平。这 17%的患者不管是否存在动力性梗阻,也不论其梗阻程度如何,在随访期间心血管事件发生率都很低,意味着对于无症状和症状轻微的 HCM 患者,简单的运动试验本身即可评估其心功能,判断其预后。

动力性梗阻与心源性猝死风险(sudden cardiac death,SCD)的关系颇具争议。由于两者关系不明,2011 年 ACCF/AHA 关于 HCM 的指南认为 LVOT 动力性梗阻仅在某些特定情况下可能是 SCD 的高危因素。2014 年 ESC 的 HCM 指南则认为动力性梗阻是临床 SCD 风险增加的主因。这是基于最近一项包含了 3675 名 HCM 患者的多中心回顾性纵向队列研究。该研究提出了新的 SCD 预后判断模型,新模型对受试者行 5 年 SCD 风险评估,所用每个单变量均被至少一个公开发表的多因素相关研究证实会增加 SCD 风险,并且研究证实了该新模型。静息或生理调节状态下(并非运动负荷状态下)LVOT 高压差就是其中一项变量。鉴于运动负荷诱导的动力性梗阻预测价值不确定,因此当前 SCD 的风险评估中并未包括此项变量。

四、影像技术在梗阻治疗中的作用

对动力性梗阻的干预治疗可使 HCM 患者临床获益。超声心动图在合适病例的筛选识别、选择最佳治疗措施及治疗过程介导等方面起着重要作用。梗阻程度的减轻可缓解心力衰竭症状,心肌代谢与氧耗、运动耐量均可得到相应改善。对用达药物最大剂量控制心力衰竭症状仍有进展,静息状态下梗阻压差峰值、运动状态下梗阻压差达 50mmHg 的 HCM 患者,指南推荐对患者行室间隔削减治疗。因此,对动

力性梗阻程度的准确量化是临床治疗方法选择的关键。

荟萃分析显示,外科室间隔削减术与内科室间隔酒精化学消融术(septal alcohol ablation,SAA 术)治疗效果相似,均可改善患者心功能状况且手术相关病死率相近。研究并未证实 SAA 术后形成的室间隔瘢痕会导致恶性室性心律失常和 SCD 的风险增加。最近,Vriessendorp 等研究了 1047 名连续接受外科削减术或 SAA 术治疗的 HCM 患者,(7.6±5.3)年的随访结果显示其生存率与非梗阻性 HCM 患者相似。研究提示动力性梗阻 HCM 患者生存率较低的状况可通过合适治疗得到改善,治疗后 SCD 的年发生率明显下降。但 SAA 术后 SCD 的发生率高于外科削减术后,故对于年轻、身体状况较好的患者,行外科手术治疗效果更佳。

选择何种干预方式应结合患者临床和其解剖特点。二尖瓣形态异常、乳头肌位置前移、磁共振心肌显像明确的室间隔广泛瘢痕形成、严重的室间隔肥厚(≥30mm)患者,应避免行 SAA 术。由于供应增厚室间隔的冠状动脉血管存在差异,因此有必要在 SAA 术前应用超声声学造影弄清每条穿隔支动脉的供血范围。如果与二尖瓣相邻的室间隔靶向区域并非单一穿隔支供血,则不能行 SAA 术。而且,穿隔支动脉所灌注的心肌并不总局限于室间隔,还可能包括乳头肌、右心室节制束甚至右心室游离壁等远离间隔区域的心肌。最近,Wallace 等对 47 名行 SAA 术 HCM 患者进行的研究发现,其中 25% 的患者存在目标靶血管的隔外区域灌注,其第一穿隔支直径远大于无隔外区域灌注的患者。故对于第一穿隔支粗大的 HCM 患者,应特别注意获取室间隔和隔外远隔区域的最佳声学超声造影图像,行 SAA 术需慎重。

五、结论

超声心动图是评价 HCM 结构和功能状态最简便最全面的方法。不仅能评价 HCM 患者动力性梗阻的程度,了解梗阻发生的病理生理过程,而且能对疾病预后做出评价。技术不断进步帮助了梗阻机制的理解,也影响着对患者的管理策略。同时,运动负荷超声心动图对疾病预后评价的作用日渐突显。而在动力性梗阻与 SCD 风险间关系方面争议犹存。行 SAA 术的患者均有必要行超声心肌声学造影,通过检查确定手术的可行性和安全性。三维超声结合静息及运动负荷状态向量血流成像技术可能提供更多结构与功能异常关系的信息,从而影响治疗策略。

参 考 文 献

[1] Authors/Task Force members,Elliott PM,Anastasakis A,et al. 2014 ESC Guidelines on diagnosis and management of hypertrophic cardio-myopathy: the Task Force for the Diagnosis and Management of Hypertrophic Cardiomyopathy of the European Society of Cardiology(ESC).Eur Heart J,2014,35:2733-2779.

[2] Schwammenthal E,Levine RA.Dynamic subaortic obstruction:a disease of the mitral valve suitable for surgical repair? J Am Coll Cardiol,1996,28:203-206.

[3] Maron BJ,Harding AM,Spirito P,et al.Systolic anterior motion of the posterior Mitral leaflet:a previously unrecognized cause of dynamic subaortic obstruction in patients with hypertrophic cardiomyopathy. Circulation,1983,68:282-293.

[4] Schwammenthal E,Nakatani S,He S,et al.Mechanism of mitral regurgitation in hypertrophic cardiomyopathy:mismatch of posterior to anterior leaflet length and mobility.Circulation,1998,98:856-865.

5. 高血压性心肌病的诊断和治疗

广州市第一人民医院　刘　戬　李广镰

高血压是全球发病率最高的一种疾病,全球约50%的脑卒中与缺血性心脏病与之相关,与高血压相关的死亡率约占全球总死亡原因的13%。持续的高血压引发特异的心脏结构和功能的改变,包括左心室肥厚、心肌纤维化、心肌缺血,最后导致心脏的舒张及收缩功能不全,这种因为持续血压升高导致的心肌病变我们称之为高血压性心肌病(hypertensive cardio-myopathy,HTN-CM),而且近年来的研究发现由高血压导致的左心室肥厚也是高血压患者心血管事件发生的独立的危险因素,所以早期检测高血压患者是否合并心肌病变意义重大,本文就高血压性心肌病的心肌重构的表现、诊断及如何合理的治疗做一相关综述。

一、高血压性心肌病的心肌重构

高血压性心肌病最常见的心肌重构为左心室肥厚,左心室肥厚的发生率与血压严重程度相关,轻度高血压患者左心室肥厚的发生率<20%,严重高血压患者左心室肥厚的发生率可高达100%;在过去的10年里,在纳入37 700名患者的30个临床研究中显示在未经治疗的高血压患者左心室肥厚的发生率为19%~48%,而在高危的高血压患者中左心室肥厚的发生率58%~77%。

传统的观念认为,根据拉普拉斯定律 $T=P \times R/2H$(T,左心室张力;P,左心室压力;R,左心室半径;H,左心室壁厚度),左心室肥厚或者中心性肥厚是机体对于血流动力学超负荷的一种代偿性的机制,持续的血压升高,导致左心室的张力增加,引发左心室壁增厚及左心室重量增加,随着代偿机制的失控,左心室由中心性肥厚发展成为离心性扩大,最后导致心功能衰竭,这个观点由120年前的 William Osler 提出一直至今,但近年来的一些研究资料对于高血压患者的左心室重构是否都是这种发展过程提出了质疑。

首先,部分注册研究发现高血压病人心脏的几何形态改变中最常见类型并不是中心性肥厚而是离心性肥大,比如 Ganan 等报道的在高血压患者研究中发现,左心室几何形态正常的比例约占52%,左心室壁增厚,但左心室重量正常的患者比例约为13%,左心

室重量增加但室壁厚度正常的患者的比例约为27%,仅8%的高血压患者表现为典型的中心性肥厚即左心室重量增加伴室壁厚度增加。而且有研究发现如果不合并冠心病,高血压患者从中心性肥厚发展到离心性肥大的情况并不常见,例如在一项纳入1024例中心性肥厚的高血压患者的3年随访研究发现,左心室从正常的射血分数进展到左心室收缩功能不全的发生率仅13%,而且在这些发展到左心室收缩功能不全的患者中有42.5%的患者发生了心肌梗死。而另一项纳入220例中心性肥厚的高血压患者的研究也发现,在随访7.5年后仅20%的患者出现左心室射血分数下降,而在这些射血分数下降的患者中有29%的患者发生了心肌梗死。近来发表的佛明翰心脏研究也显示了在21年的随访中,不同的心力衰竭(保留心脏射血分数的心力衰竭与心脏射血分数下降的心力衰竭)与心脏重构的形态相关,离心性肥大与射血分数下降的心力衰竭相关,而中心性肥厚与保留心脏射血分数的心力衰竭相关。

基于这些研究,研究者提出一些假设:高血压性心肌病的进展并不一定都是从所谓的中心性肥厚进展为离心性肥大的,不同的高血压个体存在不同的左心室肥厚的重构类型。目前根据高血压性心肌病的左心室重构的几何形态表现的不同,建议分为4大类型;第一类为左心室重量正常,室壁厚度也相对正常;第二类为中心性重构,表现为左心室重量正常,室壁厚度增加;第三类为中心性肥厚,表现为左心室重量增加,室壁厚度也增加;第四类为离心性肥大,表现为左心室重量增加,室壁厚度增加不明显。

高血压性心肌病患者表现出不同的心室重构类型除了和压力负荷相关外,还与神经激素活性程度、种族、遗传、盐摄入、肥胖、糖尿病等因素相关。在神经激素相关性上表现为低肾素活性与离心性肥大相关,高肾素活性与中心性肥厚相关;就种族而言,与白种人相比,黑种人的左心室肥厚及中心性肥厚的发生率较高;另外,肥胖的患者容量负荷增加,所即便血压正常的肥胖患者,左心室肥厚的发生率也有13%,多显示为离心性肥大,而肥胖的患者一旦合并高血压,则左心室肥厚的发生率可高达75%,而且离心性肥大

与中心性肥厚都可以见到;糖尿病本身也会引起左心室重构,左心室肥厚的发生率在糖尿病患者比非糖尿病患者的高 32%,这种重构是独立于高血压冠心病之外的,可能的机制是由于高胰岛素血症,氧化应激,RAAS 系统的激活等,中心性肥厚与离心性肥大均可见,当糖尿病合并高血压时,左心室肥厚常见的形态是中心性肥厚;不过不同性别之间的左心室肥厚的发生率差异倒不大,有报道显示男性发生率 36%~44%,女性 38%~46%,而在 66% 的研究中显示左心室肥厚在女性中更明显,而且离心性肥大在女性中更为突出,而中心性肥厚男女发生的比例相似。

高血压性心肌病左心室重构的主要细胞与组织病理学基础表现为在长期的压力负荷下,异常的肾素血管紧张素系统的激活,对血管紧张素 Ⅱ 的敏感性增加及交感活性的增加,加上种族、遗传、盐摄入、肥胖、糖尿病等因素的共同作用下,细胞间的信号蛋白被刺激,从而激活相关基因的表达,促进了蛋白的合成。中心性肥大主要表现为细胞的直径的扩大,而离心性肥大则主要是心肌细胞的长度的增加。除了心肌细胞增生的改变,心肌细胞凋亡,纤维化,冠状动脉环境的改变也参与了高血压性心肌病的左心室重构:心肌细胞凋亡的增加导致了心肌细胞收缩力下降;纤维母细胞的增生及 Ⅰ 型和 Ⅲ 型胶原的增生聚集导致心肌纤维化的加剧,从而影响了心肌的收缩及舒张功能;而在冠状动脉循环中,因为心肌内动脉的肥大与增生导致了小动脉及毛细血管网的减少,引发心肌灌注不足,谓之冠状动脉循环与心肌耗氧的失衡;另外细胞的肥大伴随着能量代谢的紊乱,这也可能是左心室重构后功能失调的另一个基础。

多种因素共同作用下导致的不同的左心室重构表现出不同的心血管事件的发生率,离心性肥大的的高血压患者多表现为全身血管阻力降低,卒中风险增高,心脏收缩功能不全的心力衰竭;而中心性肥厚的高血压性心肌病患者表现为左心室舒张末压增高,左心房容量增大,左心室充盈压增加,最后导致左心房压增高,左心室舒张压增高引发的心肌舒张功能不全的心力衰竭。佛明翰心脏研究中入选的 4768 名患者,在跟踪随访了 21 年后发现在新发心力衰竭的 458人中,250 人为女性,经过年龄、性别调整后的心力衰竭发生率在正常左心室形态、中心性重构、中心性肥厚及离心性肥大等四类患者中发生率分别是 6.96%、8.67%、13.38%、15.27%。在调整了包括心肌梗死在内的其他因素后,左心室肥厚的形态对不同心力衰竭的发生起着重要的作用,中心性肥厚的患者更容易发生保留射血分数的心力衰竭,而离心性肥大的患者

容易发生收缩功能不全的心力衰竭。除了心功能不全外,由于左心室肥厚导致房颤及室性心律失常的发生率也增高,所以应高度重视高血压性心肌病。

二、高血压性心肌病的诊断

心内膜活检是诊断高血压性心肌病的最直接的证据,组织切片显示心肌细胞肥大,中度的间质纤维化,胶原比例增加,心肌细胞间及冠状动脉内膜均有大量的纤维聚集,心肌细胞的纤维化导致心肌细胞排列的无序化。高血压性心肌病与肥厚型心肌病的鉴别关键是心肌细胞无序性的比例,通常在肥厚型心肌病中,心肌细胞的无序性比例>33%,而高血压性心肌病心肌无序性的发生率<5%,虽然高血压性心肌病主要表现为心肌数量或体积的增加,但实际上是发生了质的变化。

超声也是一项比较好的能够反映左心室肥厚及左心室形态的检查手段。超声测量的左心室重量,左心室重量指数及相对的左心室室壁厚度都是评价左心室肥厚常用的指标,常用的左心室重量的计算公式有以下 3 个:①左心室重量=1.05×[(左心室舒张内径+舒张期左心室后壁厚度+舒张期室间隔厚度)³ -左心室舒张内径³]g;②左心室重量=1.04×[(左心室舒张内径+舒张期左心室后壁厚度+舒张期室间隔厚度)³ -左心室舒张内径³]-13.6g;③左心室重量=0.8×{1.04×[(左心室舒张内径+舒张期左心室后壁厚度+舒张期室间隔厚度)³ - 左心室舒张内径³]}+0.6g;左心室重量指数:左心室重量指数(g/m²)=左心室重量/体表面积左心室重量。左心室重量及重量指数的正常参考值:男性 201~207g(103~106g/m²),女性 151~171g(89~100g/m²),中度异常为男性 228~254g(117~130g/m²),女性172~182g(101~112g/m²),重度异常为男性>255g(>113g/m²),女性>193g(>113g/m²);相对的室壁厚度的计算公式:相对的室壁厚度=(舒张期左心室后壁厚度+舒张期室间隔厚度)/左心室舒张内径,相对的室壁厚度的正常上限是 0.45。

相比超声,心脏的磁共振对左心室肥厚的检查及诊断更加准确,增强的心脏磁共振检查不但可以鉴别左心室肥厚的原因到底是心肌淀粉样变,肥厚型心肌病还是高血压性心肌病,还可以提供心脏的三维数据,包括心脏的解剖,功能,组织特征,冠状动脉灌注及微血管的灌注,瓣膜的改变,甚至可以显示心肌纤维化,浸润甚至水肿的程度,可重复性好,其结果也是心血管死亡率的独立预测因子。但基于其检查费时、昂贵,所以目前没有超声检查应用广泛。

三、高血压性心肌病的治疗

左心室肥厚是高血压性心肌病最常见的重构表现,而左心室肥厚也被认为是导致高血压性心肌病患者心力衰竭、心律失常等心血管事件及死亡的独立危险因素。从1960—2000年,20个前瞻性的研究涉及48 545名患者显示左心室肥厚患者的心血管事件发生率较左心室正常的患者升高2.3倍,心血管死亡风险升高2.5倍。另外,MAVI数据研究显示左心室重量指数每增加$39g/m^2$,心血管事件风险增加40%。而降压药物降压治疗的临床研究显示,如果血压降低后,还能使左心室的肥厚进一步消退的话,心血管事件的发生率将进一步下降59%,所以降压及能减轻左心室肥厚改善左心室舒张功能的治疗对高血压性心肌病的患者能带来更大的获益。

肾素-血管紧张素-醛固酮系统(RAAS)对血压负荷基础上的心脏肥大起了很大的促进作用。血管紧张素转化酶抑制剂赖诺普利的研究显示阻断RAAS系统,可以改善高血压患者的心肌纤维化程度,减轻左心室肥厚,改善左心室的舒张功能。使用血管紧张素Ⅱ受体拮抗药(ARB)氯沙坦的LIFE研究也显示在血压下降幅度相似的两组患者中,相比β受体阻滞药治疗组,ARB治疗组能够进一步减轻左心室重量,改善收缩功能。利尿药也有研究显示能减轻心脏的超负荷,降低左心房压力,减少左心房容积,从而降低左心室充盈压,改善预后。2003年的一项荟萃分析显示在调整了降压幅度和降压治疗时间后,相比β受体阻滞药、ACEI,ARB及钙离子拮抗药能更好地改善左心室肥厚。

羟甲基戊二酰辅酶A(HMG-CoA)还原酶抑制药,也就是他汀类调脂药物的研究发现他汀类药物除调脂治疗外,还有抗炎、抗氧化、保护内皮功能的作用。瑞舒伐他汀的治疗能减轻心肌纤维化,改善左心室僵硬;匹伐他汀的临床研究也显示能改善容量超负荷导致的心脏肥大和纤维化,并显示出独立于降脂治疗外的作用,可能是他汀类药物介导或部分参与了抑制激活诱导心肌肥大的RhoA-ERK-SRE信号从而改善心室肥厚。

综上所述,高血压性心肌病是一种以心室重构,尤其是以左心室肥厚为主要表现的一种心肌疾病,并由此而进展为舒张性心力衰竭或收缩性心力衰竭,导致心血管事件及心血管死亡,而且左心室肥厚还是独立于血压之外的心血管事件及心血管死亡的预测因子,所以早期地通过超声检查或者磁共振检查发现高血压患者的心肌重构非常重要,而在降压治疗的同时选择能使左心室肥厚消退的降压药物能达到更好的临床获益。

参 考 文 献

[1] Lawes CM, Vander Hoorn S, Rodgers A. Global burden of bloodpressure-related disease, 2001. Lancet, 2008, 371:1513-1518.

[2] Nadruz W. Myocardial remodeling in hypertension. J Hum Hypertens, 2015, 29:1-6.

[3] Janardhanan R, Kramer CM. Imaging in hypertensive heart disease. Expert Rev Cardiovasc Ther, 2011, 9: 199-209.

[4] Cuspidi C, Sala C, Negri F, et al. Prevalence of left-ventricular hypertrophy in hypertension: an updated review of echocardiographic studies. J Hum Hypertens, 2012, 26:343-349.

6. 室性早搏诱发的心肌病

中山大学附属二院　曾华媛　周淑娴

一、引言

近50年来,关于研究室性早搏的意义众说纷纭、争议不断。最初,研究的焦点大部分集中于持续性室性心律失常伴随而来的风险,心肌梗死患者是主要的研究对象。在20世纪90年代,由于室性早搏特异性治疗的应用在心肌梗死前期人群及充血性心力衰竭人群中没有获得明显效益,心血管领域的专家们逐渐丧失了对室性早搏的研究热情。

频发室性早搏可能是诱发心肌病的潜在原因或者在这一过程中发挥重要作用,这一新概念的提出再次引起人们对频发室性早搏的研究兴趣。频发室性早搏常见于左心室功能不全和充血性心力衰竭的患者,少见于正常人群。Duffee等发现5名经胺碘酮治疗的频发室性早搏(>2000/24h)伴左心室功能不全患者心功能有明显改善,首次提示了频发室性早搏可能引起可逆的左心室功能不全,也称为"室性早搏诱发的心肌病"。

这一发现对于充血性心力衰竭和左心室功能不全的患者有着重要意义,尽管存在其他已经被证实可以引起充血性心力衰竭的因素,仍然考虑频发室性早搏可能在左心室功能进展性恶化的过程中发挥作用,充血性心力衰竭和左心室功能不全的患者如果伴有频发室性早搏,接受针对室性早搏的治疗可能带来左心室功能的部分改善。正是对室性早搏诱发的心肌病的标准定义和进一步认识的缺乏构成了频发室性早搏的知识盲区。按照目前的标准,如果室性早搏合并LVEF降低的患者经有效的导管消融后LVEF升高至少15%(也有文献认为是升高大于10%)或者经有效的导管消融后恢复到LVEF>50%的正常标准,可以认为这些患者存在室性早搏诱发的心肌病。

电生理学家们对室性早搏诱发的心肌病的研究兴趣也在提升,他们的研究目的是寻求针对频发室性早搏更安全、有效的治疗手段,尤其侧重对导管消融治疗的改革,而病理生理和流行病学的相关研究却很少。另外,很多频发室性早搏的患者不表现临床症状或症状轻微,伴随左心室功能不全的患者较多见,这些特点在一定程度上阻碍了对频发室性早搏的研究。

二、室性早搏诱发的心肌病的预测因素

并不是所有频发室性早搏患者都会发生左心室功能不全,所以正确认识室性早搏诱发心肌病的预测因素和危险因素十分必要,目前关于可能的预测因素已经有了很多猜想(表1)。

频发室性早搏患者左心室功能不全的发生存在剂量-反应关系和阈值效应。许多频发室性早搏伴左心室功能不全的患者最终都接受了导管消融的治疗,这代表他们的室性早搏负荷可能处于一个较高水平,可见高负荷室性早搏与左心室功能不全的发生可能存在关联,有说法认为室性早搏负荷达到20%则容易引起左心室功能不全。但是由于这些研究属于横断面观察研究,导管消融标准也不统一,研究结果的可靠程度受到限制。

Niwano等人进行的一项队列研究为上面提到的剂量-反应关系提供了可靠的证据。他们对239名无其他心脏疾病的频发室性早搏患者的左心室功能进行了评估,发现室性早搏>20 000/24h和LVEF亚临床恶化相关,而室性早搏>10 000/24h的患者虽然出现了左心室扩张,却没有出现LVEF的改变。Duke等的研究也表明在表面健康人群中高负荷的室性早搏和不良临床转归相关。Duke等对1139名年龄≥65岁、初始LVEF正常并且既往没有充血性心衰病史的研究参与者进行了24h动态心电图的观察和随访,平均随访时间超过13年。研究发现室性早搏负荷在P_{75}以上(0.123%～17.7%)者与较低负荷者相比,LVEF下降的风险增高两倍,发生充血性心力衰竭的风险增高48%,死亡风险增高31%。室性早搏对充血性心力衰竭发生的贡献为8.1%(95% CI: 1.2%～14.9%),和其他已知的危险因素如BMI指数、高血压、年龄和冠状动脉疾病的贡献相似。通过这项研究可以发现,造成不良临床转归的室性早搏负荷与最初提出的20%水平相比可能更低,Zhong等的研究也显示即使是室性早搏负荷在较低水平(1000/24h～10 000/24h)的患者接受了导管消融或者药物

治疗后 LVEF 也得到了明显改善。

　　高负荷的室性早搏并不能独立引起心肌病。其他潜在影响因素包括宽 QRS 波和非流出道起源的室早。二联律间隔是否在其中发挥作用尚有争论，插入性室早虽然还未研究透彻但是也被认为是可能的危险因素，而二联律间隔即使在同一患者和同一形态的室性早搏中都有很大差异，所以认为它的贡献可能不大。

表 1　室性早搏诱发的心肌病预测因素研究汇总

预测因素	第一作者（年份）	研究设计	研究对象	研究成果
室性早搏负荷	Baman（2010）	回顾性队列研究	174 名最终接受了导管消融治疗的频发室性早搏患者	低 LVEF 组与拥有保存的左心室功能及正常心室大小组相比显示出更高的室性早搏负荷[（33%±13%）vs（13%±12%），$P<0.0001$]
				高负荷室性早搏（特别是＞20%）与室性早搏诱发的心肌病相关
	Yokokawa（2012）	回顾性研究	241 名最终接受了导管消融治疗的频发室性早搏患者	室性早搏诱发的心肌病者与正常左心室功能者相比平均室性早搏负荷显著增高[（28%±12%）vs（15%±13%），$P<0.0001$]
	Niwano（2009）	前瞻性研究	239 名无任何其他心脏疾病的左心室或右心室流出道来源的频发室性早搏患者（室性早搏＞1000/24h）	室性早搏＞20000/24h 与 LVEF 亚临床恶化及左心室扩张相关
				室性早搏＞10000/24h 的患者出现射血分数正常的左心室扩张
	Duke（2014）	前瞻性队列研究	1139 名年龄≥65 岁且没有心脏疾病的患者	室性早搏负荷中位数为 0.001%（四分位数间距为 0.002%～0.123%），最大室性早搏负荷为 17.7%
				P_{75} 以上的室性早搏负荷与 P_{25} 以下的室性早搏负荷相比发生 LVEF 下降的风险更高（odds＝3），充血性心力衰竭发生的风险增加 48%（95% 置信区间为 1.08～2.04，$P=0.02$），死亡的风险增加 31%（95% 置信区间为 1.06～1.63，$P=0.01$）
室性早搏波 QRS 宽度	Yokokawa（2012）	回顾性研究	294 名最终接受了导管消融治疗的频发室性早搏伴 LVEF 降低患者	不可逆的室性早搏诱发心肌病与可逆性的室性早搏诱发心肌病相比 QRS 宽度明显增加[（164±20）ms vs（149±17）ms，$P<0.0001$]
				心外膜起源的室性早搏有最宽的 QRS 复合波

预测因素	第一作者 （年份）	研究设计	研究对象	研究成果
室性早搏波 QRS 宽度	Yokokawa （2012）	回顾性研究	294 名最终接受了导管消融治疗的频发室性早搏伴 LVEF 降低患者	室性早搏波 QRS 宽度＞150ms 用以区分是否患有室性早搏诱发的心肌病 室性早搏波 QRS 宽度≥150ms，引发心肌病的室性早搏负荷更低[（22％±13％）vs（28％±12％），$P<0.000\ 1$]
	Carballeira （2014）	回顾性研究	45 名最终接受了导管消融治疗的室性早搏≥10％/24h 而 LVEF 正常的患者	室性早搏波 QRS 宽度≥153ms 预示室性早搏诱发的心肌病（灵敏度 82％，特异度 75％） 在这些患者中，38％的人最终产生室性早搏诱发的心肌病 室性早搏负荷相近的患者中，左心室功能不全的人室性早搏波 QRS 宽度更宽（159ms vs 142ms，$P<0.001$）
室性早搏二联律间隔	Del CarPio Munoz （2011）	回顾性研究	70 名最终接受了导管消融治疗的频发室性早搏伴 LVEF 下降的患者	LVEF 异常和正常的患者相比室性早搏二联律间距没有统计学意义
	Zhong （2014）	回顾性研究	510 名接受了导管消融或抗心律失常治疗的频发室性早搏（＞1000/24h）患者	室性早搏二联律间隔＜450ms 是 LVEF 正常的独立预测因素
插入性室性早搏	Olgun （2011）	回顾性研究	51 名接受了导管消融治疗、无冠心病及心肌梗死病史的频发室性早搏患者	对室性早搏诱发的心肌病有预示作用

三、室性早搏诱发心肌病的机制

目前尚不清楚频发室性早搏如何导致左心室功能不全，对于其机制有许多猜想，最初的猜想认为，室性早搏诱发的心肌病是一种心律失常导致的心肌病，与其他心律失常如房颤所致的心肌病类似。值得注意的是，室性早搏所致的左心室功能不全患者的平均心率是正常的，持续性室性心律失常的情况也较为少见，所以考虑还有其他因素参与这一过程。

有猜想认为非同步的无效室性收缩可能通过重构效应引起左心室功能不全。室性早搏诱发的心肌病患者显示出更宽的 QRS 宽度，所以心室非同步化被认为是导致室性早搏诱发心肌病患者左心室功能受损的机制之一。

另外一个猜想是室性早搏启动了心室重构过程，从而引起心室结构异常，最终导致左心室功能不全发

生。但是在最新的动物实验研究中并未发现频发室性早搏引起的心脏纤维化。值得注意的是，心脏超声斑点追踪技术发现和对照组相比，左心室功能保存的室性早搏患者双室张力降低，提示可能存在未被二维心脏超声检测出的轻微心功能不全。

这两种猜想都可能是室性早搏诱发心肌病的潜在机制，但目前的研究无法提供更多证据。虽然频发室性早搏不存在心脏灌注，却可能导致类似于慢性系统性瓣膜反流所致的心腔张力增大。另外，室性早搏诱发的心肌病只发生在易感人群中，有可能与遗传性异常相关。

Huizar 等构建了一个动物模型，他们使用起搏器模拟频发室性早搏，将动物随机分为两组，一组通过起搏器模拟室早二联律，一组不做处理，在为期 12 周的观察中发现实验组动物出现室性早搏诱发的心肌病，LVEF 显著降低的同时左心室收缩末容积升高。

在终止室性早搏的 2～4 周以后,室性早搏诱发的心肌病消失,进一步检查没有发现组织病理学上的改变。这个动物模型可以为我们上面提到的室性早搏负荷、QRS 宽度、异常心电起源和二联律间隔的研究提供帮助。

四、室性早搏治疗的作用

频发室性早搏的治疗可能改善那些同时伴有左

A. 消融前心电图

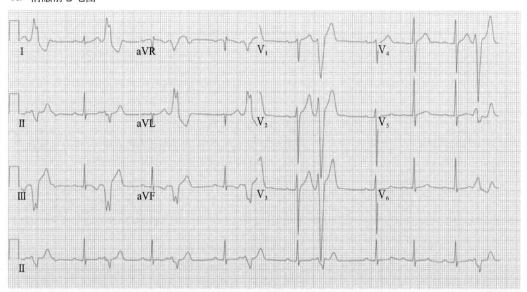

B. 消融前后心脏超声对比

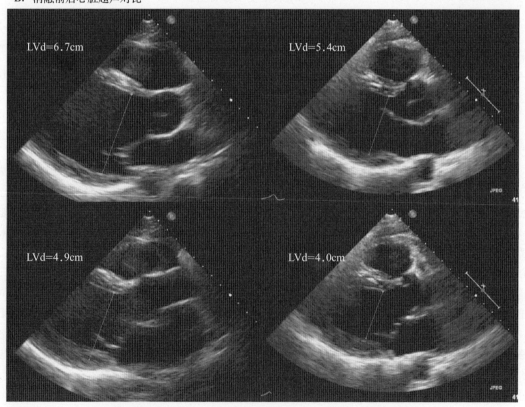

LVEF=36%　　　　　　　　　LVEF=50%

图 1　1 例患有频发室性早搏(室性早搏＞36％)伴左心室功能不全患者

22 岁男性患者,他的基础心电图如图 A 所示,患者接受了室性早搏导管消融治疗(右心室前壁基底部靠近三尖瓣位置),治疗前后心脏超声如图 B 所示

心室功能不全的病人的预后,但目前尚不清楚室性早搏特异性治疗(包括导管消融和抗心律失常治疗)对左心室功能不全病人预后的改善效率如何。

很多研究都报道了导管消融治疗在抑制室性早搏的同时有改善左心室功能的作用。报道显示,60%~88%的室性早搏患者对导管消融治疗有较好反应,成功消融后 LVEF 得到改善的患者比例达到

47.1%~100%(表 2)。可以看出,大部分特发性左心室功能不全伴频发室性早搏的患者都能从导管消融治疗中获益(图 1)。值得注意的是,各个研究对于导管消融或者抗心律失常药物治疗"有效"的定义存在差异,Moutantonakis 等认为室性早搏负荷降低>80%才能使 LVEF 改善,但是现在发现室性早搏负荷降低程度在此之下也能带来轻微的 LVEF 改善。

表 2 左心室射血分数(LVEF)降低的室性早搏患者治疗效果及有效率

第一作者(年份)	LVEF 降低的人数(治疗总人数)	治疗手段	监测手段及治疗有效定义	有效	左心室功能 LVEF 恢复的定义	有效导管消融治疗后 LVEF 改善效果
Yarlagadda (2005)	8(27)	导管消融	3 个月内重复动态心电图监测 缺乏治疗有效的定义	88%的 LVEF 降低患者治疗后室性早搏减少>80%	LVEF≤45%的患者治疗后 LVEF>45%	100%(n=7)的患者在接受成功消融后 LVEF 恢复正常 LVEF 从 39%±6%恢复到 62%±6%(P=0.017)
Bogun (2007)	22(60)	导管消融	治疗后第 1~6 个月动态心电图监测 缺乏治疗有效的定义	82%的患者	LVEF≤50%的患者治疗后 LVEF>50%	22 例中有 18 例(82%)LVEF 恢复 6 个月内 LVEF 从 34%±7%升高到 59%±7%(P<0.0001)
Baman (2010)	57(174)	导管消融	治疗后第 3~6 个月动态心电图监测 室性早搏减少≥80%视为有效	81%的患者	LVEF<50%的患者治疗后 LVEF 升高至少 15%或者恢复正常(≥50%)	46 名患者(81%)在治疗后的平均 3.6±4.6 个月出现 LVEF 改善(或恢复正常) 平均 LVEF 从 35%±9%升高到 54%±10%(P<0.01)
Mountantonakis (2011)	69	导管消融	治疗后第 4~12 个月动态心电图监测 完全恢复:室性早搏<2% 部分恢复:室性早搏减少>80%且<5000/24h	88%的患者部分或完全恢复	初始 LVEF<50%的患者治疗后 LVEF≥50%	LVEF 明显改善,有效率 100% 初始平均 LVEF 为 35%±9%,治疗后升高 14%±10%(P<0.001)

续表

第一作者（年份）	LVEF 降低的人数（治疗总人数）	治疗手段	监测手段及治疗有效定义	有效	左心室功能 LVEF 恢复的定义	有效导管消融治疗后 LVEF 改善效果
Yokokawa (2013)	87	导管消融	治疗后第3~4个月动态心电图监测 室性早搏负荷减少>80%	86%的患者	LVEF<50%的患者治疗后恢复正常或者 LVEF 在 50%~55% 的患者治疗后 LVEF 升高 ≥10%	成功接收了导管消融治疗的患者100%（n=75）都得到了 LVEF 的改善或恢复。 LVEF 从 39%±10% 升高到 59%±4%（P<0.0001）
Zhong (2014)	53(215)	导管消融	治疗后的第3~6个月动态心电图监测 缺乏治疗有效的定义	室性早搏减少93%	LVEF≥50%视为恢复	25 名患者（47.1%）LVEF 恢复 那些疑似室性早搏诱发的心肌病的患者治疗后（导管消融或者抗心律失常药物）LVEF 升高13.1%（P<0.001） 所有接受治疗的患者 LVEF 从 53%±11.9% 升高到 55.9%±11.2%（P<0.001）
	68(295)	抗心律失常药物	治疗后的第3~6个月动态心电图监测 缺乏治疗有效的定义	室性早搏平均减少49% 一类和三类抗心律失常药物治疗减少82% β受体阻滞药治疗减少36% 钙通道阻滞药治疗减少43%	治疗后 LVEF 恢复正常（≥50%）	14 名患者（20.6%）LVEF 恢复 那些疑似室性早搏诱发的心肌病的患者治疗后（导管消融或者抗心律失常药物）LVEF 升高13.1%（P<0.001）

续表

第一作者 （年份）	LVEF 降低的人数（治疗总人数）	治疗手段	监测手段及治疗有效定义	有效	左心室功能 LVEF 恢复的定义	有效导管消融治疗后 LVEF 改善效果
EI Kadri （2015）	30	导管消融	治疗后第 3～4 个月动态心电图监测	60％的患者有效	LVEF 恢复正常	18 名成功消融的患者中 10 名患者（55％）LVEF 恢复（LVEF 从 39％±7％升高到 55％±3％，$P=0.001$）
			室性早搏负荷降低≥80％			LVEF 从 39％±10％升高到 59％±4％（$P<0.000\,1$）

并不是所有的患者都能通过治疗获益,许多研究致力寻找能够对治疗效果进行预测的因素。Deyell 等对室性早搏负荷≥10％且 LVEF<50％的患者接受导管消融后的左心室功能恢复情况进行了评估,发现室性早搏波 QRS 宽度是预测左心室功能恢复情况唯一的独立因素,较宽的 QRS 波可以作为评判潜在基础病变存在及其严重程度的标志。

大部分关于室性早搏诱发的心肌病治疗评估的研究都集中在导管消融领域,针对药物治疗的研究很少,而在临床上我们长期应用第二类抗心律失常药物如 β 受体阻滞药,或者第三类抗心律失常药物如索他洛尔、胺碘酮和多非利特来抑制室性早搏,其中第三类抗心律失常药物在左心室功能不全的情况下仍然可以使用。Zhong 等对导管消融及药物治疗对室性早搏负荷及左心室收缩功能的改善作用进行了单中心回顾性研究。研究纳入 510 名进接受了导管消融或抗心律失常治疗的频发室性早搏（>1000/24h）患者,其中 40％的患者接受了导管消融的治疗,而另外 60％的患者则接受了药物治疗。研究发现,两种治疗都使室性早搏负荷显著降低,进一步的统计学分析显示,在室性早搏负荷>10 000/24h 的患者中两种治疗都能明显降低室性早搏负荷,而在室性早搏负荷介于 1000～10 000/24h 的患者中,只有导管消融能显著降低室性早搏负荷。可见与药物治疗相比导管消融能更有效的降低室性早搏负荷（$P<0.001$）。研究还发现,在抗心律失常药物中,第三类抗心律失常药物相比于 β 受体阻滞药对降低室性早搏负荷更为有效。另外,室性早搏负荷>10 000/24h 的患者经治疗后左心室功能改善最为明显,在导管消融后 LVEF 升高 4.5％（$P<0.001$）,其他患者经药物治疗后 LVEF 升

高 2.1％（$P=0.002$）。

室性早搏诱发心肌病患者的复发表现为导管消融治疗后再发左心室功能不全。在 60 名接受导管消融后 LVEF 获得改善的室性早搏诱发心肌病患者中,有 10 名患者（占 16.7％）在 LVEF 恢复正常后的 27.6±16.9 个月再次出现室性早搏,这 10 名患者中有一半人的异常心电起源与最初相同,而其他人在最初就表现为多形性室性早搏。这一结果提醒我们不能忽略长期随访,即使是那些对治疗反应很好的患者都有可能出现复发。

五、室性早搏诱发心肌病与心脏再同步化治疗的关系

心脏再同步化治疗（CRT）对于难治性充血性心力衰竭及表现出宽 QRS 波的患者效果显著,但仍然存在许多对 CRT 无反应的患者。频发室性早搏是导致患者对 CRT 无反应的一个潜在原因。一项关于 CRT 的大型队列研究显示,在 32 844 名双室起搏比例<98％的患者中,室性早搏所致的 CRT 失效占 16.6％。在另外一项多中心前瞻性非随机观察性研究中,Lakkireddy 等对 65 名室性早搏>10 000/24h、对 CRT 无反应的患者进行了研究,这些患者都接受了导管消融治疗。6 个月的观察发现,这些患者的平均 LVEF、左心室收缩末直径及容积和右心室舒张末直径及容积及 NYHA 评分都得到显著改善（LVEF 升高 26.2％±5.5％至 32.7％±6.7％,$P<0.001$；NYHA 评分改善：$P<0.001$）。心脏超声显示,室性早搏负荷>30％的患者心功能改善最为明显,平均双室起搏比例也明显的提高到 98％±2％。至于心功能情况的改善是由于导管消融还是双室起搏又或者是

两者共同作用的结果则没有肯定的结论。另外,有34%的患者对导管消融治疗无反应(LVEF升高＜5%),相比于导管消融治疗无效的患者,对治疗有反应的患者在治疗前表现出更高的室性早搏负荷和较低的双室起搏比例。这些研究再次强调了频发室性早搏在接受CRT治疗的人群中的重大意义。

六、研究展望

横断面研究和队列研究为频发室性早搏诱发左心室功能不全提供了大量的证据,室性早搏特异性治疗后带来的LVEF改善也支持这一观点,但依然缺乏可靠证据,治疗对临床转归的影响(除外左心室功能)也尚未研究清楚。为了验证频发室性早搏的治疗对于伴有特发性左心室功能不全的患者的临床转归是否存在影响,大量的临床随机对照试验正处于研究设计或研究对象招募阶段。NCT01757067(心力衰竭中室性早搏的早期消除,EVAC-HF)是一项前瞻性随机对照研究,该研究将对比LVEF≤45%和室性早搏＞20%的非缺血性心脏病患者经消融或者最佳药物治疗后LVEF改善情况。NCT01566344也是一项前瞻性随机对照研究,研究将特发性心肌病、心肌梗死后心肌病(LVEF＜50%)、15%单形性室性早搏患者进

行随机分组,一组接受传统的抗心衰治疗和抑制室性早搏治疗(消融或者胺碘酮),另一组只接受抗心力衰竭治疗,研究目前正处于研究对象招募阶段。毫无疑问,这项研究将为频发室性早搏最佳治疗方案的制定提供帮助。

除了开展随机对照试验,频发室性早搏和左心室功能不全的病理生理机制也亟待进一步的研究。我们的目标是确定哪些室性早搏患者发生左心室功能不全的风险较高及哪些患者能够从治疗中获益。到目前为止,针对左心室功能保存的频发室性早搏患者的最佳治疗方案仍未建立。

最后,室性早搏诱发的心肌病动物模型的建立可以帮助我们更好的研究其中机制。

七、总结

越来越多的观察性研究表明频发室性早搏可能引发左心室功能不全,这一猜想随后被动物实验证实。室性早搏导致左心室功能不全的病理生理机制仍不清楚,可能与心室非同步化(快速心律失常诱发心肌病的原因之一)或者室性早搏导致的心室重构有关。导管消融和抗心律失常药物治疗能有效减少室性早搏负荷,与大部分患者左心室功能的改善相关。

参 考 文 献

[1] Bigger JT Jr, Fleiss JL, Kleiger R, et al. The relationships among ventricular arrhythmias, left ventricular dysfunction, and mortality in the 2 years after myocardial infarction. Circulation, 1984, 69: 250-258.

[2] Cairns JA, Connolly SJ, Roberts R, et al. Randomised trial of outcome after myocardial infarction in patients with frequent or repetitive ventricular premature depolarisations: CAMIAT. Lancet, 1997, 349: 675-682.

[3] Echt DS, Liebson PR, Mitchell LB, et al. Mortality and morbidity in patients receiving encainide, flecainide, or placebo. N Engl J Med, 1991, 324: 781-788.

[4] Singh SN, Fletcher RD, Fisher SG, et al. Amiodarone in patients with congestive heart failure and asymptomatic ventricular arrhythmia. Survival trial of antiarrhythmic therapy in congestive heart failure. N Engl J Med, 1995, 333: 77-82.

7. 2015 年 AHA 科学声明：儿童感染性心内膜炎的管理

中山大学附属第三医院 陈 璘 税 星 温哲琦

因风湿心内膜炎的流行下降，在过去 20 年里，先天心已成为发达国家＞2 岁儿童患 IE 的主要因素。随着先天心生存明显延长，其相关 IE 逐年增多。小儿心脏外科技术发展引起术后 IE 是复杂先心病术后的长期风险。其次，引起 IE 的情况增加通常与中央静脉留置导管相关。8%～10% 的儿科 IE 没有结构性心脏疾病或其他任何已知的危险因素。

一、发病机制

组织病理发现：①内皮损害是病原体入侵心脏的必要条件；②自体和人造装置感染的主要致病菌革兰阳性球菌表达多重黏附因子，增强宿主细胞/底物的粘附，在 IE 发病和传播过程发挥重要作用。

日常生活如咀嚼食物、刷牙和使用牙线，都是最常见细菌入侵的门户，口腔卫生、牙龈和口腔疾病（龋齿）与手术和常见菌血症的发生率之间存在关联。建议儿童保持良好的口腔卫生、预防牙龈和牙齿疾病；执行常规儿童牙科护理，每 6 个月行一次牙齿清洁程序。

静脉导管、"非法"静脉用药者或植入式设备电极置入右心，可致右心 IE。一是对内膜表面摩擦的直接损伤，另外是间接损伤，如器械干扰正常三尖瓣的功能引起反流的血流束。留置器械也可直接感染。

二、诊断

（一）儿童和青少年的临床表现

症状通常是缓慢的，长时间低热及各种躯体症状，包括疲劳、乏力、关节痛、肌痛、体重减轻、寒战和出汗。临床表现也可呈暴发性，如迅速变化的症状和高热，病情危重，需要紧急干预。

儿童 IE 的临床表现的 4 个基本现象：菌血症（或败血症），瓣膜炎，免疫反应，栓子。瓣膜炎可导致心脏瓣膜听诊新出现异常或充血性心力衰竭的进展。儿童 IE 的心脏外表现并不常见（如瘀斑、出血、Roth 斑点，Janeway 损害，Osler 结节，或脾大）。心、肾功能异常可来源于栓塞或免疫介导。栓塞对腹腔脏器、大脑或心脏是常见的，可能会产生缺血、出血相关症状。

中枢神经系统真菌性动脉瘤临床罕见，可发生致命性破裂。

IE 儿童心脏检查是易变的，取决于心脏病的类型和特定部位的感染。随着长期留置中心静脉导管、复杂先天性心脏缺陷及手术置入修复材料的患儿增加，IE 的流行病学和微生物学发生了改变，而影响其诊断方法。

（二）Duke 标准

1. 主要标准

（1）IE 血培养结果阳性：①两次血培养有 IE 典型细菌，草绿色链球菌、牛链球菌（包括营养变异株-乏养菌属）、HACEK 属；社区获得性金黄色葡萄球菌或肠球菌而无原发病灶；②与 IE 相一致的细菌学培养持续阳性，间隔时间＞12h 血培养结果阳性≥2 次；所有 3 次或≥4 次血培养中的大多数阳性；1 次贝氏立克次体血培养阳性，或 IgG 抗-I 抗体滴度＞1∶800。

（2）心内膜受累证据：①IE 超声心动图，经食管超声心动图（TEE）和经胸超声心动图（TTE），阳性包括在心瓣膜或附件、血流反流相关处或在置入的材料上检出振动的赘生物，而缺乏其他的解剖学解释；脓肿；人工瓣膜新的部分裂开；②新出现瓣膜反流（增强或新出现的心脏杂音）。

2. 次要标准

（1）易患人群：有基础心脏病或静脉用药者。

（2）发热：体温≥38.0℃。

（3）血管征象：主要动脉栓塞，化脓性肺栓塞，真菌性动脉瘤，颅内出血，结膜出血，Janeway 结。

（4）免疫性征象：肾小球肾炎，Osler 结，Roth 斑，类风湿因子等阳性。

（5）微生物证据：血培养阳性但未满足以上主要标准，或与 IE 一致的急性细菌感染的血清学证据。排除单次凝固酶阴性葡萄球菌和不引起心内膜炎微生物培养阳性的结果。

3. 确诊 IE 标准

（1）病理学：血培养或赘生物的组织学检测证明与导致的栓塞或心内脓肿或病理学病变相关；赘生物或心内脓肿组织学证实存在活动性 IE。

（2）上述定义的临床标准：2项主要标准，或1项主要标准加3项次要标准，或5项次要标准。

4.疑似IE　表现与IE一致，但达不到确诊标准，不能排除IE。

5.排除IE　确定其他疾病的诊断证据，或抗生素使用≤4d其临床表现消失，或经≤4天抗生素治疗，外科手术或尸检未发现病理学证据。

三、实验室评估

（一）微生物学：血培养

1.建议

（1）不明原因的发热、病理学心脏杂音、心脏病史或心内膜炎史，应行血培养（Ⅰ，B）。

（2）血培养方式：首日3处不同静脉点采血，若次日培养阴性再2～3次血培养（Ⅱa，B）。

（3）急性起病但血培养阴性，可再次血培养，同时保持抗生素治疗≥48h（Ⅱa，C）。

（4）病情严重、不稳定，可隔1～2h 3次不同静脉点采血，并经验性抗生素治疗（Ⅰ，C）。

（5）若检查到罕见微生物类型，应咨询微生物或儿童感染病学专家（Ⅰ，C）。

（6）不支持动脉采血，但如仅能提供动脉取血样本，也可接受（Ⅲ，B）。

2.血培养分离的病原　很大部分IE的微生物是革兰阳性球菌，包括VGS（如血链球菌，缓症链球菌组，变形链球菌）、葡萄球菌（包括金黄色葡萄球菌和凝固酶阴性葡萄球菌）、β-溶血性链球菌、肠球菌。肠球菌性IE儿童少见。其他微生物：HACEK组［嗜血杆菌属（Haemophilus species），放线杆菌属（Aggregatibacter species），人心杆菌属（Cardiobacterium hominis），艾肯氏菌属（Eikenella corrodens），金氏杆菌属（Kingella species）］等。IE患儿中，VGS是IE最常见微生物，金黄色葡萄球菌次之。VGS、乏养菌属、颗粒链菌属、肠球菌与自然瓣膜心内膜炎和心脏手术后超过60d发生的心内膜炎最相关，常为亚急性病程。金黄色葡萄球菌是急性细菌性心内膜炎最常见的病原体。血管留置导管、修复或植入材料相关的IE常是由金黄色葡萄球菌、凝固酶阴性葡萄球菌引起。真菌性IE常是由念珠菌属所致，特别是白色念珠菌，常与非常大、易碎的赘生物有关，并发症严重。

3.血培养阴性心内膜炎（CNE）　有IE临床或UCG证据，而血培养阴性，则诊断CNE。最常见原因是由罕见微生物引起的感染。因真菌的血培养几乎没有敏感性，诊断受到限制。右心IE，微生物通过肺过滤，可出现消耗性IE［非感染状态（NBTE）的同义

词］血培养也常为阴性。有些特殊病原体血培养≥14d，或非常规的特殊培养方法，否则容易漏诊。也可对手术移除的材料进行组织分子学验证，包括赘生物，血栓，栓塞或瓣膜。

建议：

（1）疑似IE，接受抗生素治疗＜4d且未经血培养检查，停止抗生素有助于确诊病原体类型（Ⅱa，C）；病情稳定可考虑，同时需感染病专家指导（Ⅱb，C）。

（2）对于CNE，咨询微生物或儿童感染病专家，提高致病微生物确诊（Ⅰ，C）。

（二）其他微生物学测试：药敏试验（MIC）

建议：

（1）选择IE最佳治疗方案时，推荐药敏试验（MIC）靶向抗生素完成药物敏感度检测（Ⅰ，B）。

（2）MIC不是常规项目，但特定情况下可行，包括非典型病原物、抗生素初治抵抗、不明原因的抑菌失败等（Ⅱb，C）。

（3）β内酰胺类药物与氨基糖苷类药物联用试验不常用且存争议，但有助于确定肠球菌或青霉素非敏感性链球菌的最佳治疗方案（Ⅱb，C）。

（三）其他实验室检查

非特异性检查也能支持IE诊断。如溶血性贫血或慢性疾病性贫血、血小板减少，尤其多见于新生儿；高球蛋白血症和炎性指标升高（如红细胞沉降率和C反应蛋白）；免疫复合物性肾小球肾炎可出现血尿、红细胞管型、蛋白尿和肾功能不全；低补体血症；病程＞6周的IE可出现类风湿因子阳性；心电图可发现如室性心律失常和心脏传导异常，后者提示可能存在严重的甚至危及生命的并发症。

（四）超声心动图

超声心动图是判断IE心腔内病变的标准诊断方法。一般TTE对儿童（尤其是体重＜60kg者）足以确诊或拟诊IE。特殊类型IE的诊断TEE优于TTE。超声心动图不仅记录心脏结构与功能动态改变，还可判断并发症并决定是否手术干预。

建议：

（1）已往手术或创伤造成的胸壁破坏、胸廓先天畸形，推荐TEE（Ⅰ，B）。

（2）主动脉脓肿可使原发或人工主动脉瓣IE病情更复杂，推荐TEE（Ⅱa，C）。

（五）抗菌治疗

儿童IE的治疗原则与成人近似。病情较轻且血培养阴性，或血培养微生物为常见污染，暂不予抗生素≥48h，待进一步血培养。抗菌疗程建议：①自身瓣膜，高度易感链球菌4周、相对耐药链球菌4周、血培

养阴性心内膜炎 4～6 周、葡萄球菌对苯唑西林敏感 4～6 周、葡萄球菌对苯唑西林耐药 6 周；②人工瓣膜，草绿色链球菌或牛链球菌 6 周、葡萄球菌≥6 周、血培养阴性心内膜炎 6 周；③自身或人工瓣膜，肠球菌 4～6 周、肠球菌用万古霉素治疗 6 周、HACEK（嗜血杆菌属、放线杆菌属、人心杆菌属、艾肯菌属和金杆菌属）心内膜炎 4 周；④肠道革兰阴性菌性心内膜炎≥6 周。复杂病例或复发病例可能需要延长治疗。

建议：尽量选择杀菌药而非抑菌药。确认血流动力学稳定、无发热、血培养阴性且非并发症高危人群的 IE 可考虑门诊静脉给药。患儿及父母的治疗依从性非常重要。密切监测患者的健康状况、用药依从性、有无并发症和药物毒性。并发症时患者可迅速（数分钟到数小时内）得到心脏专科随访及相应的内外科治疗。菌血症一般在采取正确治疗措施后数天内缓解，特殊菌血症持续时间更长。

仿照 AHA 即将发布的成人 IE 治疗指南，药物剂量及某些优选抗生素为儿童适用。儿科 IE 抗生素治疗建议：①未知病原体（初始经验治疗或 CNE，一般培养致病微生物≥48h，重病患儿除外）。②自身瓣膜（社区获得性）或迟发性人工瓣膜（术后>1 年）感染，氨苄西林/舒巴坦加庆大霉素，用或不用万古霉素；人工瓣膜心内膜炎，加利福平；③院内血管置管相关性心内膜炎或早期人工瓣膜心内膜炎（术后≤1 年），万古霉素加庆大霉素（若存在人工材料±利福平）；④链球菌：对青霉素 G 高度敏感（MBC≤0.1 μg/ml），青霉素 G 或头孢曲松；严重患者可选择万古霉素。青霉素相对耐药，青霉素 G（或氨苄西林）加庆大霉素；⑤葡萄球菌：对青霉素 G 敏感（少见）选青霉素 G；对青霉素 G 耐药，耐酶青霉素＋庆大霉素；严重者万古霉素或一代头孢菌素。对苯唑西林耐药（MRSA）：万古霉素。万古霉素耐药或不耐受，达托霉素。植入人工材料，所有葡萄球菌感染第 1～2 周加利福平和庆大霉素。⑥革兰阴性肠杆菌：根据药敏选择；⑦HACEK组：头孢曲松、头孢噻肟或氨苄西林-舒巴坦；⑧真菌念珠菌属，曲霉菌属：外科切除感染灶加两性霉素 B，用或不用氟胞嘧啶；两性霉素 B 后用咪唑类药物（如氟康唑、伊曲康唑、伏立康唑）。

建议：

（1）对于血培养阴性或疑似污染的非重症患者（即不存在呼吸系统损害、血流动力学紊乱、精神状态改变等），暂不予抗生素治疗≥48h，等新血培养结果（Ⅱa,C）。

（2）根据现阶段临床经验，推荐疗程至少 4 周，通常 6～8 周（Ⅰ,B）。

（3）尽可能使用杀菌药物而非抑菌药物治疗（Ⅰ,A）。

（4）婴幼儿及儿童应推荐静脉给药（Ⅰ,C）。医院初始治疗后，部分患者可接受门诊（或家庭）输液治疗，包括血流动力学稳定、无发热、血培养阴性且无高危并发症（Ⅱa,C）。

（5）家长态度非常重要，同时包括家庭保健护士监测机制、药物治疗依从性、减少并发症、避免药物毒性作用。并迅速确定是否需药物及手术治疗，监测患者并发症情况（Ⅱa,C）。

（6）抗生素治疗完成后可考虑血培养检查，但可造成孤立污染事件（Ⅱb,C）。

四、监测抗生素血药浓度（新生儿期后儿童）

建议：

（1）当庆大霉素作为辅助用药时，3～6mg/(kg·d)是合理剂量，同时剂量应该根据目标峰浓度（3～4 μg/ml）和谷浓度来调整（<1 μg/ml）（Ⅱa,B）。

（2）没有关于庆大霉素对儿童 IE 治疗单药物剂量的足够临床经验（Ⅲ,C）。

（3）伴肾衰竭，药剂量需根据药剂师、感染病及肾脏病专家指导进行调整（Ⅰ,B）。

（一）血培养阴性心内膜炎

经验性治疗前应考虑：收集血培养标本前是否有抗生素应用情况；如已用过抗生素，应续用什么抗生素；微生物标本的获取途径；感染是社区性还是院内感染；哪些环境暴露因素；瓣膜感染类型；人工瓣膜置入时程。感染的临床过程可以急性、亚急性、慢性。

（二）并发症与手术

IE 并发症可分为心脏性及心外性后遗症。心脏并发症包括充血性心力衰竭、主动脉窦破裂、心肌功能障碍、腔内导管梗阻或分流、瓣膜功能障碍、心包积液、冠状动脉脓毒性栓子。心脏外并发症包括败血症、免疫复合物介导的血管炎和赘生物栓塞现象的结果。目前 IE 死亡率显著升高，仍然保持在 5%～10%。

建议：

（1）不要根据 IE 病情轻重限制手术治疗，因推迟或提前手术都可出现不良预后（Ⅰ,B）。

（2）细菌性动脉瘤可发生在体循环或肺循环中任何一条血管，当发生在脑血管时尤其严重，基于动脉瘤破裂风险应该考虑手术治疗（Ⅱb,B）。

（三）手术适应证

建议适应证：①赘生物，栓塞发生后固定赘生物；

二尖瓣前瓣的赘生物,直径＞10mm;在开始抗菌治疗2周内发生≥1次栓塞事件;抗菌治疗期间或之后发生≥2次栓塞事件;4周抗菌治疗后赘生物仍在增大;②瓣膜功能不全,急性主动脉瓣或二尖瓣功能不全并心功能不全表现;内科治疗无效的心力衰竭;瓣膜穿孔或断裂;③病变蔓延至瓣膜周围,瓣膜裂开、断裂或形成瘘口;新发心脏传导阻滞;巨大脓肿或合适抗菌治疗下脓肿仍扩大。

建议:

(1)不建议对患儿早期进行手术治疗预防栓塞事件发生(Ⅲ,C)。

(2)手术可能对复发人工瓣膜IE有利,可保留残余的瓣膜功能。

(四)预防

美国和欧洲心脏协会、英国抗菌协会等专家共识、指南建议即使存在高风险也限制IE预防性使用抗菌素,而有争议的是在高发病或死亡率的IE病人使用抗菌药物(如心脏移植的病人并发心脏瓣膜病)。对于患IE高风险的儿童与其父母和监护人,可通过学习口腔健康的重要性和掌握保持口腔清洁的方法获益,有发绀的患儿需要特殊的牙周保护。

建议:有发绀的患儿则需特殊的牙周保护。AHA建议很高风险人群在牙科操作前预防性使用抗菌药物(Ⅱb,C)。

8. 心肌炎的诊断:现状和展望

南方医科大学南方医院　梁亚玲　习丹　郭志刚

心肌炎是各种原因如感染、自身免疫性疾病或心脏毒性物质等,引起的心肌的炎症性病变。心肌的炎性改变可导致胸痛、急性心力衰竭和恶性心律失常。在青少年人群中,心肌炎是扩张型心肌病(dilated cardiomyopathy,DCM)及心源性猝死(sudden cardiac death,SCD)的主要原因之一。因此,早期诊断心肌炎以预防其可能演变为 DCM 和终末期心力衰竭就显得十分重要,尤其是心肌炎伴心脏结节病或巨细胞性心肌炎的预后与其早期诊断及治疗密切相关。由于其临床表现差异大及目前检查手段的局限性,心肌炎的诊断具有一定的临床挑战性。

目前,在心肌炎的诊断方面,尚无正式指南可参考,多采用结合临床表现、实验室检查和影像学表现来诊断,确诊需行心内膜心肌活检(endomyocardial biopsy,EMB)。2013 年欧洲心脏病协会(ESC)首次提出了临床拟诊心肌炎(clinically suspected myocarditis)的标准,并推荐血清学检查、心电图(ECG)、超声心动图及心脏磁共振(CMR)作为一线检查,EMB 作为二线检查。血清学检查、ECG 和超声心动图是初步评估心血管疾病常用的检查,无心肌炎的特异性改变。CMR 作为一种最具有价值的无创性检查手段应用于心肌炎的诊断,但因技术问题,CMR 具有漏诊,无法明确病因和不能用于危险分层或预测临床结局的不足。EMB 虽是诊断心肌炎和明确病因的"金标准",但 EMB 并不是临床常规的诊断检查方法。首先,大部分心肌炎患者预后较好,EMB 却有严重并发症的风险;其次,取材误差和专家对组织病理结果的评估不同也影响 EMB 的诊断准确性。本文为提高心肌炎的诊断率和完善危险分层,阐述了目前的心肌炎诊断和几种新的有助于心肌炎诊断的方法。

一、分类及病因

心肌炎依据临床发病特点、组织病理学特征和病因学,可分为不同类型。具体分类见表1。

二、临床表现、鉴别诊断及初步评估

心肌炎的临床表现不一,主要可分为以下 4 种类型:急性冠状动脉综合征样症状、新发心力衰竭、致死

性心律失常和慢性心力衰竭。心肌炎的临床症状与体征均无特异性,单依靠临床表现来诊断心肌炎的可能性比较低。ECG 和心肌损伤标志物如肌钙蛋白 I 或肌钙蛋白 T 亦缺乏诊断心肌炎的特异性,超声心动图用于评估心肌炎的最大价值在于排除原发性心脏瓣膜病、先天性心脏病或心包狭窄等。此外,呼吸道或肠道感染病史和炎症标志物的升高可以为诊断心肌炎提供临床线索,但在临床中可能无法获取这些信息。病原学检测一般针对外周而非心脏相关感染,不推荐用于心肌炎的诊断。

表 1　心肌炎的分类

临床病理学
爆发性
急性
慢性
持续性炎症
伴或不伴有炎症的病毒感染
伴或不伴有不可逆心肌损伤的可治愈炎症
组织学
淋巴细胞性
巨细胞性
肉芽肿性
嗜酸性粒细胞性
中性粒细胞性
病因学
感染:病毒、细菌、螺旋体、真菌、原虫、寄生虫、立克次体等
自身免疫:过敏原、异体抗原、自身抗原
毒素:药物、酒精、辐射、化学药品

(一)急性冠状动脉综合征(ACS)样症状

大部分心肌炎患者都有胸痛等类似急性冠状动脉综合征的症状。心肌炎和急性心肌梗死(AMI)都可表现为 ST 段抬高、局域心肌功能障碍和心肌损伤标志物升高,所以临床工作中,两者的鉴别较为困难。因血管痉挛或血栓栓塞也会导致 AMI,所以即使血管造影检查显示冠状动脉正常,有时亦不能排除 AMI 而诊断心肌炎。当炎症同时累及心肌和心包时,这种情况称为心包心肌炎,也可出现急性冠状动脉综合征样症状。另外,心尖球形综合征亦有上述症状,但患

者发病前往往有严重的精神或身体应激因素。

（二）新发心力衰竭

在排除其他导致心力衰竭的常见因素的前提下，心肌炎也可导致心力衰竭的发生。暴发性心肌炎以急骤进展的心力衰竭症状和血流动力学紊乱为临床特点，需给予积极的药物和机械循环支持治疗。非暴发性心肌炎却是一个渐进性发展的过程。超声心动图在不同起病方式的心肌炎患者中有不同的表现，如暴发性心肌炎的典型表现为心室大小正常而室间隔厚度增加，而急性心肌炎则表现为室间隔厚度正常伴或不伴心室扩张，超声心动图有助于鉴别两者。

（三）恶性心律失常

心肌炎可引起致命性心律失常，如房室传导阻滞、持续性室性心律失常、室扑或室颤。许多尸检报告显示心肌炎是导致青少年人群SCD的最常见原因之一，尽管有些人既往有病毒感染的症状，但大多数在猝死前却无任何临床症状。通常用ECG、超声心动图或冠状动脉造影来评估是否存在恶性心律失常，如果上述检查排除了冠心病或明显的电生理异常，那么可以考虑心肌炎诊断。

（四）慢性心力衰竭

持续存在的心肌炎症反应可引起左心室舒张功能

合并收缩功能障碍，导致DCM的发生。DCM可能是晚期心肌炎的首发表现，但在心肌炎的急性期可能没有或只有轻微的临床症状，长期的心肌炎症反应表现出逐渐加重的心力衰竭的典型症状。除了心肌炎，其他原因也可导致DCM的发生，所以需予以鉴别。虽然临床特点可为病因诊断提供临床线索，但如果没有EMB和（或）基因检测，仍有一半的DCM病因不明。

三、诊断

（一）心脏磁共振成像（CMR）

CMR不仅可评估心脏的结构和功能，还可准确地评估心肌组织的特性，是诊断心肌炎最佳的无创性检查手段。除了传统CMR序列之外，心脏电影成像序列是定量评估区域性和全心左右心室功能的参考标准（图C、D）。利用这些技术，CMR可以很好地显示急性期心肌炎的特点，如功能障碍、水肿和坏死。

1.组织特性　　CMR有良好的软组织对比度，不同的CMR序列可呈现不同的软组织成像特点。钆对比剂（GBCA）增强成像技术的应用提供了更加详细的信息。

GBCA不能穿过正常细胞膜而积聚于细胞外间隙，当心肌细胞受损后失去膜完整性，GBCA就可以

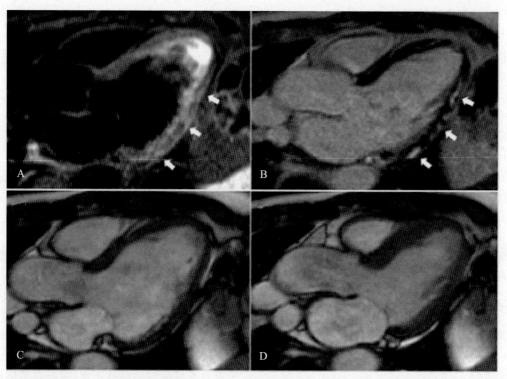

图1　急性心肌炎患者的CMR典型表现为心外膜下LGE征象（A）、T2WI为心外膜下水肿（B）和电影成像序列左心室下侧壁室壁运动异常（C.舒张期；D.收缩期）（图像来自于Biesbroek PS,et al.International Journal of Cardiology,2015,191:211-9）

自由进入细胞内间隙。注入钆对比剂 5～15min 后，对比剂在正常心肌中已流出而在坏死心肌中蓄积，进而影响 CMR 的 T1 弛豫时间，并在 T1 加权反转恢复序列（IR-T1W）出现钆剂延迟增强（late gadolinium enhancement，LGE）征象，可显示心肌组织中对比剂增强的区域。同理，在纤维化形成中，对比剂蓄积在纤维化组织的细胞外间隙，出现 LGE 征象。心肌坏死或纤维化不仅见于缺血性心脏病也见于许多其他非缺血性心肌病，故区域性对比剂增强并不是心肌炎特有的影像学表现。不同心脏疾病的 CMR 增强模式是不同的，心肌炎的典型影像学表现为心外膜下或心室壁间的强化（图 1A）。LGE 已成为疑诊心肌炎患者的一种很好的诊断方法，即使心肌功能无异常也可以出现 LGE 征象。

心肌炎症的急性期可导致心肌细胞水肿，从而影响 T2 弛豫时间，故可在 T2 加权成像（T2WI）鉴别正常的和水肿的心肌组织。与 LGE 类似，反映心肌水肿的典型高信号区域包括心外膜下或心室壁间（图 1B）。但是，当出现弥漫性全心肌水肿时，T2WI 没有信号区域的差别。为了解决这个问题，用骨骼肌信号强度作为参考以评估心肌水肿率（edema ratio，ER），当 ER 达到≥2.0 时可诊断心肌水肿。

Friedrich 等提出采用增强前后的 T1WI 即所谓的钆早期增强（early gadolinium enhancement，EGE）显影以评估心肌炎症活动期的心肌充血情况。研究者发现在疑诊心肌炎患者中心肌与骨骼肌信号强度比值的升高较健康对照组高，并提出其比值≥4.0 可诊断有心肌炎症。但因扫描中呼吸和运动伪影影响成像的质量而限制了这种方法在临床中的实用性。

2.诊断价值　为了评价 CMR 的诊断价值，需要和诊断金标准即 EMB 比较。多项关于用 EMB 验证 CMR 诊断准确性的报告显示 EGE、T2WI 和 LGE 的诊断敏感率分别为 61%～76%、47%～64%、60%～74%，但这些检查方法对于慢性心肌炎和临界性心肌炎的诊断价值却显著降低，Baccouche 等的一项研究也验证了这种情况。在这项研究中对疑诊心肌炎的患者均行 CMR 和 EMB 检查，研究者发现在 LGE 无异常影像学表现的患者中，却有 63% 患者经活检证实患有临界性心肌炎。为了提高 CMR 的诊断价值，2009 年美国心脏病学会在 JACC 发布了 Lake Louise 标准：在 T2WI 上，局部或全心肌信号增强，提示水肿；在 T1WI（钆为对比剂）上出现 EGE 显影；LGE 征象；符合以上 3 条的 2 条或以上时就可以诊断心肌炎。

但一些因素也可导致 CMR 结果假阴性。首先，CMR 不能探测到心肌组织的局部微小病变；其次，图像质量会影响 CMR 的判读结果，特别是在非屏气扫描序列和 T2WI；最后，目前的 CMR 技术局限于局部心肌区域，不能评估全心心肌。而在 EGE 和 T2WI，采用心肌和骨骼肌信号强度比可能就解决了不能评估全心心肌的问题。但若病变同时累及心肌和骨骼肌，可能会造成误诊。

（二）心内膜心肌活检（EMB）

与上述无创性检查手段相比，EMB 可以提供病毒基因、纤维化、炎性细胞浸润等更加详细信息，是目前临床上唯一能够明确心肌炎病因的方法。关于 EMB 在临床中的应用方面，2007 年 AHA/ACCF/ESC 关于 EMB 在心血管疾病管理方面的联合声明，以下 2 种情况需行 EMB：2 周内新发的无明显病因的心力衰竭。左心室大小正常或扩张，合并血流动力学紊乱；2 周至 3 个月新发的无明确病因的心力衰竭。2013 年 ESC 推荐 EMB 获取的组织应行组织学、免疫学和病毒 PCR 分析。

1.组织学、免疫学和免疫组化　依据 1986 年提出的 Dallas 标准，急性心肌炎定义为炎性细胞浸润伴非缺血性心肌损害或坏死，临界性心肌炎特点为炎性细胞浸润却无心肌损害或坏死。心肌活检组织的免疫组化（IHC）分别应用 CD45 检测白细胞、CD3 检测 T 细胞、CD68 检测巨噬细胞和 anti-HLA-DR 检测免疫激活标志物，从而充分了解浸润细胞的种类。当 IHC 结果提示除了 HLA 升高和邻近的心肌溶解外，浸润白细胞≥14 个/mm^2，可考虑心肌炎诊断。聚合酶链反应（PCR）可以提供病毒基因组信息，是另一种提高 EMB 诊断价值的方法。有研究显示 EMB 主要检测到 PVB19（一种病毒）。但 PVB19 在正常人和心肌炎患者中都可有存在，这种情况增加了 PCR 诊断心肌炎的难度。Bock 等研究显示应用定量 PCR（qPCR），急性心肌炎患者的 PVB19 病毒载量明显高于慢性心肌炎患者和正常人，这说明 qPCR 可能有助于区分活动期和潜伏期的 PVB19 病毒感染。

2.诊断价值　EMB 不仅在明确心肌炎病因方面有重要的价值，在心肌炎治疗方面也有重要的指导意义。当心肌炎患者出现无法明确病因的急性心力衰竭时，EMB 是明确病因的首选检查，以排除巨细胞性心肌炎或坏死性肉芽肿性心肌炎等暴发性心肌炎并指导治疗。另外，在治疗上，免疫抑制药对自身免疫介导的心肌炎是有效的，而对病毒性心肌炎却是有害的，所以在靶向治疗之前，使用 EMB 来明确病因是十分重要的。为了验证 EMB 诊断心肌炎的准确性，有些研究者将 EMB 与尸检和心脏移植的结果相比较。

Hauck 和 Chowet 等通过尸检对已确诊的心肌炎患者或心脏移植患者的离体心脏研究来评估 EMB 的诊断价值,两项研究结果均显示即使使用 EMB,仍有大约一半的心肌炎患者漏诊。当依据 Dallas 标准诊断阴性时,IHC 却可以显示浸润的炎症细胞种类,IHC 提高了 EMB 的诊断准确性。但即使引入了 IHC 和 PCR 的方法,取样误差仍是限制 EMB 诊断准确性的重要因素,活检样本量也限制了 EMB 的敏感性。虽曾尝试在 CMR 的引导下以提高 EMB 的诊断价值,但其效果并未显著提高。

(三)疑诊心肌炎的诊断流程

如果在临床上出现心脏方面的症状和体征,且伴有心肌标志物的升高、ECG 改变、心律失常或左心室功能障碍,同时排除其他心脏疾病,我们就应该疑诊心肌炎。这时,建议所有有条件的病人都应行 CMR 检查。CMR 不仅可以为(急性)心肌炎的诊断提供有力证据,而且还可以对其他潜在的心肌疾病做出详细的评估。大多数治疗方式只对部分病因的心肌炎有效,如巨细胞性心肌炎或嗜酸性心肌炎。由于免疫抑制药对病毒性心肌炎可能有害,所以 EMB 是唯一可以鉴别病毒性心肌炎和自身免疫性心肌炎的方法。所有出现血流动力学不稳定的患者都需行 EMB。另外,以下情况应考虑行 EMB:新发心力衰竭或临床症状无改善甚至恶化的心律失常患者,当考虑无阳性影像学发现是因 CMR 敏感性较低时也可行 EMB。临床表现类似急性冠状动脉综合的心肌炎患者一般预后较好,即使怀疑有慢性化或反复出现的可能,也很少使用 EMB 检查。

CMR 应该用于所有心肌炎患者的预后评估和长期随访。根据临床表现类型和 CMR 及 EMB 的临床使用,对临床上疑似心肌炎的患者的诊断流程如图 2 所示。

四、未来展望

目前 EMB 和 CMR 是疑似心肌炎诊断检查的基石,但两者都有一定的不足。所以需要满足以下要求的新的诊断检查方法,包括早期诊断,确定炎症活动度和心肌累及范围,识别进展为 DCM 或 SCD 的风险。此外,新的诊断检查方法还应该具有创伤性小,并能够长期评估和随访治疗后的预后情况。

(一)新的心脏磁共振成像技术:TI-和 T2-mapping

近年来,出现了一些新的磁共振成像技术。TI-mapping 和 T2-mapping 可以对 T1 值和 T2 值进行定量测量,提供更详细的组织学特性以弥补传统 CMR 局部微小病变的检出率低的不足。增强前后的 T1 值可用于评估心肌细胞外容积(extracellular volume,ECV),ECV 是指无心肌细胞填充和被胶原纤维代替的容积。ECV 可作为心肌纤维化的生物标志物,是一种探测弥漫性心肌病变的新方法。许多研究结果显示与传统 CMR 比较,新技术有更高的诊断

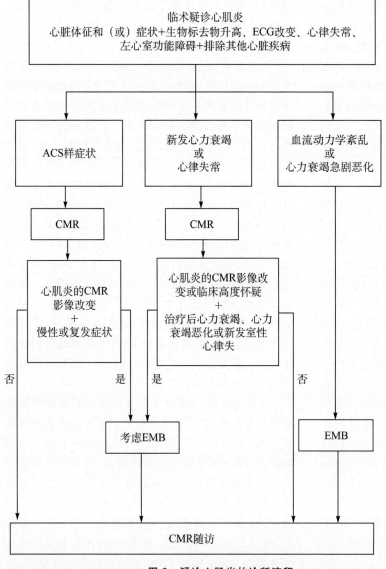

图 2 疑诊心肌炎的诊断流程

价值。但是,在这些新技术应用于实际临床操作之前仍有一些问题需要解决。例如,这些新技术在心肌炎的诊断价值仍需 EMB 的验证;此外,扫描仪器类型、磁场强度和脉冲序列的选择等因素都会影响 T1 值和 T2 值。另外,在哪个是评估心肌疾病的最佳参数方面尚有争议(如增强前 T1 值或 T2 值,增强后 T1 值,ECV)。

(二)血清生物标志物

生物标志物是一种可被客观测量,并且可用作反映疾病病理过程的生物活性物质。在临床中,血标本比较易得,故生物标志物的测定适合选用血标本。检验一个血清生物标志物的好坏,主要在于其是否能反映病理过程和治疗效果。一项研究结果显示在心肌炎和 DCM 患者的血液中均可检测到各种抗心脏抗体(anti-heart antibodies,AHAs)。目前认为,AHAs 来源于机体对于感染或炎性心肌的自身免疫的过程。但是,在非感染性心肌炎中,AHAs 阳性的患者使用免疫抑制药仍有效。AHAs 也可以预测患者进展为 DCM 的可能性。由于这种检测抗体试验对实验室的要求很高,以致现在未能应用于临床。

近几年来,microRNAs 逐渐成为诊断心肌炎和判断预后的生物标志物。microRNAs 对基因表达有重要的调控作用,并与许多心血管疾病有关。部分研究已在病毒性心肌炎的 EMB 组织中,证实了有 mircoRNA 的表达。在这些研究中发现,EMB 组织的 microRNA 表达可能是不良结局和炎症活动的标志。最近,研究关注血液的 microRNA 是否可以代替 EMB 组织的 microRNA。目前的数据表明血液中的 microRNA 似乎是可测量的,并且存在形式较为稳定,但数据仍不足。

(三)外周骨骼肌活检

骨骼肌参与各种心肌病的概念可追溯至 20 世纪 70 年代。1977 年 Arbustini 等发现,在特发性 DCM 和致命的肠道病毒性心肌炎患者的骨骼肌中存在肠道病毒 RNA 和病毒样颗粒,这说明骨骼肌可能会反映出心肌中病毒的存在。除了骨骼肌有病毒的存在,MRI 也证明在骨骼肌有炎症的影像学表现。以上研究说明骨骼肌可以反映病毒性心肌炎患者的心肌组织病理学改变,故骨骼肌活检可潜在地作为一种病毒性心肌炎的诊断方法,但关于这方面的研究仍较少。最近在尸检病毒性心肌炎患者和 CVB-3 制造的心肌炎老鼠模型的股四头肌中,发现均有淋巴细胞的浸润。事实上,股四头肌中淋巴细胞的浸润在诊断病毒性心肌炎方面的敏感性和特异性分别为 71% 和 100%。虽然这只是初步的研究结果,但在诊断病毒性心肌炎上,外周骨骼肌活检有望成为除 EMB 之外一种更简单、更安全的诊断方法。

五、总结

由于心肌炎的临床表现和初步评估均无特异性,所以对于疑似心肌炎的患者的评估仍有难度。目前的诊断方法主要依赖于 CMR 和 EMB,但两者均有各自的优缺点。EMB 是提示心肌炎的病理生理过程和其致病因素的重要方法,其应作为除外 ACS 样症状的患者疑诊心肌炎的标准程序检查。新的心肌炎诊断方法应具有早期诊断、创伤性小和可用于短期及长期危险分层的特点,以辅助和提高目前诊断方法,并且新的诊断方法应能够识别高危患者,积极给予治疗,防止其进展为 DCM 和 SCD 的发生。

参 考 文 献

[1] Biesbroek PS, Beek AM, Germans T, et al. Diagnosis of myocarditis: Current state and future perspectives, International Journal of Cardiology, 2015, 191: 211-219.

[2] Caforio AL, Pankuweit S, Arbustini E, et al. Current state of knowledge on aetiology, diagnosis, management, and therapy of myocarditis: a position statement of the European Society of Cardiology Working Group on Myocardial and Pericardial Diseases. European Heart Journal, 2013, 34: 2636-2648, 48a-48d.

[3] Pollack A, Kontorovich AR, Fuster V, et al. Viral myocarditis-diagnosis, treatment options, and current controversies, Nature Reviews Cardiology, 2015, 12 (11): 670-680.

[4] Leslie T, Cooper Jr. Myocarditis. The New England Journal of Medicine, 2009, 360: 1526-1538.

心力衰竭

1. 慢性心力衰竭患者的全程管理——从医院到家庭

南方医科大学南方医院　安冬琪　许顶立

心力衰竭是各种心血管疾病的严重和终末阶段，其主要临床表现为呼吸困难、乏力（活动耐量受限）和液体潴留（肺淤血和外周水肿）。流行病学调查显示，各年龄段心力衰竭病死率远高于同期其他心血管疾病。随着人口老龄化的加剧，慢性心力衰竭的患病率逐年升高，已成为目前威胁人类生命健康的严重公共卫生问题之一。慢性心力衰竭患者通常由于症状的不断加重而反复住院，给家庭及社会带来了沉重的经济负担。

心力衰竭是一种慢性、自发进展性疾病，很难根治，但可预防。从短期改善血液动力学状态到长期的修复性策略，心力衰竭的治疗方案在不断改进和完善。住院期间的治疗仅能缓解心力衰竭急性加重期的症状，而改善预后、延长寿命需要长期持续的健康管理。2012年ESC《急慢性心力衰竭的诊断与治疗指南》和2013年ACCF/AHA《心力衰竭管理指南》都对心力衰竭患者出院后的健康管理做出建议，《中国心力衰竭诊断和治疗指南2014》也将心力衰竭的整体治疗和随访管理做了详细说明。2015年美国AHA发表声明，详细描述了心力衰竭患者从住院期间到院外的全程管理，院外健康管理对于降低慢性心力衰竭的再住院率和死亡率至关重要。

一、心力衰竭全程管理的要点

心力衰竭的全程管理是指从心力衰竭入院开始，持续到出院后的不同阶段的长期持续性健康管理，包括住院期间的评估和治疗，出院后的健康管理、行为干预、追踪随访及效果评估等。2015年美国心脏协会AHA发布了《心力衰竭管理转变的科学声明》，提倡协助心力衰竭患者的管理从医院到家庭的转移，该声明对心力衰竭患者的全程管理提出了8个要点：入院后早期评估，出院后早期随访，药物使用，患者教育，照顾者，电话随访，家庭随访，院外健康管理机构。

（一）入院后早期评估

对急性心力衰竭启动住院治疗后，应尽早评估患者新发心力衰竭可能的原因或慢性心力衰竭急性加重的诱因，重点在于检出可逆或可治疗的原因，以便在急性期缓解后尽早开始干预措施。包括评估患者的家庭环境，患者和家属的对心力衰竭知识的掌握和了解程度，患者在院外环境中的生理心理需求，检查患者周围器械物品的安全性如病床、行走辅助工具或轮椅等。住院期间的早期评估可以尽早纠正患者对于心力衰竭的错误理解和认识，帮助更好地规划院外管理。

（二）出院后早期随访

出院后早期随访可以帮助患者提高自我管理能力，了解患者病情变化，减少30d再住院率。2013年ACCF/AHA《心力衰竭管理指南》推荐出院后安排一次早期（7～14d内）随访和电话随访（3d内）。随访内容强调：①如过去没有使用且无禁忌证，应使用指南推荐的药物治疗（guideline-directed medical therapy，GDMT）；②发现心力衰竭的诱因、优化护理过渡的障碍和出院后支持的限制;③评估容量状态和卧位/直立位低血压并适当调整治疗;④调整和优化长期口服心力衰竭药物方案;⑤适时评估肾功能和电解质;⑥评估和处理合并症;⑦强化教育、自我护理、健康管理依从性;⑧对终末期患者考虑姑息治疗和临终关怀。

(三)药物使用

从入院到出院后药物的长期坚持使用对于控制慢性心力衰竭的疾病进展十分重要。药物使用的教育可在出院前由护士或主管医生及时完成,并通过定期随访或复诊对药物治疗方案做出调整。此外,还应教育患者及其家庭成员或看护人员掌握自我调整基本治疗药物的方法,例如根据心率和血压适当调整药物剂量,根据体重调整利尿药等,以达到更好的治疗效果。

(四)患者教育

住院期间或出院前应对患者及其家庭成员进行心力衰竭相关教育,使其出院后顺利过渡到家庭护理。教育主要内容包括:心力衰竭的基本症状、体征和心力衰竭加重时的临床表现,饮食控制(每日钠摄入量和限制液体摄入),运动锻炼,出院用药,随访安排,体重检测,出现心力衰竭恶化时的应对措施,心力衰竭风险评估及预后,生活质量评估、家庭成员心肺复苏训练、患者自我管理的目标和期望,寻求社会支持、心力衰竭的日常护理等。强调坚持服用有临床研究证据、能改善预后药物的重要性,依从医嘱及加强随访可使患者获益。教育形式可多样化,例如鼓励病人定期参加健康教育讲座,提供宣传教育手册,网站下载心力衰竭相关学习资料,提供教学会议录音等。通过患者教育,可加强患者院外自我管理,提高药物使用规范化和依从性,有效改善生活质量,控制心功能恶化和疾病危险因素,降低医疗费用和再住院率等。

(五)看护人员

充分的社会支持有助于患者坚持自我管理,控制病情恶化,维护院外健康管理的稳定。家庭是社会支持的重要来源,家庭成员和看护人员的参与支持在协助患者自我护理和疾病控制方面扮演着重要角色。非专业人员(看护人员和家庭成员)在院外期间承担着照顾患者的角色,早期身份认定可使出院前教育达到更好的效果。慢性心力衰竭患者经过住院治疗病情稳定后,绝大部分时间在家中修养,但大多数家庭成员或看护人员对心力衰竭的症状和相关治疗知识了解较少,不能给予患者高质量的支持和帮助。尤其是对于高危心力衰竭患者,看护人员除了对患者的常

规护理外,还需要监测复杂的医疗方案和自我护理内容,处理患者的情绪困扰、睡眠不安等问题,协助控制病情进展和降低再住院率。国内外均有研究表明,通过对看护人员进行教育干预,患者的自我护理行为评分显著提高,患者获得越多的家庭支持,院外健康管理的依从性越好。家庭成员或看护人员的参与有助于心衰患者身体、心理、情绪及生活质量方面的改善,有效降低再住院率。

(六)电话随访

出院后电话随访是一个长期的实践过程,协助提高过渡期健康管理的有效性。2013 年 ACCF/AHA《心力衰竭管理指南》建议第一次电话随访在出院后 48～72h 内进行,出院 30d 再次随访也是有必要的。电话随访人员需要一种标准化的评估表以明确随访目的和具体内容,评估患者院外健康管理水平,电话随访内容主要包括:①询问患者对服药、体重监测、自我症状监测情况。②针对患者提出的问题进行解答。③预约心力衰竭门诊随访时间。④预约家庭访视时间。

(七)家庭访问

慢性心力衰竭患者的院外健康管理水平会随着出院时间的延长而呈下降趋势,因此需要定期随访指导。对心力衰竭患者管理效果最好的随访是家庭访问或家访结合电话随访,《中国心力衰竭诊断和治疗指南 2014》推荐一般性随访为每月 1～2 次,内容包括了解患者日常生活和运动能力,容量负荷及体重变化,膳食和钠摄入情况,药物使用剂量、依从性和不良反应,并通过体格检查评估患者心肺情况;重点随访每 3～6 个月进行 1 次,除一般随访内容外,还需行心电图、生化、BNP 检测,必要时完善胸部 X 线和超声心动图以明确心功能变化。明确集中的访问干预能降低慢性心力衰竭患者的急诊再住院率并提高生存质量。通过家庭访问,慢性心力衰竭患者的服药依从性、饮食控制、运动锻炼、及时就医等方面可得到明显改善,有效降低再住院率。

(八)院外健康管理机构

心力衰竭患者从住院治疗过渡到家庭自我管理,需要相关的院外健康管理机构(心力衰竭门诊或社区医院等)进行协助。患者信息完整记录并在不同的医疗机构之间传递(综合性医院、社区医院或门诊),对于患者疾病管理至关重要。这些信息包括:住院治疗经过,诊断结果,出院情况,院外健康管理的水平,药物使用及调整,病人自身存在的疑问和担忧等。

二、院外健康管理的内容与模式

慢性心力衰竭患者的院外管理内容主要包括:电

话随访,患者教育,自我管理,体重控制,限盐或饮食建议,运动建议,药物审查,社会心理支持。院外管理主要有临床管理(主要由诊所或社区医师和护士管理心力衰竭药物),多学科管理(由相关健康护理人员提供的多项综合性保健服务)和个案管理(早期实施过渡的护理方案,强化出院后监测)3种模式。个案管理和多学科管理可降低早期(<6个月)和晚期(出院后≥6个月)心力衰竭再住院率,个案管理还可改善晚期死亡率。

多学科管理是将心脏专科医师、心理、营养、运动、康复师、基层医生(城市社区和农村基层医疗机构)、护士、患者及其家人的共同努力结合在一起,对患者进行整体(包括身心、运动、营养、社会和精神方面)治疗,以显著提高防治效果,改善预后。应建立这样的项目并鼓励心力衰竭患者加入,以降低心力衰竭住院风险。

个体化指导是由专科医护人员主导的多学科专业团队执行的一系列健康管理活动,通常由高级临床专科护士(advanced practice nurse,APN)负责。APN作为过渡期间的"教练",帮助和鼓励患者做出合适的自我护理决策,教育或引导积极的生活方式行为,提高患者自我护理能力,在病人、照顾者和初级保健提供者之间协助沟通,指导患者及照顾者在不同医疗机构之间转诊时所必要的技能。

除上述传统方法外,国外还推出了远程监测(如置入装置监测胸内阻抗反应)和电话支持系统等,但目前尚缺乏患者获益的可靠证据。无线置入式血流动力学监测系统可远程监测及评估充血状态,美国FDA已批准CardioMEMS™心力衰竭系统用于监测心力衰竭患者,但获益情况以及适用于何种危险层次患者尚有待探索。

三、院外健康管理的评价

许多慢性心力衰竭患者在院外日常生活中存在着不同程度的心理情绪、身体功能、社会能力和生活质量等方面未被满足的需求。研究人员通过对躯体、心理、经济、社会和自我照顾行为等方面充分评估后,发现患者的问题主要集中在心理和社交方面,包括缺乏对生活的控制,气促时的焦虑,愤怒和沮丧,感觉不适,抑郁,对心肌梗死或脑卒中的恐惧,忘记服用药物,亲人和朋友不了解患者目前的情况,以及难于应对家庭和工作等。了解和评估心力衰竭患者的生活质量及院外健康管理情况,可以帮助我们改进健康干预措施,降低再住院率和病死率。

30d再住院是评估慢性心力衰竭患者出院后健康管理状况的重要指标,AHA的《2015心力衰竭转移管理科学声明》中指出,左心室功能、戒烟和每年心力衰竭住院次数是30d再入院的重要预测因子。此外,心理、生理、社会、文化、社会经济地位(学历及家庭收入)等都可能影响30d再住院率。

《中国心力衰竭诊断和治疗指南2014》对评估心力衰竭治疗效果的建议采用以下指标:①NYHA心功能分级;②6min步行试验;③超声心动图;④利钠肽水平;⑤生活质量(QOL)评估。其中QOL评分对住院或非住院心力衰竭患者的生存率有预测价值,QOL量表分为普适性量表和疾病特异性量表,最常用的普适性量表为36条简明健康问卷(SF-36),疾病特异性量表中较常用的有明尼苏达心力衰竭生活质量量表(MLHFQ)和堪萨斯城心肌病患者生活质量量表(KCCQ)。哪种类型量表更适用于慢性心力衰竭患者尚无定论,有研究显示SF-36联合MLHFQ可预测心力衰竭患者的短期及长期病死率。

总之,慢性心力衰竭病情的不断进展恶化致使患者反复住院治疗,给患者本人、家庭及社会带来了沉重负担。急性心力衰竭经过住院治疗可缓解症状,但由于住院时间有限及病情的进展变化,心力衰竭患者的预后及生存质量更多取决于院外健康管理。由于慢性心力衰竭具有进行性、多种伴随疾病或并发症、复杂的治疗方案等特点,其院外管理需要建立起一个以病人为中心,社区医院、相关的保健机构、健康服务人员及看护人员的共同参与的多学科健康管理系统。慢性心力衰竭的管理目标是从医院到家庭的全程管理,多学科综合参与是全程管理的基础。全程管理可有效改善患者生活质量,减少再住院率和病死率,对改善患者预后、实现医疗资源最大利用具有重要的意义。我国尚未形成有效的慢性心力衰竭院外健康管理模式。由于医疗资源有限,住院困难、住院时间短,就诊时间和医院没有连贯性,缺少系统管理与随访,用药不规范和依从性差,患者教育缺失等众多问题,使得许多心力衰竭患者的病情进展未能得到良好控制。因此,建立起慢性心力衰竭的全程管理模式,强化院外的治疗及干预,对于降低心力衰竭住院率及死亡率,改善心力衰竭患者生存质量及预后至关重要,也是当前亟待解决的公共卫生问题。

2. 心力衰竭：心脏病康复的新领域

广州市红十字会医院/暨南大学第四附属医院　郭衡山

美国医学服务中心(CMS)新近建议,将心脏康复(CR)覆盖到左心室射血分数(LVEF)减低型的心力衰竭(HFrEF)的病人。对于轻度 HFrEF 的病人,通过运动训练、缓和生活节奏、合理服药、健康教育及其他的 CR 措施,可以改善临床预后。众多的健康教育专家预言,新的 CMS 建议将会很快把 HFrEF 病人纳入 CR 的范畴。然而,CMS 原来对冠心病(CHD)的康复治疗对象是病情处于长期稳定的病人。

一、冠心病人心脏康复的历史回顾

CR 对于心肌梗死恢复期的病人是一项安全有效的治疗过程。从长期卧床转变为早期下床活动,是治疗观念上的一个进步,同时强调患者的"自我关照"。学者们继而提出 CR 不仅仅在于降低动脉硬化病人出现并发症的发病率和死亡率,而且有助于避免因为长久静卧和缺乏活动而导致的不良后果,如肺栓塞和因长期缺乏活动而导致心功能低下等情况。总而言之,CR 对于急性冠状动脉综合征、冠状动脉血运重建术后和(或)慢性 CHD 病人应用的合理性和有益性是已经明确的。

然而,新近的较大宗的研究发现,针对 CHD 病人应用 CR 治疗过程中,因不同年龄、性别和正在同时应用的治疗方式(在最适标准药物治疗基础上,包括血运重建和其他辅助治疗)的不同,CR 治疗的效果是有所不同的。Rochester 流行病学研究报道了在心肌梗死病人采用 CR 治疗对于减少死亡率和再发心肌梗死率是呈有益影响的,并认为是 CHD 心脏监护治疗学的一项进展。

二、心脏康复用于 HFrEF 病人会有所不同吗

经过 20 多年的历程,多项较小样本的 HFrEF 运动训练研究证实了 CR 对 CHD 病人具有普遍性的生理学和临床学的益处,包括改善运动耐量、纠正心脏重塑和增进自主调节平衡等。然而,CR 训练的大多数是在独立的心脏中心施行的,并对入选病人按照对 CHD 施行心脏康复的相关文献进行严格的选择。HFrEF 病人比 CHD 病人更容易出现心律失常、血流

动力学不稳定和体液储留,而且常见于老年体弱,并存在比较多的并发症。因此,出于安全性的考虑,与 HFrEF 相关的研究样本都比较小,有一个对 HF 进行运动训练的研究仅有 13 例。

在这样的争论中,HF-ACTION 研究(心力衰竭:一项有对照的关于运动训练对预后影响的研究)评价了在 HF 病人施行运动训练的安全性与有效性,并在真实的状态下分析了潜在的变化。此项研究是在国家心肺血管研究所(NHLBI)主持下实施,是一宗大样本的研究,纳入研究的有 3000 名病人,还继续有众多研究者加盟,耗资达 4 千万美元。

三、HF-ACTION 研究说明了什么

HF-ACTION 研究证实了在治疗措施稳定的 HFrEF 病人施行运动训练是安全和有效的(入选的病人 LVEF≤35%,NYHA 心功能 Ⅱ～Ⅳ 级)。值得注意的是,此研究正扩展到大宗的和不同类型的病人群体。应用随机对照的试验设计,必须具备的入选条件是病人已获得最适宜的医疗措施,药物治疗包括血管紧张素转化酶抑制药(ACEI)和 β-肾上腺能受体阻滞药。纳入运动训练组和对照组的病人之中,约有 40% 的人置入了心脏除颤起搏器(ICD),有 18% 的病人施行双心室起搏。在如此复杂的基础状态之下,CR 干预的有益作用是明确的。

在 HF-ACTION 研究中的运动组,开始时是每次(运动节段)30min,每周 3 次,做 36 个节段,施行个体化心肺功能基础训练。这样的运动训练安排,对大多数病人是可以接受的。方法是活动平板或踏车试验,同时进行心率监测。可以根据个人的情况,运动训练增加至每周 5 次,每次延长至 40min。所有的病人,包括运动组和对照组同时接受健康教育,增强他们配合治疗的依从性。最新纳入观察的 3000 例 HFrEF 对象中,仅有 2331 例列入 HF-ACTION 研究登记之中。

HF-ACTION 研究的主要终点事件是死亡和所有原因的再次入院。在中位数 30min 的随访期间,运动组与对照组在主要终点事件的发生率没有明显差异($P=0.13$)。然而,对基线状态特征进行调整之后,两组的临床预后呈现明显的差异,在心肺运动试

验观察期间,随访对象相关指标如 LVEF 降低、Beck 心脏压塞三联症(静脉压升高、动脉压下降和心脏搏动微弱)和心房纤颤发作等及对主要终点事件的观察,运动组优于对照组($P=0.03$)。

四、如何评价——深入研究尚在途中

HF-ACTION 研究重要的贡献在于证实了在大宗观察的、不同状态的 HFrEF 病人群体中,在最适药物治疗和(或)置入左心室辅助器装置(LVAD)的基础上,运动训练对所有原因导致的死亡率和再入院率降低了 11%,其中对心血管病死亡率和因 HF 再住院率降低 15%。值得指出的是,运动组提高了生活质量(应用 Kansas 心肌疾病调查表评定)。Keteyian 等的亚组分析证明,增加运动量的病人取得更好的效果,此亚组的小结,支持如此一个概念——治疗因素反应的相关性。对于减少病人所有原因的死亡率和再入院率的作用,运动量是一个很有意义的标志信号($P=0.001$)。研究证实,合适的运动量是每周 3～7 个代谢量,可以降低危险性超过 30%。Swank 等报道了 HF-ACTION 运动组的病人取得同样改善预后的效果,这些病人在整个运动过程中,增加了峰值氧(VO_2)的摄取。研究发现,基线状态下女性的 VO_2 摄取和 6min 步行距离低于男性,但运动训练临床益处是可以维持的。在 6 个训练周期中,对主要终点事件的观察,女性病人比男性病人取得更好的效果($P=0.027$)。

五、HF-ACTION 与心脏康复——研究取得进展,但需要更多充实的证据

HF-ACTION 研究的实施与 CMS 提供的资助密切有关,这是与先前其他的单独研究不同之处。以家庭运动为基本条件的训练倾向于平均每周 95min(26～184min)。一些评论者质疑到 HF-ACTION 研究中对基线状态的掌握,从而联想到将现行对 CHD 应用的 CR 范围,直接应用于 HFrEF 病人是否合适的问题,因为 HFrEF 不完全等同于先前对 CHD 进行 CR 治疗的定位。HFrEF 病人客观存在的危险性和特殊需求,可能促使应该制定新的 CR 程序设计和实施技术规范。针对 HFrEF 的不同病人,CR 也需个性化。

实际上,早期纳入 HF-ACTION 研究的对象集中于对 HFrEF 的安全性和有氧运动的基本效果的考虑,回避了很多当代对 HFrEF 处理的措施。同样,HF-ACTION 研究将心肺运动试验和 6min 步行距离作为尺度,用以评价早期纳入此研究的病人的有效性

和安全性,也是值得商榷的。

六、进一步深入研究的必要性

(一)心脏康复与射血分数保留的心力衰竭

据文献报道,射血分数保留的心力衰竭(HFpEF)发病呈增加趋势,特别是常见于老年人群,而且死亡率高。运动训练对 HFpEF 有好处的证据愈来愈多,尤其对于药物治疗失效的病人。运动对这类病人的益处主要是在于改善了左心室舒张期充盈的特性。有研究提示,运动训练对 HFpEF 的益处更多是由于对外周血管的作用,特别是骨骼肌利用氧的能力有所提高。运动增加了 HFpEF 病人骨骼肌间质脂肪的含量并相对减少需氧的 I 型骨骼肌纤维。另有研究显示一些病人通过运动可以获得心脏及周围血管的益处,即运动训练改善了心室-血管的互相协调性,从而起到治疗作用。进而,HFpEF 比 HFrEF 更常见出现合并发病的情况(例如糖尿病、外周血管疾病、高血压和 CHD 等),这类患多种疾病的病人也可以从运动训练中获益。

(二)高龄老年病人的心脏康复

新近的 REHAB-HF 研究(老年急性心力衰竭病人的康复治疗)观察了老年急性失代偿性 HF 病人(包括 HFrEF 和 HFpEF)进行运动训练,关注的焦点是年龄。主要的预后判断是生理功能的改善,如首先是短促的生理动作完成的能力,其次是再入院的次数。其他的评价内容包括衰弱、存在多种疾病、应用多种药物以及其他与年龄相关的复杂病态。

(三)左心室置入装置病人的心脏康复

左心室置入装置(LVAD)的病人面临某些对运动训练值得注意的障碍,包括装置导线对运动动作的影响和因同侧身体的活动受限而引起呼吸困难等。主要是 LVAD 病人置入了持续工作的泵及同时置入了起搏器,以至于在运动时无法监测心率和心电图,而这些监测项目对于运动强度是否合适和安全性的判断是非常必要。

(四)运动训练贵在坚持

对于 HFrEF 病人进行运动训练存在诸多障碍:病人普遍是老年,存在年龄的限制;多种疾病并存、服用多种药物;伤残、衰弱、心血管功能不全等体质及退缩、畏惧等情绪都会使医生对病情判断复杂化,进而影响到对运动训练的坚持。忧郁症状在 HF 病人出现率大概是 30%,增加了这些病人的死亡率、再入院率和心脏事件的发生率。

Tierney 等总结了在 EF 病人坚持运动训练的经验,并提出运动训练的措施:①传授有关运动训练益

处和可能存在危险性的知识;②提升病人自我照顾能力和控制行为的信心;③提升自我对改善疾病预后的信心;④提升使用康复器具的技能。

七、拓展运动评价的方法并增进对心脏康复的应用

CR 在 HF 病人应用的有效性已经被证实。在经过选择而接受 CR 治疗的病人群体中,进行家庭基础CR 可以增进运动耐量、控制危险因素和提高健康相关的生活质量。接受 CR 的 HFrEF 病人减少了全因死亡率和因 HF 再入院率,减少了医疗费用。当前,对各类型 HF 病人进行 CR 的益处,挑战和机遇的归纳见表 1。

表 1　心力衰竭与心脏康复:益处挑战和机遇

益处	运动耐力增强 危险因素改善 生活质量提高 再住院率降低 对左心室辅助装置的病人亦有望改善预后
挑战	病人能否接受和坚持 对患有多种疾病者如何实施 对老年人、体弱、活动能力低下、认知障碍、病情恶化、疲劳和气促的病人如何实施 心脏康复保障措施的不足
机遇	多种运动训练的研究资料尚不多 对 HFrEF 康复缺少深入研究 开设更多的心脏康复训练点 改进心脏康复的推广模式 研究空白点:心脏康复生理学及心脏健康与公众健康的关系

参 考 文 献

[1] Jaques L,Jensen TS,Schafer JS,et al.Decision Memorandum for Coverage of Coverage of Cardiac Rehabilitation(CR)Programs for Chronic Heart Failure(HF).February 18,2014.Centers for Medicare and Medicaid Services. Available at:http://www.cms.gov/medicare-coverage-database /details/nca-decision-memo.aspx? NCAId=270.Accessed April 26,2015.

[2] O'Connor CM,Whellan DJ,Lee KL,et al.for the HF-ACTION Investigators.Efficacy and safety of exercise training in patients with chronic heart failure:HF-ACTION randomized controlled trial. JAMA,2009,301:1439-1450.

[3] Keteyian SJ,Squires RW,Ades PA,et al.Incorporating patients with chronic heart failure into outpatient cardiac rehabilitation:practical recommendations for exercise and self-care counseling-a clinical review. J Cardiopulm Rehab Prev,2014,34:223-232.

[4] Lynggaard V,May O,Beauchamp A,et al.LCREHAB:radomised trial assessing the effect of a new patient education method-learning and coping strategies-in cardiac rehabilitation.BMC Cardiovasc Disord,2014,14:186.

3.2014年加拿大心血管协会关于心力衰竭患者贫血、生物标志物和近期临床试验结果的推荐更新

中山大学心血管研究所 吴德熙 马 虹

2014年加拿大心血管协会(Canadian Cardiovascular Society,CCS)特别对于心力衰竭患者在贫血的管理、生物标志物[尤其是利钠肽(natriuretic peptides,NPs)]的优化使用和近期临床试验结果的应用三个方面进行了内容的更新,这将有利于临床医师及相关的健康管理人员更好地对心力衰竭患者进行管理。对于心力衰竭合并贫血的患者应该积极寻找贫血的可逆原因。对于慢性稳定性心力衰竭患者,应该进行NPs的检测。对于保留射血分数心力衰竭(HF with preserved ejection fraction,HFpEF)患者可选择性地使用盐皮质激素受体拮抗药(Mineralocorticoid receptor antagonist,MRA)治疗;而对于射血分数减低心力衰竭(HF with reduced EF,HFrEF)患者,可选择血管紧张素受体拮抗药/脑啡肽酶抑制药(angiotensin receptor/neprilysin inhibitor,ARB/neprilysin抑制药)治疗。

一、心力衰竭合并贫血

治疗心力衰竭的目的是为了延长患者的生存期,提高活动耐量和减少住院时间;但是如果合并了其他多种疾病时,病情可能会恶化,治疗变得更加复杂,导致其预后不良。对于HFpEF和HFrEF的患者来说,他们出现贫血的概率是相似的,并且预后都会受到影响。不同的临床研究显示,心力衰竭合并贫血的发病率为10%~49%。并且一项研究表明在没有合并贫血的心力衰竭患者中,高达20%的患者在6个月内出现了贫血。

心力衰竭患者出现贫血是因为多种机制参与其中。心力衰竭时心排血量下降会导致肾脏血流量的减少,从而导致肾素-血管紧张素-醛固酮系统(renin angiotensin aldosterone system,RAS系统)过度激活、慢性肾功能不全和前炎症细胞因子的释放。RAS系统过度激活会增加机体的容量负荷,血液被稀释,导致假性贫血;而慢性肾功能不全会影响促红细胞生成素(erythropoietin,EPO)的分泌,骨髓造血能力下降,

从而出现贫血;前炎症细胞因子释放和血管紧张素转化酶抑制药/血管紧张素受体拮抗药(angiotensin-converting enzyme inhibitors/angiotensin receptor blockers,ACEI/ARB)药物的使用也会影响EPO的分泌,进而导致贫血。同时对于心力衰竭患者而言,骨髓对EPO的反应性降低,也促进了贫血的发生。

对于心力衰竭患者,在排除了贫血其他明显的病因之后,临床医师再考虑容量负荷的影响,合并用药的情况(特别是抗血小板药物和抗凝药物),口服或静脉补铁药物的选择后,制定优化的治疗策略,并评估治疗后效果。

(一)口服和静脉补铁

在心力衰竭合并贫血的患者中给予口服补铁的治疗,其临床疗效并没有被广泛地证实过。虽然纠正贫血可改善左心室的重塑,但是使用铁剂后的疗效却差异很大。这可能与使用了不同的铁剂和不同的给药方式有关,导致了药物吸收和耐受性的不同。多中心随机双盲安慰剂对照FAIR-HF和CONFIRM-HF研究均表明静脉补铁治疗组相对于安慰剂组,6min步行试验均有明显改善,但在主要终点事件上两个研究的结论并不一致。

(二)红细胞生成刺激剂

红细胞生成刺激剂(erythropoiesis-stimulating agents,ESAs)可以被用于纠正低血红蛋白浓度。有关心力衰竭使用ESAs的STAMINA-HeFT和RED-HF大型临床研究,显示使用ESAs的治疗组在死亡率、心血管事件发生率、住院率等方面都没有明显的获益,并且RED-HF研究观察到治疗组的血栓栓塞事件明显增加。因而心力衰竭患者不推荐使用ESAs治疗。

该指南给出了有关心力衰竭合并贫血的循证推荐:①对于铁缺乏的患者可给予口服或静脉补铁,能提高患者的活动耐量(非强烈推荐,低质量的循证证据)。②不建议将红细胞生成刺激剂用作心力衰竭合并贫血的常规治疗(强烈推荐,高质量的循证证据)。

同时该指南也给出了相应的临床实践的建议：①心力衰竭合并严重慢性肾病和贫血时，应请肾科医生协助制定优化的贫血治疗方案。②有症状的心力衰竭患者如果血清转铁蛋白或者铁蛋白浓度较低，应该考虑给予补铁治疗。

二、生物标志物的优化使用

(一)NPs

当心脏容量或者压力负荷过大时，心肌壁张力增加会激活心肌细胞的 BNP 基因，生成 BNP 前体，然后分解为有生物活性的 BNP 和无生物活性的 NT-pro-BNP。BNP 有利钠利尿和血管扩张的作用，可使心脏后负荷减少；还能抑制 RAS 的释放、交感系统的过度激活和心肌的纤维化。BNP 和 NT-pro-BNP 的浓度在 HFrEF 和 HFpEF 患者中都会升高，但是在 HFpEF 中浓度相对会低一些。另外，血液中 NP 浓度受人口统计学和临床多因素的影响。

该指南给出了 NPs 的循证推荐：①当临床诊断心力衰竭存在困难时，可考虑检测 BNP 或者 NT-pro-BNP 浓度，将有利于确诊或排除心力衰竭（强烈推荐，高质量循证证据）。②对于已经确诊的心力衰竭，可检测 BNP/NT-proBNP 用于预后的危险分层（强烈推荐，高质量循证证据）。

BNP 和 NT-pro-BNP 是强有力的评估心力衰竭患者死亡率、不良心血管事件和医疗资源使用的独立预测因子，提供了比传统危险分层模型和协变量更多的预后信息。通过 NPs 的水平来指导心力衰竭的管理可以减少不良事件的风险（表1）。

(二)NP 指导的心力衰竭管理

荟萃所有的 RCT 研究进行系统分析后显示以 NP 指导的心力衰竭管理组对比于对照组，能延长患者生存期和减少住院率。但是在＞75 岁和 HFpEF 的两个亚群中，NP 指导组没有获益。因而，目前正在进行的 GUIDE-IT 和 EX-IMPROVE-CHF 研究将来也许会有助于明确 NP 指导在心力衰竭管理中的作用。

该指南给出了 NP 指导的心力衰竭管理推荐：对于非卧床的 HFrEF，以 BNP 或者 NT-pro-BNP 指导的管理能减少心力衰竭相关的住院率和死亡率。但是对于＞75 岁的患者这种获益暂不明确（非强烈推荐，中等质量的循证证据）。

表 1　NPs 用于诊断心力衰竭的分界点

	年龄（岁）	不可能心力衰竭（pg/ml）	可能心力衰竭但是也需要排除其他疾病(pg/ml)	很可能心力衰竭（pg/ml）
BNP	所有	＜100	100～500	＞500
NT-proBNP	＜50	＜300	300～450	＞450
	50～75	＜300	450～900	＞900
	＞75	＜300	900～1800	＞1800

(三)临出院前 NP 的检测

NP 浓度每日的变化超过 30%，通常认为可能与心力衰竭相关。对于非卧床的心力衰竭患者如果 NP 水平升高超过 30%，即使患者没有充血性心力衰竭的症状，也应该加强随访及强化药物治疗。指南推荐的抗心力衰竭药物如果没有达到靶目标剂量的话，则需要强化治疗。对于即将出院的心力衰竭患者，医生需要确保患者相对没有心力衰竭的症状，并且 NP 浓度显著低于入院时的水平。临出院前的 BNP 浓度与患者的死亡率和再出院率有关。

该指南给出了临出院前 NP 检测的推荐：对于住院期间检测 BNP 或 NT-pro-BNP 的心力衰竭患者，临出院前需要再次复查；因为这些生物标志物对于再住院率和死亡率有很好的预测价值（强烈推荐，中等循证证据）。

(四)心力衰竭的预防

STOP-HF 和 PONTIAC 的初步结果也显示对于心力衰竭的高危人群采用 NP 指导的管理策略，均能使心力衰竭的预防和治疗获益，可减少心源性死亡率和住院率。

(五)其他的生物标志物

肾功能是心力衰竭重要的预后指标。肾功能相关的生物标志物如中性粒细胞明胶酶相关脂质运载蛋白（neutrophil gelatinase-associated lipocalin, NGAL）和半胱氨酸蛋白酶抑制药（cystatin C），能更早期的（NGAL）和更敏感的（cystatin C）反映肾功能的改变。多个研究发现这两个生物标志物可用于风险评估,尤其是在死亡率方面。但目前仍没有证据表明它们应用于临床可改善临床结局。

高敏肌钙蛋白目前越来越多地被检测。在HFrEF中,肌钙蛋白浓度的升高与心力衰竭的严重程度成正比。高敏肌钙蛋白 hs-cTn 浓度升高是非卧床的急性失代偿 HFrEF 患者死亡率和心血管事件发生率的强预测因子。但目前还没有证据证实肌钙蛋白可用于慢性心力衰竭的危险分层。

可溶性 Toll 样受体 2(soluble toll-like receptor-2,ST2)是一种跨膜受体,属于白介素 1 受体家族,调控炎症和免疫反应。ST2 促进心肌肥厚、纤维化和心室功能障碍。ST2 的表达受心肌细胞机械张力的诱导,ST2 浓度的升高与容量负荷有关。在 HFrEF 患者中,ST2 浓度是死亡率、疾病进展的独立危险因子,并且能提供 NT-proBNP 之外的预后价值。由于血清 ST2 浓度每周变异性相对较低,可用于合并肾功能不全的心力衰竭患者长期预后的评估。Basuray 发现 HFpEF 患者中 ST2 浓度比 HFrEF 更高;EF 既往减低后恢复正常患者有中等水平的 ST2 升高。因此 ST2 可用于这一特定患者其存在残余风险的评估。

半乳糖凝集素-3(Galectin-3,Gal-3)是反映纤维化,与慢性心衰预后相关的生物标志物。在 ST2 和 Gal-3 的头对头研究中,发现在风险评估方面,ST2 优于 Gal-3。Gal-3 只是现有的临床风险预测因子的一个补充。

虽然有关生物标志物的研究越来越多,但是要将它们完全应用到临床实践中仍然是很难的。因而目前需要在各种临床背景(如急诊室和因心力衰竭住院时)下开始使用新型生物标志物,验证其在心力衰竭中的作用。

三、可能影响心力衰竭患者临床实践的临床试验

(一)MRA 在 HFpEF 患者中的应用

由于对于 HFpEF,目前还没有一种药物已被证实可减少 HFpEF 的发病率和死亡率;因而 MRA 针对这类人群进行了研究。大型随机双盲对照 TOP-CAT 研究,入组了 3445 个 HFpEF 患者(主要入选标准:年龄≥50 岁,NHYA 分级为 Ⅱ~Ⅳ级,血清钾<5.0mmol/L,eGFR≥30ml/min 或血肌酐<221 μmol/L,LVEF≥45%,上 1 年因心力衰竭曾住院治疗或 NP 浓度升高(BNP≥100pg/ml,NT-pro-BNP≥360pg/ml)。虽然没有治疗 HFpEF 的循证药物,但是其中>80% 的受试者已接受了 ACEI 或者 ARB 治疗,

>70% 的受试者已接受了 β 受体阻滞药的治疗。所有受试者随机分配到治疗组(螺内酯 15~45mg/d,靶剂量为 30mg,平均剂量为 25mg/d)和安慰剂组,平均随访 3.3 年。

主要复合终点为心源性死亡、曾出现心脏骤停和心力衰竭的住院率。治疗组相对于安慰组主要终点下降了 11%,但没有统计学差异(P=0.14);而心力衰竭的住院率有显著差异(P=0.04)。所有受试者中只有 28.5% 患者伴有 NPs 的升高,这一亚组相应的治疗组主要终点下降 35%(P=0.003)。而剩余的另一亚组(上 1 年因心力衰竭曾住院治疗)主要终点没有统计学差异。由于受试者基线特征存在地域差异,调整地域差异后,治疗组的主要终点事件减少了 15%(P=0.043)。高血钾的发生率在治疗组比安慰剂组高 1 倍(治疗组 18.7% vs 安慰剂组 9.1%),但是治疗组的低血钾发生率也更低,没有因高血钾所致的死亡和出现肾衰竭导致血透的发生率增加。

该指南给出了 MRA 用于 HFpEF 患者的循证推荐:HFpEF 患者,若 NPs 浓度升高,血钾<5.0mmol/L 和 eGFR≥30ml/min,可以使用 MRA 如螺内酯治疗,但是需要密切观察血钾浓度和血肌酐(非强烈推荐,低质量循证证据)。同时该指南也给出了相应的临床实践的建议:当螺内酯起始用药或者调整剂量后应该在第 1 周、第 4 周、第 4 个月及其他病情需要时,检测血钾和血肌酐浓度。螺内酯的剂量一般为 25~50mg/d。

(二)ARB/Neprilysin 抑制药在 HFrEF 患者中的应用

脑啡肽酶是一种中性肽链内切酶,可降解多种内源性血管活性肽,包括 NPs、缓激肽、肾上腺髓质素。脑啡肽酶抑制剂能增加这些血管活性肽的水平,拮抗神经内分泌的过度激活。

PARADIGM-HF 研究入组了 8442 例心力衰竭患者,NYHA 分级 Ⅱ~Ⅳ级,LVEF≤40%,随机分为 ARB/Neprilysin 抑制药 LCZ696(200mg,2 次/天)和依那普利(10mg,2 次/天)治疗组(都合并使用其他推荐抗心力衰竭治疗药物)。主要复合终点为心血管死亡率和心力衰竭的住院率。该研究在随访 27 个月后达到了预设的规定,被提前终止。

LCZ696 治疗组主要终点事件为 914 例病人(21.8%),而依那普利治疗组为 1117 例病人(26.5%),P<0.001;LCZ696 治疗组全因死亡人数为 711(占该组 17.0%),而依那普利治疗组为 835 人(占该组 19.8%),P<0.001;而其中 LCZ696 治疗组心血管死亡人数为 558(占 13.3%),而依那普利治疗

组为 693 人（占 16.5%）,$P<0.001$。相对于依那普利,LCZ696 治疗组减少了心力衰竭的住院风险（21%）和心力衰竭症状的发生（$P=0.001$）。LCZ696治疗组肾功能损害、高钾血症和咳嗽的发生率更低,但是低血压和非严重性血管性水肿的发生率更高。PARADIGM-HF 的研究结果将改变临床实践,LCZ676 的双重作用能改善心力衰竭患者的长期预后。

该指南给出了 ARB/Neprilysin 抑制剂用于HFrEF 患者的循证推荐:符合 EF<40%,NP 浓度升高或者上 1 年因心力衰竭住院,血钾<5.2mmol/L,eGFR≥30ml/min 条件的轻-中度心力衰竭患者,在进行指南推荐抗心力衰竭药物治疗的基础上,可考虑用 LCZ696 替代 ACEI 或 ARB 治疗,但应密切监测血钾浓度和血肌酐浓度（有条件性推荐,高质量循证证据）。

参 考 文 献

[1] Arora NP,Ghali JK. Anemia and iron deficiency in heart failure. Heart Fail Clin,2014;10:281-294.

[2] Ahamad T,Fiuzat M,Pencina MJ,et al. Charting a roadmap for heart failure biomarker studies. JACC Heart Fail,2014,2:477-488.

[3] Troughton RW,Frampton CM,Brunner-La Rocca HP,et al. Effect of B-type natriuretic peptide-guided treatment of chronic heart failure on total mortality and hospitalization:an individual patient meta-analysis. Eur Heart J,2014,35:1559-1567.

[4] McMurray JJ,Packer M,Desai AS,et al. Angiotensin-neprilysin inhibition versus enalapril in heart failure. N Engl J Med,2014,371:993-1004.

4.如何降低心力衰竭患者再住院率

中山大学附属第一医院　陈国伟　梅卫义

心力衰竭是指由心脏结构或功能异常导致心室收缩或舒张能力受损,进而引起一系列病理生理变化的临床综合征。它是多种心血管疾病的严重和终末阶段,是全球慢性心血管疾病防治的重要内容。直到2015年为止,仅美国估计已有660万心力衰竭患者,并且每年有67万新诊断的心力衰竭患者,每年耗费达400亿美元,是美国医疗保健系统开支持续增长的重要组成部分。随着人类寿命不断延长和心肌梗死患者生存的改善,心力衰竭的患病率还会进一步增加。

在美国,心力衰竭住院费用已占据健康保健开支的主要部分,超过前述提到的费用50%。与此同时,心力衰竭已成为内、外科最常见的再住院原因,心力衰竭再住院费用约占30d内再住院医保开支的20%。与近期没有再次入院的心力衰竭患者相比,心力衰竭再住院患者的住院时间会更长。鉴于医保耗费在国内总产值中所占比例持续增加,近年来,政府和私营保险公司对再住院情况有所关注。为了减少开支,医保及医疗救助中心(CMS)不得不采取强制措施,要求对心力衰竭治疗的质量监控进行评估报告,对不遵守者要最高减少2%的医保赔付。必须指出,在给患者最好的治疗同时,降低再住院率是减少整个医疗花费的重要措施之一。

根据2015年欧洲急性心衰管理共识声明所述,从全球范围的数据库分析来看,急性心力衰竭(AHF)和复苏医学领域是人类急速死亡率最高疾病之一,其治疗具有独特性,AHF即使存活出院后,其再次住院率仍然非常高,20%~30%患者在首次因AHF住院后,1~2个月内有20%~30%再次入院。且大部分AHF治疗后可转为慢性心力衰竭(CHF)。5年死亡率高达60%。

根据2015年中国心力衰竭患者登记研究,该项研究从2012年—2015年6月,由国内110家研究中心参与,目前已入选1.2万例,根据其中8516例数据分析显示:大部分心力衰竭为纽约心功能Ⅲ/Ⅳ(84.8%)级,平均住院11d,住院期死亡率为451例(5.3%)。病因方面:49.4%有高血压,54.6%有冠心病,29.7%伴有慢性肾病。据统计,发达国家成人心力衰竭患病率为1%~2%,70岁以上老年人甚至超过10%。我国心力衰竭患病率与欧美相差不大,由于我国人口基数大,且已步入老龄化时代,高血压、冠心病、糖尿病等患病率不断增加,心力衰竭患病率还会逐年增加,可以预见未来一段时间内,我国的心力衰竭疾病医疗费用负担将会越来越重。因此,如何尽早防治心力衰竭,减少再住院率是亟待关注和解决的重要课题。

令人遗憾的是,心力衰竭再入院的原因很多。患者的体验疾病过程的体验各异,再入院的原因难以预测,并常有多种因素参与。预测心力衰竭患者再入院的统计学模型难以获得广泛成功。少数模型仅显示与再入院轻微相关,并且荟萃分析并未见到统计学意义。实际上,近期对涉及遵循指南进行起始治疗的医院的调查显示,大多数现行的质量改进措施并未降低再住院率。已有多种干预措施可以降低心力衰竭患者的再入院。但这些措施往往应用范围较为局限,而且只集中在对患者治疗的某一方面,并且有些以偏概全。

最近,Sperry和Ruiz等建议将其中的一些措施整合起来形成一个综合模型,从而可以跟踪每个患者出院后的不同过程,进而减少再住院。

这一以病人为中心的策略试图将一些成功的措施组织起来,分6个方面对患者的病情进行关注,包括:医疗管理的质量,早期评估,健康素养,神经心理学状态,经济状况及心功能状态。医院和临床医师也可通过对每个策略缺陷的评估,来选择不同的切入点,以更有效的方法来提高病人的健康状况,减少再住院。

一、医疗管理质量

心力衰竭综合管理的目标模型应该以疾病过程本身为起始点。许多药物及器械治疗、生活方式改变等方法,可以明确降低收缩性心力衰竭患者的死亡率和再入院,许多措施也被纳入指南。血管紧张素转化酶抑制药(ACEI)、血管紧张素Ⅱ受体阻滞药(ARBs)、地高辛、醛固酮拮抗药、肼屈嗪/硝酸酯合剂、β受体阻滞药和利尿药已经确定对再住院有益处。

对有适应证的患者，一些非药物治疗如置入式复律除颤器（ICDs）和心脏再同步化治疗（CRT）也可降低再住院。

心力衰竭的药物治疗可分为两个方面：缓解急性充血症状和维持治疗。应该注意到，住院期间急性充血症状常常未被完全减轻，这一点很重要。IMPACT-HF 研究发现，患者出院时休息或坐位呼吸困难虽然减轻了 80%，但 60% 患者仍有活动后气短和疲劳。IMPACT-HF 研究中患者的平均减重 1～2kg，而 ESCAPE 研究中 Ⅳ 级心力衰竭患者住院期间平均减重达 3.6kg。但体重减轻的程度并不意味着会降低再入院。与此同时，反映充血状况的替代指标如血清脑钠肽水平、高敏肌钙蛋白及上腔静脉压的评估等，恰有助于预测再入院。

事实上，临床上有较多机会可以使心力衰竭患者的维持治疗得到更好调整。OPTIMIZE-HF 研究显示，住院患者出院前若能根据指南进行相关治疗流程的调整，并持之以恒，则出院后的死亡和再住院率会有所降低。该研究中，门诊患者的治疗质量调查显示，有指征患者仅 80% 给予了主要的药物（ACEI、ARBs 和 β 受体阻滞药），而其他的治疗则相对较少。有指征患者中，仅 36% 处方使用了醛固酮拮抗药，51% 使用了 CRT 或 ICD 等器械治疗。换言之，仅仅 27% 有指征门诊者接受了充分的全部治疗，由于大部分患者治疗不完全，将成为心力衰竭再住院的主要原因。

根据 2015 年中国心力衰竭患者登记研究的超声心动图检测数据显示，左心室射血分数（LVEF）＜40% 占 37.5%，介于 40%～50% 占 20.5%，LVEF＞50% 占 42%，这说明我国左心室射血分数保留心力衰竭（HFpEF）并不少见。射血分数保留的心力衰竭可占到所有心力衰竭患者的 50%，但迄今为止，国内外尚无对这些患者进行降低再入院和死亡率的循证医学治疗依据。

心力衰竭作为一个疾病过程，针对心力衰竭的研究数据和指南推荐越来越多，临床医务人员可以较轻松的处理这一古老的疾患。但治疗仍有待提高。譬如，对住院患者进行积极利尿治疗时，净体重减少并不是唯一评估利尿是否充分的因素。每次住院和出院前，都应重新评估患者的循证治疗（是否合适充分）。尤其应该注意哪些未被纳入"核心措施"的治疗，如醛固酮拮抗药和 CRT 等不常用的处方措施，是否在合适的患者中得到应用。必须建立标准化的住院流程设置和质量控制小组，从而提高规范化治疗的顺应性。

药物治疗后如果患者仍有症状复发，应该就诊于更高级的心力衰竭专家。对那些不适宜进一步治疗的患者，可以考虑进行姑息治疗和临终关怀。令人感兴趣的是，尽管临终关怀措施是用以改善生存质量和减轻症状，但接受临终关怀的患者的生存时间比那些未行临终关怀措施的人群更长。而该现象在心力衰竭患者尤为明显。

二、早期评估

近期出院的心力衰竭患者需要严密门诊随诊。出院后 3 个月期间，据估计平均 10 个需医疗接触的患者，8 个行电话探访，2 个为诊室随诊。实际上，出院后的早期医生随访率非常低。最近有报道，心力衰竭患者出院后 1 周内，仅 38% 有临床医师随访；30d 内，仅 48% 有医生随访。早期高随访率同 30d 内的低危险相关，而且如果出院前即有预约，患者更可能会定期看医生。出院过程中如果有门诊医生参与，作为住院和门诊治疗的过渡，早期门诊随访的意义更大。Coleman 等和 Project RED 研究均提到了相关策略来加强这种过渡，从而使其成为出院计划的一部分。

心力衰竭患者的门诊随访，可使其接受最佳治疗和减少再入院，但有关这种接触的理想方式和频次仍有很多争议。评估出院后综合处理方法的研究多数是单中心的，临床效果有限。但与普通治疗相比，这些出院管理计划能够降低再入院，而且已经纳入现行指南。荟萃分析显示，诸如多学科门诊随访后，对药物进行调整、护士电话随诊等措施，可以降低再入院，并且效价比较高。高频次的家庭随访也会降低各种原因的再入院，但如果大规模开展，其效价比则不得而知。

对于合适的患者，可进行自我管理和远程监控，通过监测症状、调整药物和改变生活方式来增加病人自身的责任性。理论上可通过门诊方式进行心力衰竭的日常管理，但在 Tele-HF 和 TIM-HF 两个大规模随机对照研究中，这种策略并未减少全因死亡和再住院。Tele-HF 研究，6 个月的研究期间，仅有 55% 参与者坚持每周至少 3 次使用监控系统。一些研究认为，监控装置效果不一，因为有些患者认为有一定的技术难度，并且对这一系统不满意。荟萃分析并未显示这些干预措施会降低心力衰竭患者再入院和死亡率。

建议医院和医保系统各自建立基于其自身不同规模、不同患者人群和其他不同情况的疾病管理项目。疾病管理项目已经成为心力衰竭患者门诊管理的新的治疗标准，但仍不清楚哪种特定的项目或新技术能否会最大程度改善再入院。介于病人和包括多学科医疗提供者之间的系统正在逐步形成和完善之中,这些医疗提供者包含多学科人员如医生、医辅人员、营养师、治疗师和社会工作者。医疗人员的能力(包括识别失代偿性心力衰竭、调整治疗药物和提供保险)构成了疾病管理项目的中心。而任何项目的核心是,心力衰竭患者出院后1周内进行执业医师的早期随访,将医疗信息和管理计划从住院转到门诊。

三、健康素养

许多研究将患者的教育程度排除在疾病管理项目之外。但是如果将患者的健康素养(包括对其健康状况阅读、理解及管理的能力)考虑在内,则此管理措施将更加细致,这一点也非常重要。互联网时代,针对心力衰竭病人的知识非常多样。一些病人似乎对其疾病过程、所用药物的作用和不良反应、自我监测、合理膳食及运动处方等有牢固的掌握。而另外一些病人对此则毫无概念,并常常会忘记服药的正确时间、剂量、液体限制和膳食推荐。因此,对这部分患者加强宣教,对防治心力衰竭和减少再住院率具有重要意义。

推荐对患者施行起始的认知障碍筛查,如进行简单的3分钟Mini-Cog筛查试验。近来有显示这样可预测心力衰竭患者的再入院。对某些有高度认知障碍的患者,出院后转到有熟练护理能力的机构会减少其再入院。对无中重度认知障碍的患者,可用简版的成人功能性健康素养测试(s-TOFHLA)来评估其健康素养。在心力衰竭患者中,其有效性得以确认,并被推荐其作为评估患者健康素养的筛选工具。

提倡对所有患者进行基础心力衰竭教育,这些患者教育已被证实成为疾病管理的一部分,并且也被最近的指南作为Ⅰ级推荐。但是,如果全方位的进行更加强化的患者教育,得到的结果则各不相同。同普通的出院过程相比,进行1h一对一护士教育可使再住院降低51%,这就意味着每个病人可少花费2 823美元。接受教育的患者更可能坚持服用ACEI及β受体阻滞药,并会每天监测体重、限制钠盐摄入和戒烟。有些管理项目还会提供给患者诸如体重监测日记本、测量工具和药盒等器物。但HART研究则发现,同标准的患者教育相比,多期的自我管理教育并未减少再入院;另一相似的研究也显示,同单次教育相比,多期教育措施在临床结果方面并无不同。但这两项研究均显示,在低健康素养亚组患者中,心衰教育有获益趋势。

目前尚无患者教育的理想方式。"教回来(Teach Back)"方式近来较受欢迎,可作为一种教育工具来评估患者的回忆和理解能力。目前仅有的一项的研究显示,在患者教育结束后能够正确回答"教回来"问题的患者,其再入院有降低的趋势。进一步针对心力衰竭的患者,其实用性研究也正在进行中。

应该将以病人为中心的健康素养的提高广泛应用于不同患者,使患者能更好地理解心力衰竭的管理。建议初始使用Mini-Cog方法进行认知评估,进而应用s-TOFHLA测试进行更完善的估测。对患者进行基础的教育仍然重要,这些知识包括对心力衰竭疾病过程、加重因素、药物、生活方式及症状监测等方面。应该通过多种形式、书面材料、口头教育和诸如"教回来"等的记忆工具进行知识普及。对健康素养明显缺乏的患者,应实行更强化的患者教育,因为在这些患者中可能会获益更大。

四、神经心理学状态

收治心力衰竭患者时,应评估其精神障碍、痴呆和相应的社会支持机构。很多普通的心力衰竭症状都会导致患者明显的活动受限及令其焦虑。同年轻患者相比,老年人更容易发生抑郁,而心力衰竭恰恰多见于老年人。据估计,40%心力衰竭患者入院时有抑郁症状,其中超过1/5抑郁症状严重。同其他已经明确的危险因素相比,严重的抑郁已成为心力衰竭患者治疗顺应性差、再入院和死亡的独立预测因素。焦虑通常也与抑郁和心力衰竭相伴发生,对再入院也有预测作用。

但抗抑郁治疗至今未能成功降低心力衰竭的发病率。SADHART-CHF研究比较了在心力衰竭患者使用舍曲林和安慰剂治疗12周,并未发现治疗组的抑郁症状和心血管联合终点事件有所降低。现正在进行进一步的前瞻性研究。

缺乏社会支持常会伴随着抑郁和焦虑的出现。较少社会支持的患者,诸如缺乏与家庭近亲属、社交俱乐部及祈祷组织的接触,其再入院可能性会增加2倍。另有研究显示,较少的社会支持对治疗的持续性有负面影响,其在增加心力衰竭患病率方面会超过抑郁所带来的危害。

患者的认知情况也会在几个方面对医疗工作有所影响。心力衰竭同中、重度认知障碍独立相关。这种相关是多因素的,但也可能继发于心力衰竭患者的大脑低灌注和多发性心源性栓子栓塞。有急性谵妄事件发生的心力衰竭患者,其住院后的院内死亡和30d及60d的再入院的危险都有所增加。并且,临床上应注意在老年人常有躯体疾病代替精神症状的情况出现,即精神症状的躯体表现。未来的研究必须以认知障碍的影响为标靶,并进行相应的治疗以降低心力衰竭患者的再入院率。

围住院期,患者的神经心理学并发症常有失代偿的倾向。尽管心理治疗不是心脏专科医生的管辖范围,但心脏科医生如果对其有足够关注并处理,患者和医务人员均将获益,并最终会降低再入院。如上所述,推荐对老年患者进行认真精神障碍评估,增强家庭和社区的支持系统,在护理机构进行熟练的家庭护理培训。

五、经济状况

经济问题可能会成为心力衰竭高质量治疗的障碍,医疗方应对患者的经济状态有所认识。经济困难者常伴随有教育、认知、情绪和功能状态方面的缺陷。许多因素可以影响患者的医疗支付能力,因而评估患者的财力需求并不容易。

研究显示,单纯收入本身同再住院率并无相关,但这种粗略的估测并未考虑到家庭规模、患者消费和生活耗费等因素。诸如保险覆盖、居住地等可能影响财力需求的因素也未见与再入院相关。另外,那些自述不能收支平衡的患者,其坚持服用心衰药物的比率也较低。

加拿大医保采取严格控制药物费用的策略,这使得根据循证医学进行心力衰竭药物治疗的处方减少,治疗上也难以遵从循证医学。而在美国,进入服务费用计划或更高共付计划的患者,其接受到病情相关的药物治疗的可能性也较低。但这些保险公司的策略也未增加再入院率。

不能支付药物及预约随访费用的患者,评估其财力需求对确保治疗实施和能否随访非常重要。医院系统应该努力识别出真正财政困难的患者,通过使用一般药物,困难补助计划,派发免费样品药物和接受公益性支助等方式帮助这些患者进行支付。

六、心功能状态

心功能障碍会加剧心力衰竭入院和再入院的恶性循环。住院次数越多,心力衰竭的心功能衰退越显著,而有显著心功能减退的心力衰竭患者再入院的可能性越大。功能受限的患者可能会难以就医、随诊及监测体重。改善心功能缺陷的第一步是锻炼和心脏康复。这些措施可提高生活质量,并降低包括心力衰竭再住院在内的主要心血管事件的发生。

如果出院前心功能缺陷没有得到医治,应考虑一些附加的治疗。过去的 15 年,家庭医疗增加了 35%,

而由住院过渡到熟练的护理机构或中间护理机构的数量也增加了 50%。但资料显示,这些措施对再入院和死亡率的效果并不肯定。广泛存在的家庭健康助理显示出能降低再住院;进行国家规模的对所有心力衰竭患者提供家庭医疗服务,在经济上不可行。回顾性研究显示,患者的住所与再入院率并不相关,并且出院到熟练的护理机构对其后的再入院率也无确定的影响。因而应认识到,出院后去处及患者住所并不能完全作为心功能状态的替代指标来判定。

实践证明,如果不对心功能缺陷进行处理,会导致患者临床情况的恶化和再次住院。建议对所有患者的心功能状态进行正式评估,如果有缺陷应该进行心脏康复治疗和相关救助。如果功能需求未能满足,医疗服务提供者应会同病人、医生、职业治疗师、社会工作者等一起,努力取得更多的帮助,这些帮助可以来自朋友、家庭、家庭健康助理、不同生活安排或医疗服务。

七、结论

住院心力衰竭患者的治疗已经有相应的流程。出院时,也应进行相关的包括护士、营养师和社会工作者在内的多学科队伍的教育。不住院患者,则使用遥测观察在家的生命体征。虽然这些相对孤立的措施显示出一些益处,但并不能追踪每个心力衰竭患者出院后的不同情况。

对于 Sperry BW 等提出的 6 个方面中存在某一个或几个方面缺陷的不同个体,若能采取有的放矢具有针对性的干预措施,则能达到事半功倍之效。相反,如果对每个心衰病人都进行之前提到全面的干预措施,则将花费甚巨且效率不高。而且这些既往"千篇一律"的方法在全国范围内难以执行。相反,医疗保健系统可以利用循证资料和将本文所提出的模型组织起来,来识别一些特定的患者,从而选择一些有意义措施来进行干预。这或许是既减少心力衰竭再入院又不影响患者治疗的经济有效的办法。

本模型的局限主要在于其不同的组分的循证效力。将一些有关再入院的组分连接起来的严格数据,并未显示出一致的结果或并无相关研究。有关心力衰竭再入院研究的这些组分有一定的直觉性。并且,尽管本模型的各个组分显示出可降低再住院,但整个模型还未进行临床有效性验证。

心力衰竭是一种复杂的慢性病,患者一旦有失代偿倾向常常需要住院治疗。基于此疾病的性质和病程,不应不合理地期望将 30d 内再入院率可降低到忽略不计的程度。希望医保和医院系统采取一些更好的工作框架,来弥补医疗管理质量的缺陷,以及诸如早期评估、健康素养、神经心理学状态、经济状况和心功能状态方面的缺陷。

笔者认为,由 Sperry BW 和 Ruiz G 等提出的6方面模式对心力衰竭患者防治和减少再入院率颇有参考价值,但必须结合我国实情。最近,胡大一在2015年12期中华心血管病杂志发表的总编随笔:"防控慢性非传染性疾病的根本出路:医患双方的主动与互动"中所提到的,对于慢性非传染性疾病的患者采取5个处方:药物处方、心理(含睡眠管理)处方、运动处方、营养处方和戒烟限酒处方和全程(life-long)服务,

这一服务过程是把健康教育和生活方式和药物,以及必要的非药物治疗,如介入、手术等治疗个体化和具体化。使患者了解自身病情和防治方法,发挥患者主观能动性,提高管理自身疾病能力和参与临床医患共同决策的能力。若能同时建立主动提供防治与康复服务的机制与团队,两者有效互动,积极开展无病早防,有病早治,治疗后做好康复和二级预防,定期维护并持之以恒,则必将减少慢性非传染性疾病的患病率、再入院率和死亡率。笔者认为,若真正能做好上述几点,相信心力衰竭和再入院率也必将下降。

参 考 文 献

[1] Sperry BW,Ruiz G,Najjar S.S. Hospital. Hospital re-admission in heart failure, a novel analysis of long-standing problem. Heart Fail Rev,2015,20:251-258.

[2] Heidenreich PA, Trogdon JG, Khavjou OA, et al. Forecasting the future of cardiovas-cular disease in the United States:a policy statement from the American heart association. Circulation,2011,1(123):933-944.

[3] Roger VL,Go AS,Lloyd-Jones DM, et al. Heart disease and stroke statistics-2012update:a report from the American heart association. Circulation,2012,3(125):e2-e220.

[4] Centers for Medicare and Medicaid Services(CMS), HHS(2013)Medicare program;hospital inpatient prospective payment systems for acute care hospitals and the long term care hospital prospective payment system and Fiscal Year 2014 rates;quality reporting requirements for specific providers;hospital conditions of participation; payment policies related to patient status.Finalrules. Fed Regist,2013,78(160):50495-51040.

5. 代谢综合征在心力衰竭中的作用

广州医科大学附属第二医院　刘世明

南方医科大学附属南海医院　潘　伟

代谢综合征（metabolic syndrome，MS）与心力衰竭（heart failure，HF）在人群中发生率分别约为34%和1%～2%。而75岁以上人群的HF发生率超过了8%。HF是65岁以上人群的主要致死、住院和医疗支出的原因。MS是心血管疾病（CV）危险因素的聚集，包括高血压、胰岛素抵抗（insulin resistance，IR）、血脂异常和肥胖，与HF风险升高相关（表1和图1）。

然而，MS的诊断标准并未统一，需要结合不同的组份，限制了它在预测临床疾病风险的应用价值；甚至有研究显示肥胖和高血压能改善HF患者的预后。故MS是否能够独立预测CV的预后尚无定论。我们试图回顾HF患者的MS的流行病学及发病率，探寻MS与HF预后的关系及MS在HF中的作用。

表 1　不同学术机构关于 MS 的诊断标准

NCEP ATPIII	IDF	WHO	EGIR
以下 5 项中包含 3 项	腰围男≥94cm，女≥80cm。同时合并以下 4 项指标中的任何 2 项	糖尿病或 IR，并有下述 5 项中 2 项	高胰岛素并有下述 4 项中 2 项
FPG≥5.6mmol/L（100mg/dl）或已接受药物治疗	FPG≥5.6mmol/L，或已接受相应治疗，或此前已诊断 2 型糖尿病，如果 FPG≥5.6mmol/L，则强烈推荐 OGTT，但 OGTT 并非诊断 MS 必须指标	—	—
收缩压≥130mmHg 或舒张压≥85mmHg，或已接受药物治疗	收缩压≥130mmHg，或舒张压≥85mmHg，或此前已接受相应治疗，或此前已诊断高血压	血压≥140/90mmHg	血压≥140/90mmHg 或已治疗
TG≥1.7mmol/L，或已接受药物治疗	TG≥1.7mmol/L，或已接受相应治疗	TG≥1.7mmol/L	TG≥2.0mmol/L 或已治疗
HDL-C<1.03mmol/L（40mg/dl）（男），<1.3mmol/L（50mg/dl）（女），或已接受药物治疗	HDL-C<1.03mmol/L（40mg/dl）（男），<1.3mmol/L（50mg/dl）（女），或已接受药物治疗	HDL-C<0.9 mmol/L（男），<1.0 mmol/L（女）	HDL-C<1.0mmol/L
腰围≥102cm（男），≥88cm（女）	—	腰臀比>0.9（男），>0.85（女），或 BMI>30 kg/m²	腰围≥94cm（男），≥80cm（女）
—	—	微量蛋白尿	—

　　NCEP ATPIII.美国国家胆固醇教育计划成人治疗组第三次报告；IDF.国际糖尿病联盟；WHO.世界卫生组织；EGIR.欧洲胰岛素抵抗研究组；FPG.空腹血糖；TG.高三酰甘油；HDL-C.高密度脂蛋白。

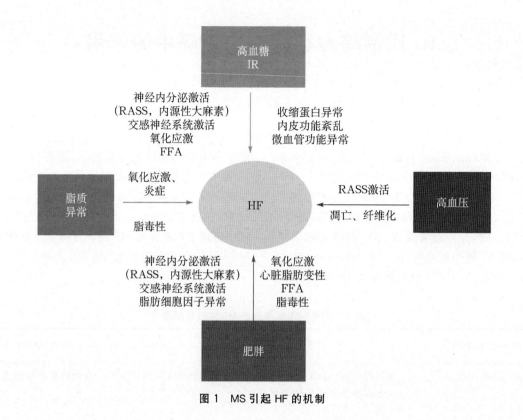

图 1   MS 引起 HF 的机制

一、MS 影响 HF 的发生与发展

(一)IR/糖尿病

IR 在 HF 中发生率高达 60%。糖尿病在 HF 住院患者中发生率从 10%～30% 至 40%。糖尿病与 IR 是 HF 的致病因素,HF 合并 IR/糖尿病的患者更易并发高死亡风险的左心室功能障碍。IR/糖尿病引起 HF 恶化的机制包括:①IR/糖尿病可引起心脏收缩蛋白异常、舒张功能损伤、代谢产物利用障碍、细胞损伤、微血管功能异常、神经内分泌系统和交感神经系统激活等一系列功能和结构的改变,从而引起心肌损伤;②高血糖引起多元醇途径和己糖胺途径、AGEs(晚期糖基化终末产物)和 PKC、超氧和过氧化物应激反应等一系列细胞通路发生改变。AGEs 可引起动脉僵硬度增加,加速过氧化物应激反应,引起细胞功能异常和细胞凋亡;③糖尿病患者心肌葡萄糖转运蛋白 GLUT1 和 GLUT4 表达减少引起葡萄糖转运受损,FFA(游离脂肪酸)摄取增加,引起 FFA 氧化增强、葡萄糖氧化减少、线粒体氧化磷酸化解偶联;④肌球蛋白异构体、胎儿 β 球蛋白重链等收缩蛋白损失引起心肌纤维 ATP 活性下降、肌浆网和细胞膜钙转运异常,随之钙超载和心脏舒张功能受损;⑤IR/糖尿病

使微循环受损,心肌反复缺血发作,冠状动脉储备下降;⑥IR/糖尿病时,HbA1c 水平和 IR 指数增加,肾上腺素能神经活性逐渐增强,引起心脏交感神经功能受损;⑦与 β 受体脱敏有关的 G 蛋白偶联受体激酶-2(GRK2)明显上调,导致胰岛素和脂联素信号通路受损。

(二)肥胖

BMI＞30kg/m² 的肥胖患者 HF 风险增加了 1 倍。肥胖促使 HF 风险增加的机制为:①肥胖患者血容量增加、心排血量增加、肺血管阻力增加、肺动脉压力增加、PCWP 增加。②肥胖常合并呼吸睡眠暂停综合征,低氧状态可促使 HF 风险增加。③肥胖可影响心脏结构。血压正常的肥胖患者左心室舒张末期容积扩大,左心室舒张功能受损。左心室舒张功能受损的程度与肥胖的严重性相关。肥胖患者左心室收缩功能保留或轻微受损;内脏肥胖,如肝脏、肌肉及心脏脂肪的异常聚集与 CV 风险和心脏结构异常相关。严重肥胖患者的心包脂肪异常聚集与左心室容积独立相关,而与左心室壁应力异常负相关。④心脏脂肪变性。⑤神经内分泌代谢异常:脂肪细胞因子异常、RAS 系统和交感神经系统过度激活。

脂肪组织可作为内分泌器官能分泌多种脂肪细

胞因子。脂肪细胞因子水平与多项参数如 BMI、腰围和内脏脂肪聚集相关。内脏脂肪聚集与瘦素、抵抗素、内脏脂肪素水平正相关,与心肌保护作用的脂肪细胞因子如脂联素、生长激素释放肽负相关。瘦素促进炎症和 ROS 生成。瘦素水平与 HF 正相关;抵抗素抑制胰岛素敏感性。Framingham 研究显示,校正其他危险因素和冠心病后,血浆抵抗素水平与 HF 风险升高独立相关;脂联素具有抗炎作用,能激活由 AMP 介导的蛋白激酶磷酸化而增加胰岛素的敏感性。脂联素水平和 1 型、2 型脂联素受体水平下降可引起 MS 患者胰岛素敏感性和氧化代谢受损,从而引起肥胖和糖尿病;生长激素释放肽由肠道产生,对心血管起保护作用。能改善氧化代谢,减少心脏肾上腺素的活性,抑制 ACE2 诱导的心脏凋亡。

RAS 系统的激活在 MS 中起核心作用。RAS 系统激活既促进 MS 的发生,同时,MS 的许多组份亦可激活 RAS 系统。肥胖患者 AngII 前体激活、AngII 活性增加和 AT1 受体活性增强。肥胖患者肥大的脂肪细胞分泌 AngII。肥胖患者 RAS 系统激活产生下列效应:①促进酪氨酸磷酸化胰岛素受体,抑制 PI3K 活性,补充糖转运,增加氧化应激,使胰岛素信号受损。②AngII 使血管收缩、肾上腺素活性增加、盐皮质激素分泌增加,引起血压升高。③AngII 激活 NADPH 氧化酶、心肌纤维化和细胞凋亡,促使氧化应激和心肌损伤。④肥胖患者 ECS(内源性大麻素系统)活性异常增加、N-花生四烯酸氨基乙醇和 2-花生四烯酸甘油(2-AG)水平升高。在糖尿病小鼠模型中,心肌受损与内源性大麻素受体表达上调相关。许多糖尿病的病理生理改变能被内源性大麻素受体 1 拮抗药逆转,内源性大麻素受体 1 先天缺失时的动物模型中也能观察到这一现象。肥胖患者 ECS 活性增加引起氧化应激、炎症、纤维化和凋亡。⑤内源性大麻素激活能使 RAS 系统激活。AT1 和内源性大麻素受体 1 之间的异构体形成能引起 AngII 效应放大。

(三)高血压

6%～10% 的 HF 患者病因为高血压。高血压时心脏压力超载伴随神经内分泌激素、细胞因子和生长因子增加,引起左心室向心性肥厚。左心室向心性肥厚时细胞外基质(ECM)改变,舒张功能受损,抗凋亡/促增生、凋亡、纤维化等多个信号道路激活,加速重构进程。除了左心室向心性肥厚,高血压合并 HF 患者肾功能损害、尿钠排泄下降、RAS 和交感神经(SNS)系统过度激活。高血压患者何时发生 HF 和发生 HF 的机制尚未完全清楚。一些高血压患者迅速出现心脏扩张和收缩性 HF,而另一些高血压患者则出现心脏肥厚和舒张功能受损。当高血压合并 HF 时,高血压却与生存改善相关。因为这些 HF 合并高血压患者的心脏储备功能较好、能更好地耐受 HF 的强化治疗。

(四)血脂异常

MS 组份包括 HDL 下降和 TG 升高。Framingham 研究显示,随访 26 年后,随着 HDL 的下降,HF 风险增加了 40%。当校正心肌梗死后,随着 HDL 的下降,HF 风险仍旧增加。这表明 HDL 的下降增加 HF 风险不完全是通过升高冠心病风险引起的。HDL 保护 HF 的作用包括改善内皮功能、抗炎和抗氧化。美国动脉粥样硬化种群研究(MESA)显示,糖尿病患者的 TG 升高与 HF 风险增加独立相关。但是,当校正心肌梗死和 HDL 后,这种相关性弱化了。虽然血浆 TG 水平反映了心肌 TG 的含量,但是,心肌细胞内 TG 的聚集似乎对心肌并未产生直接毒性作用。相反,血浆 TG 水平更可能反映了心肌能量的储备。肥胖和糖尿病患者 FFA 增加引起心脏细胞 TG 含量增加,当超过心肌 TG 的储备能力和(或)TG 的 β 氧化受损时,引起心肌内二酯酰甘油和神经酰胺等毒性脂质产物增加。影响胰岛素和氧化通路,从而发生脂毒性和脂凋亡,影响心脏功能,促发 HF。临床研究显示,严重 LV 功能受损人群,心肌内二酯酰甘油和神经酰胺含量异常增加,并与 IR 和氧化能力受损相关。而当左心室辅助治疗后,IR、脂质异常及受损的 PIK 通路能够可逆性恢复。

二、肥胖悖论:肥胖对 HF 起保护作用还是选择偏倚

显然,肥胖是 HF 众所周知的危险因素,但渐有证据表明 HF 患者肥胖对预后起保护作用:高 BMI 的 HF 患者虽然他们高血压糖尿病发生率更高,但较低 MBI 者生存期更长。一项纳入 28 209 例人群的 Meta 分析显示,与正常体重患者相比,超重[BMI(26～30kg/m²)]和肥胖(BMI＞30kg/m²)的 HF 患者死亡率分别下降了 16% 和 33%;超重和肥胖患者心血管死亡率分别下降了 19% 和 40%。不论患者的年龄和性别,这种似乎违背逻辑的悖论仍旧存在。而且,无论是收缩性心力衰竭还是舒张性 HF 患者,无论是中心性肥胖还是匀称性肥胖患者,无论是急性还是慢性失代偿的 HF 患者,均观察到肥胖对 HF 起保护作用。据 ADF 标准的 MS 患者较非 MS 患者合并 HF 时预后更佳。而在 MS 患者中,未合并糖尿病的 HF 患者预后更佳。这表明,IR 不利于 HF,但 MS 的其他组份可能使 HF 患者获益。肥胖、MS 合并 HF 者

预后更佳不能完全被理解。肥胖是否真对 HF 起保护作用尚不清楚。这种现象的可能机制为超重/肥胖的 HF 患者机体的合成与分解代谢相对平衡。严重 HF 患者常合并有心脏恶病质,这些患者的细胞因子和神经内分泌激素异常激活,升高了死亡风险。HF 进展期的患者经常合并营养不良-炎症综合征(MICS),除表现为心脏恶病质外,也可表现为体重丢失。MICS 主要特征是多种炎症通路激活,引起消耗症候群和低蛋白血症。MICS 患者的 TNF-α 等细胞因子活性增加,随之内毒素吸收增加和清除减少,易于感染、炎症激活、预后不良。炎症和营养不良抵消了超重/中等肥胖的促 CV 事件发生的作用。

然而,积极干预 HF 患者 BMI 的措施,如增重或减重,与 CV 风险改变是否相关不清楚。数据显示,非干预性的减重(基线至少减重 5%)与 HF 患者的不良预后相关。而干预性地对肥胖的 HF 患者减重,预后是否改善?并无证据。而对 HF 患者积极的增重会导致血流动力学恶化和预后不良。没有循证证据评估低重或正常体重的 HF 患者脂肪细胞因子增加之后预后是否改善。未来在这方面做些深入研究显得尤为必要。我们不应忽视肥胖/MS 与 HF 预后相关的可能性。不要将这种相关性仅仅解释为统计学上的选择偏倚和存在其他混杂危险因素。我们应尽早发现肥胖患者的 HF 症状如呼吸困难和水肿,早期识别左心室功能受损与积极干预 MS 能改善患者的预后。

三、展望

MS 在 HF 中发生率高。MS 与多种分子、细胞、神经内分泌激活相关。IR 与血脂异常作为 MS 的组分与病生异常相关,提示患者预后不良;而超重/肥胖、高血压与 HF 患者的良好预后相关。所以,对普通人群控制 CV 危险因素能带来获益的结论不要外推到 HF 患者。现行 HF 指南对 BMI<30kg/m² 者并未推荐减重。有必要进一步的研究以揭示肥胖悖论现象的确切机制和确定 HF 合并 MS 患者的最佳体型和治疗策略。

6. 心力衰竭患者的低钠血症：耗竭还是稀释

福建医科大学附属第一医院　许桂芬　林金秀

低钠血症定义为血清钠浓度小于135mmol/L,是住院患者最常见的电解质紊乱之一。入院时或者住院期间出现的低钠血症与延长住院时间、出院后需要短期或长期护理及全因死亡等不良转归的风险增加有关。从一项纳入47 647例患者的OPTIMIZE-HF(组织程序启动救生治疗心力衰竭住院患者)研究报道显示,低钠血症在ADHF患者中约占20%。多项研究显示ADHF患者住院获得性低钠血症的发生率为15%～25%。不仅是简单的对电解质缺乏进行干预,临床上ADHF患者有害液体超负荷也容易引起关注,所以低钠血症常常给ADHF患者的治疗带来了挑战。普遍使用的强效利尿药很容易混淆液体负荷过多和电解质缺乏这两种情况。因此,依据现有的证据,本文旨在为急性失代偿性心衰伴低钠血症的临床挑战提供病理生理学理论支持及治疗策略。

一、病理生理学

(一)稀释性低钠血症

现普遍认为,ADHF合并低钠血症常常是由于水排泄障碍,而不是失钠性低钠血症。精氨酸加压素(AVP)非渗透性释放增加和肾单位远端管流不足引起水排泄减少是导致ADHF患者低钠血症进展的两个关键因素。这在许多方面与尿崩症的情况相反。尿崩症患者肾管流的AVP缺乏或者功能缺失,如未能及时补充水分,将导致极低渗透压的尿液,严重失水,最终血清钠水平明显升高。

(二)AVP及血浆渗透压的调节

AVP是一个重要的水平衡调节因子,由下丘脑的视上核以及室旁核大神经元细胞合成,经过神经轴突运到垂体后叶的神经末梢处储存,受到血浆高渗性反应刺激后才从该处释放进入血液循环。正常情况下,由于降解迅速及肝肾的灭活($t_{1/2}=15\sim20$min),血浆AVP浓度很低(<1 pg/ml),因此,ADHF合并肝肾功能异常可能导致血浆AVP升高。AVP主要通过刺激肾脏集合管高亲和力的V_2受体而发挥其保钠作用。刺激V_2可增加集合管的管腔侧水通道蛋白-2的合成及其活性。肾间质高渗环境对水的重吸收提供了强大的动力,降低水排泄,进而尿量减少。更

重要的是,该系统对血浆AVP浓度的微小变化非常敏感。即使是现有的科学技术,仍然很难检测得到。AVP在较高浓度情况下,肝脏、集合管、肾单位中低亲和力的V_{1a}受体亦受刺激,进一步增加肾脏的高渗性。因此,通过增加髓质集合管尿素的重吸收,降低直小血管血流量,增强抗利尿作用。直小血管在髓质中排列呈发夹样,与髓袢平行走向。因为直小血管高血流易破坏皮质与髓质之间尿液浓缩所需要的张力梯度;另外,刺激V_{1a}受体可以促进集合管中的前列腺素合成。从而抵消了水通道蛋白-2的V_2效应,促进水排泄。后者可以解释为什么某些心力衰竭患者尽管血浆AVP升高,但却表现出正常的水负荷反应,产生充分稀释的尿液。

(三)心力衰竭患者精氨酸加压素的释放

心力衰竭患者AVP分泌增多。充血性心力衰竭的大鼠模型水通道蛋白-2的表达均明显上调,与水渗透压升高及肾单位集合管的水重吸收增加相关。可以推测,两者之间互为因果,促进自由水的过度重吸收,导致ADHF患者出现低钠血症。ADHF患者有效循环血容量减少将导致压力感受器激活、交感神经和血管紧张素Ⅱ同时受刺激,容量依赖的非渗透性刺激引起AVP分泌和口渴,增加水的摄入。重要的是,也同时增加了AVP渗透性释放敏感性。与健康志愿者相比,ADHF患者的血浆AVP水平及渗透负荷明显增加。AVP渗透性释放增加伴随着血清渗透压发生很小的改变。渗透性AVP释放呈线性增加,而非渗透性AVP增加呈指数级增长。除非等渗血容量减少20%～30%,否则只减少5%～10%对AVP分泌的影响不大。大量血容量减少将激活压力感受器和刺激血管紧张素Ⅱ,引起机体分泌大量的抗利尿激素(50～100pg/ml)。重要的是,这么高浓度AVP,具有强效V_{1a}介导收缩血管作用,促进ADHF患者血流动力学恶化。

(四)稀释作用的肾单位远端管流不足

健康肾脏能够将尿液渗透压稀释至30～60mOsm/L,仅为血浆渗透压的1/10～1/5。研究表明,在抗利尿和利尿过程中,肾小管液渗透压水平与致密斑中的水平是非常相似的(150 mOsm/L),因此,

尿液稀释在很大程度上取决于肾单位远端部分的肾小管功能（远曲小管和集合管）。自由水的排泄是通过这些肾段上噻嗪敏感的 Na/Cl 共转运体和醛固酮敏感上皮钠通道（ENaCs）持续的溶质重吸收来实现的。而不论醛固酮水平高低，在低管流条件下钠被 ENaCs 重吸收减少，如果更多的钠滞留在肾小管管腔中，自由水的排泄将受到阻碍。因此，肾脏排泄自由水的能力直接依赖于：①肾小管流量；②AVP 刺激水通道蛋白-2 可对抗肾段相对较低的渗透压。例如，一个肾小球滤过率（GFR）正常的健康人，每天形成 180L（125ml/min）原尿，其中 10% 到达远端小管，而且 AVP 分泌受抑制，一天当中入量达 18L（180L 的 10%）仍然不会发展为低钠血症。然而，当肾小球滤过率为 30ml/min 时，由于 ADHF 患者近曲小管重吸收功能增加，只有 5% 的原尿可以到达远端小管，一天当中最多的入量减少至 2.16L（180L 的 10%）才不会发展为低钠血症。由于以上情况是假设远端肾小管水渗透压低至总 AVP 分泌受抑制，但是种情况在 ADHF 患者中是不可能的，所以我们认为后者甚至是被高估了。由于甘露醇的渗透性利尿作用增加了肾小管流量，故 ADHF 合并低钠血症患者输 5% 甘露醇后自由水的排泄增加。甘露醇通过减少溶质的重吸收和肾小管管腔中水潴留增加而发挥其利尿作用，促进肾脏排泄。在有效循环血容量和肾灌注受损的肝硬化患者中也得到类似的结果。然而，在 ADHF 和肝硬化患者输甘露醇后可以纠正低钠血症的原因是由于血容量增加、压力超负荷，促进了非渗透性 AVP 的释放。

（五）消耗性低钠血症

心力衰竭患者疾病一开始即保钠作用增强，机体神经体液调节使其进一步增加，在无利尿药处理的 ADHF 患者，钠消耗相对较为少见。不过，在糖尿病且未控制的高血糖渗透性利尿、胃肠道的丢失及其他原因的损耗都可能促进负钠平衡，特别是在指南推荐下患者坚持严格的限盐饮食。研究表明心力衰竭患者坚持这样的饮食经验将导致住院率和死亡率升高。然而，值得注意的是，这些患者如果接受了高剂量的利尿药（呋塞米 125～500mg，2 次/天）将导致负钠平衡风险进一步升高。事实上，极少钠摄入及钠大量丢失可能导致全身钠耗竭。

（六）袢利尿药引起的低钠血症

临床上使用强效的失钠-袢利尿药几乎是无处不在的，约有 88% 的 ADHERE（急性失代偿性心力衰竭登记尝试）患者使用袢利尿药。此外，即便许多患者可能没有持续的循环超负荷，约 70% 的人继续接受日

常维持剂量的袢利尿药。使用 TAL（钠/钾/氯转运蛋白）抑制药-袢利尿药后，血液经过直小血管可减弱其高渗性，而肾间质高渗性是肾单位远端水重吸收的主要驱动力。由于袢利尿药干扰肾浓缩尿液功能，自由水重吸收减少，促进低渗尿的产生，可起到一定的防止低钠血症作用。然而，神经内分泌激活-血容量丢失，肾血流量减少，袢利尿药起不到有效的利尿作用，最终，AVP 大量分泌，GFR 和肾单位远端血流受抑制，为低钠血症恶化创造条件。

（七）其他利尿药和低钠血症

盐皮质激素受体拮抗药（MRAS）是射血分数下降的心力衰竭患者治疗中起到重要的作用。袢利尿剂抵抗的情况下，MRAS 与噻嗪类利尿一样经常被作为一线治疗药物，分别在远曲小管和集合管通过 ENaCs 和钠/氯离子转运蛋白干扰钠重吸收。即使没有明显的低血容量，由于他们在对肾脏稀释段的直接影响，产生较少的低渗尿，亦可能导致低钠血症。从病理生理学角度看，在容量超负荷和利尿药抵抗患者更加倾向于使用乙酰唑胺等利尿药物，因此，除非血清钠水平已纠正，否则任何合并低钠血症的患者应该尽量避免使用（至少应暂时不用）MRAS 与噻嗪类利尿药。

（八）钾镁丢失

使用袢利尿药和噻嗪类利尿药是 ADHF 患者钾/镁的丢失的主要原因。这亦可能和心律失常等较高死亡风险有重要关系。此外，为了维持细胞体积的平衡，钾丢失促进钠移向细胞内，这可能加剧低钠血症的发展。事实上，ADHF 合并低钾血症患者肌细胞内钠浓度是较高的。镁在钠钾 ATP 酶将钠泵出细胞过程中起到关键作用；因此，低镁血症可加重细胞外钠进一步下降。

二、失代偿性心力衰竭合并低钠血症诊疗初步探讨

（一）血浆渗透压

低钠血症的患者，第一步通常是通过测量血浆渗透压评估是否血浆低渗（285～295 mOsm/L）。在无症状且通过经验性治疗容易纠正的轻度低钠血症（血清钠浓度 130～134 mEq）患者，这可能是不必要的。三酰甘油或胆固醇水平升高、高免疫球蛋白等都可能导致假性低血钠而不影响血浆渗透压，尤其是血糖控制不佳的糖尿病患者及高渗造影剂等情况下可有效提高血清渗透压，导致低钠血症患者血浆渗透压正常或者升高。事实上，血糖每升高 100mg/dl，血清钠浓度降低约 2.4mEq。如果这些潜在的原因处理得当，

低钠血症可能不会导致更坏的结果。

(二)避免及治疗消耗性低钠血症

在低渗性低钠血症的患者,最好避免使用噻嗪类利尿药、MRAS 和 ENaC 阻滞药(如阿米洛利),因为这些药物直接影响肾脏产生低渗尿的容量。应该强调的是,由于缺乏有效的证据,以上这一建议纯粹是基于病理生理基础上提出。此外,如果钾和镁水平低应该予以相应的补充。针对 ADHF 合并低钠血症患者,我们提出了血清钾浓度≥4mEq/L 和镁浓度≥1.7 mEq/L(≥2mg/dl),但这一截点可以说是有点武断的。

(三)消耗性和稀释性低钠血症的区别

临床医师应注意区分在 ADHF 患者是消耗性低钠血症(需补充盐水,以利于自由水的排泄)还是稀释性低钠血症。急性胃肠道或其他部位丢失,低血容量的临床表现,最近使用利尿药,尤其是大剂量或联合使用利尿药治疗情况下,消耗性低血钠的可能性增加。消耗性低钠血症患者,补充等渗盐水后低渗尿液的产生增加,促进血清钠水平正常化。相反,由于自由水的排泄及低渗尿产生受阻,补充等渗盐水无法纠正稀释性低钠血症。有的人可能会考虑通过等渗盐水后检测血清钠浓度变化来区分这两种情况,然而,在容量超负荷及严重低钠血症(血钠 <125 mEq/L)情况下,这是不可取的。的确,容量超负荷是稀释性低钠血症的一个重要组成部分,而在这种情况下要改善症状是很难的,且进一步恶化的风险非常高。另外,可以通过测量尿渗透压进行区分。与稀释性低钠血症患者相反,消耗性低钠血症患者钠排泄被抑制(尿渗透压 < 100 m Osm/L)。尿渗透压 > 150 mOsm/L 时,等渗溶液应当避免使用,因其可能导致低钠血症的进一步恶化。最后,低尿钠和氯浓度(< 50 mEq/L)可能是电解质消耗一个相对有利的证据。

三、消耗性低钠血症的治疗

与其他电解质不足一样,单纯消耗性低钠血症可以通过补充盐水加以纠正。与等渗盐水相比,高渗盐水纠正消耗性低钠血症会具有更快且液体入量较少,这可能是临床上有入量限制患者的首选。在无严重低钠血症的症状出现情况下,建议每天以最大 5 mEq/L 的速度缓慢纠正血钠浓度,如果血钠较低(<125 mEq/L),每天以最大 10mEq/L 的速度纠正低钠亦是可以接受。鉴于脑桥中央髓鞘溶解症的风险较高,应避免24h 之内增加血清钠浓度 >10 mEq/L。

我们应当注意到钾和镁的补充有助于低钠血症的纠正。虽然无法替代监测血清钠浓度,但可由以下公式近似计算血清钠浓度变化:([Na^+]$_{INFUSATE}$ + [K^+]$_{INFUSATE}$ − [Na^+]$_{SERUM}$)/(TBW+1),其中 TBW = α×体重(Kg),α=0.6(儿童和非老年男性)/0.5(非老年女性和老年男性)/0.45(老年女性)。举个例子,一个 50 岁、体重 62kg 的女性患者,血清钠 130mEq/L 和血清钾 3.5 mEq/L,因其每日摄入高维持剂量的呋塞米(120 mg,2 次/天),且无明显容量超负荷的迹象,故我们推测其电解质紊乱可能是因为丢失过多。补充加入 40mEq K^+ 的 1L 正常生理盐水([Na^+]=154mEq/L)可提高血清钠浓度 2 mEq/L(154mEq/L +40mEq/L−130mEq/L)/(0.5×62+1),但是,如果没有额外加入钾,只可提高血清钠浓度 0.75mEq/L(154mEq/L−130mEq/L)/(0.5×62+1)。

四、稀释性低钠血症的治疗

低渗稀释性低钠血症的急性处理的重点是促进自由水的排泄,恢复正常血钠浓度,长期治疗重要是避免过度水潴留。Madan 等对一组 322 名 ADHF 合并低钠患者研究证明,血清钠浓度(出院后追踪60~270d)是重要疾病死亡率预测因素,改善低钠血症可改善预后。而 Lee 等却得到相反的结论:患者在出院前血钠正常化与改善生存率无关。在这两项研究中,均无法完全排除不同治疗策略对预后的影响,但可以理解的是,持续纠正低钠血症可能与改善 ADHF 预后相关。

(一)稀释性低钠血症的急性处理

对于 ADHF 合并低渗稀释性低钠血症患者的治疗,主要是促进自由水的排泄,增加肾单位远端血流,降低 AVP 浓度或拮抗 AVP 活性。

(二)祥利尿药合用或者不用高渗盐水

祥利尿药对 Na 转运起到强大的抑制作用而增加远端肾单位-肾小管流量,减弱肾间质的高渗透性,促进水的进一步水的排泄。由于祥利尿药便宜且容易获得,他们仍然是 ADHF 合并稀释性低钠血症和容量超负荷患者一线治疗药物。用高渗盐水改善 ADHF 患者祥利尿药疗效仍是一个有争议的问题,从病理生理学的角度来看虽然有悖常理,但是一些小范围的数据研究表明,祥利尿药联合高渗盐水治疗可更显著减轻症状和更好保护肾脏。重要的是,ADHF 患者同时使用祥利尿药及高渗盐水后可降低血浆肾素活性、炎症因子甚至脑钠肽水平。但是仍然很难得出任何确定的结论,因为使用大剂量的祥利尿药可能引起这些改变,而补充钠可能会混淆这些改变。与使用祥利尿药相比,补充高渗盐水后血清钠水平更容易纠正,故低钠血症患者补充高渗盐水可能获益更大,但仍然需要更深一步研究。

(三)乙酰唑胺

袢利尿药和乙酰唑胺钠的合用可使近端肾小管钠重吸收最少化和远端肾单位流量最大化。利尿药联合治疗用于克服 ADHF 患者合并袢利尿药抵抗，因此，乙酰唑胺优于噻嗪类利尿药、MRA 和 ENaC 阻滞药。

(四)AVP 拮抗药

AVP 拮抗药是唯一可通过阻滞肾单位集合管中的水通道蛋白-2 而直接促进自由水的排泄。3 种口服 V_2 受体拮抗药(托伐普坦、沙他伐坦和利伐普坦)已经试验性用于 ADHF 患者，前 2 种已经证明其在容量超负荷和低钠血症患者中保钠方面的有效性。静脉使用药物 V_2 和 V_{1a} 受体拮抗药-考尼伐坦亦有效。纳入 4133 例 ADHF 但无低钠血症患者，以安慰剂作为对照的大型研究 EVEREST(心力衰竭患者精氨酸加压素托伐普坦疗效研究)探讨托伐普坦的临床疗效，总的试验并没有显示出明显降低全因死亡率和再住院率，但有趣的是，亚组分析显示低钠血症患者(<130 mmol/L)使用托伐普坦可改善其生存，这个有前景的发现值得进一步充分、随机的临床试验。

(五)低渗稀释性低钠血症的长期管理：限制水。

指南一致推荐 ADHF 合并低钠血症患者限制水摄入，特别是在稀释性低钠血症患者。虽然限制自由水的摄入量有助于正向自由水平衡，但很少有数据支持其长期有效性，且其依从性可能是一个问题。事实上，心力衰竭患者频繁口渴是令人烦恼的问题，很多患者可能很难遵守严格的限水($<1L$)。最近的研究发现，轻度低钠血症 ADHF 患者，这样一个限水策略有其改善生活质量的作用。

(六)AVP 拮抗药

虽然 AVP 拮抗药在低钠血症的短期治疗中被高度推广，但是他们的长期治疗效果仍鲜为人知。在 EVEREST 研究中，与安慰剂组相比，使用托伐普坦组住院期间血清钠浓度增加较为明显，但患者口渴更加频繁，门诊随访中两组之间血清钠浓度差异消失，提示患者可能喝更多的水来弥补水丢失。

(七)肾素-血管紧张素系统阻滞药

肾素-血管紧张素系统阻滞药增加肾血流，降低近端肾小管对钠的重吸收。因此，作为低渗稀释性低钠血症心力衰竭患者的一线治疗药物之一，其有效性不足为奇。除非合并肾功能不全等禁忌证，肾素-血管紧张素系统阻滞药应该提倡应用。

(八)正性肌力药和血管扩张药治疗

增加心力衰竭患者的有效循环血容量，减少非渗透性 AVP 释放，促进肾血流，从病理生理的角度来看，这可能有助于纠正稀释性低钠血症。根据 Frank-Starling 机制，ADHF 患者通过改变脏前负荷已很难增加心排血量，只能通过增强心肌收缩或扩血管治疗降低后负荷增加心排血量。前者的治疗策略与死亡率的增加相关，降低后负荷可能是增加有效循环血量的最佳选择；然而，它的使用在低动脉血压患者受到限制。数据表明，静脉用硝普钠或者转换为口服肼屈嗪和硝酸盐控制动脉血压是可行的，可改善 ADHF 患者的预后。另外，由于血管扩张药特殊的肾血管扩张作用，研究中可能会对其特别感兴趣。RELAX-AHF-EU(急性心力衰竭患者的治疗效果与护理标准)试验目前招募 ADHF 患者并以临床终点评估为观察指标。正性肌力药和血管扩张药在低钠血症患者中作用仍需不断地阐明。

五、结论

ADHF 合并低钠血症的病理生理机制异常复杂，因此，一成不变的治疗方法可能会失败。正确区分稀释和消耗性低血钠至关重要，其取决于好的病史采集、临床检查和实验室结果的正确解读。有针对性的从病理生理学角度加以分析应该能有效地促进这一具有挑战性疾病的治疗，从而最大限度地减少不良事件发生。

参 考 文 献

[1] Wald R, Jaber BL, Pricell, et al. Impact of Hospital-Associated Hyponatremia on Selected Outcomes. Arch Intern Med, 2010, 170(3): 294-302.

[2] Konishi M, Haraguchi G, Ohigashi H, et al. Progression of Hyponatremia is Associated With Increased Cardiac Mortality in Patients Hospitalized for Acute Decompensated Heart Failure. J Card Fail, 2012, 18(8): 620-625.

[3] Shchekochikhin DY, Schrier RW, Lindenfeldj, et al. Outcome Differences in Community-Versus Hospital-Acquired Hyponatremia in Patients With a Diagnosis of Heart Failure. Circ Heart Fail, 2013, 6(3): 379-386.

[4] Uretsky BF, Verbalis JG, Generalovich T, et al. Plasma vasopressin response to osmotic and hemodynamic stimuli in heart failure, 1985, 17(3): H396-H402.

7. 急性心力衰竭的住院治疗：目前指南的推荐和面临的问题

广东省中医院　张敏州　毛　帅

一、AHF 的负担

心力衰竭（heart failure，HF）是一个重要的公共健康问题，影响到超过 2600 万人。美国 2012 年的 HF 患病率是 570 万人，占总人口的 2.2%。由于人口老龄化，至 2030 年 HF 患病率将增长 126%。同时，HF 造成巨大的经济负担，目前 HF 占医疗费用总额的 2%，至 2030 年将增长 3 倍，达到 1600 亿美元。

急性心力衰竭（acute heart failure，AHF）定义为 HF 快速进展或症状和体征的改变，需要紧急就医和住院。症状的进展可能是突然的，如急性肺水肿或者慢性心力衰竭失代偿。后者从慢性心力衰竭到急性发作的时间往往不能明确定义。

在美国，每年因急性心力衰竭入院的患者大约 100 万。欧洲的统计数据相似，同样也是老年人住院的首要原因。尽管治疗方法不断进步，AHF 的预后仍然欠佳。AHF 住院死亡率为 4%～7%，出院后 2～3 个月内死亡率是 7%～11%，年死亡率高达 36%；而出院后 2～3 个月内再入院率为 25%～30%，年再入院率达 66%。

HF 患者住院治疗是一个巨大的经济负担，占 HF 治疗总费用的 69%。在欧洲，AHF 患者平均住院 7d，花费 3200 欧元，而且这仅仅表示包括病房费用、实验室检查和药物治疗，并不包括其他昂贵干预措施。因此，对 AHF 更有效的住院治疗对于改善预后、减少再住院率、减轻社会经济负担具有重要意义。

本论文旨在为临床医师提供一个简洁的 AHF 患者住院管理路线图，侧重于临床和实验室标准以评估患者、描述总结现有的证据和指南。此外，我们指出了一些尚无定论的关键性的问题以期未来的研究能够解决。

二、住院管理

AHF 患者的住院管理常常是临床医师面临的挑战。充血是 AHF 重要的标志，治疗基本上围绕如何缓解充血的症状。尽管心血管病的治疗不断取得进展，在过去的几十年间 AHF 患者的基本管理方式没有发生显著的变化，仍然包括静脉注射袢利尿药加用或不用血管扩张药。最近的引入的循环支持或肾脏替代治疗只是适用于少数患者。

（一）早期阶段管理

在早期阶段，主要目标是急性充血症状的控制，稳定血流动力学，维持组织灌注和氧合，从而保护心脏、肾脏和其他器官。主要治疗方法包括静脉使用袢利尿药、血管扩张药、正性肌力药物和（或）升压药。

正性肌力药物（包括 β 肾上腺素能受体激动药、磷酸二酯酶抑制药和钙增敏剂左西孟旦）可以有效缓解危重病人的症状，增加心排血量，降低充盈压。然而，这些获益往往伴随显著的不良反应，主要是心律失常和心肌缺血，最终影响预后。因此，正性肌力药物只能应用在低心排血量的患者［心脏指数＜2.0 Lt/(min・m²)］，充盈压升高（肺毛细血管楔压＞18～20 mmHg 和右房压力＞10～12mmHg）。此外，正性肌力药物也用于危重患者存在血流动力学异常，伴随重度活动受限，充血伴利尿药抵抗或肝肾功能损害。此外，输注的剂量和持续时间应尽可能地限制在最低。最重要的是要密切监测患者的不良事件。

若心源性休克患者对正性肌力药或升压药不敏感，或血流动力学迅速恶化，短期机械循环支持（MCS）应予以考虑。其中，体外膜肺（ECMO）应用越来越广泛。ECMO 由体外离心泵和膜氧合器等组成，从而能够提供循环和呼吸支持。ECMO 主要适用于可逆的心源性休克治疗。

在新兴的治疗方法中，重组血管舒张松弛素（serelaxin）是一种很有前途的药物。重组血管舒张松弛素能够改善左心室射血分数降低和收缩压＞125mmHg 患者呼吸困难的症状，从而减轻心、肾和肝损伤。此外，初步证据证明有益的结果还有待正在进行的临床试验所证实。

在早期阶段，患者的评估应参照以下关键指标：①充血的症状和（或）外周灌注不足的迹象；②收缩压和平均动脉压；③心率；④呼吸速率和血氧饱和度；⑤利尿。另外，钠尿肽、肌钙蛋白、乳酸、动脉血气分析、血红蛋白、肾功能监测可以提供额外信息。在整个早期阶段,这些指标都应该监测,以指导初步治疗。

除了在 AHF 的鉴别诊断及病因评估所起到的关键作用,心脏彩超可能提供更重要的血流动力学信息。可以应用心脏彩超评估的血流动力学参数包括二尖瓣流速、E 减速时间和评估左心室充盈压的 E/e' 比率,三尖瓣反流速,下腔静脉的腔径和呼吸反应性用以评估中心静脉压,血管内腔的状态、切面的大小、左心室流出道的速度时间积分可用于评估左心室受损的面积。然而,在一些情况下心脏彩超的应用是受限的,包括在 AHF 患者中较为普遍的心动过速和(或)呼吸急促,特别同时伴有肺部疾病的患者。除了心脏彩超,通过胸部 B 超确认 B 线可能对间质性肺阻塞疾病的鉴别有所帮助。

肺动脉导管的使用需要严格把握适应证,尤其是对于有持续性低血压或不同原因所致的休克(心源性或非心源性)、药物治疗抵抗或难治性的病人。

必须强调的是,针对 AHF 的诱因必须严格管理,如急性冠状动脉综合征和严重心律失常必须被及时识别并做出相应的治疗。

还有一个问题与发病率升高和住院病人经济负担加重相关,那就是急诊患者没有经过系统住院治疗就直接离开医院。急诊患者是否可以出院必须严格评估,包括临床评估(病史、症状和体征)、脉搏氧饱和度、心电图和基础实验室检查,如肌钙蛋白和血肌酐。

(二)中间阶段的管理

AHF 中间阶段管理特点是患者停用静脉药物(如袢利尿药、血管舒张药、强心药、血管加压药),开始使用治疗慢性心功能不全口服药物。对于何时及如何停止使用静脉用药现在还缺乏指南,所以这只能根据临床具体情况判断。对静脉使用袢利尿药的病人,主要问题是把握过渡到口服利尿药的时间和剂量。对于静脉强心药或血管加压药,问题是哪种药应该先停,哪种药后停。评估的内容包括充血、周围低灌注、血流动力学参数和器官功能。

根据现有的心力衰竭指南,这一期间的治疗以神经内分泌抑制剂为主,包括 ACEI、ARB 和 β 受体阻滞药或者伊伐布雷定。

一些简单的临床参数可以指导 AHF 病人在院期间中间阶段的管理,包括血压、心率、血清钾、肾功的参数(血肌酐、肾小球滤过率)。这些参数必须密切监测,如果发生低血压(收缩压<85mmHg)、高钾血症(>5.5mmol/L)或者严重的肾功能衰竭,ACEI、ARB 需要减量(通常减半),或临时停用。当有心动过缓(<50 次/分)、休克或严重肺水肿时,β 受体阻滞药的应遵循同样的原则。

对于使用静脉内袢利尿药的 AHF 患者,ACEI 和 ARB 的起始剂量应谨慎,由于肾素-血管肾张素-醛固酮系统的迅速反应会引起低血压和加重肾损伤。另外研究发现在慢性心功能不全患者中,大约 1/4 的病人使用大剂量 β 受体阻滞药有较好疗效。这反应出一个事实,就是对于心功能不全患者的管理,降低心率可能是被忽略的一点。尽管 β 受体阻滞药使用率已达 80%,但是仍然有少于 50% 的患者可以实现心率<70 次/分。数据显示,对于伴左心功能不全的冠心病患者,静息心率>70 次/分,心源性死亡率和再入院率更高 。另外一个大样本的 Meta 分析指出,β 受体阻滞药可能对房颤病人的预后有明显改善。新型神经源激素抑制药 LCZ696 联合缬沙坦和脑啡肽抑制药,可能是治疗慢心功能不全的新组合。由于它与依那普利相比有更好治疗效果,这挑战了心功能不全治疗的基石。同时该药物安全可靠,在使用目标剂量时患者有良好的耐受性。然而,它的临床应用也存在问题,因其是钠-锆-环硅酸盐,能阻止钾离子在肠道内的吸收,可能使心功能不全患者(除了高血钾症之外)的血钾明显下降,导致电解质紊乱有关。

AHF 中间阶段管理同样需要评估患者的伴随疾病,特别是那些影响心脏射血分数、临床症状、疾病的进程和预后的疾病。然而,这类疾病的确诊和管理常常被忽视。对于有晚期的心功能不全的 AHF 的患者,更应该考虑置入心室辅助装置。

(三)最后阶段的管理:出院治疗

如前所述,AHF 可能增加再入院率。统计表明约有 30% 的患者出院 1 周后会再入院,而出院 2 周内再入院率为 60%。再入院发生率和不良长期预后相关。心力衰竭再入院的原因包括住院期间治疗不充分、没有正确治疗相关诱因、不适当的出院教育及缺乏特定的出院后康复计划。因此,制定 AHF 病人出院康复指导指南是很有必要的。

三、未决问题

AHF 一系列没有解决的问题,包括一些有效治疗 AHF 临床实验的长期结果没有发布。另外,左心室射血分数保留的 AHF 的本质仍是一个未解决的问题。它在流行病学和病理生理机制与左心室射血分数降低的 AHF 有很大不同。对于这一点认识尚不足,也还没有可以用来制订 AHF 指南的循证依据。对 AHF 的认识和治疗尚存在未解决的问题,需要将来大规模的临床研究来解决。

参 考 文 献

［1］ AP Ambrosy,GC Fonarow,J Butler,et al.The global health and economic burden of hospitalizations for heart failure:lessons learned from hospitalized heart failure registries.J Am Coll Cardiol,2014,63:1123-1133.

［2］ D Mozaffarian,EJ Benjamin,AS Go,et al. Turner,Heart disease and stroke statistics—2015 update:A report from the American Heart Association,Circulation,2015,131:e29-e322.

［3］ PA Heidenreich,NM Albert,LA Allen,American Heart Association Advocacy Coordinating Committee,Council on Arteriosclerosis,Thrombosis and Vascular Biology,Council on Cardiovascular Radiology and Intervention,Council on Clinical Cardiology,Council on Epidemiology and Prevention,Stroke Council,Forecasting the impact of heart failure in the United States:a policy statement from the American Heart Association.Circ Heart Fail,2013,6:606-619.

［4］ G Filippatos,F Zannad.An introduction to acute heart failure syndromes:definition and classification. Heart Fail Rev,2007,12:87-90.

8.糖尿病合并心力衰竭研究进展

汕头大学医学院附属粤北人民医院 徐 新 范文茂

随着人口老龄化,糖尿病合并心力衰竭患者明显增多。约有 40%的因心力衰竭或心功能减退而住院的患者合并有糖尿病。合并有糖尿病的心力衰竭患者具有更特殊的代谢、神经内分泌及心脏结构的改变,因此预后比没有合并糖尿病的心力衰竭患者更差。近来的合并糖尿病住院的心力衰竭患者的临床研究亚组分析发现对同样级别的心力衰竭患者进行相同的标准治疗,心力衰竭合并糖尿病患者更容易出现药物的不良反应。同样,心力衰竭合并糖尿病患者用抗糖尿病的特殊药物治疗糖尿病时,增加了患者因心力衰竭而住院的风险,这些资料提示对于心力衰竭合并糖尿病患者,尤其是急性心力衰竭合并糖尿病患者的将来研究中更应注意寻求疗效确切的靶向治疗。

一、糖尿病合并心力衰竭的流行病学

心力衰竭合并糖尿病男性的发病率约 0.5%,女性约 0.4%,目前普通人群心力衰竭患者 1%～2%,大于 65 岁的老年人群心力衰竭患者增加 5%～10%,全球糖尿病患者 5%～6%,到 2030 年约超过 8%的成人罹患糖尿病,预计在未来的十年,对于大于 65 岁的老年人心力衰竭合并糖尿病患者可能会增加到 1.5%～2%。心力衰竭与糖尿病两者互相促进,加速病情进展。普通人群中 2 型糖尿病发病率为 6%～8%,而心力衰竭患者中 2 型糖尿病发病率 12%～30%,且随着患者年龄增长而提高。Framingham 心脏研究表明,男性和女性糖尿病患者心力衰竭发生风险分别增加 2.4 倍和 5 倍,并且与高血压、冠心病等无关。合并心力衰竭在糖尿病住院患者中占 10%～47%。糖尿病患者发生心力衰竭的原因可能包括冠状动脉疾病、高血压、心肌病、糖尿病微血管病、细胞外基质形成异常、内皮功能障碍、肾素-血管紧张素系统和交感神经系统激活、胰岛素抵抗等复杂的机制,同时糖尿病也会增加患者的死亡风险。可见糖尿病是心力衰竭发生的独立危险因素,对心力衰竭的发生、发展起着不可忽视的作用。对于急性心力衰竭入院的患者,合并糖尿病者死亡率高于未合并者,而且血糖水平增高增加患者早期死亡率。由此可见心力衰竭与糖尿病的关系密切,心力衰竭患者较普通患者更易罹患糖尿病;而糖尿病可以促进心力衰竭的发生、发展,两者并存大大增加了患者的心血管风险及死亡率。

二、糖尿病合并心力衰竭的病理生理

(一)在糖尿病患者心肌缺血后心力衰竭

糖尿病患者比非糖尿病患者心血管相关的发病率及死亡率相对风险增高 2～4 倍,糖尿病患者急性心肌梗死的发病率是非糖尿病患者的 7 倍。超过 22%的 2 型糖尿病患者伴有无症状性心肌缺血。无症状性心肌缺血是一类特殊的冠心病类型,由于症状常被患者或者医生忽略,从而导致心肌梗死或者猝死等。糖尿病患者心肌缺血后心衰发生机制比较复杂,主要是由于胰岛素抵抗、冠状动脉粥样硬化狭窄、心肌重塑、心肌病理改变、粥样斑块引起的狭窄与缺血坏死、心肌间质纤维化坏死、炎症细胞浸润、小血管壁内膜显著增厚、大量糖基化蛋白沉淀,以及神经纤维减少、神经纤维局部梭形和球形增厚等改变,从而导致心力衰竭发生。

(二)心力衰竭导致 2 型糖尿病

有迹象表明,对于纽约心功能Ⅲ～Ⅳ级的进展型心力衰竭可能导致糖尿病,其确切机制尚不清楚,推测可能是交感神经系统过度激活及酯解作用的结果,心力衰竭导致的 RAAS 系统激活及产生的细胞因子可能促进胰岛素抵抗的发生发展而导致 2 型糖尿病。不合并糖尿病的心力衰竭患者胰岛素敏感性降低,Swan 等研究结果显示,年龄、TG、FG 和心力衰竭是胰岛素敏感指数的独立预测因子。心力衰竭促使胰岛素抵抗、胰岛素抵抗又促发心力衰竭,两者形成恶性循环。

(三)糖尿病心肌病(diabetic cardiomyopathy,DMC)

DMC 是糖尿病并发微血管病变所致的心脏损害,1974 年 Hambv 等通过病理研究,首次提出了 DMC 的概念,并认为 DMC 与糖尿病特有的病变代谢有关。无论是糖尿病患者还是临床存在胰岛素抵抗,都可能长时伴有慢性血管并发症,由冠状动脉非阻塞性血管病变所致的心肌细胞功能障碍和结构改变,伴有左室舒张和(或)收缩功能障碍,这种心肌病变被定义为 DMC。DMC 发病机制可能有以下几个方面。

1.代谢改变 在胰岛素缺乏的情况下,脂肪组织分解增多,大量游离脂肪酸产生,与此同时,心肌三酰甘油水解也产生大量的游离脂肪酸,导致心脏组织游离脂肪酸水平增高。研究发现,心肌葡萄糖摄取量和血浆脂肪酸水平呈负相关,增高的游离脂肪酸通过抑制丙酮酸脱氢酶削弱心肌葡萄糖利用率,这一改变可以使心肌细胞肥大,心肌收缩功能受损。动物实验表明,大量的游离脂肪酸和三酰甘油会对心脏产生毒性作用,三酰甘油大量堆积,细胞凋亡,心肌收缩功能发生障碍。患有糖尿病的心力衰竭病人糖代谢过程中,脂肪酸氧化率增高,抑制磷酸果糖激酶-1和磷酸果糖激酶-2的活性,影响糖酵解的代谢,从而降低了心肌葡萄糖的利用率,使心肌细胞肥大,收缩功能受损。2型糖尿病人心肌细胞有以下改变:葡萄糖转运体4 (glucose transporter 4,GLUT-4)的数量减少;糖磷酸化速度减慢;丙酮酸氧化减少等原因导致心肌组织中葡萄糖有氧氧化和无氧酵解过程发生障碍,进入心肌分解产能的葡萄糖流量减少,心肌细胞糖代谢低下,导致心脏功能障碍。

在高血糖条件下,糖基化终产物(advanced glycosylation end-products,AGEs)增多,使细胞外基质的交联蛋白过度交联,破坏了基质蛋白的灵活性,增加心肌组织结构的硬度,诱发心脏舒张功能不全造成心肌功能障碍。在血管内皮细胞、平滑肌细胞及心肌细胞上。AGEs与RAGE(AGEs受体)结合后激活下游信号转导通路。促使一些促凝及黏附蛋白包括纤溶酶原激活物抑制药-1、血管细胞黏附分子-1等的表达上调。这些改变在动脉粥样硬化的发生过程中发挥作用。AGEs与RAGE结合后也可激活NF-κB。引起心脏肌钙蛋白重链基因表达的异常,最终导致心肌收缩力改变。目前已知,AGE生成及蛋白交联的抑制剂-氨基胍能改善左心室结构及功能的异常。

2.损害钙平衡 Ca^{2+}是心脏内参与兴奋-收缩偶联的重要离子调节剂,心肌细胞间Ca^{2+}稳态对于正常心脏功能的维持起着关键作用。在心肌细胞中,钙离子内流通过电压依赖性的L型钙离子通道来激活,而该离子通道又需要肌浆网(SR)上一种钙释放通道RyRs(ryanodine receptors)的激活,而钙离子浓度回复至舒张期水平需要RyRs、钠-钙交换体、肌浆钙ATP酶的激活。细胞内钙稳态有调节细胞收缩和钙返流的重要作用。在糖尿病动物模型中发现,与Ca^{2+}稳态相关的分子肌浆网膜Ca^{2+}-ATP酶(SERCA)活性的下降可使Ca^{2+}再摄取不足,造成细胞间Ca^{2+}堆积,影响心肌舒张,最终导致心脏舒张功能减退,相反,SERCA的过表达对心肌可能是一种保护作用。

3.高血糖导致的改变 高血糖可能以一连串次级转换反应介导其损伤效应。一个基本异常便是糖基化终末产物(AGEs)的过度生成,AGEs能钝化NO,从而影响冠状血管扩张。持续高血糖致使线粒体活性氧(ROS)生成过多,从而影响转录,导致收缩期功能障碍。ROS过度减少NO水平,会导致心肌炎症和内皮功能障碍,这一过程是通过PARP[poly (ADP-ribose)polymerase]进行,而抑制PARP可以逆转糖尿病内皮功能障碍。

高血糖可能导致蛋白激酶C(protein kinase C,PKC)途径,PKC可使许多与心脏兴奋-收缩偶联相关的蛋白发生磷酸化,从而干扰心肌细胞内Ca^{2+}的作用,影响心肌收缩功能。根据是否需要二酰甘油(diacylglycerol,DAG)、Ca^{2+}及磷脂的激活,PKC被分为12种异构体,其中PKCβ$_2$异构体被发现与糖尿病心肌病变相关。在心肌PKCβ$_2$过表达的转基因小鼠中,可明显看到心脏肥厚、纤维化、左心室功能受损等病变的发生,且这些损伤可被PKCβ异构体选择性抑制药所逆转;而在心力衰竭小鼠模型中,抑制PKCα同样具有明显的改善心脏功能的作用。

4.肾素-血管紧张素-醛固酮系统(RAAS)激活 大量证据表明,RAAS的激活对于糖尿病和心力衰竭的发生起着非常重要的作用。RAAS激活对于心血管的损伤表现为血管紧张素Ⅱ的延长表达。血管紧张素Ⅱ对于心脏、血管及肾脏有着多方面的作用。在心脏,活化的血管紧张素Ⅱ可抑制心肌泵功能、引起心室重构、致心律失常、增加氧化应激、破坏纤溶-凝固动态平衡及促进炎症反应等,导致心脏结构、功能异常。血管紧张素Ⅱ对于血管平滑肌细胞存在促进有丝分裂的作用,从而引起血管壁增厚。活化的醛固酮同样具有促进心脏、血管纤维化,引起水钠潴留,导致心室重构,加剧血管炎症等作用,醛固酮在肾脏作用于远端小管和集合小管,与相应的核受体结合后直接与DNA相互作用,最终生成多种醛固酮诱导蛋白,导致对Na$^+$、水的重吸收增加,而水、Na$^+$潴留增加了心脏的前负荷,可促进心力衰竭发生。

5.心脏微血管病变 糖尿病的特征性改变表现为微血管的病变,可以表现为通透性异常、微血管瘤形成、小动脉周围纤维化。高血糖可以促进具有收缩血管作用的前列腺素的合成,这种小动脉收缩对于心室肥厚、血管内皮功能障碍等均有促进的作用。糖尿病状态下PKC的激活,减少了NO的生物利用度,增加氧自由基产物产生,加剧血管内皮功能障碍。而血管内皮功能障碍导致血管收缩功能受损、前血栓状态等,促进了心肌、心脏的结构功能变化。

6.心脏自主神经病变(cardiac autonomic neuropathy,CAN) CAN 是一种严重的糖尿病并发症,其危害性隐匿,后果严重。糖尿病 CAN 形成后,患者的无痛性心肌缺血或心肌梗死的发生率和病死率均明显增加。糖尿病心肌病变的患者中 59% 存在 CAN,而没有心肌病变的患者则仅有 8% 存在 CAN,可见糖尿病患者的 CAN 与其心脏病变的发生间存在较明显的相关性。CAN 主要表现为心率变异度的下降及交感-副交感系统平衡的打破,相比副交感神经功能的降低,自主神经病变所致的交感神经兴奋更为明显。糖尿病患者副交感神经功能的异常对于心脏的作用表现为在深呼吸动作中心率变异度的大大降低。交感神经兴奋性增强对于心脏的直接作用就是导致静息状态下的窦性心动过速,而心率的加快阻碍了心房收缩,减少了心室的充盈时间,从而降低了心脏向外周循环射血的能力,这样就极大地增加了心脏骤停和猝死的发生率。

三、糖尿病合并心力衰竭临床表现类型

(一)舒张功能障碍

心力衰竭主要分为射血分数保留型 CHF(HFpEF)与射血分数减低型 CHF(HFrEF)两种类型。而糖尿病引起的心力衰竭主要表现为 HFpEF,既通常说的舒张功能障碍,需在排除冠心病、高血压、瓣膜病及其他心肌病的基础上做出综合判断。

(二)收缩功能障碍

糖尿病患者收缩功能障碍通常认为是舒张功能障碍发展而来心力衰竭的后期表现,但近来利用二维斑点追踪超声心动图技术对无心力衰竭症状的糖尿病病人进行心脏超声检查发现部分患者表现为亚临床收缩功能障碍。

四、糖尿病合并心力衰竭患者的心衰治疗

(一)RAAS 抑制药

心力衰竭和糖尿病都存在 RAAS 的过度激活,因此,RAAS 抑制药在心力衰竭和糖尿病治疗中可以取到很好治疗作用。ACEI 在治疗心力衰竭患者无论是否合并糖尿病都显示了相同的效果,并且赖诺普利在心力衰竭合并糖尿病患者中应用显示很好疗效及耐受性。ARBs 在心力衰竭合并 2 型糖尿病的住院病人中应用也得出同样的结论。RAAS 抑制药同样证实了可以阻止心力衰竭合并糖尿病患者心力衰竭的进展。少数研究显示,ARB 在心力衰竭合并糖尿病亚组中未得到很好疗效。

指南推荐在心力衰竭合并糖尿病病人应用

ACEI/ARBs 应该从小剂量开始,逐渐增量到患者耐受剂量,并且密切监测肾功能及电解质。资料显示,对于心力衰竭合并糖尿病患者利用盐受体拮抗药治疗也能获得很好的效果。常规利用盐受体拮抗药联合 ACEI/ARBs 治疗心力衰竭相互之间有协同作用且可避免醛固酮逃逸现象。在常规治疗心力衰竭基础加用盐拮抗药-依普利酮显示改善了心肌梗死后心力衰竭病人的心功能并且降低了发病率及死亡率。

(二)β 受体阻滞药

传统上,不主张用 β 受体阻滞药治疗糖尿病患者,以避免它对胰岛素抵抗的不利作用和发生无意识低血糖。然而随着对心力衰竭和交感神经系统在释放血管活性物质方面重要性的进一步认识,它已成为心力衰竭的必要治疗手段。β 受体阻滞药能够预防甚至逆转心脏重建,改善左心室功能,降低病死率。早期 β 受体阻滞药研究招募的是严重心力衰竭患者,尽管其左心室功能改善,但病死率无降低。CIBIS-II 招募了轻-中度心力衰竭患者,病死率分别下降了 32% 和 34%。卡地洛尔能够拮抗 α 和 β 受体,已证实能显著地降低发病率和病死率。缺血性心肌患者与无缺血性心肌病患者相比,预后更差;不论是否有糖尿病,均可以从 β 受体阻滞药获益。总之 β 受体阻滞药应当在所有的伴有症状心力衰竭的糖尿病患者中使用,除非特别情况。

(三)利尿药

利尿药常规应用于失代偿性心力衰竭,目前无资料显示在心力衰竭患者中应用利尿药对于合并糖尿病与否有差别。

(四)其他

由于糖尿病合并心力衰竭中心力衰竭治疗的其他药物(如洋地黄类等),没有相关的研究,尚无相关的治疗建议,需要我们今后做进一步研究总结。

五、糖尿病合并心力衰竭患者的糖尿病治疗

(一)二甲双胍

二甲双胍是治疗 2 型糖尿病的一线治疗药物,有充分研究证明二甲双胍治疗糖尿病合并心力衰竭患者较其他降糖药物有更好的结果。Meta 分析也证实了,二甲双胍可以降低糖尿病合并心力衰竭的全因死亡率。但中国 2014 年心力衰竭指南提出伴有严重肝肾功能损害的患者不推荐使用二甲双胍。

(二)噻唑烷二酮类(TZDs)

胰岛素增敏剂 TZDs 是一种被称为过氧化物酶体增殖物激活受体(PPARs)的配体。TZDs 在体内与

PPARsγ异二聚体结合,并使之激活,增加肌肉胰岛素介导的葡萄糖摄取和脂肪合成。达到改善胰岛素抵抗,控制血糖的目的。此类药物的主要不良反应是水钠潴留。由于担心心力衰竭恶化,很少有人希望使用噻唑烷二酮类降糖药。有关TZDs对心脏结构和功能影响的几项研究结果仍颇具争议。目前用于临床的TZDs主要是罗格列酮和吡格列酮。研究均显示,罗格列酮可增加心力衰竭发生率。因此,美国糖尿病学会(ADA)及欧洲心脏病学会和欧洲糖尿病研究学会(ESC/EASD)指南明确指出:心力衰竭和其他心血管疾病患者慎用,NYHA心功能Ⅲ、Ⅳ级心力衰竭患者禁用。中国2014年心力衰竭指南提出:避免应用TZDs类药物。肾衰竭时,虽然TZDs的代谢不受影响,但由于水钠潴留使心力衰竭风险增加。因此肾衰竭患者也应慎用TZDs。

(三)磺脲类

磺脲类作用机制是关闭β细胞上钾离子通道以增加胰岛素释放,然而在心肌细胞和血管平滑肌细胞上它们也起着同样作用,而至少在理论上可能会对局部缺血的预处理和血管舒张有不利影响。回顾性队列研究显示应用二代磺脲类药物比二甲双胍增加了18%~30%的心力衰竭风险,但UKPD研究未发现磺脲类增加糖尿病病人心力衰竭风险。根据用不同类型的磺脲类试验得出不同结论,我们应做更大的队列研究,不同的磺脲类在糖尿病合并心力衰竭治疗中可能得出怎样的心血管方面的结果。

(四)胰岛素

胰岛素在心力衰竭合并糖尿病病人治疗是否会增加心力衰竭的风险一直在争论中。Dean TE等对8个相关研究进行了系统回顾,胰岛素治疗的患者增加

了全因死亡率。在CHARM试验中同样评估了胰岛素的作用。尽管在矫正分析中胰岛素没有与其他降糖药物直接对比,但与其他降糖药比较,在未矫正的危险比计算中,仍提示胰岛素增加了全因死亡率、心血管病死亡率或因心力衰竭住院率的风险。在用胰岛素治疗心力衰竭合并糖尿病病人显示预后比不用胰岛素治疗的更差,然而我们要注意的是用胰岛素治疗的此类患者有更长的糖尿病病程及更严重的微血管及大血管病变。一回顾性调查研究了近2万糖尿病合并心力衰竭的出院病人,对比接受二甲双胍、噻唑烷二酮类、磺脲类、非胰岛素促分泌素类等药物比较.该试验发现胰岛素与死亡率无关。最近的一项研究表明,胰岛素治疗心力衰竭合并糖尿病病人随访6年不增加心力衰竭风险。

六、总结

糖尿病合并心力衰竭加重已成为当代医学危险最高的疾病组合之一,糖尿病合并心力衰竭的病理生理机制已有很多学说,目前还没有很好的预防、诊断和治疗糖尿病合并心力衰竭的特殊方法。糖尿病合并心力衰竭应用胰岛素、二甲双胍、噻唑烷二酮类、磺脲类仍然是控制血糖的重要手段,与磺脲类比较,二甲双胍(无论单用还是联合磺脲类)治疗合并心力衰竭的糖尿病患者有更低的全因死亡率。糖尿病合并心力衰竭应用RAAS抑制剂及β受体阻滞药对患者有益。糖尿病合并心力衰竭的治疗迫切需要更多的循证医学证据。需要特异性针对糖尿病心力衰竭患者进行进一步研究,而研究应聚焦在心肌代谢异常、受体信号通路改变的病理生理异常,以期发现改善这一患者亚群预后的特异性治疗方法。

参 考 文 献

[1] Alessandra DC,Gregg CF,Mihai G,et al.Concomitant diabetes mellitus and heart failure.Curr Probl Cardil,2015,40:7-43.

[2] Yasuko KB,Toyoaki M.Diabetes-related heart failure.Circ J,2014,78:576-583.

[3] Alessandra DC,Sadiya SK,Javed B,et al.Impact of diabetes on epidemiology,treatment,and outcomes of patients with heart failure.J Am Coll Cardiol HF,2015,3:136-145.

[4] Dean TE,Finlay AM,David FB,et a1.Benefits and harms of antidiabetic agents in patients with diabetes and heart failure:systematic review.BMJ,2007:68-71.

[5] Pfeffer MA,Swedberg K Granger CB,et a1.Effects of candesartan on mortality and morbidity in patients with chronic heart failure:the CHARM overall programme.Lancet,2003,362:759-766.

[6] Masoudi,FA.Thiazolidinediones,metromain,and outcomes in older patients with diabetes and heart failure.Circulation,2005,11 1:583-590.

[7] Gerstein HC,Bosch J,Dagenais GR,et al.Basal insulin and cardiovascular and other outcomes in dysglycemia.N Engl J Med,2012,367:319-328.

9.慢性心力衰竭继发二尖瓣关闭不全的诊治进展

广东省人民医院 李明敏 黎励文

一、概述

根据发病机制不同,二尖瓣关闭不全分为原发性和继发性。原发性二尖瓣关闭不全主要由二尖瓣自身结构(包括瓣叶、腱索、乳头肌或二尖瓣环)异常或退行性改变引起;继发性二尖瓣关闭不全,又称功能性二尖瓣关闭不全,指二尖瓣非器质性疾病引起的瓣膜反流,通常由左心室功能异常引起。临床工作中,继发性二尖瓣关闭不全往往更常见,其发病机制和治疗原则与原发性二尖瓣关闭不全大为不同。

二、发病机制

二尖瓣的正常功能依赖于结构完整,完整的二尖瓣结构包括瓣叶、瓣环、左心室、左心房和瓣下支持结构,如腱索、乳头肌。正常心脏在收缩期时,心室内压力产生推动二尖瓣关闭的动力,同时乳头肌收缩产生回拉二尖瓣瓣叶的栓拉力,两者的平衡是维持二尖瓣正常闭合的关键。当缺血或非缺血因素作用于结构正常的二尖瓣,引起上述两力平衡被打破时,就可能出现继发性二尖瓣关闭不全。这种平衡的改变依赖于容量负荷及心动周期时相的变化,因此继发性二尖瓣关闭不全始终处于动态改变中。

(一)缺血性二尖瓣关闭不全

继发性二尖瓣关闭不全最常见的病因是缺血,缺血性二尖瓣关闭不全患者往往有陈旧性心肌梗死病史。

1.乳头肌 乳头肌血液供应来自冠状动脉,其中前乳头肌主要由回旋支或前降支供血,而后乳头肌由右冠状动脉或回旋支供血。但是,乳头肌本身缺血梗

死引起的二尖瓣关闭不全非常少见。心肌梗死后的乳头肌移位是导致二尖瓣关闭不全的重要原因。后壁透壁性心肌梗死常常引起后乳头肌移位,而前乳头肌功能不受影响,形成沿二尖瓣后叶走行的偏心性反流。

2.左室重构 当心肌梗死仅引起局部心肌坏死、纤维化时,受累范围的乳头肌移位是引起二尖瓣关闭不全的重要病因,前文已述。当心肌广泛梗死,左心室功能显著下降、左心室整体重构时,左心室从正常的椭球形转变为近球形,左心室收缩及舒张末容积都明显增大。左心室的这种几何重构引起心尖和侧壁的乳头肌移位、瓣叶受牵拉、瓣环扩大扁平和瓣膜闭合力减弱,最终引起对称性的中心性反流。

(二)非缺血性二尖瓣关闭不全

1.左心室重构 非缺血性二尖瓣关闭不全的病因复杂,常见的病因包括长期高血压损害和原发性扩张型心肌病。这两种疾病引起左心室的球形重构,由椭球形转变为近球形,导致中心性反流的发生。

2.左心房重构 左心房的显著扩大造成二尖瓣瓣环扩大,临床也可出现二尖瓣反流。这类患者经常合并心房颤动,而左心室功能可能不受影响。

三、诊断和评估

继发性二尖瓣关闭不全的诊断依靠病史、查体和辅助检查的综合判断。根据疾病发展过程,继发性二尖瓣关闭不全临床可分为以下4期:①危险期;②进展期;③无症状严重关闭不全;④有症状严重关闭不全。其对心力衰竭患者预后的影响及治疗原则根据分期不同而各异,具体详见表1。

表1 继发性二尖瓣关闭不全临床分期

分期	瓣膜形态	瓣膜血流动力学	心脏结构及功能	临床症状
A:危险期	冠心病或心肌病患者,其瓣叶、腱索及瓣环形态正常	1.心脏超声上无二尖瓣反流束或中心性反流束面积<20%左心房 2.反流狭径<0.3cm	1.左心室正常或轻度扩大,静息或负荷后局部室壁运动异常 2.原发性心肌病,左心室扩大及功能异常	冠心病或心力衰竭症状,血运重建或药物治疗后症状可改善

分期	瓣膜形态	瓣膜血流动力学	心脏结构及功能	临床症状
B:进展期	1.局部室壁运动异常，瓣叶轻度被拉栓 2.瓣环扩大，瓣叶中央对合面积轻度减少	1.EROA<0.20cm² 2.反流量<30ml 3.反流分数<50%	1.局部室壁运动异常伴左心室收缩功能下降 2.原发性心肌病患者左心室扩大伴收缩功能异常	冠心病或心力衰竭症状，血运重建或药物治疗后症状可改善
C:无症状严重关闭不全	1.局部室壁运动异常伴或不伴左心室扩大，瓣叶严重被拉栓 2.瓣环扩大，瓣叶中央对合面积显著减少	1.EROA≥0.20cm² 2.反流量≥30ml 3.反流分数≥50%	1.局部室壁运动异常伴左心室收缩功能下降 2.原发性心肌病患者左心室扩大伴收缩功能异常	冠心病或心力衰竭症状，血运重建或药物治疗后症状可改善
D:有症状严重关闭不全	1.局部室壁运动异常伴或不伴左心室扩大，瓣叶严重被拉栓 2.瓣环扩大，瓣叶中央对合面积显著减少	1.EROA≥0.20cm² 2.反流量≥30ml 3.反流分数≥50%	1.局部室壁运动异常伴左心室收缩功能下降 2.原发性心肌病患者左心室扩大伴收缩功能异常	1.二尖瓣关闭不全引起的心力衰竭症状，血运重建或药物治疗不能改善 2.活动耐量下降 3.劳力性呼吸困难

1.心脏超声　心脏超声可为二尖瓣关闭不全的基础病因提供重要线索，尤其是经食管心脏超声。常规二维心脏超声在评估二尖瓣反流程度时，通过测量反流束狭径来估算有效反流瓣口面积(effective regurgitation orifice area，EROA)。但是继发性二尖瓣关闭不全时，瓣环常变形为椭圆形或扩张不均一，或出现偏心性反流和多个反流束，常常低估了实际的瓣膜反流程度。三维心脏超声的测算不受瓣环形态、反流束数量和测量切面选择的影响；但是由于增益设置的影响，三维彩色血流多普勒可能高估二尖瓣反流的严重程度。前文提到继发性二尖瓣关闭不全跟心动周期时相有关，一般其反流速度在收缩早期或晚期达到峰值，而实际工作中对二尖瓣反流的定量评估一般在收缩中期。由于这些实际因素的影响，在评估继发性二尖瓣关闭不全的严重程度时，应该结合多种超声心动图结果来综合判断。

2.对预后的影响　原发性二尖瓣关闭不全，如果EROA≥40mm²或反流量≥60ml，认为是重度反流。对于继发性二尖瓣关闭不全，根据美国和欧洲最新发布的心脏瓣膜病指南，当EROA≥20mm²或反流量≥30ml时认为是重度反流。临床研究显示，继发性二尖瓣关闭不全的严重程度与慢性心力衰竭患者的死亡率和因心力衰竭入院风险具有明确的相关性，是独立于左心室射血分数的心力衰竭预后指标之一。

运动时的心脏超声可用于临床症状与静息时心脏超声不一致的情况。运动状态下，心脏的前后负荷增加、左心室球形扩张更加明显。研究显示，运动诱发出重度二尖瓣反流的患者再入院或死亡的风险较阴性组明显增加。然而，由于技术、测量参数和患者运动耐量及配合度的混杂因素太大，运动时心脏超声对继发性二尖瓣关闭不全的诊断价值有待进一步研究。

其他影像学检查，如心脏磁共振和多排螺旋CT，对二尖瓣形态、瓣膜反流程度、房室结构和心肌纤维化的准确评估可作为心脏超声以外的重要参考信息。

四、治疗进展

继发性二尖瓣关闭不全的治疗宗旨在于改善患者症状，提高生活质量，减少因心力衰竭入院风险，最终可能会改善长期预后。目前为止，针对继发性二尖瓣关闭不全的治疗，不论是指南指导的药物治疗(guideline-directed medical therapy，GDMT)还是内外科手术干预，都是为了打破左心室容量负荷增加→左心室扩大→继发性二尖瓣关闭不全→左心室容量负荷增加这一恶性循环。

(一)药物治疗

GDMT仍然是继发性二尖瓣关闭不全治疗的首选。2014年美国心脏病学会(American Heart association，AHA)指南推荐，所有左心室功能异常合并继发性二尖瓣关闭不全患者,如无明确禁忌证,均应使用β受体阻滞药和血管紧张素转化酶抑制剂(angiotensin-converting enzyme inhibitors,ACEIs)改善心室重构。规范的药物治疗可通过改善心室重构而间接改善继发性二尖瓣关闭不全。其中,卡维地洛在一些小样本临床试验(随机或非随机试验)中可以改善左心室收缩功能、减轻二尖瓣反流程度、延缓左心室球形重构。另有随机对照试验证实美托洛尔能改善扩张性心肌病患者的二尖瓣反流程度,但是患者的临床症状、再入院率和死亡率较对照组相比并无明显改善。与β受体阻滞药相比,ACEIs在改善继发性二尖瓣关闭不全中的临床研究鲜有报道。尽管如此,中、重度继发性二尖瓣关闭不全患者经规范GDMT治疗后,随访4年的死亡率仍然高达43%和45%,而轻度继发性二尖瓣关闭不全患者的4年死亡率仅为6%。

(二)心脏再同步化治疗(CRT)

窦性心律的慢性心力衰竭患者,给予GDMT至少3~6个月仍持续有症状,NYHA Ⅱ~Ⅳ级,符合以下条件者可以考虑CRT。① LVEF≤35%,且伴LBBB及QRS≥150ms(Ⅰ类,A级);② LVEF≤35%,伴LBBB且120ms≤QRS<150ms(Ⅱa类,B级);③ LVEF≤35%,非LBBB但QRS≥150ms(Ⅱa类,A级)。研究证实CRT可以明显改善慢性心力衰竭患者的预后,但是CRT对继发性二尖瓣关闭不全的效果却并没有一致的结论。国外的随机对照试验MIRACLE研究显示,CRT能显著降低入组慢性心力衰竭患者(NYHA Ⅱ~Ⅳ级,LVEF≤35%,QRS≥130ms)的左室舒张和收缩末容积,改善LVEF,并持续减少二尖瓣反流程度。然而,并非所有合并严重继发性二尖瓣关闭不全患者在行CRT后其瓣膜反流程度都能获得改善;而且,CRT对二尖瓣的影响是否独立于其对左心室功能异常的改善尚不明确。尽管如此,目前仍推荐,继发性二尖瓣关闭不全心力衰竭患者,除非有明确禁忌,否则在外科手术或导管介入前应该优先考虑CRT。

(三)外科手术

继发性二尖瓣关闭不全的外科治疗包括二尖瓣修补或置换、左心室辅助装置和原位心脏移植。缺血性和非缺血性继发性二尖瓣关闭不全对外科手术的反应是否不同还亟需进一步研究。

1.二尖瓣瓣环成形术　二尖瓣瓣环成形术通过矫正瓣环扩张、增加瓣叶对合以减少瓣膜反流。该手术虽然短期能内改善临床症状,但并不能改善长期预后,而且复发概率较高。影响复发的因素包括:术前严重瓣膜反流,中心性反流或多个反流束,左心室显著扩大,左心室基底部室壁瘤形成或运动异常和对合距离较大等。

2.二尖瓣置换术　传统的二尖瓣置换术,切除了瓣叶及瓣下支持结构,围术期死亡率非常高。而保留瓣叶和瓣下支持结构的置换术,其围术期死亡率较传统手术明显下降。以往对二尖瓣瓣环成形术和置换术在安全性和有效性两方面的优劣一致存在争议。不同研究结论不一,但普遍认为成形术安全性高于置换术,而置换术长期预后优于成形术。最新的随机对照试验证实,缺血性继发性二尖瓣关闭不全患者,随机接受瓣环成形术或保留腱索的置换术,其1年死亡率并无显著差异;但术后1年二尖瓣反流复发风险,成形术明显高于置换术。术前就出现左心室下基底段室壁瘤或运动异常的患者,二尖瓣关闭不全复发的风险明显增加。

其他新兴手术策略包括腱索离断、重置移位的乳头肌和二尖瓣缘对缘修复术,目前尚未在临床推广,不予赘述。除了常规外科手术,一些左心室辅助重构装置正处于研究阶段。这些辅助装置的主要原理是减少左心室舒张和收缩末容积、改善心室重构。

3.手术适应证　2014年AHA对继发性二尖瓣关闭不全手术适应证的推荐如下:① 对于合并严重慢性继发性二尖瓣关闭不全(C期和D期),同时需要行冠状动脉旁路移植手术或主动脉瓣置换术的患者,同时行二尖瓣手术是合理的(Ⅱa类,C级);② 对于经规范GDMT治疗仍有明显症状(NYHA Ⅲ~Ⅳ级)的心力衰竭合并严重慢性继发性二尖瓣关闭不全(D期)患者,单纯的二尖瓣手术可以考虑(Ⅱb类,B级)。

(四)经皮导管介入治疗

由于外科手术治疗继发性二尖瓣关闭不全的风险-获益比还不明确,相对创伤较小的经皮导管二尖瓣介入治疗技术在近年得以发展。采取经皮导管介入技术,现在已经可以实现微创下瓣膜缘对缘修复、腱索置换及瓣膜置换等操作。其中,经导管二尖瓣夹合术(MitraClip)是经美国FDA批准,目前临床应用较多的一种二尖瓣介入技术。

1.MitraClip技术　MitraClip技术在外科缘对缘二尖瓣修复技术的启发下,借助经皮导管介入技术和三维超声引导,使用特制的二尖瓣夹合器夹住二尖瓣前、后叶的中部,使二尖瓣在收缩期由大的单孔变成小的双孔,从而减少瓣膜反流。

EVEREST Ⅱ是MitraClip的里程碑式研究,通过前瞻性、多中心的随机对照试验,比较了MitraClip与外科手术治疗二尖瓣关闭不全的有效性和安全性。

5 年的随访研究证实，在一级有效终点（主要是因瓣膜功能异常需要手术的风险和术后中重度以上瓣膜反流的风险）上 MitraClip 稍劣于外科手术，但安全性更高；而在死亡率和临床终点方面两者效果类似。需要注意的是，该研究中仅有 27% 的纳入患者是继发性二尖瓣关闭不全。亚组分析显示在年龄≥70 岁和继发性二尖瓣反流人群中，MitraClip 不劣于外科手术。MitraClip 在欧洲批准通过后，包括 TRAMI 试验在内的大量临床研究证实该技术治疗二尖瓣关闭不全，尤其是继发性二尖瓣关闭不全，在短期内的有效性和安全性。国内应用 MitraClip 的初步经验和中期随访也显示该手术是安全有效的。

2.手术适应证　2012 年欧洲心血管病学会针对心力衰竭患者的手术指南推荐，经 GDMT 和 CRT 治疗后仍持续有症状的继发性二尖瓣关闭不全患者，可以考虑 MitraClip 手术（Ⅱb 类，C 级）。2013 年 AHA 的心力衰竭指南推荐，经 GDMT 治疗后仍持续有症状的继发性二尖瓣关闭不全患者，在经过慎重筛选后，可以考虑 MitraClip 手术（Ⅱb 类，B 级）。然而，2014 年 AHA 关于心脏瓣膜病的指南并无相关推荐。我国尚无相关指南推荐。

五、结语

继发性二尖瓣关闭不全，无论是从发病机制还是治疗原则上，都与原发性瓣膜疾病有显著差异。继发性二尖瓣关闭不全与左心室功能异常、左心室重构的恶性循环是加速心功能恶化的关键环节，如何打破这个恶性循环是未来心力衰竭治疗的热点之一。

参 考 文 献

[1] Asgar AW, Mack MJ, Stone GW. Secondary mitral regurgitation in heart failure: pathophysiology, prognosis, and therapeutic considerations. J Am Coll Cardiol, 2015, 65(12): 1231-1248.

[2] Nishimura RA, Otto CM, Bonow RO, et al. 2014 AHA/ACC guideline for the management of patients with valvular heart disease: a report of the American College of Cardiology/American Heart Association Task Force on Practice Guidelines. J Am Coll Cardiol, 2014, 63: e57-185.

[3] Comin-Colet J, Sanchez-Corral MA, Manito N, et al. Effect of carvedilol therapy on functional mitral regurgitation, ventricular remodeling, and contractility in patients with heart failure due to left ventricular systolic dysfunction. Transplant Proc, 2002, 34: 177-178.

[4] Waagstein F, Stromblad O, Andersson B, et al. Increased exercise ejection fraction and reversed remodeling after long-term treatment with me-toprolol in congestive heart failure: a randomized, stratified, double-blind, placebo-controlled trial in mild to moderate heart failure due to ischemic or idiopathic dilated cardiomyopathy. Eur J Heart Fail, 2003, 5: 679-691.

10.慢性心力衰竭的药物和器械治疗进展

中山大学附属第一医院 刘帅烨 何建桂

一、慢性心力衰竭近况

(一)慢性心力衰竭的流行病学

慢性心力衰竭是由于任何心脏结构或功能异常导致心室充盈或射血能力受损的复杂临床综合征,其主要临床表现为呼吸困难、乏力及液体潴留。慢性心力衰竭为各种心脏疾病的终末阶段,其发病率高,病死率高,是当今最重要的心血管疾病之一。2007年对我国10个省市15 518名35~45岁城乡居民的流行病学报告显示,我国慢性心力衰竭患病率为0.9%。对我国10 714例力衰竭住院病例回顾性调查显示,各年龄段心力衰竭病死率均高于同期其他心血管病,其主要死亡原因依次为左心功能衰竭(59%)、心律失常(13%)和猝死(13%)。随着人口老龄化的加剧,冠心病、高血压、糖尿病、心肌梗死等常见致心力衰竭疾病的发病率逐年增加,心力衰竭的患病率显著上升,给社会造成的经济负担会越来越重,因而是今后心血管医生面临的最重要战场。

(二)慢性心力衰竭的分类

依据左心室射血分数,慢性心力衰竭可分为射血分数减少的心力衰竭(HFrEF)和射血分数保留的心力衰竭(HFpEF)。在某些情况下心肌收缩力尚可维持射血功能正常,但出现舒张功能障碍、左心室充盈压异常增高及肺静脉血液回流受阻,最终导致肺循环淤血,称为射血分数保留的心力衰竭。

射血分数减少的心力衰竭和射血分数保留的心力衰竭患者约有100万的年住院人数,并且1个月内再住院率约为25%。大型流行病学研究显示,左心室射血分数正常时也可能发生心力衰竭,并且HFpEF患者可占到HF人群的50%,同时HFpEF患者的总体死亡率甚至可能高达HFrEF患者的死亡率。虽然HFpEF患者的大部分死亡是心血管性死亡,但与HFrEF相比,HFpEF的非心源性死亡较高。近10年内HFpEF患者的预后并未得到改善,凸显出目前仍然缺乏对该重要综合征的有效治疗。

(三)慢性心力衰竭的治疗近况

根据研究中获得的试验数据来分析新型心力衰竭治疗方案,并且评估新药品和设备仪器对于心力衰竭治疗和检测是否有明显成效,是当前医学专业人员的通行方法。通过评估这些新的干预措施,可以制定出优化病人预后的新型治疗方案,将有利资源集中在最有效的治疗策略上,并同时减少花费。近年来,慢性心力衰竭的治之疗策略已发生本质改变,由过去强调改善短期血流动力学转变为长期修复,目前注重改善衰竭心脏的生物学性质和阻断神经内分泌的过度激活已经成为治疗心力衰竭的现代观念。慢性心力衰竭的治疗药物逐渐从"强心、利尿、扩血管"向以神经内分泌抑制剂为主、多种药物联合治疗转变;慢性心力衰竭的治疗目的也由过去强调改善症状与提升生活质量,转变为现在以防治和延缓心肌重构为主,以期望降低病死率、再住院率。

慢性心力衰竭的治疗是心血管领域的难点。基于神经内分泌系统过度激活的理论,2014年中国心力衰竭治疗指南提出了β受体阻滞药、血管紧张素转化酶抑制药(ACEI)或血管紧张素Ⅱ受体拮抗药(ARB)及醛固酮受体拮抗药三药联用,即所谓的"金三角",是目前慢性心力衰竭的基本治疗方案。

近年来,各项大型的临床试验研究表明LZC696、伊伐布雷定及辅酶Q_{10}等新型药物可能为心力衰竭的治疗带来新希望。埋藏式心脏复律除颤器(ICD)、心脏再同步化治疗(CRT)装置的优化和远程监控将使患者获益更多,但仍需严格把握适应症。目前射血分数保留的心力衰竭的治疗仍较困难,故及时干预临床前舒张功能不全显得极其重要。下面将就以上新型慢性心力衰竭治疗药物的作用机制、临床应用和安全性研究及监测心力衰竭的仪器设备进行介绍。

二、射血分数减少的慢性心力衰竭治疗进展

(一)LZC696在射血分数减少的慢性心力衰竭中的研究进展

1.LZC696分子与作用机制 LZC696是首个试验成功的血管紧张素受体-脑啡肽酶抑制药(ARNI)。它由血管紧张素Ⅱ受体拮抗药缬沙坦和脑啡肽酶抑制药前体药物AHU-377以1:1的比例混合制成,其

相对分子质量为 0.844×10^3，分子式为 $C_{48}H_{55}N_6O_8$。该药口服后在体内分解为完全独立的两部分，可同时作用于肾素-血管紧张素-醛固酮系统（RAAS）和利钠肽系统（natriuretic peptides system，NPS）。RASS 的效应为调控心血管系统、肾脏的结构及功能。当该系统过度活跃时，会出现相应的心血管组织不良反应，长时间的结果是有害的。血管紧张素受体拮抗药（ARB）可阻断 RAAS，起到舒张血管、保护血管内皮细胞、降血压、抗动脉粥样硬化、抑制交感神经递质的释放、预防和逆转心血管重建等作用。脑啡肽酶抑制药半衰期较短，在酶的作用下水解掉乙酰基变为有活性的 NEPI 质，即 LBQ657，可抑制脑啡肽酶（NEP）。脑啡肽酶参与了各种内源性血管活性多肽，如心房利钠因子（ANP）、脑利钠因子（BNP）、C 型利钠肽（CNP）的分解，这些利钠因子发挥着扩张血管、降低外周血管阻力、抑制心脏肥厚、排钠利尿、抑制交感神经活性等作用。此外，NEP 还参与血管紧张素Ⅰ、内皮素-1、缓激肽的分解，影响血流动力学的效应。

但是，由于单独的脑啡肽酶阻滞不具有临床获益，它需要与 RAAS 阻滞药联用。LCZ696 通过 ARB 与脑啡肽酶的双联阻滞，使得脑啡肽酶被阻滞、体内利钠肽水平升高，起到保护靶器官、控制血压、维持理想的水钠平衡、逆转心肌重构等作用。

2.LZC696 药理学特点及安全性　在单剂量的药代动力学研究中，LCZ696 口服后解离成缬沙坦和 AHU377，它们被迅速吸收，最高峰值分别在 $1.7\sim2.2h$ 和 $0.5\sim1.1h$。在吸收 3.5h 后，AHU377 转化成 LBQ657 这种活性物质，LBQ657 的最大峰值呈剂量和时间依赖性。LBQ657 和缬沙坦的半衰期分别为 12h、14h，故需每日给药 2 次。

LCZ696 中缬沙坦的生物利用度为 $40\%\sim60\%$，比单用缬沙坦稍高。其生物利用度增加的原因可能源于缬沙坦在 LCZ696 中是以阴离子形式存在的，反之则是以游离酸的形式存在。目前关于 AHU377 和 LBQ657 代谢方式的数据有限。

3.PARADIGM- HF 试验及其重要的临床意义　PARADIGM-HF 试验全称 prospective comparison of ARNI with ACEI to determine impact on global mortality and morbidity in heart failure trial，是一项平均随访时间长达 27 个月的大型 3 期临床试验，对比了 ARNI 和 ACEI 类药物对慢性心力衰竭死亡率和发病率的影响。该试验由 47 个国家的 947 个中心参加，平均随访 27 个月，一共纳入了 8442 例 NYHA 分级为Ⅱ～Ⅳ级的心力衰竭患者，排除了 43 例，最后 8399 例患者纳入分析。入选标准：左心室射血分数

（LVEF）$\leqslant35\%$、血脑钠肽（BNP）$\geqslant150pg/ml$ 或 N 末端 B 型脑钠肽原（NT-proBNP）$\geqslant600pg/ml$（若入选前 12 个月内曾因心力衰竭住院，则要求 BNP$\geqslant100$ pg/ml 或 NT-proBNP$\geqslant400pg/ml$），以及至少使用稳定剂量的 β 受体阻滞药和相当于 10mg/d 剂量依那普利的 ACEI 或 ARB 类药物治疗稳定 4 周以上。依那普利是 ACEI 药物中唯一被证实能在大部分收缩性心力衰竭患者中降低病死率的药物，故被选作与 LCZ696 对照。试验中，受试者被随机分配到 LCZ696（200mg，2 次/天）组和依那普利（10mg，2 次/天）组。该试验结果于 2014 年 8 月 30 日在西班牙巴塞罗那召开的欧洲心脏病学会（ESC）年会上正式公布。

PARADIGM-HF 试验结果显示：与依那普利组比较，LCZ696 治疗组主要复合终点［HR0.80（95% CI：$0.73\sim0.87$），$P<0.001$］，心血管死亡［HR 0.80（95% CI：$0.71\sim0.89$），$P<0.001$］，因心力衰竭住院［HR 0.79（95% CI：$0.7,1\sim0.89$），$P<0.001$］和全因死亡［HR 0.84（95% CI：$0.76\sim0.93$），$P<0.001$］均显著性降低约 20%，使用 LCZ696 的慢性心力衰竭患者因心力衰竭而住院的次数减少了 21%（$P<0.001$），同时心力衰竭症状和活动耐力也显著改善（$P=0.001$）。PARADIGM-HF 试验结果不但充分显示了 LCZ696 的临床有效性，而且证明了安全性也很好，比如 LCZ696 组低血压（LCZ696 组 14.0%，依那普利组 9.2%）和非严重血管性水肿（LCZ696 组 0.2%，依那普利组 0.1%）发生率有所增加，但不严重，而肾功能受损（LCZ696 组 16.1%，依那普利组 17.3%）、高血钾（LCZ696 组 3.3%，依那普利组 4.5%）和咳嗽（LCZ696 组 11.3%，依那普利组 14.3%）的发生率则较低，而各种程度的血管神经水肿的发生率则无显著差异。

近 25 年来，ACEI 已成为了 EFrHF 治疗的基石，长期使用 ACEI 类药物依那普利可使轻、中度慢性心力衰竭死亡风险下降 16%，ACEI 加上 β 受体阻滞药或醛固酮拮抗药后死亡风险进一步降至 $30\%\sim35\%$ 和 $22\%\sim30\%$，故各国指南已将 ACEI/ARB＋β 受体阻滞药＋醛固酮拮抗药作为 EFrHF 治疗的"金标准"。目前 PAEADIGM-HF 试验显示出 LCZ696 对心力衰竭的治疗效果是在 ACEI 16% 的获益基础上再获益 20%，效果非常显著，且安全性良好。最新的 Meta 分析也显示，脑啡肽酶抑制药可以降低肾功能恶化的风险达 32%（HR 0.68，95% CI：$0.51\sim0.92$，$P=0.01$）。因此，针对 RAAS 和脑啡肽酶的双重抑制代表了未来心力衰竭治疗的新方向，可以预见未来更多的临床试验结果将会挑战目前心力衰竭的标准

治疗,但 LCZ696 是否能取代 ACEI 和 ARB 而成为 EFrHF 治疗的一线药物仍有待考察。

4.LCZ696 的不良反应 在 PARADIGM-HF 试验中,LCZ696 较依那普利组在神经源性水肿方面无明显优势,但目前关于 LCZ696 发生神经源性水肿的患者较少,虽有极少数人因为症状性低血压终止试验,但无低血压并发症发生。有研究结果显示,LCZ696 在高血压合并肾功能不全患者中应用是安全的,且降低 eGFR 疗效优于缬沙坦。但更多关于其不良反应的研究需要进一步进行。

5.LCZ696 前景 LCZ696 是通过其独特的双相作用机制,抑制血管紧张素受体和脑啡肽酶,降低组织中血管紧张素 Ⅱ 的活性而升高循环中心房钠尿肽、脑利钠肽的活性,使心力衰竭患者紊乱的神经激素状态重新达到平衡。PARADIGM 三期临床试验已展现了 LCZ696 在收缩性心力衰竭患者中,主要终点事件、心血管病的死亡、全因死亡率均优于 ACEI,与常规治疗相比,既有显著主要终点疗效,又能独立降低心血管相关病死率和心力衰竭相关住院率、改善临床症状且安全性良好,能阻止心力衰竭患者临床症状的进一步恶化,提高生活质量,降低对医疗资源的占用。但需要知道的是,PARADIGM-HF 试验干预患者的 2 年病死率仍高达 20%,表明对抗心力衰竭的道路还需要走很长一段路;对于 LCZ696 是否适用于舒张性心力衰竭,可能需要样本量更大、随访时间更长的临床试验。

目前心力衰竭的治疗仍然是心脏科临床医师的难题之一,尚需要新的治疗策略为心力衰竭治疗拓展新的空间。LCZ696 的出现打破了沉寂十余年的心力衰竭药物治疗策略,是第一个可能会重整心力衰竭治疗框架的"突破性"药物。目前正在接受 FDA 的审查,相信该药势必会通过审查。基于 LCZ696 在最近的其他临床试验中的疗效,还可以观察到它在高血压、代谢综合征、缺血性脑损伤的显著疗效。此外,LCZ696 还显示出抗心肌梗死后心室重构、心肌纤维化等潜在作用。但不足的是,LCZ696 尚未面世,大多数研究来源于 Ⅲ 期临床药物试验,缺乏大量临床应用数据,且相关研究中 LCZ696 在国外的研究对象人数较少,尚不能断定是否具有差异,对于老年高血压及心力衰竭患者的治疗疗效与安全性如何也无相应研究。基于其独特的化学构成和 PARADIGM-HF 试验结果的优越性,它也许能扩大适应证,进而被应用到更多患者身上,甚至是那些目前可能已经在接受最佳治疗的患者。

(二)伊伐布雷定在射血分数减少的慢性心力衰竭中的研究进展

1.伊伐布雷定的作用机制 伊伐布雷定是心脏窦房结起搏细胞的特异性 I_f 离子通道选择性抑制药。在 2012 年欧洲颁布的心力衰竭治疗指南中明确表明:伊伐布雷定是抑制窦房结通道的一种药物,其唯一已知的药理作用是减缓患者窦性心律。伊伐布雷定降低窦性心律患者的静息和运动时心率,而不降低心肌收缩性和房室传导。目前伊伐布雷定的适用于与最佳慢性心力衰竭治疗标准联合,用于窦性心律并且心率≥70 次/分、心功能分级为 Ⅱ 或 Ⅲ 级且 LVEF <35% 的慢性心力衰竭的治疗。

2.SHIFT 试验预示着伊伐布雷定对心力衰竭治疗的开始 SHIFT 研究是一项大型随机双盲、安慰剂对照的国际多中心试验,该研究旨在评估在慢性心力衰竭和心脏收缩功能障碍患者的常规治疗基础上,加用 I_f 抑制剂是否能进一步改善心血管结局和症状及生命质量。该研究的中位随访时间为 22.9 个月,在 6505 例稳定性慢性心力衰竭患者中进行(>4 周)患者入选标准为:NYHA 分级为 Ⅱ~Ⅳ 级,左心室射血分数降低(≤35%),静息心率>70 次/分。入选试验的患者所接受的标准治疗包括 β 受体阻滞药(89%)、ACEI 和(或)ARB(91%)、利尿药(83%)、抗醛固酮类药物(60%),随后这些患者被随机分到伊伐布雷定治疗组(7.5mg,2 次/天)或者安慰剂对照组,并进行跟踪随访。

SHIFT 研究发现,相比于对照组,伊伐布雷定组患者的心率从 80 次/分的基线值平均减少 15 次/分,主要终点(心血管死亡或心力衰竭加重引起住院的复合终点)减少 18%($P<0.0001$),因心力衰竭引起的死亡风险和因心力衰竭加重引起的住院风险都减少了 1/4 以上(26%)。

SHIFT 研究结果证明,在使用伊伐布雷定后,窦性心律大于或等于 70 次/分的心力衰竭患者的并发症发生率明显下降。2011 年,SHFIT 研究又公布了两个亚组的研究结果,证明伊伐布雷定能够降低左心室收缩末期容积与舒张末期容积(且与心力衰竭病因、基础射血分数等因素无关)、改善心力衰竭患者的生活质量,并且在研究中均未发现它导致严重的心动过缓及停搏。

3.伊伐布雷定的适应证及不良反应 2012 年欧洲心脏病学会(ESC)心力衰竭治疗指南推荐,对窦性心律、射血分数≤35% 及持续症状(纽约心功能分级 Ⅱ~Ⅳ 级)患者,即使使用基于证据剂量的 β 受体阻滞药(或低于该剂量的最大耐受剂量)或不能耐受 β

受体阻滞药,ESC 建议在标准治疗的基础上加用伊伐布雷定,可降低心力衰竭住院风险。欧洲药品管理局批准伊伐布雷定与标准治疗联合用于心率 ≥ 75 次/min 的心力衰竭患者。

同时,SHIFT 试验报道了伊伐布雷定的不良反应:伊伐布雷定组出现心动过缓较安慰剂组常见(10% vs 3%,$P < 0.0001$),3232 例心动过缓的患者中有 48 例(1.5%)需要停药治疗。房颤发生在伊伐布雷定组也更常见(9% vs 8%,$P = 0.012$);幻视多见于伊伐布雷定组(3% vs 1%,$P < 0.0001$),由于幻视的停药率与安慰剂组均 <1%($P = 0.224$)。因此,伊伐布雷定目前不能进行一线使用,一线使用之前仍需要进一步的证据证实,除非患者具有 β 受体阻滞药的绝对禁忌证。

4.伊伐布雷定的前景　对于伊伐布雷定的研究仍在继续,虽然机制仍未明确,但从目前的相关证据来看,伊伐布雷定在心力衰竭治疗方面提了一个可能的新型抗心力衰竭方案,即在患者使用 β 受体阻滞药等减低心率药物后仍未能有效控制心率的情况下可以使用伊伐布雷定。但是在临床工作中,I_f 离子通道抑制剂是否能代替 β 受体阻滞药作为第一选择,或者说当使用 β 受体阻滞剂时加入伊伐布雷定来联合控制心率结果会怎样?SHIFT 数据库的资料分析发现,充血性心力衰竭患者使用依法布雷定后心率降低的程度与使用 β 受体阻滞药有一定的关系,在使用 β 受体阻滞药直接控制心率的过程中,加入伊伐布雷定能够更好地控制心率,这与伊伐布雷定本身的药理作用有很大的关系。这一方面的研究还在继续进行中。

5.关注心率管理可为心衰患者带来新希望

(1)心率增高作为风险的标志:大量证据显示,在普通人群和心血管疾病患者中,心率增高与心血管疾病的临床发病率和死亡率的增高相关,而这种风险性增高独立于其他心血管风险因素。同时,心率增高也是心力衰竭、冠心病及高血压患者的重要风险标志。在 SHIFT 研究中,将安慰组中 3264 名受试者根据静息心率而分为 5 等份,结果发现 1/5 最高静息心率患者(≥87 次/分)的终点事件风险较最低静息心率患者(70~<72 次/分)高 2 倍多(HR:2.34,$P < 0.0001$)。另外还发现,基线心率每增加 5 次/分,复合终点事件风险增加 16%,该结果证明降低心率在延缓心力衰竭疾病进程方面能起到重要作用。

(2)病理生理机制:心率与不良预后相关的假设机制包括诱导心肌缺血,促进心律失常,加速动脉粥样硬化进展,心力衰竭收缩力-频率相关性的变化。随着心率的加快,心肌细胞产生的收缩力降低(正常

心脏时心率增快心肌细胞产生的心肌收缩力增加),而心率减慢则能降低能量的消耗,通过舒张期延长增加心脏血液供应,改善收缩力-频率的相关性及降低心室负荷。

(3)降低心率临床获益的证据:心率增高不仅是风险的标志,也是可以改变的风险因素,如果降低心率能够改善患者的预后,尤其是心力衰竭患者。但由于 β 受体阻滞药具有多种药理学作用,难以区分其在降低心率及其他潜在保护机制,如抗心率失常方面的不同效果。故特异性降低心率药物伊伐布雷定的开发有助于鉴别出其降低心率的实质效果。

SHIFT 试验证明,对患者进行稳定的基线治疗(包括一种 β 受体阻滞药)并校正安慰剂效应后,心率降低约 10.1 次/分,可以观察到临床症状的改善与心率降低有关,28d 时达到的心率与随后的心脏预后直接相关,而获得最大治疗益处的患者是基线时最高心率者。SHIFT 超声心动图亚组研究评价了伊伐布雷定对左心室重构的效果(即心力衰竭进展的特性),发现心率降低与心脏重构逆转相关,显示伊伐布雷定导致左心室容量显著降低和左心室射血分数提高。对 SHIFT 资料的再次分析显示,伊伐布雷定的治疗效果并不因基础治疗 β 受体阻滞药的剂量改变而发生显著的变化,决定预后效果的实际上是 β 受体阻滞药加伊伐布雷定作用的心率减低,而非基础 β 受体阻滞药剂量。

(4)收缩性心力衰竭减低心率治疗的现状:现在心率不仅被认为是预后改善的指标,而且是可治疗的风险因素和治疗靶标。美国和国际指南推荐,如果没有绝对禁忌证,对左心室收缩功能不全的心力衰竭的所有患者均应使用 β 受体阻滞药,其剂量应当达到重要临床试验所证明具有最大效益的最多剂量。而 SHIFT 试验中仅仅 1/4 的患者达到 ESC 推荐的靶剂量,以及约 50% 达到了至少 50% 的靶剂量,试验结果仍然有较好的效益。临床试验资料和注册研究估计,与早期临床试验相比,在此后的临床试验中,更多患者接受了基础 β 受体阻滞药治疗,但可能仅 20%~40% 能够滴定到其靶剂量。临床实践中 β 受体阻滞药的使用剂量常常不会达到靶剂量,原因是临床实践患者较临床试验人群更高龄、合并更多的并发病。因此,对于已接受最大剂量的 β 受体阻滞药而心率仍保持在 70 次/分或以上的窦性心律的患者,仍有足够的余地可以使用伊伐布雷定以进一步降低心率。

(三)辅酶 Q_{10} 在射血分数减少的慢性心力衰竭中的研究进展

1.辅酶 Q_{10} 的介绍　辅酶 Q_{10} 是一种脂溶性分子,

具有抗氧化作用,能抑制自由基损伤生物膜,是心肌细胞呼吸和代谢的重要激活剂。辅酶 Q_{10} 广泛分布在人体内,在心脏分布量大,并随着年龄的增加而逐渐衰降。临床研究证明,与正常人相比,HF 患者血液和心肌组织中辅酶 Q_{10} 水平明显降低,心肌内的辅酶 Q_{10} 含量要低至正常人群的 33%,其下降水平随着 NYHA 分级增加而增大。

2.辅酶 Q_{10} 的作用机制 基于 HF 的发病机制,辅酶 Q_{10} 具有抗氧化作用和膜稳定作用,能保护、修复线粒体膜磷脂,促进细胞氧化磷酸化,改善心肌能量代谢;它能维持线粒体结构的完整性,避免线粒体溶解和肌纤维紊乱,防止心肌细胞水肿、破裂。辅酶 Q_{10} 还可以提高 SOD 活力、清除自由基、中和已生成的过氧化物、诱导强力自由基抑制剂心肌黄酶的生成,进而使脂质过氧化、氧自由基对心肌的损伤减轻,同时减轻血管内皮细胞损伤,恢复 NO 等活性物质的合成,从而恢复血管调节功能,舒张外周血管降低外周阻力,减轻心脏负担。

3.QSYMBIO 试验提示辅酶 Q_{10} 改善心力衰竭患者的生存率 欧洲心力衰竭 2013 年会上发表了一项随机、对照研究 QSYMBIO 试验的结果。该研究表明,服用辅酶 Q_{10} 能改善轻中度心力衰竭患者的总体生存率、住院率、心功能及不良事件。该研究从 17 个医学中心入选了 420 例 NYHA 分级Ⅲ或Ⅳ级心力衰竭患者,其都正在接受心力衰竭的药物治疗,并随机分为辅酶 Q_{10}(100mg,3 次/天)组和安慰剂组。治疗 3 个月时,辅酶 Q_{10} 组心力衰竭的严重程度标志物 NT-proBNP 的水平呈降低趋势。治疗 2 年后,与安慰剂组相比,辅酶 Q_{10} 组患者的主要终点及主要不良心血管事件的发生率更低(14% vs25%,$P=0.003$),心血管死亡率、住院率均明显降低,NYHA 心功能分级显著改善,全因死亡率显著降低(9% vs17%,$P=0.01$),不良事件显著减少($P=0.073$)。

(四)心脏再同步化治疗射血分数减少的慢性心力衰竭的研究进展

1.慢性心力衰竭导致的非同步化 发生慢性心力衰竭时,心腔内压力增高和心肌病变的长期共同作用导致心脏结构和心脏电生理改变,表现为心脏增大和传导异常,出现心房与心室、左右心室间和心室内运动不同步。房室不同步常因为左心房收缩与左心室收缩不协调引起,左心房收缩结束提前到心室快速充盈期,使得左心室充盈相对减少,同时可引起二尖瓣功能障碍如二尖瓣反流,加重了有效心排血量的减少,心电图常表现为 PR 间期延长。左、右心室间不同步常因为心力衰竭时左心室收缩延迟引起,室间隔

激动时右心室处于舒张期,左心室收缩时产生的压力使室间隔向右移,而右心室收缩时左心室处于舒张期,收缩产生的压力使室间隔向左移,室间隔矛盾运动,使得有效心排血量减少,同时,舒张也不同步,间接影响心排血量,心电图常表现为左束支传导阻滞。心室内传导异常由于心力衰竭时心肌细胞除极不同步引起,兴奋-收缩失偶联导致心室内传导时间延长,心电图常表现为 QRS 波时限延长,而 QRS 波的时限与 CRT 治疗的病死率和再住院率直接相关。

2.CRT 治疗慢性心力衰竭的机制

(1)解除心脏电-机械活动不同步:CRT 是在心脏双心腔起搏(右心房、右心室)的基础上,增加左心室的起搏,恢复心房-心室、左右心室间和心室内运动的同步性。调定到最佳房室间期可实现心房-心室的同步运动,以增加左心室充盈时间,同时减少了二尖瓣功能障碍,提高心排血量;调定到最佳的左-右心室间期,缩短左、右心室收缩时差,避免了室间隔的矛盾运动,心排血量得到提高,并且改善了心室舒张的功能;通过左心室电极刺激心室较晚激动部位的心肌细胞,使左心室心肌细胞收缩同步,以增强心室收缩力来有效地提高心输出量。

(2)拮抗神经内分泌系统的激活,逆转心室重塑:发生慢性心力衰竭时,机体全面启动神经-体液-免疫机制进行代偿,交感神经兴奋性增强,释放大量肾上腺素和去甲肾上腺素等因子入血,加速心肌细胞的凋亡和心室重塑。CRT 治疗可以调节脑钠肽水平,增加心率变异性,使过度激活的交感神经敏感性减弱,有利于心室重塑的逆转和心功能的改善。

(3)抗心律失常作用:心源性猝死大多数是由室性心动过速和室性颤动引起的,机制与机械-电反馈、心室重塑、RAAS 激活相关。起搏器的置入可以明显减少各种心律失常,特别是心脏再同步化起搏除颤器(cardiac resynchronization therapy-defibrillator,CRT-D),可以明显减少恶性、致死性心律失常的发生,降低慢性心力衰竭患者的病死率及改善患者的生活质量。

3.心脏再同步化治疗适应证 CRT 适用于窦性心律、NYHAⅠ级、射血分数 $\leq$ 35%、QSR 波 $\geq$ 150ms 的左束支传导阻滞(LBBB)的慢性心力衰竭患者或者 NYHAⅡ~Ⅲ级慢性心力衰竭或者经过基础推荐治疗后症状仍无明显改善的 NYHAⅣ级的慢性心力衰竭患者。2005 年欧洲心脏病学会(ESC)和 ACC/AHA 制定的心衰指南中将 NYHAⅢ、Ⅳ级及左、右心室间或室壁运动失同步均列为接受 CRT 治疗的Ⅰ类适应证。

4.完全左束支传导阻滞对心脏再同步化治疗的

临床反应性 欧洲心脏病学会调查显示 CRT 能够使慢性心力衰竭患者 1 年死亡率低于 10%。但是,既往的临床试验也发现,仍有近 1/3 的患者对 CRT 无反应。COMPANION 等研究结果显示,伴有 LBBB 的心力衰竭患者在置入 CRT 后获得较好的临床疗效,相反伴有完全性右束支传导阻滞(RBBB)的患者,对 CRT 的反应较差。

一项在超声引导下的心脏再同步化治疗试验旨在检测 CRT 应用于 QRS≤130ms、左心室不同步化的 EFrHR 患者的安全性和有效性,最终试验因结果的无效性而结束。相反,Goldenberg 等对置入 CRT-D 的心力衰竭患者进行了随访性研究,结果显示,伴有 LBBB 的 CRT-D 组的全因死亡率为 18%,而单独的埋藏式心律转复除颤器(ICD)组的全因死亡率为 29%;相反,无 LBBB 的宽 QRS 时限的患者置入 CRT-D 后未见明显获益,甚至出现不良事件,这些研究表明当患者不伴有 LBBB 时,置入 CRT 可能对患者无益。RAFT 研究结果也显示,窦性心律、QRS 波群时限≥150ms 且伴有 LBBB 的患者接受 CRT 的获益最大。

鉴于上述研究结果,欧美的指南也相继进行了更新。2013 年 ESC 和欧洲心律学会(EHRA)联合发布了《ESC 心脏起搏和 CRT 指南》,这个最新指南着重强调伴有 LBBB 的重要性,并作为推荐级别的关键。2012 年、2013 年的美国心脏病学会基金会的慢性心力衰竭指南也做了重点更新,该指南中对 CRT 的适应证更明确地指出,伴有 LBBB 和 QRS 波时限成为慢性心力衰竭患者置入 CRT 推荐级别最为关键的因素。

三、射血分数保留的慢性心力衰竭治疗进展

(一)HFpEF 为一种特异性综合征

HFpEF 是一种独立的疾病,而非 HFrEF 疾病进程的一部分,HFpEF 和 HFrEF 患者的 EF 分布明显不完全重叠作为强烈的证据支持它们是两种不同的疾病。HFpEF 和 HFrEF 在左心室重构上存在根本的差异,它们之间的差异可延伸到组织和细胞水平。

流行病学研究显示,HFpEF 几乎占 HF 人群的一半。HFpEF 是一种与年龄相关的老年心血管疾病,在以社区为基础的 HFpEF 患者中约 70%存在 3 种或以上的其他伴发病,但是 HFpEF 死亡率的明显升高与伴发病无关,说明 HFpEF 是一种病理生理学独立的综合征。HFpEF 是多种病理、生理亚型组成的一种异质性总体,而 HFpEF 临床表现的异质性可

能更复杂,比如运动诱发舒张功能障碍患者,慢性容量负荷过重患者及相关的右心室心力衰竭和(或)肺动脉高压患者。

(二)HFpEF 的诊断

针对 HFpEF 的诊断方法,欧洲心脏病学会(ESC)专家对下列检查达成以下建议性的共识:除进行心导管检查外,运用超声心动图评价舒张功能障碍(对左心室质量和左心房大小进行多普勒和结构评价),测定利钠肽,以及评估有无房颤发生。迄今为止所有推荐的诊断标准具有三个共同特点:HF 的临床症状或体征,有确切的证据说明射血分数保留,左心室结构异常和(或)舒张功能障碍。HFpEF 的临床表现存在多样性,并且在病理生理学上的不同亚组难以识别,其他伴发病对其诊断也会造成很大影响,所以 HFpEF 的诊断显得困难且不具备特异性,比如以上检查项目对于活动时舒张压升高而静息时正常的患者则缺乏敏感性。

(三)HFpEF 的新型药物治疗进展

目前 ESC 推荐使用利尿剂缓解呼吸困难和水肿的症状,建议优化治疗高血压或心肌缺血的疾病,另外,由于 HFpEF 患者的左心室僵硬,对心率增快的耐受性通常很差,所以需要控制患者的心率。OPTI-MIZE HF 大规模研究观察到,与 HfrEF 患者相比,HFpEF 患者的 ACEI、醛固酮受体拮抗药、β 受体阻滞药、袢利尿药及地高辛的处方用药率更低,住院和出院均如此。临床随机试验、观察性研究和治疗策略对照性试验各资料的国际荟萃分析 MAGGIC 同样发现,HFpEF 和 HFpEF 患者处方用药模式存在差异,但目前使用各种新药物干预的一些临床试验仍未显示出它们能够明显地降低 HFpEF 患者的死亡率和住院率。以下将介绍 2 项应用于 HFpEF 临床患者的最新药物试验。

1. 磷酸二酯酶-5 抑制药 环磷鸟嘌呤核苷(cGMP)由磷酸二酯酶-5(PDE-5)灭活,PDE-2 的抑制药能够阻滞 cGMP 的降解,可能改善心脏的舒张功能及逆转左心室重构。实验资料提示,PDE-5 的过表达诱导心脏心肌细胞的肥大,而心肌细胞的肥大则可以通过选择性 PDE-5 抑制药西地那非逆转。小规模临床研究显示,对 HFpEF 合并肺动脉高压患者,西地那非使用 12 个月后可改善左心室舒张功能、左心室肥大,以及降低肺动脉高压。但是,这些有益的效果并未被 RELAX 试验证实。RELAX 试验入组 216 例 HFpEF 老年患者,使用选择性 PDE-5 抑制药治疗 24 周后,患者的最大活动耐力、6min 步行试验、临床情况、生活质量、左心室重构或舒张功能并无明显改善

效果。研究者提出多种原因解释该中性结果,推测HFpEF的病理生理机制可能是cGMP的产物受损而非降解增加,该假设可能解释单纯地抑制cGMP降解的治疗相对缺乏效果,并提示刺激cGMP的产生将可能是治疗HFpEF的重要策略。

2.盐皮质激素受体拮抗药 醛固酮会活化盐皮质激素受体而导致钠潴留、心脏纤维化、内皮功能障碍及心脏肥大。小规模研究提示,盐皮质激素受体拮抗药可能对HFpEF有益。Aldo-DHF试验中,422例HFpEF患者随机分组为螺内酯组(25mg,1次/天)和安慰剂组,并随访12个月,然后通过监测多普勒超声心动图的E/E'比值评价舒张功能。该试验表明螺内酯能够改善舒张功能,同时pro-BNP降低,但是患者的最大活动耐力、患者症状、生活质量并无明显变化。值得注意的是,虽然盐皮质激素受体拮抗药被认为是HFrEF治疗的Ⅰ类推荐,但螺内酯对HFrEF患者的活动耐力改善效果差。大规模预后研究TOPCAT试验入选了3445例HFpEF老年患者,随机分组分别给予螺内酯(45mg,1次/天)与安慰剂,通过比较老年患者心血管死亡率、心脏骤停发生率、因心力衰竭住院的复合预后事件来比较螺内酯药物对HFpEF患者的疗效。TOPCA试验表明螺内酯组患者的主要预后无显著改善,但是因心力衰竭住院率显著降低17%,提示螺内酯能够改善HFpEF老年患者临床HF的发病率。

四、监测慢性心力衰竭及指导治疗的设备研究进展

(一)新型心力衰竭监测系统的产生

目前慢性心力衰竭的日常治疗管理缺乏类似胸腔内阻力、心率变异监测仪的这样一些指导诊断治疗的仪器设备。现在有一种肺动脉压传感器,即一种通过远程监控直接测量心腔内压力的仪器。该监测设备是一项永久性置入的压力测量系统,通过无线测量和监测慢性心力衰竭患者的肺动脉压及心率变化来动态地指导心力衰竭治疗方案的调整,在帮助医生为患者制定专门的治疗方案方面具有一种划时代的意义。

(二)新型心力衰竭监测系统的使用和临床意义

一项关于Cardio MEMS心脏传感器通过压力监测器改善慢性心力衰竭NYHAⅢ级患者预后的试验,是一项前瞻性、单盲、随机的临床试验,该项试验是为了测试肺动脉压传感器是否能够从血流动力学上指导慢性心力衰竭治疗方案的调整以改善会导致患者住院的代谢失常症状。该研究中纳入了550例患者,其中119名患者的左心室射血分数≥40%,430名患者左心室射血分数≤40%。该试验表明,与HFpEF对照组相比,HFpEF治疗组的疗效终点事件(在6个月内的因心力衰竭的住院率)降低了46%(0.54,95%CI:0.38~0.70,P<0.0001),在平均17.6个月的双盲随访期间,发现HFpEF治疗组的疗效终点事件下降了约50%(0.50,95%CI:0.35~0.70,P<0.0001)。

2011年12月8日的FDA循环系统设备的陪团重新审阅了这项Cardio MEMS心力衰竭监测系统申请获得使用批准的文件。陪审团的大部分的成员都认为这项有争议的监测系统在指定的患者人群中使用能够得到很好的耐受。这项肺动脉压传感器监测系统在2014年获得了FDA的使用批准,成为第一个也是唯一一通过FDA批准的心力衰竭监测设备。根据FDA的推荐,这项设备适用于在过去的一年中曾因慢性心力衰竭住院的NYHAⅢ级患者。临床医生通过监测设备记录的血流动力学数据来个体化地调整患者心力衰竭的治疗方案以达到降低患者因心力衰竭住院率的目标,目前许多研究心力衰竭领域的专家正在使用这项技术以降低心力衰竭相关的再住院率。

这项监测心力衰竭患者的肺动脉压及心率变异率以指导改善治疗方案的设备技术被赋予了极大的厚望,很有可能会作为提高慢性心力衰竭治疗方案效果的有价值的新工具。

参 考 文 献

[1] Estep JD.Chronic heart failure:what does the horizon look like? Curr Opin Cardiol,2015,30(4):344-353.
[2] 2014中国心力衰竭防治指南要点.实用心脑肺血管病杂志,2014,22(8):98.
[3] CHMP已加快对诺华心力衰竭治疗新药LCZ696的审批.临床合理用药杂志,2015,8(1B):111.
[4] 周沛宁,苏欣,赵水平.LCZ696治疗心衰的研究进展.医学临床研究,2015,32(6):1188-1189.

11. 失代偿性充血性心力衰竭的超滤治疗

中山大学附属第一医院　李庆朗　高修仁

一、文献回顾的目的与背景

迄今,失代偿性心力衰竭的超滤治疗获得的临床效果仍存在争议。理论上超滤治疗对于充血性心力衰竭患者而言是一个很好的治疗选择手段,但是近年的一些研究却报道了不一致的结果,如 UNLOAD 与 RAPID-CHF 研究结果发现超滤治疗的临床结果并不优于心力衰竭传统利尿药的治疗。在最新的 CAR-RESS-HF 研究中,因肾功能恶化与持续肺淤血住院治疗的急性心力衰竭患者的治疗中,超滤治疗的效果劣于阶梯式的药物治疗。这些令人不满意的研究结果促使我们发现,研究人群选择上的差别、超滤治疗指征的差异、超滤治疗方案的不同和药物治疗组与对照组的治疗方案的高度不一致性等,可能解释部分有冲突的结论。对此,本文进一步复习心力衰竭液体储留的病理基础、超滤治疗益处、超滤治疗用于失代偿性心力衰竭的循证依据。目的在于加深对超滤方法治疗失代偿性心力衰竭的理解、重视超滤应用的时机、脱水的程度、个体化治疗的重要性。

二、失代偿心力衰竭水钠潴留、器官充血的病理生理基础

大部分急性失代偿性心力衰竭(ADHF)患者有体液潴留的临床表现。治疗的重点在于改善肺循环和体循环的充血,并识别和治疗可能的诱发因素。髓祥利尿药无疑是改善 ADHF 患者症状的重要成分,虽然它也可能带来一些不良反应,如电解质紊乱、肾功能恶化(WRF)、神经体液系统的过渡激活,甚至最终出现利尿药抵抗,然而,心力衰竭治疗指南把其列为心衰治疗的不可或缺的重要部分。图 1 概括了严重体液潴留的 ADHF 患者出现祥利尿药反应性下降或者抵抗可能的级联反应。

心力衰竭时中心静脉压的升高(静脉充盈)、心脏搏出量和有效循环血容量的下降(动脉未充盈)使肾脏动静脉间压力梯度、肾血流量和跨肾小球间压力梯度减少。肾小球滤过率(GFR)的下降反过来又激活神经体液系统,特别是肾素-血管紧张素-醛固酮系统,

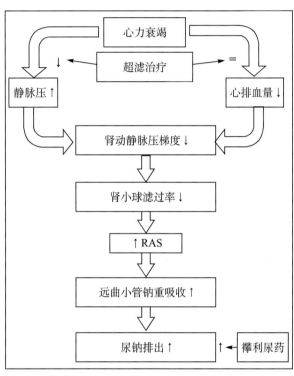

图 1　ADHF 者液体潴留、祥利尿药反应↓或者抵抗可能的级联反应

后者的激活使近端小管钠的重吸收增加,从而使远端肾小管钠含量减少。因此在尿钠排泄方面,患者对髓祥利尿药的反应下降。由此可见,髓祥利尿药对严重体液潴留患者的效果不理想。对此,有必要寻找不同的治疗策略。首先是最优化的利尿药治疗(比如更高的剂量、连续给药和联合性利尿药治疗),从而使水钠排泄达到最大化,这已被多数指南推荐,(指南推荐:呋塞米 40~160mg/d,联合螺内酯 20~40mg/d 基础上如利尿效果仍不理想,可再联合氢氯噻嗪等作用于肾小管不同部位的利尿药,来达到有效排尿的目的)。临床上理想的、更契合心力衰竭病理生理异常的治疗策略则是:纠正最初的存在于利尿药低反应性之下的血流动力学紊乱,即中心静脉压的升高,对此,超滤治疗是一种值得考虑的方法,在不影响循环容量的情况

下降低中心静脉压,从而降低神经体液系统的过渡,在一定程度上恢复顽固性心力衰竭患者对利尿药的反应性。

超滤治疗包括体外超滤治疗与体内腹膜透析治疗两大方面:体外超滤治疗失代偿心力衰竭的益处包括:①快速脱水、减少血管容量,有效纠正酸碱及电解质紊乱;②有利于清除炎症因子、心肌抑制因子而改善心力衰竭症状;③恢复患者对利尿药的低反应性。腹膜透析治疗失代偿心力衰竭的益处包括:①对血流动力学影响很小、持续平稳的超滤,合理改善容量状态;②对钠、钾有筛析效应,可以更好地控制血钠、血钾;③恢复患者对利尿药的反应性;④清除中分子物质和炎症因子等。必须强调,采用超滤治疗,如液体清除过快同样可使交感神经、RAS的过渡激活而带来不良预后;没有细致分析导致液体潴留的可逆因素也可能是超滤不理想的原因;同时也强调了个体化治疗的重要性。尽管体外超滤和腹膜超滤在心力衰竭中的应用依然存在争议,实际上仍存在认识上的不足,包括最佳临床指征、最优的治疗方案和对硬临床终点的影响。

三、体外超滤治疗治疗失代偿心力衰竭的循证证据

Patarroyo等回顾分析了63名进展性少尿、出现肾功能恶化(WRF)和持续充血心力衰竭状态且传统药物治疗无效的患者,经过超滤治疗后的临床结局。实际治疗方案是液体清除速度约为200ml/h。虽然超滤改善了血流动力学、进一步减轻了体重,但这些高危患者的肾功能并未得到改善。Jefferies等对184例是代偿心力衰竭患者进行研究,对其中97例LVEF>40%;和87例LVEF<40%的失代偿心力衰竭患者进行超滤治疗。所有患者超滤过程中非持续性使用髓襻利尿药,平均超滤速度为180ml/h。以体重减轻、超滤治疗结束时血尿素氮和肌酐的升高程度、住院天数和住院死亡率为指征,两组患者对超滤治疗的反应相同,结果提示左心室收缩功能状态(EF)并不影响超滤的效果。Raichlin等将超滤治疗中出现肾功能恶化(WRF)的急性失代偿性心力衰竭(ADHF)患者($n=40$)和未出现肾功能恶化的ADHF患者($n=90$)进行回顾性分析对比。超滤过程所有病人均非持续性使用利尿药。两组间的超滤时间、移除的液体量、体重的减轻程度均无差异。有趣发现了,出现肾功能恶化的患者的峰超滤速度更高[(175±75) vs (144±52)ml/h,$P=0.03$],结果提示激进的体液清除速度与肾功能的恶化密切相关。

急性失代偿性心力衰竭患者的心肾拯救研究(CARRESS-HF)。在这项多中心研究中,纳入持续充血状态的ADHF合并肾功能恶化患者,随机分为两组,一组接受"以算法为基础(algorithm-based)"的药物治疗,另一组接受超滤治疗,两组在心力衰竭传统治疗方案方面基本相同。试验的主要复合终点为治疗96h后肌酐和体重的变化。结果显示超滤治疗组患者不仅没有获得更大的体重下降,还出现明显的肌酐升高和更多的不良反应。CARRESS-HF的研究设计引起了很多人的关注。需要特别指出的是,药物治疗组利尿药的剂量根据治疗的反应进行了调整,然而超滤组的超滤组没有个体化方案、没有根据患者的需要和临床状态进行个体化调整,超滤速度为200ml/h,固定的超滤速度和事先缺乏明确的容量目标,使得超滤治疗组患者的方案显得太激进。解读CARRESS-HF研究时,应该明白,该研究不合理之处在于将合理药物治疗方案与不合理的超滤治疗方案进行比较。

在一项单中心随机研究中,Hanna等在收入ICU进行以血流动力学为导向的治疗的晚期心力衰竭患者中,对超滤治疗($n=17$)与传统治疗($n=19$)进行对比。主要终点事件为将肺毛细血管楔压至少连续4h维持于≤18mmHg所需的时间。在该研究中,超滤可以使体重减轻更多、清除更多的体液,缩短住院时间,且不增加不良反应。"充血性心力衰竭患者的持续性超滤治疗试验(CUORE)"将56名估计体重增加至少4kg的严重心衰患者随机分为两组,分别以传统药物或超滤作为一线治疗方案。尽管在出院时两组的体重下降程度并无区别,然而在1年的随访中,接受超滤治疗的ADHF患者的再住院率更低。更重要的是,超滤治疗使肾功能更稳定、呋塞米剂量保持不变和BNP水平更低。该研究中值得一提的是,超滤治疗过程使用的利尿药并未被限制。

四、腹膜超滤治疗失代偿性心力衰竭的循证研究

最早报道腹膜透析治疗难治性心力衰竭的临床研究比较小型,并缺乏对照组。然而这些报道的主要作用在于证实该治疗策略的生理和临床合理性,提示患者对腹膜超滤的耐受性好,可能作为一种改善心力衰竭患者症状和生活质量的有效方法。随后Courivaud等发表了对126名仅仅因为慢性难治性心力衰竭而接受腹膜透析治疗的患者的临床经验。他们接受腹膜透析的平均持续时间为16个月,腹膜透析开始时的GFR为33ml/min。在腹膜透析开始前的12

个月内,平均每个病人每月住院 3.3d,而腹膜透析治疗后该数字降至每月 0.3d($P<0.0001$)有趣的是腹膜透析使住院时间戏剧性地减少了 91%。研究者宣称 LVEF 也得到改善。

Koch 等报道了 118 名接受间断腹腔透析治疗的难治性心力衰竭老年患者的结局。心功能Ⅲ～Ⅳ级,有严重的肾功能不全(血肌酐和尿素的清除率分别为 19.2ml/min 和 7.6ml/min),且很大一部分的病人合并糖尿病等其他疾病。有趣的是,腹膜透析治疗 6 个月后,这些患者的心功能状态明显改善、体重减轻,生存率也较高(71%)。在另一项回顾性观察研究中,Bertoli 等评价了腹膜透析在 10 个肾脏中心的 48 名慢性难治性心力衰竭患者中的应用。这些研究人员发现,在腹膜透析治疗的第 1 年,肾功能维持稳定,然而肺动脉收缩压从(45.5 ± 9)mmHg 降至(40 ± 6) mmHg($P=0.03$),并且心功能分级得到明显改善。与 Courivaud 的研究相似,腹膜透析治疗期间每位患者每年的平均住院时间也明显地从 43d 减少至 11d($P<0.001$),而腹膜透析相关性腹膜炎的发病率无明显增加(45 名患者 1 个月中只出现 1 例)。

五、小结

不断报道的临床证据提示:超滤在 ADHF 的治疗中带来益处,但其确切的获益机制仍有待进一步阐明。更重要的是很多观点仍需进一步证实,比如最佳超滤治疗的个体化方案、超滤速度及临床治疗的目标。作为临床医师,我们期待着更大型、更有说服力的关于超滤治疗失代偿性心力衰竭的循证医学研究结果问世。同时,鉴于超滤治疗能及时、有效改善容量负荷过重的心力衰竭患者的水、电解质紊乱、恢复利尿药的敏感性等病理生理机制所在,作为实践者,我们有理由积极参与该领域的研究,为未来提供更多的研究。

参 考 文 献

[1] Costanzo MR, et al. Ultrafiltration versus intravenous diuretics for patients hospitalized for acute decompensated heart failure. J Am Coll Cardiol, 2007, 49(6): 675-683.

[2] Bart BA, et al. Ultrafiltration versus usual care for hospitalized patients with heart failure: the Relief for Acutely Fluid-Overloaded Patients With Decompensated Congestive Heart Failure(RAPID-CHF)trial. J Am Coll Cardiol, 2005, 46(11): 2043-2046.

[3] Bart BA, et al. Ultrafiltration in decompensated heart failure with cardiorenal syndrome. N Engl J Med, 2012, 367(24): 2296-2304.

[4] PeacockWF, Costanzo MR, DeMarco T, et al. Impact of intravenous diuretics on outcomes of patients hospitalized with acute decompensated heart failure: Insights from the ADHERE Registry. Cardiology, 2009, 113: 12-19.

12. 睡眠呼吸暂停对慢性心力衰竭的影响与治疗

广东省人民医院　钟　琪　王　玲　罗远明

心力衰竭(heart failure,HF)是全球性公共卫生难题,是众多心血管疾病的最后阶段和常见死因。根据左心室射血分数的不同,心力衰竭可分为射血分数降低型心力衰竭(HF with reduced EF,HF-rEF)及射血分数保留型心力衰竭(HF with preserved EF,HF-pEF)。这两种类型的心力衰竭的发病机制及病理生理变化均不同。睡眠呼吸暂停(sleep apnea,SA)是促进心力衰竭发生发展的一个重要因素。睡眠呼吸暂停是指睡眠时口鼻气流消失或明显减弱较基线下降≥90%,持续10s以上,包括阻塞性(obstructive sleep apnea,OSA),中枢性(central sleep apnea,CSA)。而睡眠低通气(hypopnea)则是指睡眠过程中口鼻气流较基线水平降低≥30%并伴血氧饱和度(SaO_2)下降≥4%,持续时间≥10s;或者是口鼻气流较基线水平降低≥50%并伴SaO_2下降≥3%,持续时间≥10s。OSA可见于普通人群及心力衰竭患者,而CSA则常见于HF患者。睡眠时反复发作的呼吸暂停可导致间歇缺氧、胸腔负压升高(仅OSA存在)、交感激活、频繁睡眠觉醒,可引起一系列心血管反应异常,包括系统性高血压、心律失常、心肌缺血甚至梗死。基于对SA认识不断加深,本文从HF合并SA患者的临床特点、两者关系及诊疗进展进行文献回顾。

一、睡眠呼吸暂停的临床表现及诊断

慢性心力衰竭患者常合并SA,其中OSA 25%~55%,CSA 20%~40%。SA在HF-rEF患者占50%~75%,而对于HF-pEF患者,虽然缺乏大规模筛查数据,但有研究显示约2/3的HF-pEF患者存在SA。睡眠呼吸暂停在HF-pEF的伴发率和HF-rEF接近,而且与HF-rEF类似,HF-pEF患者随心功能不全程度升高,SA更为严重,提示SA可能是HF-pEF患者预后不良的指标和(或)危险因素。

OSA与CSA均表现为睡眠过程中出现呼吸暂停,其中OSA是主要因咽喉部塌陷等上气道阻塞引起,而中枢神经系统继续发出呼吸运动指令兴奋呼吸肌,CSA是因中枢神经系统短时停止发放呼吸运动指令而造成呼吸停顿及气流停止。CSA多见于高原缺氧、吸毒,特别是HF患者,HF患者CSA常常表现为Cheyne-Stoke呼吸(潮式呼吸),即呼吸由浅慢逐渐变为深快、再由深快转为浅慢,随之出现一段呼吸暂停循环往复。

睡眠呼吸暂停和心力衰竭之间的关系似乎是双向的。通过激活交感神经系统及肾素-血管紧张素-醛固酮系统,心力衰竭引起的水钠潴留,而体液在夜间随体位变化而发生转移,最后可引发SA;而SA使交感神经昼夜激活,血压升高及胸腔负压等加重心室负荷,导致心室肥大重塑,促进心力衰竭进展。

SA患者常有失眠、疲倦和(或)白天嗜睡。其伴侣诉说患者入睡后呼吸停止,或不规则呼吸;患者常常自诉频繁觉醒,睡眠质量差,气短,夜间阵发呼吸困难,夜尿多。然而,因为这些SA常见表现多归因于心力衰竭本身,HF患者出现SA容易被患者和医生忽视。而心力衰竭患者常常缺乏白天嗜睡的表现,进一步增加通过问卷等手段筛查SA的难度。然而SA出现在HF患者与一系列不利于心力衰竭心脏的神经及血流动力学反应有关,必须引起足够重视。

诊断OSA及CSA的金标准是多导睡眠图(polysomnography,PSG)。而国内学者发现结合膈肌肌电可更准确鉴别睡眠呼吸暂停的类型。衡量SA严重程度的常用指标是睡眠呼吸暂停低通气指数(apnea-hypopnea index,AHI)。AHI定义为睡眠时平均每小时呼吸暂停与低通气的次数之和,正常人睡眠时AHI不超过5次/小时。

二、阻塞性睡眠呼吸暂停与心力衰竭

美国一项横断面研究显示OSA增加罹患心力衰竭的风险,研究在1995—1998年从参与睡眠心脏健康研究(Sleep Heart Health Study)人群中入选6424名,按多导睡眠图的AHI水平分为人数相同的四组,统计分析其自述心血管疾病的情况,包括既往心肌梗死、心绞痛、冠状动脉血运重建,心力衰竭及卒中,结果显示高AHI(AHI>11)的OSA患者相比低AHI者(AHI≤1.3)出现心力衰竭的相对危险比为2.38。

另一前瞻的观察性研究则从 1997—2004 年纳入 193 名 HF-rEF 患者,平均随访 32 个月的结果同样显示,缺血性心力衰竭合并未治疗的睡眠呼吸暂停的患者,其全因死亡率较非合并 SA 的缺血性心力衰竭患者明显升高(18.9 死亡/100 人年 vs 4.6 死亡/100 人年,风险比 HR=3.03),而这主要是因为 SA 患者有更高的猝死风险;但对于非缺血性心力衰竭患者,研究并未显示 SA 与全因死亡率相关。该研究提示缺血性心力衰竭患者更易受睡眠呼吸暂停的不良影响,加重心肌缺血,如低氧血症、交感激活、心律失常等。

三、中枢性睡眠呼吸暂停与心力衰竭

多个研究同样提示 CSA 与心力衰竭患者不良预后有关。意大利一项前瞻性观察研究入选 HF-rEF 患者(LVEF≤35%),在排除合并 OSA 患者后最终入选 62 人,平均随访 28 个月,多因素分析发现,AHI 是心源性死亡最有效的独立预测因素,AHI≥30 的患者较 AHI<30 者死亡率显著升高(59% vs14%)。

另一项美国的前瞻性观察研究入选 HF-rEF 患者(LVEF≤45%)88 人,其中 56 名患者合并 CSA(AHI>5),32 名患者不合并 CSA,平均随访 51 个月,Cox 多因素回归分析显示,合并 CSA 的心力衰竭患者中位生存期显著短于不合并 CSA 者(45 个月 vs90 个月),风险比为 2.14。上述研究提示,AHI 与心血管疾病的不良事件发生率显著相关。正因 SA 的不良影响随 SA 事件数增加而增加,所以降低 AHI 是治疗 SA 及改善患者预后的核心。

四、心力衰竭合并睡眠呼吸暂停的治疗

(一)气道正压通气

目前睡眠呼吸暂停的一线治疗手段是气道正压通气。根据临床情况,主要通气治疗模式选择包括持续气道正压通气(continuous positive airway pressure,CPAP),双水平气道正压通气(bi-level positive airway pressure,BiPAP),适应性伺服式通气(adaptive servo-ventilation,ASV)等。无创通气支持通过预先设定的参数给予患者一定的压力支持,直接降低 SA 患者的 AHI,从而达到治疗的目的。由于心力衰竭与睡眠呼吸暂停的双向作用,对于两者并存的患者,心力衰竭的药物治疗非常关键。而在心力衰竭的优化药物治疗基础上针对 SA 的治疗可通过消除或减弱其不良作用改善患者预后。不同通气支持模式对该类患者的作用目前已有不少研究探讨,对呼吸支持的认识也不断深入。

1.OSA 与 HF-rEF CPAP 是目前治疗 OSA 的最重要方法。CPAP 可缓解 OSA 的本身病情,安全性及耐受性均较好,多个随机对照研究(RCT)显示,CPAP 可提高 HF-rEF 合并 OSA 患者的 LVEF、心功能分级、生活质量等指标,可用于 HF-rEF 合并 OSA 的综合治疗。Kaneko 等的研究显示,1 个月的 CPAP 治疗可使合并严重睡眠呼吸暂停(OSA 为主)(AHI≥20)的 HF-rEF 患者,OSA 发生显著减少(AHI 30.3±4.7vs3.6±0.7),夜间最低血氧上升,LVEF 绝对值升高 9%,并且患者收缩压及心率降低,但 CSA 事件发生频率未见显著减少。类似地,Mansfield 等的研究发现,为期 3 个月的 CPAP 治疗使 AHI 显著降低[(−21.1±3.8) vs (−8.4±3.6)]的同时,使 HF-rEF 患者 LVEF 明显改善[(5.0±1.0)% vs (1.5±1.4)%],并改善生活质量、白天嗜睡程度,但研究并未显示对血压,心功能分级有显著影响。另外,Egea 等的研究纳入 HF-rEF 合并睡眠呼吸暂停(AHI≥10,未区分 SA 为中枢性或阻塞性)患者 73 人,随机接受 CPAP 或假 CPAP(安慰剂)治疗,3 个月后 CPAP 治疗组 AHI 显著降低[(30.3±4.7) vs (3.6±0.7)],LVEF 改善[LVEF(28.0±1.5)% vs (30.5±0.8)%],而安慰剂组未见明显变化。然而 CPAP 并未改善患者的生活质量,NYHA 心功能分级,以及 6min 步行距离。该研究提示,CPAP 除缓解 OSA 改善患者预后,对 CSA 似乎也有类似作用。

另外 2 项非随机对照的观察性研究探讨了治疗 OSA 对 HF-rEF 的发病和死亡等预后的影响。其中一项研究平均随访 2.9 年,显示接受 CPAP 治疗的合并 OSA 心力衰竭患者较未针对 OSA 治疗的患者,死亡率有降低的趋势(P=0.07)。另一项平均随访 2.1 年的研究显示,CPAP 治疗组的无住院生存期显著优于非 CPAP 治疗组。尽管结果令人鼓舞,但由于研究本身并非随机,无法控制众多混杂因素,且样本量小也降低研究的可靠性,因此尚待更大规模的随机对照试验验证其对 HF-rEF 合并 OSA 患者预后的影响。

2.CSA 与 HF-rEF 与 OSA 不同,由于 CSA 与心力衰竭严重程度相关,因此心功能不全合并 CSA 患者对心力衰竭的优化治疗是至关重要的,随心功能改善,CSA 也同时好转。在 HF 患者合并 CSA,早期小型研究显示 CPAP 对合并 CSA 的心力衰竭患者有帮助,包括减少室性异位搏动,降低交感活性,改善生活质量,缓解白天嗜睡,甚至可能降低死亡率及心脏移植可能。之后进行的更大规模的 CANPAP 研究,则是为明确 CSA 合并 HF 患者应用 CPAP 治疗对患者预后影响的随机对照研究。CANPAP 研究入选

HF-rEF(LVEF<40%)合并 CSA(AHI>15)的患者，130 名和 128 名患者分别随机到 CPAP 组及非 CPAP 组(对照组)。结果显示，3 个月后 CPAP 组对比对照组，AHI 降低[(-21±16) vs (-2±18)]、夜间血氧升高、运动耐量及 LVEF 改善[(2.2±5.4)% vs (0.4±5.3)%]的程度更显著，但两组免于心脏移植的生存期却未见差别，最终平均 2 年随访显示治疗组与对照组主要事件率亦相同。而该研究的事后分析则提示若 CPAP 治疗后 CSA 得到足够的控制(AHI<15)，生存率可获改善。这从侧面反映心力衰竭合并 CSA 患者 CPAP 依从性及有效性是临床治疗的难题之一。

基于 CANPAP 研究模棱两可的研究结果，为改善患者依从性及 CPAP 对 CSA 患者的潜在血流不良作用，一种更新且耐受性更好的无创通气支持模式面世并进行临床试验，即适应性伺服式通气(adaptive servo-ventilation，ASV)。类似 CPAP，ASV 提供基线持续正压通气，同时设备还能监测中枢性呼吸暂停并在潮气量和呼吸频率未达到预先设定阈值时强加数次呼吸，以满足患者最低通气需求。研究显示患者对 ASV 比 CPAP 更耐受，因为设备自动检测睡眠呼吸障碍的类型，并据此通过特定算法提供不同水平的压力支持，供给患者的气流量调控更好，比 CPAP 更舒适。小规模研究显示 ASV 在心力衰竭合并 CSA 患者中控制睡眠呼吸暂停比 CPAP 更有效。Philippe 等的研究对比 HF-rEF(LVEF≤45%)合并 CSA(AHI>15)患者的 ASV 及 CPAP 治疗效果，随机分组接受治疗 6 个月，结果显示两者均可有效降低 AHI，但仅有 ASV 可完全纠正 CSA(使用后 AHI<10)；另外，ASV 的依从性及对生活质量的改善优于 CPAP，而且仅有 ASV 能显著改善 LVEF。之后另一项对比气流触发 ASV(flow-triggered ASV)与 CPAP 疗效的研究结果类似，对心力衰竭合并中重度(AHI≥15)SA(包括 OSA 及 CSA)患者，ASV 更优。日本的另一项研究也表明，有效使用 ASV(≥4h/晚)可以降低致命心血管事件并改善生存。然而以上均为小样本临床试验，难以让人信服。而最近发表的 SERVE-HF 研究结果却给支持 ASV 治疗心力衰竭合并 CSA 患者泼了一盆冷水。

SERVE-HF 是一项全球多中心随机对照研究，于 2008—2015 年入选了 1325 名 HF-rEF 合并 CSA(AHI>15)患者，分别接受指南指导下的药物治疗或药物联合 ASV 治疗。主要终点事件包括全因死亡、因心力衰竭加重的计划外住院、心脏移植、安装左心室辅助装置、心脏骤停后心肺复苏、ICD 装置适时除

颤等。研究平均随访 54 个月，随访结束时 ASV 组与对照组间主要终点时间发生率无显著差异(54.1% vs 50.8%，P=0.10)，但全因死亡及心血管性死亡发生率 ASV 组显著高于药物组(全因死亡危险比 HR=1.28，P=0.01；心血管性死亡危险比 HR=1.34，P=0.006)。有别于 CANPAP 研究，SERVE-HF 研究随访 12 个月时 ASV 组 AHI=6.6 次/h，SA 控制效果达标，但最终 ASV 治疗并未显示患者获益，甚至有害。对于其中 ASV 治疗 CSA 对这类心力衰竭患者产生不良作用的具体机制尚不清晰，重要的原因之一是部分 CSA 的出现可能是心力衰竭的代偿机制，具有保护性作用。另一项大型临床试验 ADVENT-HF 将为 ASV 治疗 HF-rEF 合并 SA 提供更多循证医学证据。ADVENT-HF 研究设计与 SERVE-HF 研究相似，主要终点事件为死亡、首次心因性住院、需要抗栓治疗的新发房颤/房扑、ICD 装置适时除颤；主要不同在于 ADVENT-HF 研究入选 AHI≥15 的 SA 患者，但不区分 OSA 或 CSA 何者为主，只要 OSA 患者无或轻度日间嗜睡且 Epworth Sleepiness Scale 评分(评估患者嗜睡情况，用于 OSA 的筛查，评分超过 10 分提示嗜睡)≤10 分。研究目前正在进行，结果拭目以待。

3.OSA、CSA 与 HF-pEF 对于 HF-pEF 合并 OSA 或 CSA 的治疗，日本 Yoshihisa 等进行的小规模随机对照研究发现，HF-pEF 合并中重度 SA(不区分 SA 类型)患者应用 ASV 治疗，6 个月时心脏舒张功能、血管僵硬度改善，BNP 水平降低，而 LVEF、心功能分级未见明显变化。研究提示 ASV 可能是改善 HF-pEF 合并 OSA 或 CSA 患者预后的重要手段。近期该团队另一项纳入 109 名 HF-pEF(LVEF>50%)合并 OSA 或 CSA 患者的研究，根据呼吸睡眠暂停的不同类型选择气道正压通气(PAP)模式，以 OSA 为主者应用 CPAP，CSA 为主者选用 ASV。6 个月时 PAP 治疗组患者包括右心室分数面积变化(RV-FAC)、三尖瓣反流压力阶差、第 1 秒用力呼气容积/用力肺活量(FEV1/FVC)等右心功能及肺功能指标均有改善，而非 PAP 治疗组无相应变化。而且，2.5 年随访结果显示 PAP 治疗组的全因死亡率显著低于非 PAP 治疗组(0% vs12.8%，P=0.014)。但该研究为非随机研究，存在相当多的混杂因素，对于 HF-pEF 合并合并 OSA 或 CSA 的患者的治疗尚须大规模随机对照研究进一步明确。

(二)舌下神经刺激治疗

上呼吸道刺激(upper-airway stimulation)，或称舌下神经刺激(hypoglossalnerve stimulation)是治疗

OSA新方法,主要通过电刺激舌下神经,增加上气道扩张肌群尤其是颏舌肌的张力,以缓解睡眠时上气道梗阻。近日发表的研究初步显示,其对控制OSA病情,包括AHI等指标改善,以及生活质量提高均有正面影响。但目前该方法并未大规模应用于临床,更无研究探讨该方法对心力衰竭患者的影响。

(三)膈神经刺激

膈神经刺激(phrenic nerve stimulation,PNS)是最近出现一种试验性的CSA新治疗方法,它使用完全置入式电极系统刺激膈神经,从而调节呼吸。由于设备为置入式且使用无须患者配合,其耐受性及依从性优于气道正压通气治疗。该技术的早期临床经验令人鼓舞。国内学者应用PNS治疗HF合并CSA患者,初步结果显示PNS可改善CSA,且未见不良事件。一项针对心衰并存CSA患者的小规模多中心探索性研究提示,总体而言,膈神经刺激治疗可显著减轻CSA严重程度,包括AHI、中枢性呼吸暂停指数、4%氧饱和度下降指数、觉醒指数等指标改善。进一步评估膈神经刺激法治疗CSA安全性和有效性的研究目前尚在进行中。

(四)外科治疗

手术治疗仅适合于上气道口咽部阻塞并且AHI<20次/小时者,并且必须明确手术可确实解除上气道阻塞情况。因此外科治疗主要针对OSA,然而心衰患者的呼吸暂停多见CSA。这类手术治疗OSA需严格掌握手术适应证,可选用的手术方式包括悬雍垂腭咽成形术等。当然,手术治疗心力衰竭合并睡眠呼吸暂停患者对其预后的影响目前未见有关研究。

五、小结及展望

心力衰竭患者比普通人群更常出现睡眠呼吸暂停,睡眠呼吸暂停和心力衰竭之间的关系很可能是双向的。尽管心力衰竭的治疗进展,已显著降低部分死亡风险,但心力衰竭仍表现为发病率高,预后差。目前心血管领域对睡眠呼吸暂停日渐重视,但相应的诊断筛查及干预治疗差强人意。研究显示SA与心力衰竭患者不良预后密切相关,目前对于气道正压通气治疗OSA合并心力衰竭尚缺乏大规模随机对照研究的证据,CSA合并心力衰竭患者应用气道正压通气治疗则不明确甚至不利。新的治疗手段如膈神经刺激法对HF合并SA患者的心功能改善及预后影响,目前尚不清楚。对于心力衰竭合并睡眠呼吸暂停的患者,如何选择合理的诊治方案尚有待进一步研究探讨。

参 考 文 献

[1] Arzt M,Woehrle H,Oldenburg O,et al. Prevalence and Predictors of Sleep-Disordered Breathing in Patients With Stable Chronic Heart Failure: The SchlaHF Registry.JACC Heart Fail,2015.

[2] Herrscher TE,Akre H,Overland B,et al.High prevalence of sleep apnea in heart failure outpatients:even in patients with preserved systolic function.J Card Fail,2011,17:420-425.

[3] Yumino D,Wang H,Floras JS,et al.Prevalence and physiological predictors of sleep apnea in patients with heart failure and systolic dysfunction.J Card Fail,2009,15:279-285.

[4] MacDonald M,Fang J,Pittman SD,et al.The current prevalence of sleep disordered breathing in congestive heart failure patients treated with beta-blockers.J Clin Sleep Med,2008,4:38-42.

13.心力衰竭患者的水钠管理

广州医学院第二附属医院　熊龙根　罗承锋

尽管心力衰竭的治疗取得了长足的进展,但在美国,每年仍有超过100万的患者因心力衰竭住院,欧洲的情况也大致相似。住院与患者肺循环或体循环淤血后出现呼吸困难、湿啰音及水肿等相关。越来越多的证据提示充血本身可导致心力衰竭进展。充血可对心脏产生诸多不利的影响,如心室几何结构的改变、功能性二尖瓣关闭不全、进一步增加心内压,同时,充血也会因静脉压升高损伤肝、肾等器官。理想情况下,充血应该能预防,运用现代新技术,也能进行早期监测,并在临床症状出现前进行早期干预。对于充血的治疗,应根据患者充血的严重程度及肾功能情况,制定个体化治疗方案。在充血症状恶化情况下,应给予"桥接"治疗,以使患者有机会接受业已证实能改善心功能和临床结局的治疗。

一、心力衰竭患者充血发生的病理生理

充血是结构性或功能性疾病的并发症,如心室重塑、冠状动脉疾病进展、心脏瓣膜异常、神经内分泌与炎症激活、血管适应、肾功能不全等。充血常常严重到需要住院或需要接受急性治疗的情况下才被意识到。充血可分为两类:血流动力学充血与临床充血,两者常先后出现,呈连续性。血流动力学充血是指心内充盈压升高,并伴随心肺容量超负荷,可无临床体征/症状。临床充血是指有心内充盈压升高相关的临床体征/症状存在。心内充盈压升高可出现在临床症状或体重增加前数天至3周。有研究发现,部分肺淤血患者的液体超负荷是由液体重新分布所致,这些患者血管阻力/僵硬度增加,导致大静脉容量减少、动脉阻力增加,进而引起体内液体从内脏进入有效循环。不过,这些患者除了可能的液体重新分布外,适应性神经内分泌激活致水钠潴留,也确实存在。充血增加左心室室壁张力,导致功能性二尖瓣反流、神经内分泌/炎症激活,从而加重心肌重构(心腔扩张、心室球形度增加、心肌缺血加重)、导致心肌细胞死亡、心室功能下降、血流动力学恶化及心力衰竭进展。左心室损伤常常导致右心室功能不全,其发生机制包括心室间相互作用及慢性左心充盈压升高致肺高压,并进而

影响右心室后负荷。右心室后负荷增加导致右心室功能不全、三尖瓣反流,进而可使右心室功能进一步受损及体循环淤血,促进心力衰竭发生的恶性循环。体循环淤血又增加右心室前负荷,长期前负荷增加同样也导致右心室功能不全、三尖瓣关闭不全及右心充盈压升高,最后引起中心静脉压升高及肾功能不全,从而使充血恶化。因此,血流动力学充血的概念说明血流动力学紊乱实际上发生在有临床表现之前,仔细监测血流动力学充血为进行早期临床前干预提供可能。

充血隐匿性发作时常被忽视。对于容量超负荷的临床评估也常常有限。在没有水肿的心力衰竭患者,常存在未被发现的容量超负荷,后者与心内充盈压升高及预后差有关。一旦充血被发现,其将是治疗的目标。积极降低心内充盈压有利于减轻症状,同时,改善二尖瓣反流、右心室功能、神经内分泌激活及运动耐力。不过,充血常未经充分治疗,患者常仍有循环容量增加就出院,此时却未能真正完全得以纠正。这也是患者出院后不稳定以及早期再次住院的原因。

二、充血的评估

住院患者充血评估的"金标准"是肺毛细血管楔压(pulmonary capillary wedge pressure,PCWP)检测,后者与左心室舒张末压非常接近。但PCWP为有创检测,限制了其临床应用。体重监测容易,但它并不能代表充盈压的变化。以颈静脉压监测左心室充盈压升高,敏感性高,特异性强。在大多数心力衰竭患者,左右心充盈压一致性升高时颈静脉评估是可靠的。但根据右心充盈压评估来指导治疗不能产生理想的效果,应考虑有创性监测左心充盈压。另外,在很多病人即使有血管内容量超负荷,其他体征如湿啰音、外周水肿也可不出现。因此,需要新的技术用于心力衰竭患者体液潴留的评估。X线胸片能显示慢性升高的充盈压,但其改变相对滞后,不足以用于指导急性评估与治疗。还曾建立评分系统用于临床监测,如包括肺部湿啰音、病理性颈静脉扩张、外周水肿及第三心音等的评分系统,其左心房压<20mmHg的

阴性预测值为95%。血浆钠尿肽可增加心力衰竭诊断准确率、评估左心室充盈压升高、明确是否存在充血。但钠尿肽不应单独用于充血评估,而是应结合临床情况一起进行评估,因为钠尿肽没有明确的界值,其分泌与释放也比较慢而多变。如果知道患者的钠尿肽基础浓度,将有助于确定其目标值、用于监测充盈压,并依此优化治疗。另外,还有一些评估充血的无创方法如下。

1.下腔静脉(inferior vena cava,IVC)的超声评估　通过测量IVC直径及其塌陷情况,可迅速评估患者的右心房压升高情况。

2.超声评估PCWP或左心室充盈压　组织多普勒成像测量二尖瓣早期峰流速(E)和二尖瓣环舒张期流速(e'),跨二尖瓣E/e'比值用于评估PCWP或左心室充盈压。

3.肺部超声　检测B线或称为超声肺彗尾征,与X线胸片肺淤血评分及有创检测血管外肺水相关(表1)。

4.经胸生物阻抗或胸阻抗图　可用于评估心排血量、每搏量、循环血管阻力及胸腔积液量。

研究显示,胸部阻抗降低与心力衰竭患者住院相关,全身生物电阻抗亦可快速评估细胞内外体液量及利尿治疗的效果。这些评估方法尚需进一步的临床试验证实。

表1　根据心力衰竭临床情况无创检测充血参数界值

参数	有淤血	无淤血
IVC 塌陷指数	<50% → RAPs >10mmHg	≥50% → RAPs ≤10mmHg
	<45% → RAPs >8mmHg	>45% → RAPs ≤8mmHg
	<40% → RAPs >8mmHg	>45% → RAPs ≤10mmHg
呼气最大 IVC 直径	≥2cm	<2cm
		≤1.2cm 提示 RAPs 正常(≤10mmHg)
超声心动图测量 PCWP	>12mmHg	≤12mmHg
E/e'	≥15(间隔);≥12(侧壁);≥13(平均)	<15(间隔);<12(侧壁);<13(平均)
	11	<11
肺超声	前胸壁、侧胸壁超声双侧有多条B线;双侧有2个或2个以上阳性区域(阳性区域定义为两肋间有≥3条超声B线)	任意胸部区域≤2条超声B现

三、心力衰竭时心肾相互作用

ADHERE注册研究发现,急性心力衰竭的患者肾功能不全发生率较高,中度[GFR 30~59ml/(min·1.73m^2)]、重度[GFR 15~29ml/(min·1.73m^2)]肾功能不全及肾衰竭[GFR<15ml/(min·1.73m^2)]的发生率分别为43.5%、13.1%、7%。另外,心力衰竭患者肾小球滤过率急性或慢性下降与预后差独立相关。心肾相互作用可分为5型:1型为急性心力衰竭导致急性肾功能损伤,2型为慢性心力衰竭导致进展性、潜在持续性慢性肾脏疾病。心力衰竭相关肾功能不全的病理生理机制复杂,可能包括以下几个方面:①心排血量及肾灌注降低;②中心静脉压升高;③腹内压升高(>8 mmHg);④神经内分泌以及炎症系统激活及氧化应激;⑤原本存在的慢性肾脏病;⑥利尿药、抗生素、非甾体类消炎药等药物引起的肾损伤。心力衰竭的心脏没有足够的前向心排血量,导致肾前性低灌注压,动脉低灌注代偿性激活神经内分泌系统,如肾素-血管紧张素-醛固酮系统(renin-angiotensin-aldosterone system,RAAS)、交感神经系统及精氨酸加压素(arginine vasopressin,AVP)。在心排血量降低、低血压情况下,肾脏通过自身调节机制能维持足够的肾脏灌注压。神经内分泌激活有助于渡过急性应激,通过增加循环血容量,以恢复心排血量、保持肾脏灌注及滤过分数。慢性容量扩张却增加前后负荷而减少心排血量,形成恶性循环。持续的肾脏低灌注可引起慢性肾脏缺血、炎症、氧化应激,进而导致进行性肾功能不全。然而,仅仅提高心脏指数并不能改善肾功能,这已为ESCAPE研究所证实,只有右心房压与基线肾功能不全有关。研究发现,住院期间肾功能恶化（血清肌酐升高＞0.3mg/dl）与入院、出院时更高的中心静脉压相关，但与低心脏指数无关。右心室功能不全及三尖瓣反流在肾功能恶化过程中发挥重要作用。中心静脉压可用于不同心脏指数水平患者的危险分层也是其佐证，静脉淤血减轻改善肾功能亦是如此。中心静脉压升高增加肾间质压，后者引起GRF损伤及低压损伤，此与心力衰竭时淤血性肝功能不全类似。肾小囊内静水压升高以及出球小动脉收缩可降低GFR，且与心排血量无关。肾内血管收缩为交感激活及神经内分泌系统激活所致。另外，静脉淤血可通过牵拉内皮细胞可调节血管内皮素的合成与分泌表型，使之激活，促进氧化、炎症及血管收缩。这可能也参与了肾脏结构与功能改变（特别是肾小管间质）过程，进而导致水钠潴留。

治疗心衰的药物也可引起肾功能恶化，如利尿致低血容量、早期使用RAAS阻滞药以及药物致低血压，特别是利尿药强化治疗致血液浓缩与肾功能恶化显著相关，但与更保守治疗的患者比较，其180d死亡率降低。因此，在利尿药及血管紧张素抑制药治疗之初，肾功能恶化可能是可接受的。应该注意的是，高容量负荷的慢性心力衰竭患者在使用利尿药改善容量负荷时，可发生肾功能损伤。

四、肾损伤及其标志物

急性肾损伤（acute kidney injury，AKI）是住院的急性心力衰竭患者的常见并发症，可增加患者住院时间及其死亡率增加。AKI可以是新发生的肾脏损伤或原有的慢性肾脏疾病（chronic kidney disease，CKD）的急性加重。急性肾损伤网络（acute kidney injury network，AKIN）定义的AKI标准为肾功能急剧（48h内）降低，血清肌酐绝对值升高＞0.3 mg/dL（≥26.4 μmol/L），血清肌酐升高超过50%，或尿少[＜0.5ml/（kg•h）]超过6h。最近肾脏疾病改善全球结局（kidney disease improving global outcomes，KDIGO）组的定义为7d内血清肌酐升高超过50%，或2d血清肌酐升高超过0.3mg/dl（≥26.5 μmol/L），或无尿。研究表明，AKI 2～6个月后，死亡风险增加61%，全因住院增加30%。血清肌酐水平并不总是早期肾损伤的可靠的指标。血清肌酐水平会随年龄、性别、种族、肌肉量及容量状态而发生变化。血清肌酐水平的变化可能是血流动力学因素的反映，而与肾小管、血管或肾间质损伤无关。传统意义上讲，GFR仍是评价肾功能的金标准。但临床上实时准确检测GFR还是比较困难的。在血清肌酐水平稳定情况下，有确证的估算GFR公式。但在AKI时，这些公式

并不能准确评估肾功能。相反，血尿素氮较血肌酐、估算的GFR更能代表对神经内分泌激活与充血的肾脏反应。血清和（或）尿中性粒细胞明胶酶相关载脂蛋白（neutrophil gelatinase-associated lipocaptin，NGAL）、血清胱抑素C、肾损伤分子（kidney injury molecule，KIM）-1及N-乙酰-β-D-氨基葡糖苷酶（N-acetyl-β-D-glucosaminidase，NAG）是目前肾小管损伤和（或）功能评估最为可靠的生物标志物。近期的研究发现，在GFR正常的心力衰竭患者，尿NAG、KIM-1、NGAL检测小管-间质损伤与预后差有关。还有研究发现KIM-1、NAG可预测心力衰竭患者全因死亡及全因死亡与再住院联合终点，但NGAL则与之无关。另有研究显示，尿NAG与慢性心力衰竭患者GFR以及有效肾血流呈负相关，但NGAL、KIM-1则与之无关，NAG、KIM-1与血浆N-末端脑钠肽前体水平呈正相关，尿NAG、KIM-1与死亡或因心力衰竭住院风险增加有关，且独立于GFR。亚临床容量状态调整研究发现停用利尿药可升高尿KIM-1、NAG水平，但不影响NGAL、血清肌酐水平，重新开始呋塞米治疗，尿KIM-1、NAG又可恢复之基线水平，但NGAL水平并不受影响。因此，心力衰竭患者容量状态亚临床改变与肾小管功能不全标志物变化有关，利尿可减轻充血而改善肾小管功能。以上研究结果提示肾小管损伤标志物将可能在监测心力衰竭患者心肾相互作用中发挥重要作用。

五、利尿药剂量调整

利尿药仍是90%的心力衰竭患者因心力衰竭恶化住院的主要治疗手段。利尿药的量效曲线呈S形，所有襻利尿药的最大效应相似。这些药效学特征有重要的临床意义。首先，在药物作用部位必须达到一定的药物浓度方能起效，而该浓度可能会因人而异，因此，药物剂量要个体化。其次，要明确药物的最大效应，以能发挥最大药效的最小药物剂量进行治疗，不用超过该剂量。在肾功能不全的患者，呋塞米经肾排泄及在肾脏的结合都减少，其血浆消除半衰期延长。在肾功能不全的患者，只要到达足够的剂量在有功能的肾单位的利尿效应与健康人相同。但因为肾功能限制了钠滤过，尿中钠排泄不能达到健康人的水平。在临床上，襻利尿药的最大效应剂量对肾功能不全患者可能并不能产生全部的利尿作用，可能需要使用大剂量、多次用药、联合使用利尿药。

在心力衰竭患者，呋塞米的吸收量与健康人相同，但吸收变慢。量效曲线向右下移，其利钠效应仅为襻利尿药正常最大效应的1/4～1/3。长期使用襻

利尿药治疗的心力衰竭患者,可能发生肾内抵抗,增加呋塞米剂量可能有效,多次使用中剂量的襻利尿药、联合使用不同的襻利尿药或加用噻嗪类利尿药亦可能有效,后者可产生协同作用。

总之,肾功能不全患者应增加襻利尿药剂量直至有效或达到最大效应。在肾功能保留的充血性心力衰竭患者,襻利尿药可正常达到小管液。如果襻利尿药在心力衰竭患者的药动学正常,其药效下降与促进近曲小管钠的重吸收有关。研究发现,静脉注射负荷量对心力衰竭患者的症状或肾功能改变与连续静脉注射相似,高剂量与低剂量亦相似。高剂量利尿多,在部分二级终点方面更优,当然,也有更多患者出现一过性肾功能恶化。

现有的心力衰竭指南与专家共识均赞成对门诊患者灵活使用利尿药剂量管理液体超负荷相关的症状与体征。根据患者充血状态、症状或容量过低风险逐渐增加或减少利尿药剂量是合理的。到目前为止,仅有 5 个临床随机对照试验评估心力衰竭患者的利尿药剂量调整问题。其中 3 个试验将灵活调整剂量作为疾病管理的一部分,另外 2 个试验针对性地研究灵活调整利尿药剂量。综合这些临床试验的数据来看,灵活调整利尿药剂量及其个体化可减少心力衰竭患者的急诊次数、再住院,提高其生活质量。

六、改善出院后结局

心力衰竭患者出院后 60～90d 的死亡率、再住院率分别高达 15%、30%。患者出院后事件高发的因素包括:液体超负荷减轻不充分、患者教育不足、有循证证据的治疗不足及出院后随访不足。患者出院后环境发生了变化,如医疗照护、饮食、自主药物治疗、更多体力活动、需要面对家庭后社会压力等。患者还可能出院前并没有达到理想的容量状态、血压控制欠佳、房颤的心室率控制不良等。以上因素使得患者出院早期比较脆弱,需要临床照料。多数患者出院时仅有症状相对改善,充盈压并没有达到理想状态,需要在家继续利尿治疗,这可能比较乐观,但却不现实。

出院后评估是住院心力衰竭患者治疗的重要一环,以保持低的充盈压、减轻症状、改善运动耐力、减轻神经内分泌激活、降低死亡率。简单地减轻体重不能作为减少住院的目标。在一项观察性研究中,医生指导心力衰竭患者监测左心房压进行自我管理,可改善患者左心房压的控制、减轻症状、更加优化神经内分泌拮抗和利尿药剂量、降低早期临床事件。由此可见,门诊血流动力学监测相关的自身管理治疗策略可改变目前进展性心力衰竭的管理、便于优化治疗、

改善患者的预后。充血管理的策略包括:治疗升高的充盈压、调整利尿药剂量。因此,减少再住院有赖于出院后早期(7～10d)随访及个体化的多次随访。每次随访,应根据患者的体格检查、生物阻抗和(或)临床评分评估患者的液体状态、体重,如有可能,IVC、PCWP 或 E/e'、超声 B 线也可用于评估。

七、心力衰竭患者的水钠摄入管理

所有心力衰竭管理指南均推荐限钠作为优化液体管理的重要因素,但不同的心力衰竭患者的限制钠摄入的具体要求尚不明确。美国心力衰竭协会建议有临床症状的心力衰竭患者每天的钠摄入量为 2～3g,中重度心力衰竭、复发或顽固容量超负荷心力衰竭患者应更严格限制钠摄入(<2g)。欧洲指南建议有症状的心力衰竭患者钠摄入应低于 2g,但具体限制水平有争议。NHANES 调查结果显示低钠摄入与心血管死亡相关。有研究发现钠排泄与心血管事件的相关性呈 J 形曲线,过高或过低的钠摄入均可增加心血管疾病的发生率与心血管死亡。与每天 4～5.99g 的基线钠排泄比较,钠排泄每天超过 7g 增加所有心血管事件增加有关,每天钠排泄低于 3g 增加心血管死亡及心力衰竭住院,而每天钠排泄在 2.5～6g 范围内可能相对安全。

在接受大剂量口服呋塞米治疗的代偿性心力衰竭患者,与每天限制钠摄入 120mmol/d(2760 mg/d)比较,每天 80mmol(1840mg)钠摄入患者住院率、BNP、醛固酮、血浆肾素活性以及 TNF-α、IL-6 水平更高,荟萃分析的结果也显示低钠可使血浆肾素、醛固酮、肾上腺素、去甲肾上腺素。近期的研究发现,低于 3g/d 的钠摄入可改善 NYHA Ⅲ～Ⅳ 心力衰竭患者的预后,但可 NYHA Ⅰ～Ⅱ 心力衰竭患者到医院就诊、再入院及其死亡率。因此,并不是所有心力衰竭患者全部需要严格限钠,需要明确钠摄入的安全范围。

至于液体限制,对于有症状、容量超负荷、严重低钠血症(<130mEq/L)的急性心力衰竭患者及所有有症状、大剂量利尿药且限钠仍液体潴留的患者,治疗初期每天液体限制量为 1.5～2L。血钠低于 125mEq/L 的严重低钠血症患者,限制液体摄入应该更严格,但现在还没有统一的意见。在临床实践中,每天液体限制在 2L 以下并不现实。在血钠正常的急性失代偿性收缩性心力衰竭患者,与饮食无限制的患者比较,严格限制液体摄入(<800ml/d)与钠摄入(800mg/d)在体重、临床稳定性及 30d 再入院率方面并无差异。相反,接近正常钠摄入、液体摄入限制在 1L 内对近期有失代偿心力衰竭发作的患者有益。

参 考 文 献

[1] Parrinello G1,Greene SJ,Torres D,et al.Water and sodium in heart failure:a spotlight on congestion. Heart Fail Rev,2015,20(1):13-24.

[2] Alderman MH,Cohen HW.Dietary sodium intake and cardiovascular mortality:controversy resolved? Am J Hypertens,2012,25(7):727-734.

[3] Yang Q,Liu T,Kuklina EV,et al.Sodium and potassium intake and mortality among US adults:prospective data from the Third National Health and Nutrition Examination Survey.Arch Intern Med,2011,171 (13):1183-1191.

[4] O'Donnell M,Mente A,Rangarajan S,et al.Urinary sodium and potassium excretion,mortality,and cardiovascular events.N Engl J Med,2014,371(7):612-623.

14. 右心衰竭的诊断与治疗

广东省人民医院 余丹青 黄洁棱

一、引言

长久以来,人们很大程度地忽略了右心系统及其在许多疾病中的潜在作用。右心的功能与许多疾病的预后息息相关,如肺高压(pulmonary arterial hypertension,PAH)、心力衰竭、射血分数的保留和减少及左心辅助装置(left ventricular assist devices,LVADs)移植后的心力衰竭。最近,国际右心基金工作组给出了右心衰竭的完整定义:右心循环系统结构和(或)功能改变导致静止或运动时转运至肺循环的血流欠佳(高或低)和(或)静脉压力增加而出现的临床症候群。循环系统从体循环静脉至肺毛细血管任一障碍都可产生右心衰竭症状。

(一)正常的右心室

正常的 RV 是由右心室游离壁、室间隔、RV 流出道构成的新月形的薄壁结构。与右心室游离壁的横向运动相比,间隔本身通过其高效率的纵向/扭转收缩,产生了大部分的右心室功能。实际上,在生理状态下纵向收缩产生了右心室近 80% 的功能。

(二)右心衰竭的病因

左心衰竭是 RVF 最重要的原因(表 1)。导致左心功能不全的因素一样可以影响右心室,导致右心功能障碍。右心室的收缩功能可能进一步受限,因为右心室的大部分功能依赖于左心室。

表 1 病因

后负荷增加	肺高压(1~5 级)、左心室舒张末期压力增加、二尖瓣疾病、缺氧性肺血管收缩、肺血栓栓塞(急性或慢性)、肺栓塞(败血症、羊水、脂肪、空气、注射液等)、肺动脉狭窄、右心室流出道阻碍、血管闭塞性镰状细胞危象、机械通气
前负荷降低	血容量不足、全身性血管舒张性休克(过敏、大面积烧伤、败血症等)、心脏压塞、缩窄性心包炎、上腔静脉综合征、三尖瓣狭窄

续表

右心室心肌异常	右心室心肌梗死、浸润型限制性心肌病、致心律失常性右心室心肌病、原发性心肌病(尤其是左心室收缩功能异常)、右心室压力过大导致的右心室缺血、微血管疾病和毛细血管稀疏

右心室正常射血产生了较低的后负荷和高顺应性的动脉循环。一旦后负荷增加,尤其是急性增加,右心室功能将明显受限。左心室充盈压增加,不仅使肺动脉压力被动升高,而且导致血管顺应性降低,进而增加右心室射血后负荷。随着时间进展,左心衰竭可能促使肺血管收缩和(或)重塑,进一步增加后负荷。在某些情况下,如艾森曼格综合征,后负荷缓慢增加,右心室能够较好的代偿。其他情况则并非如此。

(三)右心室的分子改变

人们越来越肯定分子变化促使右心衰竭的进展,尤其是对 PAH 相关的 RVF 已有了深入的研究。在右心衰竭,通过 PET 扫描时脱氧葡萄糖的摄取增加和右心室心脏工作模型对代谢的直接测量,证实在右心室肥厚时发生了从线粒体氧化磷酸化到细胞质糖酵解的分子变化。这种糖酵解增加伴随着脂肪酸氧化的降低,并且通过线粒体膜电位超极化来调节,被称为 Warburg 效应,这个现象过去是用于讨论癌细胞代谢。在 PAH 时,随着右心室后负荷的增加,导致 RV 缺血,至少有部分是由右冠状动脉血流受累所致。此外,人们还观察到 PAH 患者的 RV 毛细血管稀疏。

在心肌缺血的情况下,线粒体依赖的凋亡受抑制,线粒体来源活性氧(mitochondria-derived reactive oxygen species,mROS)的产生减少。尽管 RV 仍能代偿,仍有缺氧诱导因子 1α(hypoxia-inducible factor 1α,HIF1α)增加,它通过促进血管形成来代偿肥厚的 RV 对氧气需求增加。一旦 RV 失代偿,mROS 增加,HIF1α 减少,葡萄糖氧化降低。此时,肺动脉高压的患者出现明显 RVF 的症候群。尤其是随着 HIF1α 的降低出现血管形成减少和 RV 缺血恶化。

最近观察发现 PAH 患者和动物的右心室谷氨酰

胺化增加。右心室肥大(right ventricular hypertrophy,RVH)时,毛细血管稀疏和右心室缺血刺激了原癌基因cMyc的激活,它增加谷氨酰胺的摄取进而产生更多的α-酮戊二酸。后者随后进入三羧酸循环,生产苹果酸。苹果酸转变为胞内的丙酮酸,丙酮酸则通过乳酸脱氢酶A转变为乳酸。谷氨酰胺化增加时,葡萄糖氧化则受抑制。因此,人们可能可以利用谷氨酰胺化抑制药来用于治疗,它将通过增加葡萄糖氧化改善发展中右心衰竭的细胞代谢。

过氧化物酶体增殖活化受体γ共激活因子-1α(Peroxisome proliferator-activated receptorgamma co-activator-1α,PGC-1α)控制着许多调节线粒体功能的基因,在发展中右心衰里它是下调的。PGC-1α表达下调导致线粒体蛋白的减少和氧化能力下降。PGC-1α的表达下降不仅与线粒体数量有关,而且与线粒体超极化,形态异常和复合体I的ADP诱导率减少有关。右室线粒体的结构和功能异常为线粒体介导的代谢异常学说提供可信性,也通过代谢调节剂的形式提供潜在的治疗靶点。

目前存在争议的是关于右心室事件的发生顺序,即线粒体功能障碍的时间顺序,因为它与RVF的发展有关,但RV的糖分解的变化是一个适应不良的反应,而且最终导致右心室的崩溃。缺乏血管生成的指令导致了毛细血管的减少以致缺血,也导致了线粒体超极化的减少从而促进心肌细胞凋亡,这可能使右心室变薄进而导致右心室失代偿和心力衰竭。

(四)右心室功能评价

1.无创措施　准确且全面的评估右心室功能仍是一个挑战。临床上超声心动图和MRI是最常用的无创性辅助工具。右心室大多数功能是由通过长轴收缩实现,因此用三尖瓣环收缩位移(tricuspid annular systolic plane excursion,TAPSE)来评价右心室功能极具吸引力。TAPSE已被证实与肺动脉高压和左心衰竭患者的结果有关。然而TAPSE的变化未必是疾病进展的可靠指标,且可能代表不了先天性心脏病或心脏术后总的右心室功能。尽管心脏的纵向功能受限,但右心室面积变化率(RV fraction area change,RVFAC)和右心室射血分数(RV ejection fraction,RVEF)仍可以保留,尤其是当后负荷低的时候。虽然通过传统的超声心动图很难得出RVEF,但最近一个关于肺动脉高压患者的研究提示通过MRI得到的RVEF与RVFAC和TAPSE相符。

人们越来越多地运用应变成像来评估RV功能。应变成像很可能是RV容量和功能障碍复合量度。Sachdev等发现,RV应变更差与病情进展、高利尿药使用率和高死亡率相关。与N-端脑利钠肽(BNP)、整体应变图像、左心室射血分数和其他超声心动图参数相比,RV游离壁纵向应变也是最准确地预测与心脏移植有关患者的临床预后。此外,通过超声斑点追踪成像评估和测定RV收缩峰值应变可以预测PAH患者的生存。即使是在调整的侵入血流动力学,RV应变增量的预后预测价值也超过传统超声心动图和临床变量。尽管,唯一可信的纵向应变可能不能解释疾病晚期或术后的收缩图像变化,但是连续评估和应变率变化可能对治疗有预后预测价值。Freed等最近证明了通过超声心动图测量的RV纵向应变与MRI得到的RVEF相符,但仅与MRI测得的应变中等程度相关。后者提示应变的测量值可能不能在成像模式间相替换。在未来,常规评价有危险因素和(或)可能发展成右心衰竭的疾病的患者的RV应变可能是超声心动图学实验室发展的必备技术。

心脏MRI已经成为无创评价RV功能的"金标准"。它是测量RV质量、容量和射血分数的最准确方法。Van de Veerdonk等发现,通过MRI测量的RVEF的改变,是接受PAH特异性治疗的患者预后的最佳预测变量,RV大小的增加和RVEF的减少预示着特发性PAH患者每况愈下。来自多中心EU-RO-MR调查者发现治疗中的左心室和右心室参数(尤其是RVEF)的变化预示着功能容量的进步。正如在PAH患者中,更低的RVEF意味着在左心衰竭时预后更差。

2.侵入性血流动力学　通过右心导管获得血流动力学参数变化可能有助于评价右心功能。右心房压的增加和低心脏指数与PAH患者的低生存率相关。但不仅是右心室功能障碍可以导致右心房压的增加,还包括心包限制。在左心衰竭和PAH中,肺血管阻力增加(pulmonary vascular resistance,PVR)(>3wood)提示预后差。最近研究发现肺血管顺应性[用每搏输出量(stroke volume,SV)/肺每搏压来估计]对于左心衰竭和PAH的预后有预测价值。且对于左心衰竭,肺血管顺应性比肺血管阻力的预测价值更大,因为它还包含左心室充盈压升高对搏出量的影响。不考虑他们的预后预测价值,肺血管阻力和顺应性则都是反映后负荷的指标,并不能直接反映右心室功能。

3.右心室-肺动脉耦合的测量方法　通过心室的压力与容量关系是评价心室功能和后负荷的影响的"金标准"。这种分析已经广泛用于LV,同样的原理也适用于RV。通过前负荷或后负荷的变化可以得出一系列的压力容量环,每个环可以得出压力-容量的最大率[（P/（V-Vo），Vo 代表容量截距］。与左心室相反，正常的右心室压力容量环，随着射血过程中压力下降，图形看起来是三角形（图 1A），提示血管系统的低阻力。因此，压力和容量的最大率可能不会出现在接近收缩末，导致测量压力容量更困难。在轻度肺动脉高压时，右心室压力-容量环随着射血过程压力持续增加趋向于变为方形（与 LV 类似），在更重的肺动脉高压时甚至变为梯形。在后两者时，压力和容量的最大率和 LV 的一样将出现接近在收缩末。收缩末期压力-容积关系（end-systolic pressure-volume relationship，ESPVR）之后可以由每个压力-容量环的收缩末期压力（end-systolic pressure，ESP）相联系得出，斜率则代表收缩末期弹性（end-systolic elastance，Ees）——不依赖于负荷的相对独立的收缩性指标。相比之下，TAPSE、RVFAC、RVEF 都是依赖于负荷的，因此不能直接衡量右心室内在收缩性。可能可以通过压力容量循环估计后负荷，如有效动脉弹性 ESP/SV。这个后负荷的"整合"参数考虑了抵抗力和每搏组分，比单用 PVR 能更完整。两个弹性的比值（Ees/动脉弹性）可被用于说明心室-血管耦合。最近通过这项技术比较了与系统性硬化病有关的 PAH 和特发性的 PAH 间受损的右心室-肺动脉耦合，而其他的影像和血流动力学指标都不能描述着两者间的区别。

这些侵入性的措施需要专门的设备和专业知识，对于临床常规应用而言并不实用。因此，人们正在探索用微创的方法衡量 RV-PA 耦合。其中一种方法是使用一个单一的恒定压力-容量环来估计 Ees，忽略了需要负荷变化和多拍测量（所谓的"单拍"方法）。

最早由 Brimioulle 等提出的一种技术涉及使正弦波拟合到的 RV 压力追踪测定 Pmax 的等容部分，理论上一旦射血到无限负荷时，RV 可能产生最大压。因此，根据 ESPVR 可以确定第二点（Pmax，舒张末期容积），并计算出 Ees。另一个甚至更简单的假定 ESPVR 的拦截量为零（Vo＝0），就可以用 ESP/收缩末期容积（end-systolic volume，ESV）的比率来估计 Ees，弹性的比值则和 SV/ESV 一样。

Vanderpool 等研究发现，SV/ESV 可以作为 PAH 患者生存率的预测指标。但是，假定 Vo＝0 的方法有局限性，它似乎低估了 Ees。此外，Vo 会随着 RV 的收缩状态高度变化。因此，几乎没有可能可以假设 Vo＝0。只有当假定 Vo＝0 时，RVEF 才与 Ees/动脉弹性直接相关，因此它不是衡量 RV-PA 耦合的直接措施。

考虑到直接测量耦合的限制性，人们已经在探索其他间接的测量措施。把收缩功能和后负荷的非侵入性的措施整合成一个指标已经用于预测了 LVAD 移植后的 RVF，同时该指标也表现出左心衰预后的预测前景。Guihaire 等发现，通过 SV 指数、DP/dt 的最大值和 EeS 的变化测量 RV 收缩储备，它与静止状态的 RV-PA 耦合紧密相关。Sharma 等报道了 18 例 RV 收缩储备受限的 PAH 患者，包括那些静止时功能正常的，他们 RV 储备的缺乏与其运动能力呈线性相关。静止时耦合与 RV 储备的关系和其作为临床运用工具仍需进一步研究。

（五）右室衰竭的治疗

RVF 的优化治疗仍没确定。由于目前没有标准做法或全球公认的准则，关于 PAH 相关 RVF 的患者的一线使用强心药有相当大的分歧。在 RV 的 Langendorff 模型，强心药的功效（按降序排列）是多巴酚丁胺＝异丙肾上腺素＞多巴胺＞苯。由于提高了腺苷酸环化酶的耦合，RVF（继发于 PAH）运用多巴酚丁胺的收缩效能最好，此外，多巴酚丁胺优于多巴胺可能是多巴胺很大程度上依赖于多巴胺-1 受体信号传导，而多巴胺-1 受体在 RVH 时受损。

尽管在右心衰竭时肾上腺素受体下调和脱敏，人们对在慢性 RVF 使用 β 受体阻滞药的可行性兴趣越来越大。在两种不同的 PAH 大鼠模型中卡维地洛能逆转 RVF，RV 功能的改善与毛细血管密度的增加和心肌肥厚的减少有关。此外，比索洛尔已经在 PAH 动物模型中显示出延缓 RVF 的进展，而且至少可以部分地保护右心室收缩和舒张功能。值得注意的是，在给予卡维地洛治疗的 PAH 动物的 RV 中，参与线粒体功能障碍通路和蛋白质泛素化通路的基因编码蛋白被上调，而涉及心脏肥大的基因编码蛋白是被下调。在人类 PAH 的正式研究中，β 受体阻滞药被发现有很好的耐受性。尽管已经确定没有发生不良反应事件，但还没有观察到治疗性的临床获益，因此这仍然是我们继续研究 RV 代谢调节的领域。值得注意的是，在实验性的 PAH 中发现运用奈必洛尔改善了肺血管重构和右心功能。

二、结语

在 RVF 的诊断和治疗仍具有挑战性。随着我们对分子机制认识的进展，我们应该能为这最后的共同途径提供更多的治疗选择。然而，神经内分泌系统或代谢调节剂的治疗性靶点仍有待观察，这将有赖于细胞研究提供的见解和复杂的血流动力学的进展研究。

参 考 文 献

[1] Mehra MR, Park MH, Landzberg MJ, et al. Right heart failure: toward a common language. Pulm Circ, 2013,3(4):963-967.

[2] Brown SB, Raina A, Katz D, et al. Longitudinal shortening accounts for the majority of right ventricular contraction and improves after pulmonary vasodilator therapy in normal subjects and patients with pulmonary arterial hypertension. Chest,2011,140(1):27-33.

[3] Gomez-Arroyo J, Santos-Martinez LE, Aranda A, et al. Differences in right ventricular remodeling secondary to pressure overload in patients with pulmonary hypertension. Am J Respir Crit Care Med,2014,189 (5):603-606.

[4] Paulin R, Michelakis ED. The Metabolic Theory of Pulmonary Arterial Hypertension[J]. Circulation Research,2014,115(1):148-164.

15. 急性心力衰竭的院前及早期诊疗策略

广东省人民医院　谭　虹　丘　嘉

心力衰竭是由于任何心脏结构或功能异常导致心室充盈或射血能力受损的一组复杂临床综合征,是各种心脏疾病的严重和终末阶段,发病率高,是目前心血管领域尚未解决的难题之一。心力衰竭的程度取决于多种因素,异质性大,但患者常因急性症状发作而在急诊求诊。院前接诊和急诊作为患者首诊地点,是急性心力衰竭治疗过程的关键环节,发挥着重要、独特的作用,下面就院前和急诊早期诊疗策略展开讨论。

一、急性心力衰竭的定义与流行病学特点

急性心力衰竭(acute heart failure,AHF)系指心功能不全急性发作或加重,伴有血浆脑利钠肽升高的临床表现。AHF危及生命,需要及时治疗,这类患者常需紧急入院收治。AHF的临床特点是血压升高或下降,循环淤血的症状和体征更为常见,而低心排血量则相对较少。

二、AHF的院前及早期诊治策略

AHF强调尽早诊断及治疗,救护车接诊阶段就已经成为AHF诊治的"前线"。AHF患者院前治疗阶段可从以下措施中获益:①无创监护,包括使用脉搏血氧仪,监测血压、呼吸频率及动态复查心电图,以上监护应尽可能在救护车接诊时开始;②可根据临床情况调整氧疗方案,但如血氧饱和度<90%,则应常规予以氧疗;③呼吸困难的患者可予无创通气支持;④可根据血压和(或)肺淤血的程度选用利尿药和(或)血管扩张药;⑤救护车应尽快转送患者到就近医院,最好是具备心脏监护病区(coronary care unit,CCU)或危重症监护病区(intensive care unit,ICU)的医院。一旦到达急诊/CCU/ICU,临床体格检查、实验室检查、影像学检查及治疗应迅速、有序展开。

三、AHF早期病情评估

(一)初始的临床评估和检查(到达急诊/ICU/CCU)

AHF的早期评估仍未有明确的危险分层标准,

目前共识指出,急诊AHF患者可按以下步骤评估病情(图1)。

首要步骤是根据呼吸困难的程度、血流动力学状况及心律评估患者心肺功能不全的严重程度,可通过以下指标评估:①呼吸困难严重程度评估,呼吸频率,对仰卧位的耐受程度,呼吸的费力程度及低氧血症的程度;②收缩压和舒张压;③心率和心律;④体温测量及低灌注的症状和体征。

第二步是评估循环淤血的严重程度,评估指标包括外周水肿,可闻及的肺部啰音(尤其是无发热的患者),颈静脉压力增高等体征。

其他对诊断可能有帮助的资料:①心电图,在AHF患者中,大部分心电图均异常,不具有特异性,临床诊断意义不大,但是心电图有助于排除ST段抬高型心肌梗死;②实验室检查(详见下);③除了行胸部超声评估肺间质水肿,具备能力的医师可行腹部超声测量下腔静脉直径从而评估体循环淤血的情况;④X线胸片,可排除其他引起呼吸困难的病因。然而,约20%患者X线胸片表现正常,这影响了总体诊断的敏感性。

(二)实验室检查

患者如出现呼吸困难或怀疑AHF,到达医院时应立即测定血浆脑利钠肽水平(BNP,NT-proBNP或MR-proANP),最好行床旁检测。多个研究指出,BNP与NT-proBNP诊断价值相若,当BNP与NT-proBNP水平正常时可排除AHF。但目前诊断AHF的切点尚无统一意见。一项大型研究对1586名因呼吸困难怀疑心力衰竭的急诊患者进行BNP检测,使用100pg/ml作为切点,其敏感性、特异性、阴性预测值及阳性预测值分别为90%、76%、79%和89%。近年对NT-proBNP的诊断切断主要为以下两种意见:①>50岁,以900pg/ml作为切点;②年龄为<50岁/50~75岁/>75岁,分别以450/900/1800pg/ml作为切点。而对于慢性心力衰竭急性发作者,BNP至少较基线水平上升70%,或NT-proBNP上升50%才具有临床意义。然而,临床上多种情况,如败血症、肺高压、肾功能不全、心房颤动及肺栓塞等可引起脑利钠肽水平升高,临床应注意鉴别。

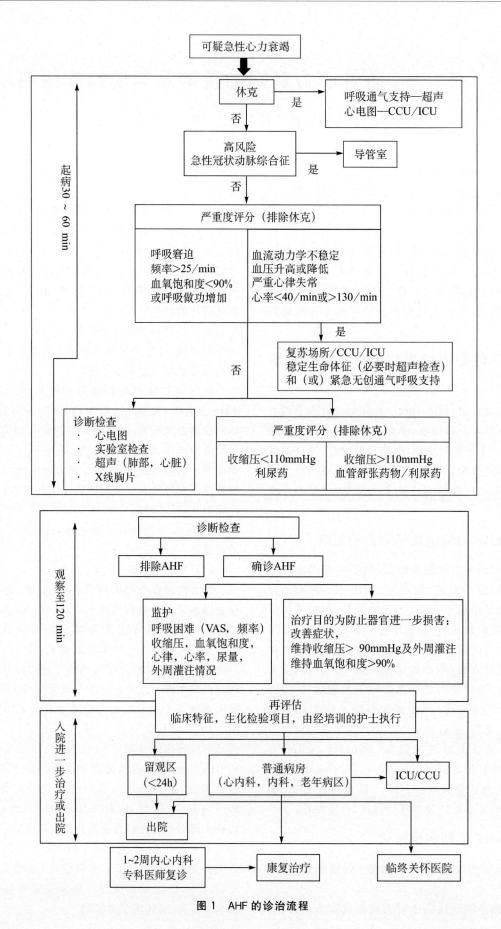

图1 AHF 的诊治流程

患者入院后应进行以下实验室检查:肌钙蛋白、尿素氮(或尿素)、肌酐、电解质、血糖及全血常规等。既往研究表明,这些危险因素和生化标志物可预测不良事件:血尿素氮或肌酐升高、低钠血症、血肌钙蛋白升高、收缩压降低均提示预后不良。而一项临床研究指出,如初诊收缩压>160mmHg,同时肌钙蛋白阴性提示预后良好。D-二聚体用于鉴别急性肺栓塞,阴性结果对排除急性肺栓塞具有重要意义。血气分析(artierial blood gas,ABG)并非常规检查项目,一般只用于不能通过脉搏血氧准确评估氧合情况的患者,但 ABG 可准确测定患者 PaO_2 和 $PaCO_2$,即使静脉血也可提示 pH 及 CO_2 潴留情况,同时对于无创或有创机械通气支持的患者,可作为他们氧合情况的基线资料。

四、AHF 的院前及早期治疗

(一)氧疗和(或)通气支持

通过监测动脉血氧可评价患者氧合情况。入院时就应开始监测酸碱度、SpO_2 以外的氧合指标,尤其是急性肺水肿及既往有器质性肺病的患者,可使用静脉血标本检测,但心源性休克患者则应检测动脉血。

血氧饱和度<90%的患者应常规予氧疗。充血性 AHF 可影响肺功能,增加肺内分流,导致低氧血症。即使轻度的 AHF,血氧饱和度也可降低,吸氧浓度可进行调整,必要时甚至可予纯氧吸入,除非患者有吸氧相关禁忌。

呼吸窘迫的患者应尽快使用无创通气支持(non-invasive ventilation,NIV),NIV 可迅速缓解症状,降低气管插管和人工气道机械通气的使用率,但在减少死亡率方面尚缺乏明确证据。院前 NIV 一般推荐使用持续气道正压通气(continous positive airway pressure,CPAP),因其操作更为简便,所需的技术培训和设备支持相对较低。而到院仍有呼吸困难的患者,建议继续使用 NIV,对于既往有慢性阻塞性肺病病史或呼吸肌疲劳症状的患者,推荐使用呼气末正压通气支持(pressure support positive end-experatory pressure,PS-PEEP),以避免出现酸中毒及高碳酸血症。

(二)静脉利尿药与血管扩张药

所有 AHF 患者初始治疗均可静脉注射 20~40mg 呋塞米。静脉用袢利尿药是少数能迅速、有效缓解 AHF 充血症状的药物之一。但遗憾的是,使用利尿药的最佳时机和剂量并无明确资料提及。DOSE研究指出,大剂量组治疗 AHF 时静注呋塞米的剂量为患者平日口服剂量的 2.5 倍,结果是患者尿量增多,充血症状改善,但肾功能恶化。一项注册研究也

表明,入院 24h 内使用呋塞米超过 160mg 的患者死亡率更高,虽然作者称这项研究结果尚有争议。总之,早期使用利尿药的原则是:使用尽可能小的剂量达到理想的临床效果。目前建议利尿药用法如下:如患者为初发 AHF 或平日无口服利尿药,可予呋塞米 40mg静脉注射;如患者有慢性心功能不全史或平日有口服利尿药,则静脉用呋塞米至少等于口服剂量。同时,利尿药与血管扩张药物联用是合理的。

血管扩张药物同样是治疗 AHF 的常用药物之一,可作为能改善症状的初始治疗。目前共识认为,收缩压>110mmHg 的 AHF 患者可使用血管扩张药物治疗。研究发现应用血管扩张药物与患者死亡率降低有关,而不及时使用血管扩张药物与死亡率增高有关。硝酸酯类药物较为常用,它可降低体循环阻力,增加心脏指数,可选择静脉泵入、舌下含服及贴膜等给药方式,但相关的随机对照研究很少,而且研究设计质量较低。而另一方面,在显著高血压患者中应用较多的硝普钠,资料同样局限,而且临床使用时需更为严密地监测血压。

(三)需谨慎使用的药物

AHF 患者不应常规使用阿片类镇静药物。一些小规模研究指出,吗啡可减轻心脏前后负荷,降低心率和改善呼吸困难症状。但 ADHERE 研究则发现,使用吗啡会增加气管插管和机械通气支持的使用率、ICU 住院率及死亡率。迄今无研究证实吗啡可改善患者预后,而且可能对患者有害,因此,不推荐常规使用吗啡。

拟交感神经药物或血管收缩药物对 AHF 患者治疗效果非常有限,除非患者出现心源性休克。2012 年ESC 急性及慢性心力衰竭临床实践指南已明确指出,血管收缩药物不应用于收缩压>110mmHg 患者,拟交感药神经药物不应使用于无低心排血量的患者。

(四)口服药物的应用

为了预防 AHF 患者的慢性心功能不全发展为失代偿期,应继续使用循证医学证实可改善心力衰竭病情的口服药物,除非血流动力学不稳定(收缩压<85mmHg,心率<50 次/分)、血钾>5.5mmol/L 或严重肾功能损害。这些药物包括血管紧张素转化酶抑制药(ACEI)、血管紧张素受体拮抗药(ARB)、β受体阻滞药、利尿药、血管扩张药物(硝酸酯类)、其他降低心率药物(胺碘酮、钙拮抗药、伊伐布雷定)。对再发心力衰竭患者,应尽快稳定血流动力学,恢复使用以上药物。尤其是β受体阻滞剂,已明确其在心力衰竭患者中应用是安全、有效的,除非合并心源性休克。

五、AHF急诊分流管理

(一)急诊出院

由于AHF患者病因不同,合并症多,目前仍未有明确的危险分层标准,另一方面,AHF患者出院后再就诊率及死亡率均较高,导致临床研究均以识别高危患者为重点,忽视了低危患者的识别,所以,致使急诊医师过分高估AHF患者的风险,将过多的低危患者收住入院,增加了患者的经济负担,也不利于医疗资源的合理分配。排除法是目前区分低危患者的方法之一,即排除各种已知的高危因素,如显著升高的脑利钠肽水平、低血压、肾功能恶化、低钠血症、肌钙蛋白阳性等。无上述高危因素的患者可在急诊留观,如对初始治疗反应也良好,如静息心率<100次/分、直立未出现低血压、尿量正常、血氧饱和度>95%、无或轻度肾功能损害(慢性肾病患者)等,在综合考虑患者合并症、心理及社会因素后,可作出是否出院的决定。而再发AHF的患者则建议进一步评估而不应轻易予以出院。最后,所有出院的患者,应联系内科医师在72h内进行早期随访,在2周内联系心内科专科医师随诊。

(二)入住监护病房的建议

急诊医师应根据AHF患者的临床情况做出出院、留观、收住普通病房或是监护病房的决定,而上文提及,目前急诊患者分流的核心问题是难以识别真正的高危患者。实际上,有效的危险评分(包含或不包含生物标志物)在早期就可区分出需要住院的患者。纳入了65000多名患者的ADHERE研究指出,入院时高尿素氮水平(>43mg/dl),收缩压偏低(<115mmHg)和高肌酐水平(≥2.75mg/dl)可区分高危患者(住院死亡率22%),这类患者适合收住ICU等监护病房。

六、未来展望

AHF的诊治尚有多个空白需要更多的研究进行补充。现时最需要的是寻找一系列高效的生物标志物对AHF患者进行危险分层及指导早期治疗。同时,临床症状改善与急性期治疗、再住院的方式及近期、长期预后之间的关系也需要更进一步阐明。最后,AHF是一组多因素引起的临床症状,需多学科协作,建立从院前急救到急诊、到住院、随访实行一套系统、全程的管理机制,这样才能提高AHF的诊治效率,降低广大患者的负担。

参 考 文 献

[1] McMurray JJ, Adamopoulos S, Anker SD, et al. ESC guidelines for the diagnosis and treatment of acute and chronic heart failure 2012: The Task Force for the Diagnosis and Treatment of Acute and Chronic Heart Failure 2012 of the European Society of Cardiology. Developed in collaboration with the Heart Failure Association(HFA)of the ESC. Eur J Heart Fail, 2012, 14 (8):803-869.

[2] Maisel AS, Krishnaswamy P, Nowak RM, et al. Rapid measurement of B-type natriuretic peptide in the emergency diagnosis of heart failure. N Engl J Med,

2002,347:161-167.

[3] Januzzi JL, van Kimmenade R, Lainchbury J, et al. NT-proBNP testing for diagnosis and short-term prognosis in acute destabilized heart failure: an international pooled analysis of 1256 patients: the International Collaborative of NT-proBNP Study. Eur Heart J, 2006, 27:330-337.

[4] Januzzi JL Jr, Chen-Tournoux AA, Moe G. Amino-terminal pro-B-type natriuretic peptide testing for the diagnosis or exclusion of heart failure in patients with acute symptoms. Am J Cardiol, 2008, 101:29-38.

第 8 篇

先天性心脏病

1. 成人先天性心脏病的现状和展望

广东省人民医院 陈寄梅 杨 珏

在最近几十年里,随着儿童心脏病学的发展和治疗水平的提高,成人先心病的发病率有了显著的增长。现在大家都已经认识到先心病并没有被彻底治愈,而只是得到了缓解,因此先心病患者需要接受终生的专业随访和治疗,这样才能最大化地提高先心病患者的预后。目前很多国家先心病的生存率都已经得到了显著的提高,先心病患者的数量和平均年龄也随之增长,这些国家都将面对由此而带来的新的挑战。这些挑战包括了患者需求的改变、医疗问题及社会心理学问题。下面将就流行病学、医疗模式、教育培训及全球研究 4 个方面介绍成人先心病的现状和未来展望。

一、流行病学的变化

(一)简介

全球每年新出生的婴儿大约有 1 亿 5000 万,其中有 135 万婴儿患有先心病。全球 85% 的人口都集中在发展中国家,而在大多数发展中国家,先心病的诊疗水平仍然较低。因此,每年都有成千上万的儿童死于先心病,同时也有很多先心病儿童幸存下来并成为成人先心病患者。发展中国家之间经济水平和医疗水平的差距很大,在部分落后国家,先心病患者很难存活下来。但是在另一些较发达的发展中国家,随着儿童心脏病学的发展和社会经济水平的提高,先心病儿童存活到成年期的机率越来越高。因此,在全球范围内,成人先心病的负担将会逐渐增加。目前,在发达国家,超过 85% 的先心病患者可以存活到成年期。

世界卫生组织指出一个有效的医疗卫生系统需要强有力的经济支持、训练有素的工作人员以及制定医疗政策所需的可靠信息。目前,在发展中国家,先心病的人口统计学资料仍然很不完善。而在发达国家,随着先心病诊疗体系的不断完善,先心病的人口统计学资料已经发生了很大的改变,他们迫切需要在医疗服务和医疗设施方面做出改善以适应先心病流行病学的变化。而我们在评估先心病的医疗需求和配置其专业医疗服务时,一定要对先心病流行病学的变化有充分的认识,包括人口分布的发展趋势、疾病的严重程度和所需的医疗资源。

(二)疾病的负担

在过去十年,很多研究都试图统计出成人先心病患者的数量。一项系统性回顾研究总结分析了2001—2011 年期间发表的 10 篇关于成人先心病患病率的文章,这 10 篇文章的数据都来自发达国家。分析表明,成人先心病的患病率在 0.17%～0.41%,并且随着时间的推移,患病率逐渐增高,最新的统计数据表明成人先心病的患病率为 0.612%。

成人先心病的负担可以通过先心病患者中成人和儿童分别所占的比例来评估。在大多数西方国家,先心病患者中成人所占比例略微大于儿童,并且还有逐渐增加的趋势。在欧洲 8 亿人口中,成人先心病患者预计有 230 万,而儿童先心病患者则只有 190 万。在加拿大,成人先心病患者和儿童先心病患者的人数比为 2∶1,前者的人数从 2000 年的 10 万人增长到

2010 年的 16 万人，增加了 57%；在此期间，后者的人数仅增长了 11%。在日本，从 1997—2007 年，成人先心病患者的数量平均每年增加 9000 人，到 2007 年患者总数超过了 40 万。尽管缺少发展中国家的统计数据，但是考虑到这些国家的先心病诊疗水平普遍较低，成人先心病患病率的增长速度很可能远不如发达国家。

（三）地区差异

造成先心病地区差异的因素是复杂多样的，主要有人口结构的差异、社会经济状态的差异及医疗卫生水平的差异。其中，医疗卫生水平的差异主要指医疗资源分配机制、医务工作者的受教育程度、儿童心脏病的诊疗体系、其他非先心病相关的死亡因素（如营养不良和感染）及居民的健康意识等方面的差异。国际成人先心病学会的评估结果显示，全球成人先心病患者占先心病总人数的 22%～26%。其中，中国台湾的成人先心病患者占其先心病患者总数的 20%，而在泰国，这个比例是 32%。在新加坡，2008 年最新的人口统计学资料还未完善，其初步的调查结果显示，成人先心病患者数量约为 15 000，而儿童先心病患者数量约为 5000。

（四）疾病的严重程度

成人先心病患者中重症患者所占的比例往往取决于年龄组以及当地的医疗卫生水平。在发达国家，大多数的成人先心病患者都能通过外科手术获得缓解。而在印度的新德里，1157 名门诊就诊的成人先心病患者中，仅仅只有 14% 的患者获得了手术治疗。这些患者大多数都是简单的先心病，只有少数患者的病变较复杂，例如均衡型法洛四联症和艾森门格综合征。黎巴嫩的贝鲁特也有类似的报道。在中国，有超过 50% 的成人先心病患者没有得到治疗。在大多数发达国家，成人先心病的诊疗体系正在不断完善，重症患者所占的比例正在稳步增长。一项来自加拿大魁北克地区的大样本调查显示，该地区的重症先心病患者占患者总数的 9%，其中成人组的重症患者增加了 55%，而儿童组的重症患者则只增加了 19%。在韩国和日本，超过 30% 的成人先心病患者其病变程度都为中度或者重度，亚太地区的变化趋势显示其成人先心病重症患者所占比例正在逐渐与北美和欧洲接近。

（五）性别差异

尽管部分先心病存在性别差异，但是总体来说，先心病总的患病率并无性别差异。但是成人先心病患者中，女性患者的比例要高于男性。在加拿大，一项样本量超过 45 000 例的成人先心病研究显示，女性

患者占总人数的 57%，这一比例显著高于当地女性在总人口中的比例。而一项包括欧洲 24 个国家的大规模调查研究显示，男性先心病患者的死亡率要高于女性患者。在校正了疾病种类和年龄之后，男性患者的 5 年累计死亡率为 4%，高于女性患者的 3%。在男性患者中，感染性心内膜炎、心律失常以及主动脉病变等远期并发症的发生率要高于女性患者。而女性患者中，肺动脉高压的发生率则明显高于男性患者。美国疾病预防控制中心的数据显示，黑种人先心病的发病率低于白种人，但是黑种人患者的死亡率却高于白种人。我们还需要进一步研究，以更好地阐述成人先心病的种族差异和性别差异。

（六）死亡率和生存率的差异

在发达国家，儿童先心病的手术死亡率一直在稳步降低，目前的死亡率为 3%～7%。而在发展中国家，儿童先心病的手术死亡率则大于 20%。当然死亡率的差异还需要考虑到疾病类型和比例的不同，以及统计时部分数据的遗漏。

不同研究报道的成人先心病的生存率差别很大，主要是因为不同研究的数据来源不同、疾病类型及比例不同以及随访时间不同。目前我们还缺乏发展中国家的相关数据。在发达国家，在各方面的共同努力下，成人先心病的生存率已经得到了很大的提高。在爱尔兰，先心病患者存活到成人期的比例已超过 90%。一项来自比利时的研究显示，1990—1992 年期间该国出生的先心病患儿中 98% 的人都存活到了成人期，其中度病变患儿的生存率为 90%，重度病变患儿的生存率为 56%。在加拿大的魁北克地区，从 1987—2005 年，65 岁以下的先心病患者的死亡率已经显著下降，其中婴儿期患者死亡率的下降幅度最大。

二、医疗模式和医疗体系

（一）医疗模式的发展

成人先心病的医疗模式一直在不断发展完善中。在西方国家，儿童心脏病学在 20 世纪 60 年代成为了一门独立的学科。在随后的几十年里，儿童心脏病学和儿童心脏外科学逐渐成为了独立的医疗部门，并相继建立起了全国性的专业协会。在 20 世纪 80 年代，大家逐渐认识到应该建立起成人先心病的专业医疗体系。英国的 Jane Somerville 和美国的 Joseph Perloff 率先提出应该成立专门的成人先心病协会。此外，由于成人心脏病学的发展，成人先心病患者在整个成人心脏病患者中的比例越来越小。在欧洲，研究者们估计成人先心病患者与冠心病患者的人数比约

为1:25。成人心脏病学医疗、科研及教育的重点主要集中在获得性心脏病的预防和治疗。随之而来的是,成人心脏病专家和心脏病协会很少接触到先心病的病理生理以及治疗理念。

成人先心病中常见的心血管问题主要有心律失常、冠状动脉疾病、心脏衰竭、肺动脉高压、感染性心内膜炎及妊娠相关问题。成人先心病患者随着年龄的增大,合并症也会增多,冠心病和心脏衰竭的发生率也会增加,这些都是预后不良的相关因素。处理这些成人患者所特有的问题往往已经超出了儿童心脏病学的范畴。成人心脏病专家和儿童心脏病专家亲密合作可以很好地解决这些问题,但是这种合作并不能完全替代专业的成人先心病学的培训。

基于上述原因,西方国家已经开始发展专门的成人先心病学,但是学科发展的阻力很大,能利用的资源很少,发展的优先级远不如儿童心脏病学。在20年前,儿童心脏病学的发展也遇到了同样的问题。1959年,第一家成人先心病诊所在多伦多成立。1964年,欧洲的第一家成人先心病中心成立。直到2004年,成人先心病中心的数量才增长到70家,所服务的人口总数为7亿3000万。在全球范围内来看,1995—2011年间,成人先心病中心增长最多的地区为欧洲,其次是北美、澳大利亚和新西兰,而亚洲、南美和非洲的成人先心病中心则很少。

(二)国家医疗体系

尽管成人先心病患者数量有了快速的增长,但是在全球大多数国家,成人先心病国家医疗体系的发展依然显著落后于儿童心脏病和成人心脏病。在一些先心病治疗历史较长的国家,成人先心病的国家医疗体系已经建立,并且已经开展多学科多团队合作的医疗模式治疗成人先心病。在加拿大,15个地区级成人先心病中心已经建立,这些中心足够覆盖整个国家。这些中心和相关的医疗网络以及儿科项目紧密合作,先心病患者一旦到了18岁,就将被转往专门的成人先心病中心以接受进一步的治疗。但是,目前还没有建立统一的病情评估体系。

部分欧洲国家(英国、瑞典、德国、比利时、荷兰、瑞士和西班牙)也建立了专门的成人先心病中心。欧洲的成人先心病学会近期发布了一个专家共识,共识提出了成人先心病中心的建立标准,包括对员工的要求及对医疗服务的要求。

在美国,成人先心病的国家医疗体系还局限于一些自荐的医疗中心。这些医疗中心由美国成人先心病学会统一管理。目前这些医疗中心的数量超过了100家,不同中心之间的规模和诊疗服务差别较大。

尽管还没有出台正式的成人先心病中心的标准,但是目前已经开始用专家共识来审核这些医疗中心的资格,该专家共识中涉及的内容主要有对员工的要求、对医疗服务的要求及患者相关活动的举办问题。

在澳大利亚,主要城市都有至少一个正式的成人先心病中心,医疗中心中都会有接受过专门成人先心病培训的心脏病医生为患者提供诊疗服务。大部分州都有儿童心脏病中心,这些中心会把成人先心病患者转到专门的成人先心病中心以接受更专业的诊疗。新西兰设有一个提供成人和儿童先心病诊疗的三级医疗中心,该中心可以提供专业的诊断、手术和介入治疗,而患者则由下级医疗机构的医生转往该中心。在南美,不同国家的成人先心病医疗体系差别很大。没有统一组织的国家级或者地区级的成人先心病中心。此外,新加坡和马来西亚都已经指定了国家成人先心病医疗中心。然而,这些医疗中心目前还不能为全国的成人先心病患者提供充足的医疗服务。而中国和印度,这两个国家拥有全球36%的人口,但是它们都没有建立统一组织的成人先心病中心。

(三)医疗保险和支付能力

不同国家和地区为成人先心病患者提供的医疗保险的差别很大。在欧洲和加拿大,政府提供的医疗保险覆盖了所有的公民。在很多其他国家,包括南美、中东和亚太地区,公民的医疗保险由政府和慈善基金共同负担。在很多发展中国家,先心病手术的费用对大部分家庭来说都过于高昂,只有少数患者有能力接受手术治疗。

在美国,截止到目前为止,对于很多先心病儿童以及其他慢性儿科疾病的患儿来说,当他们成年时,由于他们患有"已经存在的疾病",他们将无法获得医疗保险。2010年公布的卫生法案已经批准之前未投保的成人先心病患者获得医疗保险。这一法案可以帮助被保险公司拒绝的成人先心病患者获得保险,并能享受到父母计划直到年满26岁。支付能力是一个更复杂的问题,因保险计划和共同支付者的不同而差异巨大。

(四)专业机构

大部分有成人先心病医疗体系的国家都成立了相应的专业机构以支持成人先心病学的发展。在美国,成人先心病学会是一个受到患者拥护的专业机构,该机构设有医疗咨询委员会,委员会的委员都是从成人先心病专家中选举产生。美国心脏病学会成人先心病学和儿童心脏病学分会会推举一些先心病专家来成立专项工作组,其中一个工作组就是专门研究成人先心病的。在欧洲,欧洲成人先心病工作组也会提供一个类似的平台,让先心病医生和心脏病专业机构可以就一些共同话题展开交流。此外,工作组还会发布指南、声明文件和培训推荐,当然这些都不是强制的。

亚太先心病学会也有类似的目标,其成员国有日本、中国、澳大利亚、韩国、泰国、印度、印度尼西亚、马来西亚、新西兰、巴基斯坦、菲律宾、新加坡、斯里兰卡、土耳其和越南。在加拿大成人先心病学会的提议下,加拿大建立了由多个地区成人先心病中心组成的国家成人先心病诊疗体系。在这一体系的帮助下,很多研究得以完成并发布了研究成果,其中还包括了一些行业指南。

(五)医疗模式

欧洲、加拿大、澳大利亚和美国的成人先心病工作组共同提出了一个成人先心病的通用医疗模式。每个工作组都将选取组内一个以上的医疗中心来评估该模式的可行性。随后,工作组将对该模式做一个总体的评估并做进一步的随访研究。在这个医疗模式中,如果每个医疗中心要为责任区内一半的患者提供持续的医疗服务,那么一个医疗中心将负责至少200万成人的先心病诊疗工作。按此结果进行估计,美国至少需要150个成人先心病医疗中心,加拿大需要17个,而欧洲则需要365个。

如果由接受过成人先心病培训的儿童心脏病医生来对患者进行终生的医疗服务,我们可以将因患者失访而导致的误诊风险降到最低。而在上述医疗模式中,是由接受过成人先心病培训的成人心脏病医生为成人先心病患者提供医疗服务,这就往往需要将患者从儿科转到成人心脏科。每种模式都有各自的优点,青少年患者往往会认为这种转诊是正常的,可以接受。不管是否需要转诊,成人先心病患者都需要被告知疾病的基本知识,这样才能让患者更好地配合治疗。而对于年龄较大的成人先心病患者,由于合并有心脏相关的或者不相关的合并症,他们还需要接受相关内科的诊疗,这样才能保证最好的治疗效果。

(六)对人员和配套服务的要求

一些国家级的心脏病学会和欧洲心脏病学会(ECS)已经公布了成人先心病医疗中心对工作人员和配套服务的要求。对比研究表明,当外科手术和介入操作由有成人先心病专科知识的医生来实施时,最终的结果会更好。此外,近期儿童电生理学会和心脏节律学会联合发表了国际指南,指南中强调,合并严重心律失常的成人先心病患者需要接受电生理治疗。

(七)终身治疗的挑战

对于已经建立起成人先心病医疗体系的国家,一个很重要的挑战就是联系并提醒患者接受终身随访。尽管有了各方面的共同努力以及成人先心病医疗中心的专业诊疗,成人先心病患者的随访合格率依然很低,在加拿大和欧洲,合格率都小于25%。随访合格率无论是在单一机构报道(如加拿大或者欧洲)中,还是在多机构报道(如德国或者瑞士)中,都没有显著差异。在荷兰,当地机构利用广告来通知并召集患者加入荷兰国家注册数据库。成人先心病中心和当地成人心脏病医生的密切合作有可能改善这一状况。以后在培养成人心脏病医生和建立心脏病中心时,一定要涉及到成人先心病的内容,以增强他们对于成人先心病相关问题的认识。此外,对患者进行有组织的宣教工作将有利于提高患者的随访合格率。

三、教育与培训

(一)业务能力和培训要求

在过去的5年里,北美和欧洲的毕业后医学教育的重点已经逐步从单纯的培训时间、患者数量和手术数量转移到业务能力。对培训医师的要求也逐渐转变为能完成预定的临床任务和科研任务。当培训要求为具体的培训时间或者具体数量的手术时,受训者最终的知识面、临床技能及业务能力将会有很大的差异。但是新的培训要求会增加教师和培训负责人的负担,他们需要花很多时间去仔细评估受训者,确保他们的业务能力能够符合培训要求。临床业务能力委员会需要定期检查受训者的表现,做出相应的评估,并及时向受训者做出反馈。

在北美,这些培训标准是由毕业后医学教育认证委员会(ACGME)制定,并得到了美国国家医学会(ABIM)的批准。ACGME会授权给一些专门的培训项目。"COCATS"是美国心脏病学会推荐的一个心血管培训项目,其中就有专门的成人先心病的培训计划。ABIM要求在成为成人先心病专科医生之前,需要接受3年的普通心脏病学培训及额外几年的亚专科培训。在美国,成人先心病的亚专科考核是由美国医学专业委员会(ABMS)组织的,第一届考核已于2015年举行。受训者在完成儿童心脏病学或者成人心脏病的专科培训后,如果再接受2年的成人先心病的亚专科培训,将获得成人先心病的亚专科考核资格。儿童心脏病医生和成人心脏病医生的成人先心病学亚专科培训计划会有略微差别。

在欧洲,成人先心病学的亚专科培训时间为2年,其中1年半的时间为成人先心病培训,另外半年时间则因人而异。儿童心脏病医生需要接受半年的成人心脏病区的轮转,而成人心脏病医生则需要接受半年的儿童心脏病区的轮转。亚专科培训要求包括了培训时间、手术数量及业务能力。ECS 很快将会推出自己的认证标准,该认证标准将会包括一个 2 年的培训项目和一门国家级的考试。ECS 还没有制定普通心脏病医生参加成人先心病学专科培训的统一标准,目前不同国家的标准都不相同。

在加拿大,普通心脏病医生和成人先心病医生的成人先心病的专科培训要求都已经制定了。但是,目前这些培训要求还没有得到加拿大皇家医学会的认可。在亚太地区和南美,成人先心病还没有专门的培训项目,目前仅作为普通心脏病培训的一部分,成人先心病专科医生的培训要求则还没有制定。

(二)教育资源

不同地区之间成人先心病的教育资源差距很大。培训项目往往被包含在儿童或者成人心脏病的总体培训中。近期 ECS 发表声明,成人先心病的培训项目将由专业的成人先心病中心来提供。在美国,成人先心病专科医生的培训项目不到 10 个,在加拿大,这样的培训项目只有 5 个。在亚太地区,正式的成人心脏病专科医生还很少。在南美,只有少数的医疗中心有培训条件,而根本就没有正式的成人先心病培训项目。

为了推广成人先心病教育,一些网络教育资源库已经建立起来。例如,美国心脏病学会的个人评估项目(ACCSAP)及国际成人先心病学会(ISACHD)提供的免费的成人先心病学习中心。

(三)挑战和解决方案

目前大家都已经认识到,成人先心病专业医疗服务的需求量及成人先心病专科医生的需求量都在逐渐增长,而成人先心病专科培训项目则是严重不足的。毕业后医学教育项目的建立成本是高昂的,私立机构往往具有一定的竞争优势。目前普遍的看法是,成人先心病的治疗成本很高,并且往往缺乏医疗保险,在同样的投入前提下,成人先心病的获益要远小于其他心血管疾病。另外一个普遍的问题是,是否会有成人先心病顾问医生这个职位还没有确定,而成人先心病专科医生的培训时间又很长,这对专科培训医生从事成人先心病专科的热情影响很大。此外,很多成人先心病的高年资医生都会参加心脏病其他亚专科的培训,保留成为其他专科顾问医生的可能,这就导致他们很少有精力去发展成人先心病培训项目。

四、全球研究

(一)循证医学之路

随着成人先心病学的发展,与其相关的研究也越来越多。研究类型也从最初的病例报道、单中心回顾性研究到如今的多国参与的大规模多中心研究。2008 年,一项系统性回顾研究检索到了超过 50 项关于成人先心病的多中心研究。其中,绝大部分的研究都是 2000 年以后发表的,最初大多数是队列研究和注册研究,后来有少数是多地区研究和病例对照研究。越来越多的成人先心病研究由专业的成人先心病中心来进行。研究的质量和发表论文的影响力也在逐步提高。然而,尽管随机化对照研究在循证医学证据中的级别很高,迄今为止,成人先心病领域里的随机化对照研究还很少。

(二)研究范围的拓展

从 1996—2011 年,超过 70% 的成人先心病相关的论文都来自 10 个国家。其中,美国发表的论文最多,荷兰、加拿大、瑞士、英国和比利时所发表论文的影响力最大。在此期间,中国发表论文数量的年增长速度是最快的,论文影响力的年增长速度也是最快的。

成人先心病科研能力的提高与临床病例数的增长、组织机构的设立和全球研究网络的建立息息相关。在北美,成人先心病研究联盟(AARCC)于 2006 年成立,其目的是通过多心中研究提高成人先心病的诊疗水平。通过与其他合作伙伴的密切合作,例如患者倡导组织(美国心脏病学会,ACHA)和国家心血管数据注册库,成人先心病研究的范围得到了极大的拓展。在加拿大,多中心研究由加拿大心脏病学会组织。在荷兰,CONCOR 注册中心于 2002 年成立,目前已经从 100 多家医院中收集到了超过 1500 例的患者,该研究主要致力于探索成人先心病患者遗传和疾病预后的关系。

在国际层面上,ISACHD 已经成立了全球研究工作组来帮助和监督多国参与的成人先心病研究。第一个此类研究是"成人先心病患者自我汇报预后模型的评估—国际研究(APPROACH-IS)",该研究包括了来自 15 个国家 24 个医疗中心的 4013 名成人先心病患者。目前还开展了一项多国参与的注册研究(NOTE Registry),研究目的是评估非维生素 K 依赖性口服抗凝药预防成人先心病和房性心律失常患者血栓相关并发症的有效性和安全性。此外,还有一些其他研究项目正在准备中。

(三)挑战和解决方案

尽管在过去的 20 年里成人先心病相关论文的数量和影响力都有了显著的增长,但是目前的全球多中心研究仍然存在很多挑战。成人先心病的复杂性和多变性使得寻找与预后相关的特定因素很困难。不同学会和不同国家对成人先心病命名和分型方法的不同增加了多中心研究的难度。即使有了多中心的合作,由于研究所需的样本量过大,死亡率和主要并发症发生率的统计难度依然很大,因此我们往往只能选择其他事件作为终点事件。研究经费和研究设备的不足同样也是成人先心病研究面临的难题。

然而,多中心研究网络和注册研究的出现,尤其是北美和欧洲的研究项目(如 AARCC 和 CONCOR),极大地促进了合作研究的开展,同时也有利于从国家基金获得相关的研究援助。荷兰开展了一项合作很满意的国家成人先心病注册研究,该研究使得成人先心病的论文数呈指数增长。令人鼓舞的是,中国的成人先心病研究正在快速发展,成人先心病医疗中心的数量也在快速增长,这反映了中国近几十年经济实力的增长和医疗投入的增多。在未来,随着革命性的研究设计和创造性的研究方法的不断涌现,例如贝叶斯临床试验、结果适配的随机化研究及随机化注册试验,成人先心病领域的一些难题将会被逐渐攻克。

五、结论

成人先心病患者的数量以后将会继续增加。在人口持续增长的国家,例如印度和巴西,成人先心病患者的增长速度将会很快。为了制定有效的医疗政策,我们需要获取准确的人口统计学数据和流行病学资料。发达国家急需制定和实施可持续发展的方针以提高成人先心病的专业诊疗水平,而不是断断续续地达成一些特定目标。部分国家的大部分医疗卫生资源都被分配到了治疗费用较低而实用性很强的领域,如艾滋病、结核病和疟疾,成人先心病的发展面临很大的挑战。来自国际学会的援助有利于缩小发达国家和发展中国家之间先心病诊疗水平的差距。

发达国家在过去几十年里所取得的进步是巨大的,成人复杂先心病的数量已经有了显著增长。我们必须认识到,这些成功都是建立在专业医疗机构、培训资源、研究资源和相应基金快速发展的基础之上的。尽管已经建立了成人先心病医疗中心,依然有很多患者无法在这些专业中心接受诊疗,并且很多患者也没有意识到终生随访的重要性。即使是那些接受了规律随访的患者,由于循证医学证据的缺乏而无法接受到最优的治疗。成人先心病医疗中心的评审和成人先心病专科医生的认证工作都才刚刚起步。然而,专科教育和培训项目目前还局限在少数几个国家。未来随着网络教学的发展和新兴技术的推广,如虚拟现实技术,专科培训将变得简单,多学科医疗团队也将得到很好的发展。

2.危重性先天性心脏病的检测:产前和新生儿筛查的贡献

广东省人民医院　刘小清　聂志强　欧艳秋

一、引言

在本综述中,定义危重性先天性心脏缺陷(CCHD)为,在出生时就存在并且在出生后第1年就需要干预治疗的心脏结构畸形。在此,关注的是美国 CCHD 产前产后的筛查情况。美国卫生和公共服务部新生儿与儿童遗传病咨询委员会(SACHDNC))指出了脉搏血氧饱和度筛查的一级目标,即为常伴有新生儿低氧血症的 7 类 CCHD:①右旋大动脉转位;②左心室发育不良心脏综合征;③肺动脉闭锁(室间隔完整型);④法洛四联症;⑤完全性肺静脉异位引流;⑥三尖瓣闭锁;⑦永存动脉干。全美出生缺陷预防网络(NBDPN)——一个以人群为基础的出生缺陷监测项目,已经对为实现项目一级目标所需的命名系统做了明确的定义,包括:为每个类别的缺陷命名制定纳

入和排除;为核实来源于人群资料的编码索引;为产前产后诊断提供终点事件的审核标准。二级目标是指有时表现为低氧血症的其他类型 CCHD,包括:重度主动脉缩窄,主动脉弓闭锁/发育不全/离断,右心室双出口,Ebstein 畸形,严重主动脉瓣狭窄,重度肺动脉瓣狭窄及单心室。

(一)CCHD 的早期诊断和公共卫生意义

CCHD 是围生期需要重视的问题,在产前和新生儿时期对 CCHD 进行早期诊断,对预防并发症、减少婴儿死亡非常必要。估计新生儿出生缺陷率约3%,其中约1%是先天性心脏缺陷,而1/4的心脏缺陷是 CCHD(图1)。有些 CCHD 新生儿在爱婴区即出现明显的临床症状;但有部分动脉导管依赖性进行体肺循环的患儿,在出院后发生动脉导管的自然闭合是灾难性的,需要进行早期诊断避免意外死亡,这就是实行

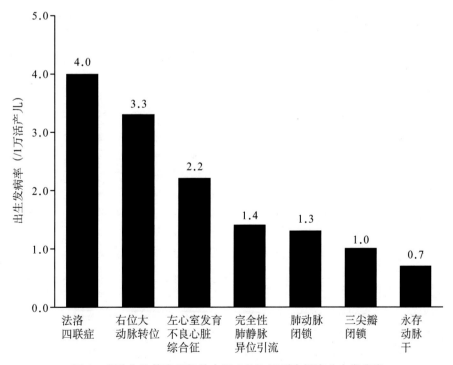

图 1　几种作为筛查目标的主要 CCHD 亚型在活产儿中发病率
(来自于美国 2005—2009 年以人群为基础的的出生缺陷监测系统的数据)

医院为基础的CCHD筛查的主要原因。据报道,出生缺陷导致的死亡中的30%～50%是先天性心脏病,1999—2006年实施新生儿CCHD筛查之前,美国报道了13 000多名婴儿死于先心病,按其严重程度降序排列这些先心病的种类为左心室发育不良心脏综合征,大动脉转位,法洛四联症。而这三种类型的CCHD在NBDPN监测数据的活产婴儿中发病率是最高的(表1)。

尽管CCHD往往是致命性的,但新生儿从胎儿循环过渡到出生后循环出现事件前,CCHD的不良后果往往会被忽视。如果没有多个畸形综合征,没有通过B超和(或)胎儿超声心动图的产前筛查诊断,或没有任何家族史等能提醒父母和医务人员筛查CCHD的情况,心脏畸形可能会被忽视。在婴儿先天性心脏缺陷中,只有大约1/10的患者报道有传统的细胞遗传学异常,如三体综合征。在胎儿循环向出生后循环转变未完成前,体检可能无法发现紫绀或其他临床症状,而这些症状在新生儿期后可能出现。

(二)新生儿CCHD筛查在美国的实施

近年全美新生儿CCHD筛查发展迅猛。美国在普通保健院试点筛查与CCHD相关的亚临床紫绀项目已经持续了10余年,其核心是进行血氧饱和度检测,这在很多医院已经被采纳为无创的低氧状态的筛查手段。基于国际上前期数据的积累,美国心脏协会(AHA)和美国小儿科学院(AAP)2009年发布了关于血氧饱和度筛查的科学声明,建议更大规模以及多样化的相关研究。本项申明及瑞典相关的前瞻性研究促进了以人群为基础的筛查的实现。通过进一步总结2010—2011的资料,美国卫生与公共服务部采纳了SACHDNC关于新生儿统一筛查专家组的决议(the Recommended Uniform Screening Panel, RUSP)。随后,专家组发表了血氧饱和度筛查相关计算方法,并被美国儿科学会、美国心脏协会和美国心脏病学院广泛认可。

美国公共健康部在2011年开始全美新生儿CCHD筛查项目。最早的全美计划是立法授权的,它们可能有全国新生儿筛查咨询委员会的立法或推荐。在2013年发布的简报中发布了项目的发展历程,并在妇幼保健项目协会网络上公布 http://www.amchp.org/programsandtopics/CHILD-HEALTH/projects/newborn-screening/Documents/AMCHP_Screening_for_CCHD_Issue_Brief_FINAL-Oct2013.pdf。日益增加的临床证据坚定了RUSP的决策,无论是建模数据还是早期实施筛查的各州相关数据表明,CCHD筛查的成本效益较高。除了少数几个州外,全美其他州都正在推行这一筛查计划,见网址 http://www.aap.org/en-us/advocacy-and-policy/state-advocacy/Documents/Newborn%20Screening%20for%20Critical%20Congenital%20Heart%20Disease.pdf,各州更新概况及本地的授权和指引见特定官网 http://www.babysfirsttest.org/newborn-screening/conditions/critical-congenital-heart-disease-cchd。即使某些州没有授权或立法进行筛查CCHD,但大多数州都报告了他们正在使用脉搏血氧仪进行筛查。在这些不需强制性筛查的州,国家性组织如美国儿科学会的决议主要是引导基于"医疗服务标准"进行筛查工作。正如预计的一样,这些研究表明通过脉搏血氧筛选能发现之前容易被忽视的CCHD。

(三)2011年前对CCHD的产前产后检测

产前诊断常常是孕中期通过胎儿超声心动图来判断是否存在结构性心脏病。美国医学超声研究所发布的指南建议:基本的心脏检查应该至少包括四腔心切面;如果技术允许,应该检查流出道的切面。美国妇产科医师协会也发布了类似的指南,指出必须使用胎儿超声心动图进一步检查的情况包括:超声检查结果异常,有先天性心脏病家族史,孕母糖尿病及使用体外受精。

通常CCHD会比简单先心更容易通过这种方法被发现。犹他州出生缺陷网1997—2007的数据显示,具有异常四腔心切面的缺陷在产前最容易被发现,而流出道异常的缺陷通常不容易在产前被发现。2005—2010年,一项对加利福尼亚州大型健康维护组织(HMO)的成员进行的研究表明,那些在常规检查流出道的HMO诊所产检的妇女(59%),CCHD产前诊断率明显高于那些在没有常规检查流出道的HMO诊所产检的妇女(28%)。

基于这些挑战,很多研究已经注意到CCHD的产前检出率差异很大。在几个一级筛查目标项目中,左心室发育不良综合征产前检出率相当高,为53%～88%;而其他一级筛查目标,如肺静脉异位引流,在产前就没那么容易被检出,甚至在几个研究报道中没有产前诊断的病例。在二级筛查目标中,主动脉缩窄不常在出生前被诊断,有研究估计只有11%～37%的病例在产前被诊断;其他二级筛查目标,如右心室双出口,比较容易在出生前得到诊断。

与产前检出率提高相关的母亲因素包括:多胎妊娠、孕母高龄、孕母糖尿病及具有CCHD的家族史。而与产前检出率降低相关的母亲因素包括:种族(非西班牙裔的白种人)及孕前体质指数(BMI)偏高。与产前检出率提高相关的婴儿/胎儿特点包括:存在其他的出生缺陷或染色体综合征及 CCHD 的复杂程度。自 2000 年代中以来，基于超声技术的提高及指南倡导先心病筛查时要同时进行四腔心和流出道切面的做法，在一定程度上提高了先心病总的产前检出率。

需要关注产前检测的地域和医院水平的差异。美国小儿心脏网络（Pediatric Cardiac Network）的 15 家中心于 2005—2009 年在活产儿中进行的"形态学右心室的体循环流出道梗阻"的研究中，Atz 等注意到，不同中心的产前诊断率是 59%～85%，而那些接诊容量大的中心趋向于拥有比较高的产前诊断率。在一项调查母亲自我报告产前先心病相关因素的研究中，Ailes 等发现，母亲住所是最强的预测因素之一。在一些特定的 CCHD 种类，如左心室发育不良综合征，母亲自我报告先心病相关因素在产前诊断率最低（21%）和最高（81%）的地域间存在 4 倍的差异。高质量图像技术和高水平的超声技术人员对不同地区产前先心病检出率的差异影响很大。Pinto 等领导的犹他州研究注意到，在以先心病为高危监测的诊所就诊，会使产前诊断的概率提高 10 倍。

如上所述，由于意识到 CCHD 的产前诊断是不完整的，而且所谓的"滞后的"产后诊断将导致原本可以预防的死亡或并发症的发生，这促使了把 CCHD 加入到 RUSP 中的策略。然而，鉴于 2011 年前研究的数据，怎样算"滞后的"诊断也是存在很大差异，有些作者则定义"滞后的"诊断为在出生出院后，或出生后 3d，或甚至到死亡时的诊断。CCHD 一级筛查目标中几种畸形的滞后诊断情况比较少见，估计有 0～16% 的左心发育不良综合征、右旋大动脉转位和肺动脉闭锁的病例报道是滞后诊断的。二级筛查目标中，三个研究表明主动脉缩窄的病例容易发生滞后诊断，比率处于 30%～62%。在这三个研究中，与滞后诊断相关的因素不多见于孕母的原因，而多是与 CCHD 的类型、保健院的水平及有无心外畸形相关。

(四)筛查时代的数据收集

在美国已实施广泛收集全国的数据，以评价脉搏血氧筛查项目的效果及 CCHD 总体检测时机。在美国，NBDPN 项目将继续提供 CCHD 监测的数据。不幸的是，很多出生缺陷检测项目不具有收集 CCHD 新生儿筛查结果的能力或者权限，或者没有及时地去做这件事情，这有赖于收集全国性专门针对 CCHD 新生儿筛查项目的数据的身份识别和质量的提高。这些数据是通过最近成立的卫生资源和服务计划—新生儿筛查技术援助与评价计划（the Newborn Screening Technical assistance and Evaluation Pro-

gram，NewSTEPs）收集的。

NewSTEPs 是公共卫生实验室协会和科罗拉多公共卫生学院两者的合作机构，其宗旨是提供相关的、准确的工具和资源，通过促进新生儿筛查合作者之间的协作来保障项目的最高质量。该项目同时扩展到 CCHD 筛查的数据收集。基于前期的婴儿早期听力缺失筛查和诊断项目显示，由新生儿筛查项目统一收集数据和监测资料能保障数据的质量，并有利于统一定义。

CCHD 新生儿筛查的质量改善和监测要求有高质量的数据，整个新生儿筛查项目必须使用统一的定义，就像 NBDPN 项目中设定的定义一样，NewSTEPs 提供了一个基于网络的资源库，收集的数据包括新生儿筛查项目政策相关的质量评价指标，以及特定的 CCHD 信息。NewSTEPs 将对收集的数据进行总结报告，该报告可以在 NewSTEPs 网站上公开获得。

像之前提到的，全国范围内为 CCHD 新生儿筛查的数据收集而制定的政策、规定或者条例在州与州之间都存在差异。有些项目收集了每一次筛查的脉搏血氧测量值，有些则收集分娩医院总的数据，有些根本就没有采用标准方法来收集公众的健康数据。必须建立全国统一的数据收集系统，以利于新生儿筛查项目标准化地和可比性地去评价筛查的效果。

NewSTEPs 整合了所有州新生儿筛查项目关于 CCHD 筛查和数据收集的政策，并与数据审核委员会合作每年对这些政策进行年度审核，为全美 CCHD 筛查政策评定及规范的强有力的机构并且通过信息共享来促进数据收集系统的改善。通过 NewSTEPs 网站可获得州、地区和全国的政策信息。

NewSTEPs 在相关组织协助下，确定了一套核心的包含新生儿筛查的质量评价指标，发布在 http://www.newsteps.org 上。这些指标与新生儿筛查拯救生命行动（Newborn Screening Saves Lives Act，http://www.congress.gov/bill/113th-congress/house-bill/1281)）中要求的全国性工作是一致的，并且是在之前已经形成的指标的基础上建立的。各州的项目质量评价指标已经可以安全地接入 NewSTEPs 存储库。这些指标的优劣会在州、地区和全国范围中发布的新生儿筛查项目中跟踪，同时也做纵向跟踪。关于 CCHD 新生儿筛查特定的质量指标包括：入选参加 CCHD 筛查的婴儿的百分率，CCHD 筛查阳性的婴儿数目，由新生儿筛查确诊的 CCHD 婴儿的数目，新生儿筛查中漏掉的 CCHD 婴儿的数目，以及筛查、随访和诊断的时机。这些与 CCHD 相关的质量评价指标将给全国提供关于 CCHD 新生儿筛查第一手总结性的资料数据。2015 年所有质量评价指标的数据将通过 NewSTEPs 网站及州、地区和全国性的新生儿筛查相关组织发布。

除了收集新生儿筛查质量评价指标，NewSTEPs 存储库还收集确诊了 CCHD 的新生儿相关的病例资料，包括脉搏血氧检测的时间、随访检测的时间以及确诊的时间。并使用标准化的分级诊断，使整个项目在执行期间及今后更长时期都可以进行同质性的比较。目前，各州对数据收集的规定各不相同，甚至一些州迄今还没有授权收集新生儿 CCHD 筛查的数据。

NewSTEPs 的行动被定为非人体研究，接受科罗拉多多机构审查委员会（Colorado Multiple Institutional Review Board）和健康与公众服务人类研究保障办公室（Health and Human Services Office of Human Research Protection）的评估审查。NewSTEP 对新生儿筛查项目有严谨的保密性：设立了不同层面人员访问的方式；可以依据项目状况决定质量评估的范围；项目人员可以根据他们的意愿决定病例的特定信息共享的范围。美国所有州都加入了 NewSTEPs 存储库，在合作的基础上共享质量指标和病例定义等数据。数据共享将由数据审查委员会监督。NewSTEPs 存储库是动态的，常与实施新生儿筛查的社区互动并不断完善。

NBDPN 监测项目通过临床或者新生儿筛查方法系统地确诊 CCHD 病例，为人群的 CCHD 研究提供了独特的非常重要的数据。该项目收集了超过 40 个州的数据，对探讨 CCHD 亚型的发生率；CCHD 的死亡率及其趋势；以及评价早期诊断 CCHD 的作用都具有非常重要的意义。这些数据为进一步改进相关社会支持服务设施提供了依据。一些项目尚评价了 CCHD 干预效果及并发症发生的状况。还有一些项目探讨了检测的重要时机（产前诊断或出生后的早期临床检测）及筛查相关的诊断。州立监测项目另一个重要的作用是确诊漏诊的病例，这些病例漏诊的主要原因为：在产前未得到诊断；在爱婴区由于某种原因逃避了筛查；筛查的真假阴性。新泽西州已经建立了一套利用诊断编码的方法，对脉搏血氧度结果缺失的病例结合临床报道的 CCHD 病例来确定筛查漏掉的病人。

最终，CCHD 的早期诊断要达到的目标是，不仅要降低死亡率和其他短期的不良后果，而且要达到长期提高患者的生活质量和改善并发症。如上所述，出生缺陷监测系统对评价一些终点事件的能力是不足的。美国的公共卫生机构近期已优先考虑评估大年

龄儿童甚至成人先心病患者的长期预后，而且已经资助了前期的试验性项目，把各种存储数据库链接起来进行长期的监测和研究。项目进一步将评价的指标包括：诊断的时机；出生地点；是否外科干预；干预的各种方式和时机。

二、讨论

2011 年以来，全美范围内新生儿 CCHD 筛查工作进展迅速，而预后趋势的数据也很快会得到，这一项公共卫生行动对降低出生缺陷的婴儿死亡率将大有前景。产前检查已经成为 CCHD 早期诊断的重要手段。由于孕母居住地点和是否到高危人群诊所就诊等因素的差异，造成产前超声诊断检出率的差异，进行整个人群新生儿 CCHD 筛查将是早期诊断的重要的安全的手段。

新生儿筛查的数据收集，包括长期随访，是监测项目执行进程非常必要的，也将持之以恒，以促进持续的质量改善。传统的通过血斑检测筛查的疾病的项目其样本主要在医院采集，在几个中心实验室检测完成，而新生儿 CCHD 筛查项目和传统筛查项目不一样，有多个不同的现场，在培训、卫生服务场合以及数据收集等问题需要标准化。理想中应该在临床层面及公共卫生层面进行。

综上所述，CCHD 监测工作正在全美开展并不断扩大，而通过 NewSTEPs 行动计划收集数据已经启动。基于 CCHD 筛查的初始经验，评价脉搏血氧在 CCHD 筛查中的作用成为特别的研究需求。与出生缺陷检测项目结合，分析病例脉搏血氧的数据收集工作已经开展。新生儿专家提出了在新生儿重症监护室（NICUs）同样有筛查 CCHD 的需求，产前未诊断为 CCHD 的婴儿建议用脉搏血氧仪密切监测。由于在 NICU 时不需要系统地进行血氧测量，一些新生儿专家提议用特别的方案来筛查 NICU 的婴儿，即同时进行导管前后的血氧饱和度水平的测量，或者为吸氧的婴儿采用特殊的方法。对于高海拔新生儿的血氧筛查，建议用修正算法来收集数据。循证推荐规范需要更多 CCHD 的数据。

三、总结

1. 接近 1‰ 的新生婴儿患有先天性心脏病，其中 1/4 为 CCHD。婴儿死亡最常见于左心发育不良，大动脉调转和法络四联症。研究人员对新生儿脉搏血氧筛查预防意外死亡的作用进行了深入的研究。

2. 基于对以往证据的审查，CCHD 筛查在 2011 年加入了美国新生儿筛查专家推荐规范（the U.S.

Recommended Uniform Screening Panel for newborns)。除了少数几个州外,其他州都正在推行这一筛查计划或者已经在全州的产科医院进行筛查。

3.从2000年代中开始,先天性心脏病总的产前检测率提高了;不同的产前检出率及缺陷种类与母亲因素和地理因素有关,因此,新生儿CCHD筛查为CCHD的早期诊断提供了一个基于全人群的安全网络。

4.出生缺陷监测计划正在收集数据,以评价CCHD的产前诊断检出率、出生后短时间内临床检出率和新生儿筛查的诊断率,同时收集大龄儿童和成人的长期随访数据,以评价CCHD长期预后。

5.最近获得资助的一个项目(NewSTEPs),提供了一个基于网络的存储库来收集有关新生儿筛查项目各种政策的数据、新生儿筛查项目相关的质量指标以及特定的CCHD婴儿在病人层面的信息。

6.当今与CCHD新生儿筛查相关的研究聚焦在评价和改良脉搏血氧测量的计算方法,并形成针对特殊人群(如在NICU和在中高海拔地区)的筛查方案。

表1 CCHD产前诊断与产后诊断文献汇总（美国，1997—2009）

地区，年份	产前诊断(%)					产后诊断(%)	
	犹他州，1997—2007	多中心，1998—2005	北加州，2004—2005	麻萨诸塞，2004—2009	南加州，2005—2010	多中心，2009	佛罗里达州，1998—2007
产前诊断定义	超声诊断异常	异常的胎儿超声/超声心动图检查报告	产前诊断（父母自报）	产科记录单和婴儿病历（或）	异常胎儿超声/超声心动图	产后超声心动图>3d	产后诊断/出院后诊断
一级筛查目标							
右位大动脉转位	13[a]	17	17(19)[b]	60	71[c]	14	10
左心室发育不良心脏综合征	70	53	56(61)	88	100[d]	13	12
肺动脉闭锁（室间隔完整型）	26	44	43(50)[e]	77	—	8	23
完全性肺静脉异位引流	6	1	0(0)	25	0	41	40
法洛四联症	26[f]	18	18(31)	58	69	28	25
三尖瓣闭锁	52	—	25(25)[g]	89	100	12	16
永存动脉干	24	—	50(50)	54	—	31	32
二级筛查目标							
主动脉缩窄	19	11	—	37	33	62	37[h]
右心室双出口	89	—	18(25)	83	100[d]	31	29
Ebstein综合征	43	22	—	80	—	21	13
单心室	100		56(64)	92	100[d]	22	25

a. 右位大动脉转位(D-TGA)室间隔完整；b. D-TGA和L-TGA；c. TGA；d. 包括单心室、右室双出口，以及左心发育不良综合征；e. 肺动脉来窄或闭锁伴室间隔完整；f. 法洛四联症伴肺窄；g. 三尖瓣异常；h. 主动脉缩窄/弓发育不良。

3.先心病术后特殊并发症的管理

广东省医院心研所　钱明阳

随着儿童心脏外科术后监护的持续发展,得益于跨学科之间的合作,包括麻醉科、外科、重症监护、心儿科及其他的亚专科包括新生儿科、神经科、内分泌科等。表现在超低出生体重儿(VLBW)手术例数的增加,机械辅助循环装置的革新,以及监护复苏技术设备的发展等。因此,对于先心病术后出现的特殊并发症的管理有着极其重要的意义。

一、体外循环(心肺转流、CBP)后炎症反应

体外循环过程中血液中各种成分与非生理界面接触,恢复后心肺组织的再灌注损伤等各种因素,均容易刺激全身或局部的促炎症介质的释放,激活凝血功能/纤溶功能。CBP后炎症反应的强度与术前病情、术中心脏停跳时间、心肺转流时间,和遗传因素均有密切关系。

许多研究均发现,CPB后炎症反应与远期发生多器官功能衰竭密切相关。有研究显示,儿童体外循环前予糖皮质激素治疗能够明显减轻术后炎症反应,增强抗炎反应,降低心肌损伤的程度,改善预后。但也有针对大年龄儿童进行的研究,并未发现糖皮质激素对减轻CBP后炎症反应有益。目前大部分的儿童心脏中心均常规使用糖皮质激素以改善CBP后炎症反应。

二、血氧饱和度的维持

紫绀型先心病行手术主要的目的是通过改变血流动力学以优化人体组织供氧与耗氧之间的平衡,改善组织的血氧饱和度。

呼吸或循环衰竭、体外循环后炎症反应、心肌再灌注损伤、肺组织再灌注损伤、外科手术本身都是术后出现休克的危险因素。

三、呼吸衰竭

婴儿由于自身生理特点,呼吸储备下降、呼吸能力减弱,手术后极易发生呼吸衰竭。

1.婴儿呼吸储备下降的原因

(1)婴儿功能残气量少。

(2)声门下气道较成人狭窄。

(3)吸气时膈肌收缩下移的能力减弱。

(4)氧耗量增高。

(5)分钟通气量增加。

2.换气功能障碍的常见原因　根据解剖部位可分为如下。

(1)上气道因素

1)插管后声门下水肿。

2)喉返神经损伤。

3)中枢神经系统损伤。

4)过度镇静/镇痛导致呼吸抑制。

(2)下气道因素

1)大量左向右分流引起肺间质水肿压迫细支气管。

2)体外循环。

3)肺静脉压力增高、充血。

(3)肺实质病变

1)肺不张。

2)肺间质水肿。

3)肺炎。

(4)胸廓病变

1)胸腔积液。

2)胸廓水肿。

(5)腹腔病变导致腹式呼吸减弱

1)腹水。

2)巨大脏器:巨脾、巨结肠、肝大等。

体外循环后的炎症反应导致肺血管通透性增加,导致肺间质水肿、肺泡充血水肿,影响表面活性剂的作用。因此肺顺应性下降。如果呼气末肺泡不能够保持一定的张力、肺泡塌陷,氧饱和度低的静脉血无法经肺泡与外界进行气体交换而直接成为动脉血,则出现低氧血症。

3.通气功能障碍的原因

(1)神经-肌肉支配

1)中枢性呼吸抑制。

2)膈肌麻痹。

3)肌松药/激素使用后出现呼吸肌失用性萎缩。

(2)呼吸负荷增加

1)胸廓顺应性下降。

2)呼吸抵抗:人机对抗。

(3)呼吸肌缺血/损伤

1)呼吸肌再灌注损伤。

2)右心排血量下降,肺缺血。

单纯通气功能障碍时候会出现二氧化碳潴留,高碳酸血症,因为肺灌注无明显变化,因此 $PaCO_2$ 和 $PETCO_2$ 压差正常。

当合并有心排血量下降时,肺灌注减少,通气/灌注比值(V/Q)增加,无效通气、无效腔通气增加,出现高碳酸血症的同时,$PaCO_2$ 和 $PETCO_2$ 压差增宽。

四、心功能不全

由于术后炎症反应及缺血再灌注损伤,心脏术后不可避免地存在一定程度的收缩或舒张功能障碍。心排血量取决于心室的前后负荷、心脏的传导功能和心肌收缩力。

婴儿生理特点导致心脏术后容易出现心功能不全:①不成熟心肌收缩能力弱;肌浆网、肌蛋白;②心肌顺应性下降;③氧耗量增加导致生理需要量增加,心脏需要加强做功。

(一)舒张功能不全

心室舒张功能不全表现在心室顺应性下降,舒张期充盈压上升而充盈血量下降。正性肌力药物和动脉扩血管药对心室舒张功能并无很大改善。

应用血管活性药物,如硝酸甘油、硝普钠、脑钠素和米力农等均有松弛心肌,缓解舒张功能不全的作用。然而这些药物也具有扩张静脉血管的作用,使血液大量分布于静脉系统,静脉回心血量减少,心室充盈也相应地减少。适当的补液,控制出入量,有助于增加心室输出量,但同时也会导致体静脉和肺静脉压的升高。

辅助正压通气(PPV)。因为正压通气的时候,胸内压增高,右心房跨壁压(即右心房压-胸内压)下降,导致右心房减小,右心房压力相应地升高。PPV通过增加右心房压力,降低循环充盈压力与右心房的压力阶差,即静脉回流的压力阶差,以增加静脉回流。同时术后的应激状态激活了交感神经系统和RAAS系统,以维持循环充盈压。因此正压通气(PPV)辅助呼吸能够增加回心血量,增加心室输出量,尤其在合并有舒张功能不全的患儿中。然而,正压通气(PPV)同时能使心室舒张期跨壁压力下降,一定程度上限制了心室充盈。

(二)收缩功能不全

对心室收缩功能不全的治疗旨在调节心室的前

后负荷,尤其需要降低后负荷。

低剂量硝酸甘油[$< 3\ \mu g/(kg \cdot min)$]主要扩张小静脉,对小动脉作用微弱,心脏后负荷无明显改变,并未增加心排血量。硝普钠或大剂量的硝酸甘油同时扩张动静脉,心室充盈压下降,同时体循环阻力下降,后负荷下降,每搏输出量和心排血量上升。

脑钠素,包括BNP和ANP,分别是心室和心房肌在心衰时受到牵拉而分泌的物质。它们激活利钠肽受体(NP-receptor),引起动静脉扩张,心脏前后负荷下降,同时还有剂量相关的利尿作用,以及改善心室的舒张功能,相当于在心功能不全时拮抗RAAS系统导致血管收缩和水钠潴留的作用。奈西利肽是重组B型利钠肽,已被美国FDA批准用于临床,国产的叫新活素。不同于与硝酸甘油和硝普钠,奈西利肽引起的血流动力学改变具有快速耐受性(药物在短时间内重复给予而使机体反应减弱),另外它不会反应性激活交感神经系统。各项研究均证明了奈西利肽在治疗成人充血性心力衰竭中的有效性,但对儿科病人的治疗研究却非常有限。Jefferies等做了一项前瞻性研究,评估奈西利肽治疗儿童失代偿性心力衰竭的安全性和有效性,他们发现的结果与其在成人中的应用具有相似性:显著利尿、降低心室充盈压、增加心排血量的作用,平均NYHA心功能分级明显改善。研究未发现低血压或心律失常等并发症,另外血清肌酐水平呈下行的趋势,提示肾功能改善。

儿茶酚胺类正性肌力药物的应用则较为有限,主要是因为它的正性变时作用使心室率增快,药物致心律失常风险和增加全身、心肌的耗氧量。多巴胺和多巴酚丁胺均有适度的正性肌力作用,不同于多巴酚丁胺,多巴胺不具有扩张静脉作用,未使心室充盈压下降。大剂量多巴胺[$> 10\ \mu g/(kg \cdot min)$]由于激活了β型肾上腺素受体($\beta_1$ 为主),全身血管阻力增加,体循环阻力增加。而多巴酚丁胺因其主要激活 β_2 受体,全身血管扩张,体循环阻力下降。肾上腺素在较低剂量[$< 0.05 \sim 0.1\ \mu g/(kg \cdot min)$]时即具有正性肌力作用,同时能降低体循环阻力。

磷酸二酯酶抑制药包括氨力农和它的衍生物米力农,通过选择性抑制磷酸二酯酶Ⅲ发挥作用。米力农较儿茶酚胺类正性肌力药物的优势在于它并未激活交感神经受体,其一避免了使心室率加快、致心律失常以及增加全身、心肌的耗氧量;其二它的药物作用不受肾上腺素受体敏感性改变而改变。米力农有适度的正性肌力作用;扩张肺血管和外周血管,降低肺循环和体循环阻力;松弛心肌,改善心室舒张功能。因此,在心室充盈压下降的同时每搏输出量和心输出率增加。Hoffman等进行了一项研究,评估儿童心脏外科手术后预防性使用米力农的有效性及安全性,结果显示大剂量米力农[75 μg/(kg·min)]能够显著降低术后低心排综合征的发生,而并发低血压或心律失常方面与对照组差异无统计学意义。

左西孟旦是第一代钙增敏剂。通过增强心肌细胞肌丝对胞质中钙离子的敏感性,发挥正性肌力作用。因为钙增敏剂并未加快心肌细胞内钙的利用-分解-再利用环路,因此心肌细胞耗氧量无明显变化。通过刺激血管平滑肌细胞上ATP依赖的K^+离子通道,舒张全身血管,降低体循环和肺循环阻力。不同于其他,左西孟旦是长效的血管活性药物,因其在体内产生有类似活性的代谢产物,拥有3~4d的半衰期。Namachivayam等对15名严重心室收缩功能不全的儿童应用左西孟旦治疗进行研究,发现患儿使用左西孟旦治疗后,儿茶酚胺类药物使用大量减少甚至停用。Momeni等进行了另一项前瞻性随机对照试验,研究心脏外科术后儿童使用米力农或左西孟旦进行治疗,两组患儿在血清乳酸水平和氧耗量上无明显差别。

循环和呼吸系统的相互作用。收缩性心力衰竭时,辅助正压通气可提高心排血量。如前文讨论,辅助正压通气亦可抑制心室充盈,然而,只要心室功能正常,扩张的心室相当于压力-容量曲线的平坦部,则静脉回心血量的减少将不会影响心室每搏输出量。另外,辅助正压通气可降低体循环阻力血管阻力和左心室后负荷,并通过降低呼吸肌氧耗量,改善心输出量的再分布,供应重要的器官系统。

其他改善心功能的药物

(1)精氨酸加压素(AVP):也即垂体后叶素,在正常状态下使全身血管保持一定的紧张度,维持血压在正常范围。在术后的危重病人,垂体后叶AVP的储备严重耗竭,容易导致低血压、休克,因此可以外源性补充AVP防止休克的发生。AVP治疗在成人中的研究结果始终模棱两可,而在针对儿童的研究数量不多。Rosenzweig等做的一项回顾性分析,针对11名心脏外科手术后合并难治性低血压的儿童使用AVP治疗,显示AVP使用后第1个小时,患儿血压和心脏收缩指数有明显的改善。

(2)糖皮质激素:身体内的皮质醇使全身血管保持一定的张力,并影响心肌的收缩功能。尤其对早产儿或应激状态下的足月儿,炎症反应影响发育尚未成熟的下丘脑垂体肾上腺轴,继发肾上腺功能不全。虽然肾上腺机能相对不全的定义尚未明确,但是大多数学者认为,对于危重病人,正常或近似正常的皮质醇水平即代表了下丘脑-垂体-肾上腺轴反应底下。针对

危重早产儿患有难治性低血压的前瞻性随机对照研究,显示了糖皮质激素治疗后血流动力学的改善。而针对儿童心脏术后出现难治性低血压的研究,则仅有少量的回顾性研究或小样本的前瞻性随机对照研究。根据目前仅有的研究表明,在开始糖皮质激素治疗后的几小时内,动脉血压便可得到明显的改善,且无需大量血管活性药物的维持。

(3)甲状腺激素:体外循环后,血清甲状腺激素水平下降。由于甲状腺激素对心功能的影响,一些研究开始评估甲状腺替代治疗在儿童心脏手术后的作用。Portmans等进行了一项较大的前瞻性随机对照研究(193例),评估了儿童心脏术后进行甲状腺素(T3)替代治疗的疗效。他们根据年龄进行分类,发现5个月大的患儿接受甲状腺素(T3)替代治疗后,术后插管时间明显缩短(主要终点),心功能明显改善,血管活性药物的需求减少。Mackie等随机选取42例行Norwood手术或主动脉弓离断矫正术后的婴儿,实验组予甲状腺素(T3)替代治疗,对照组予安慰剂。临床疗效评分和心排血量,作为主要终点事件,结果显示无明显差异。然而,实验组予T3替代治疗后,其平均收缩压较高。Chowdhury等进行了另一项研究,予随机分类的28名心脏术后儿童行T3替代治疗,结果显示患儿术后病情的改善以及血管活性药物的使用减少。Bettendorf等也进行过类似的研究,对40名心脏术后儿童行T3替代治疗,得到了类似的结果。

五、术后特殊状态的管理

(一)单心室

单心室或左心发育不良综合征的病人,均呈现单心室的生理循环特点。因心脏收缩功能不全及无效的心室内循环,患者存在休克的风险。若伴有主-肺动脉之间的通道,则在整个心动周期均存在持续的分流,导致肺循环血量(QP)大量增加而体循环血量(QS)则相应减少,舒张压下降,可出现冠脉灌注不足。单心室病人的心排出总量(QP+QS)分布,是由体肺循环阻力比值决定的,因体循环阻力远大于肺循环阻力,因此心排血量更多的分布于肺循环。同时体循环灌注的减少,激活神经体液调节系统,收缩外周血管,进一步增加体肺循环阻力比值,随之而来的恶性循环终将导致休克。

对此,内科治疗方案基于对体循环灌注量(Qs)的准确评估。研究表明,通过动脉血氧饱和度,并不能准确地推断体循环血量和全身氧输送量,另有研究则提出,通过上腔静脉血氧饱和度来评估Qs更好。治疗的重点是在不增加肺血管阻力的同时降低全身血

管阻力,从而改善每搏输出量和肺体循环血量的分布,增加全身的氧输送量。米力农是一种理想的治疗药物。低剂量肾上腺素[0.05 ~ 0.10g/(kg·min)],提供了较大的强心作用,同时降低全身血管阻力。多巴胺可提供适度的正性肌力作用,但却不能减少全身血管阻力,增加心肌耗氧量的同时却不增加氧输送量,因此会加重氧供的不平衡。

对于左心发育不良综合征的病人,Norwood Ⅰ期手术亦可选择右室-肺动脉分流术建立肺血供应。因心脏内部只存在收缩期房间隔水平的分流,肺体循环血流比值趋于降低,而舒张压上升,这利于冠脉灌注。在一项单心室重建的前瞻性随机临床试验中,549例患有左心发育不全综合征的婴儿计划行Norwood手术,分别采用改良BT分流术后和右心室-肺动脉分流术建立肺血供应。在术后1年时,接受右心室-肺动脉分流术的患儿,存活率明显高于另一组。(74% vs 64%,$P=0.01$)。然而,1年以后的存活率则未见明显差异($P=0.06$)。严重不良事件的发生率,包括死亡、心脏骤停、需要体外膜肺氧合支持和坏死性小肠结肠炎,在右心室-肺动脉分流组的患儿中明显降低(36% vs 48%,$P=0.02$)。

(二)双向Glenn术后

双向Glenn术后主要的并发症是低氧血症。这可能是由于血液混入肺静脉、侧支循环形成、肺动静脉畸形或肺循环灌注下降导致的。维持高碳酸血症可以提高肺循环灌注血量和氧饱和度,它是通过增加脑血流量以增加上腔静脉回流和肺循环血量。Hoskote等做了一项研究,表明动脉血二氧化碳分压的上升会导致肺循环灌注的增加,在不增加肺血管阻力的同时,增加动脉血氧饱和度。同时,体循环阻力的减少、体循环灌注的增加,全身氧供得到改善。在没有低血压的情况下,动脉血压的改变将不影响大脑的血流量和氧饱和度,因为此时大脑的自身调节功能是完整。

(三)Fontan手术

Fontan术后面临的主要挑战是低心排综合征,这主要由于心室容量不足导致,而舒张功能也有不同程度的障碍。相比双向Glenn手术,所有全身静脉回流在没有右心室收缩的帮助下必须克服肺血管阻力,方能进入肺循环系统,因此左心室的充盈受限。正性肌力药物仅能提供有限的改善,因为根本的静脉回流和心室充盈并没有解决。负压通气支持能够通过增加静脉回流和心室舒张期跨壁压,改善心室充盈和心排血量,因此这是术后早期行负压机械通气的理论依据。补液及适当的血容量管理可增加静脉回流,而静脉扩张剂则增加静脉容量而降低静脉回流。Fonton

术后的病人,即使肺血管阻力轻微增加,病人仍无法耐受。维持功能性残气量,血pH和肺泡氧分压的稳定亦可提高肺循环灌注。部分患者可能会通过吸入一氧化氮进行扩张肺血管治疗。

低氧血症也可加重术后的病情。发生术后低氧血症的其他原因包括侧支循环的存在。胸腔漏出液、乳糜胸和心包积液在Fonton术后并发症中并不少见,可能的原因有胸导管损伤、淋巴回流受损、静脉压增加阻碍淋巴引流等。胸腔内存在积液会增加胸内压,影响静脉回流,心包积液则降低心室舒张期跨壁压,以上均使心室的充盈受损,加重低心排综合征。

(四)法洛四联症矫治术后

法洛四联症矫治术后,因心室舒张功能障碍可出现低心排的状态,可能的原因是肥厚的右心室经历了体外循环和心肌的缺血再灌注损伤。此时收缩功能是正常的,因此正性肌力药物并无太大作用。低心排血量一方面是由于静脉回流和右心室充盈不足,同时伴有左心室有效顺应性降低导致的。在心室舒张期,右心室压力的升高改变了正常的室间隔形态,导致室间隔凸向左心室。病人拔管后,胸内压的下降可促进血流动力学和组织氧饱和度的改善。法四矫治术后病人多伴有不同程度的右束支传导组织,心脏的再同步化治疗可改善血流动力学。

(五)辅助循环装置

机械辅助循环支持可作为过渡治疗,如暴发性心肌炎和心脏术后的病人,或为心脏移植做准备。短期的儿童机械辅助循环支持主要有体外膜肺氧合(EC-MO)和心室辅助装置(VAD)。总的来说,长期的机械循环支持在儿童中主要用于心脏移植前的过渡,有47%~57%的成功率。在过去的几年中,一些长期的VADs已被设计或应用于儿科患者,取得了较好的结果。根据小儿心脏移植研究中心的数据显示,发现在1993—2003年期间,有77%的心脏移植成功的病人曾使用VADs,而2000—2003年间这个数字增加到了86%。尽管总体上有所改善,心脏移植的成功率在年龄和体重较小的先天性心脏病患儿中仍明显偏低。

Berlin Heart Excor是第一个专为儿童设计VADs的一家德国公司。它有专门的套管和小型化气动泵产生脉冲式血流。该装置可用于体重仅有2.5kg的患儿,包括双腔、左心室或右心室置入。Berlin Excor公司的产品自1992年开始已经在欧洲使用,2011年获得美国食品药品管理局(FDA)的批准。MEDOS HIA也是一家生产VADs的德国公司,使用的是外置气动泵,现已在欧洲使用,用于体重小于3kg的患儿。HeartMateⅡ(美国Thoratec公司生产)是一个较新的体内装置,它依靠旋转泵的技术提供连续血流。Micromed DeBakey VAD child(美国公司)是一个有驱动轴流泵的置入装置,提供非脉冲血流,用于体表面积 $0.7\sim1.5m^2$ 的病人。目前,这些技术在儿科病人中的应用仍然经验不足。

(六)肺动脉高压

心脏病患者容易继发肺动脉高压,体外循环后和右心室、肺组织的缺血再灌注损伤可加剧它的的不良影响。初步的治疗包括稳定体内的酸碱平衡,呼气末气道内正压通气以维持功能残气量,纠正低氧血症和维持右心室的功能正常。非选择性血管扩张药可使体循环阻力下降,可能引起全身低血压,同时低氧状态下释放的肺血管收缩物质进一步收缩肺血管,加重氧合障碍。

吸入一氧化氮(NO)治疗能有效地降低肺血管阻力,且它的作用仅限的肺循环。过快停止吸入治疗可导致内源性 NO 的下调,出现肺动脉高压回弹,而口服西地那非可予改善。在左心梗阻性疾病如二尖瓣狭窄或梗阻型肺静脉移位引流的病人中,吸入 NO 治疗可致肺静脉压增加,在加重肺水肿的同时也无法改善心排血量。继发于左心衰竭的肺动脉高压病人中,吸入 NO 后右心室后负荷的下降,在左心负荷没有得到改善的情况下可加剧左心衰竭的进展。Argenziano 等进行了一项研究,对严重左心衰竭并置入了左心室 VAD 的病人 NO 吸入治疗的作用;其左心室负荷虽得到改善,但 VAD 的流量依然取决于肺血管阻力。而 NO 吸入治疗显著增加了 VAD 流量。

(七)心律失常

心脏手术后,临时心外膜起搏器导线通常连接到右心房、右心室或单个心室,使心房、房室结、心室有次序地起搏。心脏术后的再同步化治疗是一种改善心功能的新型疗法。心脏再同步化治疗包括一些非常规使用的起搏方法,致力于延长房室结和室内的传导时间,可改善心室充盈、减少心室收缩的不协调程度。

一些研究显示了小儿心脏手术后心脏再同步化治疗的作用。Zimmerman 等对 29 例心脏术后单心室或双心室的儿童伴有宽 QRS 波,予多位点的心室起搏,可见其血流动力学和心排血量的明显改善。在同一实验中心的后续研究中,26 名单心室患者,无论心电图有何改变,多位点的心室起搏均能明显改善血流动力学和心排血量。Janousek 等进行的研究,证实了对心脏术后出现房室传导或室内传导阻滞的患儿,采用房室序贯同步起搏和双心室起搏,可见血压的明显改善。Jeewa 等的研究评价了先心病儿童接受双心室矫治后,进行心脏再同步化治疗的作用。患者分别接受房室序贯同步起搏右心室或双心室起搏,两者均未见明显的血流动力学改善。Pham 等进行了类似的研究,证明心排血量的改善见于双心室起搏的病人。上诉的所有研究,病人的 QRS 间期并未延长。尽管不同的研究之间存在差别,包括心脏潜在的病变、心脏基本传导功能、起搏方法、界定长 QRS 的时限等,心脏再同步化治疗更多倾向于支持血流动力学的改善,尤其是在 QRS 间期增宽的病人中。

儿童心脏重症监护在过去的几年里已经取得了相当大的进步,尤其是围术期管理技术的发展,直接或间接地影响了术后病人的治疗和疾病的预后。随着信息化网络在儿童心脏疾病系统中的建设,这个领域的随机对照临床试验将逐步增加。影像学、基因学和机械循环装置的发明设计正处于发展创新的热潮。体外循环装置针对心肌再灌注损伤、全身炎症反应和神经系统后遗症,也正在进行改良中。一些实验中心将心导管介入设备和外科手术室结合,进一步探索介入-外科的联合治疗。极低出生体重儿的干预和手术治疗将是今后巨大的挑战。不断增加的人口与先天性心脏病的发生,促进了一个全新亚专科发展,儿童心脏重症监护是一门要求严格且不断发展的学科,需要结合各个分支学科的力量,才能对疾病认识和处理有进一步的突破。

参 考 文 献

[1] Boegli YO, et al. Levosimendan in a neonate with severe coarctation of aorta and low cardiac output syndrome. Ann Card Anaesth,2013,16(3):212-214.

[2] Abella R, et al. Adrenomedullin alterations related to cardiopulmonary bypass in infants with low cardiac output syndrome. J Matern Fetal Neonatal Med,2012,25(12):2756-2761.

[3] Verweij EJ, et al. Serum cortisol concentration with exploratory cut-off values do not predict the effects of hydrocortisone administration in children with low cardiac output after cardiac surgery. Interact Cardiovasc Thorac Surg,2012,15(4):685-689.

[4] Meyer S, et al. The role of milrinone in children with cardiovascular compromise: review of the literature. Wien Med Wochenschr,2011,161(7-8):184-191.

4. 胎儿心脏病的孕早期筛查

广东省人民医院 广东心血管病研究所 潘 微 蒋秋平

先天性心脏病(先心病)的发病率占活产婴的 8/1000,是婴幼儿死亡或残疾的最常见原因。近 20 年日益提高的超声诊断技术可以对孕 18 周后胎儿心脏解剖结构和功能进行详细、准确的评估,这项检查应包括胎儿心脏四腔心切面、左、右室流出道切面和三血管切面。孕中期胎儿心脏超声检查被认为是先心病筛查的最佳手段,敏感性达 85%(95% CI:78%～90%),特异性达 99%(95% CI:98%～100%)。

孕中期的筛查以心脏四腔心切面为主,诊断的敏感性为 26%～92%。许多因素影响着筛查的准确性,其中操作者的训练、经验是最主要的两个因素,其它因素包括:社区医院与三级医疗中心有差异、高危妊娠与低危妊娠有差异、检查所包含的切面多少(单纯四腔心切面与四腔心切面加上流出道切面)导致差异,随访的质量(产后普通检查与产后心脏超声检查)导致差异。报道显示接受过胎儿心脏超声专项培训的超声医生、心血管儿科医生比其他医生有更高的胎儿心脏病检出率,这一结论已经被非三级医疗中心所报道的在常规产前超声影像诊断研究中胎儿先心病检出率非常低所证实。操作者获取多个心脏切面的能力并结合彩色血流信号及心血管专业知识均可提高检出率。因此,当心脏检查不够全面或者怀疑胎儿先心病时,应该转介到有专业胎儿心脏超声检查的医疗中心进行更详细的检查。有先心病高风险的孕妇也应进行胎儿心脏超声检查。胎儿心脏超声与心脏儿科合作比仅仅依靠胎儿心脏超声准确性更高。

在当今的美国,需要做外科手术的严重先心病的检出率相对较低。Quartermain 等研究了有 91 个先心病外科协会参与的数据中心库的 31 374 例患者,只有 34% 在产前能被诊断。但这个数据是逐年增加的,从 2006 年的 26% 增加至 2012 年的 42%。在各州之间产前诊断率有明显的地域差异(波动在 11.8%～53.4%,P<0.0001)。同时疾病类型的检出率也存在显著差异,四腔心切面可以发现的疾病比那些还需要流出道切面发现的疾病具有更高的检出率(分别为 57%,32%,P<0.0001)。另外,产前诊断先心病的进步,部分归功于超声医生在 11～14 周以阴道超声扫

查颈透明层作为筛查工具,使颈透明层增厚的胎儿得以进行详细的心脏超声来提高先心病的产前发现率。本文将重点介绍孕早期筛查先心病的进展。

一、胎儿心脏超声检查指征

虽然高危因素在先心病筛查中发挥着重要的作用。但也有研究显示,15% 的胎儿先心病发生在有高危因素的孕妇中,85% 的先心病发生在那些没有高危因素的孕妇中。

胎儿心脏超声检查的最常见指征包括有先心病家族史。有 1 个兄弟姐妹患有先心病者先心病再患风险为 2%～4%,有 2 个或 2 个以上兄弟姐妹患有先心病者先心病再患风险为 10%。母亲患有先心者先心病再患风险增至 12%。

其他常见的检查指证包括母亲患有疾病,如糖尿病、苯丙酮尿症和狼疮、致畸因素接触史、感染,以及某些特殊的胎儿情况也是进行胎儿心脏超声检查的指征。所有患有糖尿病的孕妇都应进行胎儿超声心动图检查。研究表明血糖控制不佳与心脏结构异常呈高度相关。由于糖尿病妊娠母亲 50% 的胎儿异常为先心病,胎儿超声检查有绝对指征。母亲患有苯丙酮尿症,胎儿易患先心病。苯丙酮尿症孕妇在怀孕前 8 周的平均苯丙氨酸水平都超过 600 μmol/L。Rouse 等发现怀孕前 8 周内苯丙氨酸水平超过 600 μmol/L 与高达 14% 的胎儿心脏结构异常的发生率有关。孕妇接触毒品和酒精亦与先心病发病率增高相关。孕妇妊娠前 12 周内感染风疹病毒可能造成动脉导管的损伤从而导致胎儿生后动脉导管不闭合。怀孕母亲自身抗体阳性(RO 抗体和 LA 抗体)胎儿有发生先天性房室传导阻滞和心肌病的风险。

胎儿方面的先心病高危因素包括积液,指一个以上的部位出现液体聚集。超声对积液的经典诊断要求有广泛的水肿加上两个以上的浆膜腔积液:腹水、胸腔积液、心包积液或者皮肤水肿。Skoll 报道约 25% 的胎儿积液由心脏疾病导致。另外,其他系统畸形的胎儿中有 25%～40% 可合并先心病,因此,产科超声所发现的各系统畸形胎儿都需要进行详细的心脏超声检查。Axt-Fliedner 等发现,48% 的心脏畸形

胎儿在孕早期或孕中期初被诊断有染色体异常。他们建议有染色体异常的胎儿必须做全面的心脏检查，而早期超声检查发现心脏异常的胎儿也必须进行染色体分析。

二、胎儿心脏病孕早期筛查

以往的研究认为，孕早期对胎儿心脏病筛查是浪费时间并且有不利之处的，如需要高度训练、经验丰富的超声医生，浪费大量的资源，并且即使早孕期筛查为正常的心脏在中孕期仍有可能发展为先心病，孕早期疑似或检查不充分的胎儿在中孕期仍需全面的心脏超声检查。但进一步的研究又发现了早孕期筛查对诊断先心病的潜能。早期发现先心病将使得产前咨询信息更全面，包括可能的治疗方案，同时使胎儿期干预治疗成为可能。部分胎儿心脏病如果能够被更早期诊断并转介治疗，胎儿将获得更好的疗效。例如，一旦重度主动脉瓣狭窄的胎儿进展为严重的心内膜弹力纤维增生，在经过胎儿主动脉瓣球囊成形治疗之后能够获得双心室循环治疗的机会将减少。但孕早期准确诊断胎儿先心病仍不成熟。超声检查获得胎儿心脏影像和血流是早期发现先心病的首选方法，孕早期评估颈透明层厚度、染色体检查，对异常胎儿再进行全面的心脏超声检查将能非常好地发现心脏畸形或心脏以外的畸形。

(一)胎儿先心病与颈透明层增厚

孕早期末测量颈透明层厚度以识别胎儿罹患染色体异倍体症风险已经是确定的方法。同时，研究发现颈透明层增厚胎儿先心病更频发，可单独存在或者合并染色体异常。在孕 11～14 周测得的颈透明层增厚与先心病的相关性已经被发现。一个染色体核型正常但颈透明层厚度在第 99 百分位之上（即＞3.5mm）的胎儿罹患先心病的风险是 6%。Hyett 等对颈透明层增厚但染色体核型正常的胎儿心脏及大血管进行评估，结果显示，21 例中 19 例胎儿心脏存在异常，最常见畸形是主动脉峡部缩窄和主动脉瓣上狭窄。这些发现提示心脏和大血管病变可能与颈透明层增厚的发病机制有关联，不仅在染色体异常的胎儿中这样，在染色体正常的胎儿中亦是如此。因此，在孕 10～14 周颈透明层增厚已经被证实是胎儿心脏异常的一个重要标志。Hyett 等调查了在孕 10～14 周测量颈透明层厚度在筛查胎儿心脏和大血管病变中的有效性，此项调查是是一项大规模的队列研究，研究对象为 29154 位染色体正常的孕期胎儿。在 50 例有心脏和大血管病变的胎儿中（患病率 1.7/1000），28 例（56%，95%CI：42%～70%）发现于颈透明层厚度

增厚的子组中，这一组的总例数为 1882。颈透明层厚度的分界阳性预测率分别为 1.5% 和 99.9%。作者推论，以往只用于鉴别染色体异倍体高风险的胎儿颈透明层厚度测量，也可以在孕早期预测一部分有严重心脏和大血管病变的胎儿。

此外，颈透明层增厚还被证明与胎儿其它结构异常相关，而不仅仅是心脏结构异常。已经报道的病变有：Smith-Lemli-Opitz 综合征、Fryn's 综合征、CATCH 22（心脏异常、特殊面容、胸腺发育不全、腭裂、低钙血症和 22 号染色体缺失）、骨骼发育不良。颈透明层增厚与许多结构异常和遗传综合征相关，提示我们颈透明层增厚的胎儿出生后仍需要长期随访，即使他们在出生时并没有表现出异常。Hiippala 等随访了 50 个在胎儿孕 13～15 周时测量颈透明层厚度超过 3mm 的儿童，他们的染色体均正常，年龄范围为 2.4～7.1 岁。他们的生长发育正常，但是 1/12 出现了之前未发现的心脏病变。

(二)孕早期心脏超声检查

在孕 10 周之前的超声影像诊断需要考虑到心脏的形态结构仍处于发育阶段。虽然满 10 周开始，胎儿的心脏解剖形态已基本确定，但心脏形态仍然会有发展变化，特别是先心病的发展，这给早期诊断带来挑战并成为早孕期胎儿心脏超声诊断的最重要局限性。如轻度肺动脉狭窄、轻度主动脉狭窄、主动脉缩窄、左心发育不良综合征、横纹肌瘤和心肌病在孕中期、孕晚期处于进展中。早孕期心脏超声诊断的另一个局限性是一些疾病可能宫内自愈，如室间隔缺损。另外对孕早期超声暴露的担忧依然存在。不过，最近的数据显示，大多数在早孕期使用现代低参数超声进行心脏检查是安全的。孕早期的超声检查包括了经阴道超声、经腹超声及四维超声。

1.经阴道超声检查 Vimpelli 等评估了经阴道超声获得标准心脏超声切面的可行性，在生物测定胎龄 11～13.6 周时进行。58% 可以获得完整的心脏结构影像，11 周为 43%，12 周为 56%，13 周为 62%。Haak 探讨了早孕期的胎儿心脏超声检查。经阴道超声进行全面的心脏检查在 92% 的孕 13～13.6 周的孕妇是可行的。作者认为由于进行早孕期超声检查对超声设备配置和医生技术要求高，此项检查有较大的局限性，建议提供给胎儿有先心病高风险或者颈透明层增厚的孕妇。2000 年，Budorick 和 Millman 评估了经阴道超声检查技术。他们阐述了经阴道途径的缺点，包括空间定位更困难、超声传感器的焦距范围小、由于探头活动受限所致的传感器弧固定、成像平面范围受限、早孕期胎儿心脏小、血管细、心率快。由于帧

率慢所致的彩色多普勒功能受限、较低的空间分辨率。目前几乎所有的上述问题已经被机器和探头的技术进步所解决,但仍缺乏关于阴道胎儿超声敏感性和特异性的大样本验证研究。Gardiner 近期阐述了缺乏这类研究的一些原因。具有讽刺意味的是,在诊断被验证之前,阴道胎儿超声结果已经作为一些情况下终止妊娠的依据。

2.经腹超声检查 Abu-Rustum 等研究了可在 11～14 周经腹超声检查获得成功的因素。55% 的案例可以进行完整的检查。这项研究表明在孕早期进行胎儿心脏超声检查是可行的。结果显示,超声医生的经验和检查持续的时间是影响检查完成度的最重要因素。Krapp 等研究了 2007-2009 年间在德国产前医疗中心进行的孕早期胎儿超声检查。检查由同一位检查者执行。整个检查过程在 30min 内完成,包括胎儿心脏超声检查。690 位胎儿参与了这项回顾性研究。腹部平面、心脏四腔心切面、肺动脉切面、左心室流出道切面、三血管切面和主动脉弓切面分别在 99%、96%、23%、97%、98% 和 72% 的案例中可以显示,共检出 17 例心脏异常,92% 的正常胎儿的检查数据被采集,5 例心脏异常于早孕期被诊断。该研究的结论是,胎儿心脏超声的标准切面在早孕期可以显示,并提示早孕期的先心病与染色体异常密切相关。Nemescu 等研究了 616 例早孕期经腹超声检查的胎儿。随着扫查病例数的增多,心脏超声检查的成功率明显增高($P<0.05$),超声医生需要 180 例的训练才能够成功完成 80% 病例的心脏检查。心脏检查的时间长度和超声医生的经验是获得超声切面、提高诊断准确率的重要因素($P<0.05$),而不是超声探头距心脏的距离、母亲的体重指数、胎儿顶臀长、胎盘干扰或者胎儿体位影响。他们的结论是,获得对孕 11～13 周加 6d 胎儿心脏超声评估能力需通过监督之下的大量训练。

Huggon 等发现,孕早期胎儿心脏超声检出的三尖瓣反流与染色体核型异常呈明显相关。一部分孕 11～14 周的胎儿被转诊到三级医疗中心进行详细的心脏超声检查。转诊的原因包括颈透明层增厚、可疑的心脏或心脏外畸形和心脏畸形家族史。具有代表性的切面及彩色血流图像被评估,包括四腔心切面、流出道切面、动脉导管切面及主动脉弓切面,记录房

室瓣的脉冲多普勒。再取胎儿绒毛样本来确定染色体组型。262 例胎儿可获得三尖瓣脉冲多普勒,这些胎儿中 70 例(27%)存在三尖瓣反流,而这 70 例三尖瓣反流的胎儿中有 58 例(83%)被证实有染色体组型异常。而没有三尖瓣反流的胎儿中只有 68 例(35%)被发现有染色体组型异常(95% CI:36%～59%)。58 例有三尖瓣反流的胎儿中 34 例被发现有心脏结构病变(59%),在没有三尖瓣反流的胎儿中只有 22 例有心脏结构病变(32%)。最常被发现与三尖瓣反流相关的染色体异常是 21-三体,但是实际上所有类型的染色体异常均与三尖瓣反流相关。作者因此推论,三尖瓣反流是孕早期胎儿评估的重要方面,因为它经常预示着染色体病变,即使没有心脏结构异常。

3.四维超声检查 Espinoza 等研究了早孕期四维心脏超声在孕 11～15 周发现先心病所起到的作用。他们共评估了 48 例,包括 17 例心脏正常和 16 例心脏异常胎儿,整体来说,早孕期鉴别胎儿先心病中位准确率、敏感性、特异性、阳性可能比率和阴性可能比率及他们的波动范围分别为:79%(77%～83%),90%(70%～96%),,59%(58%～93%),2.35(2.05～9.80),0.18(0.08～0.32)。他们的结论是,四维胎儿心脏超声可以在早孕期和中孕期初进行,并且所采集的孕 11～15 周的胎儿四维超声数据可以远程获取并被不同的中心准确解读。

目前先心病的防治重点仍然是孕 18～20 周产前胎儿心脏超声筛查和新生儿期血氧饱和度筛查两方面。规范的胎儿心脏检查要求在孕中期 18～20 周进行。这项检查应包含胎儿的常规生物测量、心脏四腔心切面、流出道切面和三血管切面。孕早期采用不同的检查方法,如测量颈部透明层厚度、染色体检查、超声检查是发现先心病的有效手段。最近 10 年技术的发展使得有经验的超声医生利用阴道超声有机会更早地发现胎儿心脏异常。早孕期成功获得四腔心和大血管等影像的最佳时间为 13～14 周之间。早孕期筛查出先心病的好处是可以让母亲更早地获得胎儿心脏异常的详细信息及心脏儿科专家的咨询意见,以便做出更早的妊娠决策,由此来改善患儿在孕期及心脏外科术前的治疗。孕早期胎儿心脏超声检查可以显著增加先心病总检出率。胎儿先心病的检出率应该作为衡量一个国家和地区医疗健康质量的指标。

参 考 文 献

[1] Ewigman BG, Crane JP, Frigoletto FD, et al. Effect of prenatal ultrasound screening on perinatal outcome. RADIUS Study Group. N Engl J Med, 1993, 329:821-827.

[2] Neuman A, Huhta JC. First trimester screening for congenital heart disease. Minerva Cardioangiol, 2006, 54:337-354.

[3] Haak MC, Twisk JW, Van Vugt JM. How successful is fetal echocardiographic examination in the first trimester of pregnancy? Ultrasound Obstet Gynecol, 2002,20:9-13.

[4] Hyett J, Perdu M, Sharland G, et al. Using fetal nuchal translucency to screen for major congenital cardiac defects at 10~14 weeks of gestation: population based cohort study. BMJ,1999,318:81-85.

5. 与先天性心脏病相关的主动脉病变

广东省人民医院 广东省心血管病研究所 王树水

在先天性心脏病病人初期和进展阶段，主动脉根部和升主动脉扩张是常见的改变。

原发性主动脉扩张主要与主动脉缩窄（CoA）、二叶主动脉瓣（BAV）、圆锥动脉干异常等先天性心脏病有关。例如，法洛四联症（TOF）、肺动脉闭锁伴室间隔缺损（PA/VSD）及永存动脉干等。同时，主动脉扩张也可以是结缔组织异常的基因综合征中是一个重要表现，如马方综合征、洛伊迪茨综合征、爱唐综合征、动脉瘤-骨关节综合征、特纳综合征等。

继发性主动脉根部和升主动脉扩张常见于应用肺动脉移植物取代主动脉根部治疗的先天性心脏病外科术后，尤其见于 Ross 手术，或者在大动脉调转术（ASO），以及单心室病人行体循环流出道重建的病例。在这些情况下，新的主动脉根部主要由肺动脉根部的组织构成，这些肺动脉的组织在左心系统的高压负荷下，经常随着时间的延长而增宽。

目前，一般认为，主动脉根或者新的主动脉根部的扩张并不是一个孤立的因素引起，而是继发于主动脉与心室的复合体的复合因素。这个复合体包括心室、主动脉瓣、主动脉根及主动脉大血管壁。这个复合体的每一个组成部分本身也影响着其他的部分，这样就导致了多重水平的功能紊乱，这种情况通常被定义为主动脉病变。

大量的病人在成人期成功进行了手术治疗。在过去的十年中，有很多与先天性心脏病相关的主动脉病变的文章发表。

本文的主要目的是总结近期文献中关于主动脉的病理生理、诊断措施及与先天性心脏病相关的主动脉根和升主动脉扩张的预防和治疗的一些方针和指南。

一、主动脉和肺动脉根的形态学发生

主动脉干和肺动脉干在早期胚胎形成时期发源于咽弓动脉。在早期与背主动脉相连的 6 条对称动脉，发生为升主动脉（部分来源于左侧第 4 条动脉）和肺动脉干（来源于右侧第 6 条动脉）神经嵴细胞迁移到咽弓的尾部，进入原始心管的共同流出道，参与远处共同流出道的分隔作用，将其分成两条独立的心包外的血管。主动脉和肺动脉干半月瓣的形成是由临近主干的间叶细胞的楔形组织的分化进化为瓣叶组织。

对于位于动脉干中层的平滑肌细胞的起源问题，目前仍存在许多争议。主动脉壁的周围被来自于第二生心区的心肌细胞所包绕。有些学者认为这些细胞会从心肌表型转变为动脉表型；其他一些人认为最初围绕在流出道的大量细胞起源于神经嵴细胞，并进化为动脉中膜和外膜。而主动脉和肺动脉干内膜-心包壁，则是起源于第二生心区的心肌细胞和血管平滑肌细胞。

在母体子宫内，胎儿的肺部没有肺血流，胎儿肺动脉与胎儿体循环面临着相同压力（主动脉与肺动脉通过动脉导管相连）。有关羊的动物实验表明，由于围生期局部血流动力学的改变，围生期羊的动脉壁的每个主要组成部分（弹力蛋白、胶原蛋白和血管平滑肌细胞）在都经历了重要的变化。

在出生时，由于肺血管阻力降低、左向右分流的关闭，以及胎盘血管床的消失，患儿的全身动脉压和主动脉血流增加。在围生期，主动脉壁中的弹性蛋白和胶原蛋白的积累非常迅速，这在胸主动脉比在腹主动脉更为明显。在同一时间，肺动脉压力下降，并且在动脉导管闭合之后，它接收所有在高流量/低压力循环下的右心室输出。最终，主动脉壁增厚，在出生后的几周里，弹力蛋白和胶原蛋白在近端升主动脉比在肺动脉增加的更为明显。然而，平滑肌细胞在主动脉和肺动脉中所占的比例相当。

有证据表明，在新生儿出生后，通过血管外基质的信号调节，主动脉与肺动脉不同的流量和压力，致使血管的平滑肌和弹力组织发生持续性改变。然而，由于血管壁中的弹性蛋白含量的更新率很低，并且半衰期长达 40 年，因此在出生后它们在血管壁中的含量并没有改变很多。在生产后，弹力蛋白的表达下降到一个很低的水平，并且在之后的人生中一直保持的低表达。

以上这些机制可能会对于了解先天性心脏病患儿的主动脉增宽有所帮助。

二、原发性主动脉增宽主要与先天性心脏病有关

原发性主动脉扩张普遍与 CoA、BAV 及圆锥动

脉畸形有关。通常在胎儿超声心动图中,主动脉就已经增宽,并可作为一个明显的诊断特征。出生后的主动脉大小的演变与内在的病理学、相关畸形、外科手术或导管介入及今后生活中的危险因素控制等一系列因素有关;这些都将会影响主动脉扩张的自然病程。

(一)主动脉缩窄

主动脉缩窄见于 5%～8% 的先天性心脏病。孤立存在的主动脉缩窄不到半数,它通常是零星的,并与二叶主动脉瓣和二尖瓣病变有关。主动脉缩窄多散发,但遗传的影响也可以发挥作用:有(1.5～1.7):1 的男性和 10%～15% 的 Turner 综合征患者会出现主动脉缩窄。在新生儿期,患儿经常会有不同程度的、明显的主动脉弓发育不良。当伴有室缺的时候,有很多血流经过室缺流入肺动脉,所以升主动脉通常没有扩张。在一些病例中,主动脉缩窄被漏诊,升主动脉和主动脉弓的扩张往往是间接的诊断线索,这些病例在青春期或者成年期通常变现为上肢血压增高、偶然发现的杂音,或者劳累后的腿部乏力。Stewart 等曾提出,在主动脉缩窄术后病人的一个长期随访中,发现主动脉根部和主动脉弓扩张的约占 16%。在外科手术较晚的患者中,主动脉扩张有着更明显的趋势,在他们的随访中,6 例病人中有 5 例死于主动脉瘤破裂,这些患者的平均一期手术年龄 19 岁,这些都与高血压有关。

对于早期 CoA 矫治能否避免晚期主动脉扩张这一结论尚不明确。我们知道,及时在新生儿期实施干预也不能阻止晚期高血压的发生,然而高血压本身也会引起主动脉扩张。有研究比较主动脉缩窄处上方和下方的主动脉壁结构,研究显示在狭窄前的区域里存在胶原蛋白的大量增加和平滑肌细胞的减少,而狭窄远端则相对正常,这一发现在小婴儿中尤为明显。研究表明,主缩矫治术后的患者的肱动脉会出现异常血流介导的血管扩张和血管管壁的僵硬。然而,在这一研究中,在出生后 4 个月内行主缩矫治的患儿的上肢动脉的弹性性能得以保留,但是血管反应性有所下降。

(二)二叶主动脉瓣

BAV 是最常见的先天性心脏畸形之一,在人群中的发生率占 1%～2%。其中有 80% 的人并发主动脉扩张。3 种瓣叶的形态目前被定义为:①Ⅰ型(最常见,占 69%～85%),左右冠状窦融合;②Ⅱ型,右冠窦和无冠窦融合;③Ⅲ型(最少见),左冠窦和无冠窦融合。并发的主动脉扩张可以被定义为升主动脉、主动脉根部或者主动脉瓣环迁延至主动脉弓。而降主

动脉通常没有增宽。有报道显示 BAV 患者发生主动脉夹层的风险高于正常人 9 倍。

长期以来人们一直认为主动脉扩张是异常的血流通过偏心开放的二叶瓣和动脉壁所承受的非对称压力所致(血流动力学理论),但是从那时开始,我们对这一疾病本质的理解就有所改变。许多研究已经指出,主动脉扩张是由于固有动脉壁的改变(基因理论)和二叶瓣引起的血流动力学改变相互所用所致。BAV 显著的异质性导致了不同的表型,这也是 BAV 患者的临床表现多种多样。BAV 的遗传方式是常染色体显性遗传,不完全外显率为 9%～30%。这种疾病的男性优势发病率大概是 3:1,并且与 Turner 综合征的 X 染色体遗传有关。在 BAV 患者中已经发现了有 ACTA2 和 NOTCH1 的基因突变,而不是与马方综合征相关的 FBN1 基因。

BAV 和 CoA 的密切关系可能表明 BAV 疾病可以累积到升主动脉、主动脉弓,甚至延伸至主动脉韧带。事实表明 BAV 患者肺动脉干的组织学改变与升主动脉的改变相同,这证明了一个关于神经嵴细胞发展而来的大血管的发展谱。

最近的证据显示,升主动脉扩张发生是由主动脉壁变性所导致,类似于由神经嵴衍生物的凋亡所导致的结缔组织病。BAV 患者升主动脉的免疫组化学研究表明了多灶凋亡的非炎症平滑肌细胞丢失,这与三叶主动脉瓣的主动脉扩张患者存在的明显炎症和中层囊性坏死形成鲜明对比。目前已经发现,与三叶主动脉病变的患者相比,在 BAV 患者的基因有这样一个规律:在他们的基因中基质金属蛋白酶 9(MMP-9)和 MMP-2 多态性过度表达,而 MMP-14 低表达。细胞外基质在维持血管壁结构的完整性起着重要的作用,这些活动均在 MMPs 及其特异性组织抑制药的平衡控制下进行。在 BAV 患者中,MMP 的活动增加打破了原有的平衡,这将导致细胞凋亡及动脉壁的变性,并且容易造成动脉瘤的形成。

与三叶主动脉瓣相比,二叶主动脉瓣的患者更早发生扩张,其中主动脉扩张可能与年龄和高血压有关。在无症状 BAV 且瓣膜功能正常的患者与相同年龄段三叶主动脉瓣的对照组相比,其平均主动脉内径通常较大。长期随访研究显示 BAV 升主动脉持续扩张的概率比三叶主动脉病人更高,最终导致迟发性主动脉事件及再手术率的增加。

尽管有越来越多的遗传理论证据支持,但也必须承认血流动力学在主动脉扩张中发挥着重要作用。上面描述的组织学和生物分子改变常常表现为一种非对称的空间分布,亦即血流相关的病变。

4D 血流 MRI 研究表明湍流和特定部位内壁切应力的分布与 BAV 的类型有关：Ⅰ型瓣尖分型增加右前壁的切应力，Ⅱ型则对应右后主动脉壁。主动脉根部的扩张或累及升主动脉全程及主动脉弓大多出现在Ⅱ型 BAV 患者，而非Ⅰ型。然而，Jackson 等认为，多经外科治疗 BAV 患者，其主动脉扩张的形式与瓣膜分型的关联并不确切。Della Corte 等也找出一种主动脉瓣病理改变与主动脉扩张部位的关系：中度主动脉扩张与主动脉瓣狭窄有关，推测该种类型的扩张多为窄后扩张。而主动脉根部扩张在青年男性及有主动脉瓣关闭不全的病例中更普遍，与是否存在主动脉瓣狭窄及狭窄程度无关。

准确的损伤性血流模型的建立及有关致病基因的发现，可有助于识别 BAV 伴主动脉扩张的患者的高危基因表型、危险分层及提高治疗决策选择。

（三）圆锥动脉干畸形：法洛四联症和肺动脉闭锁/室间隔缺损

TOF 是最常见的紫绀型先天性心脏病，其发病率约占全部先天性心脏病的 10%。扩张的骑跨主动脉是 TOF 和 PA/VSD 术前患者的常见特点，甚至在胎儿超声心动图中也可观测到。TOF 的主动脉扩张主要在根部，在升主动脉逐渐缩小；主动脉弓通常为正常内径。

矫治性手术已大大提高远期预后，现在有接近 90% 的患者健康存活至成年。然而，矫治术后多年以后，在成年患者中有越来越多持续主动脉根部扩张的报道。最早的 TOF 术后远期出现渐进性主动脉根部扩张的个案报道出现在 20 世纪 70 年代。在 1982 年 Capelli 和 Somerville 对主动脉根部进行了描述，认为在完全矫治前存在的长期体肺分流引起的容量超负荷是引起主动脉根部增粗的原因，因此提出在 10 岁内越早行矫治手术可减少这类并发症。直到 1997 年，美国米奥诊所研究小组首次发表了 TOF 术后远期渐进性主动脉根部扩张的系列研究。尽管有良好的临床结果，但大量患者的回顾研究发现了渐进性主动脉扩张及随后的主动脉瓣关闭不全，使主动脉根部再次手术成为必要。

圆锥动脉干畸形的主动脉扩张潜在机制尚不明确；血流动力学及固有血管内壁异常这两种机制已被提出。有人认为，在右心室流出道梗阻及右向左分流的背景下导致左心系统超负荷，这在肺动脉闭锁病变中更有报道。右位主动脉弓、男性、既往有关体肺分流手术病史和完全矫治时年龄较大均与迟发性主动脉扩张有关。有人提出遗传因素与此密切相关，如 22q11 缺失和 FBN1 突变与 TOF 有关。固有主动脉

病变可同时存在，如在全年龄段 TOF 儿童的组织学研究中均显示，在活组织标本及时间标本中血管壁纤维化、弹力纤维断裂和主动脉中层囊性坏死，这种内壁改变与马方综合征伴主动脉扩张的患者相似，但在手术时机较晚的患者中常见。手术年龄在主动脉组织学改变中发挥重要作用：在同质患者队列里对 6 个月大患者进行研究，在主动脉壁内发现上述的组织学改变较少，基本上为纤维化和基质的堆积物。并未发现血管平滑肌细胞坏死或凋亡，仅有 1 名伴粗大主动脉的患者发现一定程度的弹力纤维断裂。因此推测纤维化增加可能是主动脉病变的首发特征，继而出现主动脉中层坏死、平滑肌细胞紊乱，之后发生严重弹力纤维断裂，同时 TOF 矫治后修复机制并未能修复主动脉壁的完整性。这或许能解释为何 TOF 患者在主动脉矫治术多年以后血管壁僵硬度高及血流速度增快。

作者和其他研究者发现，随着时间推移，在经过早期婴儿时期的修复之后，主动脉根部直径指数[直径（mm）/体表面积（m²）]在 7~8 年内是有机会恢复正常的。在一项关于在婴儿时期就接受手术治疗的法洛四联症患者的同质队列研究中，在术后第 1 年内，随着患者长大，主动脉的直径是减少的。这些发现支持如下推测：早期行手术修复的 TOF 患者，因为主动脉血流量的减少，触发终止主动脉根部限制性组织学改变进展的重塑过程，从而阻止了后期主动脉的扩张。

随着越来越多的证据表明不是所有成人 TOF 患者最终都会发生主动脉扩张，但其发生率、主动脉根部扩张程度及相关并发症严重程度仍未确定。最近一篇由 Mongeon 等发表的综述表明，在所有成年患者中，29% 的患者在接受 TOF 矫治术 35 年后（平均手术年龄为 7 岁）其主动脉直径大小≥40mm，其中主动脉根部实际扩张直径大小与预期扩张直径的比值＞1.5 的人数仅占了 7%，出现中-重度主动脉反流占 3.5%。目前为止，该篇文章仅提到 3 例患者在 TOF 矫治术后出现主动脉夹层，这 3 例患者无一不出现严重的主动脉扩张（直径＞70mm）。

（四）先心病术后的继发性主动脉扩张

这一部分将会讨论在实施先天性心脏外科手术后，如 Ross 手术（即将原始主动脉根部置换为自身肺动脉根部），或者大动脉调转术，或单心室流出道重建术后的患者其主动脉根部及升主动脉（较少程度上）发生扩张的概率。以上这些情况中，新的主动脉根部（主要是由肺动脉根部组织构成），担负起左心循环系统的高负荷量工作，通常会导致时间依赖性的主动脉

扩张的发生。与原发性主动脉扩张内容相比,该篇文章对继发性主动脉扩张的内容延伸较少,很有可能是因为在最近十年间此类扩张才开始成为一种临床现象。

(五)实施 Ross 手术后

自 1967 年 Donald Ross 医生实施 Ross 手术以来,这种以自身肺动脉瓣置换病变主动脉瓣的手术方式已广泛应用于患有先天性主动脉瓣膜病变的儿童或者成人患者。从技术层面上讲,自体肺动脉置换可以是与完整的主动脉根部置换,也可以是与冠状动脉下的主动脉瓣置换。右心室流出道的重建则大多数是通过移植同种或异种的肺动脉根部来完成。

对于成长中的儿童来说,Ross 手术仍是主动脉置换术中的首选方法。新的主动脉根部会随着人体自身的生长而发育,从而避免了再次行主动脉瓣膜置换的手术需要。对于成年患者来说,随着第一波的热潮过后,曾有几份报道称在初次手术若干年后会出现不同程度的主动脉扩张和继发性主动脉关闭不全,使得最近十年来此种手术方式的普及程度呈下降趋势。在德国-荷兰地区注册 Ross 手术的人数中,成人患者中再次行手术治疗的比率显著高于儿童患者。研究表明 10 年内不需再次行置换手术的人数占 74%～93%,15 年内为 65%～82%。10 年内没有出现中度以上的自体肺动脉瓣反流患者占 56%～85%,但是不是所有主动脉瓣关闭不全需要再次手术。主动脉瓣返流程度与主动脉窦管交界处及升主动脉的逐渐扩张之间有着一定关系。

实施 Ross 手术后,主动脉根部扩张主要发生于窦部及窦管交界处,而较少发生于主动脉瓣环本身,这一部分通常是与儿童自身生长成比例发育的。快速扩张发生于手术后数天内,随后的第 1 年则继续增长,然而在中期阶段则未引起显著的主动脉反流。在一份由 Solymar 等发表的针对儿童的研究报道指出,手术后第 1 年内,同种移植物近端 z 值平均数从 0.2 增加至 2.2,比预期增长速度快,对比对照组更是明显升高,暗示早期术后主动脉会发生被动扩张。1 年后,手术治疗组 z 值改变与照组相似。置换术后的自体移植肺动脉扩张后会导致血管壁及瓣膜产生重塑改变,如文章提到的,内膜增厚、中膜弹力纤维破裂、平滑肌细胞肥厚、中膜及外膜纤维增生化及各种原因引起的肺动脉瓣膜增厚、扩张。患有二叶式主动脉瓣畸形的患者 65%～81% 都采用了 Ross 手术,这种病例所伴发的先天性肺动脉血管壁畸形大大增加了新的主动脉发生扩张的可能性。

为了提高手术的长期效果及减少晚期新主动脉瓣功能失调的风险,研究人员已寻找到能引起新主动脉根部扩张的危险因素。从患者方面来说,单纯主动脉关闭不全及较大年龄是引起新主动脉根部扩张及短期内需再行二次置换术的原因。

手术方面的技术因素是否引起新主动脉根部扩张目前尚存争议,但至少是与完整自体肺动脉置换(相比于冠状动脉下的置换)及根部直径＞28mm 的病例未行主动脉瓣环加固等原因相关。外科矫治手术能阻止晚期瓣环的扩张。在成人患者中,冠状动脉下主动脉根部置换术与用自身组织或人造纤维带加固根部其取得的手术效果是相等和持久的。最近几年里,用涤纶管来对自体肺动脉移植物进行外部固定从而阻止主动脉根窦部及窦管交界扩张已重新引起人们关注。一份随访时间为 5 年的研究报道指出,主动脉瘤患者实施升主动脉及主动脉瓣联合置换术对晚期自体肺动脉功能无影响,但是对新主动脉瓣膜的长期效果则未知。

(六)实施大动脉调转术后

在过去 20 年中,大动脉调转术成为新生儿及婴儿纠正大动脉转位的首选方法。相对于心房水平调转术,大动脉调转术纠正了解剖异常结构,从而避免了长期的体循环房室瓣反流及心力衰竭等并发症的发生。然而,关于新主动脉在将来的发展情况,有几个潜在问题需引起重视。实施大动脉调转术后,原本的肺动脉瓣及肺动脉成为新的主动脉瓣及主动脉。如前所述,刚出生时的肺动脉瓣和主动脉瓣在宏观上来说是没有区别的,但是在围生期,主动脉瓣产生更多的胶原纤维及弹力纤维。正常情况下,出生后肺动脉压力下降,肺动脉中层的结缔组织发生相应变化应。然而,研究表明,在肺动脉压力没有下降的病例中,肺动脉中层的结缔组织未发生变化。这个发现更加鼓励患有大动脉转位合并室间隔完整的患者在出生后就实施大动脉调转术,以使新的主动脉瓣发育得更好。但是,即使是早期实施了大动脉调转术,主动脉的顺应性仍会降低,使得左心室负荷增大及舒张功能障碍。此研究与年龄密切相关,因而对早期发生退行性心血管疾病的病例需进行进行长期随访研究。

对实施大动脉调转术的患者进行中期及长期随访研究,发现了若干项晚期发生新主动脉根部扩张及主动脉反流的危险因素。合并室间隔缺损、早期行肺动脉环束术、较大手术年龄及合并主动脉缩窄等因素增加患者发生新主动脉扩张的可能性。手术方面因素,一些报道称如大动脉调转术后主动脉弓成角畸形及通过肺动脉修补室缺等与晚期发生主动脉反流及主动脉扩张相关。

术后 15 年,未发生中度及以上新主动脉瓣反流的人数为 70%~81%。发生反流的进展是非常缓慢的甚至是几乎无进展,这很可能与手术方法及新主动脉的瓣环大小(不是窦管交界)相关。研究认为,实施大动脉调转术的患者至少 50% 会发生新主动脉根部扩张(定义为大于 95% 百分位数)。窦部扩张程度比窦管交界处的更明显。Hutter 等发现主动脉根部快速扩张发生于术后第 1 年,随后 10 年瓣环及窦部则朝着正常化发展,这与 Ross 术后的情况一样。与之相反,Marino 等指出大动脉调转术后新的主动脉根发生渐进性及持续性的扩张,似乎在随访期间也没有平稳下来。自身主动脉扩张与主动脉瓣反流之间几乎并没有关系。然而,严重的主动脉根部扩张与重度主动脉瓣返流则密切相关,这是由于时间依赖性及两者相互作用所致。15 年内不需再行手术的人数为 83%~97%,如果再次手术,因为瓣膜的不对称性保留主动脉瓣几乎是不可能的。因为"时间"因素是决定晚期是否发生新主动脉瓣功能障碍及主动脉根部扩张的最重要因素,大动脉调转术后必须要进行一系列严格的随访。

(七)单心室方面

自从 20 年前,单心室各阶段生理学变化被诠释以来,越来越多的患者经过 Fontan 手术治疗后可存活至青少年甚至成年。

Fontan 手术中,原大动脉瓣膜作为心室唯一的流出道瓣膜,且保留了大动脉根部,而此处结构和血管壁特性适合承受体循环压力,因此大动脉瓣膜随时间推移而退化的可能性不大。但如果容量负荷随时间持续增加、患者延期完成 Fontan 手术,或者主动脉瓣为二叶主动脉瓣,大动脉根部和升主动脉也可能随时间推移而扩张,最终形成动脉瘤。

对行分期 Fontan 手术的左心室发育不良综合征患者而言,若将原肺动脉瓣作为体循环主动脉瓣膜使用,则预后难以评估。此类情况下,应更关注远期瓣膜功能和重建后动脉大小。这类患者血管生理情况更接近 Ross 术后或大动脉调转术后的患者。但他们一期或二期 Fontan 手术后容量超负荷的风险更高,升主动脉和主动脉弓更难相匹配,且在随访中大动脉弓远端出现再狭窄的可能性也更大。Kojima 等对各时期 Fontan 手术的单心室患者行常规心导管检查发现,升主动脉每搏最大血流速度均呈进行性增大。且无论主动脉体积负荷如何,主动脉扩张的患者更容易出现动脉硬化。有一位 Fontan 术后 10 年伴有大动脉根部动脉瘤形成的患者,对其重建后的动脉根部进行组织学分析,我们没有发现炎症病变,但可见弹力

纤维破裂、黏液样物质沉积和血管中层平滑肌细胞缺失的组织表现。这些组织学表现常见于其他形式的二叶主动脉瓣病变及结缔组织病,且与瓣膜硬化风险增加有关。

单心室患者行 Fontan 术后,重建动脉的功能的相关随访研究不多。重建后的主动脉,其瓣膜反流往往随时间呈进行性加重:体循环瓣膜中度关闭不全在 Norwood 手术后 1 年内报道的发生率高达 25%,TCPC 术后数年的发生率则高达 61%,但很少发展成重度关闭不全。

一份 Fontan 术后 9 年的中期随访研究表明,随着时间的推移,重建后的主动脉根部的比例逐渐扩大,其中 98% 的患者在近期随访中,主动脉根部 Z 值均大于 2。研究者们得出的结论是,早期减轻容量负荷对减轻重建后的主动脉根部扩张并无帮助。只有少数病例报道主动脉根部急性扩张需要手术干预。在大部分病例中,可能采取瓣膜成形术,但预后各异。

到目前为止,左心发育不良综合征术后主动脉根部扩张和瓣膜反流对结局并无太大影响,但由于存在少数急性血管扩张的情况,因此严密观察是很有必要的。

三、诊断方式

各类主动脉根部病理变化的基础研究已在上述详列,接下来介绍经胸超声心动图(TTE)对此类疾病的诊断作用。TTE 作为首选工具,能显示瓣膜解剖结构,评估瓣膜功能和反流程度,并测定心室功能。主动脉根部的评估需从心室舒张末期的 4 个水平进行:主动脉瓣环、主动脉窦、窦管结合部和升主动脉近段。升主动脉远端直径则可能难以测到。经食管超声心动图可获得更好的图像质量,但患者往往需要镇静,而且主动脉中段不能完全显示。

为了完全显示大动脉及其分支,往往用到多维模式扫描。因病人终身需要进行多次大动脉评估,而磁共振无电离辐射,所以优于 CT 扫描。当 TTE 检查效果不理想时,MRI 可成为首选,且 MRI 可准确测量瓣膜间隙反流程度和评估左心功能。CT 和 MRI 测量的动脉直径包括了动脉壁的厚度,往往比 TTE 测量要大 1~2mm。

当随访大动脉扩张的患者时,不仅仅要精确测量动脉段直径,更要结合体表面积来评估。这样,既可为生长发育中的儿童提供一系列比较标准,也能对成年患者进行短期评估。我们将正常上限值定为判断扩张的标准,即 $>21mm/m^2$,直径 $>25mm/m^2$ 为大动脉根部显著扩张,直径 $>27.5mm/m^2$ 则有破裂

风险。

通过 Z 值评估大动脉直径变化也证实是有效的。Z 值代表了与平均直径的偏离程度，且对患者的体表面积、性别和年龄进行了校正。Z 值 $>1.9 \sim 3$ 为轻度大动脉扩张，中度扩张则至少大于 $3 \sim 4$。有些研究将大动脉扩张的程度以实际测量值与预计直径的比值 >1.5 来评定。当进行跟踪随访时，用同样的诊断方式评估结果才有意义。

(一)治疗和随访的标准

对于心脏瓣膜和胸主动脉病变的成年患者，其随访标准和手术治疗方案已建立完备，并经常更新。在这些指南中，二叶主动脉瓣合并胸主动脉扩张的患者尤其要注意。所有的标准都基于动脉直径来评估，动脉大小指数现已不再使用。

关于随访，所有大动脉直径 $>40mm$ 的患者均需规律随访。当直径 $>45mm$，且患者有相关解剖家族史，或表现为急剧大动脉扩张时，每年必须行影像学检查。

二叶主动脉瓣患者必须行升主动脉手术治疗（Ⅱa 类，C 级）：

（1）升主动脉直径 $>55mm$，无其他危险因素。

（2）升主动脉直径 $>45mm$，尽早行瓣膜手术；必要时根据患者情况选择是否行主动脉瓣置换术。

相比之下，先天性心脏病相关的主动脉病变几乎没有相关指南描述。在 ESC 指南中对成人先天性心脏病仅仅提到以下几点。

（1）扩张程度动态加剧时考虑手术治疗。

（2）大动脉调转术后，重建的主动脉根部直径 $>55mm$ 考虑行主动脉手术，但术后主动脉大小需满足成年人需求（Ⅱa 类，C 级）。

前面已讨论过对其他病理改变的处理指南的不足之处，所以要从实际角度出发：成年患者扩张后大动脉直径 $<55mm$ 未有报道出现破裂，如此一来，55mm 可作为一个分界线。升主动脉直径 $>60mm$ 则是动脉破裂风险骤增的标志。在儿童中，升主动脉扩张急剧进展则需要尽早干预。

(二)药物治疗

合并有动脉高压的先天性心脏病患者需积极控制动脉压力，因为过高压力将使主动脉扩张加剧。

先天性心脏病患者常常合并原发性或继发性动脉扩张。如果动脉压力处于正常范围，那么是否使用有效的药物治疗预防动脉进一步扩张则变得有争议。虽然有大批患者可存活至成年，但有少部分数据仍在关注先天性心脏病患者对药物治疗的适用性。现有的指南仅仅对出现动脉扩张的马方综合征患者提供了指导。因先天性心脏病患者和马方综合征患者的动脉变化在组织学和功能上有相似之处，所以推荐给两类患者的药物治疗方案也往往类似，虽然并没有充分的临床证据支持。

最近对合并动脉瘤的非马方综合征患者的指南中，提出可使用 β 受体阻滞药来降压和减轻血管壁负荷。另一种方法则是通过影响血管紧张素途径，如氯沙坦作为血管紧张素受体拮抗药，能特异性抑制马方综合征患者的 TGF-β 介导激活途径，减少 MMP-2、MMP-9 和细胞凋亡。

毫无疑问的是，我们仍需要通过多中心临床试验来研究关于先天性心脏病相关的动脉病变的药物治疗。

(三)手术治疗

必要时，瓣膜成形术可用于生长发育中的儿童和青年人，且在专门的心胸专科中心进行。关于这个内容的更多讨论可详见本文。

四、结论

主动脉根部和升主动脉扩张在先天性心脏病患者术后早期和长期随访中常见。大部分经过手术治疗的患者可存活至成年，因此，我们需要更多的回顾性研究来探讨先天性心脏病患者朱动脉病变的预后。目前此方面的药物和手术治疗指南极度缺乏，未来的推荐指南应包括动脉扩张大小指数评估方案，且能适用于生长发育中的患儿才好。

第 9 篇

瓣 膜 病

1. 感染性心内膜炎的手术时机

深圳市孙逸仙心血管医院　杨建安　杨晓涵

感染性心内膜炎(infective endocarditis，IE)是一种病情复杂多变的疾病，其病情的发展变化存在多样性和不确定性，受累器官也往往不仅限于心脏，何种情况下及何时进行外科干预是最佳选择? 这一问题目前尚不完全明确。国外最近的一项研究表明，早期手术可减少住院死亡率和改善远期预后，纳入统计的1296 例左心系统感染性心内膜炎患者中，约 76％ 具备早期外科手术适应证，接受早期手术治疗的约57％，仍有近 25％ 的患者虽具备早期手术适应证但并未接受早期手术治疗。虽然合理的早期外科干预治疗可减少总体死亡率和严重并发症发生率，但在心内膜炎感染活动期进行手术无疑也会增加手术风险和手术并发症发生率。因此，为获得最佳治疗结果，由心脏内、外科及感染科等多学科专家协作，共同参与确定手术干预时机是十分必要的。

一、早期手术的获益和风险

感染性心内膜炎早期外科干预需权衡手术获益、风险和远期效果，手术时机选择应当个体化，并基于风险/获益分析。国外一项随机临床研究表明，感染性心内膜炎在确诊后 48h 内手术可有效减少全身栓塞并发症，而并不增加手术死亡率和心内膜感染复发率。目前，对病情复杂的感染性心内膜炎患者虽然推荐早期手术治疗，但尚缺乏临床随机对照研究结果的支持。因为出于伦理考虑，临床随机对照研究设立对照组比较困难。而观察性研究中，不同治疗方法组的基线资料差异较大，很难在同一基线对早期手术治疗

结果进行客观对比和评价，从而严重影响两组间的可比性。这也是不同研究者的结果不相一致的原因之一。此外，统计不同治疗方法组病例资料时，研究者的选择偏差也会影响到组间对照的结果。

杜克大学医学中心的一项观察性研究，将 1359 例感染性心内膜炎合并心力衰竭患者纳入统计，其中心功能Ⅲ～Ⅳ级者(纽约心脏协会，New York Heart Association，NYHA)906 例。分析表明，接受早期手术患者的综合住院死亡率为 21％，而单纯药物治疗组患者综合死亡率为 45％。早期手术组死亡率显著降低，其中合并中重度心力衰竭患者的死亡率降低尤为显著。因此，可以明确中重度心力衰竭是感染性心内膜炎早期手术治疗适应证之一。对于感染性心内膜炎合并轻度心力衰竭的患者哪种治疗策略更为适当，目前仍缺乏统一认识。对瓣膜反流并不严重，且心功能代偿良好，又无其他手术适应证的患者，推荐抗菌药物治疗，但要进行严密的临床和心脏超声观察。

感染性心内膜炎累及瓣周组织可见于 10％～20％ 的自身瓣膜心内膜炎患者，在人工瓣膜心内膜炎患者中更是高达 56％～100％，是心内膜炎感染难以控制的最常见原因，必须进行外科处理。早期发现和尽快手术是成功治疗瓣周脓肿、主动脉瘘、假性动脉瘤等严重并发症的必要条件，当延至瓣周结构严重破坏时，换瓣和修复手术都将非常困难。

栓塞事件可发生于感染性心内膜炎确诊之前，也可发生于抗感染药物治疗期间。早期诊断感染性心内膜炎并尽早开始敏感抗菌药物治疗可显著降低栓

塞事件发生率。药物治疗期间的栓塞事件可以通过早期手术去除赘生物得到预防。但是,决定是否早期进行手术治疗在临床上仍须面对两难选择,一方面栓塞风险早期识别,完全去除感染组织,瓣膜修复等方面临床经验的不断增加,以及心脏手术死亡率的下降都增强了早期手术治疗的信心,另一方面,在活动性感染和急性炎症期间进行外科手术,困难更多,难度更大,也面临手术死亡率和术后瓣膜功能不良增多的风险。美国心脏协会/美国心脏病学会(American Heart Association/American College of Cardiology, AHA/ACC)指南仅推荐(Ⅱa类)反复栓塞和赘生物持续存在的患者早期手术。而欧洲心脏病学会(European Society of Cardiology, ESC)2009 年指南对已发生 1 个以上部位栓塞或赘生物长度>10mm 的患者推荐(Ⅰ类)尽快手术,对单纯赘生物长度>15mm 患者推荐尽快手术(Ⅱb类)。最新修订的 AHA/ACC 2014 年指南增加了一个Ⅱb类推荐,对存在活动的长度>10mm 赘生物的患者推荐早期手术(Ⅱb类)。

神经系统并发症发生于 20%～40%的患者,主要是栓塞引起的,其他原因还包括脑出血、短暂性脑缺血、无症状脑栓塞、真菌性动脉瘤、脑脓肿、脑膜炎和脑病等。早期诊断和尽快开始抗感染治疗是预防脑部并发症的有效手段。研究表明开始抗感染治疗第 1 周脑卒中的发生率为 0.482%,第 2 周下降为 0.171%,但赘生物长度>10mm 者,栓塞并发症改善率相对要差,赘生物长度>30mm 者,抗感染治疗 1 周后栓塞发生率仍高达 20%。合并神经系统并发症的患者也可能存在其他需外科干预的适应证,然而早期手术可造成神经系统并发症的恶化,体外循环过程可加重脑缺血和脑水肿,体外循环期间全身抗凝也可增加全身出血和围术期脑出血风险。因此,并发较大脑梗死灶患者的手术治疗应延迟 2～4 周,并发脑出血患者的手术治疗则应推迟至少 4 周。早期脑部磁共振(MR)扫描可提示约 80%的脑部异常情况,对临床手术决策有一定帮助作用。

人工瓣膜感染性心内膜炎(prosthetic valve endocarditis, PVE)是最严重的感染性心内膜炎之一,单纯抗感染治疗往往很难奏效,即使采用手术治疗,其死亡率也相对更高。国外一项 1025 例人工瓣膜感染性心内膜炎的观察性研究表明,死亡率相关因素包括:医源性感染、金黄色葡萄球菌感染、PVE 并发症。PVE 外科治疗的适应证和时机掌握与自身瓣膜感染性心内膜炎相同。两种治疗策略的适应证见表 1 所示。

表 1　两种治疗策略的适应证

适应证	早期手术	严密观察
心力衰竭		
中-重度	(＋＋＋)	
轻度	(＋)	
瓣膜反流,心功能代偿		(＋)
感染不可控		
脓肿	(＋＋)	
持续感染	(＋)	
致病菌类型	金黄色葡萄球菌、真菌	
栓塞风险	高	低
赘生物大小	大	小
抗感染治疗时间	<1 周	>2 周
手术风险	低	高
欧洲心脏手术危险评估系统(EuroSCOREⅡ)	<4%	>8%
瓣膜成形可能	大	小

来源:ESC 2009 年指南。

二、早期手术治疗的适应证和时机

ESC 的 2009 年指南中,将早期手术分为急诊手术(24h 内)、尽快手术(几天内)和尽早择期手术(开始抗感染治疗 1～2 周内)。2009 年 ESC 指南推荐感染性心内膜炎早期手术适应证及时机见图 1。

(一)心力衰竭

Thuny 等报道早期手术(<1 周)对死亡率的影响不一致,早期手术治疗对于严重感染性心内膜炎患者利大于弊,如金黄色葡萄球菌感染,大的赘生物和心力衰竭。然而早期手术同时也增加了感染复发和术后人工瓣膜并发症的风险。中-重度心力衰竭是增加死亡率的确定危险因素,必需进行急诊或尽快手术。瓣膜反流引起的中重度心力衰竭,是早期手术的确定适应证,但手术时机应由治疗团队共同确定,瓣膜重度反流但心功能代偿良好且没有其他手术适应证的患者,推荐在严密临床和心脏超声观察下进行抗感染药物治疗。

(二)感染难以控制

合并主动脉脓肿药物治疗难以奏效,而且可能进展成为假性动脉瘤或主动脉瘘。除非存在严重合并症不能接受手术治疗,原则上合并主动脉脓肿、假性

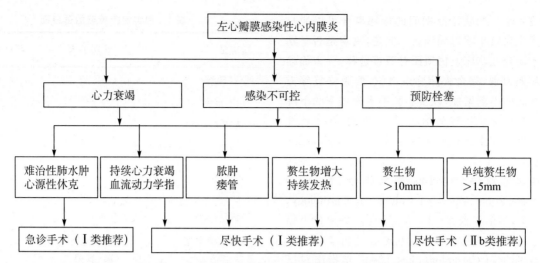

图1　2009年ESC指南推荐感染性心内膜炎早期手术适应证和时机

ACC/AHA的2014年指南则仅模糊地定义早期手术为从最初住院至抗感染疗程完成之前。2014年AHA/ACC指南推荐的感染性心内膜炎早期手术适应证及时机见图2。

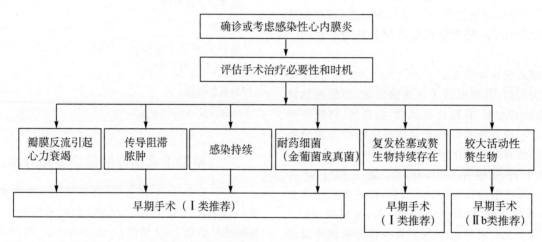

图2　2014年AHA/ACC指南推荐的感染性心内膜炎早期手术适应证和时机

动脉瘤及主动脉瘘均应尽快手术。由于主动脉瓣感染性心内膜炎可累及房室结,引起传导阻滞,此类患者存在极高的心脏骤停风险,应尽快手术。赘生物增大是感染难以控制的征象,同时栓塞风险增高,应尽快手术。

单纯抗生素治疗对于金黄色葡萄球菌或耐药株及真菌感染引起的左心系统感染性心内膜炎难以根除,需尽快手术清除感染组织,以增加治愈率。金黄色葡萄球菌引起人工瓣膜感染性心内膜炎死亡率高,早期手术可提高存活率,应早期手术。AHA/ACC和ESC指南对其他人工心脏装置相关的感染性心内膜炎推荐级别与人工瓣膜感染性心内膜炎相同,彻底去除起搏器或自动除颤系统等异物也是早期手术适应证。

(三)预防栓塞

因栓塞风险在抗感染治疗的最初几天内最高,ESC指南明确推荐应尽快手术(开始抗生素治疗几天内),而AHA/ACC的2014年指南并无相应的推荐(表2)。总体上,就预防栓塞而言,在确诊第1周手术获益最大,1~2周后手术获益较小。

国外一项随机临床对照研究,对比了左心系统感染性心内膜炎合并栓塞高风险患者,依照现行指南分别早期手术治疗和保守治疗的结果。将确诊感染性心内膜炎,同时合并严重二尖瓣或主动脉瓣病变,赘生物最大长度>10mm的患者,随机分配入早期手术组37例,入保守治疗组39例。早期手术组在48小时内进行瓣膜手术。保守治疗组先进行抗感染治疗,此后又有30例(77%)转为外科治疗(27例在初次住院期间,3例在出院随访期间)。结果显示住院死亡和6周内栓塞发生率在早期手术组为1例(3%)，保守治疗组则为9例(23%)。6个月的全因死亡率两组无差别(3%和5%)。6个月全因死亡、栓塞事件、感染性心内膜炎复发、充血性心力衰竭再次住院等不良事件发生率，在早期手术组为3%，保守治疗组则为28%。这一临床随机对照研究结果表明，左心系统感染性心内膜炎合并高栓塞风险患者在确诊48h内手术治疗，可显著降低住院死亡率和栓塞事件，且并不增加手术死亡率和感染复发率。但因为感染性心内膜炎病情存在高度多变性和多样性，随着高风险状态类型不同，早期手术和保守治疗的风险/获益比也不尽相同。在复杂感染性心内膜炎患者，还需要进一步的临床随机对照研究以评价早期手术的效果和安全性。

三、合并神经系统并发症的手术时机

合并脑缺血或颅内出血的感染性心内膜炎患者的手术时机选择颇具挑战性。对于合并颅内出血且病情稳定的患者，手术延迟至少4周是合理的，因为体外循环存在加重颅内出血的风险。

神经系统各种症状在缺血性脑梗死3d内发生率为20%，4～14d发生率为20%～50%，14d后发生率为6%～10%，28d后发生率<1%。因此，大面积脑梗死患者手术应延迟2～4周进行。体外循环手术引起的神经系统症状恶化跟脑卒中严重程度相关，研究表明小面积脑梗死、无症状脑梗死患者或一过性脑缺血患者，手术引起神经系统症状恶化的风险相对较低，ESC指南推荐无症状脑栓塞和一过性脑缺血患者无需延迟手术。对于脑卒中合并中重度心力衰竭患者，如已排除脑出血且无昏迷，外科手术也可不必推迟。对于存在严重脑卒中，同时又有其他需早期手术适应证的感染性心内膜炎患者，如主动脉脓肿或较大赘生物，其手术时机如何选择仍无定论。如对抗生素治疗反应良好，外科手术可推迟2～4周进行，但需食

管超声严密观察脓肿和赘生物变化。

神经科会诊对确定神经系统并发症患者的手术时机十分重要。在具备尽快手术指征的患者，如果神经科专家明确患者脑出血风险较小，外科手术也可不必延迟。但大面积脑梗死或脑出血患者手术仍应延迟进行。2014年AHA/ACC指南推荐感染性心内膜炎合并脑缺血或脑出血患者的治疗应由心脏内、外科和神经科专家、神经放射专家紧密协作进行。感染性心内膜炎合并脑血管真菌性动脉瘤同时具有尽快心脏手术适应证的患者治疗起来异常困难，有神经系统症状或需要抗凝治疗的患者应进行脑血管CT或MR造影检查，鉴于脑动脉瘤破裂预后极差，应先进行神经外科或神经介入治疗，再考虑心脏手术。

综上所述，感染性心内膜炎合并神经系统并发症的手术时机选择见表2。

表2　合并神经系统并发症的手术时机选择

并发症	早期手术	延迟手术
神经系统并发症		
一过性脑缺血	(+)	
无症状脑栓塞	(+)	
脑梗死	小面积	大面积
脑出血		(+++)
昏迷		(+++)
心力衰竭	重度	轻度
脓肿		
抗生素治疗	不敏感	敏感
较大赘生物		
抗感染治疗时间	<2～3d	>1周
严重瓣膜病变	(+)	

参 考 文 献

[1] Murdoch DR, Corey GR, Hoen B, et al. Clinical presentation, etiology, and outcome of infective endocarditis in the 21st century: the International Collaboration on Endocarditis-Prospective Cohort Study. Arch Intern Med, 2009, 169:463-473.

[2] Chu VH, Park LP, Athan E, et al. Association between surgical indications, operative risk, and clinical outcome in infective endocarditis: a prospective study from the International Collaboration on Endocarditis.

Circulation, 2015, 131:131-140.

[3] Habib G, Hoen B, Tornos P, et al. Guidelines on the prevention, diagnosis, and treatment of infective endocarditis (new version 2009): the Task Force on the Prevention, Diagnosis, and Treatment of Infective Endocarditis of the European Society of Cardiology (ESC). Eur Heart J, 2009, 30:2369-2413.

[4] Hoen B, Duval X. Infective endocarditis. N Engl J Med, 2013, 368:1425-1433.

2. 心脏瓣膜病的药物治疗进展

广东医学院附属医院　陈　灿　陈文江

心脏瓣膜病(valvular heart disease,VHD)是指心脏瓣膜存在结构和(或)功能异常的一组重要的心血管疾病,主要是由于黏液样变性、退行性改变、先天性畸形、炎症、缺血性坏死、创伤等原因引起的单个或多个瓣膜结构(包括瓣叶、瓣环、腱索或乳头肌)的功能或结构的异常,从而导致瓣口狭窄和(或)关闭不全;另外,心室和主动脉、肺动脉根部严重扩张也可产生相应房室瓣和半月瓣的相对性关闭不全,从而导致VHD的发生。病变可累及一个瓣膜,也可累及两个以上瓣膜。瓣膜的开放使血流向前流动,瓣膜的关闭则可防止血液反流。瓣膜狭窄,使心腔压力负荷增加;瓣膜关闭不全,使心腔容量负荷增加。这些血流动力学改变可导致心房或心室结构改变及功能失常,最终出现心力衰竭、心律失常等临床表现。

一、流行病学概况

在美国,VHD占心脏手术病因的10%~20%,其首要原因是年龄相关的瓣膜钙化和遗传或先天性原因,而风湿性心脏病(rheumatic heart disease,RHD)在美国和欧洲的发病率已经很低;据最新统计,美国VHD的发病率呈现上升趋势,而导致发病率上升的主要原因为人口老龄化和诊断水平的提升。随着我国经济发展、社会转型,我国疾病流行病学趋势也发生转变,目前,心血管疾病已经成为危害我国居民健康的首要病因及首要死因,并为社会带来严重负担。据2014年我国心血管疾病报告显示,中国心血管病患病率处于持续上升阶段。目前,估计全国有心血管病患者2.9亿,其中高血压患者2.7亿,卒中患者至少700万,心肌梗死患者250万,心力衰竭患者450万,肺心病患者500万,而风湿性心脏病患者有250万;2014年国内心脏瓣膜手术共完成57 184例。VHD的发病会随着年龄的增加而增加,在18~44岁人群中,其发病率约为0.3%(95% CI:0.2%~0.3%);在55~64岁人群中为1.6%(95% CI 1.4%~1.9%);在65~75岁人群中上升为4.4%(95% CI:3.9%~4.9%);而在大于75的老年人群中,其发病率高达11.7%(95% CI:11.0%~12.5%);而且患者的预期寿命与实际观察到的人均寿命存在较大差距。由此可预测,未来,我国和全世界,都将面临大量VHD患者,其危害性显而易见。

RHD是风湿性炎症过程中所致的心脏瓣膜损害,主要累及40岁以下人群。我国RHD的人群患病率在70年代成人为1.9‰~2.9‰,儿童为0.4‰~2.7‰,20世纪80年代分别为1.99‰和0.25‰,已有所下降。随着生活及医疗条件的改善,RHD的人群患病率正在降低,但我国瓣膜性心脏病仍以RHD最为常见。另外,由于人口老龄化加速和诊断水平的不断提升,我国因瓣膜黏液样变性和老年人的瓣膜钙化而导致的老年退行性瓣膜病患者日益增多,也已经逐渐成为心血管较为常见疾病之一。不同病因易累及的瓣膜也不一样,RHD患者中二尖瓣最常受累,其次为主动脉瓣;而老年退行性瓣膜病以主动脉瓣膜病变最为常见,其次是二尖瓣病变。

二、分类和分期简介

VHD主要分为二尖瓣疾病、主动脉瓣疾病、三尖瓣和肺动脉瓣疾病,其中二尖瓣疾病包括二尖瓣狭窄(mitral stenosis,MS)和二尖瓣关闭不全(mitral regurgitation,MR),主动脉瓣疾病包括主动脉瓣狭窄(aortic stenosis,AS)和主动脉瓣关闭不全(aortic regurgitation,AR),而三尖瓣疾病也分为三尖瓣狭窄和三尖瓣关闭不全,肺动脉瓣疾病也包括肺动脉瓣狭窄和肺动脉瓣关闭不全;另外,病变同时累及两个以上瓣膜则称为多瓣膜病(multivalvular heart disease),最常见为RHD,约1/2有多瓣膜损害。

2014年3月,美国心脏病学会(ACC)与美国心脏协会(AHA)联合美国胸外科协会(AATS)、美国超声心动图学会(ASE)、美国心血管造影和介入协会(SCAI)、美国心血管麻醉师协会(SCA)和美国胸外科医师协会(STS)发布了《2014年心脏瓣膜病患者管理指南》,新指南对心脏瓣膜病进行了重新分期,包括4个渐进阶段。A期:危险期;B期:进展期;C期:无症状重度病变期;D期:有症状重度病变期。对每一种瓣膜性病变,分期的主要依据为瓣膜的解剖学改变、瓣膜的血流动力学及其结局和相关症状,详见表1。

表 1　2014AHA/ACC VHD 指南中 VHD 分期

分期	定义	描述
A 期	危险期	患者具有发生心脏瓣膜病的危险因素
B 期	进展期	患者具有进展性心脏瓣膜病(无症状的轻-中度病变)
C 期	无症状重度病变期	无症状重度病变: • C1 期:左右心室功能尚可代偿 • C2 期:左右心室功能失代偿
D 期	有症状重度病变期	出现心脏瓣膜病导致的相关症状

三、VHD 的药物治疗进展

对于 VHD 的治疗,目前国内外已经有较多指南进行指导,目前最为权威的指南主要为《2014AHA/ACC 心脏瓣膜病指南》和欧洲心脏病学会(ESC)和欧洲心胸外科学会(EACTS)联合颁发的《2012 年版的瓣膜性心脏病处理指南》;而国内主要是遵循中华医学会胸心血管外科分会在 2000 年颁发的《心脏瓣膜病诊疗指南》。本文结合各种指南和最新研究报道,对各种 VHD(主要是 MS、MR、AS、AR)的药物进展做一介绍。

(一)MS

MS 为国内最常见 VHD,其主要病因为 RHD,2/3 的患者为女性,其中约半数患者无急性风湿热史,但多有反复链球菌扁桃体炎或咽峡炎史。急性风湿热后,至少需 2 年始形成明显二尖瓣狭窄,多次发作急性风湿热较一次发作出现狭窄早,单纯 MS 占 RHD 的 25%,MS 伴有 MR 占 40%;而且主动脉瓣常同时受累。

轻度 MS 窦性无症状者不需特殊治疗,推荐预防性抗风湿热治疗有益,如患者坚持应用苄星青霉素(benzathine penicillin)120 万 U,每 4 周肌内注射 1 次;而对于轻度以上的 MS,药物的作用有限。轻度以上的 MS 患者建议避免不正常的体力锻炼;对于窦性心律有呼吸困难且症状发生时心率快者,应用负性心率药如 β 受体阻滞药或影响心率的钙通道阻滞药是有益的;而肺充血时,限制盐及间断应用利尿药是有用的;另外,除非有心功能不全,否则窦性心律 MS 者应用地高辛并不能受益。有心房颤动者应该用华法林抗凝治疗维持窦律,但有左心房血栓史或者目前有血栓者,也应抗凝(Ⅰ类,证据水平 C),食管超声显示左心房血流淤滞或 M 行超声示左心房扩大(前后内

径>50mm)者也应抗凝(ⅡA 类,证据水平 C)。阿司匹林或其他抗血小板药物证据不足。

(二)MR

二尖瓣的关闭主要依赖二尖瓣装置(瓣叶、瓣环、腱索、乳头肌)和左心室的结构和功能的完整性,其中任何部分的异常均可致 MR。RHD 损害最为常见,占 MR 的 1/3,女性为多;二尖瓣脱垂(mitral valve prolapse,MVP)也较为常见,多为二尖瓣原发性黏液性变使瓣叶宽松膨大或伴腱索过长,心脏收缩时瓣叶突入左心房所致可影响二尖瓣关闭;部分 MVP 为其他遗传性结缔组织病(如 Marfan 综合征)的临床表现之一;其他如二尖瓣环退行性变和瓣环钙化、感染性心内膜炎破坏瓣叶、肥厚型心肌病收缩期二尖瓣前叶向前运动导致二尖瓣关闭不全、先天性心脏病等都可以导致关闭不全。

RHD 伴风湿活动者需抗风湿治疗并预防风湿热复发;也需要预防感染性心内膜炎;无症状、心功能正常者无须特殊治疗,但应定期随访;心房颤动的处理同二尖瓣狭窄,但维持窦性心律不如在二尖瓣狭窄时重要,除因心房颤动导致心功能显著恶化的少数情况需恢复窦性心律外,多数只需满意控制心室率,慢性心房颤动,有体循环栓塞史、超声检查见左心房血栓者,应长期抗凝治;心力衰竭者,应限制钠盐摄入,使用利尿药、血管紧张素转化酶抑制药(ACEI/ARB)、β 受体阻滞药、螺内酯类药物和洋地黄;急性 MR 患者,可予硝酸酯类药物、硝普钠、利尿药降低心脏充盈压力,减少反流;低血压者可予主动脉内球囊反搏(intra aortic balloon counterpulsation,IABP)、正性肌力药物。

对于 MVP 患者,有过短暂脑缺血发作的 MVP 有症状患者,建议阿司匹林治疗(75~325mg/d)(IC);MVP 伴 AF 的患者,建议华法林治疗用于年龄>65 岁或高血压、MR 杂音或有心力衰竭病史的患者(IC);MVP 伴 AF,年龄<65 岁,没有 MR 或心力衰竭病史的患者,建议阿司匹林治疗(75~325mg/d)(IC);MVP 伴有卒中病史的患者,建议华法林治疗用于 MR、AF 或左心房血栓的患者(IC);有卒中病史 MVP 患者,无 MR、AF 或左心房血栓,对于超声证据提示瓣叶增厚或冗长者,应用华法林是合理的(Ⅱ aC);有卒中病史 MVP 患者,无 MR、AF 或左心房血栓或超声证据提示瓣叶增厚或冗长者,应用阿司匹林是合理的(Ⅱ aC);尽管应用阿司匹林仍有短暂脑缺血发作的 MVP,应用华法林是合理的(Ⅱ aC);MVP 伴有卒中病史但有抗凝禁忌者,应用阿司匹林(75~325mg/d)是有益的(Ⅱ aB);超声显示高危的窦性心

律 MVP 应当考虑阿司匹林治疗（75～325mg/d）（ⅡbC）。

（三）AS

AS 的主要病因主要为 RHD（风湿性炎症导致瓣膜交界处粘连融合、瓣叶纤维化、僵硬、钙化和挛缩畸形，因而瓣口狭窄）、先天性畸形（先天性二叶瓣畸形、先天性单叶瓣等）、退行性老年性钙化（为 65 岁以上老年人单纯性主动脉狭窄的常见原因，无交界处融合，瓣叶主动脉面有钙化结节限制瓣叶活动），其具体形态改变详见图 1。

对 AS 的药物治疗，主要表现为：预防感染性心内膜炎；如为风心病合并风湿活动，应预防风湿热；如有频发房性期前收缩，应予抗心律失常药物，预防心房颤动；主动脉狭窄患者不能耐受心房颤动，一旦出现，应及时转复为窦性心律；其他可导致症状或血流动力学后果的心律失常也应积极治疗；心绞痛可试用硝酸酯类药物；心力衰竭者应限制钠盐摄入，可用洋地黄类药物和小心应用利尿药；不可使用作用于小动脉的血管扩张药，以防血压过低，合并高血压的患者用适合的降压药物时应当谨慎；在患者还没有发展至有症状时没有特异的治疗方案；有肺充血而不能进行手术的患者，小心应用地高辛、利尿药、ACEI 可能有益，对于 AS 所致急性肺水肿患者，硝普钠可用于减轻充血并改善左心室顺应性，此治疗应在 ICU 有创血流动力学监测下进行；对于收缩功能抑制或房颤患者，地高辛应保留。另外，一些回顾性研究显示他汀（statins）和 ACEI 类药物对钙化性 AS 有益，但随机对照研究并未显示他汀对 AS 有益处。

（四）AR

AR 通常为主动脉瓣和（或）主动脉根部疾病所致，分为急性和慢性。急性 AR 主要为感染性心内膜炎致主动脉瓣瓣膜穿孔或瓣周脓肿、创伤、主动脉夹层夹层血肿等所导致；而慢性 AR 的病因有 RHD（约 2/3 为 RHD 所致，由于瓣叶纤维化、增厚和缩短，影响舒张期瓣叶边缘对合）、感染性心内膜炎、先天性畸形、主动脉瓣黏液样变性、梅毒性主动脉炎（主动脉炎致主动脉根部扩张，30％发生主动脉瓣关闭不全）、马方综合征（Marfan 综合征）、强直性脊柱炎、特发性升主动脉扩张等。

对于急性 AR，药物治疗一般仅为术前准备过渡措施，目的在于降低肺静脉压，增加心排血量，稳定血流动力学，应尽量在 Swan-Granz 导管床旁血流动力学监测下进行。静脉滴注硝普钠对降低前后负荷、改善肺淤血、减少反流量和增加排血量有益；也可酌情

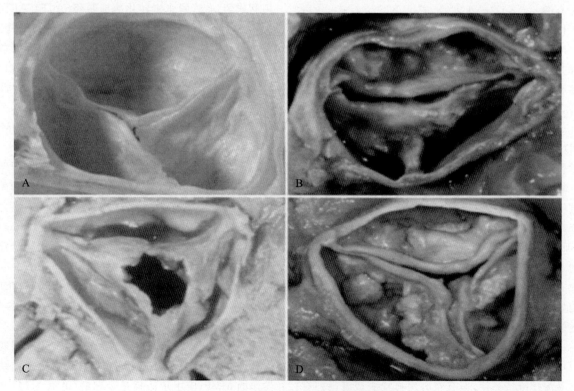

图 1 AS 常见病因导致的主动脉瓣形态改变

A.为正常主动脉瓣；B.为先天性二叶主动脉瓣；C.为 RHD 导致主动脉瓣狭窄；D.为老年性退行性主动脉瓣

经静脉使用利尿药和正性肌力药物。慢性 AR,应当预防感染性心内膜炎,如为 RHD 如有风湿活动应预防风湿热;梅毒性主动脉炎应予一疗程青霉素治疗;舒张压>90mmHg 者应用降压药;左心室收缩功能不全出现心力衰竭时应用 ACEI/ARB 和利尿剂,必要时可加用洋地黄类药物;心绞痛可用硝酸酯类药物;积极纠正心房颤动和治疗心律失常,主动脉瓣关闭不全患者耐受这些心律失常的能力极差;对于马方综合征患者,β 受体阻滞药已被证实减慢主动脉的扩张,一些研究显示 ARB 通过保护弹性纤维对马方综合征患者可能也有益处。重度 AR 患者伴有症状或左心室功能不全,由于心脏或非心脏因素不主张施行外科手术治疗时,有指征长期应用血管扩张药治疗(ⅠB)(有症状或心功能不全不适合手术者);对于合并心力衰竭症状及严重左心室功能不全者,为改善血流动力学在行 AVR 术前应用血管扩张药短期治疗是合理的(ⅡaC)(有症状及心功能不全者术前短期应用);对于重度 AR 无症状患者有左心室扩大但收缩功能正常者,可以考虑长期应用血管扩张药治疗(ⅡbC)(左心室扩大无症状者延长代偿期)。需要注意的是:轻-中度 AR 无症状患者且左心室功能正常长期应用血管扩张药治疗无指征(ⅢB);左心室收缩功能不全适合 AVR 的无症状患者,长期应用血管扩张药治疗无指征(ⅢC);左心室功能正常或轻-中度左心室收缩功能

不全适合行 AVR 的有症状患者,长期应用血管扩张药治疗无指征(ⅢC)。

四、展望

综上所述,药物治疗对于 VHD 患者的作用有限,大多数对 VHD 并不能真正起到有益作用,而且有些药物反而对 VHD 患者有害,因此,在临床应用药物治疗 VHD 时,应当仔细斟酌。对于 VHD 患者,尤其是重度 VHD 患者,单纯药物治疗基本没有益处,因此,现在多强调建设心脏瓣膜团队和成立心脏瓣膜中心,严格按照 VHD 指南对 VHD 患者进行相关治疗。对于 VHD 的药物治疗,目前的药物作用都是有限的。近期,国外有专家指出:No drug ever has been developed specially for use in chronic VHD,主要是由于缺乏临床随机对照试验,现有数据大多数为单个观察性研究或者回顾性研究,并没有实质性意义,目前较为一致的观点为:ACEI/ARB 不被推荐用于 AS、AR、MR,β 受体阻滞药不被推荐用于 AR、MR,他汀类也不被推荐用于治疗钙化性主动脉瓣疾病;而目前还没有被推荐用于治疗 VHD 的药物,大部分只是用于对症治疗,而且还不一定获益。因此,对于药物治疗 VHD 是否有益或者有害,还需要大量循证医学证据的支持,因而 VHD 的药物治疗临床随机对照试验大有研究前景。

参 考 文 献

[1] 陈伟伟,高润霖,刘力生,等.《中国心血管病报告 2014》概要.中国循环杂志,2015,30(7):617-622.

[2] 高润霖.《中国心血管病报告 2014》(心血管病危险因素部分).中华医学信息导报,2015,30(16):15.

[3] Zhou MG,Wang HD,Zhu J,et al.Cause-specific mortality for 240 causes in China during 1990-2013:a systematic subnational analysis for the Global Burden of Disease Study 2013.Lancet,Published Online October 25,2015.http://dx.doi.org/10.1016/S0140-6736(15)

00551-6.

[4] Vahanian A,Alfieri O,Andreotti F,et al.Guidelines on the management of valvular heart disease(version 2012):The Joint Task Force on the Management of Valvular Heart Disease of the European Society of Cardiology(ESC)and the European Association for Cardio-Thoracic Surgery(EACTS).Eur Heart J,2012,33(19):2451-2496.

3. 主动脉狭窄的钙化过程

广东省心血管病研究所　范瑞新

主动脉狭窄是西方世界最为常见形式的瓣膜疾病,目前认为已经成为公众不断加重的健康负担。尽管如此,目前尚没有医学治疗方法能够阻止或延缓这种疾病的病变过程,唯一可行的治疗方法就是主动脉瓣膜置换手术或移植手术,而并不是所有的患者都适合接受这些治疗。因此临床上正迫切需要确定能够缓解这种疾病病变过程的药物治疗方法。

主动脉狭窄一直被认为是一种退行性病变,即"使用和磨损"导致了瓣膜内不断加重的钙质沉积。尽管机械性压力和损伤仍是其病理生理过程的主要原因,越来越多的证据表明,主动脉狭窄的出现也受到了一系列高度复杂、紧密调控的病变过程的影响,而这些病变过程可以通过引入一些医学方法来进行检验。详细地说,主动脉狭窄可以划分为两个明显的阶段:即早期的起始期以瓣膜的脂类沉积、损伤和炎症为主,其和动脉粥样硬化有许多相似之处,而其后的增殖期则以促钙化和促骨质生成的因子为主,最终导致了疾病的进一步发展。本篇文章以钙化所导致的重要病变为重点,来探讨主动脉狭窄的病理生理过程,如何采用现代的非创伤性技术对其进行成像,以及如何将我们不断加深的了解最终转化为新的治疗方法。

一、主动脉狭窄的病理过程

炎症、脂类和主动脉狭窄的起始期。在通常的情况下,主动脉瓣膜由 3 个小叶构成,每个小叶的构造都非常薄(<1mm)、平滑、柔软且可以活动。当出现主动脉狭窄时,小叶则出现增厚、纤维化改变和钙化,导致小叶的活动程度受限、逐渐出现瓣膜阻塞。

主动脉狭窄的早期在许多方面与动脉粥样硬化有着相似之处。事实上,这两种疾病有许多共同的风险因素,在许多大型的纵向研究中,都毫不例外地表明主动脉狭窄的发生率与诸如吸烟、年龄和高血压之间存在密切的关系。而在动脉粥样硬化中,机械性压力的升高和剪切压力的减少所导致的内皮细胞损伤,则被认为是起始性损伤,二尖瓣疾病可能最能够说明这个结论。这些瓣膜所特有的结构导致了机械性压力不能更为有效地进行扩散,加速了对内皮的损伤,

所以患者几乎普遍地出现主动脉狭窄,疾病则表现出更为快速地加重。

随着内皮的损伤,与参与动脉粥样硬化病变相同的脂类也浸入到瓣膜,具体地说就是脂蛋白(a)和氧化的低密度脂蛋白(LDL)胆固醇。由此,研究的观察结果已经确认胆固醇和其相关的脂蛋白是出现主动脉狭窄的独立风险因素。事实上最近已经确认,脂蛋白(a)基因中某种核苷酸的多态性与主动脉钙化的发生率在基因组的层面上存在密切的关系。随后逐渐加重的内皮损伤和脂类氧化导致了瓣膜内出现炎性反应,其特点为以巨噬细胞的浸润为主,但也包括 T 淋巴细胞和肥大细胞。在早期,可以观察到处于脂类沉积部位的斑点状微小钙化灶区域。细胞死亡及其释放的凋亡体可能参与了这些区域中形成的这些微小钙化灶。这些凋亡体与骨质中所见的基质囊泡十分相似,其含有钙晶体产生沉积(钙离子和有机磷离子)所必须的成分,以利于形成羟磷灰石针状结晶。在骨质中,随着这些羟磷灰石结晶的扩展,它们刺穿囊泡的外膜,开始暴露于细胞外的环境,由此形成成核部位,使得钙质进一步沉积。瓣膜内很可能也出现了类似的过程。另外,羟磷灰石的沉积则引发了巨噬细胞进一步促进炎症的反应,在疾病的早期为钙化和炎症创造了一个正反馈环。看起来很可能这些机制导致了主动脉狭窄的早期钙化,使其与脂类和炎症密切相关。

在这些早期阶段,脂类、炎症与钙化作用之间的明显相关,以及与动脉粥样硬化在病理方面的相似之处,使得我们提出这样的假说,即他汀类药物可能对患者的主动脉狭窄有益。那些令人鼓舞的未进行随机化处理的人类的数据,以及在高胆固醇血症的动物模型的研究中所展示的,即脂类沉积和氧化压力的出现早于瓣膜间质细胞转变成为其具有成骨作用的表现型,而这个过程可以被阿伐他汀所抑制,这些都支持上述的假说。然而,采用他汀类药物对 3 个独立随机对照试验的主动脉狭窄患者进行正式的测试时,每个试验都显示这种治疗方法并没有阻止或延缓主动脉狭窄的病变过程,尽管其降低血浆低密度脂蛋白胆固醇的浓度达一半以上。这使得研究者开始重新审

视导致主动脉狭窄在病理生理方面的基本原因,并且意识到尽管炎症和脂类沉积在产生疾病时(起始期)可能非常重要,而此后则被一种以明显自我延续循环为特点的钙质沉积和瓣膜损伤病变过程(增殖期)所取代。事实上,一旦进入这个增殖期,疾病的发展则不再受炎症和脂类沉积所调控,而是毫无顾忌地在瓣膜小叶上产生钙质沉积。这可能也说明了为何他汀类药物未能缓解主动脉狭窄疾病加重的原因,而其通常出现在起始期之后。另外,有些资料提出他汀类药物甚至可能会促进血管的钙化作用。

钙化作用和增殖期。骨骼的骨形成特点是,首先出现胶原基质的沉积,为能够出现进一步的钙化提供支架。随着时间推移,这些钙质显现为更为有序的晶状结构,直至形成最后可以观察到的具有典型特征的片层状骨。目前认为在主动脉瓣膜上也发生了类似的构造过程,许多相同的细胞介质和蛋白质也参与了这个过程。在主动脉狭窄中,胶原的沉积的方式的确为此后以促进钙质沉积为主的过程创造了良好的条件。瓣膜内的这种纤维化过程可能部分是因内皮损伤后一氧化氮的表达减少所导致;然而,肾素-血管紧张素系统(RAS)被认为也扮演了中心角色。血管紧张素转换酶(ACE)在主动脉瓣膜钙化的疾病中出现了升高,很可能被它的天然载体低密度脂蛋白运送到瓣膜处。在这里其促使血管紧张素 I 转变成血管紧张素 II,而后者通过血管紧张素 II 的 1 型受体(AT_1)参与了其促纤维化的作用。尽管血管紧张素 II 也能够通过血管紧张素 II 的 2 型受体(AT_2)参与抗纤维化和抗炎作用,但钙化的主动脉瓣膜显示出其在表达这些受体时存在着差异,且有利于 AT_1 受体的表达,所以以促纤维化的作用为主。同样,尽管 2 型血管紧张素转化酶(ACE-2)通过 Ang1-7/Mas 途径产生抗纤维化和抗炎作用,在钙化的主动脉狭窄中这个途径受到了抑制,与对照组的受试者相比,瓣膜钙化的患者其 ACE-2 和 Mas 受体的表达都受到了抑制。肾素-血管紧张素系统过多地表达则由此参与了瓣膜内纤维化的加重。从整个系统水平来看,肾素-血管紧张素系统参与了高血压的病变过程,而高血压经常伴有主动脉狭窄,考虑到其对瓣膜施加更高的机械性压力,可能会加速它的病变进程。

除了这些初始的纤维化作用之外,主动脉狭窄最终以瓣膜钙化为主,其似乎依赖于成骨样细胞的出现,并演化到具成骨作用的表现型。为了支持这个假说,基因测序研究已经证明瓣膜出现过多表达数个成骨细胞特有的蛋白质,包括 Cbfa1/Runx2 转录因子,而其对成骨细胞的分化和成骨细胞功能的调控至关

重要。一些其他与成骨细胞功能密切相关的细胞外基质蛋白质,其更为通常地与骨骼的骨形成有关,也在钙化的主动脉瓣膜上出现了升高。这些包括骨桥蛋白和骨涎蛋白,作为促进成骨细胞依附于骨基质的物质,在产生钙化的部位其基因的表达显示出升高达 7 倍之多。重要的是,瓣膜钙化似乎同样依赖于血管的产生,这也支持其是一种主动的、高度调控的病理过程。

关于主动脉内成骨样细胞的起源目前尚存争议。在试管中,血管组织中的多种类型细胞都能够分化成为具有成骨样表现型的细胞。最有可能的候选者似乎是肌成纤维细胞,其为一种高度可塑性的细胞,通常也称之为瓣膜间质细胞(VIC)。这种细胞如何分化成为成骨细胞表现型目前尚不完全清楚,但是似乎是主动脉狭窄形成过程中关键的一步,其通过越来越多的各种分子和复杂的途径所调控。在活体内,分子成像技术已经展示出其在主动脉狭窄的早期阶段,分化过程似乎是由巨噬细胞通过促炎症的细胞因子(白介素-1β、IL-6、IL-8、肿瘤坏死因子-α、胰岛素样生长因子-1、转化生长因子-β)来进行调控。然而,在随后的阶段,这种分化过程似乎又由钙化途径所支配,包括 Notch、Wnt/β-连环蛋白和核因子 kappa B 受体激活剂(RANK)/核因子 kappa B 受体激活剂配体(RANKL)/骨保护素(OPG)途径,下面我们开始逐个讨论。

Notch 属于细胞表面受体(Notch 1～4)家族,其在主动脉瓣膜中高度表达,其在形态的发育过程中扮演着重要角色。Notch-1 功能缺失的变异个体其在心血管钙化和主动脉狭窄方面,有着更高的发病率。在两个不相关的先天性主动脉瓣膜疾病高发的家族中,在基因组层面的关联的分析确定了 Notch-1 变异导致功能缺失为致病原因。具体地说,Notch-1 似乎在瓣膜内,通过骨形态发生蛋白(BMP)-2 的作用产生成骨细胞中,起着至关重要的作用。BMP-2 是一种有效的成骨分化因子,属于 TGF-β 总家族中的多功能细胞因子家族中的一部分。BMP-2 的表达在钙化的动脉粥样硬化病变中出现增多,其似乎在可塑细胞群体向成骨表现型转化过程中起着中心角色的作用。的确,将正常的人类瓣膜间质细胞与 BMP-2 进行接触,则会诱导这些细胞出现成骨特性。另外,将 Wnt 与低密度脂蛋白受体相关蛋白 5 种受体相结合,会激活标准的 Wnt/β-连环蛋白途径,而该途径参与了成骨细胞的分化过程。同样,TGF-β1 能够诱导 β-连环蛋白的核易位,使得 Wnt 释放信号增多,刺激间质始祖细胞向成骨方向进行分化。随后的过程可以通过增

强效果来应对机械性压力,由此也许可以部分说明,一旦成骨分化过程开始出现、进入增殖期后,钙化活动的自身延续、指数级增强的特性。

不论是在骨中,还是在血管系统,系统的调控装置控制着钙化活动。严密控制钙的动态平衡;结果:在骨的矿物质密度和血管的钙化之间存在着逆向相关。骨质疏松症与血管钙化,甚至心血管死亡率的增高存在密切的关系,而这种增高与年龄无关。在一项对25 639名男女受试者进行的前瞻性研究中显示,在老年妇女中,骨的矿物质密度与伴发的主动脉狭窄之间存在着逆向相关。另外,在其他骨转化的疾病中,包括慢性肾脏疾病和Paget病,也出现了血管系统的改变。这种一分为二划分已经被定义为"钙化的自相矛盾",通过普通的病理方法进行解释似乎是有道理的,即其对骨和血管同时具有相反的作用。

由此联想到一种潜在的机制存在于RANK/RANKL/OPG途径的活动中。在骨中,RANKL(细胞因子家族中肿瘤坏死因子的一员)与RANK(骨髓间质细胞和前破骨细胞表达的一种跨膜蛋白)相结合,其作用相当于破骨细胞分化及其活性的强效诱导剂,其促使骨质去矿物质,但其作用受到骨保护素(OPG)的控制,骨保护素是一种可溶的诱饵受体,它与RANKL结合,阻止其激活RANK。与此相对,RANKL似乎对血管系统的细胞具有相反的作用,在人类瓣膜间质细胞中诱导产生成骨的表现型,其结果为基质的钙化增加,形成钙结节,碱性磷酸酶和降钙素的表达增多。RANKL同时也促进血管平滑肌细胞的成骨特性,同样也是通过升高BMP-2来得以实现。其结果是,由于两个部位的RANKL表达都出现增强,骨保护素缺乏的老鼠在出现骨质疏松的同时,其血管系统的钙化也同样出现了加速现象。RANK/RANKL/OPG在这2种组织之所以产生不同的作用,一个有说服力的解释是:骨中含有丰富的前破骨细胞,其有利于促进RANKL破骨特性。而与此相比,血管系统没有这种储备,所以RANKL对肌成纤维细胞和平滑肌细胞的促成骨作用占据了主导地位。

在钙化的主动脉瓣膜中,RANKL/OPG的信号表达也表现出不平衡。对患有主动脉狭窄的患者所提取的人类瓣膜组织中,免疫化学方法显示出局部钙化的区域中骨保护素阳性细胞较少,而西部印迹法显示出主动脉狭窄部位的骨保护素也没有表达出相关的水平,但在对照组的受试者中却可以检测出。对于RANKL来说则正好相反,狭窄的主动脉瓣膜中可以观察到其水平升高。综合来说,这些数据支持这样一种假说,即RANK/RANKL/OPG轴参与了主动脉瓣

膜钙化的形成,为主动脉瓣膜钙化和骨矿物质密度之间的关联提供了一种解释。其他一些研究人员提出氧化低密度脂蛋白的不同作用可能同样重要,当这些分子似乎促进试管内的血管细胞的钙化和向成骨方向分化,同时抑制起源于骨的前成骨细胞系同样的过程。

胎球蛋白-A是一种存在于血液循环的蛋白质,其即可以单独存在,也可以和基质γ-羧基谷氨酸蛋白质(MGP)形成复合物。而两者都是防止异位钙化有力的监督者,同时还抑制我们先前讨论过的许多促进钙化过程。MGP需要进行羧基化和磷酸化后才能够激活,而这一过程则需要维生素K。由此可以推测,使用维生素K抑制药,诸如香豆素,可能与血管钙化加重有关。胎球蛋白-A和基质γ-羧基谷氨酸蛋白质的作用包括抑制骨形态发生蛋白和转化生长因子-β,减少凋亡诱导的钙化作用,与钙晶体结合直接阻止钙化作用。血液循环中的胎球蛋白-A和基质γ-羧基谷氨酸蛋白质如果出现减少,则被认为可以解释终末期肾功衰竭中所见的血管钙化的原因。另外,在主动脉狭窄中,血浆中胎球蛋白-A的浓度降低,其与病情发展的速度成反比。有趣的是,这种相关只见于老年患者(>70岁)。相反,血浆中脱磷酸(无活性)基质γ-羧基谷氨酸蛋白质的升高成为一种独立的、强烈的预测指标,说明狭窄病情以更快的速度开始加重,但这仅适用于年龄较小的患者(≤57岁)。

瓣膜一旦开始形成钙化,它将进一步引进钙质形成。钙化作用和瓣膜损伤这种自我延续的循环,似乎是疾病发展和主动脉狭窄的增殖期的主要驱动因素。

其机制可能部分是与此有关,即钙质的沉积导致小叶的顺应性配合不当,引起机械性压力的升高,损伤作用诱导Wnt/β-连环蛋白途径被激活,成骨细胞进一步分化。然而,它也可以用与膜结合的外核苷酸酶的作用来解释。这些酶产生于瓣膜间质细胞VIC,调控细胞外无机磷酸盐(一种钙化的促进剂)的生成,而无机磷酸盐则是焦磷酸盐的抑制剂。外核苷酸焦磷酸酶1(ENPP1)在主动脉瓣膜钙化疾病中则明显升高,在狭窄瓣膜处伴有一种多态性,其与ENPP1的转录产物增多有关。ENPP1将细胞外的三磷酸腺苷(ATP)水解,导致无机磷酸盐净量升高,由此有利于钙化作用,以正反馈环的形式生成更多的ENPP1。另外,因为ATP通过$P2Y_2$受体作为瓣膜间质细胞的一种细胞生存信号,它的耗尽也激发这些细胞的凋亡,为钙化作用提供了更进一步的关键性刺激。最后,$P2Y_2$不再传递信号则导致IL-6的分泌出现增加,而IL-6是一种通过骨形态发生蛋白BMP的作用促

进瓣膜间质细胞进一步向成骨方向进行分化。因此,通过这些多重机制,外核苷酸酶途径似乎在主动脉狭窄的增殖期,在瓣膜内增强其促钙化过程中起到了中心角色的作用。

考虑到主动脉狭窄的病理生理和疾病演进过程是由钙化作用所主导,我们下面将讨论如何对这个过程进行成像,来更好地了解主动脉狭窄的病理生理过程,进而预测疾病的进展和临床结果,针对这种常见、可能致命的疾病,研发出新的治疗策略。

二、主动脉瓣膜钙化的临床影像

主动脉瓣膜钙化的负荷和活动可以采用非创伤性成像方法进行测量。具体来说,包括超声心动图、计算机 X 线体层成像术(CT)、正电子发射计算机断层扫描术(PET)都可以被用来对瓣膜内的钙化过程,渐进地提供更为详细评估资料。这些技术不仅已经使得我们了解主动脉狭窄中钙化过程的重要性,而且也能提高我们评估疾病严重程度的能力,来预测疾病的演进和不良的心血管后果。而后者尤为重要。主动脉狭窄的演进通常并不是按照线性或可预测的方式进行,这使得在评估何时进行瓣膜置换的问题上,提出了挑战性。通常需要每年进行一次或两次的临床复查,通过进行一系列的超声心动图检查来跟踪瓣膜的渐进性狭窄。发展一种非创伤性方法,能够预测今后主动脉狭窄的自然病史和瓣膜手术的适宜时机,将意味着重大的进步,使得对患者的治疗更具合理性。考虑到矿物质化作用在疾病的演进中扮演着中心角色,我们也就不再感到意外,到目前为止,主动脉瓣钙化的评估结果为我们提供了最好的预测结论。

三、超声心动图

超声心动图检查价廉且安全,在临床环境中是一种广泛用于评估主动脉狭窄严重程度的方法。国际性指导方针建议采用以下血液动力超声心动图评估方法,对主动脉狭窄的严重程度进行分级:峰值速度、平均梯度、主动脉瓣膜面积。然而,超声心动图也可以用来按照它们瓣膜的钙化程度对瓣膜进行分类,即无钙化、轻度钙化、中度钙化、重度钙化。事实上,在一组共 128 名患有严重、无症状的主动脉狭窄的患者中,这种半量化的评估方式提供了有力的预后信息,作为一种强有力的预测指标,其对死亡或主动脉瓣膜置换的预测效果,远远优于更为传统的血液动力学检测方法。尽管这些观察结果已经在另一项 141 名无症状患者的研究中得到证实,这种方法在临床上的有效性还是受到了限制,因为实验者之间在对钙化的分级上令人失望地意见不相一致。

四、CT 的钙评分

在主动脉瓣膜的超声心动检查中,CT 对钙负荷提供了一种详尽的、可以重复获得并且准确的评估结果。采用同样的实验设计方法对冠状动脉进钙评分,心电门控非增强 CT 可以对瓣膜内相关的密度、体积、肉眼可见钙质沉积块提供信息。但是,在冠状动脉中,主动脉的钙负荷通常采用 Agatston 单位(AU)来描述,其把放射密度和钙的体积结合起来进行考量。在一组外植的主动脉瓣膜中,评分分别为 500AU、1100AU 和 2000AU,其相应的主动脉瓣膜钙的近似值为 300mg、1100mg 和 1200mg。

先前的研究显示,CT 对主动脉的钙评分作为备选的标志用来衡量狭窄程度,说明钙评分与血液动力超声心动的评估方法之间存在着有效的相互关系。然而直到最近,我们仍缺乏适当的标准来区分患者有无严重的主动脉狭窄,从而限制了它的应用。Clavel 等发表了一组里程碑式的资料,使得我们获得了这些标准。在横跨欧洲和北美的 3 个地方,他们对 646 名患有中度或重度主动脉狭窄且左心室功能良好的患者进行了超声心动图检查和 CT 钙评分。在这些受试者当中,狭窄的严重程度在超声心动图检查中毫无疑问的患者($n=460$),作者对他们进行了最佳 CT 评分,来划分中度和重度主动脉狭窄。有趣的是,女性受试者需要比男性受试者较少的钙就可以出现严重的血液动力的狭窄(即使在对体表面积和超声心动图检查所获得的左心室流出道面积进行了修正之后),所以所获得的最佳标准在女性为 1275AU,在男性则为 2065AU。当超声心动图检查的标记之间相互不一致时,这些标准在裁定狭窄程度方面就有了实用价值。更为重要的是,作者进一步证明,在一组 794 名患者中,在不依赖所有其他不良预后标志的前提下,这个标准预测了所有原因的死亡病例。在这项分析中,对超声心动图检查中的标准血液动力学参数也被包括在内,说明 CT 可以为常规临床治疗所获的资料,提供附加的、补充性信息,这些在先前较早的研究中曾经被提示过。

一项发表的资料的扩展部分也证实,CT 的钙评分能够对主动脉狭窄疾病的进展进行预测。最初的研究表明,基线钙负荷最高的患者,其主动脉瓣膜的 CT 钙评分的发展也为最快。最近在一项大型涵盖全部主动脉瓣膜钙化疾病的患者群进行的前瞻性研究中,我们已经证实了其预测价值。钙评分进展速度最快的同样是那些疾病最为严重的受试者。的确,在第

1年随访中,基线钙评分和疾病的进展之间,可以见到一种充分的相互关系($r=0.58$;95%CI:$0.15\sim0.82$;$P=0.01$),在2年的随访后这种相互关系得到了进一步强化($r=0.90$;95%CI:$0.84\sim0.93$;$P<0.001$)。在基线CT钙评分与超声心动图测量的疾病进展情况之间,也可以观察到中度的关联情况(如平均梯度的改变;$r=0.40$;95%CI:$0.21\sim0.56$;$P<0.001$),最近在其他的一个患者群中也报道出非常相似的观察结果。

总的说来,CT钙评分似乎由此可以作为一个有用的替代方法,对主动脉狭窄的疾病严重程度进行分级,为疾病的发展和不良的临床结果提供强有力的预测。它可以为标准的超声心动图检查提供补充资料,它可能有一些优点,最为引人注目的是它不依赖于心脏的填装状况和所呈现的几何形态,以及是否存在其他心血管疾病,诸如二尖瓣反流和高血压。需要在其他的患者群中进行进一步的研究,来验证这些提出的标准,并且对所观察到的性别差异提出合理的解释。

五、正电子发射计算机断层扫描术

正电子发射计算机断层扫描术是一种非创伤性成像技术,它允许对体内特定结构内的特定生物过程的活动进行测量,包括主动脉瓣膜。大体上来说,任何疾病过程都可以依靠现有的适当的示踪物进行评估。迄今在主动脉狭窄的研究中,主要研究的示踪物均定向于炎症[18氟-氟脱氧葡萄糖(FDG)]和钙化作用(18氟-氟化物),目的是确定这些过程对疾病的发展和转归所起到的相关作用。

炎症:正电子发射计算机断层扫描术的放射性示踪剂18氟-氟脱氧葡萄糖是一种葡萄糖的类似物,可以被具有代谢活性的细胞所摄入。由于它不能沿着糖酵解的途径进行分解,所以在这些细胞中积累而不被进一步代谢。因为与周围的组织相比,血管的巨噬细胞有着较高的代谢需求,18F-FDG已经成为一种有用的工具来确认血管的炎症。颈动脉粥样斑区域的摄入量与巨噬细胞的密度之间密切相关(CD68阳性细胞染色的平均百分比,$r=0.85$;$P<0.0001$),可以通过他汀类药物的治疗对其进行调整。

为了确定炎症在主动脉钙化狭窄的致病过程中所起的作用,在一项由121名患有各种程度主动脉瓣膜钙化疾病的患者(包括20名患有主动脉狭窄的患者和20名对照组受试者)所组成的前瞻性群组研究中,我们使用18F-FDG对主动脉瓣膜进行了PET成像(79)。与对照组受试者相比,患有主动脉狭窄的患者其18F-FDG活性增高(分别为1.58 ± 0.21和1.30

±0.13;$P<0.001$),且与疾病的严重程度相关。然而,与先前对颈动脉粥样斑的研究不同的是,18F-FDG的信号与巨噬细胞(CD68)的染色之间不相关,存在这种可能性,那就是在钙化的主动脉瓣膜中,18F-FDG的作用可能不是炎症的标记物,而是可能代之以反应了其他具有代谢活性细胞,诸如成肌纤维细胞或分化的成骨细胞,对葡萄糖的利用情况。

钙化作用:18氟-氟化物已经被安全地用做骨示踪剂40余年了,其与羟磷灰石中的羟基进行交换形成氟磷灰石。在血管系统中,其他形式的钙中也同样存在类似的羟基键(包括羟磷灰石和未定形钙),所以18氟-氟化物的结合成为血管钙化的一种标志。详细地说,18氟-氟化物与钙的结合看起来关键取决于其表面部位是否存在正磷酸钙才可以结合到一起。18氟-氟化物由此优先与新形成的微小钙化(超过CT的分辨率)区域相结合,而这种微小钙化有着微晶体结构和非常高的表面面积,而不是与大的、已经形成完毕的、肉眼可见的沉积块相结合,因为很多钙质已经融入到其内部,18氟-氟化物根本无法与之结合。基于这个原因,在形成钙化非常活跃的区域可以观察到18氟-氟化物的吸收出现增加,在外科手术时切除的离体的主动脉瓣膜组织上,其表现为与碱性磷酸酶染色($r=0.65$;$P=0.04$)存在着密切的关系。

当对同一121名患者构成的群组进行18氟-氟化物成像时,在主动脉瓣膜处所观察到的PET信号比使用18氟-氟脱氧葡萄糖FDG所观察到结果更为强烈,其境界更为清晰。而且18氟-氟化物信号在空间的分布,与CT所确认的肉眼可见的沉积块之间相互之间并不连续,表明18氟-氟化物吸收影像为单纯进行CT检查提供了清晰的补充资料。与健康的对照组受试者相比,主动脉狭窄的患者吸收情况增强(分别为2.87 ± 0.82和1.55 ± 0.17;$P<0.001$),且与疾病的严重程度相关($r=0.73$;$P<0.001$)。的确,通过示踪剂进行测定,所观察到的钙化活动最高的患者,其病情也最为严重。这些又支持了这一假说,即在主动脉狭窄中,钙化导致钙化活动更为增强,这也说明疾病最为严重的患者为何会出现病情的快速恶化。

当1年和2年后,患者被再次召回重新进行CT钙评分时,在初次扫描中18氟-氟化物活动增强的区域可以观察到新生成的钙质。所以得出结论,在初次瓣膜18氟-氟化物的吸收情况与瓣膜CT的钙评分之间,可以观察到密切的相互关系($r=0.80$;95%CI:$0.69\sim0.87$;$P<0.001$),而PET看起来为初次的钙评分进一步提供了一些附加的预测信息。而且这些也可以用来预测瓣膜血液动力学的变化情况,从18氟-氟化

物活动与平均（$r=0.32$；95％CI：$0.13\sim0.50$；$P=0.001$）主动脉瓣膜梯度和峰值主动脉瓣膜梯度（$r=0.32$；95％CI：$0.12\sim0.49$；$P=0.002$）中，也可以观察到两者之间的确存在着相当的关系。最后经过中位数为1526d的随访，[18]氟-氟化物成为一种预后标志，用来单独预测主动脉瓣膜置换和心血管死亡之间的间隔（风险比：1.55；95％CI：$1.33\sim1.81$，按年龄和性别进行调整之后；$P<0.001$）。

概括地说，这些数据强调的是[18]氟-氟化物作为一种直接的、非创伤性的测量方法，对主动脉狭窄的疾病活动可能的应用，以及能够预测其自然转归。对疾病活动即刻显示出结果，尤其为评估新的治疗方案的早期疗效带来了希望，因为与通过采用临床结果、超声心动图检查或者CT来解决相比，它可以在更短的时间内辨别出治疗效果。

[18]氟-氟化物正电子发射计算机断层扫描术能否被用来作为临床方法？尽管正电子发射计算机断层扫描术在预测主动脉狭窄自然病史上完成地十分出色，但CT钙评分更为简单的技术看起来为预测疾病进展提供了几乎同样的结果。而且，按照Clavel等的研究成果，CT另外为超声心动所评估的血液动力的严重程度，提供了更多的临床预测结果。在认同CT作为更为重要角色的同时，也应当探讨PET是否应当常规应用于临床活动。同时也引发这样一个问题，对钙负荷进行解剖学测量为何可以为疾病将来的进展提供有效的预测？我们认为，这反映出瓣膜的钙化活动（通过[18]氟-氟化物来评估）与基线钙评分之间存在密切关系（$r=0.80$；$P<0.001$），为疾病的增殖期钙导致钙形成加重的模型提供了进一步的证据。不论机制如何，仅仅瓣膜内的钙负荷和钙化活动之间密切的关系，就可以使我们确信，即使主动脉钙负荷最简单的测量方法，就可以代言疾病的活动情况，并有效地预测疾病的进展。

先前描述的成像技术使得我们能够越来越清晰地将瓣膜的钙化情况制成影像。它们让我们确信钙化在推进主动脉狭窄的过程中所起到的重要作用，使得我们既能够描绘出疾病严重程度的特点，又能够更好地预测疾病的进展。我们期待CT钙评分将承担起一个了不起的临床角色，而PET则成为强有力的研究工具，尤其是作为临床试验的终极目标，用以评估新颖的能够缓解疾病治疗方法的疗效。的确，与CT钙评分和超声心动图参数相比，[18]氟-氟化物PET有可能不仅能够洞察机械方面的改变，而且还可以更为快速地为疗效显示结果。

六、新型的可能缓解病情的治疗方法

随着对主动脉狭窄病理生理的了解不断地加深，钙化作用在推进疾病加重所起到的关键角色，使得我们把目标从炎症和脂类沉积，转移到能够直接阻止瓣膜钙化的疗法上来。如何实现这个目的？骨骼的骨代谢异常和血管系统增强的钙化之间的密切关系为我们提供了一个可能的起点。在临床症状出现之前及之后的资料不断地增多，表明对骨质疏松的治疗，诸如二膦酸盐和地诺塞麦，可以减缓血管的钙化，这些药物为新的主动脉狭窄治疗方法提供了广阔的前景。

二膦酸盐：二膦酸盐为破骨细胞介导的骨再吸收的抑制剂，对老年患者也极为耐受，已经被广泛地用于骨质疏松的治疗。有趣的是，二膦酸盐同样对心血管有着重要的作用，表现为持续减少血管系统和主动脉瓣膜的钙化作用。这个看起来部分是由于它们抑制骨再吸收作用的结果，这种抑制作用导致循环中钙和磷酸的释放减少，因此使得系统获得这些促进钙化的物质的机会减少。然而，二膦酸盐看起来也对主动脉瓣膜组织本身发挥了其直接的抗钙化作用。它们减少了IL-1β，IL-6和TNF-α（参与主动脉狭窄早期的关键性炎症细胞因子），抑制分泌基质金属蛋白酶2和9，而这两种物质在主动脉狭窄病变过程中对瓣膜进行重新塑形。另外，前面讨论过，含氮二膦酸盐作为无机焦磷酸盐的类似物质，在血管系统中具有强烈的抗钙化特性。最后，二膦酸盐减弱了主动脉瓣膜成肌纤维细胞向具成骨表现型细胞的转化，而这是引发主动脉狭窄增殖期的关键步骤。综合起来说，这些资料均支持二膦酸盐作为治疗主动脉狭窄的策略，越来越多的临床观察资料也支持这种观点。一项对ME-SA（对多种族动脉粥样硬化的研究）中3710名妇女的分析表明，老年妇女使用二膦酸盐可以减少瓣膜和血管的钙化（服用者与未服用者：主动脉瓣膜钙质分别为38％和59％；$P<0.0001$）。其他的一些研究看起来也支持这些结论，即这些药物不仅直接有益于改善主动脉狭窄演变过程中的超声心动图结果，而且还可以降低肾功能衰竭患者和使用人造生物瓣膜患者瓣膜的钙化过程。虽然结果令人振奋，但是这种回顾性的观察研究易于形成偏差，且不能评价其因果之间的关系，且所得出的结论相互冲突，而且使用这些药物治疗骨质疏松时，其潜在的作用也令人感到困惑。的确，二膦酸盐对主动脉狭窄的真正作用，只有在随机对照试验的背景下才可以变得清晰。

地诺塞麦：前面提到，OPG/RANK/RANKL轴在主动脉瓣膜钙化中起着至关重要的作用,这也可能说明了骨质疏松和血管钙化作用增加之间存在着某种联系。由此在降低血管钙化方面出现了一个非常吸引人的治疗目标。地诺塞麦是一种针对 RANKL 的人类单克隆抗体,它可以阻止 RANKL 与 RANK 的结合,由此而重演了 OPG 的作用。在一项对 7868 名患有骨质疏松的绝经妇女进行的试验中,地诺塞麦增加了骨矿物质密度,在 2 年内使脊椎骨折的发病率下降68%。重要的是,患者对地诺塞麦的耐受性极为良好,不良反应很少而且没有严重不良事件。考虑到 OPG/RANK/RANKL 系统在血管和主动脉瓣膜钙化中所起到的主要调节作用,地诺塞麦同样也为新的主动脉狭窄治疗方法提供了希望。临床症状出现之前的资料也支持这个观点,在治疗骨质疏松的鼠模型中,可以观察到地诺塞麦对主动脉钙化的作用。有趣的是,在同一研究中,这种减弱与对骨骼的骨再吸收的抑制作用之间有着密切的关系,表明地诺塞麦对心血管的作用与二膦酸盐一样,部分与减少了钙和磷酸自骨中释放到血液循环有关。

七、未来展望

二膦酸盐和地诺塞麦为新的主动脉狭窄的治疗方法提供希望,作为目前的随机对照试验(NCT02132026)的一部分正在对其进行研究。然而,即使这些被证实为无效,我们相信对今后治疗方法的研究仍应当把以下作为突破口,即增殖期、阻断瓣膜损伤的自我延续循环、成骨方向的分化和钙质沉积。前面讨论过,调控着主动脉狭窄发病机制的信号释放途径和分子作用,已经被迅速不断地发现并加以阐明,揭示出疾病各种阶段中更多新的目标;这些我们将在随后的段落中进行讨论。除此之外,有充分的理由对促进钙化的药物进行进一步研究,包括钙补充剂和香豆素,这些都应当避免在主动脉狭窄的患者中使用。

最后,许多在瓣膜中促进钙化的途径似乎汇合起来,强化成骨的分化因子(如 BMP-2、Wnt-β-连环蛋白),使其在瓣膜内发挥成骨样的功能。这些因子由此提供了一个很有吸引力的治疗策略,尽管如此,考虑到调控骨和瓣膜钙化的因子相互重叠,主要的困难将是延缓主动脉狭窄的演变而不损害骨的健康。一种可能的方法将是以上游激活 BMP 的细胞因子为目标,诸如采用 IL-6 和 TNF-α(这些已经应用于类风湿关节炎)的抑制剂。然而,在促钙化过程一旦开始形成,针对炎症的治疗在增殖期是否有效,目前也仍不清楚。而针对外核苷酸酶也许更为有效,因为在形成钙化加重钙化的正反馈环中,其明显起着重要作用。外核苷酸酶抑制药已经在华法林鼠模型上进行了验证,已经显示其可以阻止主动脉瓣膜钙化疾病的发展。同样需要关注的是 $P2Y_2$ 受体拮抗剂,其作为一种工具减缓瓣膜间质细胞的凋亡及凋亡所诱导的钙化作用。给予治疗剂量的胎球蛋白-A,或者 MGP 的类似物,可以同时作用于多个目前认为可以推进瓣膜钙化的途径。

降低脂蛋白(a)的疗法能够延缓主动脉狭窄疾病的加重,这很可能成为今后临床试验的基础。考虑到他汀类药物试验的失败,确定一种更有针对性地调节脂类的方法,在增殖期能否在缓解病情加重上取得更大的成功,对我们尤为重要。基于肾素-血管紧张素系统在引发主动脉狭窄上的明显作用,把血管紧张素转化酶抑制药,甚至选择性血管紧张素 I 受体拮抗药或者新的肾素抑制药,作为新的治疗药物,也是不无道理的。事实上,考虑到肾素-血管紧张素系统在促使心肌肥厚、纤维化及向心力衰竭转变上同样起着影响作用,这些药物在主动脉狭窄中,对高血压和左心室重新塑形等方面,也很可能有有益的作用。

八、结论

主动脉狭窄是一种常见疾病,被认为已经成为健康护理上不断增长的负担。我们缺乏有效的医学疗法能够减慢其向重大手术或不良事件无情地靠近。随着近来对主动脉狭窄的病理生理的了解,表明尽管脂类和炎症在引发疾病(起始期)上可能十分重要,而在推动病情加重(增殖期)上主要应归咎于钙化的自我延续过程。基于这个原因,能够量化主动脉瓣膜钙化的成像模式将最为适合于预测其自然的病史,尽管新的抗钙化疗法为治疗方法带来了无限的希望。现在有必要对这些药物进行随机对照试验、或者采用成像结果诸如 CT 钙评分和 [18]氟-氟化物活性,来确立它们早期的的效果。

4. 对重度主动脉瓣狭窄患者心脏团队循证径路的建立

广东省人民医院 广东省心血管病研究所 肖学钧

应用心脏团队径路处理重度主动脉瓣狭窄是目前一个重要的概念,美国和欧洲专业协会均为Ⅰ类推荐(C级证据)。在美国,经导管主动脉瓣置换(TAVR)是需要赔付的。虽然应用多学科团队对复杂病人作出临床决策的理念已越来越被接受,但有关心脏团队的明确定义及其有效性的证据仍尚缺乏。

目前,心脏团队形式主要由心血管外科医生和心血管介入专家组成,效仿 SYNTAX(Taxus 支架置入和心脏外科合作)和 PARTNER(经导管主动脉瓣置换)两大组双盲临床试验。值得注意的是,在这些临床试验中,心脏团队没有以卫生保健介入的形式来进行试验,而仅用于募集、病人选择、病人和家属教育方面。最近对广泛推荐应用心脏团队的批评意见为:将一种研究的方法推向广泛地临床应用存在一定的局限性。

许多作者都认为心脏团队径路很重要,但有关心脏团队的定义、预期目标、实施方法及评估成功和意外结果的标准等方面意见尚不一致。因此,改变传统的运作模式,将较高危或有外科禁忌的主动脉瓣狭窄(AS)患者的诊断、手术计划及处理方面更加完善实属必要。通过改革,患者、临床医师及卫生保健系统的结果均有改善,表现在患者选择更加优化、临床医生熟练程度提高、手术成功率提高、再入院率降低。另一个目标是提供更多以病人为中心的保健,通过这一过程,患者与医生共同作出处理决策,体现患者的选择权和价值。按理说,使用心脏团队能更有效的利用卫生保健资源,提高其价值。然而,施行心脏团队的成本及卫生保健结果的变化等方面的资料尚缺乏,因此,达到这些目标还不能肯定(表1)。

表 1 重度主动脉瓣狭窄患者心脏团队径路:关注和建议

心脏团队路径的可能益处	最近关注	建议
概念:对重度主动脉瓣狭窄的复杂病人应用多学科的"心脏团队",使病人、临床医师和卫生保健系统的结果得以改善	"心脏团队"的定义不甚明确"心脏团队"的定义范围从2个临床医师到一个大的、多学科专业人员参与的团队处理高危病人。研究心脏团队的临床背景没有明确(如病人选择过程,手术要求,住院病人护理的特殊性等)	使用明确的定义:心脏团队:心脏介入专家和心血管外科医生与其他专家、病人/病人家属一起工作,团队成员在研究时的作用需要明确指出,必须描述临床背景(如"TAVR协调人")
改善患者的结果:提高患者的认识和满意度,与患者讨论,共同做出决策处理方案,提高生活质量和存活率	改善患者结果未被证明,心脏团队径路改善临床结果尚无证据,以病人为中心的结果与心脏团队之间的关系尚不清楚(如患者的满意度、认识和生活质量),虽然广泛推荐共同决策处理方案,但尚未系统的履行	收集评估病人结果的统一标准,评估心脏团队径路有改变时随访以病人为中心的结果(如病人的认识、满意度和参与决策处理方案)
改善临床医师的结果:提高熟练程度,增加工作满意度	改善临床医师结果未得以证明,以前有关多学科团队的调查显示工作满意度增加,团队功能活力不全及工作场所压力增加尚无对照证据,与患者共同决策处理方案的资料很少	收集评估临床医师结果的统一标准,调查工作场所的满意度,描述跨学科培训、以病人为中心保健有关的结果文件

续表

心脏团队路径的可能益处	最近关注	建议
改善卫生保健系统的结果：更加有效地利用卫生保健系统资源，提高其价值	改善卫生保健系统的结果未被证明，广泛推荐心脏团队径路尚需明确成本、益处和意外结果	收集评估有关卫生保健结果的统一标准，应用心脏团队后患者住院时间、再入院率以及手术选择方面与指南的接近度和差异性的证据

对心脏团队路径尚需进一步研究，明确是否改善病人、临床医师及卫生保健系统结果？成本如何？并与其他卫生保健模式相比较。明确定义及评估结果的标准，将有助于进一步的临床实践。TAVR，经导管主动脉瓣置换。

对于高危、高花费的手术，如主动脉瓣置换（AVR），心脏团队径路似乎作为卫生保健模式应必须遵循的路径。然而，在医学上最初令人吸引的一些理念经过严格地研究，发现并非有效的例子很多。为了对重度 AS 患者优化卫生保健模式，必须明确心脏团队的定义，建立评估标准。只有这样，才能说是心脏团队径路带来的结果，并加予公布，共同分享较好的实践。心脏团队的巨额投入和广泛推荐这种方式，使卫生服务的研究显得更为重要。

一、心脏团队概念的起源及其现有模式

临床医师处理心脏瓣膜疾病患者时，心脏团队并非是一种新的概念。Mayo 临床的 Frye 医生在 50 年代评估心脏外科手术病人时组建一个年轻的心脏病专家团队，并明确指出："亲自介绍自己的病人给外科医生是非常重要的。"

外科医生与心内科医生在门诊共同讨论如何处理病人，两个医生在一起是"好品行"的事。早期冠状动脉血管成形术也同样是外科医生与介入专家一起观看造影，参与临床决策。随着临床实践时间增加和经验积累，这些传统的方法常被遗弃。弃而代之的是个人咨询，医生之间经常通过电话、邮件或间接观看医学记录等方法进行沟通。

当今引入心脏团队，主要源于 SYNTAX 及PARTNER 两个双盲对照试验。这两个试验分别是比较冠状动脉疾病和 AS 经皮介入和外科策略。试验中，心脏团队主要用于入选患者中选择更合适的试验病人，并没有评估多学科径路对于临床结果的有效性。在这些研究模式中的心脏团队由介入专家和心血管外科医生组成，这在 TAVR 专家共识文件中有所反映，并进一步阐明心脏团队应该如何运转，彼此信任和担当，能作为一个团队运作。

心脏团队径路的支付要求明显影响了其广泛推行。早期与保险公司人员会谈的问题是，心脏团队应

有多少成员？何谓心脏介入专家和心血管外科医生？在共同完成的手术中如何分别对其进行支付？这些问题存在争论。显然，手术医师与辅助人员的薪金应有所区别，在瓣膜置换中医生之间（这些人员均有资格获得薪金）的薪金如何支付仍需商量。

国家医疗保险和救助中心在全国医疗给付判定标准中使心脏团队定义更加具体化。为提供优化以病人为中心的跨医学专业的合作者和贡献者，心脏团队的定义则放宽了。心血管外科和介入心脏专家在手术时仍然必须参与，还建议包括心脏超声、心脏影像、心力衰竭、心脏麻醉、监护专家，护士及社会工作人员。

有文献指出，在 TAVR 手术时有介入专家和外科医生参加的心脏团队，常常仅 2 个临床医生共同工作。但是，早期跨学科参与者之间的关系是否固定不变目前尚不清楚。心脏团队也可以指整个多学科队伍，涉及高危病人的护理、老年病人术前计划及术后护理。因此也包括普通心脏医生、影像、神经科、肺科、麻醉、老年病等学科专家，安宁护理、社会工作者、信息技术、行政管理及财政等人员。目前的定义范围由 2 个临床医师扩大到各种多学科专业人员共同合作，使确定心脏团队的实施具有很大的挑战性。新的心脏团队概念与目前卫生保健模式有何不同？需要证明新的流程或增加工作人员的卫生保健改革所带来的结果变化怎样？成本增加还是有所节省？例如，大多数中心将设计的 TAVR 项目以 TAVR 合作者的形式来投资，常常由经验丰富的医生，高水平护士，有实践经验护士、老护士或一个医生助手来进行手术。在患者多的医院，可能包括 3 种人员，分别组织试验患者；进行初步评估，包括病史采集和体格检查；将病人介绍给心脏团队医生，共同管理门诊和住院病人。这些授权的工作可以减少其他临床医师所花费的准备时间，减轻其额外负担，但尚缺乏明确的数据。薪金、红利、办公室空间及额外设备等不包括在 TAVR 项目的整个花费估算中。对心脏团队模式进一步的

投入还包括建立联合诊室,在联合诊室介入心脏专家和心血管外科医生可同时诊治病人;举行心脏团队与麻醉师、影像学专家及其他人员的会议,在会议上可以对许多病人进行详细复习评估;建立新的手术室便于共同合作,如杂交手术室;补充一些辅助人员,如特殊资料管理、计划安排和行政管理人员。

有些观念认为,没有使用心脏团队处理病人的结果不够理想。与 SYNTAX 可比较的资料,如 BARI(冠状动脉旁路移植研究)试验的结果提示,一个有责任的医生决定血运重建也能获得好的结果。早期研究时,外科医生常到导管室一起讨论入选试验者的适应证;到试验后期,内科医生单独做出决定的增多。比较研究显示,在处理冠状动脉疾病的有效性方面,大多数没有正规心脏团队而成功选择治疗策略的结果与运用多学科团队取得的临床试验结果相似。

最近的资料(如冠状动脉血运重建术)提示,心脏团队径路更贴近指南的治疗,鼓励患者共同参与决策治疗方案,可体现患者的选择权和价值,对提高手术效果有积极意义,但是尚无双盲对照试验支持这一径路,多学科团队的结果也无对照标准。少量研究资料显示,运用心脏团队与多学科诊室比较,在处理 TAVR 时多学科诊室所做决策的时间较短,但拒绝率较高。

为了确定处理模式的改进空间,评估有关处理 AS 患者的一些基本资料非常重要。美国心脏病学院的保健支持部门等国家机构,可能能提供有关处理 AS 患者的一些数据资料。经导管瓣膜治疗的患者,如 TVT(经导管瓣膜治疗)登记,或 France-z(法国国家主动脉的 CoreValve 和 Edwards 中心)登记均可以提供患者的结果资料,但无应用卫生保健模式的结果。通过回顾性分析,将患者结果与何种卫生保健模式相联系是困难的。然而,这对于前后观察研究却是丰富的资料来源。

二、结果衡量:来自心脏学科和肿瘤学科的实例

在重度心衰和肿瘤学领域,面对可选择多种治疗方案的重症复杂患者,组织多学科团队一起进行研究已有较长的历史。多学科团队对心衰患者所起的作用,主要是对出院后患者进行护理,以减少再入院率和死亡率,这证明是有效的。最近有关多学科模式处理心力衰竭的研究中,仅有 2 个研究设有对照组。衡量结果的标准有:死亡、再入院率、住院时间、免事件存活和生活质量。虽然死亡率无差别,但多学科出院后护理组较普通护理组的再入院率和住院时间减少。在肿瘤学科,多学科团队作用的研究显示"多学科癌肿会议"的重要性。癌症委员会对癌症项目立项时强调必须有多学科团队径路,多学科团队包括:诊断学、病理学、外科学、肿瘤放射及肿瘤药物治疗等学科的医生。其益处及衡量结果的标准是:适时进行治疗,对患者的处理具有连续性,方便与咨询医生沟通,便于收集研究资料,更贴近临床指南,有效地利用资源,通过发展专业的机会改善工作场所的满意度。也有证据显示,应用多学科团队路径,结肠直肠癌、食管癌、头颈部癌的存活率有所改善。大组研究的结果显示,经多学科团队径路处理的乳腺癌,其存活率较普通径路处理者提高 11%。

值得一提的是,应用多学科团队径路,病人和临床医师的经验均明显提高。虽然患者的满意度增加,但对于各种可选择的治疗方法,患者本人有自己的看法,临床医师所做出的决策与患者的接受度之间仍存在差异。也有部分资料显示,应用多学科团队径路对临床医师专业满意度有正面影响,但缺乏对照。

卫生保健系统介入,如多学科团队径路的实际成本仍难以确定。心脏团队会议可能是一笔较大的花费。临床医师准备和参加会议的时间也难以估计。在美国,仅肿瘤团队工作人员准备和参加会议一项,估计每年每个团队花费约 10 万美元。也有证据显示,用多学科团队径路评估复杂病人可以节省每个医生的时间,这样也降低花费。重度心衰和肿瘤学领域对结果衡量标准实行分阶段评估,可能有助于评估多学科心脏团队模式的作用。量化的目标可分为三部分:以患者为中心的结果、临床医师的结果及卫生保健系统的结果(表 2)。改善以患者为中心的护理目标可通过以下一些指标来衡量:提高患者的知识,减少对治疗决策的争执,患者的满意度,是否与患者共同制定治疗决策,改善患者生活质量。鉴定这些资料的来源则甚为重要。临床医生的结果包括:提高医生的知识,改善工作环境的满意度,责任感和信任度,是否有团队精神和与患者共同制定治疗方案,提高操作的熟练程度。卫生保健系统的结果,其反映心脏团队是否提供有效保健,包括:对经导管瓣膜介入治疗的过度和不足加以调控,减少在执行治疗和结果方面的区域性差异,减少决策时间,更加贴近以指南为标准的治疗,降低再入院率,缩短住院时间和重症监护时间,减少花费,增进与咨询医生的沟通。在可能应用目前数据库的情况下,用这些标准去衡量项目,将可实现这些目标(表 3)。

表 2　有效心脏团队径路的可能结果

	患者	临床医师	卫生保健系统
提高认知	×	×	
减少对决策的争执	×		
增加满意度	×	×	
共同决策处理方案	×	×	
改善生活质量(患者的功能状态和医生的工作场所)	×	×	
提高临床认知和手术熟练程度		×	
减少所用径路和结果的差距			×
更加贴近指南			×
降低再入院率			×
缩短住院时间			×
加快决策的制定时间			×
降低成本			×
改善卫生保健的协调和沟通			×

表 3　有效心脏团队径路的标准

期望的结果	可能的标准	如何评估或报道的例举
提高认知	患者及临床医师的认知(如可供的选择权,恰当的临床检查,危险性和益处)	调查,百分比校正
减少对决策的争执	患者对决策的争执	根据 Ottawa 共同决策制定体系,用决策制定标准进行调查
提高满意度	患者和医生的满意度	调查
共同制定决策	患者应约的程度	应用 OPTION 评分表和 Collabo-RATE,由经培训的调查员复习视频和录音,调查
改善生活质量	堪萨斯市心肌病调查表	TVT 登记(介入前,30d,1 年),对 SAVR、药物治疗和临床医师进行调查
提高临床和手术技能	标准可能还包括经皮径路,跨主动脉瓣,引导钢丝置入的技能,周围体外循环,髂动脉急诊等的舒适度	临床医师调查
减少与结果的差异	重度主动脉瓣狭窄高危,外科手术禁忌患者其 TAVR,SAVR,药物治疗的比例,路径(经股动脉等)	TVT 登记,STS 登记,图表观察药物治疗病人,姑息性治疗的地区性比率
更加贴近指南	出院时,出院 30d 和 1 年的药物治疗,近期随访 AVR 患者	TVT 登记,STS 登记,地区性调查(如超声心动图随访)
降低再入院率	TAVR,SAVR 的再入院率,BAV 姑息治疗的再入院率	TVT 登记,STS 登记,地区性图表观察
加快决策时间	开始评估到决策的时间(TAVR,SAVR,药物治疗)和到治疗的时间	地区性图表观察或调查

续表

期望的结果	可能的标准	如何评估或报道的例举
降低成本	可计算的成本(试验,手术,住院时间),医生的时间和医生的额外时间(日程安排,会议和手术时的时间及其以外的时间)	调查,估测临床和手术之外对患者保健临床医师所花费的时间(隐性)
提高卫生保健的协调合作	参考医生反馈的信息,减少重复性试验,减少耽搁的时间	对提供反馈信息的医生和第三方医生进行调查

AVR.主动脉瓣置换;BAV.主动脉瓣球囊成形术;CAHPS.卫生保健消费评估系统;LOS.住院时间;OPTON.观察入选患者;SAVR.外科主动脉瓣置换;STS.胸心外科协会;TAVR.经导管主动脉瓣置换;TVT.经导管主动脉瓣治疗。

使用统一的定义和标准,可显示心脏团队提高质量,降低花费,提高价值。在较低花费的情况下提高质量,与改善人民健康一起形成了健康机构所赞同的三个目标。研究和执行心脏团队径路,通过改善所提供的保健,如较安全的手术,加强保健合作,减少反复试验的次数,延长医生的看护,减少过度治疗等方法将有助于减少浪费。一旦认为是浪费的医疗行为,原计划的心脏团队模式的某些步骤可以终止。

研究应用心脏团队径路的起始动力主要源于要证明改变投入的价值。另外,证明保健投入的改善与良好结果的关系。这些客观的证据,在投入会谈中对地方和国家层面做出良好动议显得越来越重要。

三、下一步及可能的障碍

为了研究各种心脏团队径路对于重度主动脉瓣狭窄患者的作用,建议定义心脏团队为心脏介入专家和心血管外科医生组成的团队。这支核心团队与其他专家、病人及其家属协同工作。团队成员及其各自作用在研究方法学时必须特别加以说明,如各种跨部门"TAVR协作者"的作用,大多数人员仅在项目开始和患者护理中有作用。同时也建议阐明研究的临床背景:评估AVR(外科AVR高危或有禁忌的患者),合作场所(手术室、心导管室或杂交手术室),手术后护理及选择药物治疗患者的随访。心脏团队可能在各自的诊室(如心内科瓣膜诊室和外科诊室),或在一个诊室(如TAVR诊室)选择患者。临床医师之间有关治疗方法选择和手术计划的沟通也可采用以下方法:亲自出诊,每周亲自参加会议,通过电话交流或各自复习病例间接联系。心脏团队进行经导管手术将有介入专家和外科医生参加,同时也可能有其他专业的医生参加,如影像学专家,麻醉师和护士,其数量和作用可能不同,获利和成本也不一样。对各成员的作用需要精确加以说明。

要得出有法律意义的结论必须设立对照组,通过定量数据来分享最好的临床实践。多种研究设计可用于处理AS患者,如引入心脏团队的术前术后处理,有心脏团队和没有心脏团队的中心的比较,心脏团队在一个中心(其还有多学科团队)或两个中心的双盲对照试验,医生个人与心脏团队所作决策的比较。为了评估有改善的结果和意外的结果,建议各中心在执行新的心脏团队或改革现有心脏团队模式之前,评估本中心的现有的处理模式。改革的举例有:建立临床瓣膜诊室,医生在诊室一起看病人。对低危险病人的处理是否要附加或取消心脏团队会议或TAVR协作人员?随着经验的增加是否要改变心脏团队成员的数量?使用新的手术场所(如评估投资杂交手术室的作用)等。对迅速发展的TAVR技术,术前术后的研究设计也有争论,因现在的对照组都是重症病人。最近对肿瘤学中多学科路径的研究显示,其定义不统一,对于益处与成本的结论较为混乱,这在研究设计时需仔细考虑。

目前,一些有关心脏团队目标的报道互相之间是对立的,有些报为了更贴近指南,将2个选择处理方法不一致的病人同时掺合在一起,应把这些情况告知专业学会,以便对推荐作进一步研究。对患者进行体贴的、多学科评估的个体化保健有可能偏离指南推荐,但随着卫生保健模式的改革,以患者为中心的径路将是非常有意义的。医疗保险和救助服务中的国家医疗覆盖测定中心提供一些可供选择的治疗方法,强制患者选择,因此强调应该通过专业人员来进行评估。

虽然与患者共同做出处理决策尚未广泛执行,但在心脏团队目标中患者选择处理决策常常作为一种方法加以提出。最近的卫生保健模式中,临床医师所提供的资料可能影响患者对侵入性手术选择的决策,患者的选择通常也被医生所误导。与患者共同决策使医生关注以病人为中心的结果会更多一点,而不总是关注死亡率方面的益处,也有助于患者选择AVR

的决定。与患者共同决策治疗方法也有可能误导患者,如创伤越小的治疗通常更好。有关共同决策的对治疗选择影响的证据尚有限。就患者的知识而言,尚不足以参加共同决策治疗方法,但必须邀请患者,使其心悦地表达有自己见识的选择。目前尚须进一步研究,以响应美国心脏协会/美国心脏瓣膜疾病学院指南关于推荐心脏团队保证"患者的期望与患者共同决策径路尽可能相符合"的号召。

对选择经导管介入或外科手术治疗瓣膜疾病的患者可以分别加以评估为其提供的卫生保健模式。有经验的中心也很清楚,评估经导管介入主动脉瓣治疗的患者也包括中度危险的患者。对于低危险的患者,心脏团队不需要详细的手术计划,通过正式的会议对每一个患者进行复习也是多余的。对中度危险的 TAVR 患者,则需要与患者共同决策手术方案,将危险和益处有明显不同的两个选项供患者选择,充分体现患者的选择权和价值。随着这部分患者增加,传统每周心脏团队会议的新模式还是需要的。

另一种评估心脏团队模式的途径是通过经导管介入治疗其他结构性心脏病,如经导管二尖瓣治疗开始最早的中心。需增加新的治疗方法时,每一个中心

都要充分考虑如何才能最好地利用资源。要了解对心脏团队模式构件的投资,包括 TAVR 协调者,参与者和每周心脏团队会议的开销,并告之卫生保健部门对其提供资金,同时也可能考虑选择更多的团队成员(如左心耳封堵术时的电生理专家)。

心脏团队的执行和研究的障碍如下:地方医院和医生的培训,医生的定位,预定计划,办公场所,辅助人员(护士、医生助手、访问学者),资金及领导;患者及其家属要作为心脏团队的一部分参与共同决策治疗方案也需要加以设置;对各种团队成员提供的服务必须给予公正的支付。心脏团队执行较好的中心应相互沟通,也欢迎卫生保健模式改革带来质量改善的文章和出版物。

四、小结

大规模推行可能影响患者的结果及卫生保健重新设计的介入治疗,必须进行试验以证明其有效才能施行。在处理高危或有外科手术禁忌的重度 AS 患者,推荐应用心脏团队径路已有初步的共识,研究心脏团队的最佳结构及其对患者结果的影响也时机成熟。

参 考 文 献

[1] Coylewright M, Mack MJ, Holmes DR, et al. A call for an evidence-based approach to the heart team for patients with severe aortic stenosis. J Am Coll Cardiol, 2015,65:1472-1480.

[2] Nishimura RA, Otto CM, Bonow RO, et al. 2014 AHA/ACC guideline for the management of patients with valvular heart disease: executive summary: a report of the American College of Cardiology/American Heart Association Task Force on Practice Guidelines.

J Am Coll Cardiol,2014,63:2438-2488.

[3] Rosenschein U, Nagler RM, Rofe A. The heart team approach to coronary revascularization-have we crossed the lines of evidence-based medicine? Am J Cardiol,2013,112:1516-1519.

[4] Homes DR Jr, Mack MJ, Kaul S, et al. 2012 ACCF/AATS/SCAI/STS expert consensus document on transcatheter aortc valve replacement. J Am Coll Cardiol,2012,59:1200-1254.

5.功能性三尖瓣反流研究现状及进展

贵州省人民医院 吴 强 蔡运昌

三尖瓣装置的原发异常会导致显著的三尖瓣反流(TR),原发异常包括慢性阻塞性肺部疾病、风湿性疾病、瓣膜脱垂、先天性疾病、细菌性心内膜炎、辐射、良性肿瘤、钝性胸部创伤、右心室心内膜心肌活检相关创伤,跨三尖瓣瓣环的起搏器或心律转复除颤器导线也可导致 TR。功能性三尖瓣反流(FTR)是指在无器质性三尖瓣病变及相关心肌损伤的情况下,由于压力和(或)容量过负荷(常因左心瓣膜病变)引起三尖瓣装置的解剖及功能异常造成右心室重构扩大、瓣环扩张或瓣叶移位所导致的 TR。约 80% 的 TR 是FTR,本文综述 FTR 的研究现状及进展。

一、三尖瓣解剖及反流病理学

三尖瓣装置主要包括三尖瓣叶、瓣环、腱索、乳头肌及其附着的右心室壁。三尖瓣有 3 个瓣叶:前瓣、后瓣和隔瓣。隔瓣的乳突肌附于室间隔,受间隔从右到左移动的影响,但通常很有限;后瓣是最小的瓣,它的乳头状肌附于右心室下壁,横向限制了其位移。前瓣表面积最大,是三尖瓣能正常闭合最重要的瓣叶,几乎总是由一个乳头肌固定到右心室的游离壁或前壁。三尖瓣环是一个类椭圆马鞍形的非平面纤维环,最高点是前瓣环,位置靠近主动脉流出道,最低点是隔瓣与前瓣交界和隔瓣与后瓣交界的 2 个瓣环位置。

FTR 常继发于左心瓣膜病变或左心心肌病变,风湿性二尖瓣病变是引发 FTR 最常见的病因。严重的左心疾病使左心房压力超负荷,压力负荷逆向传导引起肺静脉压力升高导致肺循环淤血,长期肺淤血致使肺间质组织、肺血管纤维化,进而引起慢性肺血管重构、肺动脉收缩,从而导致肺动脉高压、右心室压力超负荷,持续的右心室压力超负荷可引起右心室扩大、右心功能不全。右心室的扩大主要发生在右心室游离壁,引起三尖瓣环扩张。三尖瓣环的扩张在三部分瓣环并不均等,后瓣环扩大最明显,可扩大约 80%,前瓣环可扩大约 40%,隔瓣环因受室间隔限制,仅能扩大10%。瓣环扩大也常累及瓣膜交界处,前瓣与后瓣交界及后瓣与隔瓣交界均可较正常扩大约 30%,前瓣与隔瓣交界较正常可扩大约 20%。因此,FTR 病变主要发生在扩大明显的前瓣环和后瓣环处。随着病情进展,三尖瓣环变扁、变圆,瓣叶、瓣环、腱索及乳头肌等重要组织结构的空间相对位置发生改变,瓣叶受到的牵拉力发生偏移,瓣环不对称收缩,致使三尖瓣瓣叶不能正常对合而发生 FTR。随着 FTR 的不断进展,又进一步促进右心室扩大、三尖瓣装置各组分空间关系进一步改变,瓣环扩张、瓣叶移位加重,形成 FTR 和右心室扩大之间的恶性循环。长期 FTR 可引起右心房压力负荷升高,导致体循环静脉淤血,引起肝、肾等全身重要脏器功能障碍,严重影响患者生活质量和预后。

二、功能性三尖瓣反流的诊断

(一)临床表现

1.症状 FTR 的症状主要包括低心排血量所致疲劳、腹胀、水肿、心悸(特别是伴房颤时)。值得注意的是,很多患者尽管已有右心室功能受损及显著的FTR,仍可无明显症状。

2.体征 颈静脉充盈、怒张及收缩期搏动;心界向右扩大,右心室搏动弥漫;第一心音减弱,肺动脉瓣第二心音亢进;胸骨下缘可闻收缩期杂音伴吸气相增强,当右心室明显增大致心脏顺钟向转位时此杂音可位于心尖区;肝大、肝颈静脉回流征、肝脏搏动;胸腔积液、腹水、心包积液及外周水肿的相应体征。在很多患者,发现特征颈静脉搏动是存在 TR 的唯一线索,因为即使有严重的 TR 也可能听不到杂音。由于右心房压力升高,长期体循环淤血可能出现进行性肝肾功能障碍。

(二)超声心动图诊断及评估

经胸二维超声心动图(TTE)是目前诊断和评估FTR 最常用和实用的手段。可用美国超声学会(ASE)和欧洲超声协会(EAE)推荐的多个参数综合评估 FTR 严重程度:

1.三尖瓣环直径 用 TEE 取心尖四腔切面或胸骨旁短轴切面或用经食管超声心动图(TEE)测量隔瓣环中部到前瓣环(也可能是后瓣环)中部的间距。瓣环舒张期直径>40mm 或按体表面积>21mm/m² 表明有明显的瓣环扩张和存在持续进展性 FTR 的风险。

2.右心室收缩功能 正常右心室收缩功能由几个参数定义,包括三尖瓣环平面收缩偏移>16mm,三尖瓣环运动速度（S'）>10cm/s和右心室收缩末期面积<20cm² 或面积分数变化>35%。评估右心室收缩功能受到几何和图像采集的限制及右心室负荷条件易变的影响。当TTE评估三尖瓣显像不佳时，可考虑采用TEE。

3.估测肺动脉收缩压　使用改良的伯努利公式从最大三尖瓣反流速率估算肺动脉收缩压。但由于评估右心房压力的困难及简化的伯努利公式受层流影响而存在潜在的失真，使用这一技术评估严重TR的准确性可能受限。

4.瓣叶移位（leaflet tethering）程度　收缩期三尖瓣的正常对合发生在瓣环或其稍下平面，是面对面的良好对合，收缩期有约5～10mm的瓣叶相互接触。一旦瓣环出现扩张，对合模式往往变成缘对缘。如果同时有右心室扩大，则瓣叶移位至瓣环平面以下以缘对缘模式对合。从瓣叶对合点到瓣环平面的距离称移位间距，两者间的面积称为移位面积。当前者>8mm或后者>1.6cm²时，则认为有明显瓣叶移位。但受右心室负荷动态变化及TTE还受透声条件的影响，测量三尖瓣叶移位距离和面积的准确性及可重复性欠佳。美国心脏病学会最新指南推荐用CMR（新睿动感技术）或实时三维超声心动图评估瓣叶移位，同时还能更准确的评估右心室容量和收缩功能，对此已有一些研究报道，但要建立其评估标准，还须做更

深入的研究。

5.反流束宽度　反流束（vena contracta）是心脏收缩期反流血液在三尖瓣口心房侧形成的最小高速血流区，彩色超声多普勒可测量其宽度，称为反流束宽度，其测值>0.7cm时表示存在严重FTR。

（三）有创性检查

当个别病人的体检、心电图资料与TTE估算肺动脉收缩压结果不一致或不充分，如TR反流速率信号不佳或肺动脉收缩压可能低估时，为准确诊断肺动脉高压和评估肺血管对血管舒张药的反应性，用心导管测量肺动脉压力和肺血管阻力并直接测量右心房压可有助于指导临床决策，右心室造影术可以进一步帮助评估FTR的严重程度和右心室功能。热稀释法测量严重FTR患者的心排血量可能不够准确，菲克心输出量可适用于计算肺循环阻力。

三、功能性三尖瓣反流的4个临床阶段

绝大多数TR为功能性，是由于压力和（或）容量过负荷引发右心室重构、瓣环扩张及瓣叶移位所致。表1展示了TR从A到D的四个临床阶段。严重TR（阶段C和D）的预后取决于年龄、左右心室功能和右心室大小绝大多数。即使还未达到其他血液动力学或形态学标准，有明显右心衰竭的症状和体征的患者已发展到D阶段。

表1　三尖瓣反流的4个阶段

阶段	定义	瓣膜解剖	瓣膜血液动力学*	血液动力学后果	症状
A	TR风险	原发性 • 轻度风湿病改变 • 轻度脱垂 • 其他（如亚心炎伴赘生物、早期良性肿瘤、辐射） • 跨瓣环的起搏器或ICD导线、心肌活检 功能性 • 正常 • 早期环形扩张	• 无或微量TR	• 无	• 无或有与其他左心或肺/肺血管相关疾病
B	进展性TR	原发性 • 进展性瓣叶退化或破坏 • 中到重度脱垂、限制性腱索断裂 功能性 • 早期瓣环扩张 • 中度瓣叶移位	轻度TR • 反流面积<5.0cm² • 反流束宽度未定义 • CW血流频谱：柔和呈抛物线 • 肝静脉血流：收缩期明显 中度TR • 反流面积5～10cm² • 反流束宽度反0.70cm • CW血流频谱：密集，多变 • 肝静脉血流：收缩期减弱	轻度TR • RV/RA/IVC内径正常 中度TR • 没无右室扩大 • 无或轻度RA扩大 • 无或轻度下腔静脉扩张伴 正常呼吸变化 • RA压正常	• 无或有与其他左心或肺/肺血管相关疾病

阶段	定义	瓣膜解剖	瓣膜血液动力学*	血液动力学后果	症状
C	无症状严重TR	原发性 • 瓣叶连枷状或严重扭曲 功能性 • 严重瓣环扩张(>40mm或>21mm/m²) • 显著瓣叶移位	• 反流面积>10.0cm² • 反流束宽度>0.7 cm • CW 血流频谱:密集,伴早期高峰的三角型 • 肝静脉血流:收缩期逆转	• RV/RA/IVC 扩张伴IVC 呼吸变化减弱 • RA 压升高呈"c-V"波 • 可能有舒张期室间隔扁平	• 无或有与其他左心或肺/肺血管相关疾病
D	有症状严重TR	原发性 • 瓣叶连枷状或严重扭曲 功能性 • 严重瓣环扩张(>40mm或>21mm/m²) • 显著瓣叶移位	• 返流面积>10.0cm² • 返流束宽度>0.7cm • CW 血流频谱:密集,伴早期高峰的三角型 • 肝静脉血流:收缩期逆转	• RV/RA/IVC 扩张伴IVC 呼吸变化减弱 • RA 压升高呈"c-V"波 • 可能有舒张期室间隔扁平 • 晚期右心室功能降低	• 疲乏、心悸、呼吸困难、腹胀、厌食、水肿

* 表中提供了测量 TR 严重性的几个瓣膜血流动力学评估标准,但并不是所有的每个标准必需存在于每个病人。

TR 严重性分为轻度、中度、重度。但需考虑超声心动图像质量,并综合评估这些参数与临床表现。

CW.连续波;ICD.置入式心律转复除颤器;IE.感染性心内膜炎;IVC.下腔静脉;RA.右心房;RV.右心室。

四、功能性三尖瓣反流的治疗

2014 AHA/ACC 心脏瓣膜病处理指南对 FTR 的处理提出以下建议。

(一)药物治疗建议

(1)利尿药可以用于严重 FTR 和有右心衰竭症状(D 阶段)的患者(Ⅱa 类推荐,证据水平 C)。

利尿药可以减轻 FTR 患者的容量过负荷。祥利尿药可以减轻体循环淤血,但大量长期使用需警惕可能会恶化低血容量综合征。醛固酮拮抗药可能有附加好处,特别是在肝淤血可能促进继发性高醛固酮血症时。

(2)对严重 FTR 患者(阶段 C 和 D),药物治疗可以降低升高的肺动脉压和(或)肺血管阻力(Ⅱb 类推荐,证据水平 C)。

药物治疗严重 FTR(阶段 C 和 D)的疗效有限。处理 FTR 患者应更多顾及患者的病因。在侵入性检查证实血管扩张药物有急性反应的选择性肺动脉高压患者,血管舒张药可能有助于降低右心室后负荷和功能性 TR。能提高左心室充盈压的药物治疗也可优先选用。

(二)手术干预建议

(1)严重 TR(阶段 C 和 D)患者进行左心瓣膜手术时建议同时做三尖瓣手术干预(Ⅰ 类推荐,证据水平 C)。

在左心瓣膜术后右心室后负荷减轻,但严重 TR 的改善较难预测。三尖瓣修复并未明显增加手术风险,术中缺血时间的增加也在临床可接受的限度之内,而左心瓣膜术后严重孤立 TR 的再次手术围术期死亡率高达 10%～25%,故作此推荐。对存在严重右心室收缩功能障碍或不可逆肺动脉高压患者,应仔细权衡同期行三尖瓣手术的风险和获益。

(2)在左心瓣膜手术时,如患者存在轻、中度或重度 FTR(B 阶段),并伴有:①三尖瓣环扩张;②曾有右心衰竭证据时,宜同期行三尖瓣修复术(Ⅱa 类推荐,证据水平 B)。

(3)有症状的严重 FTR 且对药物治疗反应差的患者(D 阶段)宜行三尖瓣校治术(Ⅱa 类推荐,证据水平 C)。

(4)中度 FTR(B 阶段)和肺动脉高血压患者在左心瓣膜手术时可考虑做三尖瓣修复术(Ⅱb 类推荐,证据水平 C)。

(5)对无症状或轻微症状的严重 FTR(C 阶段)患者和进展性中重度右心室扩大和(或)收缩功能障碍患者可考虑做三尖瓣纠治手术(Ⅱb 类推荐,证据水平 C)。

(6)左心瓣膜术后出现严重 TR(D 阶段)、无严重肺动脉高压或明显右心室功能障碍,可考虑再次做三尖瓣修复或做瓣膜置换术(Ⅱb 类推荐,证据级别 C)。

临床观察表明,部分在左心瓣膜术时未能及时干预 FTR 的患者已失掉最佳干预时机,可能与右心衰竭进展、残余肺动脉高压、LV 功能障碍和其他瓣膜异常有关,但对无不能纠正的严重肺动脉高压或无明显右心室功能障碍患者,权衡利弊后仍可考虑再次做

FTR 的手术干预。

五、评价及展望

几十年来,普遍认为 FTR 在左心瓣膜病手术纠治后会自然消失,因为右心室顺应性比左心室好,其内径即使翻倍有时也可没有明显的功能异常。虽然早期的 FTR 在解除右心室过负荷后,结构和大小可恢复正常。然而在多数情况下,如果左心瓣膜手术时不及时干预,FTR 可以是进展性的。由于发生 FTR 的病理变化过程受患者年龄、是否合并房颤、右心房、右心室扩大情况、三尖瓣环扩大程度和肺动脉高压程度等多方面复杂因素的影响,导致其手术指征的确定仍然是一个世界性的难题。近年越来越多的证据表明,在行左心手术时对有指征的患者同期干预 FTR 最为有益。2014 AHA/ACC 心脏瓣膜病处理指南提出的 TR 4 个临床阶段的划分及治疗建议对 FTR 的诊断的处理具有重要指导意义,对克服既往凭经验和推导的干预模式的局限性有了巨大的进步。

X 线、CT、同位素右心室心肌灌注显像和心肌代谢显像、心脏磁共振成像也可用于评估右心室大小、质量、形态和功能,B 型利钠肽和 N 端 B 型利钠肽前体水平可作为 FTR 伴右心功能不全的血清标志物,这些检查手段用于 FTR 评估已有众多研究报道,但要建立其评估标准,还需作更广泛深入的前瞻性研究。

超声心动图是评估 FTR 最常用、最方便、最经济的手段。但由于三尖瓣装置是一个非常复杂的动态三维结构,其形状和大小在心动周期中不断变化,且超声心动图检查技术还受透声窗、呼吸、右心室负荷条件动态变化的影响,对反流束宽度的测量在部分反流孔非为圆型时难以测准,美国最新指南也未确定其区分轻度和中度 TR 的定量标准;此外,瓣叶移位严重时心动周期的任何时段没有瓣叶对合(右心房、右心室几乎成为一个单腔)时也很难测量。最近,已有作者报道,多切面观察三尖瓣装置,或用经食管三维超声心动图能更好地评估 FTR。有志者事竟成,相信只要坚持不懈地努力,最终将能制定出一个综合评估三尖瓣反流严重程度、瓣环扩张程度及瓣叶移位程度的最佳超声心动图的 FTR 定量评价标准。

参 考 文 献

[1] Nishimura RA, Otto CM, Bonow RO, et al. 2014 AHA/ACC guideline for the management of patients with valvular heart disease:a report of the American College of Cardiology/American Heart Association Task Force on Practice Guidelines.J Am Coll Cardiol,2014,63:e57-185.

[2] Dreyfus GD, Martin RP, Chan KMJ, et al. Functional Tricuspid Regurgitation A Need to Revise Our Understanding.J Am Coll Cardiol,2015,65:2331-2336.

[3] Shinn SH, Schaff HV. Evidence-based surgical management of acquired tricuspid valve disease.Nat Rev Cardiol,2013,10(4):190-203.

[4] Boyaci A,Gokce V,Topalogu S,et al.Outcome of significant functional tricuspid regurgitation late after mitral valve replacement for predominant rheumatic mitral stenosis.Angiology,2007,58(3):336-342.

6. 自体及人工心脏瓣膜急症

广东省人民医院 黄焕雷

无论在严重程度、病死率、病残率方面,急性瓣膜病变与慢性病变均有明显差别,不仅临床表现显著不同,而且诊断模式也多样。准确识别病变是选择恰当治疗方案的关键。急性瓣膜病变可以分为两大类:累及自体瓣膜的病变及累及人工瓣膜的病变,也可以进一步分为瓣膜性和功能性(表1)。每一种原发性急性反流综合征的特殊病因及物理诊断首先根据累及的瓣膜进行分类。

表 1 自体瓣膜急症的病因

急性主动脉瓣反流	急性二尖瓣反流
瓣膜性病因	瓣膜性病因
闭合性胸外伤并瓣叶撕裂	腱索断裂伴或不伴闭合性胸外伤
瓣叶穿孔	乳头肌断裂
感染性心内膜炎	感染性心内膜炎
人工瓣膜失功能	人工瓣膜失功能
功能性原因	功能性原因
A 型主动脉夹层	急性心肌病
炎症综合征	缺血性乳头肌功能障碍

一、急性自体主动脉瓣反流

急性主动脉瓣反流(AR)的功能性因素通常是引起 A 型急性升主动脉夹层的高危因素,包括严重高血压、如缩窄或 Turner 综合征等先天性异常、外伤、粥样硬化性疾病、遗传性疾病如 Marfan 综合征、Ehlers-Danlos 综合征、Loeys-Dietz 综合征,或主动脉瓣二叶瓣,多发性炎症综合征。与 AR 相关的炎症性疾病包括 Reiter 综合征、银屑病性关节炎、巨细胞动脉炎、白塞病、风湿性多肌痛。

AR 的瓣膜性因素见于主动脉瓣穿孔,包括 Valsalva 窦瘤破裂,急性感染性心内膜炎最常见。据报道,急性主动脉瓣及二尖瓣反流与成人 Still 病相关。强直性脊柱炎患者中有发生急性 AR 的报道。闭合性胸部外伤致主动脉窦破裂或破裂引起急性反流、继

发失代偿也有相关报道。

急性 AR 与慢性 AR 既有相似点,也有显著不同点。慢性 AR 每搏输出量代偿性增加,通常能维持心排血量,而急性反流的患者心排血量短期内迅速下降。慢性 AR 每搏输出量增加部分与左心室扩张有关,在急性反流时根本来不及发生此代偿。慢性 AR 患者的收缩压常常升高,脉压增大,而急性 AR 患者的特征是收缩压减低,脉压通常保持不变。急性 AR 左心室舒张末期压力(LVEDP)显著升高,伴随肺动脉高压所致的 P_2 亢进,以及左心室失代偿相关的 S_3 心音。而慢性 AR 左心室舒张末期压力大多数保持正常。

原有慢性 AR 的患者发生急性 AR,因左心室已发生重构,可代偿性减轻急性反流造成的血流动力学影响。另一方面,原有主动脉瓣狭窄或重度高血压因增加 LVEDP,所以会加重急性反流的血流动力学影响。急性 AR 导致 LVEDP 增加,收缩期冠状动脉血流减少,引起冠状动脉缺血,进一步损害心脏收缩、舒张功能。二尖瓣提前关闭也使得每搏输出量减少。

二、急性自体二尖瓣反流

急性二尖瓣反流的两大类功能因素包括乳头肌缺血导致的功能障碍和急性心肌病。这两种情况下,均可因节段性或弥漫性室壁运动异常,发生二尖瓣叶闭合不良。急性心肌病的原发病因包括急性重型病毒性心肌炎、急性重型风湿性心脏炎、围生期心肌病、Takotsubo 心肌病。Takotsubo 心肌病患者中,MR 的严重程度不仅与瓣叶闭合不良有关,也与左心室基底部发生强烈收缩致流出道梗阻有关。瓣膜因素包括腱索断裂,乳头肌断裂,急性感染性心内膜炎。闭合性胸外伤也是急性 MR 的一个原因,大多数是因外伤性腱索断裂所致。

如同 AR,急性 MR 与慢性反流的表现既有相似点,也有不同点。和 AR 一样,急性 MR 常于短期内出现心排血量下降,而慢性 MR 则通过增加每搏输出量来维持心排血量。急性 MR 左心室舒张末压显著增高,而慢性 MR 绝大多数保持在正常范围。慢性 MR 患者逐渐增大的左心房顺应性,有利于减轻肺循

环的容量及压力负荷。在急性 MR 导致急性肺水肿的患者测得左心房顺应性往往正常。典型的慢性 MR 的杂音是全收缩期杂音，而急性 MR 的杂音通常是早期、柔和的，因为左心室和左心房之间的压力迅速达到平衡，杂音呈递增性。急性 MR 中 S3 并不常见，体格检查可显示有右心衰竭的表现，如巨大的颈静脉 V 波。

三、人工瓣膜失功能

无论在什么位置的机械瓣和生物瓣对感染性心内膜炎相关的缝线撕脱或瓣膜撕裂造成的瓣周漏均易受累。机械瓣还可因血管翳侵入或急性血栓形成〔可引起瓣膜梗阻和（或）反流〕而发生失功能。尽管在热解碳人工瓣膜时代，瓣叶脱离所致的梗死发生率极低，但仍不断有报道。

四、临床表现及诊断检查

不论病因如何及累及的瓣膜问题怎样，所有急性瓣膜病变的患者均表现为明显呼吸困难、血流动力学不稳定，甚至休克相关症状，如全身乏力、轻度头晕、精神状态改变。闭合性胸外伤的患者缺乏心脏挫伤的表现，心电图与之前比较，通常仅有非特异的 ST 段和 T 波改变。左心室正常大小的患者如发生急性肺水肿，其 X 线胸片表现非常显著。急性二尖瓣关闭不全极少表现为大多数反流束集中于某一单支肺静脉的偏心性反流，在这一部分患者其反流束大部分患者集中于右上肺静脉，因此可导致一个肺叶水肿，出现类似右上肺炎的 X 线胸片表现。

发生急性二尖瓣和主动脉瓣病变的患者，左心室大小和功能有可能均为正常，这主要取决于基础心脏状态，经胸壁心脏超声可以证实这一点。急性 AR 特征性的表现为反流束流颈宽度大于 6mm，压力减半时间小于 200ms，二尖瓣提前关闭，舒张期腹主动脉血逆流。急性 MR 表现为反流束流颈宽度大于 7mm，二尖瓣装置破坏，主动脉瓣开放减少，收缩期肺静脉逆流。测算二尖瓣有效反流面积有时变异大，主要取决于当时的负荷情况。经胸壁心脏超声是诊断感染性心内膜炎必需的检查，也可以发现瓣叶穿孔。

五、急性自体 AR 的治疗

急性 AR 的治疗需急诊外科手术。据报道，继发于主动脉夹层的急性 AR 患者的早期死亡率达每小时 1%～2%。送患者去手术室的路途中，尝试予以药物治疗如多巴酚丁胺和硝普钠升高前向心排血量可能有所帮助，但绝对不能代替外科手术。使用 β 受体

阻滞药控制急性 AR 患者的心动过速属相对禁忌证，因为心动过速可减少左心室舒张期充盈，从而减少整体反流量。

相反，提倡使用异丙肾上腺素作为姑息治疗，维持足够快的心率、提高收缩力、通过兴奋 β_2 受体降低外周阻力。使用主动脉球囊反搏是绝对禁忌证。观察研究结果已证实，无论何种病因行机械瓣或者生物瓣置换的患者，其早期或长期死亡率并无实质性差异。与此相似，继发于主动脉夹层、外伤、主动脉根部破裂，即使同时合并有感染性心内膜炎的急性 AR，置入机械瓣或者生物瓣的患者早期或长期死亡率也无实质性差异。

六、急性自体 MR 的治疗

与急性 AR 相似，急性原发性 MR 的治疗也需急诊外科手术。据报道，7 例严重瓣膜性 MR 患者使用血管扩张药降低后负荷，可改善血流动力学指标，然而在急性 MR 引起休克的患者不能使用血管扩张药。与急性 AR 不同，主动脉内球囊反搏通过降低后负荷同时对血压无明显影响，可以显著改善急性 MR 患者的术前情况。曾有使用经皮主动脉左心室辅助装置稳定急性 MR 患者的术前血流动力学的病例报道。不像慢性 MR，而正如急性 AR，使用 β 受体阻滞药控制急性 MR 患者的心动过速无益处，因为心动过速可减少左心室舒张期充盈，从而减轻反流。

以往的研究结果显示，治疗急性腱索断裂，瓣膜修补优于瓣膜置换。对继发于心内膜炎、血流动力学不稳定的急性 MR 患者，瓣膜修补似乎也优于瓣膜置换。近年来的数据提示二尖瓣感染性心内膜炎并发心源性休克患者的外科手术预后在可接受范围，然而与感染性休克相关的早期预后不容乐观。

继发于 Takotsubo 心肌病、围生期心肌病、重症风湿性或病毒性心肌炎的急性功能性 MR，针对心力衰竭给予标准药物治疗，可能的话加上主动脉球囊反搏及机械支持，直至血流动力学改善，也有些病人需要长期机械支持治疗。

关于急性缺血性 MR 的最佳治疗多年来具有争议。回答这个问题最具有针对性的数据来自 SHOCK 数据库。SHOCK 试验旨在评估急性心肌梗死并发心源性休克的患者早期血运重建的效果。数据显示血运重建和药物治疗 30d 的死亡率无统计学差异；然而血运重建 6 个月的死亡率低于药物治疗。在一项针对重度 MR 并休克患者的研究中，尽管 MR 患者的住院死亡率与并发 LV 衰竭的患者比较无明显差异，但是接受二尖瓣外科手术患者的住院死亡率（40%）

明显低于未行手术治疗的患者死亡率(71%)。中至重度 MR 及射血分数低于 28% 是 1 年死亡的最强预测因子,仅有 10% 的存活率。

最大规模的急性 MR 外科干预的多中心研究已证实,自 1987~1997 及 1997~2007 两个 10 年的术后死亡率无明显改变。70% 的患者接受了瓣膜置换术,30% 的患者进行了瓣膜修补术。126 名急性 MR 患者,15 年时 39% 存活。接受了二尖瓣手术联合 CABG 术的患者 15 年的存活率达 64%,而只接受二尖瓣手术的患者存活率仅为 23%。这个队列研究中并未显示瓣膜修补较瓣膜置换具有优势。

七、急性人工瓣膜失功能的治疗

急性出现明显症状的人工瓣瓣周漏需外科治疗,同急性自体瓣膜反流。有两种情况除外,一是急性生物瓣 AR,因为已有经导管主动脉置换治疗成功的报道。然而,将这些病例报道的病例汇总成一组,其 30d 的死亡率高达 17%,大多数死于脓毒血症,这可能是因为 TAVR 多在有明显合并症的情况下才考虑使用,TAVR 目前仍仅仅是外科手术高死亡风险患者的一种选择。

另一个不需外科干预的情况是使用封堵装置治疗瓣周漏,这是一种很有潜力的技术,对生物瓣和机械瓣均适用。最近完成了一系列 Amplatzer 封堵器、间隔封堵器、血管栓、室间隔封堵器等的研究,技术上成功率达 63%~88%。据报道,封堵术后 18 个月的生存率为 86%,3 年的生存率为 64%。

这些年因为有使用溶栓药物治疗效果的新数据,机械人工瓣血栓形成的治疗发生一些变化。最大规模的研究是 2001 年以前连续入组的 110 例患者的单中心研究,超过 23 年的观察期。在这个时间段,将链激酶、尿激酶、重组组织型纤溶酶原激活物作为一线治疗,其中单次应用重组组织型纤溶酶原激活物清除血栓的疗效最佳。血栓完全清除率达 71%。然而,溶栓治疗的死亡率为 12%,其中 2/3 死于脑栓塞或脑出血。总的神经系统事件达 13%,半数为致死性。鉴于死亡和(或)神经系统事件的额外风险,与外科手术相比较,溶栓药物治疗人工瓣膜血栓形成并没带来更多益处。

一项多中心研究将经食管超声引入,将患者进行危险分层,似乎对提示某些患者采取该治疗方法有益,研究回顾了 107 名接受溶栓治疗的人工瓣膜血栓形成的患者,累积成功率为 85%;然而并发症达 18%,死亡率达 6%。多变量分析证实既往有 CVA 史、经食管心脏超声显示栓子≥0.8cm²,是并发症及死亡的独立预测因子。对栓子小于 0.8cm² 的患者使用溶栓,并发症的发生率仅为 6%,死亡率为 3%,与外科手术比较,具有优势。这个结果更新了 2014 年的指南,对疑诊人工瓣血栓形成,I 级或 II 级症状,持续时间不超过 14d 的患者,对华法林无效,血栓小于 0.8cm²,建议使用溶栓治疗,推荐级别为 IIa 类。

八、结论

瓣膜急症通常是灾难性的,除急性功能性 MR 和非常特殊的人工机械瓣血栓形成外,往往需要紧急外科手术以挽救生命。掌握这些综合征的病因很重要,这关系到能否在一些特定的环境中始终保持高度警惕性。任何情况下这些急性事件的死亡率都很高;然而,假如能在最短时间内予以恰当的治疗措施,可以明显降低长期死亡率。

参 考 文 献

[1] Lee JS, Do IN, Kang DH, et al. Adult onset Still's disease as a cause of acute severe mitral and aortic regurgitation. Korean J Intern Med,2005,20:264-267.

[2] Demoulin JC, Lespagnard J, Bertholet M, et al. Acute fulminant aortic regurgitation in ankylosing spondylitis. Am Heart J,1983,105:859-861.

[3] Stewart SR, Robbins DL, Castles JJ. Acute fulminant aortic and mitral insufficiency in ankylosing spondylitis. N Engl J Med,1978,299:1448-1449.

[4] Baek JH, Lee JH, Lee DH. Acute aortic valve insufficiency following blunt chest trauma. Eur J Trauma Emerg Surg,2010,36:499-501.

7. 继发性二尖瓣反流的评估和治疗

广东省人民医院　罗德谋　李　光

二尖瓣关闭不全通常可以分为原发性病变和继发性病变。原发性病变包括：退行性病变、肌纤维发育不良、风湿性疾病、心内膜炎、二尖瓣脱垂。继发性病变包括：心房或者心室疾病比如缺血性心脏病、扩张型心肌病造成的心脏扩大。

原发性二尖瓣反流，手术纠正可改善左心室容量负荷过多，从而使患者获得正常预期寿命的机会。相反，继发性或功能性二尖瓣反流是源于瓣环扩张后二尖瓣瓣叶收缩活动受限，预后不佳，是否可通过手术纠正二尖瓣反流以逆转业已存在的左心室病理生理改变或改善预后尚不清楚。通过传统的心脏彩超方法对继发性二尖瓣反流进行定量分析仍存在困难，这使得问题进一步复杂化。2014 年 AHA/ACC 瓣膜性心脏病管理指南强调了鉴别原发性与继发性二尖瓣反流的重要性，同时强调了需要进行疾病分期。对应地，二尖瓣反流严重程度的评估可分为轻、中、重度。疾病的分期包括存在二尖瓣反流风险（A 期）、进展性的二尖瓣反流（B 期）、无症状的重度二尖瓣反流（C 期）、症状性重度二尖瓣反流（D 期）。重度二尖瓣反流的定义，指南强调进行量化需综合各种参数而不仅仅但看某项单独的数据。新指南对重度继发性二尖瓣反流的定义进行了更新：从有效反流瓣口面积（EROA）从 $0.4cm^2$ 更新至 $0.2cm^2$，反流容量（RVol）从 60ml 更新至 30ml；反流分数（RF）保持不变为 50%。上述更新随即持续引起了争论。

一、对二尖瓣反流的严重程度需要进行量化分析

2003 年美国超声心动图学会发布评估瓣膜反流的指南，突出了所有超声心动图测量二尖瓣反流的固有缺陷，迫使人们使用综合的定性和定量的多种方法寻找证据，而不是只聚焦在单一检查的测量上。在此重要的忠告下，鼓励进行二尖瓣病变程度的定量，而不是去进行欠缺准确性的、利用彩色多普勒效应来肉眼分级的方法。重度二尖瓣反流定量参数包括 RF ≥ 50%，RVol ≥ 60ml，以及 EROA ≥ $0.4cm^2$。EROA，RVol 及 RF 数值在左心造影分级 1,2 和 3＋二尖瓣反流程度上重叠较明显。统计学分析显示造影 4＋二

尖瓣反流的最佳截点是 EROA ≥ $0.4cm^2$，RVol ≥ 60ml，以及 RF ≥ 50%。直到最近，上述推荐的数值仍然没有改变。2014 年 AHA/ACC 指南中含有一个新的表格对重度继发性二尖瓣反流进行重新定义：EROA ≥ $0.2cm^2$ 或 RVol ≥ 30ml 或 RF ≥ 50%。尽管 AHA/ACC 指南没有详细阐述其修改定义的理由，但我们仍可发现基本是由于：①继发性二尖瓣狭窄的预后更差；②利用 PISA 法低估了 EROA 值。在继发性二尖瓣反流中，即使小程度的二尖瓣反流也可能产生不良血流动力学影响，尤其是对于左心室已经受损的情况。

二、关于血流动力学的考虑

在原发性二尖瓣反流，左心室功能异常/重构是由二尖瓣反流自身造成的，比较容易明确。而由于左心室事前已存在损害，因此难于定义重度的继发性二尖瓣反流。由于大于一半的左心室总心搏量丧失反流入左心房（LA），因此以 RF ≥ 50% 来诊断重度二尖瓣反流比较合理。一个重要的但尚未被正确认识的现象：EROA 及 RVol 和 LVEDV 之间是相关的，如当 LVEDV 正常时，EROA 为 $0.2cm^2$ 常与 RF > 50% 相对应，多数心力衰竭病人的临床研究显示当 LVEDV 值中度扩张（220～240ml）与 EROA $0.3cm^2$ 相对应。只有在非常大的 LVEDV 值时 EROA $0.4cm^2$ 与 RF > 50% 相对应。并且，EROA 和 LVEDV 间的关系受到左心室和左心房之间平均收缩压压力阶差的影响，与正常左心房压的高血压患者相比较，合并有低血压和左心房压升高的失代偿心衰患者的 EROA 值更高。由于二尖瓣反流无法超过左心室射血总量的 100%，因此几乎不太可能出现 EROA > $0.6cm^2$ 的情况（除非左心室极其增大）。左心室射血分数（LVEF）会影响 RVol 和 LVEDV 间的关系，比如，除非 LVEF 达到 40% 或更高，同时左心室显著增大，否则几乎不可能出现 RVol 值达到 60ml 的情况。相反的，当心室很小或存在非常低的 LVEF 值时，即使 RVol < 30ml，但依然有可能出现 RF > 50% 的情况。重度二尖瓣反流（RF > 50%）时 EROA 和 RVol 偏低的情况是完全可以出现的，即便如此，对于单个个体而言仍需要根

据多个因素来诊断重度二尖瓣反流,其中包括 LV-EDV、LVEF 和左心室及左心房之间的压力阶差。

三、二维和三维超声心动图可能得出完全不同的结果

一名患者若经 PISA 法计算得出 EROA 值为 $0.25cm^2$,若使用三维超声心动图检查则多数会得出 $EROA \geqslant 0.4cm^2$ 的结果。这类患者会被其他超声心动图证实为重度二尖瓣反流,进而临床决策会变得简单;然而二维和三维下得出的 EROA 结果的差异仍然是一个难题。例如,如果一名患者在 PISA 法下测量 EROA 为 $0.15cm^2$ 并且在超声和临床查体的总结下患者被诊断为轻度二尖瓣反流,若三维影像得出其 EROA 值为 $0.25cm^2$,那该如何处理? 不幸的是,若以新的 AHA/ACC 指南为根据,患者可能会被考虑为重度二尖瓣反流。尽管现在测量继发性二尖瓣反流的 EROA 和 RVol 值已越来越多的摒弃圆形瓣孔的几何学结构模型,但其仍然是只对瓣孔动态过程中的单点时相进行测量,加之脉冲多普勒彩色血流技术影像中从瓣孔出现的彩束外围的湍流流速信号较慢而彩束中心的高流速喷射流速较快,因此这种测量带有主观性。

四、继发性二尖瓣反流的血流动力学往往呈现动态变化的特征

一名患有非缺血性心肌病合并继发性重度二尖瓣反流的患者,表现为纽约心功能分级Ⅲ级的临床症状且因近期心力衰竭加重而入院。PISA 法测得 EROA 值为 $0.35cm^2$,且存在二尖瓣充盈受限和右上肺静脉收缩期血流反流状况。血压为 138/78mmHg。患者诊断为重度二尖瓣反流,但未经优化的药物治疗。氯沙坦逐渐从 25mg 增加至 50mg/d,并且呋塞米逐渐从 20mg 增加至 40mg/d。1 个月后,该名患者症状消失和容量得到控制。血压当时为 108/64mmHg。二维多普勒超声心动图显示 PISA 法测量 EROA 值为 $0.15cm^2$;二尖瓣血流模式显示舒张功能受损,且右上肺静脉血流模式正常。此病例说明了继发性二尖瓣反流的动态特征。众所周知,EROA 会因容量状况的不同而改变,尤其在高血压危象和心力衰竭加重的情况下尤为明显。功能性的二尖瓣反流程度随着药物治疗、血运再重建和心脏再同步化治疗而改变。指南并没有关注如何去获取继发性二尖瓣反流的动态特征。在对病人作出重度二尖瓣反流的诊断前,我们应该持谨慎的态度,最好能在指南指导下进行最优化和最大耐受剂量的药物治疗后再进行诊断,如有条件,最好能在需要的时候先进行血运重建治疗或心脏再同步化治疗后再做出确定性的意见。

五、继发性二尖瓣反流和不良的结局

几项关于继发性二尖瓣反流患者的研究中对二尖瓣返流程度和预后之间的联系进行过相关的评估。囊括了缺血性和非缺血性病例在内,对二尖瓣反流进行分级的方法也不尽相同。使用多变量分析方法进行分析后,这些研究提示任何级别的二尖瓣反流都与死亡风险的增加有关。在 5 项存在定量分析的研究中,有 3 项显示反流口宽度 $>0.4cm$ 或 $EROA \geqslant 0.2cm^2$ 与死亡率升高有关;有 1 项没有显示二尖瓣反流程度与死亡率之间存在关系,但显示反流口宽度 $>0.4cm$ 可对以死亡、心力衰竭再住院和心力衰竭心脏移植等为事件的复合终点进行预测;有 1 项没有显示 EROA 和死亡事件之间的关联。后者是一项含有 558 名患者的研究,患者均来自梅奥诊所的晚期心力衰竭门诊。研究中没有发现合并或不合并 $EROA \geqslant 0.2cm^2$ 的两组病人死亡率有统计学差异,说明在二尖瓣反流的这个病程中,对于心脏极度扩大和晚期心力衰竭已经明确的患者而言,二尖瓣反流程度对预后的影响程度在疾病的早期更加重要,在疾病的后期其重要性已然降低。上述这些都明显表明在使用 LVEDV 基础上,EROA 应被用于指导和确定二尖瓣反流程度。

这些研究还存在另一个问题,即其固有的选择偏倚:当确定的近端会聚区域不存在时无法利用 PISA 法测量 EROA,因此一些轻度二尖瓣反流的病人常常会被排除。在 Rossi 等的研究中,重度二尖瓣反流的患者中有 81% 进行了 EROA 值的测量,但只有 34% 的轻度或中度二尖瓣返流患者进行了 EROA 值的测量。在 Patel 等的研究中,中度或重度二尖瓣反流的患者中有 72% 进行了 EROA 值的测量,而在轻度二尖瓣反流患者中只有 14% 进行了上述测量。轻度二尖瓣反流患者的资料缺失可混淆研究结果。在一项关于缺血性心脏病心功能不全的大型多中心研究中,对 1852 名患者以超声心动图为主要实验室检查进行二尖瓣反流程度分级(其中 92.3% 的患者行心电图检查),利用 PISA 法测量 EROA 的患者只有 169 名(占 8%)。造成上诉情况的原因包括不正确的施行 PISA 法、对于没有或只有轻度二尖瓣反流时无法使用 PISA 准确测量。多数研究基本接受了继发性二尖瓣反流和不良预后有关的证据,但尚未形成充分有力的证据促使指南对重度二尖瓣反流的定义进行修改。需要更多的研究用以评估是否利用 EROA 或 RVol 配

合 LVEDV 进行评价可增加对预后评估的价值。

尽管二尖瓣修补或置换可显著改善 EROA 和 RVol 值,但各个指南均突出强调了现在没有强的证据支持二尖瓣修补或置换可改善继发性二尖瓣反流的预后。Marwick 等提出不同的看法:由于继发性二尖瓣反流风险的增加并不仅仅取决于二尖瓣反流程度,因此重新定义重度二尖瓣反流是存在问题的。尽管二尖瓣反流程度加剧和死亡风险增加相关,即便是经过校正存在的合并症,也能发现高风险的二尖瓣反流病人常合并有高龄、存在更大的心室容积、心肌纤维化、梗死更严重,或其他主要的合并症或不可预测的变量。

六、二尖瓣反流的外科手术时机

对于二尖瓣反流患者,目前指南建议病人进行手术治疗的指正:有症状的严重二尖瓣反流（Ⅰ级推荐)、无症状但左心室功能异常（Ⅰ级推荐)、无症状且左心室功能无异常但是极有可能修复瓣叶结构（Ⅱa级推荐)、有症状的继发性二尖瓣关闭不全为了以后方便患者自我管理（Ⅱb级推荐)。欧洲心脏病协会和美国心脏病协会在定义左心室功能及反流程度方面存在不同。

最新的欧洲心脏协会和 AHA/ACC 指南对继发性二尖瓣反流的管理持续做出推荐。二尖瓣外科手术的指征为冠状动脉血运重建或其他原因需要行心脏手术且合并有重度二尖瓣反流。然而,为单纯的继发性二尖瓣反流进行二尖瓣外科手术只为Ⅱb级推荐,原因为现行的证据并没有显示其能在死亡率上获益。最近针对重度二尖瓣反流的 Cardiothoracic Surgery Network trial 研究中,把患者随机分成利用精确的瓣环成形术进行二尖瓣修补组及二尖瓣置换组。主要终点中两者的左心室收缩末容积减幅无明显差异,30 天和 1 年的生存率相似,32% 的患者 1 年后再次发生中度或以上的二尖瓣反流。在新的定义之下,1 年后达到重度二尖瓣反流的患者则达 32%。一项有关中度二尖瓣反流的 Cardiothoracic Surgery Network tria 研究将患者分为单纯旁路手术或非瓣环成形的旁路手术,结果并没有显示出 1 年后有任何死亡风险或左心室重构上的获益。根据新指南,上述研究中的患者都可以被重新定义为重度二尖瓣反流。

新指南中对有症状的重度继发性二尖瓣反流患者进行二尖瓣外科手术只作为Ⅱb级水平的推荐,且对重度反流的定义仍存在问题。使用新型二尖瓣装置进行治疗的临床研究提倡入选的病人通过 PISA 法为基础进行 EROA 值测量,并将界线设置为 $0.2cm^2$。

低的纳入门槛可能使观察到的改善左心室或左心房重构所带来的获益受到削弱,而改善生活方式引起的获益也更加难被发现。有趣的是,新近关于二尖瓣钳夹装置的临床研究显示在继发性二尖瓣反流中,当二尖瓣反流程度从重度（旧定义)改善为轻度或中度（新指南中的重度)时,左心室和左心房显示出明显的重构。如果一名患者进行外科或经皮介入二尖瓣手术使 EROA 从 $0.4cm^2$ 减至 $0.2cm^2$,并且血流动力学、心力衰竭症状、生活质量评分和左心室、左心房重构均得到改善后,那这位患者是否已然是重度二尖瓣反流? EROA 值的分界从 $0.4cm^2$ 改成 $0.2cm^2$ 用以诊断重度继发性二尖瓣反流使未解决的问题浮现,突出显示了采用综合措施评价二尖瓣反流程度的重要性,这些也恰恰是业已发布的指南中所提倡的建议。综合措施包括多项多普勒参数而非其中单独一项,这样即可降低单独某个参数自身所存在的局限性。

七、继发性二尖瓣反流的介入治疗

(一)经皮二尖瓣夹合术 (Mitraclip)

经皮二尖瓣夹合术是目前治疗二尖瓣关闭不全最常见的介入治疗技术。Clip 通过 24F 的递送鞘管经过股静脉,通过房间隔穿刺,送入左心房,在导管室借助于经食管超声,Clip 直接置于二尖瓣彩色反流柱上。抓住二尖瓣前后叶,反流量明显减少后可释放 MitraClip 装置,抓取二尖前后叶的中央瓣缘从而形成双开口（A2 和 P2)。如果二尖瓣反流量减少不满意,可松开二尖瓣叶重新夹取直至满意为止。

EVEREST Ⅰ期临床应用研究已经证实了 MitraClip 的可行性。EVEREST Ⅱ期临床研究亦已完成,按 2∶1 配对,184 名患者接受了 Mitraclip 治疗,95 名患者行外科手术治疗。基线资料证实研究人群平均 67 岁,较之手术患者大了 10 岁,且合并的疾病较多。术后 30 天不良事件发生率两者明显差别 9.6% 对比 57%,而且手术患者还会有非常大的术中输血可能。

随后的一系列分析也表明 Mitraclip 治疗成功的二尖瓣关闭不全患者,明显改善反流情况,复发率和再次手术概率都非常低。第四年总体死亡率两组无明显区别。大于 3 度和 4 度的二尖瓣反流明显减少。此次高危患者也入选其中,失败率和手术治疗的轻度患者相同。Mitraclip 可以明显改善反流,逆转左心室重构,提升心功能和生活质量,减少再入院率。

另外有研究证明心脏再同步化治疗失败的病人 MitraClip 也有不错疗效,51 名患者 30d 死亡率只有 4%,其他方面如心功能和重构也明显改善。欧洲其他的一项临床研究也表明 Mitraclip 治疗二尖瓣反流,30d 死亡率 3.4% 和 1 年生存率 82%。随访 12 个月,79% 的患者返流小于 2 度,纽约心功能分级在 Ⅰ 或 Ⅱ 级,6min 步行时间显著增加,明尼舒达生活与心脏衰竭评分为 13.5。

美国 FDA 在 2013 年 10 月通过 Mitraclip 在有手术禁忌的 MR 退行性变患者中应用的决议。近期 ACC/AHA 指南建议(建议等级 Ⅱ b 级,循证 B 级),考虑在有合并症及手术禁忌的继发性 MR 患者中运用 Mitraclip,大范围多中心 COAPT 研究,探索 Mitraclip 在高风险患者中的安全性和有效性,终点事件包括复发性心力衰竭的再入院情况、全因死亡率、卒中、肾衰竭及左心室安装其他辅助装置或者移植。

(二)其他瓣叶及腱索的修复方法

包括处于临床 Ⅰ 期的 NeoChord,Mitra-Spacer,MitraSpan,MitraFlex,and V-Chordal 等。NeoChord DS1000 将聚四氟乙烯腱索缝合在心脏壁的乳头肌与二尖瓣小叶之间的位置。早期进行的 7 个中心的 TACT 临床试验,30 d 56% 的病人反流降到 2 度及以下。最近新开发的 V-Chordal 已经经过验证可以在乳头肌头部安置,避免更有侵入性的操作。Mitra-Spacer 是一项经间隔或者心尖穿刺,将占位封堵器固定在左心室心尖部位的一项技术。封堵器和二尖瓣结合后在流入道使反流减少。早期少量病人的实验表明,可以将反流降至 2 度以下。Mitra-Flex 通过胸腔镜经心尖穿刺,置入新的人工腱索,这项技术还处于临床前期。ItraAssist Medical Ltd 和 Middle Peak Medical Inc 是可以结合到患者二尖瓣上的假体,结合之后增强二尖瓣的功能。

(三)二尖瓣瓣环成形术

早期的二尖瓣瓣环成形术包括了直接和间接二尖瓣瓣环成形术。从右侧颈内静脉接入心大静脉近端和冠状静脉窦远端的二尖瓣瓣环后部。相当于通过置入设备模拟瓣膜成型手术,使二尖瓣的闭合能力得到改善。该技术改善部分患者的返流情况,存在的风险包括损伤心脏静脉系统、冠状动脉左回旋支、左对角支。

Carillon 设备在 2011 年获得 CE 认证,并且在欧洲成功上市。该装置被永久的锚定在冠状动脉窦,具有收紧装置,可以牵引二尖瓣瓣环收缩。美国的一项研究发现,62.5% 的病人安装此装置之后反流得到明显改善。而该装置的改良版本也在临床试验阶段,治疗 6~12 个月之后,左心室重构和功能、症状都得到了明显改善。另外 Cerclage 环扎术是一项新颖的减小间隔两侧腔内径的方法,该技术尚未应用于临床。

Cardioband 设备能够进行经导管二尖瓣反流(MR)修复,从而避免心内直视手术和使用心脏体外循环机。另一个好处是在心脏不停跳的情况下,调整 Cardioband 大小,从而实现最佳修复结果。一旦锚定,将会使内径缩小 30%。目前大范围多中心的实验正在进行过程中。Mitralign 系统将指引导管置于二尖瓣后叶的瓣叶中部,通过射频导丝穿刺二尖瓣瓣环到达左心房,并送入由细绳互相连接的锚定垫子,通过收紧垫子之间的细绳可以将二尖瓣瓣环周长缩短。在德国的多中心研究已经完成注册。Accucinch 系统的指引导管到达二尖瓣瓣环后,沿二尖瓣瓣环释放锚定装置,通过细绳相连接,收紧细绳缩短二尖瓣瓣环的周长。QuantumCor 系统为一由电极和电偶组成的环形物,可产生热量,使二尖瓣瓣环产生瘢痕收缩,从而减小二尖瓣瓣环的直径。但因射频消融产生的瘢痕难以控制,可能会引起二尖瓣狭窄或残留 MR,并且可能引起二尖瓣及其他心脏结构穿孔。其他技术如 MitraSpan、Adjustable Annuloplasty Ring、Cardinal Ring 和 enCor Dynaplasty ring 均已经通过 CE 认证,关于 enCor Dynaplasty ring 的临床试验也已经开展。

(四)左心室重塑技术

此疗法的出现是基于对继发性和功能性二尖瓣反流的病理生理的理解,病人心肌梗死引起乳头肌缺血坏死,或因长期缺血,坏死的心肌组织逐渐被纤维组织所替代,乳头肌变薄、伸长,收缩功能减弱或丧失,呈现二尖瓣关闭不全。不断增大的左心室腔,使瓣环不断扩大,导致瓣叶闭合不全。Coapsys 瓣环成形系统的设计原理是通过在左心室表面放置两个小垫,然后在超声引导下逐步拉紧两者之间内置于左心室乳头肌水平的一条坚韧的聚乙烯线,从而使二尖瓣下左心室壁距离缩短,达到闭拢二尖瓣的效果。在最近公布的 RESTORE-MV Ⅰ 期临床研究中,Coapsys 系统二尖瓣成形和冠状动脉旁路移植术,术后二尖瓣反流程度明显好转。

(五)经皮二尖瓣瓣膜置换

CardiAQ 开发了世界上第一例非手术导管置入二尖瓣(TMVI)的自我协调和自我锚定技术。CardiAQ 支架被认为是比较有应用前景的一种二尖瓣置换装置,该支架材料为镍钛记忆合金,带有锚定装置有利于支架固定。2012 年 6 月 12 日在丹麦哥本哈根 Rigshospitalet 大学附属医院首次进行人体试验,在体外循环下置入成功,手术由介入心脏病学家,以及心血管外科医生联合超声心动医生共同完成。目前研究结果尚不明朗。

Tiara 系统由基于镍钛合金的自扩张框架和可以自行贴合不对称 D 形二尖瓣瓣环的三片式牛心包组成,临床前研究中表现出了很高的置入成功率,但临床应用尚缺乏资料依据。Fortis 是由牛心包缝制而成的自膨胀式瓣膜,主要是最大程度上减少瓣周漏。近期有 4 名不愿接受手术的患者接受了该法治疗,治疗后 3 名病人死亡。后续报道不详。

参 考 文 献

[1] David TE, Armstrong S, McCrindle BW, et al. Late outcomes of mitral valve repair for mitral regurgitation due to degenerative disease. Circu- lation, 2013, 127:1485-1492.

[2] Nishimura RA, Otto CM, Bonow RO, et al. For the American College of Cardiology/American Heart Association Task Force on Practice Guidelines. 2014 AHA/ACC Guidelines for the Management of Patients With Valvular Heart Disease; a report of the American College of Cardiology/American Heart Association Task Force on Practice Guidelines. J Am Coll Cardiol, 2014, 63: e57-185.

[3] Marwick TH, Zoghbi WA, Narula J. Redrawing the borders: considering guideline revision in functional mitral regurgitation. J Am Coll Cardiol Img, 2014, 7: 333-335.

[4] Biegel R, Siegel RJ. Should the guidelines for the assessment of the severity of functional mitral regurgitation be redefined? J Am Coll Cardiol Img, 2014, 7: 313-314.

第 10 篇

影像诊断

1. 诊断冠心病：选择冠状动脉 CT 成像还是冠状动脉造影

安徽省立医院　马礼坤　吴佳纬

冠状动脉造影一直被认为是诊断冠心病的"金标准"。然而作为一项有创性的检查，冠状动脉造影可能导致一些与介入操作相关的并发症；尽管造影过程中采用多体位的投照，冠脉造影对于冠状动脉的解剖显示目前仍停留在二维水平。包括冠状动脉 CT 成像（CTA）在内的无创性影像学检查具有创伤小、耗时短、花费低、具备三维立体成像等优点，近年来发展迅速。CTA 是利用密度成像差异的原理，通过向冠脉内注射高密度造影剂，使冠状动脉内密度达 200 Hu 以上，从而达到采集冠状动脉管腔内形态学信息的目的。CTA 成像临床面市已近 20 年的历史，早在 1998 年 CTA 即被应用于临床辅助诊断冠心病，但由于当时 4 排螺旋 CT 技术层面的限制，其对于冠状动脉的显影效果欠佳。近年来随着技术的进步，扫描速度更快的 64 排及以上的螺旋 CT 和双源螺旋 CT 相继面市，由于其时间及空间分辨率的显著提高，明显提高了冠状动脉的显影效果。目前 64 排螺旋 CT 在冠心病诊断领域中应用越来越多。

一、CTA 在冠状动脉病变诊断中的应用价值

（一）对冠状动脉病变诊断的阴性预测价值较高

现有一系列的研究表明，目前临床广泛应用的 64 排螺旋 CT 在诊断冠心病方面，阴性预测价值较高。Meijboom 等通过研究对比 360 例可疑冠心病患者的 CTA 及冠状动脉造影结果（冠心病定义为管腔狭窄 ≥50%）发现，CTA 诊断冠心病敏感性及阴性预测值分别为 98% 和 99%，而特异性及阳性预测值分别仅有 64% 和 47%。类似的研究结果在 Budoff 等的研究中得到体现，后者在 230 例临床疑诊冠心病的患者，同时接受 CTA 及冠状动脉造影检查，研究结果表明，CTA 诊断冠心病（管腔狭窄 ≥50%）敏感性、特异性、阳性预测值及阴性预测值分别为 95%、83%、64%、99%。对于严重狭窄病变（狭窄 ≥70%），尽管 CTA 的阳性预测值仅为 48%，但阴性预测值仍可达 99%。此外，相关 Meta 分析同样发现，CTA 在发现冠状动脉狭窄程度上敏感性及阴性预测值较高，而特异性及阳性预测值较低，该结论在冠状动脉病变定位上同样适用。分析其原因可能与 CTA 自身成像原理及特点相关，因其对呼吸及心搏的要求较高，任何包括屏气效果不佳、心搏不规律、心率过快等因素均可造成运动或错层伪影，这些 CTA 固有的缺陷，导致了其在诊断冠心病上阳性预测价值较低。

目前有关 CTA 对冠状动脉狭窄诊断的单中心或多中心研究文献报道较多，但对于其诊断准确性的结果差异较大，这主要与各单位采取的扫描参数不同、使用者的熟练程度和诊断经验存在差异有关。但比较一致的结论是 CTA 对冠状动脉狭窄（管腔狭窄 ≥50%）的阴性预测价值很高，因此 CTA 的主要优势在于对临床症状不典型的可疑冠心病患者，如果 CTA 检查阴性可以基本排除冠心病，从而避免不必要的有创性检查。

（二）对冠状动脉解剖异常的诊断价值较大

CTA在诊断先天性冠状动脉起源异常方面具有较高的准确性。采用螺旋的各种后处理技术包括容积再现、多平面重建、最大密度投影和曲面重建等，为冠状动脉起源异常的诊断提供了技术保证。容积再现能够立体360°全方位旋转观察起源异常的冠状动脉形态、位置、走形和分布，以及其与心脏和大血管之间的解剖关系，比如起源异常的冠状动脉其起始或走行于主动脉或肺动脉的位置和关系等，原始图像与多平面重建图像可以准确地显示畸形血管的细节，为临床诊断提供完整的空间构象。在诊断冠状动脉起源异常时需要将原始图像和容积再现、多平面重建及曲面重建图像相结合，采取全方位、多视角观察，可以提高诊断的准确率。此外，对冠状动脉瘘、冠状动脉瘤、壁冠状动脉、先天性冠状动脉闭锁或缺如、冠状动脉夹层或冠状动脉壁内血肿等的诊断均具有较高的价值。采取多平面重建图像能够显示冠状动脉瘘口的位置及大小。通过CT横断面图像可以在冠状动脉夹层的诊断中显示内膜片和真、假腔的大小等。

（三）在冠状动脉桥血管检查中应用

CTA是目前冠状动脉旁路移植术后桥血管最好的无创性检查方法。CTA能清楚地显示桥血管的数量、位置、通畅程度及有无瘤样扩张等。通畅的桥血管表现为管壁光滑，血管腔内造影剂充盈均匀，吻合口显示清晰。病变的桥血管表现为不同程度的管壁增厚，管腔狭窄或闭塞。对桥血管有无闭塞的诊断，CTA准确性很高，是目前最佳的无创性随访手段。桥血管的近中段受心脏搏动的影响小，成像质量高。而远端吻合口细小，贴近心肌，受心脏搏动伪影的影响大，诊断结果的准确性可能受到一定影响。研究显示，不同的桥血管及桥血管与不同部位的冠状动脉吻合口，显影质量存在差异。静脉桥比动脉桥的吻合口显影好，与钝缘支远端的吻合口显影质量不如其他冠状动脉的吻合口。通过CTA还能随访原位冠状动脉的病变有无加重。

（四）用于指导冠状动脉介入治疗

冠状动脉介入治疗术前CTA检查的主要目的是评价冠状动脉有无狭窄，判断病变血管狭窄程度和斑块的性质如钙化等，以及发现有无冠状动脉的变异。然而，CTA用于指导冠状动脉介入治疗较多的还是用在开通慢性闭塞（CTO）病变时。针对CTO病变，CTA能帮助术者识别慢性闭塞病变的钙化程度、闭塞段的长度、闭塞段是否扭曲成角、闭塞远段血管走行等冠状动脉造影不易发现的线索。研究表明，CTA显示CTO病变闭塞远段血管及其走行上较冠状动脉造影存在明显优势，前者显像比例达68%，而后者仅为18%。对于病变部位的钙化CTA较冠状动脉造影敏感性高，冠状动脉造影对钙化的检出率仅是CTA或经IVUS证实为钙化的60%～70%。如果CTA显示闭塞段血管钙化严重，则CTO病变开通的成功率明显降低。除了指导和预测CTO病变开通的可行性外，CTA还能在冠状动脉介入术前帮助识别存活心肌，采用负荷-静息扫描方式进行心肌灌注扫描，对比心肌灌注密度的改变，检出缺血心肌，用于术前判断CTO病变开通的价值和对预后改善的意义。

（五）对冠状动脉病变及其预后的判断价值

CTA具有斑块成分分析作用。由于组织密度的差异，CTA可用于评定管腔正性重构、发现点状钙化，早期发现易损斑块，有利于指导临床和介入干预。依据不同密度组织CT值的差异，CTA可识别非钙化斑块、混合斑块及钙化斑块。根据组织衰减特征，又可将斑块分为富含脂质斑块、纤维斑块及钙化斑块。但由于衰减时间间隔的重叠，根据CT衰减值将非钙化斑块分为富含脂质和纤维斑块仍存在一定难度。同时CTA亦无法对斑块纤维帽进行形态学分析。对于斑块的显像，CTA仅停留于解剖学层面，目前还无法做到实时成像和反映血流动力学的变化。

在CTA用于评价冠心病患者临床预后方面近年来同样做了大量的研究。早期应用16排螺旋CT时，一项对1127例行CTA检查的患者进行了长达15个月的临床随访，结果表明CTA显示冠状动脉管腔狭窄＜50%的患者，心血管事件死亡率仅0.3%，明显低于狭窄程度超过50%的患者。另一项关于64排螺旋CT的研究同样显示，CTA不支持冠心病诊断的患者，在随访18个月内发生心血管事件的发生率为0.5%，而CT提示存在冠状动脉明显狭窄的患者，其心血管事件的发生率高达4.8%。另外，样本量最大的CONFIRM研究通过收集来自6个国家12个中心的24 775例病例，平均随访2.3年后发现，CTA显示冠状动脉无异常的患者死亡事件发生率仅为0.28%。基于上述研究成果，在一定程度上CTA对冠心病的预后有一定的判断价值，可考虑用于特定人群的冠心病早期筛查和预后评估。

二、CTA临床应用的局限性

CTA扫描过程中对于呼吸及心率的要求较高，心率越快，成像效果越差。研究显示，心率≤60次/min的患者，冠状动脉节段成像率可达95%以上；心率60～65次/min时，冠状动脉成像率为80%；心率65～80次/min时，成像率仅为70%；而当心率＞80

次/min时,成像效果基本失去临床参考意义。故对于无法耐受屏气、心律不规则、心率过快或无法耐受β受体阻滞药的患者CTA不予推荐。

尽管CTA是一项无创性的检查,但由于其辐射剂量高,临床应用受到限制,尤其针对年轻人及孕妇。关于CTA辐射剂量,早期比较有意义的研究是Hausleiter等在2007年进行的一项多中心临床研究,该研究发现不同研究中心及发射器产生的CTA放射剂量中位值差异极大(4~30mSv)。由此,技术人员针对此进行了一系列的改进措施。降低CTA辐射剂量的方法主要包括:调节管电流、降低管电压、采用前瞻性心电门控、缩短扫描长度、应用迭代重建算法等。PROTECTION 1研究表明,与回顾性心电门控相比,前瞻性心电门控在不影响成像质量的同时,可有效降低辐射剂量至70%。尽管CTA的辐射剂量较前已明显减低,但需指出的是,单次64排螺旋CT即可明显增加年轻人群罹患肺癌及乳腺癌的概率,故CTA带来的辐射剂量仍然是限制其在临床应用的一大因素。

此外,由于CTA检查过程中需利用对比剂成像,故对比剂过敏、肾功能不全的患者均列为禁忌。对于冠状动脉高度钙化、既往有血运重建病史如置入支架的患者,CTA显影欠佳,同样不做为首先推荐使用的检查方法。

三、选择CTA还是冠状动脉造影

冠状动脉造影较CTA的主要优势包括以下几点:①冠状动脉造影为实时成像,可以运用TIMI血流分级及心肌灌注分级半定量评价冠状动脉血流情况,显示冠状动脉内血栓、冠状动脉内夹层撕裂、冠状动脉侧支循环供血,动态显示心肌桥局部血管的收缩和舒张等解剖变异;②空间分辨率高,有利于观察分支血管、小血管及桥血管病变;③通过造影图像,利用SYNTAX评分等分析冠状动脉病变程度,指导制定进一步合理的治疗方案;④在造影的基础上,可同时进行诸如血管内超声、血流储备分数等有创性检查,进一步了解病变性质和临床意义;⑤诊断的同时可进行冠状动脉介入治疗,减少下游医疗开支。因此,对于临床疑诊冠心病的高危患者优选冠状动脉造影检

查是更合理的选择。

如果依据临床和冠心病的高危因素将稳定性冠心病患者分为低危、中危和高危,随着冠心病患病可能性的增加,CTA诊断的特异性及阴性预测值随之下降,CTA对冠心病的诊断价值与患冠心病的可能性呈负相关。因此,CTA仅在临床评估为低或中危的冠心病患者具有一定价值。2013年ESC指南中将CTA列为Ⅱa类指证C级证据,推荐用于低至中危稳定型冠心病患者的诊断。对于高危稳定型心绞痛患者,2012年ACCF/AHA及2013年ESC指南均将侵入性冠状动脉造影作为Ⅰ类指证C级证据推荐用于冠心病的诊断。对高危稳定型冠心病患者,CTA在2012年ACCF/AHA指南中的证据等级仅为Ⅱb类C级,而2013年ESC指南甚至未对其做任何推荐。可见CTA在高危稳定型心绞痛患者中的应用价值较小。

Hoffmann等选取了1000例低危可疑急性冠状动脉综合征(ACS)的患者,包括肌钙蛋白阴性且不伴有心电图动态改变。将其分为CTA组及冠状动脉造影组。研究结果表明,对于低危可疑ACS患者,与冠状动脉造影检查相比,CTA检查可以缩短住院时间、增加辐射剂量,但不增加医疗总费用。该研究结论与Litt等一致,提示CTA可以用于因胸痛临床疑诊为ACS患者的早期鉴别诊断。目前对于存在典型临床表现,合并冠心病高危因素,心肌损伤标志物阳性,心电图存在明显缺血改变的高危ACS患者,相关指南推荐早期介入干预。而且类似患者由于多合并有心率增快、心律失常、血流动力学不稳定等状况一般不适宜首选CTA检查。

总之,关于CTA能否完全取代冠状动脉造影的答案是否定的。目前CTA最理想的适应证是用于临床低至中危可疑冠心病患者,当CTA检查结果正常时,可以排除冠状动脉病变的诊断。对于先天性冠状动脉解剖异常、冠状动脉旁路移植术后桥血管的随访及CTO病变PCI术前评估和术中指导等CTA均有较好的辅助诊断价值。对于临床高度怀疑冠心病及确诊ACS的患者,目前冠状动脉造影仍然是无法取代的首选检查方法。

参 考 文 献

[1] Budoff MJ, Achenbach S, Blumenthal RS, et al. Assessment of coronary artery disease by cardiac computed tomography: a scientific statement from the American Heart Association Committee on Cardiovascular Imaging and Intervention, Council on Cardiovascular Radiology and Intervention, and Committee on Cardiac Imaging, Council on Clinical Cardiology. Circulation,2006,114:1761-1791.

［2］ MeijboomWB，MeijsMF，SchuijfJD，et al. Diagnostic accuracy of 64-slice computed tomography coronary angiography：a prospective，multicenter，multivendor study. J Am Coll Cardiol，2008，52：2135-2144.

［3］ Budoff MJ，Dowe D，Jollis JG，et al. Diagnostic performance of 64-multidetector-row coronary computed tomographic angiography for evaluation of coronary artery stenosis in individuals without known coronary artery disease. J Am Coll Cardiol，2008，52：1724-1732.

［4］ Chow BJ，Freeman M，Bowen JM，et al. Ontario multi detector computed tomographic coronary angiography study：fild evaluation of diagnostic accuracy. Arch Intern Med，2011，171：1021-1029.

2. 冠状动脉 CT 血管成像可以代替冠状动脉造影吗

深圳市人民医院　刘启云　董少红

　　美国每年有约 100 万的心脏病患者进行冠状动脉造影。鉴于 CAG 有创性及高成本的特点,冠状动脉无创性成像可以提高患者舒适度,降低成本,减少不适当的介入操作,理论上有一定的吸引力。作为诊断冠状动脉性心脏病的影像学工具,冠状动脉 CT 成像(CCTA)已经成为最主要的无创手段之一,临床应用已有超过 15 年历史,但早期应用受限于 CT 时间和空间分辨率的不足。64 排双源螺旋 CT 通过缩短屏气持续时间和提高分辨率促进了 CCTA 的临床应用,320 排 CT 进一步提升了 CT 性能。随着技术的进步,CCTA 的发展也已经达到极限,但其临床应用仍劣于冠脉造影。尽管 CCTA 在轻到中度疑似冠心病患者诊断过程中是一种有价值的非侵入性方法,但是在高风险患者中并没有优势,应该认为 CCTA 与CAG 是互补的。本文将对此进行简要论述。

一、CCTA 诊断性能

　　相比较于 CAG,CCTA 的时间与空间分辨率仍显不足(时间分辨率 10ms vs 80～190ms,空间分辨率 150～200 μm vs 300～400 μm)。CAG 是实时评估冠状动脉解剖结构的最佳方法。CCTA 虽然采集时间短,但图像后处理过程耗时,并且 CCTA 确定狭窄严重性的精度不如定量冠状动脉造影,经常会高估狭窄的严重程度。实际应用当中,CCTA 仅仅能够确定 50% 的冠状动脉狭窄(≥70%)患者。

　　针对部分应用了 CCTA 技术的多中心研究中个体分析显示,CCTA 的灵敏度范围从 81%～99%,特异性从 64%～93%,阳性预测值从 64%～92%,阴性预测值的范围从 83%～99%。值得注意的是,一项前瞻性多中心研究发现,参与研究的中心之间使用 CCTA 技术诊断的准确性存在较大差异。敏感性、特异性、阳性预测值和阴性预测值的范围分别为 50%～93%、92%～100%、85%～100%、43%～95%。这引起了人们对 CCTA 诊断准确性的质疑。此外,两项研究比较使用最新 CCTA 与传统 CCTA 评估冠状动脉血流储备分数,结果前者预期的灵敏度(84%～94%),特异度(25%～42%),阳性预测值(58%～

61%)和阴性预测值(72%～80%)均低于后者。这些结果提示不同的研究中心存在敏感度和特异度的差异,分析原因在于 CCTA 的诊断准确性与读片方式及患者人群密切相关。甚至有专家认为,只有高质量的 CCTA 扫面才可靠和准确,而经验不足的医生及不佳的扫描往往导致假阳性,抵消其非侵入性检查的优势。

二、不适合 CCTA 的患者人群

　　通常认为,重度肥胖及不能耐受 β 受体阻滞药的患者不适合进行 CCTA 检查。此外,CCTA 在冠状动脉严重钙化和已行冠脉血运重建,尤其是置入金属支架的患者的诊断价值也有限,而且受到心率和心律的限制。一般情况下,心率＜60 次/min 时,CCTA 可以评估 95% 以上的冠状动脉节段,但心率在 60～65 次/min 时,该比例降低至 80%,心率在 65～80 次/min 时则降至 70%,当患者心率＞80 次/min 时将难以评估冠状动脉。因此,心房颤动、频发心房或心室异位节律和不受控制的快速性心律失常不能行 CCTA 检查。总体而言,约有＞25% 的患者不适合 CCTA 检查。随着寿命的延长,老年 CAD 患者的比例逐步增加,然而这部分 CAD 患者多伴有冠状动脉钙化、房颤和慢性肾脏病,这将进一步限制 CCTA 在 CAD 患者中的应用。因此,可以预见,未来十年适宜于使用 CCTA 的患者比例将进一步下降。

三、稳定型冠心病患者

(一)低危及中危的患者

　　鉴于 CCTA 有着较高的阴性预测值,其在诊断低危及中危冠心病患者方面有着优势。ESC 指南对此为 Ⅱa 类推荐,C 级证据。ACCF/AHA 关于稳定性缺血性心脏病指南对能够运动锻炼的患者,从 Ⅲ 类推荐,C 级证据水平至 Ⅱb 类推荐,B 级推荐水平,而对于无法运动锻炼的患者,CCTA 为 Ⅱa 类推荐,C 级证据水平。值得注意的是,指南同时指出没有前瞻性证据表明 CCTA 在选择药物保守治疗或者优化血管重建程序或临床结局已有改善的患者中起到正面作用。

使用 CCTA 需要考虑到一个重要因素，即 CCTA 的诊断性能与患者的危险分层是负相关的，在低危患者中它表现出良好的诊断价值，但随着患者风险的增加，其特异性和阴性预测值也随之下降。

CCTA 预测 CAD 的概率和诊断 CAD 性能是相互依存的。事实上，如果实际的假阴性结果低于预测的假阴性结果，假阳性结果低于预测的假阳性结果，那么使用 CCTA 的作为诊断方法是可以接受的。因此，需要再次考虑 CCTA 在低风险患者中的应用价值。事实上，提供 CCTA 诊断特异性的 80% 数据是来源于多中心注册研究。在预测 CAD 概率<20% 的患者中，使用 CCTA 引起的损害大于获益，因为这将导致更多超出预测 CAD 概率的假阳性结果。相反，预测 CAD 概率>20% 的患者，可能是使用 CCTA 进一步危险分层的理想的对象。

(二)高危患者

CCTA 在有症状且高度疑似 CAD 的患者中的应用值得质疑。根据 ACCF/ AHA 指南，CCTA 对此类患者为Ⅱb类推荐，C 级证据，而 CAG 则为Ⅰ类推荐，C 级证据。同样的，ESC 指南指出，CCTA 对于有症状、高度疑似的患者没有任何诊断作用，推荐使用 CAG 进行危险分层和评估血运重建(Ⅰ类推荐，C 级证据)。指南中将有症状而且合并心血管危险因素(包括高龄、高血压、血脂异常、糖尿病、吸烟和男性)的患者归类为 CAD 高危者，而临床实践中约有超过 60% 的有症状的患者至少合并 2 个危险因素，应当被视为 CAD 高危人群。在高度疑似 CAD 的患者中倡导 CAG 而非 CCTA 有多种原因。首先，CAG 不仅更准确地展示冠状动脉解剖结构，而且可以利用血流储备分数实时评估缺血情况。其次，CAG 可以定性和半定量评估冠状动脉血流模式(TIMI 血流和心肌灌注级别)，明确侧支循环及解剖结构、心肌桥等情况。同时 CAG 具有更高的时间及空间分辨率，可以更好的评估小血管病变，这在心脏移植血管病变的评估中具有重要价值。此外，CAG 还有利于计算 SYN-TAX 评分，用于指导血运重建策略的选择，并以评估 PCI 术后患者的长期的预后。最后，CAG 发现冠状动脉异常后可以进行同时干预，避免 CCTA 发现冠状动脉闭塞性病变后进行的再次计划安排，而且 CAG 相关联的并发症的发生率非常低。因此，正如指南推荐的，有症状的高危患者应首选 CAG，CCTA 并不适宜此类患者。

(三)ACS 患者

CCTA 用于危险分层和急诊科疑似 ACS 患者早期出院计划。在使用 CT 排除心肌缺血/梗死(ROM-ICAT-Ⅱ)试验研究中，将 1000 例有 ACS 症状但没有缺血性心电图变化，且初始肌钙蛋白阴性的患者，随机分配到早期 CCTA 检查组或标准评价组。实验显示，与标准评估组比较，急诊科对低风险患者使用 CCTA 检查可以减少住院时间平均 8h。在另一个随机试验中，随机分配 1370 例低至中危疑似 ACS 患者到 CCTA 或者标准评估组。结果与标准评估组比较，CCTA 组 30d 内没有 1 例患者出现心肌梗死，而且 CCTA 增加急诊科的直接出院比率(50% vs 23%)，减少急诊科停留时间(18h vs 25h)。总之，这两个随机试验的结果表明，CCTA 有利于急诊科疑似 ACS 的低危患者分流、减少留观时间。然而，需要指出的是，这两个研究中的对象均为低危，酶学阴性、没有心电图的动态改变。实际上在这两个研究中最终诊断 ACS 的比例均<8%。因此，使用 CCTA 除了减少急诊留观时间，几乎没有任何获益。

鉴于有完善的临床危险分层，因此不推荐高风险 ACS 患者使用 CCTA。首先，疑似 ACS 患者，若合并≥1 高危因素(肌钙蛋白阳性、ST 段改变、GRACE 评分>140)，可以从常规的早期介入治疗获益，此时使用 CCTA 进一步危险分层则有些多余。其次，高敏肌钙蛋白检测的出现进一步减少了肌钙蛋白阴性患者的数量，从而限制了使用 CCTA 检查的机会窗。最后，ACS 典型表现(心率增加、频发心律失常、血流动力学不稳定、肺水肿、呼吸困难)也限制了 CCTA 的适用性。

四、CT 三重排除法

急性胸痛病人的分拣仍然是急诊科常见挑战之一。病人的病史、最初心肌酶的水平或初始心电图往往无法明确诊断。须考虑到许多除 ACS 之外的急性胸痛，如肺栓塞、主动脉夹层等。如今临床提出可疑肺栓塞或急性主动脉综合征时，增强多层 CT 已经取代了以往的有创性诊断程序，成为具有代表性的可选成像方式。三重排除法是对急诊胸痛的患者行一次心电图门控的 64 排 CT 检查，基于 CT 扫描三重排除法可能及时鉴别 ACS、肺栓塞及主动脉夹层。其优点是可以迅速鉴别威胁生命的胸痛病因，阴性预测率很高，但其应用也存在一定争议。国外目前的使用仅占所有冠状动脉 CT 扫描的 5% 以内。超大的放射剂量和对比剂用量，也许会降低该项技术对患者的获益。即使使用最新的技术，CT 平均辐射剂量仍在 8~16mSv 之间。因此，这种策略在常规临床实践中的适用性仍存在争议，并存在医疗开支过度的担忧。根据现有的证据，采用三重排除的法仍不被推荐。

五、ST 段抬高心肌梗死

根据典型临床症状及心电图可以早期诊断 STE-MI。此时行 CCTA 检查没有任何的诊断价值。根据 ESC 和 ACCF/ AHA STEMI 指南,确诊 STEMI 患者,均推荐症状发作＜12h 内及时实施再灌注治疗(Ⅰ类推荐,A 级证据)。急诊 CAG 并实施直接 PCI 是 AMI 再通治疗的标准策略,因此在 STEMI 威胁生命并需要紧急再灌注的背景下,CCTA 并不适宜 STEMI 患者。

六、辐射暴露

使用 CCTA 还需考虑到不必要的电离辐射。传统的 64 层 CT 检查产生的辐射剂量一般在 12～18mSv,先进的 CT 低剂量技术可以大大降低患者辐射剂量,通过实施前瞻性心电门控电流调制技术,降低管电压,采用新型采集方式,并使用 320 排探测器,CCTA 能够以更低的辐射剂量进行扫描,通常可以降低辐射剂量至 2～6mSv。但这些需要在有经验的机构才能实现。在 ROMICAT-Ⅱ试验中,CCTA 组中的部分患者还需接受 CAG,又进一步增加了累积辐射暴露。因此这个问题不应当被忽略,尤其是当 CCTA 应用到年轻和低风险患者时。

七、斑块特征

现代 CT 扫描仪优势之一是有着亚毫米级别的高空间分辨率和出色的图像质量,可以对冠状动脉粥样硬化斑块进行无创性评估,明确冠脉的分支走向和动脉粥样硬化斑块的整体情况,而不仅限于检测冠状动脉管腔。多个临床研究均倾向于基于斑块密度基础上的 CT 斑块成像。CCTA 可用于评估正性重构,点状钙化和低衰减斑块。一个理想的斑块特征分析有助于危险分层,并指导新的治疗策略,比如 CCTA 所评估斑块的形态特征能够辅以正电子发射断层扫描(PET)评估斑块活性。但是目前这些尚不能鉴定易损斑块,此外,CCTA 的分辨率劣于冠状动脉内侵入性技术,如血管内超声和光学相干断层成像,而这些侵入性检查在行 CAG 过程中可以同时实现。

八、结论

虽然 CCTA 技术已取得很大的进步,但其临床应用仍然有限。CCTA 在 ACS 和 STEMI 患者中没有使用必要性,在有症状的患者及高度疑似 CAD 患者中也没有使用价值,其仅在有症状的低至中度风险的 CAD(15％～50％)患者中是有价值的诊断方式,而此类患者不应该常规使用 CAG。使部分患者免除再接受有创性 CAG 检查,这是目前 CCTA 最大的应用价值。相反,低危的(＜15％)稳定并且无症状的患者不应当使用 CCTA 评估,因为与预测风险相比较,该项检查可能导致更多假阳性结果。总之,在恰当的患者中,CCTA 与 CAG 不是竞争关系而应当相辅相成。

参 考 文 献

[1] Stefanini GG, Windecker S. Can coronary computed tomography angiography replace invasive angiography? Coronary computed tomography angiography cannot replace invasive angiography. Circulation, 2015,131(4):418-25; discussion 426.

[2] Mintz GS. Clinical utility of intravascular imaging and physiology in coronary artery disease. J Am Coll Cardiol,2014,64(2):207-22.

3. 冠状动脉 CT 成像不能替代冠状动脉造影

昆明医科大学附属延安医院暨云南心血管病医院　　光雪峰　林春荣

冠状动脉粥样硬化性心脏病(coronary athero-sclerotic cardiopathy/coronary atherosclerotic heart disease,CAD/CHD)目前临床诊断手段的"金标准"主要还是运用侵入性的冠状动脉造影(coronary arteriography,CAG)。尽管对于急性冠状动脉综合征(acute coronary syndrome,ACS)尤其是 ST 段抬高型心肌梗死(ST-segment elevation myocardial infarction,STEMI)可以通过临床的"三联征",即含硝酸甘油不能缓解的急性胸痛、心电图 ST 段相应导联弓背向上抬高和(或)改变、心肌坏死标志物尤其是肌钙蛋白 I/T 升高做出诊断,但临床急性致死性胸痛除 ACS 外亦应鉴别急性肺栓塞(acute pulmonary embolism,APE)、急性主动脉综合征(acute aortic syndrome,AAS)中的主动脉夹层(aortic dissection,AD)、急性气胸等。冠状动脉计算机断层扫描血管造影(coronary computer tomography angiography,CCTA)的发展,尤其是多层螺旋 CT(multi-slice spiral computed tomography/ multi-detector row computed tomography,MSCT/MDCT)及双源 MSCT 的发展,为我们在非侵入性鉴别心血管致死性急性胸痛(ACS、AD、PE)方面增加了重要检查手段。然而,CCTA 在 CAD 的诊断运用中能否替代或取代 CAG? 两者的运用是互补还是不同的选择等问题值得我们探讨。

2015 年中国的 CAD 患者接受经皮冠状动脉介入治疗(percutaneous coronary interventions,PCI)者超过了 50 万例,如果保守的按 PCI:CAG(1:3)的比例推算,每年做 CAG 者超过了 150 万人次。在美国,每年有 100 万名患者接受侵入性的 CAG 检查。鉴于 CAG 为侵入性检查手段及费用较高,而 CCTA 为非侵入性检查、患者舒适度和依从性高、成本较 CAG 低等,在临床上针对 CAD 的诊断与评估似乎患者和医疗从业者更容易选择和接受 CCTA。

CCTA 作为一种非侵入性的检测方法用于评估 CAD 已经超过了 15 年,但其效果被早期多探头计算的时间和空间分辨率断层扫描(CT)所限制。2004 年通过缩短屏息持续时间和提高分辨率的 64 排 CT 和双源 CT 的出现改善了 CCTA 的临床效用。最近,320 排 CT 及其双源 CT 更改进了早期扫描仪的性能。尽管有这些技术进步使得 CCTA 的发展已达一定高度,但仍不如冠状动脉造影可靠。原因在于:尽管 CCTA 是一种有价值的非侵入性的诊断工具,对于检出低危风险的 CAD 患者可能有其优势,但其针对中度风险的 CAD 患者诊断的可靠性较低,而诊断高危风险的 CAD 患者,从某种意义上来说,CCTA 因为难于满足临床对 ACS 急症评估和急症处理的要求而没有呈现太大作用,因此,就比较 CAG 来说,CCTA 应该是补充,而不是取代或替代 CAG。

一、CCTA 临床运用与性能

现今运用于临床诊断 CAD 的 64 排 CT 其时间和空间分辨率仍然低于侵入性的 CAG。尽管 CCTA 的改进和升级较前拥有了较短的采集时间,通过熟练操作和减少相对耗时的图像处理而提高了诊断符合率及缩短了检查时间,但 CAG 的快速、直观和准确仍是 CCTA 不能替代的,所以 CAG 目前仍是唯一能够实时评估冠状动脉解剖的方法。此外,CCTA 判断狭窄严重程度的准确性与病变的真实程度吻合率较低。相比之下 CAG 可定量狭窄的严重程度,而 CCTA 经常高估了狭窄的严重程度。因此,尽管临床有约 50% 的 CAD 有显著冠状动脉狭窄(≥70%)的患者可能被 CCTA 检出,但是 CCTA 认为的一些冠状动脉严重狭窄病变与临床真实的 CAD 患者的病情程度仍有差别,以致临床医师仍需要进一步做缺血评价,寻找缺血证据,甚至必要时做 CAG 明确。

国外一项应用 CCTA 这一技术的多中心研究结果显示:诊断 CAD 的敏感性从 81% 提高到 99%,特异性 64%～93%,阳性预测值从 64% 提高到 92%,和一个阴性预测从 83%～99%。但是,这是由加拿大安大略省当地专家观察员而不是核心实验室的前瞻性多中心研究进行的 CCTA 图像分析,所以参加研究的 4 个中心显示的诊断准确性偏移较大,其敏感性、特异性、阳性预测值、阴性预测值范围从 50%～93%,92%～100%,85%～100%,43%～95%,每个中心调用"问题诊断"的 CCTA 结果分析,其重复性呈现较大偏差。另外,最近两项研究比较经冠状动脉血管内的血流储备分数(fractional flow reserve,FFR)评估方法与 CCTA 现用评估方法的差异,结果显示 CCTA 低于预期敏感性(84%~94%)、特异性(25%~42%)、阳性预测值(58%~61%)和阴性预测值(72%~80%)。这些发现表明,在日常的临床工作实践中,各研究机构 CCTA 千差万别的准确性、不同医疗从业者观察的差异性、当地的专业技能、患者诊断报告者的专业水平等的参差不一,导致了诊断的可靠性偏差较大,使得临床医师难于准确分析所给出的 CCTA 报告结果。

所以,相关临床专业专家认为,只有提供高质量的 CCTA 扫描影像和可靠的专业分析员给出的结果才能提供临床有价值的 CCTA 判断,而质量差的扫描影像和(或)非专业人员的报告往往会导致假阳性结果,而抵消了 CCTA 检查的潜在优势。

二、不适合做 CCTA 的患者

由于以上存在的问题,为了提高 CCTA 诊断的准确率,在整体评估 CCTA 时首先需要考虑的一个重要因素是病人的选择和 CCTA 的适应证。近来的 Meta 结果显示,病态肥胖患者、未终止的快速性心律失常、较快心率不能耐受 β 受体阻滞药者、不规则心律(频发早搏、心房颤动等)不适合接受 CCTA 检查,另外严重的冠状动脉钙化和先前行血运重建术患者也不是特别适合 CCTA。

就其原因,心率和节律在选择做 CCTA 病人中对诊断的准确性有重要影响,因为 CCTA 评估冠状动脉段的准确性与心率的快慢有直接相关性。一般来说,心率≤60 次/min 的患者,大于 95% 的冠状动脉段可较好评价。而患者的心率在 60~65 次/min 范围时,冠状动脉段病变评价的准确性只有 80% 左右。患者心率在 65~80 次/min 范围时,准确性比例减少到 70%。患者的心率> 80 次/min,CCTA 随着心率的加快而越来越难以准确评估冠状动脉段的病变真实情况。因此,房颤患者、频发房早或室早及不受控制的快速性心律失常患者不宜选择 CCTA 检查及作为 CCTA 研究的入选者。

总体而言,临床上需要明确 CAD 者有大于 25% 的患者不能充分被 CCTA 评估。随着人群预期寿命的增加,老年患者 CAD 比例亦在增长,而老年 CAD 患者大多并有冠状动脉钙化、心房颤动和慢性肾脏疾病,这使得他们很难被 CCTA 准确评价真实病变及较 CAG 多的对比剂使用可能不适合肾病者,因此,CCTA 用于 CAD 患者的筛查和诊断(尤其是老年患者)的比例未来十年可能会成下降趋势。

三、CCTA 预测非高危 CAD 患者的运用

预测非高危 CAD 主要指临床评估为低危和中度风险稳定的 CAD 需要进一步筛查与诊断的患者。鉴于 CCTA 较好的阴性预测值,用 CCTA 检查作为排外或诊断 CAD 低危及中度风险的 CAD 病人是可行的。

根据欧洲心脏病学会(ESC)的指南,15%~50% 临床有意向性低中危 CAD 可能的患者,如果临床评估认为暂时不需要行 FFR 及心电图平板运动实验者,可选择 CCTA 检查,为Ⅱa 类适应证,证据 C 级。

美国心脏病学会(ACCF)/美国心脏协会(AHA)的指南也指出,在明确是稳定型缺血性心脏病患者需要观察者中,选择做 CCTA 者分为两种情况,能运动及锻炼者做 CCTA 的依据为Ⅱa 类适应证,证据等级 C 级。如果已不能锻炼及运动者,推荐 CCTA 为Ⅲ类适应证,证据等级 C 级,而应该推荐做 CAG。另外,一些文献提出由于目前没有前瞻性临床随机对照研究(RCT)结果,所以没有证据说明此类患者是选择药物治疗还是血运重建术更好。

综上所述,CCTA 检查的重要性主要在于其阴性结果排除 CAD。换言之,在临床评估诊断患者 CAD 可能性低者,选择 CCTA 检查可有较好价值,但随着病人患 CAD 及疾病风险增加时,CCTA 的诊断特异性和阴性预测价值则较低。

迄今为止,专业内已达成一些共识:预测 CAD 的可能性和诊断确定的特异性是相互依存的。因为一个诊断方法的使用要考虑到接受假阴性的数量,如果假阴性的数量结果低于预发性疾病,则 CCTA 在检查低风险的患者时其有效性需要仔细考虑。事实上,目前引用的特异性大约是 80% 的 CCTA 结果是基于一个多中心注册研究。使用 CCTA 预测病人患 CAD 的可能性< 20% 时,该检查的可靠性可能不利于临床评估及筛查排外 CAD 的病人。因为它会导致许多假阳性结果超过可能真正患 CAD 者。然而当该检查 CAD 的可能性者> 20% 时,可以考虑该检查的临床运用价值,并可进一步用 CCTA 检查做疾病的相关危险分层。

四、CCTA 在高危 CAD 患者中的运用

CCTA 在有高度 CAD 风险者和(或)有症状患者的运用也是有待商榷的。根据 ACCF/AHA 的指南,对于 CCTA 有Ⅱb 类适应证,证据等级 C 级的患者建议最好行侵入性的 CAG(Ⅰ类适应证,证据等级 C 级)。同样的,ESC 指南表明,对于有高度可能 CAD

和(或)有症状的患者最好选择 CAG,其对这些患者来说是Ⅰ类适应证,证据等级 C 级,并可对患者进行风险分层及评价是否血运重建。值得注意的是,有症状的高危患者分类是基于经典的心血管疾病的风险因素,包括高龄、高血压、血脂异常、糖尿病、吸烟习惯、男性等。基于这些原因,超过 2/3 的包括两个危险因素的有症状患者被视为诊断 CAD 有高度可能性。

高度可能性的 CAD 患者建议行 CAG 而不是 CCTA 是基于以下因素:首先,侵入性 CAG 不仅更准确地描绘了冠状动脉解剖,而且还可通过 FFR 实时评估心肌缺血。另外,侵入性 CAG 可以描述和半定量的评估冠状动脉的血流模式,可以评估血栓的存在、侧支循环、心肌桥等。运用侵入性 CAG,针对高空间分辨率,小血管疾病可以更好地被评估,并对冠状动脉病变是行 PCI 还是冠状动脉旁路移植术(CABG)的评估也是重要的。此外,侵入性的 CAG 还允许可靠的量化程度和使用复杂的 SYNTAX-score 评分方法,评估接受经皮冠状动脉干预措施患者的长期预后。最后,也是重要的一点,经侵入性 CAG 检查时,根据当时的检查结果判断,允许同时进行随后的干预措施 PCI,以防 CAD 患者发生血管闭塞而致心肌梗死。因此,美国和欧洲稳定 CAD 的管理指南推荐侵入性 CAG 作为有症状及高危患者的首选,而并非考虑做 CCTA。另外,考虑到与侵入性 CAG 极低概率的相关并发症,这些指南在未来可能还不会改变上述观点。

五、CCTA 在急性冠状动脉综合征 (ACS)患者中的应用

急诊室里,有症状但没有缺血性心电图改变的低风险可能的 ACS 疑似患者,可以推荐 CCTA 用来作为疑似 ACS 患者的危险分层及制定早期出院计划。最近有两个多中心前瞻性随机临床试验使用 CCTA 评估 ACS 患者的 RCT 研究,目的是通过 CCTA 排除心肌缺血或心肌梗死。在 1000 例疑似低危风险的 CAD 入选者中,随机测试肌钙蛋白及早期行 CCTA。这个试验表明,在这些疑似 CAD 且低风险病人,CCTA 针对进入急诊室的此种诊断鉴别方案减少了患者在医院停留的时间约 8h,这是在增加下游医疗保健的成本及承受辐射而没有整体成本节约与评价而做出的。在另一个随机试验中,Litt 和他的同事随机分组研究了 1370 名低到中危疑似 ACS 患者行 CCTA 或进行标准的 CAG 评价。在 30d 内,没有一个 CCTA 阴性而出院的患者出现死亡或心肌梗死。

此外,使用 CCTA 增加了"低危"疑似 ACS 患者排外 CAD 后直接从急诊室出院的比例,与标准的 CAG 评价相比,减少了患者在医院停留的时间。综合来看,这两个随机试验的结果表明,CCTA 分流了低风险疑似急性冠状动脉综合征患者,减少了这部分患者在门诊的停留时间及允许有阴性检查结果的患者出院。然而,需要指出的是,包含在这两个试验的患者是非常低风险的患者,这些患者肌钙蛋白检测阴性、也没有动态的心电图改变。并且,在这两个实验中,最终诊断为急性冠状动脉综合征患者亦小于 8%。另外,是否冒着更高的接触 X 线辐射代价而使用 CCTA 来获得在医院少停留几小时的低危 ACS 可能的患者,其临床效益仍然值得探讨。

对高风险的急性冠状动脉综合征患者应用 CCTA 是禁忌的,这样的临床风险分层评估是基于风险评分、心电图和心肌坏死标志物。多项研究表明,即使患者有少量的肌钙蛋白升高,这类患者的死亡及心肌梗死发生概率要比肌钙蛋白阴性者高。疑似急性冠状动脉综合征患者满足≥1 项主要高危标准(肌钙蛋白阳性、ST-T 段改变、GRACE 评分>140)者,受益于行早期侵入性 CAG 策略,而应用或再应用 CCTA 的进一步危险分层则是不必要的。此外,高敏肌钙蛋白的出现进一步减少了因肌钙蛋白假阴性而漏诊的患者,因此也会限制应用 CCTA 的机会。最后,尤其是高危及重症的 ACS 患者,其典型的临床表现,如心率增加、心律失常的高患病率、血流动力学不稳定、肺水肿及不能憋气>10s 等同样限制了 CCTA 的运用。

六、CCTA 用于"急性致死性胸痛"的鉴别

ACS 与其他原因导致的急性胸痛的鉴别在急诊室是一个很常见的问题。具体来说,主动脉夹层(AD)和肺栓塞(PE)两个与 ACS 症状很像的疾病有较高的死亡风险。就此而言,基于 MSCT 扫描的三重排除方案(鉴别 ACS、AD、PE)是一个独特的检查方法。尽管如此,仍有一些技术问题限制了 CCTA 发展及实现这样的评估方案。因为一个三重排除方案需要一个可靠的更高的可定时注射对比剂和精确的三维可视化领域,这导致了延长 CT 采集时间,这样相比 CAG 而言,CCTA 则有较高的辐射剂量。值得注意的是,即使是通过应用最新的技术,据报道,平均辐射剂量的范围是 8~16mSv。在这个时间点上,大量的小样本研究进行了三重排除方案,然而,这种策略在常规的适用性临床实践中仍存在争议,引发了在医疗保健上支出的担忧。基于当前可用的证据,使用三

重排除方案目前被认为是不值得的。

七、ST 段抬高型急性心肌梗死(STEMI) 患者是否应用 CCTA

STEMI 的诊断是基于临床症状和心电图变化,而此时不宜选用 CCTA,而是应用 CAG。ESC 和 AC-CF/AHA 指南指出,诊断为 STEMI 的患者,在出现症状的 12h 内及时的实现再灌注治疗是 Ⅰ 类适应证,证据水平 A 级,紧急的侵入性 CAG 后行 PCI 是再灌注治疗策略的"金标准"。STEMI 的致命性风险需要快速行再灌注治疗的策略,所以,不宜应用 CCTA 检查。

八、CCTA 的辐射暴露

一个重要的对 CCTA 使用的考虑是:不必要的使病人暴露在额外的 X 线辐射下。使用最新的 MSCT 扫描仪和复杂的技术,相比传统的 12～18mSv 的 64 排 CT 扫描仪,CCTA 可以执行较低辐射剂量。而 ECG 触发的调制、降低管电压、320 排 MSCT 的使用可实现较预期减少辐射剂量低至 2～6mSv。但是,这只是在成像有经验的机构,和在有经验专业人员操作或监督下才能实现。另外,CCTA 这个诊断工具应用于年轻人和低风险患者时,会增加患者不必要的辐射,应该引起医务工作者的特别关注。

九、CCTA 对斑块特征的优势

CCTA 较侵入性冠状动脉造影的一个潜在的优势可能是对血管管腔和潜在的斑块可视化的描述。几项研究,特别是在介绍 64 排 CT 与高空间分辨率 CT 扫描仪的研究中指出,CCTA 的斑块成像是基于斑块的密度。CCTA 可用来评估正性重塑、参差不齐的钙化及薄的斑块。一个较细致的斑块描述可能改善风险分层和探索未来新的治疗策略。使用 CCTA 正电子发射断层扫描来评估描述血小板激活的功能,这可能是一个特别令人感兴趣的形态特征。然而,对于易损斑块的检出及斑块破裂的预测 CCTA 不可能做到。此外,CCTA 不如冠脉内侵入性技术的一点是,冠脉内侵入性技术可以很容易地行 IVUS 和 OCT 检查来进一步评估"斑块"的性质和特征。

十、结论

在 CCTA 的发展中,尽管已经有重要的技术进步,但其临床应用仍然存在局限性。由于目前针对 CAD 的病情风险分层有了良好的临床综合风险评估手段,CCTA 的技术也在不断提高,但与 CAG 比较其主要用于低风险的需要排外 CAD 的患者。目前针对 ACS,尤其是 STEMI 主要推荐 CAG 检查,以利于随后可能需要的 PCI 及缩短急症的救治时间,所以 CCTA 在高风险 CAD 患者中不具备优势和可行性。

CCTA 在有症状的低-中度风险 CAD(15％～50％)患者中有一定价值,对于临床评估为低风险可能的 CAD 者,如果临床综合评估可能不需 PCI 者不宜轻易行 CAG 检查而应考虑行 CCTA,包括斑块钙化、开口异常与变异、斑块稳定性等的初步分析。

另外,在明确了 CAD 诊断的稳定患者(CAD 概率<15％)无论有无症状,也不主张用 CCTA 来评估,因为对于这部分患者,用 CCTA 进行风险预测时可能导致频繁的假阳性结果。

所以,在不同病情不同风险的患者,CCTA 与 CAG 不是竞争而是互补。

参 考 文 献

[1] Joshi NV, Vesey AT, Williams MC, et al. 18F-fluoride positron emission tomography for identification of ruptured and high-risk coronary atherosclerotic plaques: a prospective clinical trial. Lancet, 2014, 383: 705-713.

[2] Schepis T, Marwan M, Pflederer T, et al. Quantification of non-calcified coronary atherosclerotic plaques with dual-source computed tomography: comparison with intravascular ultrasound. Heart, 2010, 96: 610-615.

[3] Giulio G Stefanini, Stephan Windecker. Can coronary computed tomography angiography replace invasive angiography? Coronary computed tomography angiography cannot replace invasive angiography. Circulation, 2015, 131(4): 418-426.

[4] Yadav M, Palmerini T, Caixeta A, et al. Prediction of coronary risk by SYNTAX and derived scores: synergy between percutaneous coronary intervention with taxus and cardiac surgery. J Am Coll Cardiol, 2013, 62: 1219-1230.

4.心电图在心肌桥中的重要作用

佛山市第一人民医院　杨希立

一、概述

1737年首次发现心肌桥,当心外膜下冠状动脉某一段行走于心肌内并被心肌组织包绕,那么心肌桥就形成。心肌桥可以引起肌桥段管腔收缩期狭窄。虽然这种先天血管畸形在大多数病例中无临床症状,但是当发现心肌桥与心肌缺血有关时激起了人们的研究兴趣。

大多数的心肌桥发生在左前降支。心肌内冠状动脉的深度和长度分别为1～10mm和2～30mm。收缩期,冠状动脉管腔的直径平均下降1mm,导致1/3的病人出现50%以上的狭窄。心肌桥近端常常出现轻度的冠状动脉粥样硬化。

二、发病率

采用的检测方法不同,心肌桥的发病率也不同。在尸检中,15%～80%的病理有心肌桥。这种差异可能与关注心脏的准备和选择部分相关。平均来说,约1/3的成人有心肌桥。在冠状动脉造影中,心肌桥指

冠状动脉的某一段在收缩期被挤压,但是在舒张期部分或完全恢复正常的情况(图1)。根据这个标准,在常规的冠状动脉造影病例中心肌桥的的发病率小于2.5%。但是在一项特异性的研究中,心肌桥的发病率升高到冠状动脉造影比例的16%。在采用血管内超声的小样本研究中,心肌桥的发病率升高到23%。在血管内超声中,心肌桥表现为收缩期受压冠状动脉呈"半月"样表现。目前,心肌桥常常采用CT血管造影进行诊断,其冠状动脉畸形的发病率为14%～35%。

总之,心肌桥(在CT血管造影中)被认为是冠状动脉与心肌之间典型的"阶梯样下降-上升"现象。

三、病理生理学机制

近来,提出了心肌桥引起缺血的一种新的发病机制,该发病机制已被实验证实,在该实验中采用了心电图负荷实验,血管内超声及心肌血流储备分数。该实验中左前降支孤立性心肌桥患者早期室间隔释放而顶端保留,发生在运动实验高峰。具有以上超声心动图特点及心绞痛样胸痛的18个病人纳入实

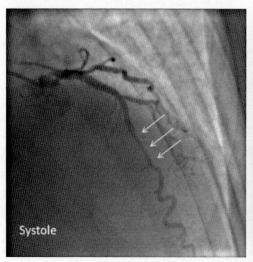
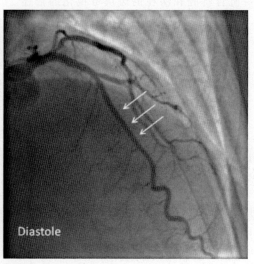

图1　46岁急性冠状动脉综合征患者

患者经冠状动脉造影排除明显狭窄,造影显示中间(位置)左前降肢心肌桥出现收缩期狭窄(左侧平行的黄色箭头)及舒张期管径恢复正常(右侧平行的白色箭头)

验研究,对其行冠状动脉造影,左前降支血管内超声,冠状动脉压力及多普列检测静息和多巴酚丁胺负荷压力。在血管内超声检测中所有的患者都表现为左前降支心肌桥。值得注意的是,在多巴酚丁胺负荷试验中,所有的病人都出现左前降支的病理性心肌血流储备(≤0.75)。此外,肌桥内血管的多普列血流速度峰值大于多巴酚丁胺负荷的 2 倍。对于肌桥来说,冠状动脉内压力在收缩期上升(由于外力挤压)舒张期下降(由于冠状动脉内压力远低于主动脉内的压力)(图 2)。该结果证实了一种新型的心肌缺血(机制的存在),其不同于常见的梗阻性的冠状动脉疾病引起的缺血。心肌桥患者缺血是由于收缩期冠状动脉狭窄影响舒张期冠状动脉灌注压引起的。然而,收缩期狭窄与舒张期灌注压下降之间的确切关系仍不清楚。

在另一项研究中,单纯心肌桥的 18 名患者纳入实验,在多巴酚丁胺灌注前后进行血流储备分数分析。在基础水平,只有一种损伤具有显著的差异(FFR<0.80)。多巴酚丁胺灌注之后,舒张期 FFR 显著下降并且另外两种损伤具有显著差异。在之前没有症状的患者中不同的病理生理学变化可以引起多种心肌缺血的症状。首先,与老龄、高血压及冠脉硬化相关的左心室舒张功能障碍的进展可以加剧心肌桥引起的供-需失衡。其次,左心室肥厚可增加压力并且降低冠状动脉微血管储备。第三,冠状动脉痉挛,微血管障碍或内皮功能障碍相关的心血管危险因素结合心肌桥可以导致心肌缺血。第四,肌桥近端斑块的形成可以肌桥引起的冠状动脉堵塞。第五,肌桥内血管负性重构可以降低心肌血流。因此,心肌缺血并不单单与收缩期狭窄有关。心肌桥患者收缩期及舒张期血流障碍促进了心肌血液供-需失衡。病理学研究已经表明,心肌桥在肥厚型心肌病中是一种常见的组成成分。在一项多于 250 例心脏的心态学分析研究中发现,41% 的标本发现心肌桥,和对照组心脏相比具有显著差异。然而,其与肥厚型心肌病相关性猝死没有系统相关性。左前降支心肌桥在气球样变综合征患者中很常见。

这些研究结果表明心肌桥不是无辜的旁观者,并且其可以引起负荷情况下心肌缺血,例如在导管室进行多巴酚丁胺灌注的情况下或日常生活中剧烈运动时。

四、临床表现

心肌桥患者常出现胸痛样心绞痛。心肌梗死、运动诱导的室性心律失常及心源性猝死少见。

临床心血管病专家认为,在冠状动脉粥样硬化低危组的病人出现胸痛样心绞痛或影像学检查提示心肌缺血的情况下应警惕心肌桥。劳力性心绞痛心电图常常为正常的(图 2)。

心肌桥患者也可能出现心肌梗死,左心室功能障碍,心肌顿抑,阵发性房室阻滞,以及心脏骤停。然而,这些并发症是少见的。患者出现的不典型或心绞痛样胸痛可能在症状和肌桥长度或深度或收缩期狭窄之间没有相关性。

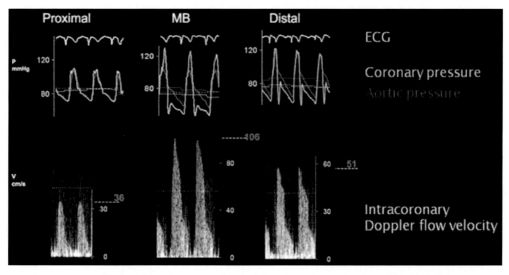

图 2　监测心肌桥病人在多巴酚丁胺负荷试验冠状动脉内压力和多普列超声血液流速

五、心电图检测

心肌桥和稳定型心绞痛病人心电图多正常,然而有些病人可以表现为 ST 段改变,尤其是左心室肥厚。运动负荷实验常出现一些心肌缺血,传导障碍,心律失常非特异性情况,这种情况不能区别心肌桥和其他缺血情况。目前,在我们的试验中,心肌桥甚至缺乏心电图表现的病人中,在运动负荷实验中心绞痛常出现。

肥厚型梗阻性心肌病合并心肌桥的儿童与无心肌桥相比其 QT 间期可能延长及动态心电图单形性室性心动过速发生率增加。

心肌低灌注在负荷心肌灌注荧光成像中既不必须也不特异。一项关于 42 例孤立性心肌桥并无冠心病的患者的进行回顾性分析,患者行静息-负荷 SPECT 显像,结果显示在心肌桥引起 50% 以上冠状动脉狭窄的病人中 43% 的病人灌注异常。这种灌注异常是轻微的,不特异的。

六、预后

心肌桥的临床意义仍存在争议。仅小部分患者出现严重的心绞痛并且冠状动脉狭窄发生在收缩期(冠状动脉血流舒张期较多)致使我们认为心肌桥是良性病变。另一方面,心肌桥和急性冠状动脉综合征、冠状动脉痉挛,以及心源性猝死无密切相关性,该结论源自一系列小规模选择性实验研究。

七、治疗

往往出现心绞痛症状时开始治疗。如果在血管造影时偶然发现心肌桥,但没有缺血体征时,可不予治疗。如果出现心绞痛的信号(运动试验或血流动力学改变),推荐服用 β 受体抑制药或钙通道阻滞药。若患者药物治疗效果欠佳,可考虑经皮冠状动脉介入治疗或外科治疗。

参 考 文 献

[1] Möhlenkamp S, Hort W, Ge J, et al. Update on myocardial bridging. Circulation,2002,106:2616-2622.

[2] Noble J, Bourassa MG, Petitclerc R, et al. Myocardial bridging and milking effect of the left anterior descending coronary artery: Normal variant or obstruction? Am J Cardiol,1976,37:993-999.

[3] Angelini P, Tivellato M, Donis J, et al. Myocardial bridges: A review. Prog Cardiovasc Dis,1983,26:75-88.

[4] Alegria JR, Herrmann J, Holmes DR, et al. Myocardial bridging. Eur Heart J,2005,26:1159-1167.

5. 心肌淀粉样变的超声心动图表现

广东省人民医院　任思琪　费洪文

心肌淀粉样变患者的典型超声心动图表现很早就被描述。M型超声可显示左心室壁增厚,左心室腔内径偏小或正常,左心房扩大,有时可见心包积液(图1)。在疾病晚期,左心室壁缩短分数减少,但即使在此阶段,左心室扩大仍不常见。

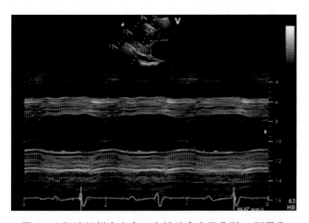

图 1　心肌淀粉样变患者二尖瓣腱索水平典型 M 型图像

左心室大小正常,增厚率降低,可见少量心包积液,心电图 PR 间期延长

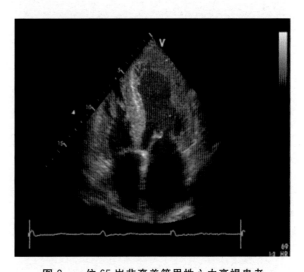

图 2　一位 65 岁非裔美籍男性心力衰竭患者

Val122Ile 甲状腺素转运蛋白突变,心肌活检阳性,心尖四腔心切面表现为室壁增厚,双房增大,左心室 EF 正常低限,但临床表现为严重的心力衰竭症状

随着二维超声技术的广泛使用及发展,可展现浸润型心肌病的更多超声特征,主要表现为双房扩大,左右心室壁增厚,心脏瓣膜及房间隔增厚(图 2 和图 3)。心肌淀粉样变患者的室壁增厚,主要因为淀粉样蛋白在心肌的沉积及浸润,在心电图上表现为心室低电压,可与高血压或主动脉瓣狭窄等疾引起的真性室壁肥厚区分。Carroll 等利用容积/质量比,发现淀粉样变患者心室电压与心肌横截面积成反比($r = -0.79$),可用于区分心肌淀粉样变及高血压或主动脉瓣狭窄等疾病引起的真性心肌肥厚。该发现表明,心肌淀粉样变的室壁增厚是淀粉样蛋白的沉积及浸润引起的,因此用"左心室壁肥厚"来描述此病超声表现不甚准确。

多普勒超声技术,包括脉冲多普勒、连续多普勒及彩色多普勒的发展,不仅增加了心肌淀粉样变超声诊断的准确性,而且为此病引起的心力衰竭的病理生理改变提供了更多有用信息。由于淀粉样蛋白的沉积,心脏瓣膜也通常受累增厚,彩色多普勒却显示瓣

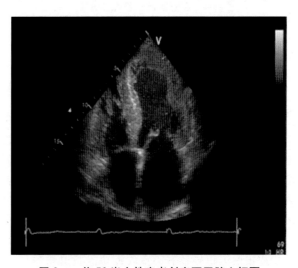

图 3　一位 56 岁女性患者剑突下四腔心切面

心肌活检阳性,左右心室壁增厚,双房增大,中量心包液。心包腔压力增高导致心脏压塞,但超声心动图心脏压塞表现不明显

膜反流多为轻度,并非充血性心力衰竭的主要原因。相反,随着室壁增厚,多普勒技术显示舒张功能明显受损,才是充血性心力衰竭的主要原因(图4)。

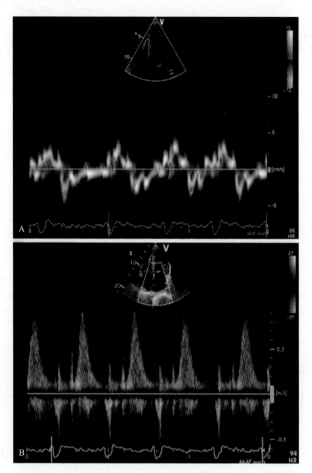

图4 左心室及肺静脉多普勒

A.左心室侧壁组织多普勒明显减低,E/e'为20.8,显示左心室充盈压升高。B.肺静脉多普勒频谱显示充盈受限型

一、二维及多普勒超声表现对预后的提示意义

早在20世纪90年代,二维及多普勒超声评价左心室舒张功能及射血分数的研究已见发表。射血分数减低及充盈限制型的二尖瓣口频谱(特别是"不可逆"的)均提示预后不良。尽管心肌淀粉样变甚少出现左心室腔扩张,但在疾病晚期可出现右心室扩张(这可能与肺动脉高压导致的右心后负荷增加,以及淀粉样蛋白沉积导致右心室收缩功能减退相关),也提示预后不良。

淀粉样轻链蛋白(AL)型及转甲状腺蛋白(transthyretin,TTR)型淀粉样变是累及心脏最常见的两种形式。尽管两者超声心动图表现相似,但预后却截然不同,TTR型预后远比AL型好。Dubrey等科学家双盲对照了一组36例淀粉样变患者的二维超声心动图表现,其中12例为ATTRm型,24例为AL型。

结果发现两组间左心室结构未见明显差异,但AL组生存率远低于TTR组。然而,该研究并未使用组织多普勒技术,该技术能更精确评价心室功能。

组织多普勒及应变技术均可对淀粉样变的诊断及预后做出更精确的评价。运用组织多普勒技术测量AL型患者的心肌应变,基底段室壁的平均应变是患者生存率的强烈预测因子,12%是其截点,即基底段平均应变≤12%的患者预后显著差于应变>12%的患者。然而,组织多普勒技术测量心肌应变耗时,可重复性不高,已逐渐被斑点追踪技术所取代。Quarta等应用斑点追踪技术分析了172例心肌淀粉样变患者的超声心动图资料,其中80例为AL型,56例为野生型TTR(ATTRwt),36例为突变型TTR(ATTRm)。结果显示,ATTRwt组患者左心室壁平均厚度较AL组及ATTRm组患者更厚[三组厚度分别为(17±2)mm,(15±2)mm及(16±2)mm],尽管三组间室壁厚度存在显著差异($p<0.001$),却不能仅依靠室壁厚度对淀粉样变患者进行分类。三组中,ATTRwt组平均射血分数最低,室壁厚度的增加与心肌纵向应变的减低有关联。AL组患者尽管室壁并非最厚,纵向应变减低却最明显,预后也最差。这表明,独立于心肌淀粉样蛋白的浸润程度,AL型患者左心室功能损害可能涉及其他机制。

心肌淀粉样变患者的组织多普勒超声表现提示左心室壁纵向的收缩损害早在射血分数减低之前,并预示着充血性心力衰竭的发生。纵向应变推荐用斑点追踪技术测量,在心肌淀粉样变中变现特异,可表现为基底段纵向应变明显减低,心尖段应变相对正常,"牛眼图"可直观显示这种特征性表现(图5)。这对于不能解释的左心室壁增厚的患者中心肌淀粉样变的诊断有帮助。但斑点追踪技术需要特定的线下软件支持,在超声诊断仪中并未常规配置。

二、心房功能

在很多疾病的心功能评价中,心房功能常常被忽略。二尖瓣血流频谱常显示左心室舒张功能减低Ⅰ级患者左心室松弛功能降低,左心室充盈压升高。然而,此指标对心房收缩功能的评价并不敏感,且受多种因素影响,包括左心房压、左心室充盈压及左心室壁顺应性等。在心肌淀粉样变中,由于淀粉样蛋白的沉积,心房功能常常严重受损,并具有重要的临床意义。Dubrey等利用二维超声技术发现即使窦性心律的心肌淀粉样变患者也可出现左心房血栓。美国梅奥医学中心随后发表的流行病学调查报告亦显示,心肌淀粉样变患者经食管超声心动图及尸检中左房血

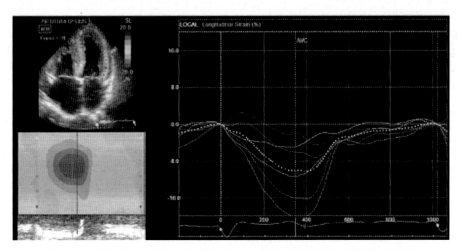

图 5　心尖四腔心切面左心室纵向应变基底段明显减低，心尖段基本正常

这种特征性改变在其他心肌真性肥厚中很少出现

栓的检出率均非常高。

三、心肌淀粉样变非典型表现

90%以上心肌淀粉样变患者中出现向心性左心室壁增厚，少数病例可表现为室壁厚度正常、左心室腔不扩张或轻微扩张的射血分数下降。这部分患者通常表现为心绞痛，但并无合并冠状动脉结构异常，发生机制可能与冠状动脉微循环中淀粉样蛋白沉积引起的慢性心肌缺血相关。另外一种不典型临床表现，仅在小于 5%的患者中出现，与肥厚型心肌病表现相似，表现为非对称性室间隔肥厚甚至左心室流出道梗阻。此部分患者中，少数甚至未诊断为淀粉样变，而行外科室间隔切除术。肥厚型心肌病及心肌淀粉样变的超声心动图表现有时极难区分，但在心脏 MRI 中，若肥厚型心肌病患者出现非典型的增强延迟，则需高度警惕有无心肌淀粉样变。

硼替佐米（万珂）现被广泛应用于 AL 型淀粉样变骨髓瘤患者的治疗中，然而尽管数量不多，由硼替佐米诱发的心脏收缩功能不全仍时有报道。因此，在 AL 型淀粉样变的化疗过程中，一些治疗后新发的左心室射血分数严重减退应多考虑化疗药物诱发的心肌毒性。在这些患者中，随着硼替佐米的停用，收缩功能将逐步恢复。

心内膜心肌活检仍是诊断心肌淀粉样变的"金标准"，其并发症包括心肌穿孔导致的心脏压塞，以及三尖瓣瓣叶或腱索损伤导致的三尖瓣反流。在后者，因右心室收缩功能本来就因淀粉样变而受损，中度以上的三尖瓣反流往往可导致严重的右心血流动力学改变，容量负荷增加使右心房、右心室代偿性扩大。因此，若在心肌活检后出现亚急性的心功能恶化，特别是右心功能减退，应首先寻找医源性三尖瓣反流的证据。

四、总结

进展期心肌淀粉样变的超声心动图表现特异性相当高，其他成人获得性心脏病中很少与其相类似。许多患者具有典型的超声心动图表现，超声诊断准确性较高。然而，在疾病的早期阶段，即使患者有充血性心力衰竭的临床表现，超声表现仍与左心室壁真性肥厚难以鉴别，除非临床医师有考虑到心肌淀粉样变的可能，进一步完善其他影像学检查（如核医学及心脏 MR），利用无创检查提高心肌淀粉样变诊断的准确率。尽管如此，超声心动图仍是早期诊断的"一线工具"。早期诊断非常重要，一旦怀疑，应积极体现在超声心动图报告的鉴别诊断中，使临床医师能尽快确诊，尽早开始治疗。

参 考 文 献

[1] Cappelli F，Porciani MC，Bergesio F，et al. Right ventricular function in AL amyloidosis: characteristics and prognostic implication. Eur Heart J Cardio-

vasc Imaging,2012,13:416-422.

[2] Koyama J，Falk RH. Prognostic significance of strain Doppler imaging in light-chain amyloidosis. JACC

Cardiovasc Imaging,2010,3:333-342.

[3] Quarta CC, Solomon SD, Uraizee I, et al.Left ventricular structure and function in transthyretin-related versus light-chain cardiac amyloidosis. Circulation, 2014,129:1840-1849.

[4] Phelan D, Collier P, Thavendiranathan P, et al.Relative apical sparing of longitudinal strain using two-dimensional speckle-tracking echocardiography is both sensitive and specific for the diagnosis of cardiac amyloidosis. Heart,2012,98:1442-1448.

6. AHA 和世界心脏联盟声明：多普勒超声心动图时代修订急性风湿热琼斯诊断标准

广东省人民医院　广东省心血管病研究所　何亚乐

尽管在欧洲和北美发病率下降,急性风湿热(ARF)仍然是占世界人口大多数的不发达国家的严重医疗问题。美国心脏协会青少年与风湿热、感染性心内膜炎心血管疾病理事会与川崎病委员会组织的写作组全面回顾和评估了在全球极易获用非甾体抗炎药的当下,急性风湿热临床表现变化及人口差异的影响。心脏炎是主要指标,多普勒超声心动图被广泛用于评估心脏炎;许多病人在确诊前已经用过非甾体抗炎药,所以在特定的高危人群,单关节关节炎也主要指标。

1944 年急性风湿热琼斯诊断标准问世,1992、2003 年 AHA 两次修订。随着医学技术的发展,许多发表的研究支持多普勒超声心动图判断急性风湿热累及心脏及确诊亚临床心脏炎的评价方法。美国心脏病学会/美国心脏协会重新审视琼斯标准,声明首次依据建议及证据级别分类技术大幅修订琼斯标准,建议在风湿热高危人群和地域中采用有差异的诊断标准。本次修订重点对 ARF 的诊断,不涉及诊断慢性风湿性心脏病(RHD)和监测和评估预后。

一、ARF 流行病学现状

随着社会经济的发展、卫生医疗保健和家庭居住环境的改善、抗生素的应用及 A 组链球菌感染的变化,在欧洲、北美和其他发达地区,20 世纪以来 ARF 的发病率和 RHD 患病率大幅下降。目前主要在低和中等收入国家、在特定的土著居民区发病,在富裕国家可见散发病例。在高流行地区发病没有季节性,但在一些低发病率地区,ARF 发生周期性的暴发。在同一个国家甚至在人群中的发病率的也有差异,过去 2 年里,虽然 ARF 发病率在中非毛利人/太平洋新西兰人口下降了 70%,但在新西兰总体的平均发生率上升了 55%,同期 ARF 世界最高发病率在澳大利亚土著人口,达到(153~380)/100 000,而在澳大利亚的其他人群,发病率接近于欧洲和北美的水平。

总之,ARF / RHD 全球分布明显不成比例。一定的地理区域、特定的种族和社会经济群体 ARF 发病率非常高,而在其他地区这种疾病已几乎消失。在不同发病率的地区和人群中应用统一的琼斯标准诊断 ARF,其敏感性值得考量,因为一个诊断试验的临床效用是由许多因素决定的,包括它的疾病流行背景和验前概率,单一的一套诊断标准可能不再适应所有人群和所有地理区域。为了避免在低发病率人群的过度诊断,避免高危人群中的漏诊,在低危与高危人群应用差异性诊断标准是合理的。

澳大利亚颁布的 ARF 流行病学指南如下。

(1)来自于低发病率地区的个体是 ARF 低危个体(ⅡA 级;C 级证据)。

(2)ARF 低风险的定义:在 5~14 岁学龄儿童中发病 <2 /100 000 /年;所有年龄人口的 RHD 患病率 <1 /1000 /年(ⅡA 级;C 级证据)。

(3)来自特定参照人群的儿童是 ARF 中至高度风险群体(Ⅰ类;C 级证据)。

二、ARF 临床表现

不管在低收入还是高收入国家,ARF 临床表现相似。ARF 首次发作时最常见的表现心脏炎(50%~70%)和关节炎(35%~66%),是琼斯诊断标准里的主要条件;其次是女性多见的舞蹈症(10%~30%),然后是皮下结节(0~10%)和环形红斑(<6%),后者不常见,但有高度特异性。最近的数据表明,在某些特殊高危人群中 AR 临床表现变化了。如澳大利亚土著人口,典型的琼斯标准的表现已经发生变异,包括出现无菌性关节炎、多关节痛,和低度发热。这些变量出现在澳大利亚 2012 版标准里,以增加这些特定高危人群患者诊断的内感染。最近的 AHA 声明下列任何 1 项可以作为前期感染的证据:

(1)抗"O"和(或)抗 DNA 酶 B 升高,滴度的持续上升证据性更强(Ⅰ类;B 级证据)。

(2)A 组溶血性链球菌咽拭子培养阳性(Ⅰ类;B级证据)。

(3)快速链球菌碳水化合物抗原检测阳性在儿童高度预示链球菌性咽炎发作(Ⅰ类;B级证据)。

三、ARF 的鉴别诊断 (differential diagnosis of ARF)

诊断依据主要表现:关节炎、舞蹈症,心脏炎,尤其是在低危人群用超声心动图诊断病理二尖瓣或主动脉瓣关闭不全(射流长度>2cm,速度>3m/s,和完整的多普勒包络),排除二尖瓣脱垂,Barlow综合征,先天性二尖瓣及主动脉瓣疾病,感染性心内膜炎,瓣环扩张导致的瓣膜反流。

(一)风湿热复发(rheumatic fever recurrences)

(1)既往有 ARF 或 RHD 病史,现有 A 组链球菌感染表现,2 个主要表现或 1 个主要及 2 个次要或者 3 个次要表现即可满足 ARF 诊断(Ⅱb 类;C 级证据)。

(2)临床表现轻微症状,在诊断 ARF 复发前先建议其他可能原因(Ⅰ级;C 级证据)。

总之,修订版琼斯标准强调了严格应用超声/多普勒结果评估心脏炎,在中至高危人群中关节炎或多关节痛可以作为主要标准,对于低危人群,关多关节痛仍然是一个次要的准则。指南写作组保留在中至高危人群发热 38℃,其他人群发热≥38.5℃这一传统,以纪念琼斯博士最初的目标,即避免过度诊断及其带来的后果,特别是在低危人群。

(二)心脏炎:广泛使用超声心动图的临床研究现状

ARF 心脏病是累及心内膜、心肌、心包的全心炎,心瓣膜炎是迄今为止 ARF 最一致的特征,在 1992 修订版的琼斯标准里,作为 ARF 主要表现,心脏炎的诊断依据是听诊发现二尖瓣或主动脉瓣返流杂音;孤立的心包炎或心肌炎很少,如果有,可考虑风湿性起源。

公认临床心脏炎是所有人群的主要表现,在听诊技能下降的当下,对于听诊未发现杂音的亚临床患者,运用心脏超声增加了诊断心脏炎的敏感性和可靠性。因此,亚临床心脏炎作为风湿热主要表现进入指南和共识。

亚临床心脏炎是指经典听诊检查未检出瓣膜病变或者不能明确,但超声多普勒心动图检查显示二尖瓣或主动脉瓣瓣膜炎。在过去的 20 年里,有 25 项包括不同地理位置和人口特征的 ARF 超声多普勒研究发现有二尖瓣或主动脉瓣关闭不全,听不到杂音,表明多普勒超声心动图诊断 ARF 心脏炎比临床听诊有效。只有 1 项研究提示临床明显心脏炎超声多普勒无阳性发现。荟萃分析提示亚临床心脏炎的患病率为 0~53%(1 个研究~综述 23 个研究);加权合并后

亚临床心脏炎患病率 16.8%(95%可信区间11.9%~21.6%),对其中完全用世界卫生组织标准的 10 篇研究报道荟萃分析,亚临床心脏炎患病率 18.1%。

世界心脏联盟声明超声心动图检查发现的瓣膜状况与 ARF 的关系见表 1 和表 2。

表 1 风湿性心脏炎 Doppler 表现

病理性二尖瓣反流(满足 4 个标准)
至少 2 个切面可见
至少在 1 个切面反流彩束≥2cm
峰值速度>3m/s
至少 1 个频谱包络是全收缩期
病理性主动脉瓣反流(满足 4 个标准)
至少 2 个切面可见
至少在 1 个切面反流彩束≥1cm
峰值速度>3m/s
至少 1 个频谱包络是全舒张期

表 2 风湿性心脏炎超声形态学表现

二尖瓣急性期改变
瓣环扩张
腱索延长
腱索断裂致瓣膜脱垂合并重度反流,
前叶瓣尖脱垂(偶尔见于后叶)
瓣尖结节样增厚
慢性期二尖瓣改变
瓣叶增厚
腱索增厚、融合
瓣叶活动受限
钙化
主动脉瓣炎急性或慢性期改变
瓣叶不规则或局灶性增厚
闭合不良
活动受限
瓣叶脱垂

小结:

(1)应对所有确诊或疑似 ARF 患者行多普勒超声心动图检查(Ⅰ类;B 级证据)。

(2)对已经有记录做过超声心脏检查的 ARF 心脏炎确诊或疑似患者实施超声多普勒检查也是合理的(ⅡA 级;C 级证据)。

(3)在中至高危人群被疑似 ARF 的患者,超声多普勒检查评估结果应该严格依据表 2 和表 3 执行(Ⅰ类;B 级证据)。

(4)心脏杂音患者经超声多普勒检查与心脏炎不

一致,应排除风湿性心脏炎(Ⅰ类;B级证据)。

(三)关节炎

在 1992 琼斯标准修订说明里,典型 ARF 的关节炎是游走性多关节炎,常累及膝盖、足踝、肘腕较大关节,其特征是水杨酸或非甾体抗炎药可以迅速改善症状;一般来说,ARF 的关节炎有自限性,持续约 4 周,关节不会畸形;很少累及手、足和脊柱的小关节。

1.反应性关节炎(reactive arthritis)　最初的 1944 版琼斯标准,关节痛是 ARF 的主要表现,但自 1956 年修改改后、单一关节炎被认为是满足琼斯准则的主要表现,关节疼痛已被归类为次要表现。患者 A 组 β 溶血性链球菌感染及关节疾病不满足经典琼斯对 ARF 的诊断标准时,被归类为链球菌感染后反应性关节炎或关节痛,目前这些患者的二级预防是有争议的。儿童患者反应性关节炎有一些后来发展 ARF 或风湿性心脏病,这表明最初的诊断可能是 ARF;相反在荷兰一项前瞻性研究表明链球菌感染后反应性关节炎与长期心脏后遗风险不相关。

2.无菌性关节炎(aseptic monoarthritis)　来自印度、澳大利亚和斐济的研究表明,在特定高危人群无菌性关节炎可能是一种重要的 ARF 的临床表现。在高风险的澳大利亚土著人口,确诊的 ARF 患者中 16%～18%出现无菌性关节。在这一人群中,有 1 个研究发现,以单关节炎作为满足琼斯标准的主要表现,55%的患者后续发展成 ARF 或者 RHD。目前,以单关节炎考虑诊断 ARF 应限于患者中高危人群(Ⅰ类;C级证据)。

3.多关节痛(polyarthralgia)　多关节痛是一种很常见的风湿性疾病,在 1956 以前,被认为是 ARF 诊断的主要标准,但作为琼斯博士不过度诊断 ARF 的初衷,在过去几十年几经修改,在低风险人群多关节痛被重新分类为次要表现。在中至高危人群中,排除其他自身免疫性疾病、病毒感染或反应性关节炎后,关节痛可作为 ARF 的主要表现(ⅡB级;C级证据)。

(四)舞蹈症(chorea)

ARF 的舞蹈症特点是无目的、不自主的躯干或四肢的不规则动作,伴随肌无力和情绪不稳。在一些患者中,舞蹈以单侧为主,需要仔细的神经系统检查以排除他神经系统疾病、亨廷顿舞蹈病、系统性红斑狼疮,Wilson 病及药物反应,舞蹈症要与抽搐、手足徐动症、多动症鉴别。

(五)皮肤表现(skin findings)

环形红斑(erythema marginatum)的特点是颜色粉红,中心苍白,圆形边界匐行性渐逝,通常出现在躯干和四肢。热可以诱导皮疹出现,加压后消失,皮肤黝黑的人不易发现皮疹。皮下结节(subcutaneous nodules)是出现在膝、肘、手腕关节伸肌表面,枕骨结节、棘突胸椎和腰椎也可见到的无痛性突起,质地坚硬,患者常伴发心脏炎。环形红斑和皮下结节是 ARF 的次要表现。

(六)其他临床次要表现(other clinical features: minor manifestations)

发热,温度通常超过 38℃;C 反应蛋白升高;红细胞沉降率快;心电图 PR 间期延长,有风湿热或 RHD 既往史。在大多数人群中,红细胞沉降率>60 mm/h ,C 反应蛋白>3mg/dl,是典型的 ARF。在 ARF 患者可以出现腹痛、夜间脉搏加快速、心动过速与发热不成比例、乏力、贫血、白细胞增多、鼻出血、心前区疼痛。但这些临床和实验室表现不具备诊断性。

7. 心脏磁共振在冠心病诊断及预后评估中的应用进展

广东省人民医院　钟小梅　刘　辉

冠状动脉粥样硬化性心脏病（coronary artery disease，CAD）属于危害人类健康甚至生命的主要疾病之一，近年来其发病率和死亡率明显增加，不断探索与改进CAD的检查方法，对于该种疾病的预防和治疗都会发挥积极的作用。在多种影像学检查方法中，心脏磁共振成像（cardiac magnetic resonance，CMR）具有多种优势，其无电离辐射，且多参数、多序列成像能力是任何其他成像方法都无法比拟的。CMR的多参数成像能力使其具备"一站式"全面评估心脏结构、功能、心肌灌注及组织特性能力。CMR在CAD的诊断及疾病的预后判断和危险分层中均发挥着重要作用。

一、CMR 基本成像技术

CMR基本成像技术包括反转恢复序列、心脏电影成像序列、心肌灌注与延迟增强序列等。反转恢复技术使血液呈低信号，又称黑血技术，有利于观察心脏及大血管的形态结构。心脏电影成像（cine MRI）主要使用稳态自由进动（steady-state free precession，SSFP）序列（即白血序列），其为心脏的快速成像序列，可以获得心脏同一扫描层面心动周期不同时相的数十幅图像，继而用电影方式连续显示。心脏电影成像用于测定心室容积、室壁厚度、心排血量、心射血分数及心指数等指标，也可半定量分析瓣膜返流程度，是评估心脏功能的"金标准"。药物负荷试验心肌灌注成像通过注射药物使心肌氧耗增加或心肌盗血，潜在缺血心肌即可表现出缺血征象，通过结合延迟增强扫描，可鉴别坏死心肌与可逆性心肌损伤，常用于识别冠状动脉狭窄而暂无临床症状的疑似冠心病患者。延迟增强（late gadolinium enhancement，LGE）是指经静脉注入对比剂（Gd-DTPA）10～30min后进行延迟扫描，慢性心肌损伤心肌组织纤维化及急性心肌损伤（如急性心肌梗死、急性心肌炎）的病灶均可出现强化。T1 mapping是近年来用于检测心肌弥漫性纤维化的新技术，其对弥漫性心肌纤维化的发现尤其独到的优势，是无创性检查方法中极具应用前景的一种技术。

二、心肌梗死的诊断

CMR在急/慢性心肌梗死的诊断及鉴别诊断上均起着重要作用。在急性心肌梗死，心肌缺血区因心肌水肿，室壁增厚，因此T2WI上显示信号强度高于正常心肌。电影成像可观察到缺血区室壁运动异常，心功能测定可直接或间接地显示缺血心肌所导致的整体心功能改变。心肌灌注扫描表现为病变区域出现灌注缺损，延迟增强检查可观察到缺血区呈心内膜下或透壁性强化。通过延迟增强检查可直接检测缺血心肌并定量测定心肌梗死质量、梗死百分比及透壁程度等。

而慢性心肌梗死则表现为梗死区室壁变薄，电影成像可观察到病变区域室壁运动异常，心功能测定可评估心脏功能受损情况，有助于判断疾病预后。静息及药物负荷试验心肌灌注扫描，梗死区心肌均表现为灌注缺损。通过药物负荷试验可鉴别坏死心肌与可逆性心肌损伤，有助于疾病危险分层的判断。延迟增强可直接检测出梗死心肌的位置和范围，清晰显示其透壁程度，从而全面评价心肌活性。一项多中心随机双盲研究表明，CMR延迟增强检测急性心肌梗死的敏感度高达99%，检测慢性心肌梗死的敏感度高达94%；与SPECT对比，CMR检测内膜下心肌梗死有更高的敏感度（92% vs 28%）。

此外，CMR还可评价心肌梗死后并发症，如血栓形成、室壁破裂、真性或假性室壁瘤、瓣膜反流情况等。

三、冠状动脉 MR 成像

虽然现阶段冠状动脉MR成像在检查成功率、成像质量、采集时间方面还不如多层螺旋CT血管造影（CTA），在诊断准确性上亦无法与冠状动脉血管造影及CTA比拟，但由于其无电离辐射、无需对比剂即可成像等优点，尤其适用于妊娠期妇女、儿童、肾功能不全者及对碘对比剂过敏患者的检查。目前国内外关于冠状动脉MR成像的研究还处于瓶颈阶段，在设备及成像技术不断提高的基础上，冠状动脉MR成像在检查成功率、图像质量方面必将会不断得到提高。

70%的急性冠状动脉综合征病人发病前冠状动脉

病变并不严重,其发生原因主要是由于冠状动脉粥样硬化易损斑块破裂或裂隙形成,导致血栓形成和血管收缩。同时,易损斑块发生急性心血管不良事件源于斑块的成分而不是管腔狭窄的程度。故在某种程度上,判断斑块的性质、成分较管腔狭窄严重程度更为重要。因 MR 成像具有软组织对比分辨率及空间分辨力高、无辐射、无创伤性及多参数成像的优势,在显示冠状动脉管壁及冠状动脉粥样硬化斑块成分能力上具有很大的潜力。T_1WI 平扫结合增强扫描有助于易损斑块的检出。有研究表明,冠状动脉粥样硬化易损斑块在 T_1WI 上呈高信号,增强扫描早期强化,延迟增强其强化范围增大。此外,有部分研究也从斑块的新陈代谢及功能活动等方面入手,通过分子影像学手段判断动脉粥样硬化斑块的性质。部分研究结果表明,注射足够剂量的超顺磁性氧化铁(USPIO)对比剂后,这些 USPIO 粒子可被动脉粥样斑块中的巨噬细胞大量吞噬,导致信号减低而易于识别。此外,通过注射纤维蛋白靶向 MR 对比剂,可使对比剂与斑块中的纤维蛋白进行靶向结合。当冠状动脉粥样硬化斑块局部形成血栓时,该对比剂可与血栓中的靶向纤维蛋白结合,使血栓显示为高信号,可特异性显示富含纤维蛋白的血栓成分,能够提示易损斑块已经形成。

四、判断预后和危险分层

大量临床研究表明,CMR 的心功能测量与组织特性判断能够有效判断 CAD 患者的预后并进行危险分层。一项 Meta 分析研究结果显示,近期发生过心肌梗死的患者,LVEF 的减低是患者将来再次发生心血管不良事件的唯一预测指标;而在疑似或确诊的 CAD 患者中,室壁运动异常、灌注缺损、LVEF 减低及心肌梗死的出现均为患者将来发生心血管不良事件的预测指标。

在多种成像技术中,延迟增强扫描可以间接反映病变的组织学特性,在疾病预后及危险分层的判断上起着至关重要的作用。在急性心肌梗死中,病变区会出现延迟强化(LGE),而 LGE 的透壁程度与患者再

血管化治疗的疗效成反比,故 LGE 可预测患者的治疗反应并能够合理筛选接受再血管化治疗的患者。

在缺血性心肌病中,心肌活性判断是影像学评估是重要内容之一。传统 CMR 采用 LGE 与 T2WI 图像相互补充,大致可判断可逆及不可逆心肌梗死区。但 LGE 显示范围可能不代表全部是瘢痕组织,在随后复查中,LGE 范围可明显减少;T2WI 一些固有缺陷,如低信噪比、运动伪影、血液抑制不完全等也限制了它显示水肿的效果。新近发展的 T1 mapping 技术的人群研究结果显示,LGE 显示急性心肌梗死区平扫 T1 值及 ECV 明显高于远离梗死区;而对于心肌梗死 1 周内心肌水肿的检测,平扫 T1 mapping 优于 T2WI/STIR,T1 mapping 显示水肿范围更大,可更准确地评估可再灌注区域,将来并有望根据 T1 值对心肌梗死急性程度进行分期。因此,在急性心肌梗死评估中,T1 mapping 技术是 LGE 和 T2WI 的重要补充,可定量化评估心肌损伤及预测可逆心肌。

“无复流”现象是急性心肌梗死延迟强化的一种特殊表现形式,常发生在急性心肌梗死的急性期或亚急性期,表现为在透壁性延迟强化高信号的基础上出现心内膜下无信号或低信号带。其原因主要是微循环障碍,心肌坏死或严重水肿压迫壁间血管,引起组织低灌注。急性心肌梗死患者出现无复流现象提示严重心肌损伤和预后不良。

而在慢性心肌梗死中,纤维瘢痕亦可出现 LGE,且 LGE 的范围和程度与组织学具有很好的相关性。纤维瘢痕面积越大,患者预后越差,患者发生室性心律失常的概率也越大。延迟强化还可发现慢性心肌梗死中的隐匿性梗死,一般为微小梗死,而存在这种隐匿性心肌梗死的患者其预后更差,其发生重大心血管事件的概率比无隐匿性心肌梗死患者高出 6～11 倍。

总之,“一站式”CMR 检查可以全面评估心脏结构、功能、心肌灌注及组织特性,且 CMR 显示冠状动脉及易损斑块的亦已取得不少进展,随着 CMR 设备及技术的不断发展,CMR 在 CAD 的诊断及疾病预后判断和危险分层中必将发挥着越来越重要的作用。

参 考 文 献

[1] Rajiah P, Desai MY, Kwon D, et al. MR imaging of myocardial infarction. Radiographics, 2013, 33(5): 1383.

[2] El Aidi H, Adams A, Moons KG, et al. Cardiac magnetic resonance imaging findings and the risk of cardiovascular events in patients with recent myocardial infarction or suspected or known coronary artery disease: a systematic review of prognostic studies. Am Coll Cardiol, 2014, 63(11): 1031.

[3] Makowski MR, Botnar RM. MR imaging of the arterial vessel wall: molecular imaging from bench to bedside. Radiology, 2013, 269(1): 34.

8.负荷超声评估射血分数保留型心力衰竭患者左心室舒张功能:病理生理机制与诊断指标

南方医科大学南方医院　李海瑞　王世飞　宾建平

流行病学研究资料显示,射血分数保留型心力衰竭(HFpEF)占慢性充血性心力衰竭患者总数的50%左右,正确地诊断该类患者对于指导临床治疗、改善症状和判断预后具有十分重要的意义。除临床症状外,左心室舒张功能障碍是诊断HFpEF患者的重要依据之一。目前,心导管检查仍是评价左心室舒张功能的金标准,但因有创性限制了其临床的广泛应用;超声心动图技术作为一种无创性诊断手段,为评价左心室舒张功能提供了新途径。因HFpEF患者超声学指标可能仅在运动时出现异常,若只根据静息状态下的超声学指标做出诊断可导致部分患者被漏诊,所以要判断患者舒张功能是否受损,可能需要通过负荷超声心动图技术。

负荷超声心动图技术主要用于检测心肌缺血和存活心肌,近年来,该技术在左心室舒张功能障碍的检测方面取得迅猛的进展,其临床应用价值受到了研究人员和临床工作者的关注和重视。本文从三方面介绍负荷超声心动图技术在评估左心室舒张功能的研究进展:①负荷时正常人左心室舒张功能的生理反应;②负荷时HFpEF患者左心室舒张功能障碍的主要病理机制;③负荷状态下用于评估左心室舒张功能的主要超声学指标。

一、负荷时正常人左心室舒张功能的生理反应

超声心动图负荷试验(stress echocardiography, SE)是指通过不同的负荷方法来激发心血管系统的反应,然后应用超声心动图观察受试者负荷前后心脏室壁运动及血流动力学的变化情况,从而评价心肌血流灌注及心脏舒缩功能的一种技术。临床上用于评估左心室舒张功能的负荷方法以运动及药物为主,亦有研究者通过改变左心室前、后负荷的方法来观察左心室舒张功能的改变。

(一)运动负荷

临床上超声心动图负荷试验主要包括活动平板运动试验和蹬车运动试验。运动时,心排血量明显增高(最大可达50%)是通过加快心率和提高每搏输出量而实现的。运动导致交感神经兴奋和儿茶酚胺大量释放,可引起心率加快和肌浆网钙离子再吸收增加。后者可以导致舒张充盈时间缩短,因此要维持或增加每博输出量,需要左心室主动松弛功能增强,把更多的血液在短时间内抽吸到左心室(舒张充盈率增加)。

心脏收缩时逐渐扭转,通过压缩细胞内分子弹簧肌联蛋白及细胞间质而为舒张期储备能量。当主动脉关闭时,心脏的迅速解旋和弹性回缩使扭转时储备的能量在等容舒张期大量释放(达到一半以上),从而在左心室心尖部 - 心底部间产生 $1\sim2mmHg$ 的室内压力阶差(IVPG),该压力阶差可促进血液迅速通过二尖瓣口。运动时,心脏的解旋和弹性回缩作用增强,在不增加左心房压力的前提下,左心室室内压力阶差较静息状态下可增加3倍左右,从而使二尖瓣跨瓣血流加速,因此左心室吮吸作用增强、舒张期充盈率加快。

等长负荷试验是指采用等长运动作为负荷方式的一种运动试验,属于静态运动负荷试验,其中以握力负荷试验常见,也可被用于超声心动图负荷试验。与活动平板/踏车负荷试验等采用等张运动作为负荷方式的动态运动负荷试验不同,其负荷量小、全身氧耗量低,故其对心率及心排血量的影响相对较小,且负荷时并未对每博输出量产生明显影响。一项纳入53例平均年龄为 (45 ± 17) 岁的健康志愿者的研究显示,持续 6.6min 的 30% 最大握力负荷使心率增加 20%、血压增加 17% 和心排血量增加 27%,但 MRI 测量的左心室舒张末容量和每博输出量并未发生明显改变。

(二)药物负荷

药物负荷超声中,常用的药物主要包括增加氧耗类药物(如多巴酚丁胺、多巴胺)和血管扩张类药物(腺苷、潘生丁),其中,拟交感神经药物多巴酚丁胺是临床进行药物负荷试验时最常用的药物,其主要兴奋心肌细胞的交感神经能受体 β_1 受体。Ohara 等的研究发现,在舒张功能正常的观察者进行药物负荷试验,多巴酚丁胺能增加左心室舒张早期室内压力阶差

（从静息时 2.8mmHg 上升至峰值剂量时 5.0mmHg）。另一项研究纳入 16 例合并多种心脏疾病危险因素，但左心室射血分数及冠状动脉造影检查结果均正常的观察者，在多巴酚丁胺负荷时，经有创心内导管测得的左室平均舒张压从（12±3）mmHg 降至（9±2）mmHg，经组织多普勒技术测得的室间隔部二尖瓣环速度 e′ 从（9.0±1.8）mmHg 升至（14.5±5.0）mmHg。

上述研究结果提示 β 肾上素能神经刺激能改善左心室舒张期的可扩张性，其原因可能与肌浆里的肌联蛋白有关。肌联蛋白作为一种弹力骨架连接肌球蛋白微丝和 Z 带，起着细胞内分子弹簧的作用，β 肾上素能神经刺激可通过激活蛋白激酶 G 而增加肌联蛋白磷酸化，从而使得肌联蛋白更有弹性。

（三）前、后负荷改变

左心室舒张功能受急性前负荷改变的影响。Hermeling 等的研究显示，在左心室整体收缩功能保留的患者行心肺旁路术前用超声测量心功能，通过缩窄主动脉引起收缩早期负荷增加可延迟左心室压力下降的开始时间，但并不改变压力下降速率及舒张早期充盈速率，也不增加左心室充盈压；但在射血分数降低的患者，尤其是在给予额外容量负荷时，增加后负荷可延迟舒张早期吮吸作用的开始时间和升高左心室充盈压。另一项实验研究结果则提示，在收缩晚期增加左心室后负荷虽可使左心室压力下降的开始时间提前，但下降速率减低，从而延缓及减少舒张早期充盈。

与急性后负荷改变相同，左心室功能也受急性前负荷改变的影响。舒张早期充盈由左心室延长负荷（等同于前负荷）、左心室松弛（压力衰减）及复原力共同决定，左心室松弛受损通常伴随着前负荷依赖的二尖瓣血流速度（E）的下降。反映左心室舒张功能的二尖瓣血流速度（E）和二尖瓣环速度（e′）受左心室解旋的影响，其对前负荷增加（如直腿抬高）及前负荷减少（如 Valsalva 动作、硝酸甘油或引用下身负压）十分敏感，一项纳入 18 例 LVEF＞45％ 的观察对象的研究显示，硝酸甘油使左心室解旋开始时间提前 22ms，而快速输注 750ml 生理盐水则使左心室解旋峰值出现时间延迟（从二尖瓣开放前 37ms 变为开放后 9ms）。

二、负荷诱导的舒张功能不全的主要病理机制

与正常人不同，HFpEF 患者负荷试验时左心室解旋及弹力回缩出现障碍，因此左心室室内压力阶差增加受限、舒张期可扩张性减弱。引起运动时舒张功能不全的可能机制见表 1，其中主要的机制包括以下几个方面。

表 1　运动时舒张功能不全的可能机制及超声影像学诊断指标

可能机制	无创影像学诊断指标
中心动脉僵硬度增加	主动脉脉波速度增高 增强指数和中心收缩压增高 主动脉或颈动脉可扩张性降低
收缩中/晚期左心室后负荷增加	左心室射血时间延迟 舒张早期松弛延迟和降低
心室-动脉偶联受损	E_A/E_{LV} 不匹配（收缩弹性比） 收缩中期回波增加
解旋延迟和降低	解旋开始时间、速率和幅度
舒张早期吮吸作用受损	左心室舒张早期血流传播速度（Vp）减低 左心室扩张波振幅减少
松弛缓慢	等容松弛时间延长 二尖瓣流入减速时间延长
心室作用增加	左心室限制型充盈模式 三尖瓣和二尖瓣流入呼吸变异
舒张充盈时间缩短	二尖瓣充盈时限 二尖瓣流入流速积分减少

续表

可能机制	无创影像学诊断指标
负荷时左心室顺应性降低(局部心肌顺应性增加)	左心房收缩时向肺静脉逆向流动延长
变传导性不全	运动时缩短房室延迟衰竭
变时性不全	极量运动时预测最大心率所占百分比(心率储备)
出现传导缺陷/心肌灌注减少	心外膜冠状动脉舒张期血流量减少 心内膜下灌注减少
舒张不同步	出现局部收缩后缩短 舒张早期峰速或应变率出现时间
左心室平均充盈压增加	二尖瓣舒张早期峰速度(E)与血流传播速度(Vp)的比值(E/Vp) 或舒张早期二尖瓣血流峰速度(E)与舒张早期二尖瓣环速度 (e′)的比值(E/e′)变化
继发性肺动脉高压	三尖瓣反流速度

(一)心室 - 动脉偶联

左心室射血时可产生一个从心室向外周动脉系统传播的压力波,其传播速度称为脉搏波传导速度(PWV),该压力波从外周动脉系统向心室折返,产生一个反向传播的回波。在年轻人中,脉搏波传导速度较低,回波通常在主动脉瓣关闭后传至升主动脉,该回波可使中心舒张压升高,但并不影响中心收缩压及左心室后负荷。当动脉僵硬度增加时,脉搏波传导速度明显增高,回波在左室射血时即到达升主动脉,心室-动脉失偶联,从而导致中心收缩压及左心室后负荷增高、中心舒张压降低。

运动时交感神经兴奋导致动脉僵硬度增加,在HFpEF患者中,中度运动即可引起动脉僵硬度和后负荷的升高,但静息时未能被检测出来,因此认为可能是运动时心室 - 动脉的偶联障碍使得舒张功能受损、促进 HFpEF 的发展和急性肺水肿。Vinereanu 等的研究证实左室舒张早期伸长率与传导动脉的僵硬度成反相关。

(二)舒张早期充盈

因为左心室弹性回缩、解旋峰值出现时间的延迟及减低,所以运动时 HFpEF 患者左心室不能正常增加吮吸作用,从而导致舒张功能受损。舒张早期二尖瓣血流传播速度(Vp)可用于估测反映左心室吮吸功能的室内压力阶差,Tan 等的研究结果显示,与健康对照者相比,HFpEF 患者进行半仰卧位运动试验 Vp 增幅较少(平均增幅分别为 56% 和 27%);另一项研究发现,在多巴酚丁胺负荷试验中,舒张功能受损患者吮吸作用增幅减少,并且与疾病严重程度

成正比。二尖瓣环速度(e′)反映左心室舒张期纵向功能储备,可用于估测舒张早期充盈率,研究发现,多巴酚丁胺负荷可降低 HFpEF 患者二尖瓣环速度(e′)。

(三)心肌缺血和舒张顿抑

冠状动脉血液大部分在舒张早期心肌松弛时被吸入冠状动脉。高血压时因为心脏弹性回缩及舒张早期松弛能力下降,即使冠状动脉扩张,仍会出现血流缓慢和组织灌注欠佳的现象,运动时更为明显。在收缩期,心内膜下小动脉及毛细血管受到挤压程度比心外膜下动脉更大,且它们需要更多的时间才能达到完全舒张状态。舒张期心肌内血管充盈快慢是由心室松弛率和跨心肌压力阶差所决定。在静息时血管所受挤压力有限,但在前负荷增加的情况下如运动时其作用可增强。高血压患者,其冠脉微循环不仅受到血管外纤维化和心肌肥厚的挤压,还受到来自内皮功能障碍和冠状动脉张力增高的影响。HFpEF 患者冠状动脉微循环由于炎症反应而受损。

冠心病患者运动后舒张功能不全可持续 30min、1h、2d 甚至更长时间;若反复出现缺血可产生累积效应,此现象被称为舒张顿抑或缺血记忆。舒张功能受损的幅度由运动诱导的缺血严重程度决定。在缺血的心肌,舒张早期松弛和充盈出现时间可能延迟、幅度下降,局部心肌僵硬度亦可能增加。

(四)左心室顺应性和充盈压力

心肌僵硬和间质纤维化降低左心室顺应性,使得舒张末期压力容量曲线上移。因此,在同一舒张末容量,压力是增加的。心肌僵硬度增高在静息时并不影

响血流动力学,但运动时能限制左心室舒张能力,从而减少每搏输出量并能增加左心房压。HFpEF 患者与年龄相似的正常人相比,他们的舒张期压力容量曲线斜率更陡、充盈压更高。

在 20 例新诊断为 HFpEF 的患者,运动使得左心室舒张僵硬度增加 50%。僵硬度引起充盈压升高虽然是维持泵血所必需的,但另一方面它会导致舒张功能障碍引起呼吸困难。运动时左心室舒张早期充盈减少和心房收缩期对充盈依赖增加之间的相互作用见图 1。运动时舒张压增高,左心室僵硬并不会明显增加容量,但会导致左心房、肺动脉、右心室及右心房压力升高。左心房、右心房及右心室容量增加启动心室间的相互作用。在平时极少运动的观察对象中,突然或缓慢地开始运动均可动员静脉系统储备的血液。右心房及右心室压力增高引起心室间通过室间隔相互作用,并且通过牵拉心包导致心包腔压力上升、心包僵硬从而引起心脏舒张受限。

运动时舒张末容量和每搏输出量无法增加是限制 HFPEF 患者运动耐量的重要因素。

(五)不同步性

HFpEF 患者常表现为收缩(61%)和舒张(36%)不同步,两者均为高血压心脏病发展为临床 HFpEF 的独立预测因子。在负荷时不同步性增加,收缩-舒张不协调可影响舒张早期充盈。

(六)肺动脉高压

静息肺动脉压随年龄增长而增高,心肺疾病患者在 50～60 岁间增加约 20%,但若没有心肺疾病仅增加 8%。运动时肺动脉压增加与心排血量呈线性关系,肺动脉平均压力与流量关系的正常斜率范围为 0.5～3 mmHg/(min·L)。在 70 位进行半仰卧位自行车运动试验的志愿者中,超声估测的肺动脉收缩期峰压由 27 mmHg 升至 51 mmHg,在 25W 的低运动负荷时不超过 60 mmHg,但在极量负荷时,60 岁以上的志愿者其中 36% 的人肺动脉收缩压可超过 60 mmHg。当心排血量不超过 10 L/min 时,运动状态下正常肺动脉平均压的上限为 34 mmHg。当心输出量小于 30 L/min,其上限为 52 mmHg。

只有当肺动脉压不协调增长时,它才能提示疑似心力衰竭患者的左心室充盈压或肺动脉阻力的增加。因为肺动脉血流动力学指标运动后迅速改变,所以必须在运动时进行测量。运动诱导的肺动脉高压在射血分数正常的观察者中十分常见,它与年龄、性别、收缩压及左心室充盈压密切相关。在低运动负荷时肺动脉收缩压≥60 mmHg 被视为异常。

三、负荷状态下用于评估左心室舒张功能的主要超声学指标

虽然超声心动图负荷试验用于评估左心室舒张功能的原理比较清楚,但左心室舒张功能储备受损涉及多种可能机制,从而导致超声心动图负荷试验检测左心室舒张功能的指标存在多个(表 1)。

心脏超声学指标能准确评估患者在静息状态下或伴随 EF 值降低的血流动力学改变,但用负荷试验检查疑似 HFpEF 患者仍没有"金标准",并且目前的研究对此也未达成一致的见解。与舒张早期松弛或者晚期顺应性改变相关的超声诊断指标见图 1。

除了独立的参考标准如脑利尿肽(BNP)和最大氧耗峰值(VO_2)之外,应制定一种简单且可信的方案来鉴别 HFpEF 患者和年龄相仿的健康人群。如图 1 所示,舒张吮吸功能储备或顺应相关充盈压的改变适宜用不同的方案测得,检查时需结合临床症状综合考虑。其次用超声评估舒张功能时还需考虑以下几个问题:其一,超声可能观察到运动引起心脏的正常改变,包括峰值松弛率的增长、等容舒张期的缩短、二尖瓣血流速度(E)增加及二尖瓣环速度(e')的增加,但运动中再检测这些超声学指标,它们的可重复性却未令人满意。其二,一些变量如 E/A 比值、等容舒张期时间及二尖瓣内流的减速时间均和疾病呈现双相关系,单独测量某个值并没有实际意义。另外,如表 1 所示,一些次要的指标有时却能提供一些重要的信息,例如,收缩期心房的变形(或称辅助泵功能)能提供左心室的顺应性或心房后负荷的信息;二尖瓣 A 波波长虽然常在左心室充盈压高的患者中缩短,但它揭示了运动过程中对二尖瓣功能的依赖性;变时性心功能不全是导致 HFpEF 患者出现运动不耐受的一个被忽略的原因。

四、总结

舒张功能异常是 HFpEF 患者出现临床症状的重要原因,寻找一种可靠、无创的方式评估舒张功能对诊断 HFpEF 患者很有意义。因大部分 HFpEF 患者可能仅在运动时出现舒张功能异常和临床症状,故负荷超声心动图评价左心室舒张功能障碍和诊断 HFpEF 具有良好的前景。但目前超声心动图负荷试验评估左心室舒张功能仍存在一些困难,如检测指标可重复性较差、缺乏一个简单可靠的负荷试验方案等,因此,在超声心动图负荷试验被广泛应用于临床前,尚需要进一步的研究。

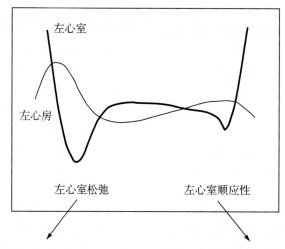

·解旋降低或延迟　　　　　　　　·二尖瓣内流血流 A 波速度和时间积分减低
·e 波纵向速度减低　　　　　　　·二尖瓣内流血流 A 波持续时间缩短
·e 波纵向应变减低　　　　　　　·心房收缩期充盈缩短
·二尖瓣血流传播速度减低　　　　·舒张末期二尖瓣反流
·等容舒张时间延长*　　　　　　·心房收缩期心肌变形减少
·二尖瓣血流速度 E 减低*　　　　·心房收缩期肺静脉血流逆流持续时间及流速增加
·二尖瓣血流速度 E 减速时间延长*
·L 波增强

图 1　反映 HFpEF 患者舒张早期或晚期功能障碍的超声学指标

粗线条:左心室舒张期压力变化曲线;细线条:左心室舒张期左房压力变化曲线。带 * 者表示疾病恶化时双相均可出现变化

参 考 文 献

[1] Ha JW, Oh JK, Pellikka PA, et al. Diastolic stress echocardiography: a novel noninvasive diagnostic test for diastolic dysfunction using supine bicycle exercise Doppler echocardiography. J Am Soc Echocardiogr, 2005,18:63-68.

[2] Notomi Y, Martin-Miklovic MG, Oryszak SJ, et al. Enhanced ventricular untwisting during exercise: a mechanistic manifestation of elastic recoil described by Doppler tissue imaging. Circulation, 2006, 113: 2524-2533.

[3] Burns AT, La Gerche A, Prior DL, et al. Left ventricular untwisting is an important determinant of early diastolic function. JACC Cardiovasc Imaging, 2009,2:709-716.

[4] Ohara T, Niebel CL, Stewart KC, et al. Loss of adrenergic augmentation of diastolic intra-LV pressure difference in patients with diastolic dysfunction: evaluation by color M-mode echocardiography. JACC Cardiovasc Imaging,2012,5:861-870.

9.肺动脉高压的最新进展——评估心肺血管单元的无创性影像学检查

广东省心血管病研究所 李俊杰

无创性影像学检查在肺高压(PH)患者的诊断与治疗中扮演着关键角色。近年来,PH影像学检查出现了2个主要观念的改变。第一个改变是意识到影像学评估不仅应考虑肺动脉压力,还要着眼于心肺单元的评估。第二个改变是多种影像学检查手段包括超声心动图、磁共振(MRI)、计算机断层扫描(CT)、正电子放射断层成像(PET)作为相互补充。这些技术不但有助于PH的诊断,还可有助于明确影响疾病风险和预后的因素,以及评估治疗对肺动脉高压患儿右心功能的疗效。虽然超声心动图是评估肺高压的血流动力学和心室功能的基石,但目前认为MRI是评估右心系统容积,功能和血流的"金标准"。PET对右心系统的灌注和血流、代谢、神经内分泌激活及分子水平进程可提供独特的资料,但目前主要用于研究。右心导管检查依然是鉴别肺高压及评估静息和运动状态的血流动力学的金标准。在低心排状态下使用热稀释法或通过假设法而不是通过测量氧耗量来获得心排血量,会使心排血量有创性评估的准确性受到限制。

本部分涵盖了右心影像学手段在肺高压方面的运用,介绍了超声心动图、心脏MRI和PET在详细评估右心室功能方面的最新进展。下文以一个关于肺高压右心系统的影像学研究在生理学评估方面的重要性及局限性的讨论作为开头。而在慢性血栓栓塞性肺高压评估中起着重要作用的计算机断层扫描血管造影,在本部分中并未广泛讨论。

一、生理学评估

尽管肺高压是一种影响肺血管系统的综合征,肺高压患者的存活其实与右心室功能密切相关。为了适应后负荷增加,右心室首先表现为室壁肥厚、收缩力增强。但这些机制通常并不能满足需要,最终导致右心室功能不全。最近召开的第5次世界肺高压研讨会采纳了继发于肺高压的右心衰竭定义:"肺高压发生的右心衰竭可被定义为一种由于右心后负荷增加导致血液输送不足或静息/运动状态下体静脉压力升高的复杂的临床综合征"。这个定义同时考虑了右心收缩及舒张功能特点,以及如运动等这种生理需要。

为了理解右心室对肺高压的适应性,一个同时考虑收缩功能和后负荷的重要度量是心室-动脉耦合。肺高压中,为了满足肺动脉血管后负荷增加,右心室收缩力增加,右心室被认为与肺动脉循环偶联起来。当后负荷增加时,心室-动脉耦合被改变,有些患者较其他患者表现出更好的代偿或适应。目前大多数用于临床的右室功能度量均是反映自心室-动脉耦合,而不是收缩功能(负荷-独立性度量)。实际上,尽管肺高压患者的右心室收缩功能增加,右心室射血分数(RVEF),右心室应变,或三尖瓣环位移常常是减少的。除此以外,最近的研究也强调指出肺高压右心系统的连续功能评估的重要性,右心功能稳定的患儿显示出良好的短期预后良好。与左心室相比,右心室在压力超负荷时早期即可出现扩张,且离心性肥厚是最常见的右心室几何形变。对于左心室,为了适应体循环高血压,向心性肥厚和离心性肥厚均会发生,心肌纤维化也很常见。最后,虽然焦点经常放在右心室,目前的研究也会明确右心房功能是否对肺高压预后或右心衰竭存在独立影响。

二、无创性影像学检查在肺高压心肺单元评估中未解决的需求

虽然心肺单元影像学是临床评估的一个常规部分,这一方面仍存在一些无法解决的需求(表1),从界定正常的参考值,到完善运动诱导的肺高压(exercise-induced PH,EIPH)的定义,到制定综合性的诊断和预后评分,到明确一个可替代研究终点的最佳指标,到发展新的肺高压诊疗策略,我们希望在未来的5~10年内可解决这些问题中的某些部分。

表 1　右心系统评估中未解决的需求

方面	未解决的需求
参考值	建立超声心动图右心系统大小的正常参考值(经年龄、形变、活动水平校正)
生理学指标	建立最好的收缩功能指标,明确形变指数的生理学基础,明确及标准化评估心肌形变的方法,制定更好的指标评估室间隔对右心功能的影响,明确右心疾病患者中心房功能所起的作用
筛查	制定特定的影像学评分来筛查具有肺高压风险的患者(可能会包括应变影像学指标),制定及明确可鉴别因左心系统疾病导致的肺血管阻力增加的评分系列,将筛查肺高压的运动或负荷试验标准化
病生理机制	明确反映右心纤维化的影像学相关表现,完善右心的分子影像学,这有助于预测右心系统疾病的预后及评估心律失常风险。多种影像学检查可通过鉴别出更明确的表现型,从而找到调节右心室适应肺高压的遗传及外在因素
预后	明确简单的、可重复的基于影像学的肺高压预测评分,可为目前的循环生化标志物提供更好的补充价值,对随机配对或倾向配对也有帮助
基于生理学的治疗策略	明确一种与代谢、纤维化、心室-动脉耦合相关联的以生理学为基础的方法怎样帮助调整急慢性右心衰竭的治疗措施。尤其是对于终末期肺高压的外科治疗方案,明确应变率或纤维化指标是否可帮助鉴别哪个患者可从心肺移植或双肺移植中获益 三维影像学,包括3D打印技术,可能可帮助指导患者-个体化的干预方案
终点替代	明确右心功能是否比血流动力学指标更适合作为2期临床试验的终点

三、超声心动图

(一)超声心动图评估的概述

经胸超声心动图是肺高压患者评估的基石。超声心动图对心肺单元的基本评估包括各心腔大小;右心功能度量如三尖瓣环收缩期位移,面积改变分数和心肌活动指数;瓣膜反流或功能;肺动脉血流动力学;室间隔曲率,一个可综合评估心室相互依赖的度量指标。表2总结了右心功能评估的标准值,图1阐明了这些方法中的某几项。在以下几个段落的讨论中,心肌形变成像也被认为是一个评估右心系统形态的有用手段。

在采用超声心动图评估心肺单元时有重要的几点。评估肺高压患者最重要的一点是不要仅仅局限于右心室收缩压(RVSPs)的评价,而是应同时包括右心室的收缩压和舒张压。这点尤其重要,因为肺高压的预后与右心系统的功能显著相关;更重要的是,随着右心功能减退,肺压力随之下降,因而在评估严重程度的时候会具有欺骗性。第二点是并不是所有右心室收缩压增高均是由肺高压引起的;例如,在无肺高压情况下,肺动脉狭窄或右心室双腔可引起右心室压力升高。第三点是右心室压力升高的原因并不一定是在肺循环本身。对于很多患者,右心室压力升高与肺静脉压力升高相关。临床上常见的左心室肥厚和左心房扩大应导致肺静脉高压,而不应诊断肺高压。第四点是在肺高压评估过程中,在出现重度肥厚或严重肺动脉扩张时,应排除原发性肺高压,并强烈建议完善MRI。最后,在出现低氧血症时,通过卵圆孔未闭的右向左分流应被考虑在鉴别诊断中。

以下的段落着眼于近期关于无创评估肺循环血流动力学的争论,使用运动负荷试验评估肺高压重新受到关注,通过评分来鉴别肺高压中肺血管阻力升高和阻力正常的患者,以及逐渐被人们关注的心肌形变成像。

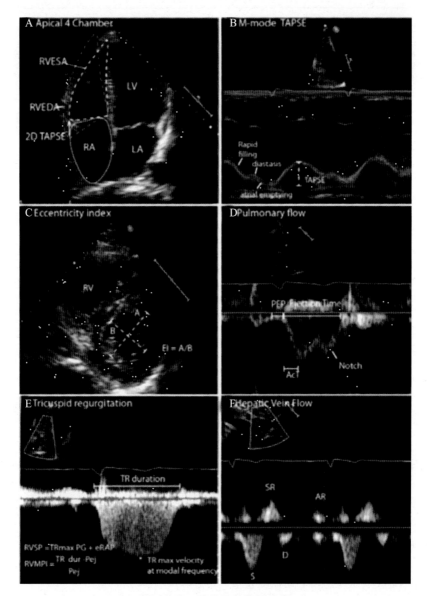

图 1　右心功能评估的标准值

心肺单元的基本超声心动图测量。A.四腔心切面测量右心室舒张末期和收缩末期面积(RVEDA 和 RVESA),以及 2 维三尖瓣环位移(TAPSE)和右心房面积;B.M 型模式下测量 TAPSE;C.离心率的测量,室间隔曲度的一项指标;D.肺动脉血流多普勒信号,以及肺动脉切迹,反映肺血管疾病;E.三尖瓣反流信号以及在模态频率测量三尖瓣反流峰值速度速度(用于获得右心室-右心房压力阶差);F.肝静脉血流信号

表 2　对右心室-肺动脉单元有用的超声心动图功能学指标

度量标准	参考值	备注
收缩期指标		
RVEF	＞50％	＜35％通常表示中度右心室收缩功能不全
RVFAC	＞35％	＜25％表示中度右心室收缩功能不全
TAPSE	＞18mm	ASE 指南＜16mm 为异常值

度量标准	参考值	备注
RVMPI-pulsed tissue	<0.55	全心收缩与舒张功能的非几何指标。严重右心功能不全的患者可出现假性正常化
形变指标		
全心长轴应变	<-25%	严重者经斑点追踪经常>-15%;应更好的明确右心指标在临床实践中的正常值;平均正常值为-2/s(长轴)
收缩峰值 SR		
舒张峰值 SR		
速度指标		
IVA		与测量方法有关;通常>2m/s²
S velocity	>12cm/s	
舒张期指标		
校正 IVRT	<65ms	IVRT 除以 RR 间期平方根
HV 收缩期 VTI	>55%	sHVF VTI/(sHVF VTI+dHVF VTI)<55%,预测右心房压力>8mmHg
肺动脉血流		
肺动脉 AT	>93ms	被证明有助于肺高压筛查

ASE:美国超声心动图协会;AT:加速时间;HV:肝静脉;HVF:肝静脉血流;IVA:等容收缩期心肌加速;IVRT:等容舒张时间;RVEF:右心室射血分数;RVFAC:右心室面积变化分数;RVMPI:右心室心肌活动指数;s:收缩期;S velocity:组织多普勒收缩期速度;SR:应变率;TAPSE:三尖瓣环收缩期位移;VTI:速度时间积分

(二)筛查肺高压患者的争论

目前对于超声心动图是否是一个筛查肺高压的方法或是一个准确评估肺高压的手段存在争议。尽管早期的研究表明超声心动图评估与有创评估的肺压力存在良好的相关性,但这种相关性的强度被近期的一些研究所质疑。例如,Yock 和 Popp 的临床研究显示,导管测量的右心室收缩压与超声心动图测量值存在良好的相关性,相关系数 0.93,标准差为 8mmHg。Fish 等的近期研究表明,这个相关性的强度受到质疑。这些研究结果显示较低的相关系数,在>52% 患者中,这两种方法的差异>10mmHg($n=63$)。解释这些实验的关键问题在于,研究中的信号质量(多普勒信号)是否适用于研究。除此以外,筛查肺高压并不需要精确预测肺压力;筛查肺高压只需一个指标足矣,但不能用作准确评估肺压力。这引导我们考虑评估肺高压中的另一重点,精确筛查应包含多个指标,例如,压力测定,肺动脉加速时间,肺动脉切迹是否存在,室间隔曲率(左心室收缩期 D 形),或支持肺高压的证据如右心室扩大,等容舒张期升高,应变或应变率指数下降(表3)。除此以外,未来的研究中,应将筛查方法在肺血管疾病十分轻微的患者身上进行测试,找到最可靠的肺血管疾病和右心功能不全的早期指标。

表3　超声心动图筛查肺高压的有用参数和公式

参数	指标
经多普勒超声心动图测量肺动脉压力	$RVSP=4×TRV^2+RAP$ $MPAP=4×peak\ PRV^2$ $DPAP=4×PRVED^2+RAP$ $MPAP=2\ mmHg+0.59\ RVSP$
通过肺动脉血流进行测量	$MPAP=79-0.45(AT)$
室间隔曲率	
支持证据	右心室扩大,右心室 IVRT 上升,右心房压力升高
运动诱发的肺高压	逐渐发展但图像获得较困难
研究方面	研究集中在右心室应变和应变率上

AT:加速时间;DPAP:舒张期肺动脉压力;IVRT:等容舒张期;MPAP:平均肺动脉压力;PRV:肺动脉反流速度;PRVED:肺动脉反流舒张末期速度;RVSP:右心室收缩压力;TRV:三尖瓣反流速度

(三)鉴别肺血管阻力升高的患者

评估肺高压的另一个重要的关注点为鉴别肺血管阻力正常及阻力升高的患者。文献报道有 2 种不同的方法。第一种是运动多种近似公式来计算肺毛细血管楔入压和心排血量，另一种是运用一个着眼于关键鉴别特点的评分系统。第一种方法较为简单，但受到计算误差的累积效应限制。第二种的优势在于综合考虑重构，血流动力学和流行病学特点，但并未量化肺血管阻力。在最近的研究中，Opotowsky 等制定出一个简单的评分，以左心房大小，E/e'，加速时间或肺动脉切迹的出现作为基础，区分出肺血管阻力升高的患者。Thenappan 等研究发现，肺血管阻力升高的左心衰竭患者常常会年龄明显增大及存在更多的并发症。研究团体目前正在对这些评分系统进行验证。

(四)运动诱发的肺高压(EIPH)和肺高压动态测定

近年来出现了一些关于肺高压患者的运动试验研究。肺高压与运动的关系重新受到关注的前提是，虽然患者静息状态下肺压力可能是正常的，但运动时的肺动脉压力较健康对照组明显升高。既往的 EIPH 定义为运动状态下肺动脉平均压＞30mmHg；然而这个定义后来被弃用，原因是并未考虑心排血量在其中的变化。基于侵入性及非侵入性的数据，某些学者认为肺动脉平均压-心排血量是近似线性关系。这与体循环压力与心排血量之间需要数条斜线来描述的关系并不一样。在对照组中，肺动脉平均压-心排血量的斜率通常＜(1.5~2.5)mmHg/(min·L)，年龄较大的健康对象平均斜率值会更高。虽然目前关于 EIPH 的定义仍未达成共识，一个可能的标准为肺动脉平均压-心排血量斜率＞3 mmHg/(min·L)或心输出量 10L/min 情况下肺动脉平均压＞30mmHg(为近似值，由于该斜线并不是完全与零点交叉)。肺动脉平均压高于正常的患者应进行临床评估，以排除引起 EIPH 的 2 个主要病因：左心系统疾病(如动力性二尖瓣关闭不全)或肺血管阻力增加(如肺动脉高压或房间隔缺损晚闭)。

目前有一些值得关注的研究，我们选择了着重介绍近期的 3 个。Grunig 等进行的一个大型多中心研究发现肺高压患者的亲属与健康对照组相比，对运动具有更高的肺高压应答性，而对于具有 BMPR2 突变的患者这一现象更为显著。在他们的研究中，肺高压的定义是三尖瓣反流峰值流速＞3.08cm/s(基于对照组 90％的正常值)。D'Alto 等在这个研究基础下继续下一步试验，他们发现心功能Ⅰ级或Ⅱ级(MY-

HA)、无静息肺高压的硬皮病患者，发生 EIPH 的概率增加[定义为以对照组的上限(13％)]。除此以外，他们发现这些患者的肺动脉压与心脏指数的斜率变化较正常人明显增加。在退行性二尖瓣关闭不全方面，Magne 等近期报道了 EIPH，定义为运动状态下 RVSP＞60mmHg，较静息状态 RVSP 可更好的筛选进展为出现临床症状的患者。尽管这些研究结果十分令人鼓舞，当我们进一步前进时仍存在一些挑战，例如在临床实践中证明这些研究的可行性和可重复性，将肺动脉压力-心排血量或肺动脉压力-心脏指数斜率标准化。除此以外，阐明多指标筛查方法的潜在价值也是目前的重要一步。

La Gerche 等最近对运动状态下的右心室功能进行了进一步深入探讨。对于是否继发于 EIPH 或者是容量超负荷，学者们提出，耐力比赛结束后紧接着会发生右心室容积增加，而功能学指标下降(如三尖瓣环位移和右心室射血分数)，但对于左心系统，左心室容量下降而左室功能保持不变。B 型脑钠肽和肌钙蛋白水平可反映运动耐量评估中心肌的损害程度，耐力比赛结束后上述两种指标水平会升高，并与右心室射血分数下降相关。尽管比赛结束后 1 周大多数右心室功能可恢复，39 名运动员中却有 5 名运动员的室间隔有局灶纤维化的表现，这 5 名运动员与其他心血管磁共振表现正常的运动员相比，累积运动时间较长，右心室射血分数较低。这些研究的长期临床价值还需进一步讨论，心律失常的起源或许也包括在内。

(五)右心室心肌形变成像:圣杯或流行物

在一个近期的评论中，Reichek 指出在过去的几年中，已有数百篇关于右心室心肌形变成像的文献。对于这个令人印象深刻的方法，一个很显然的问题是，心肌形变成像怎样影响或预测肺高压患者的预后？心肌成像的 4 个必要元素:速度，位移，应变和应变率。在方法学上，成像可以通过组织多普勒成像或斑点追踪实现。组织多普勒成像可能是测量速度指标的理想方法，斑点追踪在应变和应变率成像上具有优势。除此以外，全心室应变可通过人工测量二维全室壁节段运动来评价。目前日益受到关注的指标包括全右心室应变，收缩峰值应变率和早期舒张应变率(图 3C 和 3D)。右心应变和应变率分析包括与左心峰值数值、形变时机相比较。虽然十分概念化，为获得这些指标所运用的技术使用了某些假设，因而在解释结果时，不应过分强调质量控制。目前进行的研究将明确测量应变的最好方法。

Kittipovanonth 等[40]发现，在早期肺高压的患者中($n=30$)，右心室峰值应变和应变率与对照组($n=$

40)相比明显下降,而右心室大小,三尖瓣环位移,右心室分级区域变化,右心室心肌活动指数等均无显著差异。Rajdev 等的早期研究表明,右心室游离壁应变与对照组相比显著降低,而应变率无显著差异。肺血管病变的病人早期心肌形变成像的改变仍然需要更多的研究。

Fine 等最近发表了一项调查,研究关于心肌应变成像对预测肺高压病人结局的作用,是此类调查迄今为止样本量最大的,共包括了 406 名患肺高压的病人。他们指出,游离壁在长轴方向的应变是预测肺高压结局的独立因素,与之相关的还有 N 端脑钠肽水平的对数和 WHO 功能分级。从研究可中发现一些关键点:第一,肺高压病人的结局预测能被右心功能的量化指标简化代替;第二,心肌应变的测量可为心脏彩超评估右心功能提供更简化的度量标准。该项研究的优势在于它包括了常规二维心脏彩超的所有切面和右心室收缩舒张期的时相标志。该项结果有一重要应用是它可使不同研究群体数据趋于随机分布,并能够为中度危险系数的人群修改和制定治疗方案提供重要信息。表 4 列举了一些在 Fine 等之前曾经做过的对肺高压病人结局的研究。

表 4　一些运用超声心动图测量肺动脉高压患者定量指标的研究结果

研究	年份	样本量	点评
Yeo 等	1998	53	首个研究发现 RVMPI 对评估预后的价值
Raymond 等	2002	81	首次提出测量肺动脉高压患者右房大小的重要意义
Forfia 等	2006	47	首次提出 TAPSE 对评估肺动脉高压患者预后的作用
Kane 等	2011	484	提出心脏彩超的重要作用
Ernande 等	2012	142	提出了等容收缩期的收缩速度对 PAH 和 CTEPH 的患者预后估计的重要性
Fine 等	2013	300	右室各种功能参数中,首个研究发现了右室应变是预测病情结局的一个独立因素

CTEPH:慢性血栓栓塞性肺动脉高压;PAH:肺动脉高压;RVMPI:右心室心肌做功指数;TAPSE:三尖瓣环收缩偏移

然而在生理学上应当强调的是,应变或应变率并非是不依赖心室负荷进行测量的右心功能量化指标,它的价值仍需要远期更多的试验进行验证。未来基于心肌应变的心脏收缩功能量化指标的研究,也将完善这些预测疾病结局的方法。一些实验单位目前已经对测量"心肌应变/心脏后负荷"这个比值的意义展开了调查。

(六)右室三维心脏彩超

右心室的三维心脏彩超成像近年来一直是研究的热点,但它还未能成为肺动脉高压常规的临床诊疗手段。三维超声成像在估测肺动脉高压的严重程度及并发症方面是否具备其特有的价值,仍需要足够的样本量进行临床研究。然而,在三维成像中,右心室多个平面的成像较四腔心切面成像显然能够获得更多的信息。

总之,心脏超声能够清楚地了解右心室、肺动脉的结构和功能,评估近心端肺循环的情况,是针对右心室-肺动脉系统不可或缺的检查,尤其各种新技术的应用包括心肌应变成像、三维超声心动图等,使心脏超声的地位坚不可摧。

四、心脏 MRI

(一)心室容量测定

心脏 MRI 已成为右心室心肌质量、右心室容量和右心功能无创检查的金标准,具有可重复性和精准性。心室容量测定对肺高压病人药物治疗的疗效评估及方案调整具有重要意义。心室容量的变化与肺动脉高压预后不良相关的方面包括每搏输出量下降、右心室容量增加和左心室舒张末期容量下降。在接受肺高压治疗的病人随诊过程中持续监测心室容量,发现右心室容量持续增加和每搏输出量持续下降,在出现临床表现之前就已明确提示右心室衰竭有进行性加重的趋势。图 2 是一名长期肺动脉高压病人的心脏 MRI,可见进行性右心室扩大伴有每搏输出量持续下降,而该病人最终出现右心衰竭。密切监测右心室容量和右心室功能,为肺动脉高压患者及早进行干预提供了重要的信息。但是早期干预是否对肺高压患者的预后有所改善亟待研究。对右心室容量和功能的评估需要考虑性别和年龄的差异,将这些个体差异因素进行矫正对今后临床研究的进一步开展至关重要。

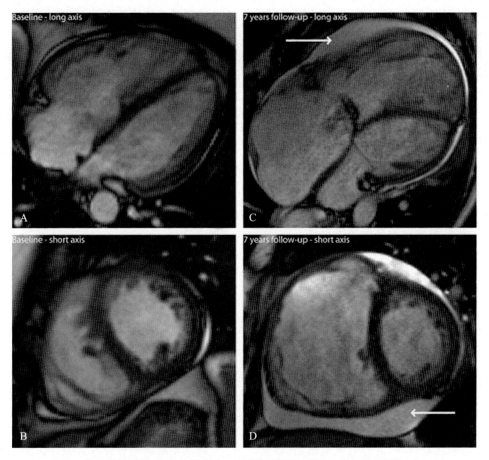

图 2　长期肺动脉高压病人的心脏 MRI 四腔层面（A 和 C）和短轴层面（B 和 D）

显示了右心功能不全从代偿逐渐演变成失代偿和终末心力衰竭的进程。该病人初诊时平均肺动脉压力为 45mmHg,心排血量为 4.1L/min,心脏 MRI 显示:右心室结构呈心肌向心性分布、心肌质量增加、右心室在短轴层面呈新月形并稍扩大、右心室功能尚存(RVEF 39%)、左心功能完整(LVEF 62%),见图 A 和 B。在长达 7 年的随诊过程中,肺动脉压力和心排血量无明显改变。然而随着右心室心肌重塑、右心室结构和功能却发生明显变化(C 和 D)。右心室舒张末容量(RVEDV)逐渐从初诊时 140ml 增加至 449ml。右心室心肌质量的增加虽不明显,但右心室短轴层面可见球形改变、同时心尖部膨胀、左心室受压容量减小、有房扩大、三尖瓣反流,甚至出现心包积液。此外,右心室收缩功能(RVEF)和左心室收缩功能(LVEF)分别下降至 8% 和 29%

(二)右室心肌质量

按照拉普拉斯定律(law of Laplace):心室壁张力=(心室内压×心室腔半径)÷心室壁厚度,因此,右心室肥厚是右心室在肺动脉高压引起室内压增高时,为缓解室壁张力而产生的继发性改变,是右心室为适应后负荷增高而发生的重塑过程。右心室的游离壁、肌小梁和乳头肌均参与了心肌重塑而继发增厚。在肺动脉高压的患者中右心室心肌质量的变化并不提示预后的情况,除了在硬皮病合并肺高压病变的患者中稍有体现。右心室心肌质量评估相较右室容量测定,前者的临床应用受限,其原因可能是右心室肥厚同时反映了肺血管重塑的严重性(负面影响)和右心室对后负荷升高的适应性(积极作用),无法单纯评估

肺高压病人的病情。例如,在肺动脉压力同等程度升高的情况下,艾森曼格综合征的病人右心室肥厚的程度大于特发性肺动脉高压的病人,但前者的右心室的功能却优于后者。因此,单纯通过右心室心肌质量来评价肺动脉高压是片面的。如今,进一步深入地研究右心室的结构功能,包括心肌收缩性能、心肌灌注,甚至心肌分子成像,随着磁共振技术的发展正慢慢实现。

(三)右室功能和右室心肌

目前,临床上普遍通过测定右心室 EF 反映右心室的收缩功能。心脏 MRI 能够精确地测定右心室 EF,为肺动脉高压病人的首诊、随访、病情变化和预后提供重要的信息。然而通过心脏 MRI 测量的 EF,

并不是一个直接代表心脏自身心肌收缩力的参数,它同时收到前负荷、后负荷、心肌收缩力、心室同步性、瓣膜反流程度、肺体循环血流比值的影响。

Kind等提出了用心脏MRI不同断层面测量右心室收缩时的心肌缩短程度。随着心脏横断面的移动,右心室心肌的形态变化能够敏感地提示右心室心衰的早期征象,但它也受到右心室游离壁的运动、室间隔的位置和运动及心室前后负荷的影响。磁共振心肌标记技术用于分析心肌变形量(节段应变)、变形速度(应变率)和心室同步性(e.g 室壁的不同节段心肌之间收缩和舒张的时相差异)。这些参数在图像的心脏长轴切面、短轴切面及其他切面均能获得。健康个体的心室收缩,以长轴方向的变形多于短轴方向,图像上表现为蠕动现象;而心尖部和心底部的心肌变形强度则大于中间部分的心肌。此外,右心功能不全病人的疾病早期,在检测到的右心室功能参数尚正常的时候,心肌长轴方向的变形已发生改变,这说明局部心肌变形发生变化,是提示肺动脉高压病人并发右室心功能不全的早期敏感指标。

心脏MRI还能通过钆延迟强化成像或T1描记成像(T1 mapping),深入全面地了解右心室心肌的结构。研究发现钆延迟强化在室间隔部位出现异常信号,可能提示了局部的纤维化。钆延迟强化的程度和范围与右心室心肌质量增加、右心室容量增加,以及肺动脉压力升高明显相关。然而,就算钆延迟成像对局部的纤维化病变非常敏感,它却无法描绘大范围的心肌改变,因为延迟强化的部位需要和周围正常成像的心肌形成对比才能清楚地成像。而T1描记成像技术能够解决这个问题,它基于每个体素都有直接量化的T1值,能够显示心肌的弥漫性病变。通过T1描记成像对健康成人进行右室心肌进行分析,可见正常右心室T1时相比左心室明显延长,这或许是因为右心室心肌包含较多的胶原蛋白。关于肺动脉高压和右心室后负荷增高对右心室的影响在T1时相上的改变,至今仍无相关的研究发表。

(四)心室的相互依赖

右心室收缩功能不全的一个特征是收缩时间较左心室延长,右心室在收缩末期时左心室已进入舒张期,此时室间隔在右心室压力作用下凸向左心室。有趣的是,在这种情况下,右心室在肺动脉瓣关闭后会再次收缩,出现右心室收缩期后收缩。根据心室的相互依赖性质,心脏MRI通过评估室间隔右心室部分的结构变化和左右心室收缩时间的差异,或右心功能不全对左心室容量的影响,能清楚地提示右心室衰竭的征象。

(五)心脏MRI评估心肌灌注

心肌灌注储备是外周注射扩张冠状动脉药物(如腺苷)后,通过心脏MRI评估的心肌灌注情况。有一项研究包括了25名患有肺动脉高压的病人,他们的心肌灌注储备(右心室和左心室)较其对照组明显下降。此外,研究表明心室的心肌灌注储备与平均肺动脉压力和右心室每搏功呈反比,其他指标包括右心负荷、收缩功能和右心室重塑的变化,均提示心肌灌注下降是导致肺动脉高压患者出现右心功能不全的可能原因。此外,研究发现肺动脉高压患者的冠状动脉灌注也有所下降。这一系列研究结果是否对肺高压患者的右心室功能评估有所启示,仍需大样本队列研究的支持。

五、分子成像和灌注成像

(一)磁共振谱分析

磁共振谱分析在更早的时候用来间接反映心肌的代谢状态,它无须使用示踪剂。然而核磁共振谱在肺高压患者中的应用甚少,且缺乏临床经验。磁共振磷谱用于进展期左心衰竭病人的研究,反复证实了心肌内肌酐和ATP有所下降,并且与患者的长期存活呈相关性。

(二)心肌的代谢和心室重构

许多疾病皆可导致心功能不全,心脏疾病虽有不同的病理表现,但以心肌对脂肪酸的代谢降低为共同特征。在肺高压或右心室压力负荷增加的病例中,通过单光子发射计算机断层扫描(single-photon ECT)发现右心室心肌对脂肪酸的摄取和代谢下降,同时它与右心室收缩功能受损和预后不良相关。心肌对脂肪酸的摄取代谢亦可通过C-棕榈酸正电子发射断层扫描成像(C-palmitate PET)来估测;然而类似的研究尚未在肺高压的病例中开展。当脂肪酸的摄取和代谢下降时,葡萄糖成为了心肌主要的能量来源。在右心衰竭病人中,ATP通过无氧糖酵解产生而非有氧糖代谢。右心室心肌的糖代谢状态可通过18F-脱氧葡萄糖正电子发射断层扫描成像(18 F-FDG PET)进行量化。有研究显示在肺动脉高压的病人中,右心室与左心室糖代谢的比例较正常值有所增加,但究竟是右室糖代谢增加导致的比例上升,还是左心室糖代谢下降的结果,至今尚无定论。而研究右心室心肌糖代谢的定量改变与右心室功能改变之间的相关性,却有不一致的结果。造成结果不同的可能原因包括病人群体的不同、检查手段流程的不同和数据分析的差异。有临床前试验表明,随着右心衰竭的病情进展,心肌无氧糖酵解无法长期维持心脏的能量供应,这使不同研究群体之间的差异扩大化,同时带来了新的问题,即心肌对^{18}F-FDG 的摄取代谢对肺动脉高压病人有何益处。更重要的是,在肺动脉高压的患者中右心室代谢状况的变化是继发于肺高压的病变还是独立改变的心肌结构重塑,至今仍不清楚。

(三)右心室氧耗量和血流量

应用^{15}O 标记示踪物或^{11}C 乙酸行正电子发射断层扫描成像(PET),能够估测右心室心肌的耗氧量(MVO$_2$)。肺动脉高压的病人安静时候的耗氧量已有明显升高,其中 NYHA Ⅲ级的病人心肌耗氧量高于 NYHA Ⅱ级的病人。事实上无论 NYHA Ⅱ级或Ⅲ级,其右心室的心排血量却无明显差异,这说明随着肺动脉高压病程的进展,右心室收缩效率逐渐下降,相同的心排血量却无法阻止心功能的恶化。

(四)心肌血管生成

肺动脉高压合并右心衰竭的动物模型研究显示,无论是否存在心室冠状动脉灌注的下降,右心功能不全与肥厚心肌的血管生成障碍有关。绝大多数促血管生成途径最终都是促进血管内皮生长因子和整合素的表达。先进的 PET 成像已经能够直观地显示心肌血管生成的情况,它是应用了^{64}Cu 标记的血管内皮生长因子^{118}和^{18}F 精氨酸-甘氨酸-天冬氨酸组成的肽链(对整合素有亲和力)作为示踪物。心梗后的心肌血管生成显像在小鼠模型中已有成功的应用,也曾经报道过心肌梗死病人 2 周后进行心肌血管生成显像的临床病例。但这项技术尚未在肺动脉高压的病人中开展应用。

(五)右心室的神经-体液调节系统

许多临床前研究已经证明,对于肺动脉高压的病人,神经体液调节功能的紊乱对并发右心室心力衰竭有一定的促进作用。一些 PET 示踪剂可用于标测交感神经系统的组成成分。用一种去甲肾上腺素类似物,C^{11}羟基麻黄素(HED)进行标记示踪,可以显示突触前膜对去甲肾上腺素的回收情况。研究表明在左室心肌病的病人中突触前膜对神经递质的回收减弱,且与预后不良相关。图 3 可见在肺动脉高压的病人中,使用 β 受体阻滞药治疗前后的 PET 成像,C^{11}羟基麻黄素(HED)信号的高低提示了交感神经反应的强弱。通过类似的方法和,在左心室心力衰竭进展期的病人中观察到心肌 β 肾上腺素受体的密度下降(对^{11}C-CGP-12177 和^{11}C-CGP-12388 的回收减少)。在肺动脉高压患者中,RAAS 系统的过度激活反映了疾病的严重性。^{11}C-KR31173 PET 成像可量化心肌血管紧张素受体的密度,这为肺动脉高压患者的病理生理过程研究提供重要数据。

(六)右心室凋亡

凋亡已被认位对促进心力衰竭的进程发挥了重要作用。在凋亡的过程中,磷脂酰丝氨酸在细胞外膜表达,向吞噬细胞提供了清除信号。对结合在磷脂酰丝氨酸上的膜联蛋白进行示踪标记,^{99}锝/^{99}Tc PET 成像显示,左心功能受损和心脏移植后排异反应的心脏,对膜联蛋白 V 的回收利用明显增加。类似的结果在肺动脉高压的动物模型中也曾观测到,但这些结论尚未在肺动脉高压的患者身上得到证实。

(七)PET-MRI 融合成像

PET-MRI 需要同时显示分子成像和解剖成像,它的发展和应用有助于人们对右心衰竭机制的深入理解。PET-MRI 融合成像最大的限制在于 MRI 无法提供核素成像衰减矫正所需的信息。最近,首个使用 PET-MRI 融合成像检查的心肌梗死病例发表,可见清晰高质量的成像。

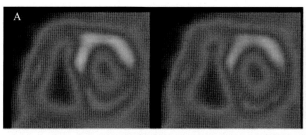

Baseline

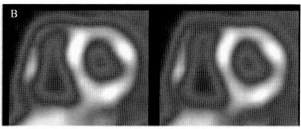

After β－adrenergic receptor blockade

图 3　一肺动脉高压的病人接受 β 受体阻滞药治疗前后,进行 PET-CT 断层扫描显示的心脏短轴层面图像

C11 HED(去甲肾上腺素 NE 类似物)的蓄积反应局部突出前膜对 NE 的回收利用情况和突触间隙的 NE 水平。A.示踪物信号密度低,说明交感神经反应弱,可在肺动脉高压病人左心室心肌中观察到;B.在经过 6 个月的比索洛尔治疗后,重复该项检查可见信号密度明显增加

六、总结和结论

笔者认为心脏 MRI 和 PET 的发展应用,必将促进未来人们深入理解肺动脉高压并发右心室衰竭的病理生理过程。影像学研究阐述了在右心室后负荷压力长期增高的状态下,右心室通过增加室壁厚度、扩大心腔容量、增加收缩强度来代偿心排血量的下降,因此在代偿后期的影像学上便有此典型的右心室形态改变。随着病情进展,最终心室的代偿机制将无法满足功能的需求,导致室壁张力增加、右心室功能下降。心肌变形的改变和无效的心室收缩模式也是导致右心室功能恶化的重要原因。右心室功能下降引起心室间不同步收缩,导致室间隔向左心室突出,将引起左心室充盈受限和左心排血量的下降。此外,右心室的收缩效率大大降低,即相同的能量输出所需的耗氧量增加,同时伴有右心室心肌的氧供障碍、组织氧饱和度下降,加剧了这一进程。研究观察到肺动脉高压病人的心肌代谢发生改变,但其中的因果关联,即心肌的代谢变化究竟是右心衰竭的原因还是后果,却依然不清楚。

按照目前已有的证据可以确切的说,在肺高压病人尚未出现并发症的基础状态时,右心室影像学检查的各项参数与病人的活动耐量、心功能分级和长期存活率相关,而且右心室影像学评估可用于评价肺高压的治疗效果,反映出了有效治疗对活动耐量的改善及远期预后的变化。然而美中不足的是,治疗方案虽是根据特定的影像数据进行设计,但在随访过程中,影像学评估不仅缺乏可靠的疗效监测体系,且无法得知整体的临床疗效是否得到改善。

在不久的将来,肺高压病人心脏内部的细胞功能和信号传导通路的变化将显得越发重要,借助影像学技术的发展应用,人们对它的认识也将变得"清晰可见"。局部心室组织的量化分析比如血管生成、心室凋亡和神经体液调节过程,亦将有可能实现。表5总结了部分当前临床上使用的影像示踪标志物,可用于评估相关右心室疾病的分子水平改变。此外,近期有关 PET/MRI 融合成像的发展进步,或许能实现对肺高压患者右心室结构和功能的综合评估,为今后实现对心脏疾病涉及的多种心肌改变进行同步检测,打下了坚实基础。

表5　部分临床上使用的分子成像示踪标志物总览

应用	MRI 示踪物	PET 示踪物
血管生成		^{18}F-精甘天冬多肽整合蛋白[121]
凋亡	铁标记膜联蛋白 V[139] 突触结合蛋白 C2A[140]	^{18}F-膜联蛋白 V[141]
心肌代谢	ATP 磷酸肌酐[98,142]	^{11}C-棕榈酸[103] ^{18}F-脱氧葡萄糖[112]
氧耗量测量		^{11}C 乙酸[115] ^{15}O 的 $H_2O/CO/O_2$ 混合物[112,114]
交感神经信号传导		^{11}C-羟基麻黄碱[124,125] ^{11}C-CGP12177[125,143] ^{11}C-CGP-12388[144]
副交感神经信号传导		^{11}C-MQNB[145]
RAAS 系统		^{11}C-KR31173[127]

参 考 文 献

[1] Champion HC, Michelakis ED, Hassoun PM. Comprehensive invasive and noninvasive approach to the right ventricle-pulmonary circulation unit: state of the art and clinical and research implications. Circulation, 2009,120:992-1007.

[2] Vonk-Noordegraaf A, Haddad F, Chin KM, et

al. Right heart adaptation to pulmonary arterial hypertension: physiology and pathobiology. J Am Coll Cardiol,2013,62(suppl):D22-D33.

[3]　Forfia PR，Fisher MR，Mathai SC，et al. Tricuspid annular displacement predicts survival in pulmonary hypertension. Am J Respir Crit Care Med,2006,174: 1034-1041.

[4]　Raymond RJ，Hinderliter AL，Willis PW，et al. Echocardiographic predictors of adverse outcomes in primary pulmonary hypertension. J Am Coll Cardiol,2002,39:1214-1219.

10. 肥厚型心肌病患者做磁共振检查的意义

广东省心血管病研究所　杨向太

肥厚型心肌病（hypertrophic cardiomyopathy，HCM）是一种单基因，常染色显性遗传病，发生率约0.2%，是年轻人猝死的常见原因之一。HCM组织学表现为心肌细胞肥大，血管细小硬化及心肌纤维化，大体可以表现为低灌注性心肌重构，心肌重度肥厚，肌纤维排列紊乱，甚至继发左心室流出道梗阻，后期可导致心力衰竭、心律失常及脑卒中。正确诊断及恰当危险分层，对于HCM患者的预后评价及治疗选择均具有重要意义，而影像学检查方法包括超声心动图、心脏磁共振成像（CMR）等手段在其中发挥了重要作用。特别是CMR检查由于可以全方位评价心肌厚度，心室功能，流出道是否存在梗阻及瓣膜运动，甚至可以评价心肌内纤维化程度，在HCM的诊断与危险分层中具有独特的作用。

超声心动图是HCM诊断的首选检查方法，由于其无创、价优、易于操作及应用广泛的特点，在HCM的诊断中，发挥了重要的作用，是临床常用的第一线检查手段。但超声心动图也有其不足之处，由于受透声窗及近场回声制约，对于基底部前壁及前间壁HCM、心尖部HCM的诊断中存在不足之处，可能会漏诊部分患者。而CMR由于扫描无死角，恰恰可以弥补超声心动图的这一不足之处，因此对于临床高度疑诊HCM，而超声心动图检查阴性患者，需要进一步行CMR评价。按照欧洲心脏病学会有关HCM诊断及治疗的最新指南，对于左心室一个或多个节段室壁厚度≥15mm，且排除单纯心脏负荷异常引起，即可诊断HCM。而室壁厚度为13~14mm，则需要结合家族史、EKG表现、实验室检查、心外其他表现及多模态影像手段来诊断或排除HCM。HCM目前认为是一组不同病因引起心肌肥厚的一组疾病，因此对于病因诊断也为其重要内容之一。CMR由于高软组织分辨率，多参数成像的特点，可以在部分HCM的病因诊断中提供具有提示意义的诊断信息，如不同延迟强化（late gadolinium enhancement，LGE）表现可能代表某种特殊疾病，例如，肌节蛋白基因突变引起的

HCM可表现为肥厚心肌内斑片状异常强化，心肌淀粉样变常显示为心肌弥漫性增厚及心肌内出现斑马状或粉尘状异常强化，Fabry病常为左心室基底部下外侧壁异常强化等。

HCM患者猝死危险分层与预后判断密切相关，猝死危险分层各因素中，影像学检查是重要内容之一。如测量最大室壁厚度、左心房直径等，虽然这些数据的获取是基于超声心动图结果，但CMR同样可以便捷的获得可靠的测量数据。除了解剖学数据以外，最近的多个研究均表明，心肌纤维化程度也是猝死独立危险因素，因此对心肌纤维化的定量化评价成为了重点评估内容之一，而CMR的最大优点之一是可以无创性评价心肌纤维化及其程度。LGE成像可显示HCM局灶性心肌纤维化，已经成为HCM危险分层的重要影像学标志物，利用新技术T1 mapping则可定量化评估心肌弥漫性纤维化及其程度。Dass等研究结果显示无心肌延迟强化的HCM患者的平扫T1值明显较正常对照组高；也有研究显示增强后的心肌T1值在HCM患者中明显低于正常对照组，这些研究结果证实，增强前后T1值的变化可以反映心肌弥漫性纤维化，增强前T1值变化与心肌纤维化成正相关，而增强后T1值变化则表现为负相关。同样，ECV值在HCM患者中明显升高，甚至HCM突变基因携带者亦较正常对照组高。Hinojar等研究表明，T1 mapping技术还可用于鉴别HCM基因型阳性、表型阴性患者（G＋P-subject）与高血压性心肌肥厚患者，前者平扫T1值位于2~5SD，其准确性达97%，后者平扫T1值<2SD，其准确性达92%，平扫T1值的独立预测因素比增强后T1值及ECV值价值高，因而推荐平扫T1值可作为筛查早期G⁺P⁻患者的影像学生物标志物。

总之，随着CMR技术的发展，CMR在HCM诊断、鉴别诊断和危险分层中发挥了越来越重要的作用，成为CMR诊治工作中不可或缺的一种手段，在有条件开展的医院，应大力提倡开展CMR检查。

参 考 文 献

[1] Maron BJ，McKenna WJ，Danielson GK，et al. American College of Cardiology Foundation Task Force on Clinical Expert Consensus D，European Society of Cardiology Committee for Practice G. American college of cardiology/european society of cardiology clinical expert consensus document on hypertrophic cardiomyopathy. A report of the american college of cardiology foundation task force on clinical expert consensus documents and the european society of cardiology committee for practice guidelines. European heart journal，2003，24：1965-1991.

[2] Varnava AM，Elliott PM，Mahon N，et al. Relation between myocyte disarray and outcome in hypertrophic cardiomyopathy. The American journal of cardiology，2001，88：275-279.

[3] Authors/Task Force m，Elliott PM，Anastasakis A，et al. 2014 esc guidelines on diagnosis and management of hypertrophic cardiomyopathy：The task force for the diagnosis and management of hypertrophic cardiomyopathy of the european society of cardiology (esc). European heart journal，2014，35：2733-2779.

[4] Maron MS，Maron BJ. Clinical impact of contemporary cardiovascular magnetic resonance imaging in hypertrophic cardiomyopathy. Circulation，2015，132：292-298.

1. 血小板功能检测与抗栓药物出血风险预测的研究进展

北京大学第一医院　张婧薇　刘梅林

一、概述

研究表明,血小板数量、质量以及活化的异常是导致出血及血栓疾病发生的重要原因。抗血小板已被广泛应用于血栓性疾病的防治。联合应用抗血小板药物能够更有效地减少血栓事件的风险。

抗血小板治疗是一把"双刃剑"。联合用药增强了对血小板活性的抑制效果,显著降低栓风险,然而出血风险随之增加。Genereux P 等发现,术后出血与急性冠状动脉事件的预后密切相关,其危害程度甚至可能高于术后再发心肌梗死。CHARISMA 研究提示,长期服用抗血小板药物的人群,出血事件的发生与人群的全因死亡率密切相关。

临床研究显示,抗血小板治疗后血小板高反应性(high on platelet reactivity,HPR)的人群缺血事件及全因死亡率降低,用药后血小板低反应性(low on platelet reactivity,LPR)的人群出血风险增加。由于抗血小板药物的反应性存在个体差异,可靠的血小板功能检测方法对于预测个体出血及血栓事件风险、指导个体化治疗方案和调整用药有重要临床意义。

二、血小板功能检测方法及不同特点

血小板功能检测方法按照检测原理可分为 3 类:基于血小板聚集的检测(光比浊法、电阻抗法、VerifyNow 法、Plateletworks 等);基于切应力下血小板黏附的检测(PFA-100、GTT 法等);基于血小板功能及黏度的检测(血栓弹力图、血栓烷代谢产物检测、VASP 等)。

光比浊法检测血小板聚集率(light transmittance platelet aggregometry,LTA)法被认为是传统的血小板功能检测的"金标准"。需制备富含血小板和乏血小板血浆,加入诱导剂花生四烯酸(arachidonic acid,AA)或腺苷二磷酸(adenosinediphosphate,ADP),应用光学原理检测血小板聚集的百分比。其缺点在于耗时长,样本制备复杂,重复性较差,在不同的实验室间难以标准化。

与光比浊法相比,多重电阻抗法检测血小板聚集率(multiple electrode platelet aggregometry,MEA)耗时短,操作相对简便,但对所检测样本的参数依赖程度高,血小板、白细胞、红细胞数量等均可影响检测结果。

基于临床实践对于快速、精确、可靠的检测方法的需求,PFA-100、VerifyNow 等新的检测手段开始得到应用。VerifyNow 法使用 AA、ADP、胶原、肾上腺素等作为诱导剂,可用于评估阿司匹林或 P2Y12 受体抑制药的反应性。其优点是耗时短,操作简便,且与光比浊法的相关性较好。但由于价格昂贵、最优治疗窗尚未确定等原因应用受到限制。

血管扩张剂刺激的磷蛋白磷酸化(vasodilator stimulated phosphoprotein phosphorylation,VASP),可特异性检测 P2Y12 受体抑制药的反应性。VASP

是血小板特异性蛋白,持续的 VASP 蛋白磷酸化可反映 P2Y12 受体的抑制程度。该方法需要较为熟练的技术人员进行操作,需配置相应的流式细胞仪。

酶联免疫反应(enzyme-linked immunosorbent assay,ELISA)检测血栓烷代谢产物(包括血清/血浆 TXB2 和尿 11-DTB2 等)特异性较差,不能排除非血小板源性的血栓烷干扰。其他的血小板功能检测方法还包括血栓弹力图(thrombo elasto graphy,TEG),荧光法检测血小板聚集,以及 Plateletworks、IM-PACT-R 等。

现有的血小板功能检测方法均存在一定的局限性。一方面,不同血小板功能检测方法之间的一致性和相关度较差。Lordkipanidze M 等在 201 例稳定型心绞痛患者中应用 6 种不同的血小板功能检测方法进行评估,阿司匹林抵抗的发生率从 6.7%~59.5%。另一方面,现有的血小板功能检测方法能否用于预测血栓和出血风险,研究结果不尽相同。POPULAR 研究提示,光比浊法、VerifyNow 法和 Plateletwork 法等 5 种血小板功能检测方法,与介入治疗术后 12 个月出血事件无显著关联。

三、血小板功能检测方法预测出血的临床证据

近年来,很多研究探讨了现有的血小板功能检测方法是否能够用于预测抗栓治疗人群未来的出血事件风险。并使用多种不同的评分系统对出血的严重程度进行评估,包括 TIMI Major bleeding 评分,BARC(bleeding academic research consortium)评分,GUSTO 评分,ACUITY 评分,CRUSADE 评分等。

VerifyNow 法由于其操作简便、迅速,且与光比浊法的相关性较好,近年来有不少研究探讨其预测出血的价值及最优治疗窗,随访期从 30d 至 1 年。Mangiacapra F 等发现,血小板反应单元 PRU(platelet reaction unit,PRU)处于 178~239,血栓及出血事件风险较低。Marcucci R 等发现,在校正心血管病危险因素、肾功能不全、左心室射血分数降低、多支病变、支架长度、分叉病变、GP Ⅱ b/Ⅲ a 拮抗药应用等多个因素后,PRU>240 可作为预测急性冠状动脉综合征患者术后不良心血管事件的重要指标(HR 2.55,95%CI 1.08~6.07)。TRIGGER-PCI 研究提示,阈值 PRU>208 不能用于介入治疗术后血栓或出血风险的预测。Campo G 等的研究则提示 P2Y12 受体抑制剂治疗期间的血小板反应性(尤其是术后 1 个月的 PRU),可用于预测出血及缺血事件的风险。

Dahabreh IJ 等对 Verifynow 法预测出血价值的

4 个研究进行荟萃分析,LPR 人群出血相对风险值为 1.09(95%CI 0.88~1.36);HPR 人群出血相对风险低(RR = 0.85,95% CI 0.32 ~ 2.25)。提示 VerifyNow 法不能用于预测出血风险。

与评估 P2Y12 受体抑制药反应性的研究相比,VerifyNow 法检测阿司匹林反应性用于出血风险评估的研究较少,研究结果不一致。ADAPT-DES 研究发现阿司匹林用药后血小板高反应性(ARU>550)与介入治疗术后出血事件呈负相关(HR 0.65,95%CI 0.43~0.99)。在 VERIFRENCHY 研究中,与阿司匹林正常反应者相比,HPR 人群发生血栓及出血事件的风险未见显著差异。Huczek Z 等发现,LPR 仅与急性冠状动脉综合征患者术后轻微出血风险相关(OR 4.32,95% CI 2.78~6.71)。Breet NJ 等发现,尽管光比浊法和 Verifynow 法能够预测介入治疗术后缺血事件风险,然而两种方法均不能识别出血高危的患者。

一些研究探讨了光比浊法对于出血风险的预测价值。Liu Y 等根据 ADP 诱导的血小板聚集率将介入治疗术后患者进行分组,仅轻微出血在三组间存在显著差异。Cuisset T 等发现,氯吡格雷用药后 LPR 人群出血风险显著高于其他组,提示 ADP 诱导的血小板聚集率有可能成为非心外手术相关出血的预测指标和调整用药的依据。冯雪茹等纳入 136 例缺血性心血管疾病及高危的老年患者,应用光比浊法检测阿司匹林用药前后花生四烯酸诱导的血小板聚集率(AA-Ag),随访 6 个月。以 AA-Ag 下四分位数为界,发现 4 例消化道出血的患者中有 3 例用药后 AA-Ag 低于下四分位数,提示 AA-Ag 检测可用于识别出血高危的患者。由于光比浊法存在着耗时长、样本制备复杂等缺点,应用受限。由于不同实验室的检测难以标准化,检测重复性差,难以合并分析研究结果。

此外,也有一些研究探讨了其他的血小板功能检测方法,如电阻抗法、VASP、PFA-100、血栓弹力图、Plateletworks 等在出血事件预测中的价值。PEGA-SUS-PCI 研究发现,电阻抗法用于预测支架内血栓的效力有可能优于 PFA-100 和 VASP 法,且应用电阻抗法评估的 LPR 人群,严重出血事件的风险显著增加。Petricevic M 等发现,使用电阻抗法和血栓弹力图可用于预测冠状动脉旁路移植术(CABG)术后 30d 和 1 年的出血风险。

VASP 法可特异性的用于 P2Y12 受体抑制药的疗效评估,然而其在预测出血方面的价值仍然存在争议。Cuisset T 等的研究显示,VASP 评估血小板反应性指标 PRI≤10% 可作为介入治疗术后出血风险

预测的重要指标。也有研究提示 PRI≤16％可用于预测出血风险。然而在 Cayla G 等的研究中，VASP 检测结果与介入治疗术后 30d 的出血风险无显著相关性。

介入治疗术后人群的研究提示，PFA-100 不能用于出血风险评估。血栓弹力图（TEG）相关的预测出血的研究规模较小，且结果仍然存在争议。Chowdhury M 等发现，血栓弹力图可用于 CABG 围术期胸导管引流量的预测。Zhang JH 等发现，血栓弹力图法用于评估非 ST 段抬高型心肌梗死人群术后出血风险，尤其是 BARC 分级≥3b 的出血，具有重要的预测价值。

四、展望

近年来，一些新的、可用于监测抗凝药物疗效的血小板功能检测方法开始应用，包括血栓形成实验（global thrombosis test，GTT）和校正的凝血酶曲线法（calibrated automated thrombogram，CAT）等。GTT 是一种迅速、准确评估凝血和内源性溶栓活动的检测方法。用于评估在切应力诱导下，生理条件下血栓形成及内源性溶栓所需时间。Saraf S 等发现，

GTT 检测的内源性溶栓时间（lysis time，LT）≥3000s，可用于预测急性冠状动脉综合征患者介入治疗术后 12 个月不良心血管事件及心源性死亡风险。校正的凝血酶曲线法（calibrated automated thrombogram，CAT）可使用全血或者血浆样本，检测内源性的凝血酶潜能（endogenous thrombin potential，ETP）。研究发现 ETP 可用于预测严重的冠状动脉粥样硬化病变及出血风险。CAT 的检测值如 ETP、延迟时间（lag time）及峰值（peak height）等可能成为未来抗凝药物的监测指标。

由于不同血小板功能检测方法间一致性和相关度较差，研究结果难以汇总分析。部分血小板功能检测方法的最优治疗窗尚未确定，有待更大规模的研究探讨。Gorog DA 等提出了潜在的增加现有血小板功能检测与临床事件相关度的方法，包括使用未经抗凝处理的全血、准确描述安全性疗效的阈值、使用标准化的反应条件和质量控制等。然而，现有的多种血小板功能检测方法尚不足以准确反映血小板反应性的个体差异和预测个体出血风险，仍需探索价廉、便捷的血小板功能检测方法，用于指导抗栓药物的个体化选择和调整。

参 考 文 献

[1] Genereux P, et al. Incidence, predictors, and impact of post-discharge bleeding after percutaneous coronary intervention. J Am Coll Cardiol，2015，66（9）：1036-1045.

[2] Gorog DA，VFuster，Platelet function tests in clinical cardiology：unfulfilled expectations. J Am Coll Cardiol，2013，61（21）：2115-2129.

[3] Gorog，DA，KOtsui，NInoue. Usefulness of platelet function tests to predict bleeding with antithrombotic medications. Cardiol Rev，2015，23（6）：323-327.

[4] Marcucci R，EGrifoni，BGiusti. On-treatment platelet reactivity：State of the art and perspectives. Vascul Pharmacol，2015.

2. 决策静脉血栓栓塞的抗凝时限

第三军医大学新桥医院　李佳蓓　黄　岚

一、静脉血栓栓塞的定义及治疗

静脉血栓栓塞（venous thromboembolism，VTE），包括深静脉血栓（deep venous thrombolism，DVT）和肺栓塞（pulmonary embolism，PE），每年发病率 2‰～3‰，病死率约 10%，且 1/4 的患者出现血栓后综合征，是一项重大的公共卫生问题，给社会和家庭带来沉重的经济和医疗负担。

目前，抗凝药如维生素 K 拮抗药（vitamin k antagonists，VKAs）及新型口服抗凝药（novel oral anticoagulants，NOACs）是 VTE 急性期的治疗基石。而且 VTE 临床易再发，尤其是特发性或具有持久性促血栓形成因素下。研究表明，延续抗凝可使 VTE 的再发风险显著降低超过 80%。因此，抗凝治疗也用于 VTE 的二级预防。

二、VTE 抗凝时限决策中面临的问题

随抗凝时间的延长，再发风险降低，但潜在出血风险却不容小觑，甚至严重或致命性出血。临床医师对 VTE 的抗凝时限做出决策时，需权衡 VTE 患者再发事件和出血风险。一旦出血风险高于再发风险，必须终止抗凝。核心的问题是 VTE 的最佳抗凝时限到底多长？已有多项试验通过比较不同的抗凝持续时间效益及风险，但未得出一致明确的答案。

了解 VTE 再发风险的概貌，对 VTE 患者危险分层、仔细权衡血栓和出血风险，以及根据临床证据个体化选择抗凝类型和时限，对优化临床结局至关重要。

（一）停止抗凝后的再发风险

抗凝时间少于 3 个月则会增加 VTE 再发风险约 50%。首次发作后，数年内 VTE 再发风险均相当高，尤其在最初 6～12 个月内。前瞻性研究表明，急性首发 VTE 患者 2 年、5 年和 8 年累积再发率分别为 17.5%、24.6% 和 30.3%。不同原因所致 VTE 的再发风险不同。持久性危险因素如癌症等，暂时性危险因素如外科手术、创伤、制动、妊娠或口服激素治疗等可致 VTE。排除继发原因，其他的归类为特发 VTE，

每年再发风险为 5%～7%，5 年内约 1/4 患者再发 VTE。多项队列研究一致发现，特发性 VTE 患者再发风险显著高于短暂危险因素所致患者（HR 0.55，95%CI 0.41～0.71）。Prins 等比较了不同抗凝时间下特发性 DVT 再发风险，见表 1。

VTE 再发不仅影响患者的生活质量，生存率也受影响。Douketis 等分析了 25 项前瞻性研究，调查再发病例的预后。4221 例 DVT 患者中，258 例再发 VTE，其中 21 例是致命性 PE（8%，95%CI 5%～12%）。1302 例 PE 患者中有 72 例再发 VTE，其中 19 例发生了致命性 PE（26%，95%CI 17%～38%）。可见，DVT 患者再发 VTE 后死亡率为 5%，而 PE 患者则高达 25%。

表 1　特发性 DVT 停止抗凝后再发风险

	再发风险（%）	年化再发率（%）
6 周至 3 个月	5	40
3 个月到 6 个月	5	20
6 个月到 2 年	10	7
2 年后	—	4

（二）VTE 再发的危险因素

已知一些临床环境和危险因素与患者 VTE 再发风险增高相关，由持久性危险因素所致的患者再发风险很高，需要长期持续抗凝，除非有抗凝禁忌。相反，与特殊或暂时可消除的危险因素相关的首发 VTE（继发性 VTE）再发风险低，如手术、创伤、制动、长期卧床等，持续抗凝风险高于效益，只需短期抗凝治疗（通常 3～6 个月抗凝）。根据再发风险将患者分层：①再发低危，特殊或暂时可消除的危险因素所致 VTE；②再发高危，特发性 VTE 或持久性危险因素所致 VTE。以下为近年来发现的 VTE 危险因素，并讨论了它们对再发风险的影响。

1. VTE 的部位　近端 DVT 的再发风险高，而远端和上肢的 DVT 再发风险低。PE 再发的风险比 DVT 高 2.2 倍，且再发 PE 的风险也很高。约 60% 的 PE 患者会再发 PE。

2.VTE既往史　发生多次VTE的再发风险逐次增高。首发VTE 5年后再发率为21.5%，第2次VTE再发率为27.9%。同侧再发VTE患者血栓后综合征风险增高，该风险反过来又增加再发风险。下腔静脉滤器使VTE再发风险升高1.5倍，有研究指出，在超过10%患者滤器周边发现血栓。

3.人口学特征　男性、体块指数增加使VTE再发风险增高，而年龄、家族史的影响具有争议。

4.潜在疾病及用药史　癌症被认为是与VTE相关的最重要的持久性因素之一，尤其是同时接受化疗的患者。癌症患者即使接受抗凝治治疗，急性VTE后首年再发风险增高3倍，停止抗凝后VTE再发风险增高。肿瘤转移及化疗是促VTE发生的危险因素，也能增加VTE的再发风险。另外，口服避孕药以及激素替代治疗也增高VTE再发风险。

5.检测指标D-二聚体　D-二聚体是再发VTE的危险因素及预测因子。VTE患者3个月内中止抗凝血浆D2聚体有增高趋势。中止抗凝后D-二聚体异常的患者VTE再发风险比正常患者显著增高。PROLONG研究评估了特发性VTE患者首次发作后D-二聚体对再发VTE的预测价值。停用华法林后1个月时D-二聚体正常的患者($n=385$)不再抗凝，而异常患者随机分为停止治疗组($n=120$)和持续治疗组($n=103$)。随访18个月后发现，D-二聚体正常组VTE再发率为6.2%，D-二聚体异常停止治疗组和延续治疗组分别为15.0%和2.9%。由此，学者提出了多项包含D-二聚体在内的临床决策公式(clinical decision rules, CDR)，指导抗凝时限的选择。DULCIS试验专门研究了D_2聚体对抗凝时限的指导作用，建议在特发性VTE或仅有1个弱危险因素患者进行D_2聚体系列检测，进而决定是否停止抗凝。

6.凝血系统异常　回顾性研究表明凝血抑制因子抗凝血酶、蛋白C或蛋白S缺陷可能增加VTE再发风险。凝血Ⅷ因子、Ⅸ因子和纤维蛋白原高水平增加再发风险。但V因子Leiden或Ⅱ因子G20210A突变对再发风险的影响结果具有争议。

7.其他　残余静脉血栓对VTE再发的影响具有争议。首发VTE患者体内有抗磷脂抗体的患者再发风险为29%，无抗体者则14%。高同型半胱氨酸水平使再发风险增高1.5倍。

（三）权衡大出血风险

34个意大利诊所通过纳入口服抗凝的首发VTE患者，发现大出血的发生率为1.4%，致死性出血为0.25%。老年患者的出血风险更高，超过70岁患者相对风险为1.75。关于33例研究涉及4374例患者的Meta分析表明，抗凝治疗超过3个月的患者，3个月后大出血发生率2.4%，而致死性出血为0.25%。而癌症患者出血的风险会加倍。

三、抗凝时限推荐及相关临床证据

首发VTE的优化抗凝时间并不明确。6个月的VKA治疗较6周显著降低VTE再发。随机试验比较了首发近端DVT或PE患者服用VKA抗凝3个月和6个月，以及腓深静脉DVT患者抗凝6周和12周后，发现短时期内的再发率类似，且出血也无差异。基于各种试验及队列研究，美国胸科内科医师协会(The American College of Chest Physicians, ACCP)指南推荐：特发性VTE患者至少抗凝3个月；在患者知情同意且出血风险小的条件下，特发的首发近端DVT或PE患者可以长期抗凝。VTE的传统抗凝是肝素或低分子肝素(low molecular weight heprin, LMWH)桥接口服VKA。今年来NOACs也是有效的选择。

（一）VKA

多项试验对不同抗凝时间对VTE再发率的影响进行了研究（表2）。Kearon等将已行3个月抗凝的首发VTE患者随机分为安慰剂组和持续抗凝组(INR靶目标2~3)，再延续抗凝24个月，抗凝组再发风险显著降低(1.3% vs 27.4% per year, $P<0.001$)，但大出血(3.8% vs 0 per year, $P=0.09$)和总出血事件(11.5% vs 1.4% per year, $P=0.03$)风险增高。意大利优化抗凝时间组将已行3个月华法林抗凝的近端DVT患者随机分为中止抗凝组和持续抗凝组(再抗凝9个月)，结果显示，尽管抗凝组9个月内再发风险显著降低，但该效应在抗凝终止后并不能维持，24个月后两组再发VTE风险类似。PE患者接受6个月和12个月抗凝后，随访34个月，再发风险并没有降低。

鉴于抗凝药物剂量增加出血风险增加，PREVENT试验将已完成6.5个月抗凝的508例特发性VTE患者随机分为低强度华法林抗凝组(INR1.5~2.0)和安慰剂组，随访2.1年后低强度抗凝组再发VTE风险显著降低(2.6% vs 7.2% per year, $P<0.001$)，出血风险无增高。ELATE试验中738例特发性VTE患者完成3个月抗凝后，随机分为低强度华法林(INR1.5~1.9)或常规华法林治疗组(INR2.0~3.0)，低强度组再发风险增高，但两组出血并无明显差别。因此，低强度VKA可成为预防VTE再发的选择之一。

（二）NOACs

NOACs 与 VKAs 相比较，优势在于长期治疗中的出血风险小。目前，随机试验仅比较了达比加群与华法林（RE-SONATE）或安慰剂（RE-MEDY）在持续治疗中效应。RE-MEDY 实验中，抗凝 3～12 个月的 VTE 患者随机分为达比加群组（150mg，2/d）和华法林组（INR2.0～3.0），持续抗凝至 36 个月，发现达比加群在预防 VTE 再发或致命性 VTE 方面并不优于华法林（HR 1.44，CI 0.78～2.64），但临床出血风险降低（5.6% vs 10.2%，$P<0.001$）。RE-SONATE 是一项安慰剂对照试验，将完成短期抗凝的患者随机分为达比加群组和安慰剂组，再治疗 6 个月，发现持续抗凝组再发 VTE 风险降低，但临床出血风险增高。

（三）抗血小板治疗

抗血小板药物—阿司匹林可能降低特发性 VTE 的再发风险。WARFASA 试验将完成口服抗凝 6～18 个月的 103 例特发性 VTE 患者随机分配至阿司匹林治疗组（100mg，1/d）和安慰剂治疗组，治疗 2 年后发现，阿司匹林显著降低 VTE 的再发风险，且不增高出血风险。ASPIRE 研究将完成抗凝的 822 例首发 VTE 患者随机分为阿司匹林治疗组和安慰剂组，治疗 4 年后发现，阿司匹林并不显著降低 VTE 的再发风险，但降低 VTE 再发、心肌梗死、脑卒中、大出血或死亡的复合终点，出血风险无明显升高。汇总 WARFASA 和 ASPIRE 研究结果，证实阿司匹林与再发 VTE 和主要血管事件降低相关，出血无明显增加。阿司匹林治疗成本低、安全且可降低动脉心血管事件。尽管不如 VTE 二级预防中的抗凝药物有效，但长期阿司匹林治疗可考虑作为再发低危患者或足剂量抗凝出血高危的患者用于减少 VTE 再发。

四、结论及未来展望

多项临床试验通过对首发 VTE 患者予以不同时限抗凝后发现，无论时间长短，终止抗凝后再发风险又会再次升高。针对首发 VTE 患者，所有患者应该抗凝 3～6 个月，但是否持续抗凝及时间需要个体化量制，两个时期尤其关键：①急性期短期抗凝；②延续治疗期预防再发 VTE。我们建议 VTE 再发低危患者或出血风险高的患者仅限于急性期短期抗凝，当持久性促栓因素或特发性 VTE 情况下，再发 VTE 风险高，推荐延续抗凝，但需定期评估效益-风险。低剂量阿司匹林可能成为 VTE 再发低危患者或出血高危患者的选择，见图 1。

临床决策时，评估 VTE 再发风险必须权衡出血风险，再决定抗凝类型及时限。出血危险因素包括高龄、高强度抗凝、既往发生出血、肾功能或肝功能不全、同时服用影响凝血的药物。未来需要进一步大规模、多中心、随机试验证据，同时研究血栓和出血风险，有助于为临床决定 VTE 患者抗凝持续时间及效力提供理论依据。

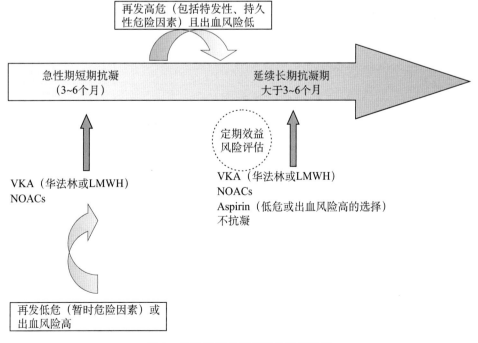

图 1　推荐 VTE 抗凝时限的决策思路

参 考 文 献

[1] Wells PS，Forgie MA，Rodger MA. Treatment of venous thromboembolism. JAMA,2014,311:717-728.

[2] Prandoni P，Lensing AW，Cogo A，et al. The long-term clinical course of acute deep venous thrombosis. Ann Intern Med,1996,125:1-7.

[3] Prins MH，Hutten BA，Koopman MM，et al. Long-term treatment of venous thromboembolic disease. Thromb Haemost,1999,82: 892-898.

[4] Flinterman LE，van Hylckama Vlieg A，Rosendaal FR，et al. Recurrent thrombosis and survival after a first venous thrombosis of the upper extremity. Circulation,2008,118:1366-1372.

3. 心血管药物是否需要终身服药之问题探讨

广州医科大学药学院　张　羽　余细勇

相对于心血管药物的广泛应用,我们对于其长期用药的利弊知之甚少。而随机临床试验很少能够进行长达数年的随访,所以能够提供的临床证据也十分有限。本文主要聚焦于 4 种最为常用的心血管用药:阿司匹林,他汀类药物,β 受体阻滞药及血管紧张素转化酶抑制药,探讨其在心肌梗死治疗中的长期用药所存在的一些问题,包括指导原则的不明确,长期用药随机临床试验据的缺乏,药品注册临床试验存在的问题,多药联用、老年人用药等带来的隐患,以及撤药研究的缺乏等(图 1)。

一、指南中关于心肌梗死后药物使用的指导不明确

冠心病是一种慢性的疾病状态,包括已发生或还未发生过心肌梗死的患者。对于已经确诊了冠心病的患者而言,二级预防干预措施能够减少新的心血管事件发生的风险。表 1 中列举了这 4 种药物在美国心脏病学会及美国心脏学会(ACC/AHA)指南中相关的指导原则。

阿司匹林能够减少血小板的聚集和冠状动脉血栓的形成,在心肌梗死后患者中能够同时减少其再次发生梗死和血管死亡的风险。美国心脏学会(AHA)和美国心脏病学会基金会(ACCF)指南推荐患者在发生心肌梗死后长期服用阿司匹林。然而尽管有证据表明阿司匹林作为二级预防用药能够显著减少血栓发生的风险,但如何在其减少血栓发生和导致出血事件之间取得平衡,使特定患者群体(尤其是老年人)从治疗中最大程度获益,目前仍然不是很清楚。

他汀类药物能够有效的减少低密度脂蛋白。在 ST 段抬高型心肌梗死(STEMI)发生后,他汀类药物能够降低心血管死亡、心肌梗死复发、脑卒中及需要进行冠状动脉重构术的风险。ACC/AHA 指南推荐所有发生了 ST 段抬高型心肌梗死同时没有他汀类药物禁忌证的患者从一开始或长期采用高剂量的他汀

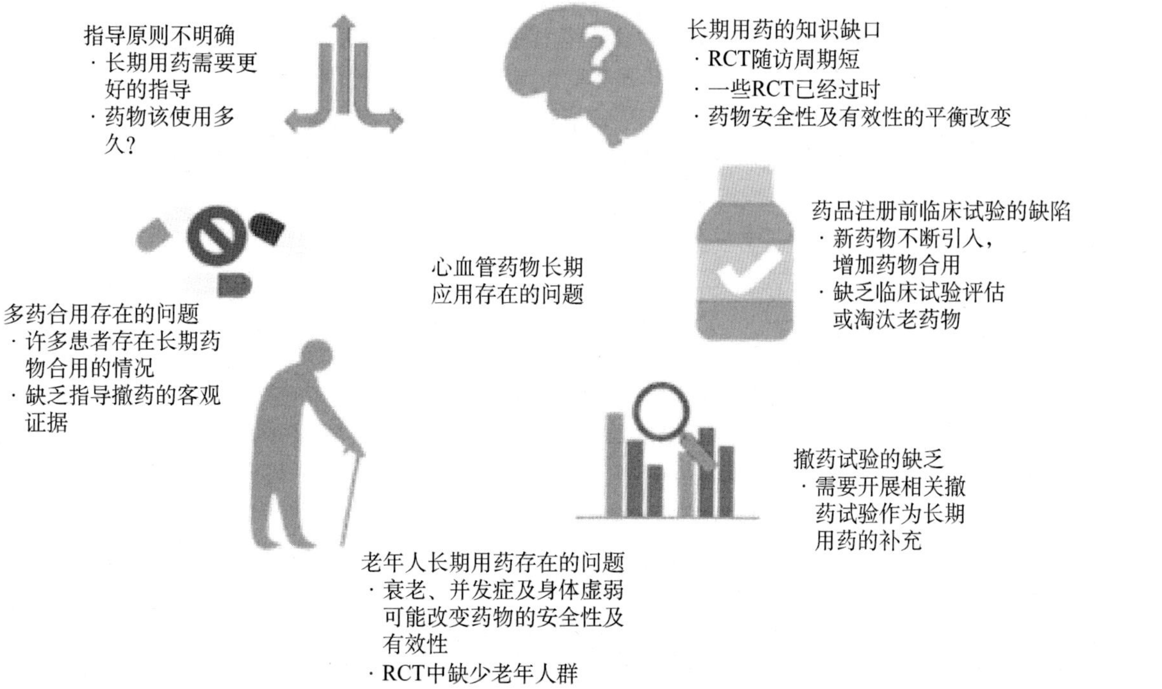

指导原则不明确
· 长期用药需要更好的指导
· 药物该使用多久?

长期用药的知识缺口
· RCT随访周期短
· 一些RCT已经过时
· 药物安全性及有效性的平衡改变

多药合用存在的问题
· 许多患者存在长期药物合用的情况
· 缺乏指导撤药的客观证据

心血管药物长期应用存在的问题

药品注册前临床试验的缺陷
· 新药物不断引入,增加药物合用
· 缺乏临床试验评估或淘汰老药物

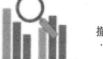

撤药试验的缺乏
· 需要开展相关撤药试验作为长期用药的补充

老年人长期用药存在的问题
· 衰老、并发症及身体虚弱可能改变药物的安全性及有效性
· RCT中缺少老年人群

图 1　长期用药存在的问题

药物治疗。他汀类同时广泛的用于一级预防,是目前比较经济的一个治疗方案,但其可能会增加老年人中不良反应及患糖尿病的风险,仍然需要进一步研究加以阐明。

β受体阻滞药能够拮抗内源性儿茶酚胺的作用,从而降低心率和血压。对心肌梗死后患者采用β受体阻滞药治疗与更低的死亡率与发病率相关。对于病情较为复杂(如伴随心力衰竭、左心室功能障碍或室性心律失常等其他心脏疾病)的心肌梗死患者,最适合使用β受体阻滞药进行治疗。然而,对于仅发生过心肌梗死的患者,如果长期持续的采用β受体阻滞药进行常规治疗,最终是否会从治疗中获益目前尚未有研究。在ACC/AHA基金会的二次预防用药指南中,推荐所有发生过心肌梗死但左心室功能正常的患者持续服用3年的β受体阻滞药。但3年后应该如何,指南中并未提及。

表1　ACC/AHA指南中关于阿司匹林、他汀类、β受体阻滞药及ACEI的指导原则

阿司匹林	
STEMI	PCI后应使用阿司匹林
NSTEMI	应使用阿司匹林治疗,合用替格瑞洛的患者维持剂量为81mg/d,其他患者剂量为81～325mg/d
SIHD	对于无禁忌证的IHD患者应使用阿司匹林75～162mg/d进行治疗
他汀类	
STEMI	在所有无禁忌证的STEMI患者中,应起始或持续采用高强度他汀药物治疗
NSTEMI	在所有无禁忌证的NSTE-ACS患者中,应起始或持续采用高强度他汀药物治疗
SIHD	若无禁忌证或不良反应,可使用中等或高剂量的他汀药物治疗作为生活方式改变的补充
β受体阻滞药	
STEMI	如患者无以下情况,应在其发生STEMI后24h内开始使用β受体阻滞药进行治疗:①有心力衰竭迹象;②心排血量较低;③心源性休克风险较大;④其他禁忌证 无禁忌证的STEMI患者住院期间应继续使用β受体阻滞药进行治疗
NSTEMI	如患者无以下情况,应在其发生STEMI后24h内开始使用β受体阻滞药进行治疗:①有心力衰竭迹象;②心排血量较低;③心源性休克风险较大;④其他禁忌证 对于左心室功能正常的NSTE-ACS患者,可采用β受体阻滞药持续治疗
SIHD	对于左心室功能正常的患者,应在其发生MI或ACS后开始使用β受体阻滞药并持续3年治疗 如无禁忌证,对于左心室收缩功能障碍(射血分数<40%)并发心力衰竭或有心肌梗死病史的患者应使用β受体阻滞药进行治疗 对于其他所有患有冠状动脉及其他血管疾病的患者,可使用β受体阻滞药作为长期治疗方案
ACEI	
STEMI	如无禁忌证,对于前壁心肌梗死、心力衰竭或射血分数≤40%的STEMI患者,应在发生MI后24h内给予ACEI治疗 如无禁忌证,所有STEMI患者可采用ACEI进行治疗
NSTEMI	如无禁忌证,对于左心室射血分数<40%的患者及伴有高血压、糖尿病及慢性肾病的患者,应起始并持续采用ACEI进行治疗 如无禁忌证,其他所有心脏或其他血管疾病的患者可采用ACEI进行治疗
SIHD	如无禁忌证,对于所有伴有高血压、糖尿病、左心室射血分数≤40%或慢性肾病的SIHD患者,应采用ACEI进行治疗 同时患有SIHD和其他血管疾病的患者可采用ACEI进行治疗

ACC:美国心脏病学会;AHA:美国心脏学会;ACEI:血管紧张素转化酶抑制药;ACS:急性冠状动脉综合征;IHD:缺血性心脏病;MI:心肌梗死;NSTE-ACS:非ST段抬高型急性冠状动脉综合征;NSTEMI:非ST段抬高型心肌梗死;PCI:经皮冠状动脉介入术;SIHD:稳定型缺血性心脏病;STEMI:ST段抬高型心肌梗死。

血管紧张素转化酶抑制药（ACEI）可以阻断肾素-血管紧张素系统，已经有研究报道它可以减少 STEMI 患者的致命和非致命性心血管事件的发生。已经有大量的临床证据表明对于高危（如伴随前壁心肌梗死、射血分数低于 40%、心力衰竭、心肌梗死病史或心动过速）的患者，服用 ACEI 能够获得更大的治疗效益。然而对于普通的患者而言，发生 STEMI 之后接受 ACEI 长期治疗的效果如何，仍然不甚清楚。目前 ACC/AHA 指南指出 ACEI 适用于所有没有禁忌证的 STEMI 患者。

目前并没有非常明确的临床证据指出这 4 种药物开始使用后，到底应该服用多长时间。而有潜力作为心肌梗死终身治疗方案的固定剂量复方制剂也受到越来越多的关注，需要临床试验来证实在长期用药中它的安全性和有效性是否如我们期待的一样。与此同时，尽管本文中主要介绍的是心肌梗死患者的治疗，包括 ST 段抬高型或非 ST 段抬高型心肌梗死患者，但在其他心血管疾病如心力衰竭和心房纤颤的治疗中及在心血管事件的一级预防干预措施中，心血管药物也可能会长期应用，也同样面临着长期用药安全性的问题。

二、长期用药的随机临床试验证据的缺乏

很多临床医师或相关专家在临床用药或撰写指南的时候并没有将长期用药（10 年以上）的问题纳入考虑，而在临床试验中所指的长期用药通常也仅仅是指其考察的用药周期不是非常短。在以心肌梗死患者为对象的随机临床试验 PEGASUS-TIMI 54 中，它所指的长期用药实际上是基于平均 33 个月的随访调查。而另一个瑞典开展的以心肌梗死患者为对象的药品注册临床试验中，则将 1 年或以上的随访考察定义为长期。在相关的随机临床试验（RCT）中，患者在发生心肌梗死后 1～3 年服用的药物比例如下：阿司匹林，100%；他汀类，93%；β受体阻滞药，82%；血管紧张素转换酶抑制剂或血管紧张素受体阻滞药，80%。在相关的药品注册试验中，患者服用 1 年或以上的药物包括：阿司匹林，82%；他汀类，73%；β受体阻滞药，80%；血管紧张素转化酶抑制药或血管紧张素受体阻滞药，75%。但在真正的临床实际中，长期用药通常远不止 3 年，发生了心肌梗死的患者有可能需要终身服用这些心血管药物，而目前的临床试验提供的这些药物长期用药的证据是远远不足的。

目前针对已发生急性心肌梗死的患者的治疗方案，主要基于大型 RCT 的结果，以及针对这些临床试验的 Meta 分析。这些研究证实了阿司匹林、β受体阻滞药、ACEI 及他汀类药物能够改善急性心肌梗死患者的预后。但尽管 RCT 能够提供最高等级的药物安全性和有效性的证据，如果将它的结果推广到长期应用，还是存在着一定的局限性。

其中最为关键的一个问题是我们对于短期用药临床试验获得的证据与长期用药之间的关系并没有充分的了解。RCT 的平均随访时间往往很有限，而这些药物作为长期治疗的手段却可能需要患者服用数十年。表 2 回顾了关于这 4 种药物的有里程碑意义的一些随机临床试验，这些临床试验证实了阿司匹林、他汀类、β受体阻滞药及 ACEI 在心肌梗死后患者或稳定型冠心病患者中的有效性。2010 年发表的一篇关于他汀类药物作为一级预防和二级预防用药的 Meta 分析中，26 个试验的平均的随访时限为 4.9 年。一个更为极端的例子是，1999 年发表的一篇关于心肌梗死后β受体阻滞药的应用的 Meta 分析中纳入了 82 个临床试验，而这些试验的平均随访时限只有 1.4 年。

与此同时，来源于 RCT 的证据与临床实际应用之间也存在一个难以逾越的鸿沟。目前对于这些药物的长期用药，实际上是建立在假设其用药风险相对恒定的基础上的，即假定其安全性和有效性在长期用药中都是保持基本不变的，然而并没有数据能够确认或反驳这一点。用药风险随时间的变化是一个需要纳入考虑的重要因素。许多临床试验在急性冠状动脉综合征（ACS）的后急性期就开始了随访，而此时疾病风险很高，因此用药获益达到最大化。而心梗患者数年后可能相对危险性较低，因此用药的绝对获益就相对较小。但如果在更长的用药周期，主要心血管事件和死亡率会随着年龄上升，而这些药物是否能够真正使陈旧型心肌梗死的老年患者从中获益，目前的随机临床试验并不能给我们一个确切的答案。

在一个再灌注前药物治疗的 Meta 分析中，ACEI 在心肌梗死急性期开始使用的话可以使患者获得最好的治疗效果，在开始使用的第 1 个月平均每 1000 个患者就有 5 个通过 ACEI 治疗获救，但在接下来的 3 年内 ACEI 的治疗效益明显下降。在接受了直接经皮冠状动脉介入术（PCI）的 STEMI 患者中，心血管事件风险随着时间迅速变化。在第 1 个月心脏性死亡的风险很高（>7%），但是随后就下降到低于 1.5% 每年。同样的，在 STEMI 发生后的前 5 年时间，心脏性死亡是首要的致死因素，而 5 年之后非心脏性的死亡因素影响更为显著。

除此之外，临床试验受试者与患者的年龄的不同

也限制着 RCT 的结论扩展应用到临床实际中。例如,心肌梗死临床试验中纳入的患者平均年龄通常比实际上典型的心肌梗死患者年龄要小。在心血管疾病随机临床试验中,年龄较大的患者通常被排除在外或是很难招募到。而一些药物的治疗效果可能会被老年人用药相关的不良反应和并发症(药物-疾病相互作用及药物-药物相互作用等)中和而变得不显著,这些在目前的临床试验中都没有被很好的研究。

表 2 阿司匹林、他汀类、β 受体阻滞药及 ACEI 作为二次预防用药的相关 RCT

研究	发表时间	平均随访时间(年)	年龄范围(年)	平均年龄(年)	纳入人数	研究对象	安慰剂对照	治疗药物
阿司匹林								
Cardiff-Ⅰ	1974	1	未报道	55	1239	MI 后患者	是	阿司匹林
CDP-A	1976	1.8	未报道	56	1529	MI 后患者	是	阿司匹林
Cardiff-Ⅱ	1979	1	未报道	56	1682	MI 后患者	是	阿司匹林
PARIS	1980	3.4	30~74	56	1216	MI 后患者	是	阿司匹林与潘生丁
AMIS	1980	>3	30~69	55	4524	MI 后患者	是	阿司匹林
他汀类								
4S	1994	5.4	35~70	未报道	4444	有心绞痛史或 MI 史患者	是	辛伐他汀
CARE	1996	5	21~75	59	4159	MI 后患者	是	普伐他汀
LIPID	1998	6.1	31~75	62	9014	MI 后患者或不稳定型心绞痛患者	是	普伐他汀
GISSI-P	2000	2	19~90	60	4271	MI 后患者	是	普伐他汀
LIPS	2002	3.9	18~80	60	1677	PCI 术后患者	是	氟伐他汀
ALLIANCE	2004	4.5	≥18	61	2442	CHD 患者	是	阿托伐他汀
PROVE IT	2004	2	≥18	58	4162	ACS 后患者	否	普伐他汀和阿托伐他汀
A to Z	2004	2	21~80	61	4497	ACS 后患者	否	辛伐他汀(高/低剂量)
TNT	2005	4.9	35~75	61	10001	CHD 患者	否	阿托伐他汀(高/低剂量)
IDEAL	2005	4.8	≤80	62	8888	MI 后患者	否	阿托伐他汀和辛伐他汀
SEARCH	2010	6.7	18~80	64	12064	MI 后患者	否	辛伐他汀(高/低剂量)
β 受体阻滞药								
Multicenter International	1975	3 年内	≤70	55	3038	MI 后患者	是	普拉洛尔
Julian 等	1982	1	30~69	55	1456	MI 后患者	是	索他洛尔
EIS	1984	1	35~69	54	1741	MI 后患者	是	氧烯洛尔
Salathia 等	1985	1	未报道	未报道	800	MI 高危人群	是	美托洛尔

续表

研究	发表时间	平均随访时间（年）	年龄范围（年）	平均年龄（年）	纳入人数	研究对象	安慰剂对照	治疗药物
LIT	1987	1.6	45～74	58	2395	MI 后患者	是	美托洛尔
CAPRICORN	2001	1.3	≥18	63	1959	MI 后患者伴随左心室障碍	是	卡维地洛
ACEI								
SAVE	1992	3.5	21～80	59	2231	MI 后患者伴随左心室障碍	是	卡托普利
TRACE	1995	2～4.2	≥18	67	1749	MI 后患者伴随左心室障碍	是	群多普利
AIRE	1993	1.3	≥18	65	2006	MI 后患者伴随心力衰竭	是	雷米普利
ISIS-4	1995	1.3	未报道	未报道	58050	MI 高危人群	是	卡托普利,异山梨酯及硫酸镁
QUIET	2001	2.25	18～75	58	1725	PCI 或斑块旋切术后患者	是	喹那普利
CAMELOT	2004	2	30～79	57	1997	冠心病患者	否	依那普利及氨氯地平
EUROPA	2003	4.2	≥18	60	12218	SIHD 伴随心力衰竭	是	培哚普利
PEACE	2004	4.8	≥50	64	8290	SIHD 伴随左心室障碍	是	群多普利

ACS:急性冠脉综合征;CHD:冠心病;MI:心肌梗死;PCI:经皮冠状动脉介入术;SIHD:稳定型缺血性心脏病。

　　另一个实际问题是来源于 RCT 的证据其实也会随着不同时期的临床实践不同而发生变化。许多临床试验是在纤溶治疗时代进行的,然而现在的主流治疗方式是 PCI(再灌注疗法),PCI 疗法对于患者的长期预后有影响,同样它也可能会对心肌梗死后的传统治疗方案有影响。例如,心肌梗死后使用 β 受体阻滞药治疗的临床证据主要来源于再灌注前的临床试验。而在 2013 年 ACC/AHA 指南引用的一篇关于 STE-MI 治疗的 Meta 分析中,纳入的 82 个 β 受体阻滞药随机临床研究的平均发表时间是 1982 年,其中大部分临床试验开展的时候,其他二级预防措施如他汀类或 ACEI 治疗并没有开始应用。因此,PCI 术后 β 受体阻滞药的治疗作用并不明确,缺乏相应的 RCT,现有的观察性研究又存在争议:其中一个研究报道 PCI 术后使用 β 受体阻滞药治疗可以减少 6 个月内死亡率,而另外一篇研究则报道在心肌梗死后使用 β 受体阻滞药并不能减少一系列心血管事件的发生率。

　　在 2000—2012 年间,全球对于心肌梗死的定义变化了 3 次,最终定义的心肌梗死更为复杂,包括了一些心血管事件风险更低的人群,这些人群被纳入了后来的 RCT,但在之前的临床试验中,这些群体因为不符合之前的定义而被排除了。

　　因此,目前迫切的需要能够真正长期随访的心肌梗死后治疗药物的随机临床试验。但是在临床实际中想要做到大于 5 年的跟踪随访有着相当大的难度,并不仅仅是因为患者的不依从和失访,也同样因为长期的跟踪随访带来的巨大开支。因此,想要填补心血管药物长期用药安全性和有效性的证据上的空缺,排除不同研究间可能存在的选择性偏倚,需要一个有相当规模的、权威的机构组织开展规范、大型的 RCT。

三、现有药品注册前临床试验存在的问题

药品生产商开展 RCT 的主要目的是使其药品通过相关监管机构如美国食品药品监督管理局(FDA)和欧洲药品管理局(EMA)的批准。监管机构通常要求其与现有的标准治疗方案进行对照,因此新的心血管疾病治疗药物大多是与指南推荐的治疗药物进行对照。这个过程会导致新的联合用药问题出现,因为新的处方药物不断引入,而老的药物并没有被重新评估而继续使用着。尤其是在老年患者中,联合用药带来的问题日趋明显。

目前在冠心病患者中的临床试验主要集中在不断的证实新药的安全性和有效性,但又缺乏充分的证据使新的药物替代旧的药物。一个典型的例子是在心肌梗死后患者中进行的大型临床试验 VALIANT,受试患者被分为 3 组,单独使用缬沙坦、缬沙坦联用卡托普利,以及单用卡托普利。在总体生存率指标上,缬沙坦和卡托普利基本上是等效的。缬沙坦联用卡托普利会增加不良事件的发生率,但并没有改善生存率,这也说明了药物合用可能带来一定的风险。

在稳定型冠心病患者和心力衰竭患者中开展的伊伐布雷定随机临床试验都是安慰剂对照试验,很多患者都是在使用 β 受体阻滞药的基础上合用伊伐布雷定。目前并没有一个针锋相对的权威临床试验去比较伊伐布雷定和 β 受体阻滞药的药物疗效,而两种药物主要的药效特征都是降低心率。况且制药企业的主要目的是通过药品审批,因此他们会比较倾向于通过最简单直接的方式证明药物有效。但是从患者的健康角度考虑,药物合用带来的危险性相当大,这需要相关机构发起一些旨在提高公共健康水平的、规范的大规模临床试验,而不仅仅是出于商业利益开展的那些。

四、多药合用带来的问题

治疗过程中对某一药物的使用,通常是以疾病为导向,并参考相关指南中关于该药物的指导原则。这种治疗方式侧重于特定药物与疾病的联系而淡化了患者整体的治疗方案,从而推动了药物的联用。而当患者存在并发症时,合并用药的情况就更加的复杂,因为诸如高血压、慢性肺梗阻、糖尿病等疾病,每一种都有其指南推荐用药。

一项针对美国门诊患者的用药调查发现,65 岁以上的女性用药率是最高的,她们之中 12% 的人至少服用 10 种药物,23% 的人至少服用 5 种处方药。这个趋势在美国的老年人中增加非常明显,其中心血管药物又是合并用药的主流。美国最常用的 20 个处方药物中,有 2 个是抗血小板凝集药物(阿司匹林排第 1 位,氯吡格雷排第 18 位),2 个是他汀类(阿托伐他汀排第 3 位,辛伐他汀排第 7 位),2 个是 β 受体阻滞药(美托洛尔排第 6 位,阿替洛尔排第 8 位),2 个是肾素-血管紧张素系统抑制药(赖诺普利排第 5 位,缬沙坦排第 14 位)。心血管药物是造成门诊老年患者发生药物不良事件的最常见原因。

在一个苏格兰的医疗保健人群中,有 21.5% 的成年人接受至少 4 种药物治疗,有 4.6% 的成年人接受至少 10 种治疗。这种趋势随着年龄递增,在 60～69 岁的人群中,接受至少 4 种药物治疗和接受至少 10 种治疗的比例分别增加到了 36% 和 7.4%,而在 80 岁以上的人群中,这个比例增加到了 70.4% 和 18.6%。心血管疾病的用药率几乎是最高的,而针对不同心血管疾病的用药指导原则又会导致药物的联用。多药合用不仅增加了公共医疗开支,也增加了患者的不依从性和因药物-药物相互作用和药物-疾病相互作用而发生不良反应的风险。

固定剂量复方制剂已经被报道可以改善心肌梗死后患者的依从性。但如果投入常规使用无疑会使更多的患者面临合并用药的情况。大型的随机临床试验 SECURE 是在心肌梗死患者中进行的复方制剂有效性的试验,已经开始进行招募,但是对于复方制剂,想要考察长期用药下它对于不良反应发生风险的影响,则是难上加难。

除此之外,对于一级预防用药中阿司匹林和他汀类药物的利弊及如何在用药中趋利避害也是目前的一个热点问题。有研究者质疑 AHA/ACC 指南的风险评估其实高估了一些个体发生心血管事件的风险,尤其是老年人。这可能会导致人们过度担心不良事件而盲目的进行预防用药,从而造成不必要的伤害(如阿司匹林导致的出血),减少了预防性用药的意义(如他汀类)。

五、长期用药与老龄化

目前有 13% 的美国人口是 65 岁以上的人口,到 2030 年这个比例还会上升至将近 20%。其中 85 岁以上的人口增长最快,到 2040 年将占 65 岁以上人口的 18%。不仅仅是美国面临着老龄化的问题,到 2035 年英国 65 岁以上的人口将占到总人口的 23%,而同样,增长最快的人群也是 85 岁以上人口,在 1985～2010 年间,85 岁以上的人口数量翻了 1 倍。衰老会导致身体的衰弱和各种并发症,从而导致可能的过

度合并用药。

心血管药物的药代动力学和药效动力学都会随着生理年龄的改变而发生变化。药代动力学的变化包括肝和肾的清除率的降低及体脂率的增加，从而使心血管药物（尤其是 β 受体阻滞药和 ACEI）的分布、代谢和排泄都随之改变。药代动力学的改变同样也会增加老年人中由他汀类药物导致的不良反应，包括认知障碍、跌倒、神经性病变及肌肉损伤。心血管药物的药效动力学会受到与年龄相关的传感器灵敏性的影响。因此，老年人窦房结活性和房室传导的改变都可能会导致对于 β 受体阻滞药疗效的敏感性增加，容易导致心动过缓。

此外，老年人有更多的并发症，而针对不同并发症的药物增加了药物-疾病相互作用和药物-药物相互作用的风险（表 3）。β 受体阻滞剂可导致患有慢性肺梗阻的患者支气管狭窄，又可导致患外周动脉疾病的患者发生间歇性跛行，这是典型的药物-疾病相互作用。ACEI 和保钾利尿药合用时可导致高血钾，他汀类药物和一些其他的降脂药如吉非罗齐和烟酸合用时则可能发生横纹肌溶解和急性肾衰竭。ACEI 和复方磺胺甲噁唑合用可导致猝死风险的增加。而同样的，ACEI 和阿司匹林也会与一些常用药如非甾体类消炎药发生药物-药物相互作用，分别导致高血钾和消化性溃疡。

表 3　阿司匹林、他汀类、β 受体阻滞药及 ACEI 在老年人中的常见不良反应和相互作用

药物	在老年人中的不良反应	药物-疾病相互作用	药物-药物相互作用
阿司匹林	消化道出血，消化不良，耳鸣，皮肤反应	哮喘（支气管痉挛）	抗凝药，抗血小板凝集药，抗血栓药（出血）
		消化道出血史，脱水，高血压（出血）	非甾体消炎药（消化性溃疡）
他汀类	肌痛，意识模糊，肾功能不全，肝毒性	甲状腺功能减退，慢性肾病，糖尿病（他汀引起的横纹肌溶解）	苯氧酸类（横纹肌溶解）
			胺碘酮，红霉素，地尔硫䓬，三唑类抗真菌药，纤维酸类药物（细胞色素 P450 酶系统药物相互作用）
β 受体阻滞药	意识模糊，疲劳，支气管痉挛，传导障碍，跛行，抑郁，失禁，低血糖	慢性肺梗阻（支气管痉挛）	磺脲类（低血糖）
		外周动脉疾病（间歇性跛行）	钙通道阻滞药（变时性功能不全）
		雷诺综合征（症状加剧）	
		慢性心力衰竭（急性呼吸困难）	
		传导性疾病（心脏传导阻滞）	
ACEI	跌倒，眩晕，低血压，高血钾，疲劳，急性肾功能损伤，咳嗽	慢性肾病（高血钾和肾衰竭）	利尿药（低血压）
			非甾体类消炎药（肾功能衰竭）

在给老年人制定治疗方案时，临床医师应该考虑到 RCT 的外部效度的局限性，即针对心肌梗死患者的特定治疗方案的结果是否适用于临床实际中的老年患者。在临床试验的受试对象中老年人通常很少，不符合纳入标准或很难招募到。而在临床实践中，首次发生心肌梗死的患者平均年龄是 70 岁，而 75 岁及以上的患者占了所有心肌梗死患者的 36%。然而，在 1966~2000 年间的冠心病相关的临床试验中，只有 7% 的受试对象是 75 岁及以上的老年人。因此，在这些药物在老年人中的有效性和安全性是不充分的。至少目前没有非常切实的证据说明这些药物在老年人中使用是利大于弊的。在一个心肌梗死后患者接受 ACEI 治疗的 Meta 分析中，75 岁及以上的老年患者并没有从服药中获得生存效益。

目前大多数的药物 RCT 都将目光集中在一些临床"硬"指标的减少，在症状缓解和生活质量上关注较少，但后者可能才是老年患者更为关心的。老年人通常患有多种慢性疾病，身体素质也较弱，因此在老年

人中药物的治疗效益和潜在危害需要更多的研究和证据加以阐明。

六、撤药临床试验的缺乏

临床治疗中撤药通常是为了改善患者的临床表现。当一个药物并不包含当前的适应证或它可能会导致某个问题的时候，就需要停用该药物。然而指南中并没有对停药进行指导，而通常临床实践中停药大多都是根据医生的判断。虽然医生的临床用药本质上也是基于临床试验证据，但临床试验中很少报道停药的理由，而这个问题在老年人中是至关重要的，因为他们是使用处方药物的最庞大群体，也是药物合用最为广泛的群体，同时也是最容易受到药物不良反应和相互作用损害的群体。因此，需要针对已上市药物的撤药情况的临床试验，研究药物的长期有效性和安全事件。

这种研究撤药的临床试验不仅缺乏，而且难以开展，其中最主要的原因是很难寻求到资金资助。一旦一个药物通过了监管机构的批准，相关企业基本不会再计划常规性的药物长期有效性和安全性的评估。而且，研究如何及时的停用他们自己的药物也完全不符合商业利益。目前撤药的证据主要来自于上市后的监管，因此不可避免的带有偏倚性，缺乏有效的数据，并且对于不良反应的监测不足。其结果是导致现有的指南和临床试验并没有给撤药的过程提供有价值的参考和帮助，而停用某种药物的决定通常是点对点的，很大程度上取决于医生个人的临床判断。

针对撤药的临床试验可以给长期用药及潜在的药物停用提供更为客观的指导，目前这类临床研究非常缺乏。除了研究 PCI 术后双联抗血小板疗法的撤药时机的一系列临床试验，这些试验中遇到的主要挑战是如何平衡缺血性事件（支架血栓和心肌梗死）及

出血事件，而这恰好给如何在药效和安全性二者间取得平衡提供了一个很好的范例，也展示了如何开展药物撤药临床试验。

药物停用有时会引起症状的反弹，这可能会使得设计一个药物撤药试验更为复杂。β 受体阻滞药的突然撤药可能会引起急性心梗和猝死的风险增加，如果要撤药，应该需要至少 1～3 周的时间逐渐减量至停止。同样的，突然停用他汀类药物可能会导致炎症反应。还有文献报道了抗血小板药物撤药后可能会引起血栓风险增加，而 ACEI 停用后是否会引起血压反弹现象目前仍存在争议。对于心血管药物停药后的临床影响我们的了解仍然十分缺乏。现有的心肌梗死治疗中停药的临床检测数据十分有限，而目前也没有规范的阿司匹林、他汀类、β 受体阻滞药及 ACEI 长期用药的临床证据数据库。相关研究需要进一步跟进。

除此之外，心血管药物的撤药临床研究的规划和开展还有许多问题需要解决：①哪些药物适合这样的研究？②在哪种疾病的哪个随访时间点开展随机临床试验，将患者随机分为撤药组和继续治疗组？应该纳入哪些患者，纳入标准是什么？③长期来看，相比心内科医生，患者更多的是与普通的医生打交道，那么如何完成可靠的随访需要慎重考虑。④试验的主要终点和次要终点的选择，要包括药物撤药和（或）继续用药的疗效和安全性方面的考察。

心血管药物的合理长期应用，我们还有很远的道路要走。我们需要的不仅仅是能够提供更可靠的长期用药安全性和有效性证据的随机临床试验、撤药试验，更需要的是对于患者的健康和生活质量真正的关怀和提高，这需要监管机构、学术机构、健康组织、研究人员、医生乃至患者自身共同的努力。

参 考 文 献

[1] Cholesterol Treatment Trialists' Collaboration. Efficacy and safety of more intensive lowering of LDL cholesterol: a meta-analysis of data from 170,000 participants in 26 randomised trials. Lancet, 2010,376:1670-1681.

[2] Al-Mallah MH, Tleyjeh IM, Abdel-Latif AA, et al. Angiotensin-converting enzyme inhibitors in coronary artery disease and preserved left ventricular systolic function: a systematic review and meta-analysis of randomized controlled trials. J Am Coll Cardiol, 2006,47:1576-1583.

[3] Freemantle N, Cleland J, YoungP, et al. β Blockade after myocardial infarction: systematic review and meta regression analysis. BMJ, 1999,318:1730-1737.

[4] O'Gara PT, Kushner FG, Ascheim DD, et al. 2013 ACCF/AHA guideline for the management of ST-elevation myocardial infarction: a report of the American College of Cardiology Foundation/ American Heart Association Task Force on Practice Guidelines. J Am Coll Cardiol, 2013,61:e78-140.

4. 专家三人谈——PCI 时代规范化药物治疗的重要性

广东省人民医院 陈竹君 黎励文 罗建方

β 受体阻滞药的应用能够让 ACS 患者获益明显，且在各国指南中均作为 Ⅰ 类推荐，因此被定义为冠心病药物治疗的基石。在 PCI 迅速发展的时代，β 受体阻滞药依然起到不可替代的作用，如何规范使用 β 受体阻滞药，使其发挥应有疗效，仍是需要我们不断探讨的课题。

一、陈竹君教授：PCI 时代 β 受体阻滞药仍在发挥不可替代的作用

PCI 术前给予患者 β 受体阻滞药，可减少术中并发症，降低院内死亡率及主要不良心脏事件（MACE）发生率。β 受体阻滞药主要通过抑制交感神经过度兴奋，进而减慢心率、减少心肌耗氧量、减少心室负荷、增加冠状动脉血流、减少致命性室性心律失常的发生率等。此外，β 受体阻滞药还可通过对抗儿茶酚胺类肾上腺素能递质毒性，尤其是通过拮抗 β_1 受体介导的心脏毒性，从而发挥心血管保护作用。儿茶酚胺水平降低有助于维持内环境的稳定，这对 PCI 术的顺利进行至关重要。总之，β 受体阻滞药能通过多种作用机制发挥对心脏的全面保护作用。在 PCI 围术期使用 β 受体阻滞药可减少患者并发症、减轻围术期的心肌微损伤、减少再狭窄发生率、改善患者预后。

二、黎励文教授：如何做到 β 受体阻滞药应用规范化和个体化的统一

β 受体阻滞药的作用明确，不仅是 ACS，无禁忌证的冠心病患者都应使用。对于行 PCI 的患者，要更加关注患者病理生理状况，比如血运重建后的血流动力学是否稳定，在并不稳定的状况下要谨慎些，但在血流动力学稳定的情况下，我们希望可以尽快达到靶剂量，即患者最大耐受剂量，在过往一些临床试验中，靶剂量普遍在 $100 \sim 200mg$，也就是可以起到 β_1 受体阻滞药效应的剂量。但目前我国 β 受体阻滞药使用剂量偏小、剂量调整规范较为模糊，规范化使用欠缺。剂量偏小与医师误解 β 受体阻滞药在中西方人群的差异、担心安全性有很大关系；而如何调整剂量不仅要根据实时监控患者的血压、心率的状况进行调整，

更重要的是依托指南进行规范。由于在我国规范化有所欠缺，在这方面并没有明确的指南或者专家共识，因此建议参考 2013 年 ACC/AHA STEMI 指南，无禁忌证患者发病 24h 内尽快使用酒石酸美托洛尔，若耐受在 $2 \sim 3d$ 内转换成等剂量的美托洛尔缓释片。总之，使用 β 受体阻滞药要在掌握规范化治疗流程的前提下，再根据患者自身状况做相应调整，使患者获益最大化。

三、罗建方教授：规范使用 β 受体阻滞药是其有效发挥临床价值的基础

事实上，β 受体阻滞药在 LVEF 尚存的 STEMI 患者中已有比较明确的指南推荐。对于此类患者，在行 PCI 术前、术后应及时足量应用 β 受体阻滞药，同时应监测心率、血压等指标，结合临床症状及时调整 β 受体阻滞药的剂量，使其对心脏功能的保护实现最大化。2009 年发布的《β 肾上腺素能受体阻滞药在心血管疾病应用专家共识》，对 β 受体阻滞药在国内临床中的推广应用起到了积极作用。但实践与指南存在较大差距，在我国 β 受体阻滞药使用情况并不乐观，存在使用率低、剂量较低、使用时间滞后等问题，最终影响了 β 受体阻滞药的临床疗效。而且，过分夸大中国人群 β 受体阻滞药的耐受剂量低于西方人群、β 受体阻滞药的不良反应，导致其在我国的利用率较低。而早在 2000 年的 COMMIT/CCS-2 研究结果已显示，中西方人群对 β 受体阻滞药的耐受程度无异，并证实其安全性。因此，我们应加强规范化用药的宣传教育，规范临床医师对 β 受体阻滞药的使用，对无禁忌的患者早期、足量应用 β 受体阻滞药，使更多患者从中获益。

四、后记

不论是前 PCI 时代还是 PCI 时代，β 受体阻滞药在冠心病的药物治疗中均有着不可撼动的地位。但是多项调查研究表明，β 受体阻滞药在我国目前的使用并不够规范，因此我们更应该呼吁 β 受体阻滞药的规范化治疗。参考指南推荐，无禁忌的患者应在早期

发病 24h 内使用美托洛尔 25～50mg 每 6h1 次,并在 2～3d 之内转化为等剂量的美托洛尔缓释片,若耐受可滴定至最大剂量 200mg/d。

参 考 文 献

[1] Samin K. Cardio protective effect of prior β-blocker therapy in reducing creatine kinase-MB elevation after coronary intervention. Circulation, 2000, 102: 166-172.

5. PCI 术后新发房颤患者如何抗栓

广东医科大学附属第一医院 陆东风

一、前言

冠心病患者中,PCI 术后有 5%～10% 的合并有房颤,这些新发房颤有导致脑卒中或全身性栓塞的风险,需口服抗凝药抗凝治疗。而 PCI 术后常规给予阿司匹林和氯吡格雷抗血小板治疗,防止冠状动脉与支架内血栓形成。PCI 术后合并房颤的抗凝治疗棘手之处在于抗血小板药物和抗凝这两类药物不能完全相互替代,需行抗血小板和抗凝的治疗,而根据目前研究的数据提示,用华法林或者 NOAC 的三联用药导致大出血的风险与 DAPT 相似。但是,持续的三联用药会使大出血的风险升高近 2.5 倍。如何选择合适的抗凝药及其适宜剂量,对增加患者临床获益、降低风险意义重大。

冠状动脉支架后新发房颤患者的抗血小板管理,已经被纳入欧洲专家共识,共识建议华法林、氯吡格雷、阿司匹林构成的三联疗法应尽早给予患者。但三联治疗持续时间宜短,一项新的随机试验表明:6 周三联治疗(阿司匹林＋氯吡格雷＋维生素 K 拮抗药)后停用氯吡格雷(继续阿司匹林和维生素 K 拮抗药)与三联治疗持续 6 个月相比,既不增加严重出血事件也不增加缺血性事件发生。在华法林的临床试验中,发现 NOAC(包括直接的血小板抑制药达比加群酯和直接的 Xa 抑制药利伐沙班和阿哌沙班)不劣效于华法林,且比华法林用药更方便。建议那些冠状动脉支架术后的病人,给予 NOAC、阿司匹林和氯吡格雷的三联疗法,同样三联疗法的持续时间越短越好(视冠状动脉支架置入时间、类型、患者出血风险大小等因素),同时推荐加用胃肠道的保护类药物如质子泵抑制药,而避免加用新型 P2Y12 受体抑制药,包括替格瑞诺和普拉格雷。

表 1　NOACS 与华法林在房颤治疗中的主要临床事件的相对危险度(95% 置信区间)

研究	NOAC	脑卒中/系统性瘫痪	主要出血风险	ICH
RE-LY	达比加群 110mg,BID	0.91 (0.74～1.11)[a]	0.80 (0.69～0.93)[b]	0.31 (0.20～0.47)[c]
	达比加群 150 mg,BID	0.66 (0.53～0.82)[a,d]	0.93 (0.81～1.07)	0.40 (0.27～0.60)[c]
ROCKET AF	利伐沙班 20mg,OD	0.88 (0.74～1.03)[a]	1.04 (0.90～1.20)	0.67 (0.47～0.93)[e]
ARISTOTLE	阿哌沙班 5mg,BID	0.79 (0.66～0.95)[f]	0.69 (0.60～0.80)[c]	0.42 (0.30～0.58)[c]

AF:房颤;BID:每日 2 次;ICH:颅内出血;NOAC:非维生素 K 受体拮抗药的口服抗凝药;OD:每日 1 次。a:$P<0.001$ 用于非劣性试验;b:$P=0.03$;c:$P<0.001$;d:$P<0.001$ 用于优势性试验;e:$P=0.02$;f:$P=0.01$。

二、研究现状

现有数据均证明冠状动脉支架后的房颤患者,服用华法林作为口服抗凝药的措施是安全有效的。由华法林、阿司匹林、氯吡格雷组成的三联疗法是最有效的抗血栓联合疗法,但这些研究多来源于小规模、观察性、非随机的非单因素的研究。但众多实验表示,三联抗栓疗效增强的同时,也带来了大出血风险的增加。研究数据提示,三联疗法大出血风险约是运用 DAPT 的 2.5 倍。

对于 NOAC、阿司匹林、氯吡格雷组成的三联疗法的研究,目前没有可用的研究数据。唯一的证据是 RE-LY 临床试验的因果分析,该试验将 NOAC 类药物达比加群分为 110mg 每日 2 次和 150mg 每日 2 次两种不同剂量,与华法林比较在预防房颤患者发生脑脑卒中/全身性栓塞风险的作用。在 812 名患者(占总人数的 4.5%)中,这些患者在研究的某个时刻随机给予 OAC 和 DAPT 治疗,大出血的相对危险度是单用 OAC 的 2.32 倍[97% 的置信区间(CIs)1.79～2.98],不论 OAC 是华法林、110mg 达比加群还是 150mg 的达比加群。由 NOAC 中达比加群(不论是

110mg 每日 2 次,还是 150mg 每日 2 次)、阿司匹林、氯吡格雷构成的三联疗法,大出血风险大约是单用 DAPT 的 2.5 倍(RR 2.48;95％CI 1.72～3.58)(表 3)。而 APPRAISE-2 试验也同样支持以上观点,该试验在急性冠状动脉综合征患者(无房颤)中同样随机给予 DAPT 或者是 DAPT 加上 NOAC 药物阿哌沙班,剂量同 ARISTOTLE 临床试验中预防卒中/全身性栓塞的剂量一样,为 5mg 每日 2 次。然而,该试验最终由于缺乏主要心血管死亡事件(心肌梗死或卒中)的获益,且大出血风险明显升高而不得不提前终止。值得注意的是,该试验中再次证明:利伐沙班加

DAPT 的是单用 DAPT 出血相对危险度的 2.5 倍(RR 2.48;95％CI1.72～3.58)(表 3)。相似的,高出血风险也在 ATLAS ACS-2 等多个试验被报道,因此,关于三联疗法真正安全性还不能被确定。此外,根据所谓的"凝血悖论",凝血酶因其浓度不同既可促进凝血,也可抑制凝血(其作用可被描述为一个"U"形曲线),标准房颤患者应用的利伐沙班剂量与 AT-LAS ACS-2 试验中的低剂量相比有可能进一步增加患者出血的风险,所以三联疗法可能未必能得到预期的结果。

表 2　口服抗凝药(VKA 或 NOAC)联用 DAPT 与单用 DAPT 的大出血风险在各研究中的比较

作者及研究	研究类型	抗凝药	病人数	人群	RR[a]	95％置信区间
Zhao HJ 等	Meta 分析	VKA	1996	OAC	2.12	1.05～4.29
Singh PP 等	Meta 分析	VKA	1482	OAC	2.74	1.08～6.98
Andrade JG 等	Meta 分析	VKA	2499[b]	OAC	2.87	1.47～5.62
均值					2.57	
Brulotte S 等	回顾性队列研究	VKA	183	OAC	1.44	0.13～15.53
Olson KL 等	回顾性队列研究	VKA	175	OAC	4.84	2.38～9.85
MUSICA	前瞻性注册研究	VKA	405	OAC	3.49	0.46～26.48
HORIZONS-AMI	随机对照试验[c]	VKA	3320	OAC	2.63	1.69～4.09
Rubboli A 等	回顾性队列研究	VKA	632	OAC	2.50	0.49～12.58
WAR-STENT	前瞻性注册研究	VKA	401	OAC	1.73	0.23～12.85
均值					2.77	
APPRAISE-2	随机对照试验	NOAC	7392	ACS	2.48	1.72～3.58
Oldgren J 等	Meta 分析	NOAC	26731	ACS	2.34[f]	2.06～2.66
均值					2.41	
总均值					2.65	

CI:置信区间;DAPT:双重抗血小板药;NOAC:非维生素 K 受体拮抗药类口服抗凝药;RCT:临床随机对照试验;RR:相对危险度;TT:三联疗法;VKA:维生素 K 受体拮抗药。

a:同以前研究类似算法为:a／(a+b)除以 c／(c+d),a 为三联疗法中出现出血的患者数目,b 为未出血数目。c 和 d 分别为 DAPT 中各自大出血与未出血的病人数目。b:仅用三联疗法。c:Post-hoc 分析。d:阿哌沙班。e:阿哌沙班、德尔沙班、利伐沙班和达比加群。f:临床上相关的各种程度的出血。

一项纳入了超过 26 000 人,运用随机、安慰剂对照的临床试验数据的 META 分析的结果指出:在急性冠状动脉综合征后,运用阿司匹林、氯吡格雷、NO-AC 的三联疗法是单用 DAPT 的大出血风险的 2.5 倍(RR 2.34;95％CI 2.06～2.66)(表 2)。

三、抗凝药的选择与管理

若在 DAPT 的基础上需要加用口服抗凝药,一直

提倡将华法林作为首选的药物。因为 DAPT 加用华法林比用 NOAC 抗凝的经验和证据多得多。此外,华法林具有有效的特异性解毒药——维生素 K,以及许多非特异性逆转药物,包括凝血酶原复合物、重组 Ⅶa 因子、新鲜冰冻血浆等,也是促使华法林成为首选的口服抗凝药的部分因素。然而,华法林需经过几天才能真正发挥效应,那么这就有一个疑问,当 NOACs 已经被证实是长期治疗的优选药物,是否还需要预先

加上短程的华法林治疗呢？同样,华法林抗凝诱导期的延长与出血风险的升高相关,这一点也不容忽视。而目前 NOAC 特异性或非特异性的逆转类药物很少,这就使得 NOAC 一旦发生出血,后果很严重。

近期的临床试验数据显示,运用解毒剂及逆转物对有 DAPT 联用华法林导致的大出血风险的影响有限,在 NOAC 中也是如此。然而,NOAC 的半衰期短,在将近 48h 内抗凝作用失效(在肾功能正常的情况下),似乎使得解毒剂不再是一个主要问题。同时,勃林格殷格翰(Idarucizumab)的出现也为 NOAC 类药物的使用提供了保证,此次批准基于健康志愿者及 RE-VERSE AD 临床研究一项期中分析的数据。在研究中,Idarucizumab 的拮抗作用在 5mg 用药后的数分钟内是非常明显的,在几乎所有的患者中,该药物对抗凝血药的拮抗作用是完全的,并且这种拮抗作用至少能持续 12h。出现危及生命或无法控制的出血时,该药物可迅速并特定拮抗达比加群酯的抗凝作用。Idarucizumab 是欧盟获得批准的首个 NOAC 的特异性拮抗药,2015 年 10 月该药获美国 FDA 批准。

表 3　房颤患者危险分级推荐评分体系

评分	分值	解释	建议
CHA2DS2-VASc	0	低脑卒中风险	不需抗血小板治疗
	≥1	中、高度脑卒中风险	OAC(华法林或 NOACs)
HAS-BLED	0～2	低-中度出血风险	华法林或 NOACs
	≥3	高度出血风险	优选 NOACs(和华法林相比出血风险小)
SAMe-TT2R2	0～1	高 TTR(>65%～70%)华法林相关	华法林或 NOACs
	≥2	高 TTR((>65%～70%)华法林不相关	首选 NOACs

CHA2DS2-VASc:充血性心力衰竭 1 分,高血压 1 分,年龄≥75 岁 2 分,糖尿病 1 分,脑卒中史 2 分,血管疾病(心肌梗死病史,外周血管疾病,主动脉斑块)1 分,年龄 65～74 岁 1 分,性别(女性)1 分。

HAS-BLED:高血压(收缩压>160 mm Hg)1 分,肾功能异常(慢性透析,肾移植,血清肌酐≥200 μmol/l),肝功能异常(慢性肝炎或生化指标显示明显的肝功能紊乱)各 1 分,脑卒中史 1 分,出血(出血史或易出血倾向)1 分,INR 不稳定(TTR<60%)1 分,年龄较大(>65 岁)1 分,药物(与抗血小板药相伴随,非甾体类消炎药)或酒精,每项 1 分。

SAMe-TT2R2:性别(女性)1 分,年龄(<60 岁)1 分,患病史(≥2 以下两种:高血压,糖尿病,冠心病/心肌梗死,外周动脉疾病,充血性心力衰竭,脑卒中史,肺疾病,肝肾疾病)1 分,治疗(能相互影响的药物,如控制心律的胺碘酮)1 分,吸烟(2 年内)2 分,种族(非白种人)2 分。

AF:房颤;NOAC:非维生素 K 受体拮抗药类口服抗凝药;OAC:口服抗凝药;TTR:治疗窗内时间。

四、华法林还是 NOACs

患者自身的特点也会对出血风险产生影响,当在华法林与 NOAC 之间选择的时候(表3)我们应运用相应的出血风险评分体系,评价出血风险,给患者选择最适药物及剂量。单独的脑卒中和大出血风险可分别由 CHA2DS2-VASc 和 HAS-BLED 评分体系评估,肾功能及相关疾病还有抗凝药华法林的目标效果(患者 INR 值的),可通过 SAMe-TT2R2 评分体系估计。研究表明,在房颤患者中,NOAC 疗效不劣于华法林(表1)。此外,因为冠脉支架患者行三联疗法的最常见出血部位是消化道部分,因此在治疗过程中,药物引起消化道出血的风险也应该考虑在内。临床试验中已有相关报道,NOACs 总体而言相比华法林有所升高,不同种类与剂量的 NOAC 类药物的有所差异(表4)。如达比加群用量在 110mg 消化道大出血风险下降,但在 150mg 时则上升。总体来说,单独的 NOAC 类药物似乎对这一方面相当安全,但在与 DAPT 联用时的情况还缺乏研究数据。

五、临床应用中的一些建议

综上所述,对于无出血倾向、年龄低于 75 岁、体重>60kg、肌酐清除率>50ml/min、近期无出血史的患者而言,达比加群 110mg 每日 2 次是 DAPT 基础上加用抗凝药的最佳选择。在房颤患者中,达比加群被证实和华法林相比更加安全有效,但和 DAPT 联用则出血风险升高。作为替代方案,阿哌沙班 5mg 每天两次也是如此,联用 DAPT 后,大出血风险升高(表2),减少 NOAC 药物的剂量,虽然减药量变得安全了,但临床获益也减小了,如何在抗栓与出血之间找到一个平衡点是药物选择的关键,如何根据患者特点选择合适的抗凝药研究也在进一步的开展中。

在高出血风险的患者中,包括那些年龄>75岁和(或)低体重(体重<60kg)和(或)中度的肾功能损害(肌酐清除率 30～50ml/min)和(或)近期出血史,阿哌沙班在减至 2.5mg 每日 2 次似乎是最合适的选择。达比加群75mg每日2次是目前唯一被批准在美国用于严重肾病患者(肌酐清除率 15～30ml/min)的方案,但因为有增加出血风险的可能,其疗效仍缺乏足够的证据支持。对于有出血风险升高的冠状动脉支架术后患者在应用 DAPT 的基础上需要加用华法林抗凝时,我们应将 INR 的目标值降至 2.0～2.5。

2014 年 8 月,ESC 发布了 PCI 合并房颤患者的抗血栓治疗专家共识更新,在该更新的共识中,推荐稳定型冠心病的房颤患者 PCI 术后三联抗血栓治疗1 个月,随后换为单一抗血小板和抗凝治疗。在WOEST 研究(服用口服抗凝药及置入冠状动脉支架患者最佳抗血小板和抗凝治疗研究)中,主要比较三联治疗(阿司匹林＋氯吡格雷＋抗凝药)与双联治疗(氯吡格雷＋抗凝药),研究表明双联治疗较三联治疗显著减少出血或缺血并发症的发生。近期的随机试验和真实世界的注册研究的数据显示,与三联抗栓治疗相比,VKA 结合氯吡格雷的二联抗栓治疗更加有效,安全性更好。因此,对于长期口服 VKA 的患者PCI 术后联合氯吡格雷是理性的选择,但是否可用NOAC 联合氯吡格雷还缺乏足够的证据。由哈佛临床研究院与勃林格殷格翰公司合作的 RE-DUALPCI™研究,将比较以下两种治疗方案的疗效和安全性:达比加群(110mg 或 150mg,每日给药 2 次)加氯吡格雷或替格瑞洛的双重抗栓治疗方案与目前推荐的标准三联抗栓治疗方案进行对比,后者包括华法林(INR2.0～3.0)加氯吡格雷或替格瑞洛加阿司匹林。此项研究将在全球 40 多个国家的 700 家研究中心纳入约 8500 名患者,并希望能在 2017 年获得最终的研究结果。

冠状动脉支架后新发房颤,与DAPT 联用的抗凝药选择及其剂量算法表。DAPT:阿司匹林和氯吡格雷双重抗血小板治疗;AF:房颤;PCI-S:冠状动脉支架介入治疗;CrCl:肌酐清除率;INR:国际标准化比值;BID:每日 2 次。

a:从持续使用的 P2Y12 受体抑制药普拉格雷或替卡格雷换为氯吡格雷;b:存在中度肾功能不全(即肌酐清除率 30～50ml/min)。

表4 房颤临床随机试验中华法林与NOACs在心肌梗死与消化道出血风险的相对危险度(95％置信区间)

研究	NOAC	心肌梗死	消化道出血
达比加群酯	达比加群 110mg,每日 2 次	1.35 (0.98～1.87)	1.10 (0.86～1.41)
	达比加群 150mg,每日 2 次	1.38(1.00～1.91)[a]	1.50 (1.19～1.89)[b]
利伐沙班	利伐沙班 20mg,每日 1 次	0.81 (0.63～1.06)	1.60 (1.29～1.98)[b]
阿哌沙班	阿哌沙班 5mg,每日 2 次	0.88 (0.66～1.17)	0.89 (0.70～1.15)

a:$P=0.048$;b:$P<0.001$。

六、结论

多项研究均表明,冠状动脉支架后新发房颤患者中,OAC 加用 DAPT 较单用 DAPT 者,卒中/栓塞风险下降,出血风险升高。根据 2014 年 ESC 指南建议,三联疗法一段时间后改为单一抗血小板药加抗凝药是最佳治疗方案。虽然缺乏足够的证据,仍有许多亟待解决的问题,但从 NOAC 的抗凝效果、患者的依从性及特异性的逆转药物 Idarucizumab 的出现来看,NOAC 可能仍然被认为是首选的 OAC,但考虑个体安全性存在差异,我们应谨慎选择合适的 NOAC 及其剂量,因为不同的专家及药剂公司有着不同的立场,存在相互的利益冲突,这些也对研究数据的可靠性有一定的影响。三联治疗是否有更好的获益,抗凝药加用单一抗血小板药是否较三联质量更有优势,与华法林相比 NOAC 联用氯吡格雷是否能增加净临床获益,目前仍未有明确的结果。但是,随着越来越多的临床研究的支持,我们相信这些问题终将解决。

参 考 文 献

[1]　SBrulotte，MSénéchal，PPoirier，et al.　Safety of the
　　　cardiac triple therapy：the experience of the Quebec
　　　Heart Institute，Can. JCardiol，2007，23（SupplB）
　　　80B-83B.

[2]　IAhrens，CBode，AZirlik. Anticoagulation during and
　　　after acute coronary syndrome，Hamostaseologie，
　　　2014，34；72-77.

[3]　JGAndrade，MWDeyell，CKhoo，et al. Risk of bleed-
　　　ing on triple antithrombotic therapy after percutane-
ous coronary intervention/stenting：a systematic re-
view and meta-analysis. CanJCardiol，2013，29：204-
212.

[4]　JOldgren，LWallentin，JHAlexander，et al. New o-
　　　ral anticoagulants in addition to single or dual anti-
　　　platelet therapy after an acute coronary syndrome：a
　　　systematic review and meta-analysis. EurHeart J，
　　　2013，34：1670-1680.

6.心血管介入诊疗中涉及的药物相互作用

江门市中心医院　中山大学附属江门医院　张高星　吴　娟　李　冬

心血管介入手术是一种新型的心血管疾病诊断与治疗技术,是目前较为先进的心脏病诊治方法,其中经皮冠状动脉介入术(percutaneous coronary intervention,PCI)的运用已十分广泛。对于行侵入性治疗的患者,通常需要服用多种药物对心血管的危险因素进行干预,预防心血管疾病的进一步发展和防止并发症的发生。在PCI术中,抗栓,镇静,镇痛药通常是必要的。而术后,通常会加用如抗血小板、他汀类等药物对心肌缺血事件进行一级和二级的预防。除上述处方药物之外,其他非处方药物的使用也逐渐增加。

尽管部分药物间的组合可以安全的使用,但已有研究表明有临床意义的DDI暴露风险每年在6%以上。鉴于心血管疾病的高发和PCI术中多种药物的使用,DDI对PCI及长期预后结果是非常重要的。本文将重点阐述PCI围术期中常用药物间的相互作用。

一、抗凝药

抗凝药(如肝素和直接凝血酶抑制药)联合抗血小板治疗仍然是急性冠状动脉综合征(acute coronary syndromes,ACS)和PCI减少血栓并发症的标准治疗方案。大多数抗凝药DDI主要是影响药效学。作用于凝血级联反应中不同靶点的抗凝药物之间的联用,可能使患者出血风险增加。同样地,这些口服抗凝血药,在影响围术期事件的同时也影响长期结果。

(一)PCI时的口服抗凝药

口服抗凝药中的维生素K拮抗药(如华法林)在心血管疾病中应用广泛。据不完全统计约5%接受PCI的患者正在接受长期抗凝治疗。华法林为双香豆素类中效抗凝药,其作用机制为竞争性对抗维生素K,抑制肝细胞中维生素K依赖的凝血因子Ⅱ、Ⅶ、Ⅸ和Ⅹ的合成。这比PCI过程中使用的抗凝药(因子Ⅹa和Ⅱa抑制药)影响更为广泛。多靶点抗凝及活化因子抑制药的联合运用显著增加患者的出血风险。

PCI患者华法林治疗的结果在单和多中心研究中有差异,国际心血管注册数据库显示3.6%接受PCI手术患者在术中使用华法林。研究表明,与不接受华法林治疗的PCI患者相比,华法林治疗可能增加择期或急诊PCI患者的院内出血风险(择期PCI:3.2% vs 1.9%,OR:1.26,95%CI 1.09~1.46;急诊PCI:8.2% vs 4.8%,OR:1.42,95%CI 1.14~1.76),住院死亡率(择期PCI:1.4% vs 0.6%,P<0.001;急诊PCI:8.6% vs 4.5%,P<0.001)。

基于出血风险的考虑,尽管相关的证据资料有限,但对已接受华法林治疗的患者行PCI应更加谨慎。指南建议已经接受抗凝治疗患者,若行股动脉PCI治疗,应使INR≤1.8,对于INR仍在抗凝治疗目标水平的患者应推迟手术,直至INR≤1.8。然而许多冠状动脉介入治疗具有迫切性和紧急性,因此推迟手术是不可接受的,虽然可以给予维生素K可逆转INR,但这个过程需要12~24h。并且通常不建议完全逆转INR,因为在维生素K治疗的患者中重新开始华法林治疗会有抵抗性。围术期鲜冻血浆或凝血因子输注也是一种选择,但在紧急情况这可能是不切实际的且其发挥效应的时间有限。因此在手术前应评估是否抗凝治疗,若需要,应仔细制定治疗策略,以最大限度地减小出血风险及平衡药物不足所致的血栓风险。对此,一个重要的策略是利用桡动脉穿刺减少出血风险,但不推荐INR超过2.2的患者进行该操作。

新的口服抗凝药已经被批准使用,如Ⅱa因子抑制药(达比加群)或Ⅹa因子抑制药(阿哌沙班、利伐沙班)。但PCI中这些药物使用的疗效或安全问题,至今仍无明确评价。但利伐沙班在急性冠状动脉综合征(ACS)患者中的使用已在ATLAS-2试验中得到评价,PCI血运重建术后标准治疗的基础上加用利伐沙班2.5~5mg每日2次,可减少缺血事件的发生,但同时增加了出血事件的发生。其他关于Ⅹa因子抑制药的研究由于大量出血的原因提前终止。因此,对于新型抗凝药物使用患者,应推迟择期PCI直至达到药物消除时间(阿哌沙班及利伐沙班服药24h后清除,而达比加群为24~48h)。对于急诊手术暂无有效逆转效应的方法。

(二)PCI中非口服抗凝药的使用

ACS治疗中抗凝策略可能会发生转变。但由于药物动力学和药物清除方面存在差异,抗凝策略的转换可能会导致不可预知的药物"堆积"效应,而这可能导致问题的发生。抗凝药之间转换过程中所发生的"交叉"是可理解的，主要是因为药物种类及其组合类型繁多。已经有关于 ACS 及 PCI 患者抗凝药"交叉"效应发生频率和临床影响的数据，这是非常难得而珍贵的。SYNERGY 试验观察 ACS 早期行介入治疗中依诺肝素与普通肝素（UFH）交换使用的影响，结果发现无论是从 UFH 过渡到依诺肝素，还是依诺肝素过渡到 UFH，表明交叉治疗的出血风险均增加。STACKENOX 研究对依诺肝素与 UFH 的混合策略进行前瞻性测试，72 名健康受试者最后一次使用依诺肝素后随机在 4h、6h 或 10h 给予 UFH。发现在所有时间点抗 Xa 活性均升高，这表明依诺肝素向普通肝素转换时，停药时间是可以适当延长的。其他抗凝策略的交叉效应对临床结果影响较低。ACS 行 PCI 治疗的 ACUITY 试验证明从普通肝素或依诺肝素过渡到比伐卢定，缺血终点事件无明显差异。而且大出血事件约减少 50%。此外，OASIS-5 试验对接受磺达肝癸钠的患者进行 PCI 时，由于早期血栓负荷重，推荐使用 UFH。指南也推荐该种用法。

指南建议保持整个 ACS-PCI 抗凝的一致性，主要是因为 SYNERGY 证实抗凝交叉效应产生不良的临床效应。在前面文中提到的一个例外，就是接受磺达肝癸钠的患者进行 PCI 时推荐使用 UFH。虽然一些数据表明，抗凝药的转换可以安全地进行，但这应该在系统规范的方法下进行。

（三）PCI 后抗血小板药物和口服抗凝药的使用

PCI 术往往有长期口服华法林抗凝治疗的指引。尽管 PCI 术后抗凝与抗血小板治疗都是必须的，但是华法林与口服抗血小板治疗联用增加了出血风险。Andreotti 等对 10 项研究进行了一项荟萃分析，包含 7836 名 ACS 接受阿司匹林加华法林治疗患者与那些单独接受华法林治疗患者相比，证明联合治疗（华法林联合阿司匹林）的严重出血事件发生率增加（OR：2.32，95%CI 1.63～3.29）。对于 PCI 术后支架置入患者，问题更为复杂，因为除阿司匹林外，还需服用噻吩吡啶类药物。Mattichak 等对 PCI 术后三联法的风险进行了评估。其中 40 例患者进行了三联疗法，42 名患者接受标准的双重抗血小板治疗（阿司匹林加氯吡格雷）。三联疗法组出血趋势明显（15% vs 9%），输血次数增加。

2009 年 ACC 指南对出血风险事件提供了比较正式的观察证据，双重抗血小板治疗和华法林必须使用时，应考虑多种治疗策略，以尽量减少出血风险。这些措施包括减少阿司匹林剂量至 75～81mg，每日 1 次，降低 INR 至 2.0～2.5（取决于抗凝指引）和预防

性使用护胃策略，包括质子泵抑制药的使用。如果可能的话临床医师应尽量避免使用"三联疗法"，如需进行应特别谨慎，注意重新评估抗血小板和华法林治疗的必要性。接受氯吡格雷患者中质子泵抑制药的使用是有争议的，我们将在下文进行具体的讨论。对更有效的 P2Y12 抑制药（如普拉格雷，替格瑞洛）联合口服抗凝药物治疗的 DDI 尚无正式的研究评估，因此当他们联用时增加了出血风险的不确定性。

（四）华法林

华法林阻断维生素 K 依赖的凝血因子生成，闻名于 DDI 界。华法林是由多个细胞色素代谢，包括 CYP2C9 和 CYP3A4 P450 酶，而这也都是氯吡格雷转换为其活性代谢物的重要酶。sib 等首次发现了华法林对氯吡格雷的抗血小板疗效的潜在影响。与单纯服用氯吡格雷的病人相比，加用苯丙香豆素抗凝药的患者血小板聚集明显增加。一些观察氯吡格雷和华法林衍生品 DDI 的研究正在进行中。大部分研究这种组合对出血风险的影响，而非血小板介导的血栓形成事件。然而，在 GRACE 大型回顾性分析证明该组合并未增加出血风险，理论上这可被华法林减少氯吡格雷的抗血小板疗效所解释。观察该组合对缺血性风险的影响是困难的，因为出血事件常导致"供需"类型心肌梗死比例的增加，这在观察性研究中是难以控制的。到目前为止，在氯吡格雷基础上没有推荐华法林使用的修改和建议，但是正如前面提到的，建议了避免氯吡格雷，阿司匹林和华法林三联用药。

二、抗血小板药物

（一）阿司匹林

阿司匹林，连同 P2Y12 抑制药治疗，是保持支架通畅及心肌梗死一级和二级预防的必要治疗措施。与阿司匹林相互作用的药物，机制主要是抗凝血机制方面的重叠，主要影响药效学。阿司匹林主要作用机制是通过竞争性抑制血小板环氧化酶的乙酰化位点（COX），在一些 DDI 中阿司匹林药效可能会受到影响。

虽然阿司匹林有非甾体消炎（NSAID）性能，但其作为镇痛药的使用是有限的，因为高剂量会导致胃肠（GI）不良事件的发生率增高。因此，传统的 NSAID，如布洛芬、萘普生和 COX-2 选择性药物，如塞来考昔，很可能被用在需要长期止痛而不宜服用阿司匹林的患者中，特别是骨性关节炎患者。此外，急性心肌梗死后介入治疗的患者可能发生心包炎，而 NSAID 可用于该类心包炎患者中以减少炎症反应。由于阿司匹林抗血小板作用是依赖对 COX-1 的抑制，因此

在理论上,其他 NSAID 类药物可竞争性抑制 COX-1 从而减轻阿司匹林的抗血小板功效,特别是非 COX-2 选择性 NSAID 类药物。一项随机、前瞻性、开放性、交叉研究表明,服用 81mg 的阿司匹林 2h 前给予 400mg 布洛芬,结果显示阿司匹林的抗血小板效果显著下降。在这个研究中,患者连续 6d 服用布洛芬(400mg)前 2h 给予阿司匹林(81mg)治疗,接着是前 2 周时间进行药物洗脱,随后用相同的方案,但顺序相反(阿司匹林给药 2h 前服用布洛芬)。第 6d 服用后的第 24h 对血清血栓素 B_2 含量进行测定,结果显示布洛芬之前服用阿司匹林,血栓素 B_2 下降最明显[平均抑制百分比:(99±0.3)SD],而阿司匹林之前服用布洛芬,血栓素 B_2 下降程度一般。另一项前瞻性试验评估在服用布洛芬和塞来昔布治疗的患者中阿司匹林的抗血小板作用,结果显示布洛芬治疗的患者与不接受布洛芬治疗的患者相比,血小板聚集水平显著提高。此外,在一项包含 7107 例阿司匹林治疗患者的人群回顾性研究发现加用布洛芬患者的全因风险死亡率比非布洛芬使用者高。基于以上数据,AHA 发布的科学建议指出这些药物的 DDI 临床影响是显著的。美国食品和药物管理局(FDA)还建议分隔阿司匹林与布洛芬的服用时间,建议服用布洛芬前 30min 或 8h 后服用阿司匹林。NSAIDs 对 COX 的抑制效应是可逆的,服药 8h 后分子从结合位点释放。然而,这种给药建议只适用于非肠溶型阿司匹林产品。关于肠溶阿司匹林产品的服用时间没有具体的建议,因为肠溶制剂有意延缓药物吸收。Catella-Lawson 等证实肠溶阿司匹林的抗血小板效果可被布洛芬减弱长达 12h。其他 NSAIDs 的数据尚不清楚,但推荐非选择性的 NSAIDs(如吲哚美辛、萘普生)也以类似布洛芬的方式干扰阿司匹林的抗血小板作用,而选择性 COX-2 药物(如塞来考昔、双氯芬酸、美洛昔康)则可能不干扰阿司匹林的抗血小板作用。

(二)噻吩吡啶 P2Y12 抑制药

噻吩吡啶包括噻氯匹定、氯吡格雷及普拉格雷,广泛使用于支架置入术后的患者中,同时在 ACS 患者中的使用率也逐渐上升。但是 DDI 对噻吩吡啶的疗效和安全有巨大的影响。

噻吩吡啶为前体药物,需要通过肝脏的 CYP450 系统代谢转换为活性产物从而发挥临床效应。许多药物在理论可与噻氯吡啶类发生 DDI,影响药代动力学,干扰噻氯吡啶活性产物的转换和代谢。氯吡格雷通过 CYP3A4、1A2、2C9、2C19 和 2B6 的某种组合,经过 2 次代谢转换为活性代谢产物。普拉格雷具有更简化的新陈代谢,只需要经由 CYP3A4 和 2B6 的一步

转换即可转化活性产物。在体内明确各同工酶的具体作用及代偿变化是困难的,而活性代谢物不稳定也难以检测。有共同代谢途径的药物可能会降低噻吩吡啶的抗血小板作用,使病人血栓事件的风险增加。质子泵抑制药(PPI)包括奥美拉唑、兰索拉唑、泮托拉唑、雷贝拉唑和埃索美拉唑,被广泛用于治疗和预防与胃酸相关的胃肠道疾病。是世界上使用最广泛的药物之一,也是双联抗血小板治疗所致的药物性胃黏膜糜烂及出血事件的一线保护治疗措施。不同的 PPI 制剂对 CYP2C19 的亲和力和抑制有差异,理论上可降低噻氯吡啶类的生物转化,使活性代谢物减少,增加临床事件的风险。多个临床试验证明了 PPI 会影响氯吡格雷的抗血小板作用。关于噻氯吡啶类与 PPI 联用的临床数据显示两者具有混合效应。许多,但不是所有的登记或申报资料的观察性研究似乎显示了两者联用的风险,但是这样的数据可能存在混杂偏移或统计方法的错误。随机对照临床试验已经证明 PPI 的使用对噻氯吡啶类临床益处无显著的临床影响。TRITON 研究表明,PPI 的使用没有对普拉格雷或氯吡格雷的疗效或安全性造成显著的临床影响。尽管 COGENT-1 研究数据显示 PPI 和氯吡格雷之间 DDI 对临床结果没有显著差异。但考虑释放动力学的限制,随访时间过短,且主旨并非放在解决心血管安全性问题上,从而使之成为一个争议不断的话题。

最近,ACC/ACG/AHA 发布共识,总结了关于氯吡格雷与 PPI 间 DDI 的证据,并建议谨慎评估病人的胃肠道出血风险和心血管事件方面的获益。此外,对于接受双重抗血小板治疗的高危患者仍然推荐使用 PPI。尽管缺乏从主要心血管组织的指导,FDA 还建议避免氯吡格雷和奥美拉唑或埃索美拉唑的联用。虽然仍有争议,在目前看来,还是应该谨慎以避免这些特定组合的用药。对于需要使用氯吡格雷而高风险的胃肠道病变患者,优先选择泮托拉唑或雷贝拉唑,因为他们对 CYP2C19 亲和力较小。某些组胺拮抗药(法莫替丁、雷尼替丁)也应视为优先于 PPI 的一线治疗,因为他们不通过 CYP450 系统代谢。当必须使用一种抑制 CYP2C19 的 PPI 时,可以考虑普拉格雷或者替格瑞洛替代氯吡格雷,但必须权衡可能出血风险。

(三)非噻吩吡啶类 P2Y12 抑制药

替格瑞洛是一种新型的,非噻吩吡啶 P2Y12 拮抗药,在 ACS-PCI 的治疗中获得批准。不同于噻吩并吡啶,替格瑞洛不是前体药物,不需要肝脏代谢成为活性物质。但替格瑞洛通过肝脏 CYP3A4 系统消

除。因此强 CYP3A4 抑制药(如酮康唑、伏立康唑、克拉霉素、蛋白酶抑制药)禁忌与替格瑞洛联用,因为它们可能显著增加药物浓度和增加严重的不良反应,如出血。同样,CYP3A4 强诱导剂(如利福平、地塞米松、苯妥英钠、卡马西平)也禁忌用于替格瑞洛治疗患者,因为可能导致替格瑞洛代谢增快,导致血栓形成事件,如支架内血栓形成。

有趣的是,阿司匹林似乎与替格瑞洛获益负相关。在 PLATO 试验中,未能显示替格瑞洛优于氯吡格雷。这一结果归因以使用较高维持剂量的阿司匹林。在的多变量分析整个 PLATO 研究中,阿司匹林的剂量 300mg/d 可预测在试验人群的不良后果(危险比:1.45,95％CI 1.01～2.09)。目前,还没有明确的生物理由来解释这些发现,但推测,通过高剂量阿司匹林抑制血小板前列环素可能钝化替格瑞洛的临床获益。虽然这也完全有可能是偶然现象,FDA 还是增加了替格瑞洛标签的黑框警告,建议服用替格瑞洛时阿司匹林限制剂量 100mg/d。

三、调脂药物

(一)他汀类

3-羟基-3-甲基戊二酰辅酶 A 还原酶抑制药("他汀类"),几乎用于每一个介入治疗的病人,极有可能与氯吡格雷共用。由于不同程度的竞争 CYP3A4 代谢,而这是氯吡格雷转换到其活性的代谢产的已知途径之一,因此他汀类药物在理论上有钝化氯吡格雷的效果。由 Lau 首先对这个假说进行了检验,在一项随机对照试验研究中,观察了阿托伐他汀剂量对氯吡格雷治疗患者离体血小板功能的影响。研究发现,阿托伐他汀剂量以线性方式降低氯吡格雷治疗的患者血小板功能,≥40mg 的剂量可完全阻断氯吡格雷的效应。然而,随后多个药效学研究显示阿托伐他汀及其他他汀类药物,对离体介导的血小板功能无显著影响。CREDO、CHARISMA 和 PROVE-IT 试验已经证实在氯吡格雷治疗的患者中,他汀类药物的使用没有对临床事件造成显著的影响。基于以上数据,也没有推荐或建议接受氯吡格雷等噻吩吡啶治疗的患者需要修改他汀类药物的使用。

除此之外,他汀类药物本身可能受到显著药代学 DDI 的影响,尤其是由 CYP3A4 代谢的他汀类药物(阿托伐他汀、洛伐他汀、辛伐他汀)。他汀类药物代谢可能导致肌肉相关毒性的增加,如横纹肌溶解等,而其中一些 DDI 存在于心血管常用药物间。

(二)贝特类

在临床实践中他汀常与吉非贝齐、非诺贝特及非诺贝酸等联用,用于混合性血脂异常的治疗,但联用后不良事件的报道也日益增多。与大多数他汀类药物的 DDI 不同,吉非贝齐通过多种机制影响他汀类药物的生物利用度。包括作用于 ATP 结合蛋白和有机阴离子从而抑制肝脏对他汀类药物的摄取,对 CYP450 酶的抑制也可能发挥一定作用。这种相互作用常导致他汀类药物浓度的增加,且不依赖于其代谢的酶途径。

有多个研究对吉非贝齐和他汀类药物联用时药物代动力学的改变进行了观察和评估。结果显示吉非贝齐可增加他汀药物的血浆药物浓度-时间曲线下面积(AUC),其中辛伐他汀增加 185％,阿托伐他汀增加 35％,瑞舒伐他汀增加 88％。临床数据显示此 DDI 也有不利影响,如有多个病例报道指出与辛伐他汀和阿托伐他汀联用有横纹肌溶解等严重不良反应的发生。FDA 对 384 例他汀与贝特联用出现横纹肌溶解的患者调查发现,88％的患者因肾功能不全需入院治疗。另一项研究发现他汀加用吉非贝齐者横纹肌溶解症进展速度比单用他汀类药物患者加快 1～2 个等级。

基于以上发现,监管机构和专业协会均表示应慎重运用他汀类和贝特类的联合处方。吉非贝齐与他汀合用时,瑞舒伐他汀最大推荐剂量为 10mg/d,而洛伐他汀为 20mg/d。此外,由 FDA 近期完成的安全审查表明辛伐他汀和吉非贝齐禁忌合用。而阿托伐他汀或普伐他汀未指明具体的推荐剂量,鉴于基础药代动力学研究显示 AUC 的增加,因此可能需减少使用剂量。与吉非贝齐相比,非诺贝特或诺贝酸对他汀药物浓度影响较小,且横纹肌溶解的临床报道显著减少,这表明当联合用药时应优先考虑非诺贝特。也可以考虑使用氟伐他汀作为他汀类药物的选择,但药效力度较低从而降低了人们对该药的选择。

四、钙通道阻滞药

钙通道阻滞药(CCB)常于噻吩吡啶同时使用。据推测,某些 CCB(维拉帕米、地尔硫䓬),通过抑制 CYP3A4,可能会干扰氯吡格雷转化为活性代谢产物。2 项体外介导的氯吡格雷治疗病人血小板功能研究证实了这个假设。Siller-Matula 等证明了氯吡格雷治疗的病人接受 CCB 治疗,血小板反应性增高。Gremmel 等的研究也支持这个结果。氯吡格雷治疗的患者接受 CCB 治疗,有较高水平 ADP 诱导的血小板聚集。至今只有 CREDO 这 1 项研究评估了 CCB 对氯吡格雷临床结果的影响。整体而言,在 1 年的主要复合终点包括死亡,心肌梗死或卒中方面 CCB 治疗组与非 CCB 治疗组无显著差异。在这些发现的基础上,没有推荐氯吡格雷治疗的患者需要修改 CCB 的使用,但这需要更多的临床数据来进一步指导。

如前所述,非二氢吡啶钙通道阻滞药是 CYP3A4 抑制药,可能会增加经 CYP3A4 代谢的他汀类药物浓度(阿托伐他汀、洛伐他汀、辛伐他汀)。此外,多种二氢吡啶类钙离子通道阻滞药(氨氯地平、硝苯地平)可竞争性通过 CYP3A4 代谢。已有多项针对地尔硫䓬代谢动力学的研究,结果发现辛伐他汀可使其 AUC 增加 4.8 倍,洛伐他汀增加 3～4 倍。也可见地尔硫䓬与辛伐他汀或阿托伐他汀合用导致横纹肌溶解的病例报道。2011 年 FDA 根据对上市后严重不良事件的监测,推荐辛伐他汀与地尔硫䓬或维拉帕米合用时,最大剂量为 10mg/d,而与氨氯地平合用时则为 20mg/d。氨氯地平与辛伐他汀的 DDI 不明确,仅有 Nishio 等的随机交叉研究指出与氨氯地平合用,辛伐他汀的 AUC 增加 21%。然而在实际用药时,两者给药是分开的,氨氯地平白天给药,辛伐他汀则在夜间。Park 等在交叉研究时确定给药间隔超过 4h 辛伐他汀的 AUC 无显著变化。目前暂无其他 CYP3A4 代谢的他汀类药物(阿托伐他汀、洛伐他汀)的用药建议

五、镇静药/镇痛药

大多数介入治疗所采用是清醒镇静方式。通常情况下包括短效静脉注射或口服苯二氮和短效静脉阿片类药物。虽然该组合在治疗上有优势,但同时也可能带来潜在不利的 DDI 效应,如对呼吸抑制的作用,如需联用应以系统而规范的方式进行,如对心脏和呼吸功能进行评估,平衡镇静水平以及心肺功能的抑制作用,保证患者安全。在此外,苯二氮䓬和阿片类药物经肝脏代谢,因此会受肝脏代谢药物的潜在 DDI 影响。

(一)苯二氮

在介入中使用的苯二氮䓬包括咪达唑仑、劳拉西泮、地西泮。一般来说,苯二氮是经由肝脏 CYP450 系统,特别是经由 CYP3A4 产生活性或非活性代谢代谢物。因此,经典"强"CYP3A4 抑制药可能会导致过度镇静或镇静时间延长。此外,已有专门研究观察一些经过 CYP3A4 代谢的心脏药物对苯二氮的影响。MC-O'Donnell 等证明了静脉注射咪达唑仑全身麻醉的患者服用阿托伐他汀导致曲线(AUC)下面积的增加,并延缓咪达唑仑的清除。尽管这项试验中运用的

是阿托伐他汀,CYP3A4 代谢的其他他汀类药物可能有类似的风险,包括辛伐他汀和洛伐他汀。此外,研究表明地尔硫䓬和维拉帕米也可增加咪达唑仑峰浓度,AUC,降低清除率。非二氢吡啶(DHP)CCB 和咪达唑仑的组合也显示长而深的镇静作用。虽然这些药物的 DDI 没有导致镇静药物的中毒,但 CYP3A4 或 CYP3A4 抑制药会导致比预期更深,时间更长的镇静作用,这可能潜在地增加严重呼吸抑制的风险。使用苯二氮的同时服用 CYP3A4 抑制药应特别注意,尤其是介入术中的清醒麻醉,应比其他手术操作更为严密的检测患者意识、导尿等。另一种选择是使用非胆固醇逆向转运代谢的苯二氮药物(如劳拉西泮),但操作的持续时间较长抵消了 DDI 任何潜在的收益。

(二)阿片类药物

阿片类药物用于缓解疼痛和加强 PCI 期间的镇静,包括芬太尼、吗啡和吗啡酮等。阿片类药物的绝大多数药物是通过经由肝脏 CYP450 系统代谢,而且大多数是经 CYP3A4 同工酶代谢。因此,强 CYP3A4 抑制药或共代谢的药物可能会增加镇静程度和延长镇静时间,类似于苯二氮䓬类。常用的抑制或通过 CYP3A4 代谢的心脏药物包括非二氢吡啶钙通道阻滞药和他汀类药物。特别是,有很多关于非二氢吡啶钙通道阻滞剂与芬太尼联用时对临床效果产生显著影响的报道。因此,像苯二氮䓬一样,对于介入手术接受阿片类药物治疗的患者使用经 CYP3A4 代谢药物时需谨慎。应该保留介入术的清醒镇静做法,由于在围术期他汀类药物的普遍使用,与其他手术相比需要进行更为严密的监测。

六、总结

心血管疾病患者服药种类多样,而多重用药可能会引起药物间的相互作用,进而影响血栓和出血事件之间的平衡。如抗凝药的联合使用可能导致围术期的出血风险和长期不良事件发生的增加。应特别注意抗凝药与噻吩吡啶类抗血小板药物的相互作用,因为这些药物与介入手术的成功与否密切相关。因为试验有限的缘故,一些药物间的相互作用尚未很好地被我们所认识和理解,而另外一些药物在理论上存在相互作用的机制,但在临床中却未见明显的相互影响。因此在实践中临床医师面临巨大挑战,需要特别注意药物间相互作用的可能性。

参 考 文 献

[1] Faxon DP, Eikelboom JW, Berger PB, et al. Antithrombotic therapy in patients with atrial fibrillation undergoing coronary stenting: a North American perspective: executive summary. Circ Cardiovasc Interv, 2011, 4: 522-534.

[2] Wang TY, Chen AY, Peterson ED, et al. Impact of home warfarin use on treatment patterns and bleeding complications for patients with non-ST-segment elevation acute coronary syndromes: observations from the CRUSADE quality improvement initiative. Eur Heart J, 2008, 29: 1103-1109.

[3] Ferguson JJ, Califf RM, Antman EM, et al. Enoxaparin vs unfractionated heparin in high-risk patients with non-ST-segment elevation acute coronary syndromes managed with an intended early invasive strategy: primary results of the SYNERGY randomized trial. JAMA, 2004, 292: 45-54.

[4] White HD, Chew DP, Hoekstra JW, et al. Safety and efficacy of switching from either unfractionated heparin or enoxaparin to bivalirudin in patients with non-ST-segment elevation acute coronary syndromes managed with an invasive strategy: results from the ACUITY (Acute Catheterization and Urgent Intervention Triage strategY) trial. J Am Coll Cardiol, 2008, 51: 1734-1741.

7. 慢性肾病的降胆固醇治疗新进展

武汉亚洲心脏病医院　苏　晞　陈　琳

CKD 患病率逐年增加,其发病率高、病因复杂,已经成为继肿瘤和心脑血管疾病之后又一威胁人类健康的杀手,CKD 影响到全世界近 15% 的人口,而且这一比列正在逐年增长。有资料显示,在 2010 年因为 ESKD 接受透析治疗的患者为 2.6 亿,而这一数字将在 2030 年翻番。CKD 增加心血管疾病的风险,且随着肾功能的下降,心血管疾病的发病风险增加,对于 ESKD 接受透析治疗的患者,心血管疾病的风险和死亡是普通人群的 40~50 倍。在心血管疾病的一级和二级预防中,患者可以从降低低密度脂蛋白胆固醇(LDL-C)的长期治疗中获益。有证据显示,早期启动他汀类药物治疗,不仅可以达到对 CVD 的保护作用,同时还可以提高远期生存率,这些获益的原因多得益于 LDL-C 降低的幅度,而与使用他汀的类别相关性不大。但是,ESKD 患者是否能从降脂治疗中获益不太确定。早期的研究发现,对于 ESKD 接受透析治疗的患者,较高的胆固醇水平并没有引起心血管事件或死亡的增加;相反,较低的胆固醇水平反而会增加心血管事件及风险,这些研究可能忽略了消耗和炎症反应所导致脂质水平的降低和心血管事件风险的增加。此外,指南中对于 ESKD 患者的降脂治疗同样存在着争议。ACC/AHA 指南认为不能将 CKD 作为启动他汀治疗的依据,而 ESC/EAS 指南建议对于 CKD [GFR <60 mL(min·1.73 m^2)]患者应当进行血脂管理,目标使 LDL-C<1.8mmol/L,或者在基线水平下降 50%。本文将重点阐述降胆固醇治疗对于慢性肾病患者的影响。

一、他汀治疗在早期肾病中的价值

主要的证据来自于 SHARP 研究,该研究共纳入了 9270 例慢性肾病患者,随机分为低剂量的辛伐他汀+依折麦布组和对照组,平均随访时间 4.9 年,入选标准为:年龄≥40 岁,男性血肌酐≥1.7mg/dl(170 μmol/L),女性血肌酐≥1.5mg/dl(133 μmol/L),包括透析和非透析治疗的患者。其中 4650 例分配至辛伐他汀 20mg/d+依折麦布 10mg/d 的治疗组,4620 例纳入安慰剂治疗组。结果显示,治疗组降低主要心血管事件 17%(P<0.0021),而且不增加包括肌病在

内的不良事件的风险。对比两组中未接受透析治疗的 6247 例患者,他汀治疗减少主要心血管事件 22%,不增加不良事件。一项最大的回顾性分析报道了他汀治疗对于早期 CKD 患者的影响,包括了 50 项研究(>45 000例患者),进行了他汀与安慰剂和不同类别的他汀之间的对比,结果显示,与安慰剂相比,他汀治疗可使 CKD 患者心血管事件及全因死亡降低 20%。另一项 Meat 分析发现,他汀类药物可使轻、中度肾功能受损 CKD 患者的总病死率降低 21%,CVD 风险降低 24%。

因此,他汀治疗在早期 CKD 患者降低心血管事件及死亡中起到非常重要的作用。国际肾脏病组织(KDIGO)于 2013 年公布了慢性肾病血脂管理临床实践指南,推荐如下:①年龄≥50 岁、e-GFR≥60 ml/(min·1.73 m^2),即 G1~G2 期的 CKD 患者,推荐应用他汀类药物治疗(IB);②18~49 岁、e-GFR<60 mL/(min·1.73 m^2)、未接受透析或肾脏移植的患者,如已伴冠心病、糖尿病、缺血性卒中病史、估算 10 年冠状动脉死亡或非致死性心肌梗死风险超过 10%,应服用他汀类药物(IIA)。

二、他汀治疗在晚期肾病中的价值

他汀在 ESKD 中的应用价值不是十分肯定。一项 Meta 分析对肾功能进一步分期发现,他汀类药物对 CKD 患者主要心血管事件的影响会随着肾功能的下降而降低,在 CKD 2~3 期及 4 期非透析治疗患者中,心血管获益分别为 31% 和 22%;而在 CKD 5 期透析治疗患者中,只有 8% 的患者获益。在 SHARP 研究之后出现的 2 个多中心、随机、双盲、前瞻性研究,评估了他汀治疗在依赖于透析治疗的 ESKD 患者的主要临床终点。在 4D 研究中,1255 例糖尿病透析治疗患者,随机分为阿托伐他汀 20mg/d 和安慰剂组,进行 4 年随访对比。结果他汀组 LDL-C 下降 39mg/dl(1.0mmol/L),事件减少 8%(心脏死亡,非致死性 MI 或卒中),但是差异无统计学意义。在 AURORA 研究中,2776 例透析治疗患者,随机分为每天服用瑞舒伐他汀(可定)10mg 和安慰剂组。进行 3.8 年随访研究,主要终点事件(心脏性死亡、非致死性 MI 或卒

中)减少 4%,差异无统计学意义。

有研究认为,影响 ESKD 患者心血管事件进程的关键是心肌肥厚和纤维化,以及随之引起的心力衰竭及心律失常。因此疾病的进程在很大程度上将不会受到抗动脉粥样硬化药物治疗的影响,那么得益于他汀治疗的绝对风险降低将会被大量的非动脉粥样硬化心血管事件所掩盖。此外,ESKD 患者心血管事件风险的增加是多因素的,比如可能与合并终末期心力衰竭相关,因为心力衰竭的终末期本身就容易出现各种恶性心血管事件。

正是因为他汀在 ESKD 应用价值的这种不确定性,国际肾脏病组织(KDIGO)指南推荐:对于 CKD 患者,LDL-C 水平不足以用来评估心血管风险(ⅠC);接受透析治疗的 CKD 患者不该用他汀类药物(ⅡA);开始透析之前已用他汀类药物者可继续应用他汀类药物(ⅡC)。

三、他汀治疗在肾移植患者中的价值

早期的 ALTER 试验入组了 1787 例肾移植术后患者,随机分为服用氟伐他汀 80mg/d 和安慰剂组,结果显示虽然氟伐他汀组心源性死亡和非致死性心肌梗死有所减少,但是在主要临床终点(包括第一次发生 MACE、心源性死亡、非致死性心肌梗死、冠状动脉血运重建,包括 CABG 和 PCI)与安慰剂组相比无明显统计学差异。其中 1652(92%)名患者继续进行了延长 2 年的开放式观察研究,主要的临床终点为发生第一次 MACE 事件的时间,结果显示:肾移植后患者在使用氟伐他汀降低 LDL-C 和心血管疾病风险是安全有效的。而近期 Castillo RF 的研究结果表明,他汀类药物治疗使肾移植术后患者糖尿病、高血压、心血管疾病和移植物排斥反应发生概率升高。Palmer SC 等近期的研究回顾了他汀对肾移植后患者的影响,其中 22 项研究(3465 例患者)对比了他汀与安慰剂;17 项研究(3282 例患者)对比了他汀与不使用他汀,5 项研究(183 例患者)对比不同种类他汀治疗。结果显示,他汀类药物可能减少肾移植术后患者的心血管事件,但治疗效果不确切。

因此,他汀类药物治疗对肾移植术后患者的总体死亡率、卒中、肾功能及毒副作用的影响不确定,需要更多临床研究进一步证实。

四、CKD 患者使用降胆固醇药物时是否依据血脂水平

对于一般患者而言,我们使用 LDL-C 水平来评估未来心血管疾病风险。可以肯定的是 e-GFR 的降低会增加心血管疾病的风险,但是目前心血管风险评估计算并没有将肾功能纳入其中。这样可能会导致一些本可以从他汀类治疗中获益的肾功能受损患者没有得到他汀治疗。

对于晚期 CKD 需要透析治疗的患者而言,虽然 LDL-C 及总胆固醇水平极低,仍然存在较高的全因死亡和心血管死亡风险,这可能与疾病消耗和炎症反应所导致脂质水平的降低相关。因此,有证据反对将 LDL-C 水平作为他汀治疗的依据,而推荐将冠状动脉事件的绝对风险(如已知的冠状动脉疾病史、糖尿病史、缺血性卒中史、10 年的冠心病死亡或非致死性心肌梗死 >10%)作为使用他汀治疗的用药指征。因为 CKD 本身就是心血管疾病的危险因素,所以降低治疗的门槛应该是合适的。最近的国际肾脏病组织(KDIGO)指南推荐:对于年龄 ≥50 岁、e-GFR ≥60 mL/(min·1.73 m²),即 G1-G2 期的 CKD 患者,推荐常规应用他汀类药物治疗(ⅠB)。

五、他汀治疗是否安全

关于他汀类药物治疗的安全性一直是讨论的焦点。FDA 近期对他汀类药物的安全性提出警告,集中在他汀类药物导致糖尿病发生的风险以及短时记忆丧失。随之而来的是学术界关于他汀类应用的激烈的争论,部分医生认为他汀药物被过度使用,这些争论甚至已经让患者产生疑问,他汀类治疗带来的不良反应是否已经超过它所带来的获益。SHARP 试验的结果是使用辛伐他汀＋依折麦布组较安慰剂组相比并没有增加肌病、肝病、胆结石及肿瘤的风险。HOU 等报道了不良事件的发生率在他汀治疗组和对照组之间没有明显差异。在 AURORA、4D 及 A-LERT 试验中,即使在高风险组(接受透析和移植患者),与安慰剂组相比他汀治疗组都没有增加横纹肌溶解及肝功能损伤。因此,由于常规肝功能监测并不能有效的预防和阻止与他汀相关的罕见肝功能损伤,因此 FDA 不再推荐使用他汀治疗的患者进行常规肝功能监测。

另外,官方数据报道高强度的他汀治疗可能会增加药物相关的急性肾损伤的入院率,但并没有 RCT 数据的支持。TNT 试验亚组分析,对比高剂量和低剂量他汀组,随访 5 年发现与 10mg 阿托伐他汀相比,服用 80mg 阿托伐他汀的 CKD 患者其主要心血管事件的相对风险降低 32%,在 CKD 患者中使用高剂量他汀组获益不低于正常肾功能人群,同时不增加肾脏等不良事件发生比例。事实上,近期一项荟萃分析入选了 24 项他汀的对照研究实验,观察肾脏相关的严

重不良事件,结果显示与安慰剂相比,他汀治疗(包括10mg/d低剂量组和80mg/d高剂量组)并没有增加肾脏不良事件的发生率。目前的证据表明,对于CKD患者,即使在高危人群,从他汀类药物治疗中的获益要大于风险。Maji等在其综述中写道,CYP-450同工酶、类异戊二烯不足、多萜醇不足等是比较常见的他汀类药物毒性的潜在途径。因此,明确药物之间相互作用,做好用药前风险评估可能是规避或减少风险的更明智的方法。

六、不同种类他汀对肾功能影响是否相同

有资料显示:心血管的获益与使用他汀和依折麦布降低LDL-C的幅度直接相关。那么不同种类他汀是否都是一样的? 在CKD患者中更倾向于使用那种剂型的他汀? 一项新近发表的研究提出了相当于等剂量不同种类的他汀在肾病患者中的使用问题。数据来源于两个研究(PLANET Ⅰ和PLANET Ⅱ),分别入选的是糖尿病肾病合并蛋白尿和非糖尿病肾病合并蛋白尿患者,随机分为阿托伐他汀80mg/d、瑞舒伐他汀10mg/d、瑞舒伐他汀40mg/d,观察的主要终点是评估他汀对蛋白尿的影响。12个月的结果显示,阿托伐他汀组不仅蛋白尿水平较低,而且明显抑制肾功能减低。虽然并不能十分肯定是否阿托伐他汀起到肾脏保护作用,或者瑞舒伐他汀起到相反的作用,但是从肾功能影响方面考虑,至少某些药物是相对安全的(如阿托伐他汀,或者辛伐他汀-依折麦布),可能更适合CKD患者的使用。

七、新型的降胆固醇药物

随着对动脉粥样硬化进程及脂质代谢在分子生物学层面更深入的理解,出现了一些新型的调脂药物。

一项三期临床试验使用PCSK9抑制药Alirocumab与安慰剂对比,采用每2周皮下注射的方法,入组高危心血管病风险的患者,其中包括中度慢性肾病患者[e-GFR 30~60ml(min·1.73 m²)]。结果显示,与安慰剂相比,Alirocumab可明显降低胆固醇水平达62%,治疗效果将会持续78周。另一项大型研究入组4465例患者,随机分为每月注射一次PCSK9抑制剂Evolocumab+标准治疗组和标准治疗组,结果显示两组在LDL降低程度接近,但在Evolocumab组明显降低心血管事件风险。PCSK9与LDL-C水平呈正相关,因此保持较低血清PCSK9水平对CKD患者可能很重要,这意味着PCSK9抑制药在降低CKD患者的LDL-C中起到重要作用。

八、未来展望

近期的证据证实CKD患者的降脂治疗只能减少冠状动脉粥样硬化事件但是并没有减少死亡。因此,可以使用其他药物与他汀联用,如贝特类、PCSK9抑制药、胆固醇酯转移蛋白(CETP)抑制药(anacetrapib or evacetrapib)、apoA-l模拟肽等。需要注意的是,当患者的e-GFR降低至60ml/min以下时,使用高强度他汀治疗时应当谨慎,我们需要做出更多的临床对照研究,去寻找新型的更安全的药物,特别对于蛋白尿和ESKD患者。

九、结论

目前的证据显示,对于不同程度早、中期肾功能损伤的CKD患者,即使在高危人群,从他汀类药物治疗中的获益要大于风险,可以降低主要心血管不良事件,但对于进入终末期需行透析治疗及肾移植术后患者,他汀类药物的治疗作用仍不太确定。因此,他汀治疗应该在非透析的CKD患者中常规使用,对于晚期透析或肾移植术后需谨慎使用。新型的降脂药物可能给高危人群及晚期CKD患者提供进一步的治疗方向,迫切需要使用新型的降脂药物及设计良好的试验,针对蛋白尿和肾衰竭晚期患者,来填补这一区域证据的空白。

参 考 文 献

[1] Liyanage T, Ninomiya T, Jha V, et al. World wide access to treatment for end-stage kidney disease: a systematic review. Lancet, 2015, 385: 1975-1982.

[2] Foley RN, Parfrey PS, Sarnak MJ. Clinical epidemiology of cardiovascular disease in chronic renal disease. Am J Kidney Dis, 1998, 32: S112-S119.

[3] de Jager DJ, Grootendorst DC, Jager KJ, et al. Cardiovascular and noncardiovascular mortality among patients starting dialysis. JAMA, 2009, 302: 1782-1789.

[4] Cholesterol Treatment Trialists' Collaborators, Mihaylova B, Emberson J, et al. The effects of lowering LDL cholesterol with statin therapy in people at low risk of vascular disease: meta-analysis of individual data from 27 randomised trials. Lancet, 2012, 380: 581-590.

8. 他汀类药物相关的肌肉症状

汕头大学医学院第一附属医院　朱金秀　谭学瑞

他汀类药物(3-羟基-3-甲基戊二酰-辅酶 A 还原酶抑制剂)广泛应用于动脉粥样硬化性心血管疾病的一级和二级预防。一般人群中他汀类药物的安全性和耐受性良好。随机对照试验中,他汀类药物组不良事件发生率(包括肌肉疼痛)与安慰剂组以及其它心血管疾病常用药物均相似,如血管紧张素转换酶抑制剂和 β-受体阻滞剂。然而,他汀类药物可导致一种被称为"肌炎"的罕见副作用。肌炎的定义为与血清肌酸激酶(creatine kinase,CK)浓度显著升高相关联的肌肉症状。CK 通常存在于心脏、肌肉以及脑等组织的细胞浆和线粒体内,肌细胞受损可释放大量 CK,每年因服用他汀类药物导致 CK 升高至正常上限 10 倍以上的人数占总服用人数的 $1/1000 \sim 1/10\,000$,CK 升高与药物剂量相关。过去的十年中,一系列的观察性研究发现,他汀类药物的副作用包括骨骼肌疼痛、肠胃不适、疲劳、肝酶升高、周围神经病变、失眠以及认知障碍。此外,随机试验还显示,他汀类药物可增加罹患糖尿病的风险。他汀类药物所有副作用中以肌痛最常见。

随机对照试验中,$7\% \sim 29\%$ 的患者出现他汀药物相关的肌肉症状(statin-associated muscle symptoms,SAMS),通常 CK 正常或仅轻度升高。他汀类药物治疗 2 年内停药者,与服药期间出现肌肉症状密切相关的高达 75%。事实上,他汀类药物使用者中 65% 未坚持连续服用或停药的主要原因是出现了副作用,而肌肉症状占主导地位。老年患者他汀类药物的二级预防中,低依从性者较高依从性者死亡率升高(24% 与 16%,校正危险比 1.25,$P = 0.001$),故间断或者停药可能会影响心血管疾病的受益。Meta 分析结果也显示,与低依从性者相比较,高依从性者可减少 15% 的心血管疾病风险。

SAMS 临床表现具有高度异质性,文献中定义的多样性见表 1。肌肉剧痛或持续疼痛、僵硬、压痛、痉挛(统称为"肌痛")通常与患者使用他汀类药物对称,但可能是局部症状,并可伴有肌肉无力,这些症状一般不伴有 CK 升高。他汀类药物与安慰剂对照试验中,随机盲法试验肌肉症状报告率总是低于登记和观察性研究。这可能是由于随机对照试验可能并未囊括伴有合并症的患者,这些合并症会增加他汀类药物引起肌肉骨骼系统症状的风险。另一方面,关于肌肉问题的专门调查问卷并不一定被纳入研究方案,观察性研究中也缺乏排除他汀类药物和肌肉症状之间因果关系的能力。STOMP 研究是目前已知的唯一一项针对他汀类药物对骨骼肌症状和性能而设计的随机、双盲、安慰剂对照研究。该研究入选 420 名无他汀类药物治疗史的受试者,随机分为阿托伐他汀组(80mg/d)或安慰剂组治疗 6 个月,9.4% 他汀组和 4.6% 的安慰剂组有肌痛症状($P = 0.054$),此研究结果提示他汀类药物引起的肌肉症状发生率大大低于观测试验报告。研究还发现,他汀类药物治疗组和安慰剂组之间的肌肉力量和运动性能也没有差异。从治疗的角度看,张氏等的研究显示,90% 出现某种 SAMS 的患者,12 个月后可耐受更换为另外的他汀药物继续治疗,此研究表明有些他汀类药物的相关症状可能另有原因,且某一种他汀类药物的症状可能不能推衍到其它他汀类药物。

欧洲动脉粥样硬化学会(European Atherosclerosis Society,EAS)专家组提供了他汀类药物引起肌病的病理生理学概述以及 SAMS 的临床指南。因为缺少明确的肌肉症状,"他汀类药物不耐受症"这一术语不推荐使用。这些建议可能有助于 SAMS 的患者接受适度的降低低密度脂蛋白胆固醇(LDL-C)的治疗,以降低心血管疾病的风险。

一、SAMA 的评估与诊断

AHA/ACC 和 NLA 根据症状和 CK 升高幅度提出了 SAMS 的定义,但较少关注临床诊断标准。事实上,明确诊断一种 SAMS 是十分困难的,因为症状是主观的,没有诊断测试"金标准",也没有经过验证的肌肉症状问卷。NLA 基于 STOMP 研究和 PRIMO 调查提出了一套症状评分系统。因此建议,对 SAMS 可能性大小的评估应考虑肌肉症状的性质、CK 升高的程度以及它们与他汀类药物使用、停药和重新使用之间的关联性。值得注意的是,这是一个临床定义,可能不适用于他汀药物的监管目的。

在缺乏 SAMS 分类标准的情况下,把所有肌肉相关症状(如疼痛、无力或痉挛)定义为"肌肉症状",再根据是否伴有 CK 水平升高进行细致分类(表 1)。SAMS 的典型症状—肌疼痛和肌无力,通常出现在近端且对称,一般影响大肌群,包括大腿、臀部、小腿和背部的肌肉。不适和无力通常出现在治疗早期(他汀类药物治疗开始后 4～6 周),但治疗多年后也可发生。新症状的出现可能是由于他汀类药物剂量增加或药物间的相互作用。体力活动和再次使用他汀类药物者,更易出现 SAMS。

绝大多数情况下,SAMS 不伴 CK 升高。SAMS 伴 CK 升高 $10 \times ULN$,通常称为"肌病"。标准剂量他汀类药物(如辛伐他汀 40 mg/d)治疗,肌病的发生率约为每年 1/10 000。不同种类的他汀类药物风险各不相同,风险不仅与增加他汀类药物的剂量相关,且与增加他汀类药物血药浓度的因素相关(如遗传因素、种族、药物间的相互作用以及患者自身因素),见表 2。

表 1 EAS 关于 SAMS 的定义

症状	生物标记物	注释
肌肉症状	CK 正常	通常被称为"肌痛"。可能与他汀类药物治疗有关;随机盲法试验比较他汀类药物与安慰剂的肌肉症状因果关系不确定,他汀类药物致肌痛证据不足
肌肉症状	$ULN < CK < 4 \times ULN$	肌肉症状伴随 CK 轻度升高,通常由于增加运动或体力活动,但也可能与他汀类药物有关;可能增加潜在严重肌肉症状的风险
肌肉症状	$4 \times ULN < CK < 10 \times ULN$ $CK > 10 \times ULN$	监管机构和其它组织通常称为肌炎或"肌病"(即使没有肌肉活检或临床表现为肌无力);他汀类药物与安慰剂的双盲试验表明每年约有 1/10 000 患者服用他汀类药物超过常规剂量;可能有肌肉压痛和无力;可能与潜在的肌肉疾病相关
肌肉症状	$CK > 40 \times ULN$	伴随肾功能损害和(或)肌红蛋白尿,也被称为横纹肌溶解
无症状	$ULN < CK < 4 \times ULN$	偶然发现,可能与他汀类药物治疗有关;考虑检查甲状腺功能或可能与运动有关
无症状	$CK > 4 \times ULN$	随机双盲试验在定期监测中发现 CK 轻度升高,但无临床症状;需要重复检测,如持续存在,临床意义尚不清楚

CK(creatine kinase)肌酸激酶;ULN(upper limit of the normal range)正常上限。

表 2 SAMS 的危险因素
(改编自 Mancini 等的资料)

类别	因素
生理指标	年龄 > 80 岁(75 岁以上慎用)
	女性
	低体重指数
	亚裔
合并情况	急性感染
	甲状腺功能减退(未治疗或效果不佳)
	肾(3～5 级慢性肾病)、肝功能损害
	胆道梗阻
	器官移植者
	严重创伤
	人类免疫缺陷病毒
	糖尿病
	维生素 D 缺乏

类别	因素
外科手术	高代谢需要的外科手术。美国心脏协会推荐此类手术前暂停他汀类药物
相关病史	肌酸激酶升高史,特别是超过正常上限 10 倍以上
	目前存在或不明原因的肌肉、关节、肌腱痛史
	炎性或遗传性代谢、神经、肌肉缺陷(如麦卡德尔病、肉碱棕榈酰转移酶 II 缺乏症、肌腺苷酸脱氨酶
	缺乏症、恶性高热)
	他汀类药物引起的肌肉毒性史
	其他降脂治疗肌病史
遗传学	遗传因素,如细胞色素 P450 基因编码多态性
其他危险因素	剧烈运动
	饮食影响(如过量的葡萄柚或蔓越莓果汁)
	过量饮酒
	滥用毒品(可卡因、安非他命、海洛因)

横纹肌溶解症是表现为 CK 水平大幅度升高、肌红蛋白血症和/或肌红蛋白尿,并增加肾功能衰竭风险的一种严重的肌肉损伤。他汀类药物治疗相关的横纹肌溶解症的发病率为每年 1/100 000。鉴于他汀类药物治疗期间,CK 升高并不常见,因而不推荐常规监测 CK。即使检测到无症状的 CK 升高,临床意义也尚不清楚。当停用他汀类或与他汀类相互作用的药物后,升高的 CK 水平降低,或停用他汀类药物后症状消退和/或在一个月内再次使用他汀类药物后肌肉症状重新出现时,则肌肉症状可能是由他汀类药物引起的。

二、SAMS 的处理

如果患者主诉有肌肉症状,临床医生需评估他汀类药物诱发肌病风险的因素,排除继发性原因(特别是甲状腺功能减退症和其他常见的疾病,如风湿性肌痛,或体力活动增加),并回顾他汀类药物的使用指征。临床医生应谨记,其它常用药物如抗炎药物(糖皮质激素)、抗精神病药物(利培酮、氟哌啶醇)、免疫抑制剂或抗病毒药物(人类免疫缺陷病毒蛋白酶抑制剂),调脂药物(吉非贝齐),以及滥用药物(酒精、阿片类药物和可卡因)也可能导致肌肉相关副作用。一些因素,包括性别、种族、多系统疾病和低体重指数等(见表 2)也易出现 SAMS,且这些因素叠加会增加风险出现几率。药物间相互作用也促进 SAMS 的增加,如联合使用抑制细胞色素 P450(CYP450)同工酶、有机阴离子转运蛋白 1B1(OATP1B1)、P-糖蛋白 1(P-gp)可增加肌肉疼痛的风险或使症状加重。多药疗法,包括处方药和自己使用的过量非处方药(如维生

素、矿物质和草药),是药物间相互作用的潜在原因。此外还可能与遗传药理学因素影响他汀类药物血浆浓度和药物间相互作用有关。

EAS 专家小组建议,一旦继发性原因和诱发因素被排除,需要对正在进行的他汀类药物治疗给予评估。

三、肌症患者伴 CK 水平<4×ULN

出现肌肉症状的患者 CK 水平多数正常或轻度～中度升高(<4×ULN)。低心血管疾病风险患者出现肌肉症状时,应重新评估他汀类药物治疗和健康生活方式的益处,如停止吸烟、控制血压以及采用地中海式饮食,并权衡继续治疗的风险。高心血管疾病风险的患者,包括心血管疾病或糖尿病,他汀类药物治疗的益处需要权衡肌肉症状的耐受性。他汀类药物治疗后可通过一次或多次停药帮助确定药物与肌肉症状的因果关系。其它的方法还包括另一种他汀类药物的使用、最低剂量使用他汀类药物、选择一种非常有效的他汀类药物间断给药,或选择非他汀类降脂药物。

四、肌症患者伴血清 CK>4×ULN

低心血管疾病风险伴肌肉症状的患者,若 CK 水平>4×ULN,应停用他汀类药物并重新评估他汀类药物的需求。如果评估结果是必要的,可尝试使用另外一种低剂量他汀类药物治疗,并监测 CK 水平。高心血管疾病风险的患者出现肌肉症状,且 CK 水平>4×ULN(但<10×ULN),可以在持续监测 CK 水平的同时继续他汀类药物治疗,如果超过 10×ULN 应

停用(至少是暂时停用)他汀类药物,在这种情况下不建议再次使用他汀类药物。如停用他汀类药物后 CK 水平降低,可在监测 CK 水平的同时尝试从低剂量使用他汀类药物;如 CK 升高仍然存在,有可能存在其它的潜在疾病(如甲状腺功能低下或代谢性肌肉疾病),可考虑转诊相关专家。

如患者 CK 水平>10×ULN,并未发现继发性原因(如运动),应停止他汀类药物治疗,因为存在横纹肌溶解症的潜在风险。如 CK 水平随之恢复正常,在严密观察肌肉症状和 CK 水平前提下,可考虑从低剂量使用另外一种他汀类药物。如怀疑是横纹肌溶解症,他汀类药物不应重新使用。严重的肌肉疼痛、全身无力和出现肌红蛋白血症或肌红蛋白尿迹象时应重点考虑横纹肌溶解症。此类患者以及 CK 水平极高的患者(如>40×ULN)应进行肾损伤评估(尿液、血清肌酐水平)。横纹肌溶解病例的治疗建议根据病情和是否存在肾损伤选择静脉滴注和尿碱化。

五、SAMS 的治疗现状

(一)基于他汀类药物的治疗

停用他汀类药物后,症状、CK 依然异常,应考虑低剂量或尝试另一种他汀类药物治疗。尽量在可耐受的最小肌肉问题下达到低密度脂蛋白(LDL-C)目标,或尽可能多的降低 LDL-C。若不能耐受,可隔日或每周给药达到 LDL-C 目标。研究表明,交替或每周给药策略可以降低 12%～38% LDL-C 水平,更重要的是 70% 以前不耐受患者仍可耐受。一般而言,低剂量、高强度的他汀类药物因具有较长的半衰期(阿托伐他汀,瑞舒伐他汀和匹伐他汀),更适于临床临床治疗。

(二)基于非他汀类药物的降脂治疗

最大他汀类药物耐受剂量治疗后,LDL-C 仍高于目标的患者,应充分考虑心血管疾病的风险,选择其它降脂药物降低 LDL-C 水平。依泽替米贝服用方便、副作用少,可降低 LDL-C 15%～20%,并已被证明可减少心血管事件。伴有 SAMS 的患者,联合应用依泽替米贝和氟伐他汀可降低 LDL-C 46%,并且依泽替米贝单独应用耐受性良好。胆汁酸螯合剂可以降低 15%～25% 的 LDL-C 水平,取决于使用的类型和剂量,同时可改善糖尿病患者的血糖。考来维仑比

早期配方更容易服用,耐受性也更好。胆汁酸螯合剂和依泽替米贝联合应用可以降低 LDL-C 30%～35%。非诺贝特可降低不伴高甘油三酯人群 LDL-C 的 15%～20%。贝特类药物服用方便,可安全并良好控制糖尿病患者心血管风险。贝特类药物治疗期间,血清肌酐可逆性增加。不同于吉非贝齐,非诺贝特联合他汀类药物不增加横纹肌溶解症风险。烟酸可以降低 LDL-C 水平 15%～20%,但最近的大型随机试验显示其不良影响显著增多,与他汀类药物联合应用时心血管疾病无明显受益。因此,烟酸衍生物在欧洲不再作为处方药。

医生和卫生保健专业人员在降低 LDL-C 治疗时应首先考虑使用依泽替米贝,其次为胆汁酸螯合剂或贝特类药物联合依泽替米贝,要达到指南要求的 LDL-C 降低标准。

(三)保健品

除了减少使用饱和脂肪酸饮食和避免反式脂肪,粘性纤维消耗(主要是欧车前,每日 10g)和添加植物甾醇或甾烷醇的食物(每日 2g)也被证明可降低 LDL-C,降低效果分别为 7% 和 10%。组合饮食,含有植物甾醇、大豆蛋白、粘性纤维和坚果,有降低 20%～25% LDL-C 水平的潜力。专家认为,这些方法可单独或联合他汀类或非他汀类药物用于有 SAMS 的患者。

六、结论

在较大的疾病谱中他汀类药物降 LDL-C 治疗可减少 40% 的心血管疾病风险。治疗过程中非依从性、停药患者的主要原因是与 SAMS,并因此对心血管获益产生不利影响。在缺乏金标准的情况下,EAS 专家组认为判断是否 SAMS,要根据症状的性质以及它们与他汀类药物治疗的起始时间、停药和再次使用之间关系。最佳的治疗应结合最大耐受程度,可以非每日给药或与非他汀类降脂药物联合治疗,以达到降 LDL-C 目标。

专家还强调需进一步研究 SAMS 的病理生理学。越来越多的临床前数据显示,他汀类药物可以降低线粒体功能,改变肌肉蛋白的降解,提供了他汀类药物与肌肉症状之间可能存在的病理生理学关系。

参 考 文 献

[1] Stroes ES, Thompson PD, Corsini A, et al. Statin-associated muscle symptoms: impact on statin thera-py-European Atherosclerosis Society Consensus Panel Statement on Assessment, Aetiology and Manage-

ment. European heart journal，2015,36:1012-1022.

[2]　Nielsen SF，Nordestgaard BG，Bojesen SE. Statin use and reduced cancer-related mortality. The New England journal of medicine，2012,367:1792-1802.

[3]　Nielsen SF，Nordestgaard BG. Statin use before diabetes diagnosis and risk of microvascular disease: a nationwide nested matched study. The lancet Diabetes & endocrinology，2014,2:894-900.

[4]　Zhang H，Plutzky J，Skentzos S，et al. Discontinuation of statins in routine care settings: a cohort study. Annals of internal medicine，2013,158:526-534.

9.噻唑烷二酮类药物对糖尿病心房重构的干预作用

天津医科大学第二医院　刘　彤　张志伟　李广平

心房颤动(atrial fibrillation,房颤)是临床上最常见的持续性心律失常,心房颤动(房颤)是临床上最常见的持续性心律失常,最新资料显示 1990 年至 2010 年全球房颤患病率呈显著增长趋势,2010 年全球房颤患者约为 3350 万,其中我国约有 800 万~1000 万房颤患者。房颤可显著增加脑卒中、心力衰竭及死亡风险,已经成为严重危害人民健康的重大公共卫生问题。糖尿病是严重危害人类健康的全身性代谢疾病,2010 年发表的中国糖尿病调查显示我国糖尿病患者已达 9200 万。多项大规模流行病学调查证实糖尿病是房颤发生的独立危险因素。此外,糖尿病可直接导致房颤患者脑卒中、心力衰竭和心血管死亡风险显著增加。尽管糖尿病导致房颤的确切病理生理机制尚未完全阐明。但是,最近的研究提示心房结构和电重构、炎症、氧化应激、自主神经重构、连接蛋白重构和血糖波动可能参与糖尿病所致房颤的发生发展。

一、心房颤动的上游治疗

目前的观点认为心房电重构和结构性重构是房颤产生和维持的主要机制。此外,近年研究表明氧化应激和炎症激活在房颤的发生和维持中发挥重要作用。近年来,人们逐渐认识到一些非离子通道阻滞药物可能有助于房颤的防治,即房颤的上游治疗。房颤的上游治疗药物主要通过干预心房重构、炎症和氧化应激等房颤发生或维持的潜在危险因素发挥效应,这些药物包括肾素-血管紧张素-醛固酮系统(RAAS)阻滞药,他汀类药物,n-3 多不饱和脂肪酸,抗氧化剂和噻唑烷二酮类药物(thiazolidinediones,TZDs)包括吡格列酮和罗格列酮等,本文将探讨 TZDs 对糖尿病心房重构干预机制及其相关研究进展。

二、噻唑烷二酮类药物对心房重构的干预作用

噻唑烷二酮类药物(TZDs)目前作为胰岛素增敏剂应用于 2 型糖尿病的治疗。此类药物主要作用于过氧化物酶体增殖物激活受体 γ(PPARγ),除了其胰岛素增敏作用外,此类药物还有抗炎抗氧化、改善内皮功能等一些多效性作用。我们在国内外最早提出 TZDs 包括罗格列酮和吡格列酮可能通过其抗炎抗氧化作用改善糖尿病心房重构,可能有助于房颤的预防。目前,已有多项动物实验和临床研究为 TZDs 对糖尿病心房重构的潜在干预作用提供了相关机制探讨和临床证据。TZDs 对心房重构的干预作用首先在心室快速起搏诱导的心力衰竭模型中得到验证,Shimano 等发现,吡格列酮能够改善心力衰竭兔心房结构重构,降低心房中纤维化相关蛋白转化生长因子-β1(TGF-β1)表达,减少房颤的发生。随后,Xu 等的研究提示吡格列酮可以降低大鼠的年龄相关的房颤易感性,通过提高抗氧化能力并抑制线粒体凋亡信号通路,缓解心房结构重构。在压力超负荷大鼠模型中,Kume 等发现,吡格列酮通过降低左房心肌组织内单核细胞趋化蛋白(MCP-1)的表达,抑制 MCP-1 介导的炎性致心房纤维化作用,减少心房肌纤维化和降低房颤诱发率。

三、噻唑烷二酮类药物对糖尿病心房重构的干预作用

本课题组首次评价了 TZDs 在糖尿病心房重构中的可能干预机制。我们通过建立四氧嘧啶介导的胰岛素缺乏糖尿病兔模型,发现吡格列酮可以显著降低糖尿病兔心房肌 Toll 样受体 4(TLR4)、核内转录因子-κB(NF-κB)和肿瘤坏死因子-α(TNF-α)等炎症激活相关蛋白的表达水平,减少炎性细胞浸润。此外,吡格列酮还可以下调纤维化相关蛋白磷酸化细胞外信号调节激酶(pERK)、TGF-β 的表达,减轻糖尿病所致的心房纤维化,缩短房间传导时间,降低心房有效不应期离散度,降低房颤易感性,提示吡格列酮可以改善糖尿病心房结构重构和电重构。此外,我们还发现吡格列酮可以恢复糖尿病所致动作电位时程(APD)延长、L 型钙通道电流(I_{Ca-L})密度增加和快钠通道电流(I_{Na})密度减少,抑制糖尿病兔心房离子通道重构。最近,又有研究分别发现吡格列酮可以通过抑制血管紧张素 II(Ang II)诱导的结缔组织生长因子(CTGF)表达、氯电流通道重构和 NF-κB/TGF-β1/

TRIF/TRAF6通路发挥抗心房结构重构及电重构作用。目前关于罗格列酮对糖尿病心房重构影响的实验研究相对较少,我们在2014年发表的一项研究提示,同为TZDs的罗格列酮同样可以通过抗炎和抗氧化应激发挥减轻心房纤维化,降低房颤易感性的作用,但是罗格列酮对心房有效不应期无明显干预作用。

四、临床研究结果

近年一些前瞻性随机对照试验(RCT)的后续分析和观察性研究评价了TZDs对糖尿病患者房颤的可能预防作用,但研究结果仍有争议。早年发表的两项大规模RCT研究PROactive和RECORD并未发现服用吡格列酮或罗格列酮可以显著减低2型糖尿病患者的新发房颤风险。但值得注意的是,在这两项研究中,房颤并不是研究终点事件,而是被当做并发症评价,且用药组和对照组的房颤发生率都非常低(1.5%~2%),因此,这些研究对房颤的检测能力可能有限,导致一些无症状房颤的漏诊。同样,一项病例对照研究结果显示应用TZDs可以使心脏手术患者术后房颤的发生率下降约20%,但多变量logistic回归分析并没有显著的统计学意义($P = 0.63$)。随后发表的一项前瞻性队列研究入选了150名有2型糖尿病病史的接受射频消融的阵发性房颤患者,在平均(22.9 ± 5.1)个月的随访后发现,应用吡格列酮治疗的患者的房性心律失常复发率显著低于未服用的患者。随后,中国台湾的一项研究回顾性调查12 065例2型糖尿病患者,应用TZDs(主要为罗格列酮)患者新发房颤危险下降31%($P < 0.05$),多元回归分析在校对了年龄、合并疾病和药物后,应用TZDs仍是非胰岛素依赖糖尿病患者新发房颤风险下降的独立预测因素(HR = 0.69,$P = 0.028$)。

五、结语

糖尿病相关的心房重构为房颤的发生提供了病理基础。针对糖尿病心房重构的药物如噻唑烷二酮类药物可能是未来糖尿病合并房颤患者上游治疗的新选择。

参 考 文 献

[1] Chugh SS, Havmoeller R, Narayanan K, et al. Worldwide epidemiology of atrial fibrillation: a Global Burden of Disease 2010 Study. Circulation, 2014, 129: 837-847.

[2] Huxley RR, Filion KB, Konety S, et al. Meta-analysis of cohort and case-control studies of type 2 diabetes mellitus and risk of atrial fibrillation. Am J Cardiol, 2011, 108: 56-62.

[3] Du X, Ninomiya T, de Galan B, et al. Risks of cardiovascular events and effects of routine blood pressure lowering among patients with type 2 diabetes and atrial fibrillation: results of the ADVANCE study. Eur Heart J, 2009, 30: 1128-1135.

[4] Goudis CA, Korantzopoulos P, Ntalas IV, et al. Diabetes mellitus and atrial fibrillation: Pathophysiological mechanisms and potential upstream therapies. Int J Cardiol, 2015, 184: 617-622.

10.心血管药物长期使用的临床研究

南方医科大学附属江门医院 广东省江门市心血管病研究所
江门市人民医院 余泽洪 陈林祥

当前,心血管药物长期使用的益处与危险性的研究较少,因缺乏对这些药物长期使用的跟踪观察,尤其是许多老年患者长期使用多种心血管药物对其益处与安全性更无明确认识。近有些研究对 4 种最常用的心血管药物:他汀类降脂药(他汀类)、β受体阻滞药、血管紧张素转化酶抑制药(ACEI)与血管紧张素受体拮抗药(ARB)与阿司匹林进行的临床试验,对其益处与危险性进行了研究。许多冠心病患者使用上述四种最常用的心血管药物常超过 5～10 年,虽然有大量证据表明,急性冠状动脉综合征使用数年后有益,但继续长期使用的价值常无研究结果的报道。

有研究报道,使用 β 受体阻滞药 15 年后发生运动时低血压、窦房阻滞、晕厥。使用 ACEI(雷米普利)10 年后咳嗽发生率增加,使用阿司匹林 20 年后胃肠道出血发生率增加。这些研究均提示常用的心血管药物的长期使用的安全性有待进一步探讨,特别是对老年心血管疾病患者。现将近些年有关心血管常见药物的疗效与安全性进行综述。

一、心肌梗死后常用心血管药物的研究

对于冠心病(包括有心肌梗死病史)的患者的继发性预防包括减少心血管危险因素等,而常用的药物有他汀类、β受体阻滞药、ACEI/ARB 与阿司匹林,美国心脏病学会(ACC)与美国心脏协会(AHA)对这些药物的推荐有明确指征。

(1)他汀类能有效降低低密度脂蛋白胆固醇,研究报道,ST 段抬高的急性心肌梗死后,他汀类能降低其心血管死亡率、再梗与卒中的危险性,并减少冠状动脉成形术的需求。ACC/AHA 指南推荐早期与持续使用大剂量他汀类对 ST 段抬高的急性心肌梗死,主张长期使用他汀类作为冠心病的早期预防。但也注意到他汀类使用后与年龄相关的不良反应及糖尿病发病率增加。

(2)β受体阻滞药可降低心率与血压,可降低心肌梗死的死亡率与并发症。对心肌梗死后合并心力衰竭,左心室功能不全,室性心律失常均有益。但是否常规于无伴发症的心肌梗死尚无研究结论。ACC/

AHA 指南推荐急性心肌梗死后左心室功能正常者使用 3 年,但 3 年后的疗效未见进一步的研究报道。β受体阻滞药可引起致死性事件,有报道使用 β 受体阻滞药后发生运动后低血压、窦房阻滞后低血压,虽停药后恢复,但如此时发生死亡也难认为是 β 受体阻滞药引起。

(3)ACEI 与 ARB 可降低 ST 段抬高的急性心肌梗死的死亡率及非致死性心血管事件的发生。ST 段抬高的高危的心肌梗死的患者如前壁心肌梗死、射血分数<40%、心力衰竭、再梗死患者或心动过速者短期使用有益,但对低危的 ST 段抬高的心肌梗死的常规与长期使用价值有待进一步研究。

(4)阿司匹林可降低血小板聚集,防止冠状动脉血栓形成,防止急性心肌梗死后再梗死的发生及降低死亡率。已证实阿司匹林对预防心肌梗死后血栓栓塞事件有益。但长期使用它的有益与出血的危险性,特别是对特殊人群,如老年人有待进一步研究。

近有研究报道,急性心肌梗死后 1～3 年,使用他汀类为 93%,β 受体阻滞药为 82%,ACEI/ARB 为 80%,阿司匹林为 100%。因此这些心血管药物联合与长期使用的疗效与安全性应当受到重视。

二、多种心血管药物合用的临床研究

新药的上市应由食品与药品管理部门批准,经过以现代医学标准,进行安慰剂对照试验,而近些年来用多种药物组成一药丸(多药丸)的应用出现一些问题,也缺乏长期的跟踪观察,特别是老年人,如有研究对急性心肌梗死合并心力衰竭或射血分数降低的患者分别使用瓦沙坦、瓦沙坦加卡托普利或卡托普利后发现,瓦沙坦与卡托普利组同样有效,而瓦沙坦加卡托普利合用则不良反应增加,生存率也无改善,认为增加药物不一定增加疗效,且可能增加不良反应。

由于病人尤其是老年患者可能合并存在多种疾病,如高血压患者可能合并慢性阻塞性肺气肿或糖尿病,因此多药合用较普遍,据美国报道 65 岁以上的女性,12%至少服用 10 种处方药物,23%至少服用 5 种以上处方药物,并随年龄增大,服药种类增加。以使

用心血管药物最多。据美国报道 20 种常用的心血管药物中抗血小板药物（阿司匹林占第 1 位、氯吡格雷占第 18 位）、他汀类（阿托伐他汀占第 3 位、辛伐他汀占第 7 位）、β 受体阻滞药（美托洛尔占第 6 位、阿替洛尔占第 8 位）、ACEI（赖诺普利占第 5 位）、ARB（缬沙坦占第 14 位），且认为心血管药物是最常发生药物不良反应的原因。有报道固定剂量的多药丸可改善心肌梗死后药物的依从性，但它的长期使用的不良反应评估较困难。且多药丸可增加药物费用，药物与药物之间的相互作用，多药丸对疾病的相互影响也有待进一步研究。

三、老年人用药的安全性问题

现在美国 65 岁以上的老年人占 13%，中国 60 岁以上老年人占 15.5%，且 85 岁以上的人群迅速增加。随年龄增加对心血管药物的药代动力学发生改变，老年人肾功能下降，肝清除率下降，体脂肪分布改变，使得心血管药物的分布、代谢与清除发生改变。如他汀类与年龄相关的不良反应有智力改变、跌倒、对肾与肌肉疾病发生的影响也较大。β 受体阻滞药对窦房结功能与房室传导功能的影响也随年龄增加而增加，对老年慢性阻塞性疾病患者更易发生支气管收缩，ACEI 与保钾利尿药合用引起的高血钾也随患者年龄增加而增加。

四、停药对疾病影响的研究

长期使用心血管药物的疗效，特别是长期使用多

种药物的危险性，尤其是对老年人均有待进一步研究。但停用也有一定的危险性，如长期使用心血管药物停用后也许会有疾病反跳，有报道冠心病患者停用 β 受体阻滞药后增加急性心肌梗死与猝死的危险性，停用抗血小板药物可增加血栓栓塞的危险性，停用 ACEI 或 ARB 可使高血压反弹，突然停用他汀类可使炎症过程反跳。因此，对上述心血管药物停用对疾病治疗的影响与安全性也有待进一步研究，对急性心肌梗死后使用 β 受体阻滞药作为继发性预防的停药问题，特别是有心律不齐、慢性心功能不全、顽固性心绞痛的停药问题均应根据指南决定是继续使用或停用。

有时为改善疾病的治疗或防止药物不良反应而需要停药，有报道有些药物停药后可能改善生存率与生活质量，但停药或者调整剂量均需根据病情，因人而异。

五、总结

有关长期多种心血管药物合用的疗效与安全性研究正在引起重视，虽这些药物使用应按相应指南，但长期使用的疗效与安全性的知识尚缺乏，如心肌梗死后短期使用或长期使用多种心血管药物特别是老年人的疗效与安全性问题。对心血管药物长期使用问题尚缺乏长期的安慰剂对照试验。多种药物合用或多药丸的使用的疗效与安全尚需在临床实践中寻找更客观的证据。

参 考 文 献

[1] Rossello X, Pocock S J, Julian DG. Long-term use of cardiovascular drugs. J Am cell cordial, 2015, 66: 1273-1285.

[2] Cholesterol Treatment Trialists'Collaboration. Efficacy and safety of more intensive lowering of LDL cholesterol: a meta-analysis of data from 170,000 participants in 26 randomised trials. Lancet, 2010, 376: 1670-1681.

[3] Domanski MJ, Exner DV, Borkowf CB, et al. Effect of angiotensin converting enzyme inhibition on sudden cardiac death in patients following acute myocardial infarction: A meta-analysis of randomized clinical trials. J Am Coil Cardiol, 1999, 33: 598-604.

[4] Al-Mallah MH, Tleyjeh IM, Abdel-Latif AA, et al. Angiotensin-converting enzyme inhibitors in coronary artery disease and preserved left ventricular systouc function: a systematic review and meta-analysis of randomized controlled trials. J Am Coll Cardiol, 2006, 47: 1576-1583.

学科交叉

1. 2015 年 AHA 心肺复苏指南要点和思考

广东省老年医学研究所　覃铁和　黄道政

心肺复苏既是医院常见的临床操作,也是医疗手段从医院向社会延伸、备受关注的急救操作技能。心肺复苏的处置过程,包括发现、判断、现场处理、基础和高级生命支持等方面,涉及第一目击者、专业技术人员;徒手操作、器械使用、药物应用等诸多方面。

国外欧美等发达国家的急救系统相对比较完善,公众的救治意识较高、多数人掌握简单的操作技能(如心外按压等);接通呼叫电话之后,可以得到调度员等经过严格训练并取得证书的专业人员的指导;并在一些特定的场所配备有除颤设备,可供施救者第一时间给心脏骤停者除颤,为抢救生命赢得宝贵的时间,故抢救的成功率相对较高。

2015 年 10 月 15 日,美国心脏协会(AHA)公布了《2015 心肺复苏指南(CPR)和心血管急救(ECC)指南更新》(以下简称《指南更新》)。本次更新使用的建议级别和证据水平,均依据 AHA 的最新定义。《指南更新》共包括执行摘要、证据评价与利益冲突管理、伦理学问题、急救系统和持续质量改进、成人基础生命支持和心肺复苏质量(非专业施救者心肺复苏)、成人基础生命支持和心肺复苏质量(医护人员 BLS)、成人高级心血管生命支持、儿童高级生命支持等 15 部分文件。

一、迅速判断立即施救

《指南更新》鼓励迅速识别无反应情况,启动紧急反应系统、鼓励非专业施救者在发现患者没有反应且没有呼吸或呼吸不正常(如喘息)时开始心肺复苏的

建议得到强化。未经训练的非专业施救者应在调度员指导下,或者自行对心脏骤停的成人患者进行单纯胸外按压(hands-only)式心肺复苏。施救者应持续实施单纯胸外按压式心肺复苏,直到自动体外除颤器或有参加过训练的施救者赶到。所有非专业施救者应至少为心脏骤停患者进行持续胸外按压。另外,如果经过培训的非专业施救者有能力进行人工呼吸,则应按照 30 次按压给予 2 次人工呼吸的比率给予人工呼吸。

心脏骤停患者可能出现施救者难以辨认的类似癫痫症状或濒死喘息。《指南更新》进一步强调了调度人员需快速识别可能的心脏骤停患者,并立即向呼叫者提供心肺复苏指导(即调度员指导下的心肺复苏)。调度员应经过专门培训,学习通过各种临床症状和描述,识别无反应状态、呼吸不正常及濒死喘息,以识别心脏骤停的表现,从而快速识别心脏骤停并使旁观者能立即进行在调度员指导下的心肺复苏。为帮助旁观者识别心脏骤停,调度员应询问患者以确认是否失去反应,以及患者的呼吸是否正常。如果患者没有反应且没有呼吸或呼吸异常,施救者和调度员应该假设患者发生了心脏骤停。《指南更新》更强调了急救调度员在帮助非专业施救者识别没有呼吸或不正常呼吸中的角色。

二、胸外按压的实施

关于胸外按压的技术问题,《指南更新》确定单一施救者的施救顺序的建议:单一施救者应先开始胸外

按压再进行人工呼吸（C-A-B 而非 A-B-C），以减少首次按压的时间延迟。单一施救者开始心肺复苏时应进行 30 次胸外按压后做 2 次人工呼吸（30：2）；继续强调高质量心肺复苏的特点：以足够的速率和幅度进行按压，保证每次按压后胸廓完全回弹，尽可能减少按压中断并避免过度通气。如果紧急医疗系统采用包括持续胸部按压的综合救治干预，则院外心脏骤停（OHCA）患者可以考虑在综合救治干预中使用被动通气技术；正在进行持续心肺复苏且有高级气道的患者，通气频率建议简化为每 6s 一次呼吸（每 min10 次呼吸）。

心肺复苏过程中每分钟的胸外按压次数对于患者能否恢复自主循环（ROSC）及存活后是否具有良好的神经系统功能非常重要。每分钟的实际胸外按压次数由胸外按压速率及按压中断（例如，开放气道、进行人工呼吸或进行自动体外除颤器分析）的次数和持续时间决定。多数研究显示，更多按压次数可提高存活率，而较少按压则会降低存活率。进行足够胸外按压不仅强调足够的按压速率，还强调尽可能减少中断这一心肺复苏关键因素。如果按压速率不足或频繁中断（或者同时存在这两种情况），会减少每分钟给予的总按压次数。故《指南更新》建议胸外按压频率是 100～120 次/min（此前为至少 100 次/min）。另外，有研究表明，过度的按压速率和幅度会产生不良影响；一项大规模注册研究分析显示，过快的按压速率（超过 140 次/min）和按压幅度不足有关。故《指南更新》新规定了按压速率和按压幅度的上限值。

按压主要是通过增加胸廓内压力及直接压迫心脏来产生血流，进而为心脏和大脑提供必需的血流及氧气。大多数心肺复苏反馈装置的监控表明，按压往往过浅而不是过深，《指南更新》指出，如不使用反馈装置，可能难以判断按压深度，并很难确认按压深度上限。虽然既往已建议"用力按压"，但施救者往往没有以足够深度按压胸部。有研究表明，按压深度过大会导致损伤，但不会危及生命；但按压深度应有一个上限（小于 6cm），超过此深度则可能发生并发症。故《指南更新》建议成人胸外按压幅度是至少 5cm，但不超过 6cm；2010 版指南为至少 5cm；对于儿童，按压深度约为胸部前后径的 1/3，相当于婴儿 4cm，儿童 5cm，而青少年应采用成人的按压深度，即 5～6cm。

胸廓充分回弹是指在心肺复苏的减压阶段，胸骨回到其自然或中间位置。胸廓回弹能够产生相对胸廓内负压，促进静脉回流和心肺血流。在按压间隙倚靠在患者胸上会妨碍胸廓充分回弹，而回弹不充分会增加胸廓内压力，减少静脉回流、冠状动脉灌注压力

和心肌血流，影响复苏存活率。故为使每次按压后胸廓充分回弹，施救者必须避免在按压间隙倚靠在患者胸上。

尚无证据表明，使用机械活塞装置对心脏骤停患者进行胸外按压，相对人工胸外按压更有优势。人工胸外按压仍然是治疗心脏骤停的救治标准。但是，在进行高质量人工胸外按压比较困难或危险时的特殊条件下（如施救者有限、长时间心肺复苏、低温心脏骤停时进行心肺复苏、在移动的救护车内进行心肺复苏、在血管造影室内进行心肺复苏，以及在准备体外心肺复苏期间进行心肺复苏），机械活塞装置可以作为传统心肺复苏的替代品。故《指南更新》不建议常规使用机械胸外按压装置。

《指南更新》鼓励经过培训的施救者同时进行几个步骤（即同时检查呼吸和脉搏），以缩短开始首次胸部按压的时间；由多名训练有素的施救者组成的综合小组可以采用一套精心设计的办法，同时完成多个步骤和评估（例如由 1 名施救者启动急救反应系统，第 2 名施救者开始胸外按压，第 3 名进行通气或者取得球囊面罩进行人工呼吸，第 4 名取回并设置好除颤器），而无需如单一施救者那样依次完成。

三、自动体外除颤

有证据表明，由旁观者实施心肺复苏并快速使用自动体外除颤器时，心脏骤停的存活率会增加。因此，及时获得除颤器是急救系统的首要因素。OHCA 的急救系统，包括向公共服务获取点（PSAP）等公共场所获取自动体外除颤器，并帮助施救者使用。美国院外公共场所心脏骤停事件的发生率约为 20%，美国政府及很多市政机构，都立法要求在市政建筑、大型公共场所、机场、赌场和学校放置自动体外除颤器。这些政策措施成为联络识别事件和启动公共服务获取点之间生存链的重要环节。还没有足够的证据支持或反对在家庭中设置自动体外除颤器。相比在公共场所发生心脏骤停的患者，在私人住宅中发生院外心脏骤停的患者获得胸外按压的机会要小很多。在美国，急救调度员提供的实时指导可以帮助家庭内潜在的施救者开始救护措施。发展迅速的心脏骤停心肺复苏社区培训项目，结合有效的、急救人员抵达前的调度规程，可以提高存活率。故《指南更新》建议在有心脏骤停风险人群的社区执行公共场所除颤（PAD）方案。

公共场所除颤（PAD）方案的实施有 4 个基本要素：①预先计划并经过演练的急救反应系统，理想情况下包括确认存在心脏骤停高风险的地点和社区，确

认该地区自动体外除颤器放置地点,并确保旁观者知晓自动体外除颤器的地点、且通常由医护人员监督;②对参与的施救者进行心肺复苏和使用自动体外除颤器的培训;③与当地急救系统整合;④持续的质量改进方案。

当可以立即取得 AED 时,对于有目击的成人心脏骤停,应尽快使用除颤器。若成人在未受监控的情况下发生心脏骤停,或不能立即取得 AED 时,应该在他人前往获取及准备 AED 的时候开始心肺复苏,而且视患者情况,应在设备可供使用后尽快尝试进行除颤;当患者的心律不适合进行电除颤时,应尽早给予肾上腺素。

四、相关药物的使用

联合使用血管加压素和肾上腺素,相比使用标准剂量的肾上腺素在治疗心脏骤停时没有优势;而且,给予血管加压素相对仅使用肾上腺素亦没有优势。因此,为了简化流程,《指南更新》已从成人心脏骤停流程中去除了血管加压素的内容。

类固醇激素、血管加压素联合肾上腺素进行综合干预,治疗院内心脏骤停 IHCA 患者可能获益。尽管不建议在以后的随访研究中常规使用此综合治疗方案,但医护人员在治疗 IHCA 患者时仍然可以使用。

大量的流行病学数据显示,服用过量阿片类药物导致的疾病将带来巨大的负担;也有记录显示,旁观者对有阿片类药物过量的风险者给予纳洛酮的策略在目标国家取得了成功。故《指南更新》建议如果有疑似危及生命的、与阿片类药物相关的紧急情况,可以考虑由旁观者给予纳洛酮。2014 年,美国食品和药物管理局批准非专业施救者和医护人员使用纳洛酮自助注射器。应复苏培训网的要求,这种注射器的各种相关信息已经以最优方式融入成人 BLS 指南和培训中。

《指南更新》建议,对于心律不可电击、转而接受肾上腺素治疗的心脏骤停患者,建议尽早使用肾上腺素。由于有关恢复自主循环(ROSC)后使用利多卡因的研究结果存在矛盾,故《指南更新》不建议常规使用利多卡因;但是室颤/无脉性室性心动过速(pVT)导致心脏骤停,在出现 ROSC 后,可以考虑立即开始或继续使用利多卡因。另外,一项观察性研究表明,心脏骤停后施用 β 受体阻滞药可能比不用 β 受体阻滞药效果更好;尽管这项观察性研究还不足以成为将其建议为常规疗法的有力证据,但因室颤/无脉性室性心动过速导致心脏骤停而入院的患者,可以考虑尽早开始或继续口服或静脉注射 β 受体阻滞药。

五、其他问题

对于所有 ST 段抬高的患者,以及无 ST 段抬高、但血流动力学或心电不稳定,疑似心血管病变的患者,建议紧急冠状动脉血管造影。在复苏后,建议立即确认并矫正低血压症状。

新的证据表明,一定范围内的温度都可作为心脏骤停后一定时间段内的目标管理温度(TTM)。故《指南更新》建议,所有在心脏骤停后 ROSC 的昏迷(即对语言指令缺乏有意义的反应)的成年患者都应采用 TTM,目标温度选定在 $32\sim36{}^\circ C$,并至少维持24h;TTM 结束后,可能会出现发热症状,尽管有关 TTM 结束后发热危害的观察性证据存在矛盾,但仍然认为预防发热是有益的,因此应该预防。

《指南更新》建议必须在 TTM 结束 72h 后才能做预后评估;对于未采用 TTM 的患者,应当在恢复自主循环 72h 后做预后评估。

经过 20min 心肺复苏后,呼气末二氧化碳(ET-CO_2)仍然较低的插管患者复苏成功的可能性很低。尽管不能单凭此项指标进行决策,但医护人员可以把 20min 心肺复苏后低 $ETCO_2$ 与其他因素综合考虑,帮助确定终止心肺复苏的时机。

六、结语

AHA 呼吁,无论是 IHCA 还是 OHCA 患者都应迅速采取行动及团队合作实施 CPR。2015《指南更新》特别强调公众在 OHCA 患者 CPR 中的关键作用;对于非专业施救者,强调识别心脏骤停征象、及时打急救电话并立即开始徒手 CPR;而对于急救医护人员,指南则强调了应该采取多种措施以保证高质量 CPR 的重要性。我国幅员辽阔,城市和乡村之间,以及各地的经济、文化和社会发展之间的差别非常大,广大乡村的许多民众对心肺复苏的概念闻所未闻;急救呼叫系统不少地方还不够完善、急救呼叫系统的接线员也有相当部分未能全面掌握心肺复苏的技能,难以为来电者提供专业的技术指导;除颤设备也只有在医疗单位才有配备,但也只有在急诊、麻醉科、ICU 等科室常规配备。故要提高国内心肺复苏的成功率,仅仅紧跟参考国外先进的指南理念是远远不够的,把心肺复苏的概念和技能向全社会推广,制订相关法规以减少或消除相关缺陷是提高我国心脏骤停抢救成功率的重要措施。

参 考 文 献

[1] 2015 American Heart Association Guidelines Update for Cardiopulmonary Resuscitation and Emergency Cardiovascular Care.Circulation,2015,132(suppl 2)：S315-S367.

2. 心肺复苏后治疗

广东省心血管病研究所 张 斌 黄泽涵

一、摘要

心脏骤停是发达国家的首要死因。心跳骤停原因各异。随着医学,特别是急诊医学的发展,院外心跳骤停患者复苏成功率逐步提高。复苏后治疗可改善患者的预后,其中包括有目标温度管理(targeted temperature management,TTM)、早期冠状动脉造影、全面的重症监护以及多学科团队的协调合作。大量研究表明TTM能改善昏迷病人生存预后并促进神经功能恢复,尤其是院外室性心律失常所致的心脏骤停。研究表明必要的早期冠状动脉造影和血管重建在复苏后阶段可能有益。复苏的患者通常需要重症监护,其中包括机械通气,血流动力学支持,密切监测血气,血糖,电解质等指标。此外,还要防止过早停止生命支持治疗,尤其是行TTM治疗的患者。由于无法保证所有医院均具有同等复苏后治疗资源和经验,专业协会建议设立专门的"心脏骤停中心"对心脏骤停复苏后患者统一诊治,以改善心脏骤停复苏后预后。最后,应防止心跳骤停再发,提供个体化的出院后康复治疗。未来的仍需有更多的研究以提供更为有效的复苏后治疗策略。

二、简介

心跳骤停是多种病因,不同病理生理改变导致失代偿的最终表现。每年欧洲和美国心脏骤停死亡人数约占500万人。随着基础及高级生命支持的普及,越来越多的心跳骤停患者得以复苏。但心跳骤停导致的脑灌注消失进而发生的缺氧性脑神经损伤,以及全身多脏器损伤,严重影响着患者的预后与生活质量。国外院外心脏骤停生存率<15%,而院内生存率约为22%。两类患者均有明显神经功能异常的风险。虽然心脏骤停患者复苏成功率逐步提高,但在复苏后仍有较高的死亡率,主要原因是全身缺血,再灌注损伤以及心脏骤停病因的综合损伤。故采取良好的复苏后治疗策略以提高患者预后。本文主要介绍相关的复苏后治疗,特别是目标温度管理策略,早期冠状动脉造影与血管重建,合理预测神经功能预后和加强心脏骤停的区域性治疗。

1. 心脏骤停后病理生理改变 心脏骤停影响全身各个的组织器官,心脏骤停后机体发生强烈的应激反应,神经、内分泌等发生强烈变化,组织器官发生缺血/再灌注损伤,可导致全身炎症反应综合征,出现多器官功能障碍。其中最主要是神经系统损伤。脑组织对缺氧极其敏感,氧存储在大脑中的20s耗尽,完全缺氧时葡萄糖和ATP在5min内耗尽。缺血缺氧状态下影响细胞膜静息电位,导致钙内流和大量兴奋性神经递质释放,而进一步加剧神经元缺氧损伤。随着自主循环恢复,形成的大量氧自由基导致继发性损伤直接损害细胞膜,并促进炎症发生。大脑调节功能障碍进一步加剧脑缺血缺氧。患者广泛的缺血缺氧性脑损伤可导致颅内压增高引起脑水肿和脑疝风险。心肌功能亦会发生障碍,导致全身缺血状态,表现为低血压,低心输出量,高充盈压以及超声心动图上可见的全心脏运动减弱。

2. 目标温度管理 TTM是一种通过降低体温以减少缺血介导和再灌注介导的神经损伤为目标的治疗方法。其应用始于2002年的两个相类似的研究,该研究通过外部降温毯或冰袋将院外室颤所致的心跳骤停昏迷患者体温冷却至32~34℃的温度下,并低温下保持12~24小时后发现,患者神经功能预后与生存率均有所提高。基于这些发现与相关研究,TTM成为目前指南I类推荐,特别是对于院外室颤或无脉性室性心动过速所致的心脏骤停患者。然而,TTM的冷却温度,冷却速度,冷却方法尚无定论。

最近的研究显示较高的冷却温度也能提供了相同的临床效益。运用较高温度的能减少冷却相关的不良反应,避免过多镇静剂和麻痹药物的潜在风险。一项大型随机试验对950名院外心脏骤停患者目标温度33℃与36℃进行对比显示,两组对象在院内死亡率(50%比48%,$P = 0.51$)在出院后6个月神经系统和预后(46%比48%,$P = 0.78$)无明显差异。但是,上述研究结果并不否认TTM的好处,因为患者在36℃组也进行积极的温度管理以维持合适的体温。

在临床实践中,可使用许多不同的方法来提供

TTM 治疗。这些方法可分为表面冷却（使用冰袋等）、中心冷却（通过静脉输注冷盐水）或组合的方法。Deve 等对比体表与血管内冷却两种方法的研究示，虽然血管内途径有益减少诱导时间与体温维持，但两种方法的生存率与神经系统预后（36.0% 比 28.4%，$P = 0.11$）并无统计学差异（41.9% 比 38.1%，$P = 0.44$）。然而通过静脉途径可能增加手臂缺氧和肺水肿等并发症发生。

TTM 的最佳冷却时间也尚未确定。有动物研究表明通过血管途径减少冷却时间可提高预后。然而，在一项 1359 例院外心脏骤停随机对照试验中，利用该途径降低目标温度的引导时间后，生存率与神经功能预后均无明显差异。目前还不清楚使用表面降温法减少降温时间对预后是否有影响。需要注意的是，一旦实现目标温度，应该保持 12～24 小时。通常还要使用镇静剂和麻痹性药物，以确保患者舒适并防止发抖。此外应以 0.25～0.5℃/h 的速度缓慢复温，避免体温过高。一旦复温完成，便可停止镇静剂和麻痹性药物以监测患者恢复情况。

心跳骤停原因多种多样，不同病因的心跳骤停患者行温度管理治疗所能获益不一定相同，TTM 影响全身组织器官代谢，在应用低温治疗应该平衡其利弊，综合考虑药物的副作用、侵入性治疗引起感染等相关可发生的并发症。需要注意的是目前指南不推荐外伤性、出血性卒中、药物性引起的心跳骤停和无法控制的活动性出血以及的血流动力学不稳定性心律失常等患者行 TTM 治疗。

3.早期冠状动脉造影和经皮心血管介入　心肌缺血是导致室颤也是心脏骤停的主要原因之一。尽管随机试验表明早期冠状动脉造影和血管重建能提高急性心肌梗死预后，然而由于既往研究将心脏骤停患者排除，导致早期血管重建对重症心跳骤停患者的作用无法明确。近期相关的回顾性研究大部分提示早期冠状动脉造影有益于提高生存率，但 Bro-Jeppesen 等人的回顾性分析则得出相反的结论。欧洲经皮心血管介入学会（EAPCI）关于院外心脏骤停复苏患者的冠脉介入管理，推荐合并可疑急性心肌梗死心跳复苏患者，如意识清醒，其治疗应等同于无心脏骤停的 ST 段抬高心肌梗死（STEMI）和高风险的非 ST 段抬高心肌梗死（NSTEMI）患者。对于昏迷患者，该协会认为 STEMI 患者根据需要直接冠状动脉造影和血管重建。而非 MI、NSTEMI 昏迷患者，建议急诊科留观以排除冠脉性心脏骤停。对于无法排除冠脉因素的患者，特别是在病人不稳定时，则建议早期冠状动脉造影。

4.一般支持措施　患者从心脏骤停复苏后往往病情危重，除了 TTM 和早期冠状动脉造影，仍需要密集的监测和治疗。由于缺乏随机对照试验，在复苏后阶段的支持治疗主要是基于从一般重症监护策略的经验。心脏骤停患者复苏后一般治疗要点。如表 1 所示。患者通常需要保护气道，给予适当的继续辅助通气，维持血流动力学稳定，预防癫痫、感染等复苏后并发症。仔细监测血气，电解质，血糖等变化，适时调整治疗方案。

表 1　心跳骤停复苏后一般治疗要点

项目	建议
氧饱和度	维持约 95%
机械通气	避免过度通气，维持 $PaCO_2$（35～45mmHg）
癫痫	不建议常规预防癫痫，但发生时应积极治疗
血压	维持血流动力学稳定，维持平均动脉压＞80mmHg
血糖	防止血糖过低，但是血糖水平＞10mmol/L 应用胰岛素控制
类固醇	不建议常规使用

5.神经系统功能预后　心跳骤停患者神经预后准确评估是临床上的挑战，尤其是在心跳骤停后首个 24 小时内。神经功能恢复是心肺复苏后治疗的重要的环节。不应在患者有恢复机会时过早的放弃治疗，也需防止过度治疗。根据最新的指南建议，无 TTM 治疗的患者，24h 后即可评估神经系统预后。否则建议神经预后评估应至少推迟至复温 72 小时后。这是由于 TTM 能显著影响正常的身体功能的恢复，利用一般标准可能导致过早放弃治疗。此外，TTM 中常用的镇静和麻痹性药物累积也增加了神经功能的评估困难。

对于院外心跳骤停患者，有许多方法来评估神经学预后。爆发性抑制或低电压（＜20 μV）则提预后示较差，其假阴性率为 0%［95% CI 0～8%］。而正常脑电压≥20 μV 而且无伴有癫痫的患者＞70% 预后良好。神经影像学研究结果不太明确，研究示 CT 或 MRI 上脑白质较少和弥漫性脑缺血提示预后较差。生物标记物如神经元特异性烯醇化酶和 S100-B 升高亦提示较差预后。然而目前尚没有单一的检测能可靠地预测预后，因此，每当存在不确定性时，应该采取不同标准的组合，而不是任何单一的标准用于神经评估和预后推断。

对于院内心脏骤停患者,研究曾使用院内心脏骤停后复苏存活风险评分(CASPRI)预测复苏患者神经功能恢复趋势。但是 CASPRI 得分不能作为决定治疗时间的依据,因为神经功能恢复在任何得分均有恢复的可能。

6.建立心脏骤停中心 心脏骤停后患者的治疗,需要不同学科团队协调合作提供综合复苏后治疗,以维持血流动力学稳定,提供机械通气,TTM 和急诊 PCI 等侵入治疗。目前,无法保证所有医院均具有同等复苏后治疗资源和经验,不同医院心脏骤停生存率在显著差异。基于这些原因,美国心脏协会主张心跳骤停复苏后治疗专业区域化,建立类似与中风或胸痛中心相类似的分诊机构 。

心脏骤停中心亦可具有区域差异性,但应具备以下特点:①多学科协作(充足的急救药品,心血管内科、神经内科、呼吸科和重症护理);②定点接纳所有心脏骤停患者;③规范化的治疗方案;④专业提供心脏骤停的咨询团队;⑤持续收集、监测数据并不断改进治疗。心脏骤停中心由经验丰富的医生和护士组成,通过规范化的治疗方案,为患者提供高品质的复苏后治疗。此类中心在心脏骤停后复苏患者的治疗

上已取得的一定的效果。Spaite 等研究表明通过统一专业的病人紧急医疗分诊途径与心脏骤停中心,患者的生存率(由 8.9% 至 14.4%)与神经功能预后(由 5.9% 至 8.9%)均有所提供提高。本文讨论心脏骤停复苏中心的基本流程如表 2 所示。

7.防止再发心跳骤停 防止再发心跳骤停最重要的措施是识别和治疗心脏骤停的病因。如果在监测过程中,患者有再发心跳骤停或前兆时,应立即用心肺复苏术,给予必要的除颤,升压药和抗心律失常治疗治疗。此时,并不建议常规使用抗心律失常药物。

8.出院后的治疗 最近的研究显示,在 200 幸存者心跳骤停复苏患者出院后随访研究中,5 年生存率为 79.6%另一由 6972 名患者组成的随访队列研究中 2 年生存率为 49.6%,这一水平与心脏衰竭患者接近。然而,出院后患者在生理,心理和智力上的障碍导致生活质量明显下降,所以应该制定专注于提高患者的认知,生理和心理需求的康复计划,使得患者受益和减轻心脏神经损伤后的不良后果。另外,指南建议院外室颤或无脉性室速心脏骤停成功复苏患者植入式除颤器(ICD),但急性心肌梗死等可逆病因所致的心脏骤停则不建议。

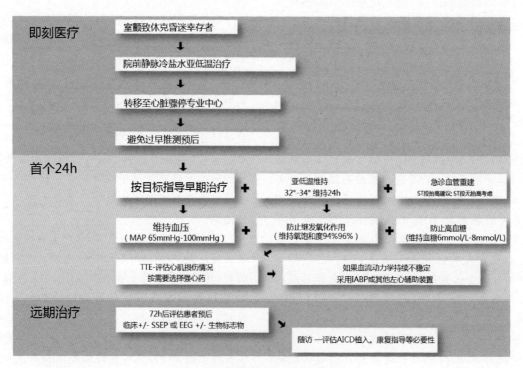

表 2 心跳骤停后治疗基本流程

TTE,经食道超声心动图;AICD,自动体内除颤仪;IABP,主动脉内球囊反搏;MAP,平均动脉压;SSEP,体感诱发电位(引自:Stub D, et al.Post cardiac arrest syndrome:a review of therapeutic strategies.Circulation 2011)

三、总结

心脏骤停复苏患者具有较高的死亡率与致残率。采用 TTM，早期冠状动脉血管重建，重症支持治疗，合适的神经系统功能评估等组合方案，可改善此类高危人群预后。越来越多的研究表明多学科团队组合的"心脏骤停中心"统一治疗能提高心跳骤停复苏后患者预后与神经功能恢复。

参 考 文 献

[1] Mozaffarian D，Benjamin E J，Go A S，et al. Heart disease and stroke statistics——2015 update：a report from the American Heart Association. Circulation，2015，131(4)：e29-e322.

[2] Chan P S，Mcnally B，Tang F，et al. Recent trends in survival from out-of-hospital cardiac arrest in the U-nited States. Circulation，2014，130(21)：1876-1882.

[3] Kumar G，Nanchal R. Trends in survival after in-hospital cardiac arrest. N Engl J Med，2013，368(7)：680.

[4] Neumar R W，Shuster M，Callaway C W，et al. Part 1：Executive Summary. Circulation，2015，132(18 suppl 2)：S315-S367.

3.晕厥的诊断与管理

南昌大学第一附属医院　郑泽琪　张亚南

一、定义

短暂性意识丧失(transient loss of consciousness,T-LOC)是一个广义的概念,包含了所有具有短暂性、自限性的意识丧失。短暂性意识丧失的原因包括晕厥、癫痫发作、代谢性疾病及心理因素。而晕厥是一种由于大脑组织低灌注引起的短暂性意识丧失,其特点是开始发作迅速,持续时间短,能够自行且完全恢复。

二、流行病学

晕厥在普通人群中十分常见。患者的首次发作时的年龄呈特征性的双峰分布,10～30岁的患者发病率较高,而中年人中相对罕见,在65岁以上的老年人中发病率再次达到顶峰。在Framingham心脏研究中,首次报道的晕厥的总体发生率为6.2/1000人/年。晕厥的发生率随着年龄的增长而逐渐增高,在70岁后显著增高。10年累计发病率为6%。在Malasana等的另一项研究中,1年中,居民晕厥的发生率约为9.5/1000,在10～49岁人群中,女性的晕厥发生率高于男性,而在50岁以上的人群中,男性与女性的晕厥发生率无明显差异。这些不同研究中报道的晕厥发病率之所以存在差异,主要是由于不同的研究者对于晕厥的定义不同,其诊断方法及研究人群也不尽相同。不过,有接近1/3的正常人在一生中有过晕厥发作的现象。

晕厥是急诊科的常见疾病。数项报道显示:有所有的急诊科患者中,有3%～5%的患者因晕厥前来就诊,而在所有住院患者中,有1%～6%患者因晕厥入院。晕厥患者的预后取决于其病因及潜在的心血管状况。在Framingham研究中,心源性晕厥患者的死亡率是无晕厥者的2倍。血管迷走神经性晕厥与任何增加主要临床结局的因素无关。同样,Del Rosso等发现了心源性晕厥的临床预测指标,即晕厥研究指南评估(Evaluation of Guidelines in Syncope Study,EGYSYS)评分≥3分,并发现在平均614d的随访时间内,评分≥3分的患者的死亡率高于评分<3分的患者(17% vs 3%,$P<0.001$)。

三、短暂性意识丧失(T-LOC)患者的诊断

表现为T-LOC患者的起始评估主要包括详细的病史收集,体格检查,直立性血压的测量,12导联心电图及超声心动图。起始评估的目的是要回答3个问题:①这是晕厥发作吗? ②短期风险如何? ③此次诊断足够明确吗? 如果不明确那如何诊断?

(一)病史

晕厥患者就诊时必须对其进行详细的病史询问以明确意识丧失的病因,正如引文中所述,如果这种短暂行意识缺失特点是开始发作迅速,持续时间短,能够自行且完全恢复,那么可称之为晕厥。如果该病人处于直立位,根据前文所述的全脑细胞低灌注的早期表现,病人的姿势张力则会完全消失。如果对于这几个问题的回答都是否,那么我们需要考虑引起短暂性意识丧失的其他非晕厥性的因素,如神经源性、代谢性或心理性因素。需重点指出的是,抽搐往往伴随晕厥同时出现。其特点是持续时间非常短,并常常在意识丧失之后出现。但与癫痫不同的是,抽搐发生在发作后的1～2min内。

一旦晕厥的诊断成立,病史中晕厥发作时的环境对于明确晕厥的原因及预后有非常重要的意义。如果晕厥发生于持久的站立、情感悲痛或医疗干预之前,或发生于排尿、排便或是咳嗽之后,则属于自然反射引起,其预后良好。但如果晕厥发生于运动中,或是患者处于仰卧位时,则晕厥属于心源性,预后较差。超声心动图及心电图的异常说明患者有心脏病病史,这极大程度的提示患者为心源性晕厥。同样,对于有猝死家族史的患者,应该考虑到患者存在遗传性的心律失常如长QT间期、短QT间期及Brugada综合征等。

(二)体格检查

体格检查应重点关注一些重要的体征,如体位性低血压,详细的心血管情况评估(杂音、流出道梗阻及心律失常),以及神经系统评估(肌无力、感觉异常或颅神经异常)。如出现直立性低血压并伴有其他相关症状,则诊断即可成立,无须再进行其他无关检查。

但是需注意,早期的直立性低血压往往因为受试者缺乏连续的血压监测而漏诊,尤其是当受试者血压恢复迅速时,这种情况更易出现。另外,频繁的站立对于迟发性直立性低血压的诊断并无帮助。一旦怀疑为迟发性直立性低血压,患者需行倾斜试验以明确诊断。因此,尽管直立性低血压对于诊断很有帮助,缺乏直立性低血压也不能排除诊断。

(三)心电图

心电图是每一位晕厥患者都应做的检查。尽管正常心电图的阴性预测值很高,晕厥患者的心电图诊断率只有 2%～9%,而对于 40 岁以上晕厥患者,心电图诊断率甚至低至 0～3%。然而由于其价格低廉,将其作为常规检查十分合理。心电图提供了心脏节律及房室传导相关的重要信息。窦性心动过缓、长 PR 间期或束支传导阻滞的患者被认为是有症状的心动过缓。对于 QRS 波及复极的检查能够诊断一些结构性心脏病,如心肌肥厚、致心律失常右心室发育不良、预激综合征和遗传性心律失常。急性前壁心肌梗死患者若出现心室异位性或非持续性室性心动过速,则其因为室性心律失常导致晕厥的可能性大大增加。心肌缺血是导致晕厥的不常见原因,但仍需要在对患者进行风险评估时将这一因素排除在外,尤其当患者同时出现胸痛时,更应注意。

(四)超声心动图

超声心动图因其能在晕厥患者的诊断及危险分层中起到很大作用而被作为晕厥患者的推荐检查。超声心动图能诊断出许多潜在的结构性心脏病,如左心室功能异常、肥厚型心肌病或明显的主动脉狭窄。发现患者存在结构性心脏病并不能明确患者为心源性晕厥但能表明与心源性因素密切相关,除非患者存在明显的反射性晕厥病史。2009 欧洲心脏病学会(European Society of Cardiology, ESC)指南的晕厥管理部分内容中指出,只有严重的主动脉狭窄、梗阻性的肿瘤或血栓(如心房黏液瘤)、心脏压塞、主动脉夹层或先天性冠状动脉异常能作为诊断心源性晕厥的依据。

(五)负荷试验

晕厥患者并不需要都进行负荷试验,以下情况患者需进行负荷试验:在运动时出现晕厥,在意识丧失之前有胸痛病史,或有两项或两项以上冠心病的危险因素。除了能排外缺血性心脏病,负荷试验在诊断压力相关性心律失常包括运动介导的快速性心律失常,如流出道性心律失常、多形性室性心律失常,以及心动过缓性心律失常,如运动介导的房室传导阻滞。后者常发生于患有心脏传导性疾病的患者并常由房室

结下传导阻滞所致。

(六)短期风险评估

当确立了晕厥的诊断后,即短暂性意识丧失是由于短暂性的全脑低灌注所致,而非神经源性、代谢性或心理性的疾病所致,我们面临着一个短期风险评估的问题。换而言之就是该患者有必要收入住院治疗吗?是否有必要收入院取决于是否有威胁生命的事件的短期风险、是否有晕厥再发导致损伤的短期风险及是否在该不良事件发生后 7d 有死亡的短期风险。尽管结构性心脏病及异常心电图的表现提高了心源性晕厥的可能,但这并不等同于短期风险高及有收治入院的必要。事实上,在许多研究表明,许多晕厥的患者被收治入院并无确切的根据,在后续的短期新功能检测期间,不良事件的发生概率极低。

在这个部分,我们将讨论几项用危险评分的方法来协助医生对晕厥患者进行风险评估的研究。另外,我们还将描述一种在风险评估中采用决定支持系统的不同的方法。

(七)风险分层评分调查问卷

在 San Francisco 晕厥法则推导研究中,当对急诊科晕厥患者(n=684)进行评估时,医生们前瞻性的完成了一种结构性的数据形式。在指示事件之后 7d 内发生的严重的临床结局,包括发生死亡、心肌梗死、恶性心律失常、肺栓塞、卒中、蛛网膜下腔出血、大量出血或其他需要返回急诊科及再入院治疗的严重临床事件,都将被监测。笔者发现,该法则(San Francisco 法则)按存在异常心电图表现、呼吸急促、血细胞比容 <30%,收缩压 <90mmHg 或有充血性心力衰竭病史纳入患者,其灵敏度达 96%(95%CI:92%～100%),特异度为 62%(95%CI:58%～66%)。在随后的验证性研究中(n=791),该法则也表现良好,有 98% 的灵敏度及 56% 的特异度。然而,外部的确认研究却发现该法则有较低的灵敏度和特异度,在某些个例中,并不能对有较高的入院率提供有价值的临床判断依据。

Rose 法则是一项专门针对急诊科晕厥的成人患者的单中心、前瞻性、观察性的研究。一项决策方案来源于一个 550 人的队列研究,并在另一个验证性的 550 人队列研究中得到验证。这项研究目的是确定导致急诊科晕厥患者 1 个月后出现不良事件的原因。研究者发现:①BNP>300pg/ml;②大便隐血阳性;③晕厥后在室内环境下氧饱和度 <94%;④血红蛋白 <90g/L;⑤晕厥伴胸痛;⑥心动过缓(心律 <50/min);⑦心电图提示病理性 Q 波。在研究的人群中,1 个月后有 7.1% 的患者出现了临床结局。Rose 法则的敏感度与特异度分别为 87.2% 和 65.5%。

在晕厥后短期预后研究（Short-Term Prognosis of Syncope(STePS)Study)中,研究者评估了676名晕厥患者短期和长期的严重后果及危险因素。长期的不良后果定义为死亡或需要重大的临床治疗。在这次研究中,共有41人(6.1%)出现严重的短期结局,62人出现严重的长期结局(9.3%),其中包括40名患者死亡,22名患者需要重大的临床治疗。异常心电图、伴随创伤、缺乏即将出现晕厥的症状及男性等条件都与短期临床不利结局相关。与长期临床不利结局相关的因素有肿瘤病史,脑血管疾病,结构性心脏病及室性心律失常。研究者认为,出现短期不利临床结局与出现长期不利临床结局的危险因素不同,并认为住院可以改善预后。

总之,上述研究的进行都是为了帮助确定哪些晕厥患者能够顺利从急诊科出院。经过设计,上述研究均有较高的阴性预测值,因此,住院率并无明显改变或轻微提高。

（八）循证决策支持软件（evidence-based decision-support software)

另一项进行危险分层的方式就是通过决策支持软件来协助医生根据指南来进行循证管理。与上述介绍的研究不同,该软件并不是根据几个变量来进行风险评估,而是包含了各个方面:病史采集、体格检查、测试结果及根据最新的指南是否需将患者收入院。当然,最终的决定是综合所有可获得的数据进行临床判断的结果。Daccarett等的研究显示这款包含以指南为依据的标准的软件能够使晕厥患者的住院率降低52%,并且出院患者不良事件的发生率无明显改变。表1包含了包括心电图表现在内的一些能够警示医生们对晕厥患者进行入院评估的检查。这些短期的高风险标准均来源于晕厥管理最新的指南,这些指南推荐患者住院并进行侵入性检查。

如果决定将该患者收入院,我们推荐对患者进行电生理的检查来评估是否对其进行侵入性的评估或导管消融等检查。如果患者缺乏短期高风险的标准,则不收入住院,那么医生需要做出一个"确定诊断"或"最可能诊断"以确定最终的治疗目标并防止晕厥的再次发生。在接下来的部分,我们将结合最新的指南,按照病理生理学的标准对不同病因的晕厥进行分类。

四、晕厥的分类

我们习惯性的按照病理生理学对晕厥进行分类。数据表明,直立倾斜试验中,收缩压低于60mmHg的时间持续至少7~8s,则与晕厥相关。因此,无论发生

机制如何,发生晕厥的一个共同的标准就是收缩压的明显下降导致的大脑血流量的下降及意识丧失。

建立和完善晕厥的发生机制是一项巨大挑战,正如晕厥的定义中描述的,晕厥的发生十分迅速,并且大多数病人并无明显的体征。尽管如此,根据病因,可将晕厥分为三大类:心源性晕厥、反射性晕厥及直立性低血压性晕厥。对于晕厥的广泛接受的诊断标准详见表2。一旦符合诊断标准,则诊断成立,无须进行其他检查。比如患者的病史符合血管迷走神经性晕厥,以及在发作之前有明显的诱发因素,或患者患者于突然直立时出现晕厥则符合直立性低血压性晕厥的诊断。然而,在大多数情况下,诊断并不确定。医生必须做出最可能的诊断,并决定诊断的方式及病人的后续管理。

表1 晕厥入院标准（2009年ESC晕厥指南收录)

入院原因

心律失常

(1)窦性心动过缓 心率<40/min 或窦性停搏>3s

(2)莫式Ⅱ型或2:1二度或三度房室传导阻滞

(3)交替性左或右束支阻滞

(4)持续性室上性心动过速

(5)持续性室性心动过速

(6)起搏器(ICD)功能障碍并出现停搏

(7)完全性左束支或完全性右束支阻滞+左或右电轴移位

(8)长QT间期综合征

(9)Brugada综合征

(10)ARVD综合征

(11)WPW综合征

心肌缺血

(12)缺血性心肌病

心血管和肺结构性改变

(13)心房黏液瘤,肿瘤

(14)严重的主动脉狭窄

(15)呼吸功能不全,血氧饱和度<70%

(16)急性主动脉夹层

(17)严重梗阻性肥厚型心肌病

(18)心脏压塞

(19)严重人工瓣膜功能不全

续表

(20)持续(>5min)仰卧位收缩期低血压≤80mmHg

(21)严重的收缩功能不全(射血分数<40%)

(22)陈旧性心肌梗死伴轻度左心室功能不全(射血分数>40%)并缺乏血管迷走神经性晕厥和直立性低血压的证据

非心血管因素

(23)急性出血

(24)终末期疾病(癌症、肾脏疾病等)

(25)主要由外伤继发导致的晕厥

表 2　初始评估确立诊断:广泛接受的诊断标准

反射性晕厥

经典的迷走神经性晕厥的诊断:晕厥发生在情感的巨大压力之下(如恐惧、剧烈的疼痛、害怕血液或医疗操作)或是长时间的站立并出现自身反应性的前驱症状(如脸色惨白、出汗、恶心、腹部感觉敏感出现眩晕)

情景性晕厥:即晕厥发生在某一特定的诱发因素之中或之后,如排尿(排尿后)

运动后、餐后、咳嗽或喷嚏、其他(大笑、举重)

直立性晕厥:病史与诊断一致,并有活动站立试验的依据(收缩压降低幅度≥20mmHg 或收缩压<90mmHg,高血压患者的收缩压降低幅度>30mmHg)

心律失常相关性晕厥:诊断需依靠心电图(动态心电图),包括:窦性心动过缓 心率<40/min 或窦性停搏>3s;莫式Ⅱ型或 2:1 二度或三度房室传导阻滞;交替性左或右束支阻滞;持续性室上性心动过速;持续性室性心动过速;起搏器(ICD)功能障碍并出现停搏

缺血性心肌病相关性晕厥:患者有心肌缺血的症状并伴有或不伴有急性心肌梗死的心电图表现

心血管性晕厥:心房黏液瘤,肿瘤;严重的主动脉狭窄;肺动脉高压;肺栓塞或其他低氧状态;急性主动脉夹层;心脏压塞;严重梗阻性肥厚型心肌病;严重人工瓣膜功能不全的患者依靠超声心动图可诊断

(一)心源性晕厥

1.定义　心源性晕厥包括由心律失常或包含肺栓塞在内的结构性心脏疾病所导致的晕厥。到目前为止,心律失常是心源性晕厥最常见的原因。心源性晕厥的患病率随年龄而增长。特别是在老年人中,前驱症状的缺乏常常和心脏的原因有关。心源性晕厥的提示包括结构性心脏病或异常的 ECG 表现,运动时发生晕厥,仰卧时发生晕厥及无意识状态前发生心悸。Del Rosso 等制定了诊断评分来帮助确认疑似心源性晕厥的患者:EGSYS 评分。作者分析了晕厥的临床特征。在一批由 260 位患者组成的验证性队列研究中,对症状和体征的预测值进行评价,得出一个数值,然后在另一个包含 256 位患者的样本中得到证实。结果为死亡率和晕厥复发率,分为早(1 个月)和晚(2 年)。下面为在 EGSYS 研究中被明确的 6 个危险因素,也是不良结果的预示:①异常的 ECG 表现或心脏疾病或二者兼有;②晕厥前发生心悸;③劳累时发生心悸;④仰卧位时发生心悸;⑤自主神经前驱症状消失;⑥倾向性和诱发因素消失。对于每个变量,回归系数的量级为数值+4～-1。大于或等于 3 的数值确定心源性休克的敏感度在原始性和验证性的队列研究中分别为 95% 和 92%,特异度分别为 61% 和 69%。2 年死亡率在数值小于 3 的患者中为 2%,在数值大于或等于 3 的患者中为 21%。

2.鉴别诊断　在病史提示为心源性晕厥的患者中,鉴别诊断为心动过缓,心动过速,结构性心脏病如肥厚型心肌病导致的心排血量减少,主动脉狭窄,二尖瓣狭窄,心房黏液瘤,或前负荷减少(可见于肺栓塞和严重的肺动脉高压)。

心肌缺血或损伤导致的心源性晕厥较罕见且使用 12 导联心电图和心肌酶谱检查较易诊断。对于没有明显证据提示结构性心脏病的患者,应怀疑心动过缓或室上性心动过速。值得注意的是,晕厥伴室上性心律失常通常在心动过速发作不久后出现,且在压力反射有机会代偿血压降低之前。对于左心室功能下降或因心室瘢痕等引起心动过速的患者,应当排除室性心律失常。在较后的组中,根据需要进行了有创电生理研究然后长期监测。

根据上述思考和最新的指南,如果患者有晕厥的复发伴或不伴有心律失常或 ECG 记录到下列心律失常之一(当清醒时窦性停搏>3s;Mobitz Ⅱ型或 Ⅲ型房室传导阻滞;快速室上性或室性心律失常持续超过 32 次伴心率≥160/min),使用心电监护即可做出诊断。值得注意的是,晕厥复发时不伴心律失常这一现象排除了心源性晕厥的可能。在这种情况下,鉴别诊断包括伴血管减压反应的反射性晕厥,直立性低血压和心因性晕厥。直立倾斜试验对于探明这些患者的发病机制是有所帮助的。

(二)反射性晕厥

1.定义　反射性晕厥是一个涉及多种情况下的术语。在这类情况中,控制循环稳态的正常反射变得"过度活跃",造成迷走神经紧张及外周交感的抑制,前者造成心率过缓,有可能心搏停止,然而后者造成血管舒张。两者组合的结果是低血压和晕厥。值得

注意的是,一些进行监护的患者可能出现明显的低血压却不出现任何心率方面的改变,因此,对怀疑为反射性晕厥的患者,仅使用心电监护就排除晕厥的诊断是十分不恰当的。在这种情况下,之前所提及的病史采集和倾斜试验对于建立诊断是有帮助的。

2.反射性晕厥的分类 反射性晕厥的分类基于反射的传出支或传入支。在倾斜试验后的血管迷走性晕厥国际研究(VASIS)分类就是基于传出反应分类方法的其中之一,Ⅱ型提示心脏抑制反应伴或不伴心脏停搏,Ⅲ型提示血管减压反应,Ⅰ型为混合反应。基于传入支的分类包括咳嗽、吞咽、排尿或排便性晕厥。下面对反射介导性晕厥的不同种类进行总结。

(1)血管迷走性或神经心脏性晕厥:是反射介导性晕厥最为常见的类型。它通常发生在长时间站立之后,主要包括立位应激、疼痛、焦虑或医疗干预。患者常常在晕厥前会恶心、头晕目眩及苍白。心悸在反射介导性晕厥中常见,因为在导致窦性心动过缓或心脏停搏的反射激活之前,患者经常为高肾上腺素能状态。与心动过速导致的心源性晕厥患者不同,血管迷走性晕厥的患者在意识丧失之前有2～3min的心悸。而心动过速导致的心源性晕厥患者通常在心悸发生后的数秒内失去意识。值得注意的是,一些情况下血管迷走性晕厥可能不会有任何前驱症状。这一情况常常在非典型表现的老年人中出现。在这种情况下,如果无意识发生在已知诱导因素后,且患者无任何异常ECG或结构性心脏病表现,医疗服务人员应当仍怀疑其诊断。晕厥后疲倦常见于血管迷走性晕厥患者。在一项研究中,达到94%的血管迷走性晕厥患者在晕厥后有疲倦(66%为严重疲倦),而在室性心动过速和房室传导阻滞的患者中,该数值分别为16%和0。这项临床病史的特征在鉴别反射性晕厥和心源性晕厥尤其是无结构性心脏病患者中有所帮助。

疑为血管迷走性晕厥的患者是否需要做倾斜试验的决于其病史。如果已知诱发因素发生在晕厥之前且患者陈述有自主神经症状的病史,诊断为血管迷走性晕厥是明确的,且不需进一步的试验。如果无已知诱发因素或自主神经症状,那么倾斜试验有助于证实诊断。值得注意的是,倾斜试验结果为阴性并不排除血管迷走性晕厥的诊断,倾斜试验期间的反应类型并不总与临床事件期间的血液动力学改变相关。

(2)颈动脉窦性晕厥:是反射性晕厥第二常见的类型,最常见于老年人和男性。当患者病史为机械触碰颈动脉窦后发生晕厥,通常可做出诊断。当患者心脏停搏大于或等于3s或收缩压下降超过50mmHg时,颈动脉窦按摩(CSM)则被视为阳性。CSM阳性

且无晕厥的患者划归为颈动脉窦过敏,CSM阳性有晕厥的患者则为颈动脉窦综合征。

(3)情景性晕厥:是反射性晕厥的第三种类型,包括各种活动如咳嗽、吞咽、排尿和排便后发生的晕厥。运动后晕厥也包括在这类晕厥中。可能的机制包括胸内压增高导致静脉回流突然减少及心排血量减少,迷走活跃后出现心动过缓和心搏停止及血管舒张导致低血压。

3.反射性晕厥的治疗 一旦做出反射介导性晕厥的诊断后,注意力应当转向治疗方面。治疗主要分为3类:改变生活方式(非药物性干预),药物治疗和起搏器治疗。

(1)改变生活方式及如何抗压力的指导:是反射性晕厥患者的一线治疗方法。患者应当被告知避免脱水、过热及保持足量盐摄入的重要性。对于一些患者,盐的补充可能是有所帮助的(每日3次,每次2g氯化钠持续2周然后改为1日3次,每次1g氯化钠)。高至腰部,给予踝部最低30mmHg压力的弹性压缩袜以及睡眠时头部抬高大约6英寸用来降低夜间多尿对于减轻症状也有帮助。

(2)药物治疗:包括盐皮质激素,血管活性药物,胆碱酯酶抑制药和血清素受体拮抗药。而β受体阻滞药被证明在4/5的随机试验中没有效果,因此,它不应再被用作通常治疗血管迷走性晕厥的药物。尽管如此,作者发现β受体阻滞药仍然对血管迷走性晕厥的患者有效,还有一些其他的适应证,如窦性心动过速、体位性心动过速综合征和一些不能使用盐皮质激素和血管活性剂的高血压老年患者。

(3)起搏器治疗:在反射性晕厥中减轻心脏抑制的作用在很多临床试验评估中还具有很多争议。2012年ACC/AHA/HRS机构指南更新中提到,永久性起搏器可被考虑适用于自发或倾斜试验时表现为心动过缓的典型的神经心源性晕厥的患者(Ⅱb类)。他们也建议永久心脏起搏器不用于治疗情境性晕厥,回避危险行为是有效而首选的手段(Ⅲ类)。心脏起搏器不推荐应用于缺少心脏抑制反射记录的患者(Ⅲ类)。

如同血管迷走性晕厥的治疗一样,颈动脉窦综合征的患者应该被推荐使用非药物治疗的手段和改善生活习惯,避免意外的刺激到劲动脉窦或是戴过紧的颈托,主要表现为心脏抑制的患者,起搏器被证明是有效的,事实上,通过长期监测,得出颈动脉窦综合征的患者有较高的心脏骤停的发病率,与没有置入起搏器的患者相比,复发率较低。因此,在最近的指南中,指出永久性起搏器适用于那些劲动脉窦自发刺激导

致>3s心动骤停的复发性晕厥。(Class Ⅰ)对于那些有过敏性心脏抑制3s或更长的患者,在没有刺激的情况下也会发生晕厥(Class Ⅱa)。

(三)直立性低血压

1.定义　直立性低血压发生时由于内在(自主神经功能紊乱)或外在(药物治疗)的原因导致血管内容量减少和压力感受反射障碍,造成收缩压降低>20mmHg。晕厥发生时有显著的低血压和脑灌注不足引起的一过性意识丧失。

2.直立性低血压的分类　当站立后3min内发生血压降低和相应临床症状再现时,诊断为"早期的直立性低血压"。其原因包括低血容量、药物不良反应和自主神经功能障碍。需要注意的是,在某些案例中,患者由于健全的压力反射,在站立后血压在30s内立刻下降,然后很快又恢复正常。在这种情况下,容易漏诊,除非采用连续血压监测。当站立后长时间才出现血压下降时,诊断为"延迟性体位低血压"。

重要的是不要混淆神经心源性晕厥和延迟性体位低血压。在前组中,病人在早期有正常的增加心率和血压的稳定表现,直到血管迷走神经发射被激活,导致心脏抑制,血管扩张和低血压。在后一组,直立应激反应一开始便异常,患者表现为站立后早期和逐渐的血压下降,而心率上没有特殊变化。一旦血压下降显著,脑低灌注表现为晕厥和不典型自主神经症状,见于血管迷走性晕厥的症状。因此,迟发型体位低血压的特征是由缓慢且逐渐降低的血压而心率却无明显改变。机制是由于衰老、低血压、糖尿病和其他自主神经功能障碍导致的代偿反射紊乱。

3.体位性低血压的治疗　一开始使用的是扩容剂和清除有害刺激物。在高血压的情况下,应鼓励患者每天喝2~3L的液体并增加盐摄入量。另外,需要将床头升高降低夜间多尿的起床次数。最后,穿弹力袜也能增加回心血量。如果上述措施未能控制症状,就用氟氢可的松(0.1~0.3mg/d)盐皮质激素刺激肾保钠,α受体激动药米多君(2.5~10mg,每日3次)都是值得被推荐的。

同时拥有直立位低血压和仰卧位高血压的患者对医生们是一个挑战,压力感受性反射障碍是最有可能导致直立时血管无法收缩和仰卧时血管无法舒张,睡在升高床头的床上被证明对夜间高血压的管理有帮助。作者发现,普萘洛尔(10~40mg,每日2次),由于它的外周效应,它在治疗高血压上很有效。事实上,其他的降压药物包括利尿药和血管舒张药,都会加重直立性低血压的问题。吡啶斯的明(30~60mg,每日3次),一种乙酰胆碱酯酶的抑制药,对治疗直立性低血压也有效。通过增加在神经节乙酰胆碱受体上乙酰胆碱的活性,可能加快交感神经的传输速度和增加全身阻力。

对晕厥患者的治疗方法,包括初步评估,短期风险评估,晕厥分类。详见图1。

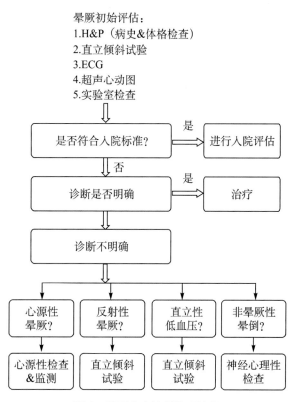

图1　晕厥患者诊断处理流程

(四)老年患者的特别事项

由于高龄导致的心率和血压调节功能的下降,增加了晕厥的易发率,也使得心律失常的情况增加。此外,脑血管自动调节功能的下降也与老化相关,尤其在高血压中,引起适度的血压下降的原因。老年人最常见的晕厥原因就是反射性晕厥,包括颈动脉窦综合征、直立性低血压和心律失常,如病态窦房结综合征和房室传导阻滞。主动脉狭窄、肺栓塞、心脏缺血是罕见的原因。值得注意的是,晕厥和跌倒的情况在老年人身上是常常一起发生的。

(五)直立性低血压

在65岁以上患者中,因直立性低血压导致晕厥的患者占4.2%~30.5%。导致其发病率攀升的主要原因包括:①饮水量减少;②保留钠离子和水的能力下降;③压力感受器反射功能受损;④自主神经功能失常;⑤多重药物的影响。

（六）餐后低血压

餐后低血压的定义为餐后 2h 内，收缩压下降超过 20mmHg，或者从 100mmHg 以上的基础值下降至 90mmHg 以下。帕金森疾病患者的餐后低血压患病率高达 25%～38% 或更高。危险因素包括多重用药、利尿药、高糖类饮食，以及多种合并症包括糖尿病、高血压、帕金森病、自主神经功能障碍，以及使用血液透析后的终末期肾病。餐后低血压在早餐和午餐后更常见，血压降低程度与患者年龄和清晨血压呈正相关。

餐后低血糖患者可以表现为晕厥，跌倒甚至冠状动脉事件及卒中。发病机制为餐后血压降低不足以代偿正常生理要求。诊断基于动态血压监测和患者症状。治疗方式包括生活方式改变，以及药物治疗，包括餐前饮用 500ml 水，减少糖类摄入，以及少食多餐。

（七）血管迷走性晕厥

据报道，在 65 岁以上患有晕厥症状的人群中，血管迷走性晕厥所占比例高达 31%。老年患者的典型前驱症状往往很短暂或者不存在。使用血管紧张素转化酶抑制药，钙离子通道拮抗药，β 受体拮抗药及硝酸盐类药物长期治疗，与直立性低血压反应敏感性上升相关。高达 77% 的痴呆患者和 57% 的阿尔兹海默病患者的心脑血管功能不稳定，因此，当他们出现晕厥或者跌倒时，应该评估是否存在直立性低血压。

（八）颈动脉窦超敏感性

颈动脉窦超敏感性的定义是在没有晕厥的时候，进行颈动脉窦按摩（CSM）出现异常心率和血压。在年长患者中，以及存在无法解释的跌倒和痴呆患者中，其患病率上升。考虑到在老年人中，其高患病率，颈动脉窦超敏感性已经作为导致晕厥和跌倒的一种可能病因被研究探索，也是一项干预的靶点。虽然心脏起搏器受益于晕厥患者并且对于 CMS 有显著的心脏抑制作用，但是没有确立，在不明原因跌倒的患者中其使用的意义。SAFE PACE 试验评估了 175 名患者，他们因为跌倒但没有意识丧失（LOC）使用起搏器的情况。随机将这些患者分配至两组，一组使用双腔起搏器，另一组不治疗。原始数据结果为 12 个月的随访期间，出现跌倒的次数。对于非事故性跌倒，起搏器的使用显著减少跌倒频率的中位数 66%（4.1 vs 9.3/年 与对照组）。而后续进行的随机双盲试验，则显示使用起搏器没有降低跌倒次数。因此，最新的 ESC 指南对于不明原因跌倒的患者使用起搏器是 Ⅲ 级推荐。

（九）使用晕厥诊疗单元

尽管已经有许多指南，但是我们在急诊和门诊中处理晕厥患者存在巨大差异。具体而言，昂贵的大脑影像学检查的过度使用，以及廉价实验，如倾斜实验和 CSM 的使用不足。随着这些操作，入院率很高，但是诊断率低。已经有好几种晕厥诊疗单元用来解决这个问题，并且前景很好。

在英国纽卡斯尔，Kenny 等介绍了一种详尽的晕厥和跌倒日常病案套餐，用来快速处理在门诊和急诊遇见的患者。该方法为评估和处理 T-LOC 和跌倒的老年患者，提供了一种多学科处理方式。老年科医生、内科医生或全科医生使用无创性检查监控病人情况。这种模式通过多年整合演变，涵盖了明确的步骤，这些步骤减少了收入院率，在减少花费的同时，增加了诊断率。来自纽卡斯尔快速处理跌倒和晕厥服务部的最近一项研究，其纳入 80 位大于或等于 65 岁患者，初次症状为 LOC，其诊断率为 92.5%。

Brignole 等在意大利，介绍了一种晕厥诊疗单元，由心内科医生负责，其主要目的是对于晕厥患者的处理标准化。这种套餐模式十分成功。现在，许多意大利的医院采纳了该模式，总共有 279 名患者在医院内接受晕厥诊疗单元的治疗，与对照医院内的 274 名患者相比较。与对照组相比，研究组使用的检查试验截然不同，大脑影像学检查和心脏超声检查更少，而更多倾斜实验和 CSM。Brignole 等最近报道了他们在 9 家意大利医院连续收入晕厥诊疗单元的 941 名患者的经验。其中 21% 患者早期确定诊断，其他 61% 患者在 45d 之内确诊，每个患者平均使用 2.9 ± 1.6 个检查。

有一种假设，即在急诊科，一个设计好的晕厥诊疗单元，对于晕厥患者，并且具有中度危险的不良心血管事件，可以提高诊断率，减少住院率。梅奥诊所的研究人员测试了这种假设。一共有 103 名中度危险晕厥患者进入急诊，被随机分配到"晕厥单元"评估 vs"标准关怀"。在晕厥单元中的患者，实施远程自动检测 6h，每小时的生命体征监测，立位血压检测，以及即刻进行心脏彩超，倾斜试验和电生理会诊。作者发现"晕厥单元"中的患者诊断率高于"标准关怀"中的患者（67% vs 10%，P＜0.001）。此外，住院率更低，两者分别为 43% vs 98%。实际存活率以及反复晕厥后存活率两组并无差距。

五、总结

晕厥依然是一项背负巨大财务压力的健康问题。对于大多数病人而言，通过全面了解既往病史和体格检查,包括直立位评估,可以确定病因。当怀疑是心源性晕厥时,直到确定诊断为止,持续进行监测是符合指征的。当怀疑是反射性晕厥或者直立性低血压时,使用倾斜实验评估门诊病人较为合适。因为晕厥诊疗单元已经确定可以增加诊断率,同时通过减少不必要的入院和检查从而降低花费,因此我们强烈推荐考虑建立晕厥诊疗单元。

参 考 文 献

[1] ColmanN,NahmK,GanzeboomKS,etal.Epidemiologyofreflex syncope.Clin Auton Res,2004,14(suppl1):9-17.

[2] Moya A,Sutton R,Ammirati F,et al.Guidelines for the diagnosis and management of syncope (version 2009):the Task Force for the Diagnosis and Management of Syncope of the European Society of Cardiology(ESC).Eur Heart J,2009,30(21):2631-2671.

[3] Soteriades ES,Evans JC,Larson MG,et al.Incidence and prognosis of syncope.N Engl J Med,2002,347 (12):878-885.

[4] Malasana G,Brignole M,Daccarett M,et al.The prevalence and cost of the faint and fall problem in the state of Utah.Pacing Clin Electrophysiol,2011,34 (3):278-283.

4. 重性抑郁症和双相障碍：加速青年动脉粥样硬化和早期心血管病——来自美国心脏协会的科学声明

广东省人民医院　许明智　杨程甲

2006 年,美国心脏协会发布了降低高风险儿童患者心血管风险的科学声明,确定了 8 种儿童疾病与心血管风险升高有关,并提出了实际的管理建议。在那份科学声明中,Ⅱ级风险因素要求,"30 岁前,有加速动脉粥样硬化的动脉功能障碍的病理生理证据"。2011 年,"关于儿童和少年心血管健康和风险降低综合指南专家小组"(以下简称"专家小组"),根据上述Ⅱ级(中等风险)的定义,确认了特定的风险因素。具体而言,中等风险因素是指疾病过程已显示有关加速动脉粥样硬化的病理、生理或亚临床的证据。专家小组建议,Ⅱ级包括伴退化性冠状动脉瘤的川崎病、慢性炎性疾病(系统性红斑狼疮,少年炎性关节炎)、HIV 感染和肾病综合征。此外,专家小组的风险分级显示,符合Ⅱ级条件的儿童和少年,如果具备 7 种传统心血管危险因素或共病(肥胖、烟草暴露、高血压、胰岛素抵抗、血脂异常包括高水平的低密度脂蛋白胆固醇、高水平的三酰甘油和低水平的高密度脂蛋白)中的 2 种或以上,将会上升为Ⅰ级(高风险)。重要的是,在专家小组的报告中,指出了血压、体重指数、血糖和血脂具体的分界点和治疗目标,并提出了生活方式改变和药物治疗的建议。

将目前几个研究结果一起考虑时,正如本声明中所述,可以得出以下结论,将少年心境障碍纳入Ⅱ级中等风险儿科诊断列表是十分必要的。此外,关于重性抑郁症(MDD)和双相障碍(BD)成年患者过多和过早发生心血管病(CVD)有令人信服的证据。成人抑郁和 CVD 关联已众所周知。最近美国流行病学研究发现,MDD 成年患者 CVD 的患病率是无心境障碍成人的近 3 倍,CVD 和 MDD 共病成年患者比无心境障碍 CVD 患者平均年轻约 7.5 岁。心境障碍成年患者 CVD 风险增加公认的病理生理机制包括下丘脑-垂体-肾上腺轴和交感-髓质功能亢进、血小板活性增强、心率变异性降低、血管炎症、氧化应激和血管内皮功能障碍。这些过程很可能是由不良生活方式行为引起,但在心境障碍的人群中是不相称。双生子和分子

遗传学的研究结果也表明,抑郁和 CVD 共享遗传通路。基于少年 CVD-抑郁关联的家族性也有了初步证据。如患有 MDD 的父母,显示其精神健康的少年后代的主动脉硬度和血压会增加,以及胰岛素敏感性降低。此外,有 MDD 病史的少年其父母患 CVD 的概率也会增加。

心血管病与 BD 之间的关联似乎与 MDD 之间的关联一样强,尽管这种关联未被普遍认识。心血管病是导致 BD 死亡的主要原因,标准化死亡率为 1.5～2.5。尤其在年轻成年人中,标准化死亡率高达 8。相比之下,虽然恶性肿瘤是 BD 死亡的第二大常见医学原因,但似乎 BD 与普通人群无差异。在心境稳定剂和抗精神病药物应用之前,BD 患者过多和早发心血管病的死亡率的记录已超过 70 年。控制多个混杂因素包括药物治疗等的影响,BD 症状的严重程度与心血管病的死亡率独立相关。美国人口中,BD 成年患者心血管病的风险增加了 5 倍,比无心境障碍成年患者心血管病早了 14 年,尽管事实上,约一半的患者从未接受过任何针对 BD 的药物治疗,约 3/4 的患者没有接受过抗躁狂药物。BD 成年患者心血管病的患病率是 MDD 成年患者的近 2 倍。最近的全基因组关联研究显示,钙离子通道与 BD 的病理生理机制有关,且这些通道似对心血管病也很突出。

MDD 和 BD 分别是全世界少年第一和第四大致残原因。BD 包括躁狂/轻躁狂的反复发作(兴奋或易激惹心境和其他症状),通常,并非总是与抑郁(悲伤或缺乏兴趣/乐趣和其他症状)交替发作。MDD 表现为抑郁发作,而无躁狂/轻躁狂。在美国,少年心境障碍的患病率约为 10%(MDD 为 8.7%,BD 为 2.6%)。相比而言,专家小组Ⅱ级中等风险因素已有的 4 种疾病的患病率从约 0.5%(慢性炎性疾病)到<0.05%(HIV、川崎病、肾病综合征)。换句话说,MDD 和 BD 总患病率是先前确定为 4 种中等风险因素联合患病率的至少 10 倍。由于少年心境障碍非常普遍,且通常服从治疗,所以改善这些障碍的识别、监控和治疗,

以及潜在的公共健康问题的影响,将会有实质性心血管益处。重要的是,心境障碍通常童年或少年期起病持续到成年期,这些障碍特的别有危害性,是比成年期起病的心境障碍具有更严重的精神病性症状负担。在临床样本和有代表性的流行病学样本中,发现儿童期和少年期起病的心境障碍病情更为严重。少年心境障碍的高患病率,心境障碍与 CVD 关联的生物合理性和关联的强度需要一个科学声明阐述少年心境障碍心血管病的风险。

本声明的总体目标是提高年轻人心境障碍作为早期 CVD 中等风险因素的意识和识别。为实现这一目标,本声明的主要具体目标是:①总结心境障碍(MDD 与 BD)关于加速动脉粥样硬化和早期 CVD 作为专家小组 Ⅱ 级中等风险因素的证据;②利用专家小组推荐的风险分级和管理策略,确定 MDD 和 BD 为 Ⅱ 级中等风险因素。此外,本声明还讨论了少年和成年心境障碍的传统心血管风险因素(如糖尿病、肥胖)和生活方式行为(如久坐不动的生活方式、吸烟)增加 CVD 风险的问题。最后,本声明总结了少年和年轻成人心境障碍常用药物治疗(尤其是第二代抗精神病药物)有关 CVD 及其风险因素的证据。本声明的成功将依赖于改善导致少年和年轻成人心境障碍 CVD 风险因素的筛查、预防和干预,实现这些目标需要预防心脏病、儿科、精神病学与消费者和其他利益相关者之间的强力合作。

一、青少年心境障碍加速动脉粥样硬化的病理生理、亚临床和临床证据

(一)过早心血管死亡的证据

两项以人群为基础的观察性研究显示,儿童和青年 MDD、自杀未遂、BD 和焦虑与增加早发 CVD 及其死亡风险关联。1988—1994 年美国国家健康与营养调查,包括 7641 名参与者,年龄 17～39 岁,且队列随访至 2006 年。控制了心血管风险指标(Framingham scores)后,临床抑郁的诊断,而非高水平的心境症状清单,与缺血性心脏病(IHD)死亡率增加有关。调整后的 IHD 死亡率风险,抑郁(MDD 或 BD 诊断)为 3.70(95% CI 1.32～10.35),自杀未遂史为 7.12(95% CI 2.67～18.98),这些关联在女性中更强。进一步控制受教育水平、收入、体重指数、饮酒和久坐不动的生活方式后,对这些发现没有影响。关联强度 IHD 高于 CVD(包括心内膜炎、心肌炎、心脏衰竭和脑血管病)。MDD、自杀未遂或自杀导致 IHD 死亡的风险,男性为 13%(第 4 强风险因素,位于肥胖、吸烟和高血压之后),女性为 65%(最强风险因素)。

中国台湾的一项全民健康保险研究,涉及全年龄段的包括年轻成人在内的超过 100 万名参与者。对诊断为 MDD、BD 和焦虑障碍与 IHD 的风险之间的关联进行了调查。<20 岁 MDD 患者 IHD 的相对风险为 2.19,BD 为 2.11,焦虑为 9.88。虽然所有诊断组 IHD 患病率随年龄增加而升高,但<20 岁人群中,MDD、BD 和焦虑患 IHD 的相对风险最强。尽管这些发现并不证明因果关系,但它们是基于大样本和稳健的协变量模型,为以下假设提供了依据,少年和青年 BD、MDD、自杀未遂甚至焦虑的谱系可能会增加后续的 CVD 和心血管死亡率的风险。

(二)颈动脉内膜中层厚度增加(CIMT)

流行病学研究的证据,抑郁症状(即使不严重或不足以符合完整的临床诊断)与通过颈动脉内膜中层厚度(CIMT)测量的早发性血管老化之间存在关联。从年轻芬兰人心血管风险研究发现,一项以人群为基础的纵向跟踪研究,410 名年轻男性中,成年早期抑郁症状与增加 CIMT。控制了抑郁症状并发 CIMT 评估后,男性早期的抑郁症状不能预测 CIMT。在女性人群抑郁症状和 CIMT 之间没有显著的关联。一项由 157 名 16～21 岁黑种人与白种人参加的横断面研究显示,抑郁症状与左、右 CIMT 没有相关性。然而,严重的抑郁症状与高脉搏波速度、增加血管硬度的指标、独立的协变量(包括体重指数、收缩期血压和社会阶层;血脂未测定)有关。这些研究表明,少年和青年抑郁症状与 CIMT 之间存在的似乎不利但还不一致的关系。重要的是,所有这些研究均集中于自陈式的抑郁症状。这种方法很可能捕捉到显著的临床抑郁和那些暂时性的苦恼,或没有功能损害程度和诊断。

(三)血管内皮功能障碍

CVD 风险最早迹象之一是血管内皮功能受损,通过超声探测肱动脉血流介导的舒张功能或数字脉冲幅度测定,值越高越好。有 6 项研究表明,少年和青年 MDD 诊断或抑郁症状与内皮功能有关。在 15 名青年 MDD 患者和 15 名健康对照,MDD 患者的肱动脉内径百分变化较小。MDD 患者的单核细胞趋化蛋白-1、可溶性细胞间黏附分子-1、E-选择素、动脉粥样硬化风险标志物都有升高。参与人员未服用抗抑郁药物,心血管危险因素均未升高。与此相反,另一项包括 50 名未治疗的抑郁青年和 50 名匹配的健康对照研究,血流介导的舒张功能无组间差异;然而,抑郁参与者血浆亚硝酸盐/硝酸盐浓度较低,提示一氧化氮生成减少。一项小型对照研究中,BD 患者($n=$ 27)与健康对照者在烟草使用、年龄和性别方面相匹

配,两组血流介导的舒张功能无差别。在248名青少年中,仅有女孩的抑郁、愤怒和焦虑的症状评分与低脉冲幅度评分相关。有单一纵向研究,对135名高MDD风险的女性青少年进行了为期两年半的随访,每12个月评估一次脉冲波幅。在每个时期,抑郁症状与内皮功能呈负相关,但并不能预测后续时间点的内皮功能。在这个少年样本中,血管内皮功能障碍与抑郁症状同时存在。总之,抑郁症状可能与少年和青年女性血管内皮功能损害相关联;MDD和BD与血管内皮功能的关系并不一致。

(四)结论

有几项研究早期CVD死亡、CVD和动脉粥样硬化成像的证据;然而,结果是喜忧参半。多数的研究中,抑郁症状通过自陈式检测;然而,来自心境障碍研究最有力的证据是通过半定式研究访谈做出精神障碍的诊断。的确,产生最有力数据的研究是选用最严格的心境评估(即诊断访谈)方法和最可靠的心血管病结局(即心血管病死亡率)。先前的荟萃分析显示,诊断为MDD的成年CVD事件的相对风险(2.69;95% CI 1.63~4.43)远远高于抑郁症状者(1.49;95% CI 1.16~1.92)的相对风险。诊断与症状之间的不同可能通过病情严重性、病程持续或复发的病理生理过程介导,见"心境障碍与心血管病关联的病理生理过程"部分。其他方学法因素也可能导致研究发现的不一致,包括样本量小和模型过度拟合(效能不足)。当选用无创血管成像时,灵敏度与信度也是重要的考虑因素;然而,在这部分综述中,多数研究都是通过组织专家的方法进行的。未来研究将选用大样本和心境症状研究等级评定,及精神病诊断是必要的,以解决这些研究发现中出现的不一致性问题。

二、MDD和BD有关的传统心血管风险因素

代谢综合征(MetS)是由一系列的CVD和2型糖尿病(T2DM)临床和生化风险因素集合而成。代谢综合征有几个不同的定义。最常使用的定义是来自美国国家胆固醇教育计划,成年治疗组Ⅱ指南、世界卫生组织和国际糖尿病联盟。MetS在儿童人群仍没有一致的定义,尽管不同的定义根据儿童分界值来确定风险,但最常用是国际糖尿病联盟的定义。来自几个研究的证据显示,成年MDD或有抑郁症状者MetS的患病率升高。同样,已证实不同大洲、国家及文化,BD人群患MetS的风险增加。与匹配普通人群比较,已证实MetS的每个指标都呈现高比率,而腹部肥胖是最常见的重复性发现。

少年BD中,MetS组分风险是一个主要问题,这个问题至今成为相对较少的研究的主题。没有任何已发表研究可以确认MetS在儿童MDD或BD人群中的患病率。尽管这样,来自1996年1月到2005年12月覆盖了所有医疗服务和药物处方的南卡罗来纳州的医疗补助计划的数据显示,患BD的儿童和少年不同程度地受内科疾病的影响,包括但不仅限于肥胖和T2DM。此外,发现这些障碍包括肥胖和T2DM先于BD的诊断。同样,基于医疗索赔数据的研究表明,诊断为BD的儿童和少年更有可能获得一些医疗服务,包括心脏病学服务。基于芬兰人群的前瞻研究数据表明,在童年(平均年龄12岁)和成年早期(平均年龄33岁),抑郁症状与MetS具有双向相互关系。

(一)肥胖

纵向研究结果表明,儿童肥胖增加罹患MDD的风险,反之亦然。Merikangas等于2001—2004年,对12~19岁的少年进行了美国国家健康和营养调查,探讨MDD与肥胖的关系。在男性和非西班牙裔黑种人中,MDD与肥胖率增加显著相关,然而,在整个样本中,控制了人口统计学变量后(调整OR 1.6 95% CI 0.9~2.9),MDD与肥胖率增加的关系不再显著。来自成年人先前的证据,某些抑郁亚型可能有不同的肥胖风险,这些亚型可能有遗传基础;然而,这在年轻人中尚有待验证。

横断面和纵向研究证据显示,BD和超重/肥胖存在双向相互关系。在一项BD儿童和少年的大型队列研究中,42%的参与者超重/肥胖。因为该样本绝大多数先前已接受治疗,故分析不能具体区分未经治疗的参与者。正如预期的那样,第二代(或非典型的)抗精神病药物均与超重/肥胖有显著的关系;然而,其他变量与超重/肥胖也有显著而独立的关系,包括非白色人种、早发BD、躯体受虐史和精神疾病住院史。南卡罗来纳州的医疗补助数据,少年BD与肥胖风险增加有关(OR 1.92,95% CI 1.53~2.40)。

(二)胰岛素抵抗与糖尿病(T2DM)

有证据表明,在成人中,抑郁症状和T2DM存在双向相互关系。两个芬兰人群样本,在男性青年中,抑郁症状的严重度与胰岛素抵抗有关。荟萃分析发现,T2DM儿童抑郁症状和其他心理症状比非T2DM儿童更加常见。初步的证据表明,年轻人抑郁和T2DM的关系尤为显著。药物流行病学证据表明,接受精神药物治疗的儿童BD,高血糖比率和T2DM增加,尽管T2DM的诊断通常先于治疗。

(三)血脂异常

药物流行病学研究显示,由于BD接受治疗的年

轻人群中,血脂异常率较普通群增加。例如,一项基于美国健康保险组织的回顾性队列研究,对 1997—2006 年接受照料的 17 884 名 BD(或精神分裂症)少年(13～17 岁)进行了调查。发现每 10 万人年血脂异常率是 346.4(95% CI 274.9～431.0),而相比普通人群的异常率为 86.6(95% CI 76.4～97.7)。与普通人群相比,调整后精神病队列的血脂异常风险率为 1.66(95% CI 1.22～2.28)。一项独立的研究报道,混合样本($n=95$ 例)包括 49 例年轻 BD,血脂异常率增加(即 51% 三酰甘油升高;48% 高密度脂蛋白降低)。

(四)高血压

MDD 和 BD 成人高血压的患病率显著高于普通人群,且高血压起病更早。无原著文献报道年轻 MDD 或 BD 高血压的患病比率。然而,南卡罗来纳州的医疗补助数据表明,高血压与少年 BD 事件风险增加有关。

(五)结论

迄今为止的发现已表明,MDD 和 BD 成年人传统心血管病风险因素显著增加。虽然范围有限,但来自 MDD 和 BD 年轻人的发现和成人很大程度上是趋同的。有关年轻人 MDD 的数据包括了有代表性人群样本,许多无药物治疗。相反,关于 BD 年轻人的大多数据是基于临床或药物流行病学研究。未来研究需要基于有代表性 BD 年轻人样本。前瞻性研究结合心境和传统 CVD 风险因素的重复性测量,更好地理解 MDD 和 BD 年轻人这些变量之间的双向关系。

三、心境障碍和 CVD 的病理生理过程纽带

如几篇综合性评论文章所述,在心境障碍和 CVD 关系中,机体多系统过程受影响。尽管其他过程也被研究,但下面这部分炎症、氧化应激和自主神经功能障碍,尤其是迄今为止最强的数据。

(一)炎症

过去 20 年,快速增长的研究支持炎症在成年 MDD 和 BD 起着非常重要的作用。荟萃分析结果表明,MDD 炎症增加。同样,2013 年 3 个的荟萃分析,BP 得到了普遍趋同的结果,也就是说,症状发作期有炎性失衡证据。初步的遗传学、表观遗传学和神经生物学的研究结果提示,这个过程可能是 MDD 和 BD 发病机制的一部分,而非继发性附带现象。

根据这一主题的成人文献,过度的炎症会成为年轻人抑郁相关心血管风险的基础。确实,在极少数病例对照研究中,少年临床抑郁比健康对照有较高的血清促炎性细胞因子水平(如白细胞介素 IL-1β 和 IL-

6)。大型社区年轻人研究结果不一,多数研究而非所有研究表明,抑郁症症状和炎性生物标志如 IL-6 和 C 反应蛋白(CRP)之间存在分级的关系。成年人研究结果提示,炎症在早发 BD 特别突出,且有年轻人 BD 的初步发现。在一个高风险后代的研究中,对异常炎症基因表达特征进行了观察,发现 88% 少年和青年 BD 后代受到心境障碍的影响,而相比对照为 19%。最后,一项 30 例少年 BP 的研究,躁狂症状的严重程度与超敏 CRP 存在显著的相关关系($r=0.37$,$P=0.04$)。观察到 40% 的样本超敏 CRP 位于高风险水平($\geqslant 2$ μg/ml),超敏 CRP 均值(3.1 ± 4.6 μg/ml)是正常对照的 3 倍,同急性未成年人炎性关节炎一样高。由于 CRP 和 IL-6 能预测健康人后续 CVD 风险,这些结果提示,低等级炎症可能是 MDD 和 BP 增加 CVD 风险的一部分。

问题提出作为抑郁与炎症关系的方向。来自年轻人横断面的数据,不可能辨别如何或为什么抑郁和炎症有关;然而,无论是从动物实验还是成年人类研究,似乎双向关系是存在的。炎性细胞因子治疗啮齿类动物产生类似抑郁症状的“虚弱行为”,这种行为包括易激惹、快感缺乏、慢波睡眠丧失、食物摄入减少、昼夜节律紊乱(特别是皮质醇释放)。辅助细胞因子治疗的恶性黑色素瘤患者经常出现相同的症状。一致的假说认为,炎症可能是某些抑郁发作的发病机制,最近一项随机对照试验发现,肿瘤坏死因子-α 受体拮抗药英夫利昔单抗(infliximab)可以改善低等级慢性炎症患者的郁症症状。另一个方向,抑郁患者倾向抽烟、肥胖、久坐不动的生活方式和睡眠质量差,所有这些促进炎症。

两个针对少年多阶段性前瞻性研究就双向观点取得了一致的结果。研究 1147 名高风险抑郁初次发作的十几岁的女性,每 6 个月评估一次,时间为 2.5 年。抑郁伴随 IL-6 和 CRP 水平的增加,特别是那些童年遭遇不幸的参与者。那些以前遭遇不幸的参与者的延时模型中,甚至在抑郁综合征缓解后,高水平 CRP 仍持续存在。这些延迟的作用是双向的。在以前遭遇不幸的参与者中,高 IL-6 水平预测 6 个月后的抑郁的风险,那时是独立的炎症。另外一项来自大雾山,对 1420 名儿童进行的随访研究,年龄 9～21 岁,评估 9 次。在延时模型中,CRP 不能预测后续的抑郁风险。然而,随着时间的推移,CRP 水平升高与抑郁发作次数一致。$\geqslant 2$ 次抑郁发作的参与者,42% 超过了疾病控制和预防中心 CRP 高风险分界值(3.0 mg/L)。相反,9.8% 的无抑郁发作和 11.4% 的一次抑郁发作的参与者都超过了高风险分界值。

(二)氧化应激

氧化应激是指体内氧化与抗氧化作用失衡,导致多系统潜在的损害。增加氧化应激与血管内皮功能障碍有关。有研究表明,氧化应激与血管内皮功能障碍引起心血管风险因素包括高血压、糖尿病和血脂异常。血管内皮功能障碍和氧化应激与动脉粥样硬化的发生、发展有关。

MDD和BD患者氧化应激标志物普遍增加。最近一项基于23个研究和4980例MDD患者的荟萃分析数据表明,抑郁期间氧化应激大大升高,及抗氧化标志物小到中等升高。此外,几个前瞻性研究,氧化应激标志物减少与精神性症状改善一致。BD患者硫代巴比妥酸反应物质(thiobarbituric acid reactive substances)和一氧化氮活性水平增高。总之,这些研究的结果支持氧化损伤的假说,氧化损伤参与了成人MDD和BD的病理生理机制。

(三)自主神经功能障碍

纵向观察性流行病研究显示,自主神经系统功能(用无创性的测量如心率变异性评定)损害与高血压和糖尿病有关。交感神经激活通过改变动脉压力感受性反射和促进肾功能不全,对持续性高血压起关键作用。在有糖尿病或无糖尿病的成人,低静息心率变异性也与临床心血管事件有关。多数研究中,致命性冠心病与心源性猝死有更强的关联性,这表明了心律失常的发病机制。

自主神经功能障碍是主要的病理因素,涉及心血管事件相关的心理和神经功能。在正常的条件下,自主神经系统的副交感神经负责自主性神经功能(如食欲、睡眠、精力),而交感神经通过促凝血和血小板活化,收缩动脉和血管,增加肝葡萄糖生产并转运至肌肉,准备机体应对挑战。在人群和临床研究中,通常选用无创伤性心率变异评估自主神经功能障碍。通过心率变异性的统计变换,可以估算副交感神经和交感神经的作用。然而,缺乏刺激激发交感神经功能,副交感神经输入是最常见的。因此,这部分的多数研究综述,是基于低副交感神经输入估算的。较少研究调查BD与自主神经功能障碍的关系,且样本量非常小。因此,研究结果概括如下。包括MDD和BD。

自主神经系统障碍MDD中很常见,成年人和少年都有观察。2010年有18篇论文的荟萃分析,与无抑郁患者相比,临床抑郁患者缺乏较为合适的自主神经功能障碍测量来反映副交感神经功能;此外,抑郁的严重程度与自主神经功能障碍相关。一些并非所有研究表明,最常估计为副交感神经缺失的自主神经系统功能,BD患者比非BD更差。尽管成人抑郁障

碍和CVD的自主神经功能障碍的通路已确定,但自主神经功能障碍较少导致少年和青年终末器官损伤,因为CVD的发展需要长达数十年的过程。相反,抑郁和BD心血管病风险的途径增加,与CVD风险因素的发展如高血压和糖尿病的相关更加可信。抑郁障碍与源自高血压和糖尿病的多数脉管病理生理变化相关,CVD是一种末梢端的后果,这是完全合理。精神药物对自主神经和其他结果的潜在影响将在"年轻人精神药物治疗和心血管风险因素"部分讨论。

四、CVD风险的行为和环境因素

少年和青年心境障碍人群中,许多行为和心理特征与心血管病的风险增加相关。这些特征包括早年虐待、睡眠障碍、久坐不动的生活方式、营养不良、吸烟和物质滥用。

(一)早年受虐

这部分关注虐待,而非普通负性生活事件,因为该主题的文献是最丰富的。尽管如此,其他应激性生活事件,特别是严重的、反复性或持续性的,也可能增加CVD风险。抑郁与心血管风险相关的某些方面可能反映了一个共同的童年虐待对这些疾病发病机制的影响。最近一项研究估计,美国13.7%的儿童每年都遭受父母亲的虐待。虐待采取忽视或情绪化,躯体或性虐待的形式。

关于抑郁,童年遭受虐待增加重性抑郁发作的风险,发作缓解后易残留抑郁症状,抑郁易复发,对一线治疗效果差。关于生物学,相对无遭受虐待儿童,受虐的年轻人表现为,下丘脑-垂体-肾上腺轴调节异常,高水平CRP,成年早期和中期更多心脏代谢风险的征象。成年临床抑郁样本中,童年遭受不幸者包括虐待,MetS患病率和低等级炎症显著高于无遭受童年不幸者。关于血管结局,童年遭受虐待者其终身脑卒中率、心肌梗死和其他形式的CVD升高。然而,关于这方面的许多研究采用回顾性和不确定的虐待报道,结果的解释更加复杂。以上早年虐待与心境障碍和CVD相关的证据,继续研究这些主题间的联系,特别是前瞻性研究和包括确认虐待报道的研究,是非常必要的。

(二)睡眠障碍

在MDD和BD的诊断标准中,睡眠障碍也包括在内。各种睡眠障碍与年轻人心境障碍的症状相关。一项研究显示,尽管少年抑郁女孩表现为同其她健康同龄人相同的睡眠模式,而少年抑郁男孩表现为REM潜伏期缩短,夜间觉醒增多。成年和少年抑郁发病前和发作期,可发生昼夜时相转移。在儿童和少

年期,心境障碍也可出现昼夜节律紊乱,导致睡眠延迟,经常短睡。少年和青年短睡眠和长睡眠可先于心境障碍。有趣的是,成年人短睡眠和长睡眠也与颈动脉内膜中层厚度(CIMT)和炎性标志物增加及不良心血管结局有关。儿童和少年短睡眠也与肥胖和胰岛素抵抗相关。尽管生物节律治疗可缓解少年和青年的抑郁症状与心境障碍,但这些疗法对心血管风险因素的作用仍是未知。

(三)久坐不动的生活方式

无论是少年,青年还是老年,久坐不动行为增加心血管风险因素和疾病,躯体活动可通过多途径降低心血管风险,包括减轻体重,提高内皮和与免疫功能,改善血压。相对无心境障碍者,MDD 或抑郁症状者更可能久坐不动。躯体活动与 BD 的相关性是不一致的。有些研究证实,BD 患者躯体活动减少和运动耐量降低,而其他研究无发现显著不同。尽管许多研究是横断面的,因此,并非因果关系,但来自美国国家健康和营养调查 I 的前瞻性数据显示,缺乏躯体活动是白种人女性抑郁症状重要的预测指标。同样,一项瑞典年轻男性的前瞻性队列研究,健康相关的久坐不动行为对后续的抑郁是显著的风险因素。相反,德国人群的研究,前瞻性随访,少年和青年规律性躯体活动预测 BD 的发生率增加。然而,久坐不动行为影响抑郁和 CVD 关系的程度尚不清楚。

(四)营养

在抑郁和心血管风险关系中,营养起着重要的作用;然而,却很少关注探索这个假说。一项小型研究,西方和现代饮食方式的女性 BD 患者,报道高血糖负荷和较高的评分。为数不多的成人横断面研究,抑郁与微量元素和它们代谢物降低有关,它们中有些与 CVD 有关。抑郁和非抑郁成年人在锌、叶酸、维生素 E 和 D 的差异已有报道,虽然作为整体,研究结果不一致,受限于方法的局限性。最近一项荟萃分析,抑郁成年患者($n=1642$)血锌浓度显著低于对照($n=804$)。抑郁的严重度与锌的不足有关。一项前瞻性研究,低血清维生素 D 的老年人未来 $3\sim6$ 年抑郁发作风险增加。抑郁少年低维生素 D 也有报道,且开放式补充,这些患者的心境症状显著改善。值得注意的是,维生素 D 是最近专家小组推荐的唯一补充。迄今为止,尚不清楚微量元素的差异能否解释抑郁和心血管风险相关。

鱼油,特别是 ω-3 脂肪酸在有关 CVD 和心境障碍关系方面也受到了许多关注。观察数据显示,大量的海鲜消费与较低 BD 发生率有关。成年 MDD 和 BD 患者 Omega-3 缺乏已有报道。一项小型研究,年轻人有 BD 和无 BD 比较,发现红细胞膜 Omega-3 浓度水平组间存在较大差异;然而,控制了饮食摄入量后,差别无明显著性。BD 组高水平的二十二碳六烯酸与低抑郁症状相关。琉球儿童健康研究($n=3067$ 名男孩和 3450 名女孩,年龄 $12\sim15$ 岁)检测鱼肉摄入量和 Omega-3 水平与抑郁症状的关系。高量二十碳五烯酸摄入量与低抑郁症状显著相关,且二十二碳六烯酸的摄入有类似的趋势。由于这些发现,Omega-3 补充剂的临床试验治疗成年 MDD 和 BD 患者的抑郁取得了积极的结果。初步的研究也提示,Omega-3 治疗对年轻人 BD 和 MDD 有潜在的益处。最近的研究对 Omega-3 的治疗作用提出了质疑,包括普通人群 CVD 二级预防和成年人 CVD 抑郁的辅助治疗作用。然而,给出以上的结果,未来的研究检测 Omega-3 对 CVD 相关结局(如内皮功能、炎症)和年轻人 MDD 和 BD 心境症状的治疗作用是非常必要的。

(五)吸烟和物质滥用

吸烟是与 CVD 风险相关的最重要的行为危险因素,随着抽烟年数增加,CVD 严重性也增加。MDD 和 BD 成人 $2\sim3$ 倍是吸烟者,且不太可能成功戒烟。MDD 和 BD 少年更容易开始吸烟,比无抑郁的同龄人开始吸烟更早,一个显著的关系是因为几乎所有的成人吸烟者都是在少年开始吸烟。有证据表明,吸烟将加剧 CVD 和心境障碍的关系。例如,最近一项横断面研究发现,抑郁、BD 和其他心境障碍的成人吸烟,结合体重指数升高,增加 CVD 风险。

类似于吸烟的数据,MDD 和 BD 少年酒精和物质滥用风险增加。然而,很少有研究去调查心境障碍患者酒精和物质滥用增加 CVD 风险的贡献。

(六)结论

总之,在 MDD 和 BD 年轻人与成人中,许多行为和心理的因素增加 CVD 风险,通过上述的病理生理机制(如炎症、氧化应激)和心血管风险因素(如血压升高)产生潜在的作用。在这些因素中,主要是童年虐待、睡眠障碍、缺乏躯体活动和吸烟。这些联系需要进一步研究,特别是 MDD 和 BD 的少年和青年患者。我们综述的许多研究对这些生活方式变量进行统计学控制,仍然发现心境障碍和心血管风险显著相关。因此,生活方式变量可能有助于但不能完全解释心境障碍与心血管风险的联系。

五、精神药物和心血管风险因素

我们承认关于精神病药物在心境障碍与 CVD 相关中的作用,虽然有许多悬而未决的问题,但对这个声明而言,这个主题仍然是及时的、突出的。由于这个原因,尽管对这个主题的系统性综述超出了声明的范围,我们提供一个简短的概述和对这个主题的几个初步的结论。

(一)抗抑郁药物

有一些证据表明,自主神经功能障碍是由于通常治疗抑郁的药物。然而,荟萃分析的结论,抗抑郁药物的不良反应仅限于成年人服用三环类抗抑郁药,由成年人参与的随机对照临床试验,最近报告了相似的结果。三环类抗抑郁药不用于治疗年轻人心境障碍,且在该人群不常用,而选择性 5-HT 再摄取抑制药(SSRIs)是年轻抑郁患者选择的药物治疗。在成人,关于 SSRIs 和 CVD 的问题已有非常详细的研究,目前的文献显示,SSRIs 可能对 CVD 产生有益的作用(特别是西酞普兰和舍曲林),不可能有有害的影响。然而,有证据表明,SSRIs 有引起肥胖风险和血糖控制的问题。但迄今为止,在年轻人中,这个问题关注有限。一项关于少年难治抑郁的大型研究,12 周的文拉法辛(5-HT 和 NE 再摄取抑制药,$n=166$)治疗,比 SSRIs 治疗($n=166$),伴有舒张压显著升高。同样的研究结果,万拉法辛治疗的年轻人体重会增加约 2kg,而 SSRIs 治疗的年轻人体重增加约 3kg。在安慰剂对照临床试验中,虽然体重增加并不是经常报道的不良反应,但多数临床试验没有系统报道体重/肥胖的变化。此外,厌食和体重下降是抑郁症的常见症状,这样的体重增加本身可能反映症状的改善,而不是一个消极的结果。抗抑郁药物和血糖控制之间的关系是复杂的。目前尚不清楚,抗抑郁药物对血糖控制的作用是有益的、中性的或消极的,因为不同的研究报道了每种关系(积极、中立或消极)。

(二)锂盐和抗惊厥药物

年轻人 BD 患者中,锂盐、卡马西平和双丙戊酸钠治疗伴有显著的体重增。年轻人这种关联的程度显著小于第二代抗精神病药物(SGA)相关的体重增加。也有药物流行病学的证据表明,接受这些药物治疗的年轻人伴有高血压。最近一项为期 8 周的研究,与利培酮治疗相比,无论锂盐($n=62$)或双丙戊酸钠($n=78$)血糖均未产生显著的变化。年轻 BD 的临床研究,双丙戊酸钠无增加血脂异常的风险,事实上,可能在一定程度上改善血脂水平。尽管它与体重增加有关,但成年 BD 的观测数据表明,长期锂盐治疗可减少 CVD 风险。

(三)第二代抗精神病药物(SGAs)

SGAs 对躁狂症是非常有效的,有几个已获得了美国食品和药品管理局(FDA)批准治疗少年 BD 患者,且作为一线治疗。不幸的是,药物流行学研究和

对照试验中,抗狂躁的 SGAs(齐拉西酮除外)已显示对代谢综合征的各项指标产生消极的作用。尽管美国糖尿病协会/美国精神病协会和国际双障碍学会为 SGAs 治疗患者制定了代谢监测指南(即血糖、血脂、体重和血压),但对这些监测指南的依从性差。特别是年轻人。为了提高年轻人达到指南标准的比例,患者、医生和系统-水平策略是非常必要的。

(四)结论

抗抑郁药物(包括 SSRIs)和稳定心境药物(特别是 SGAs)可引起青少年与成人体重增加,且也可影响其他代谢参数。毫无疑问,这些不受欢迎的不良反应增加人群 CVD 风险。然而,重要的是要承认,尽管有关 CVD 风险因素的证据明确,但迄今为止,这些药物引起 CVD 或 CVD 死亡率增加的证据是缺乏的。这种差异的原因是不确定的;然而,有关高效价他汀类药物(尽管增加 2 型糖尿病的风险,却减少 CVD 的风险)令人信服的矛盾结果提示,对精神科药物而言,这种差异并非是唯一的。这个主题的研究有待明确,人们可以推测,这些药物的抗炎作用,或其他未知的药理特性,可部分缓解其对传统 CVD 风险因素的不良反应。

尽管它仍有可能,精神药物一定程度上增加 MDD 和 BD 患者 CVD 风险,有 3 个主要原因得出结论,MDD 和 BD 是独立于精神药物作用的中度风险因素,且药物不应该是唯一的焦点。第一,关于这些药物最有力证据与增加 CVD 风险因素有关,而最佳证据表明,心境障碍和 CVD 关联是 CVD 独立的风险因素。第二,在这些药物出现几十年前,心境障碍和过度 CVD 风险的关联已被描述。第三,许多基于人群的研究,心境障碍患者未接受药物治疗。对少年这可能是特别真实的,至少有 60% 的 MDD 或 BD 没有接受任何治疗,更不用说药物治疗。

六、总结和未来方向

(一)总结

本声明的中心目标是确定 MDD 和 BD 位置与其他先前确定为 CVD 中度风险的儿科疾病。尽管有些不一致,MDD 和 BD 显然满足的 Ⅱ 级中度风险因素的标准,等同或过度的其他障碍的证据也在此类别。综上所述,本声明的证据综述表明,年轻人 MDD 和 BD 是 Ⅱ 级中度风险因素,可加速动脉粥样硬化和早期 CVD。MDD 和 BD 年轻人心血管风险管理应该按照最近的专家小组综合指南,适用于其他中等风险条件的相同建议。成年期 CVD 风险的增加是相当可观的,最有可能因为多种因素的综合作用,包括通过

MDD 和 BD 共享病理生理过程(如炎症)的直接作用;心境障碍症状(如睡眠中断)的直接作用;心境障碍症状(如吸烟、营养不良和躯体活动)的间接作用;过多传统 CVD 风险因素的累积。重要的是,有证据表明,MDD 和 BD 患者包括青年聚类风险因素(如吸烟、高血压、肥胖、营养不良或躯体活动)。因此,尽管 MDD 和 BD 确保纳入Ⅱ级中度风险因素,仔细评估是必要的,进一步明确年轻人风险因素群((≥2 个风险因素),为Ⅰ级高风险指定申请。

(二)未来的研究方向

与成年人抑郁和 CVD 关联相似,未来的研究需要确定是否有其他精神障碍(如焦虑障碍)对 CVD 的潜在影响,影响是独立的、积累的或协同的。本科学声明几个研究讨论表明,存在性别差异。因此,未来研究也需要对年轻人心境障碍相关 CVD 风险的性别差异有较好的理解。此外,尽管许多研究调查心境症状而非诊断,但心境张障碍诊断检测时,在某些情况下,观察到的关联的强度更大。因此,未来的研究应该确定诊断和症状,也应该检测严重性、持续性、症状的反复是否影响 CVD 风险。年轻人 MDD 和 BD 研究中结合 CVD 相关测量,这是提高我们关于此话题的知识一个未实现的机会。传统 CVD 风险因素和超敏 CRP 及 CVD 相关家族史的认定,可以很容易和廉价地测量,应该纳入 MDD 和 BD 年轻患者及有 MDD 和 BD 家族风险的年轻人的大型队列研究。反过来也适用:心境症状和诊断及精神病家族史应该纳入聚焦年轻人 CVD 风险的大型队列研究。从这些互补的角度走近心境-CVD 关联,提供了最大限度理解流行病学和这种关联家族性质的机会。最后,虽然减轻心境稳定剂肥胖和 2 型糖尿病的初步方法已有描述,但在年轻人中,尚缺乏综合治疗策略的系统研究。因此,尚不清楚,年轻人 MDD 和 BD 心境症状的治疗是否降低加速动脉粥样硬化和早期 CVD 的风险,这是未来研究要解决的重要问题。特别是,有关心境相关和 CVD 相关双重补充和替代干预益处的研究是非常必要的,如锻炼、正念冥想、抗氧化剂和鱼油。的确,关于干预措施的整体益处和风险,未来的临床试验将从 CVD 相关测量和心境相关测量整合,产生更多的集成数据获益。

(三)未来的临床方向

用于治疗年轻人心境障碍,特别是 BD 的药物,有增加体重和其它代谢障碍风险。尽管这些药物对 CVD 和 CVD 死亡率影响的程度尚未阐明,但改善代谢监测是必要的,以减轻传统 CVD 风险因素的积累。目前治疗青少年双相障碍的指南承认服用心境稳定药物代谢监测的重要性,但无论治疗,未阐明青年人 BD 患者代谢监测的重要性。同样,目前青少年 MDD 治疗指南未充分纳入心血管风险因素。无论治疗,未来指南应该整合心血管风险因素监测。

青少年 MDD 和 BD 整合有意义的心血管风险评估的管理和这些障碍的日常管理需要一个根本性变革。在成年 MDD 和 BD 治疗中,相关变化已经开始。确实,初步证据表明,在成年 MDD 和 BD 治疗中,完善的心血管风险评估和管理对 CVD 风险和精神病临床结局已产生有益的作用。不幸的是,尽管成人 MDD 和 BD 中年 CVD 已经非常普遍,但在青少年仍有大量的机会来阻止和预防这些结局的出现。

为了青少年 MDD 和 BD 有关心血管风险有意义的改变,要求各利益相关者群体共同努力,包括儿科医生和其他初级保健提供者、精神学家、病人和他们的家属、研究资助机构和政策制定者。期待针对青少年 MDD 和 BD 循证指南编制,上述利益相关者共同努力以确保前所述专家小组综合指南将 MDD 和 BD 作为附加中等风险因素适用于这些青少年。

参 考 文 献

[1] Goldstein BI,et al.Major Depressive Disorder and Bipolar Disorder Predispose Youth to Accelerated Atherosclerosis and Early Cardiovascular Disease:A Scientific Statement From the American Heart Association.Circulation,2015,132:965-986.

5.《2015年AHA/ADA成人2型糖尿病心血管疾病预防科学声明》解读

广东省人民医院 张舒婷 邝建

糖尿病是心血管疾病(cardiovascular disease,CVD)的主要危险因素之一,而心血管疾病是糖尿病患者常见的死亡原因,加强对糖尿病患者心血管疾病相关风险的管理有非常重要的意义。美国心脏学会(American Heart Association,AHA)和美国糖尿病学会(American Diabetes Association,ADA)在2015年联合发布了《基于最新证据的成人2型糖尿病心血管疾病预防科学声明》,该指南最初发布于1999年,并在2007年进行了修订更新。2015年更新版的声明总结了近年来代表性的临床研究和指南,对糖尿病诊断标准及糖尿病CVD一级预防相关的生活方式、体重、血压、血脂及血糖管理给出推荐意见,并对糖尿病肾病和心血管并发症的筛查提出了建议。

一、糖尿病和糖尿病前期的诊断标准

糖化血红蛋白与空腹血糖等指标相比,生物变异度(每日)低,不要求空腹检测,不受急性疾病或近期人体活动影响,是糖尿病监测及指导治疗方案调整的重要指标。有研究显示糖化血红蛋白在5.7%～6.4%,未来发展为糖尿病的风险显著升高,而糖化血红蛋白≥6.5%,出现微血管及大血管并发症风险明显增加。该声明中糖尿病诊断除了基于空腹、任意时间或OGTT中2h血糖值外,糖化血红蛋白也列入了诊断标准。并对空腹血糖受损的界限值修订为5.6～6.9mmol/L。具体见表1。

表1 糖尿病及糖尿病前期诊断标准

	糖尿病	糖尿病前期
HbA1c,%	≥6.5	5.7～6.4
空腹血糖,mg/dl(mmol/L)	≥126(7.0)	100～125(5.6～6.9)
餐后2h血糖,mg/dl(mmol/L)	≥200(11.1)	140～199(7.8～11.0)
有典型糖尿病症状者的随机血糖,mg/dl(mmol/L)	≥200(11.1)	N/A

糖化血红蛋白作为糖尿病诊断一个指标,因其检测成本高,目前许多地区尚缺乏标准化检测,且血红蛋白特征或红细胞数量对其检测有干扰,限制了其在糖尿病诊断中的全面应用。

二、糖尿病患者生活方式干预

(一)运动锻炼

运动锻炼是糖尿病生活方式管理重要手段。每天进行规律的体育锻炼和每周参加中等强度体力活动时间至少150min对体重控制有显著意义。Look AHEAD(action for health in diabetes)研究显示,尽管生活方式干预没有减少CVD的发生,但减轻了患者体重,改善了患者腰围及血脂,减少了血糖、血压、血脂控制的药物数量,提高了患者生活质量。

(二)营养管理

除了运动锻炼,营养管理在糖尿病及CVD预防扮演着重要角色。

声明推荐:

(1)降低超重或肥胖患者的热量摄取。

(2)为糖尿病患者制定个性化医学营养治疗。

(3)糖类监测是控制血糖的重要策略之一。

(4)推荐食用水果、豆类、蔬菜、全麦、乳制品以代替其他糖类来源。

(5)地中海饮食可能有利于血糖及CVD风险因素控制(地中海饮食泛指希腊、西班牙、法国和意大利南部等处于地中海沿岸的南欧各国以蔬菜水果、鱼类、杂粮、豆类和橄榄油为主的饮食风格,其饮食结构中富含高单不饱和脂肪酸、膳食纤维和抗氧化营养素)。

（6）限制每天钠盐摄入＜2300mg/d（AHA 推荐＜1500mg/d）。

三、CVD 危险因素管理

（一）肥胖

声明推荐：

（1）对于超重或肥胖患者，应对其生活方式干预，使体重降低 3%～5%，并长期保持。

（2）对于 BMI≥40kg/m² 或 BMI≥35kg/m² 合并肥胖相关并发症两类患者，生活方式干预（伴或不伴药物治疗）无效时，肥胖外科手术可改善其健康状况。

FDA 已批准的减肥药物有胰脂肪酶抑制剂（奥利司他）、5-羟色胺-2c 受体激动剂（氯卡色林）、芬特明托吡酯复方剂等，但其应用时间短且有一定不良反应，目前应用仍有一定局限。而糖尿病患者使用的药物中二甲双胍、普兰林肽、艾塞那肽、利拉鲁肽、钠-糖转运子-2 抑制药对体重有减轻作用。多项研究显示减肥手术不仅减轻体重，还改善血糖水平，并减少 CVD 事件发生。在一个包括 73 个中心共 19 543 名患者经过减肥手术后心血管发生风险的观察研究中，平均随访 57.8 个月，发现体重减轻 54%，而高血压、2 型糖尿病及高血脂分别缓解 63%、73% 和 65%。但减肥手术可能出现微量元素及维生素缺乏（常见有铁、钙、维生素 B_{12}、维生素 D）、吻合口瘘、出血、感染等并发症。选择治疗方案前需评估手术获益与术后短期及长期并发症。

（二）血糖

UKPDS（united kingdom prospective diabetes study）、DCCT（diabetes control and complications trial）研究显示早期强化降糖治疗可降低糖尿病微血管病变、心肌梗死及死亡发生风险，对大血管有保护作用。但 ACCORD（action to control cardiovascular risk in diabetes）研究却因强化降糖治疗导致不良事件发生及死亡率增加而终止。因此，目前的指南及声明提出对于所有糖尿病患者血糖管理应进行合理的个体化管理，以减少微血管及大血管并发症发生。

声明推荐：

（1）对于大多数患者应将糖化血红蛋白控制在 7% 以下，以降低微血管疾病风险，通过控制平均血糖在 8.3～8.9 mmol/L（150～160mg/dl）可实现上述目标。理想情况为空腹血糖及餐前血糖控制在 7.2mmol/L（130mg/dl）以下，同时餐后血糖在 10.0mmol/L（180mg/dl）以下。

（2）对于某些患者（病程短、预期寿命长、无明显

CVD），在不引起显著低血糖或其他不良影响的前提下，应更严格的糖化血红蛋白控制（6.5% 以下）。

（3）存在以下情况的患者应当放宽糖化血红蛋白控制目标（8%），包括严重低血糖、预期寿命较短、晚期并发症、认知功能障碍、多种合并疾病及联合多种措施血糖仍难以达标的患者。

对于降糖药物与心血管风险控制的关系如何呢？Ferrannini 等学者对各种降糖药物对糖尿病 CVD 的影响进行了总结，认为目前没有直接的较强的证据表明不同的降糖药物（包括口服及注射）之间存在 CVD 影响的不同。相对而言，UKPDS 的亚组分析中显示二甲双胍可以降低患者心肌梗死的相对危险度，有助于降低心血管终点事件发生风险。另外 STOP-NIDDM（study to prevent non-insulin-dependent diabetes mellitus）研究表明，α-糖苷酶抑制药可使糖耐量受损者 CVD 事件相对风险降低。PROactive（prospective pioglitazone clinical trial in macrovascular events）研究显示，吡格列酮对于糖尿病患者复合心血管终点事件（包括外周血管事件）发生率无明显影响，且心力衰竭发生率有所增加，但其二级终点事件（心肌梗死、卒中和心血管死亡）降低 16%。GRADE（glycemia reduciton approaches in diabetes：a comparative effectiveness study）研究将比较二甲双胍基础上分别联合 4 类常用降糖药物（磺脲类、DPP-4 抑制药、GLP-1 激动药、胰岛素）的疗效。但迄今为止，除二甲双胍外，尚无可靠证据证实任何一类降糖药物较其他种类药物具有更多心血管益处，仍需要更多高质量的研究探讨降糖药物在 2 型糖尿病患者心血管事件中的作用。因此，在选择降糖药物时，不仅要考虑药物的效果，还要考虑到其安全性、不良反应（如体重增加与低血糖）及药品价格与患者生活质量等因素。

（三）低血糖

低血糖是糖尿病治疗的一个严重而常见的并发症，且与心血管事件及死亡率相关。研究发现低血糖可导致心脏自主神经调节功能改变，使心率加快，收缩压升高，心肌收缩性及心排血量增加。这些作用可能加重闭塞性冠状动脉粥样硬化性心脏病的缺血。低血糖可使 QT 间期延长、心肌去极化异常改变，导致糖尿病患者心律失常及猝死风险增加。另外低血糖可增加炎症因子释放及血液黏稠性而降低血钾水平导致内皮细胞功能、血小板活性损害。以上机制可导致糖尿病 CVD 事件及死亡风险增加。因此，在糖尿病综合管理中，预防低血糖发生是一个非常重要的目标。特别在使用胰岛素及胰岛素促泌剂的患者中尽量避免低血糖的发生。

(四)血压

70%～80% 2 型糖尿病患者合并高血压,而糖尿病患者中血压升高是增加 CVD 风险的主要因素。但近年来多个随机对照研究显示严格控制 2 型糖尿病患者收缩压在 130mmHg 以下,对减少糖尿病患者的 CVD 事件发生并没有实质性优势,并可能导致低血压、晕厥及肾功能损害等不良反应。

声明推荐:

(1)对于大多数糖尿病患者,推荐血压控制在 140/90mmHg 以下。

(2)但对于一些特殊糖尿病人群如年轻患者,在不过度增加治疗负担的前提下,可考虑血压目标在 130/80mmHg 以下。

(3)药物治疗特别对于有慢性肾脏病的患者,应包括一种 ACEI 或 ARB,若其中一类药物不耐受,用另一类替代,但不建议两种药物同时合用。

(五)血脂

2 型糖尿病患者的血脂异常主要表现为低密度脂蛋白胆固醇(LDL-C)、三酰甘油升高,而高密度脂蛋白胆固醇(HDL-C)降低。这与冠心病发生密切相关。目前大量临床研究显示他汀类药物治疗可以降低 2 型糖尿病患者主要冠状动脉事件发生风险。

声明推荐:

(1)对于年龄在 40～75 岁的糖尿病患者,若 LDL-C 水平在 70～189mg/dl(1.81～4.89mmol/L),应接受中等强度他汀治疗(使 LDL-C 平均下降 30%～50%);

(2)对于年龄在 40～75 岁的糖尿病患者,若动脉粥样硬化心血管疾病风险≥7.5%,应接受高强度他汀治疗(使 LDL-C 平均下降大于 50%)。

(3)对于年龄小于 40 岁或大于 75 岁的糖尿病患者,应权衡他汀治疗的利弊。

(4)若空腹三酰甘油＞500mg/dl(5.65mmol/L),须接受贝特类药物治疗,减少胰腺炎的风险。

新近数据不建议在接受他汀治疗的糖尿病患者空腹三酰甘油＞200 mg/dl(2.26mmol/L)时再联合贝特类药物以减低 CVD 风险。ADA 指南明确提出他汀类药物与贝特类或烟酸类药物联合使用对于他汀类药物单独使用对于心血管疾病并没有额外获益,不推荐他汀类药物和贝特或烟酸类药物联合使用。

(六)阿司匹林的使用

是否使用阿司匹林作为 2 型糖尿病患者 CVD 事件的一级预防药物目前仍存在争议。但对已有 CVD 疾病的患者可减少其心血管事件发生的风险,可作为二级预防药物。有研究显示在一级预防人群中,阿司匹林可减少男性患者心肌梗死的发生,而降低女性患者脑卒中发生的风险。但不同研究中发现阿司匹林治疗后心血管事件的减少风险不同,而且存在胃肠道出血的风险。

因此声明推荐,以下患者采用低剂量阿司匹林(75～162mg/d)治疗较合理:

(1)对于无出血高风险且 10 年 CVD 风险≥10% 的患者。

(2)对于 CVD 中等风险(10 年 CVD 风险在 5%～10%)的成人糖尿病患者。

四、肾病和心血管并发症筛查

(一)肾病筛查

对于 2 型糖尿病患者,慢性肾脏病(CKD)非常多见,且与不良健康结局相关。在美国成人糖尿病患者中,糖尿病肾病(DKD)发生率约 34.5%,其中 16.8% 有白蛋白尿(白蛋白/肌酐比≥30mg/g),10.8% 有肾小球滤过率(GFR)受损[估算的 GFR＜60ml/(min·1.73m²)],6.9% 同时合并白蛋白尿及 GFR 受损。伴有 DKD 患者的治疗目标是防止进展为终末期肾病(ESRD),降低心血管事件及死亡风险。

ADA 及国际肾病组织(NKF)推荐所有糖尿病患者在诊断时,同时进行糖尿病肾病的筛查。推荐筛查白蛋白尿(采用即时尿标本的白蛋白/肌酐比率)和估算 GFR(采用血肌酐浓度计算)。伴有尿白蛋白升高(如肌酐≥300mg/g)或肾小球滤过率受损[如 eGFR＜60ml/(min·1.73m²)]可接受肾素－血管紧张素系统抑制药治疗。

(二)亚临床冠状动脉疾病筛查

虽然识别无症状的亚临床冠状动脉疾病或可提供强化生活方式或药物干预的机会,或当处于疾病晚期时,可进行血运重建术。但目前不建议对亚临床冠状动脉疾病的糖尿病患者广泛进行筛查。目前用于无症状性冠状动脉疾病筛查的方法有:静息状态下心电图(ECG)、踝肱指数(ABI)、负荷核素心肌显像(stress MPI)及冠状动脉钙化评分(CAC scoring)。

无症状性冠状动脉疾病患者特异性心电图改变包括病理性 Q 波、左心室肥厚、QRS 延长、ST 段压低和病理性 T 波倒置。AHA 指南提出对于合并高血压或糖尿病的患者进行静息状态下心电图检查预测心血管风险是合理的。

ABI 对于 CVD 风险预测的特异性高达 93%,但敏感性较低,为 16%。这限制了其作为 CVD 疾病筛查指标的应用。AHA 指南提出对于中等风险的无症状性冠状动脉疾病患者利用 ABI 检测预测心血管风险是合理的。

目前研究显示进行或不进行 Stress MPI 检查对心血管事件结局没有明显差异。不建议负荷核素心肌显像作为 2 型糖尿病患者亚临床冠状动脉疾病的常规筛查,尤其是低至中度心血管事件风险的患者。对于高心血管事件风险或有强 CHD 家族史或检查提示明显 CHD 风险(如 CAC 评分≥400)的患者可考虑进行 Stress MPI 检查。

CAC 评分是通过电子束计算机断层扫描(EBCT)对冠状动脉钙化进行定量分析,与 CHD 疾病的发生具有线性关系。根据钙化积分分为低危($<$100)、中危($100\sim400$)及高危(>400)。但目前无明

确证据显示,对亚临床 CAD 患者进行 CAC 评分对临床治疗选择更合理。AHA 指南提出对≥40 岁的无症状性冠状动脉疾病的 2 型糖尿病患者测定 CAC 预测心血管事件风险是合理的。

五、总结

这篇科学声明对 2 型糖尿病患者 CVD 相关危险因素预防及控制做出了更新及推荐,对临床具有重要意义。在治疗成人 2 型糖尿病时,不能盲目以控制血糖为中心,应综合评估患者体重、血压、血脂等因素,做好糖尿病患者 CVD 事件的预防,提高患者生活质量同时减少心血管终点事件发生。

参 考 文 献

[1] Fox CS, Golden SH, Anderson C, et al. Update on Prevention of Cardiovascular Disease in Adults With Type 2 Diabetes Mellitus in Light of Recent Evidence: A Scientific Statement From the American Heart Association and the American Diabetes Association. Circulation, 2015, 132: 691-718.

[2] Heianza Y, Hara S, Arase Y, et al. HbA1c 5 • 7-6 • 4% and impaired fasting plasma glucose for diagnosis of prediabetes and risk of progression to diabetes in Japan(TOPICS 3): a longitudinal cohort study. Lancet, 2011, 378: 147-155.

[3] Look AHEAD Research Group, Wing RR, Bolin P, Brancati FL, et al. Cardiovascular effects of intensive lifestyle intervention in type 2 diabetes. N Engl J Med, 2013, 369: 145-154.

[4] Buchwald H, Estok R, Fahrbach K, et al. Weight and type 2 diabetes after bariatric surgery: systematic review and meta-analysis. Am J Med, 2009, 122: 248-256.e5.

6.与先心病和艾森曼格综合征相关的肺动脉高压

广东省医院心研所　钱明阳

随着先天性心脏病(CHD)患者步入成年,尽管经历过早期的介入或手术治疗,相当一大部分的患者仍会发生肺动脉高压(PAH),因而死亡率也随之增加。由于心脏畸形和手术方式不尽相同,患者往往表现出各种各样的解剖和病理生理特点。这些差异深刻地影响着治疗方案。

肺动脉高压发展到终末期即成为艾森曼格综合征(Eisenmenger syndrome,ES)。它的特点是肺动脉压力升高至接近主动脉压力,出现右向左分流、紫绀和多脏器的受累。在肺动脉高压初期的患者,仅有少量可忽略不计的分流,不致于引起继发性肺动脉高压。部分患者心脏结构存在异常血流通道,经过外科或介入处理后,仍可能出现肺动脉高压。对于这类患者,治疗方面类似特发性肺动脉高压(IPAH)。目前,最具挑战性的是那些心脏结构仍存在异常血流通道而伴有肺动脉高压的患者,表现为典型的左向右分流。对于这种情况,闭合异常血流通道或降肺压治疗的作用仍未确定。虽然不符合典型肺动脉高压的定义,但一些先天性心脏病的患者会继发肺血管病变,并对降肺压治疗有效,比如Fontan术后患者、复杂型先天性心脏病患者或节段性肺动脉高压患者。

一、治疗现状

(一)支持治疗

先心病相关肺动脉高压患者的常规支持处理包括评估病情、加强避孕措施、预防感染性心内膜炎、常规注射疫苗预防流感和肺炎双球菌感染,对出现紫绀的患者,注意是否合并缺铁性贫血。对症治疗于先心病相关肺动脉高压的患者亦有好处,比如有心力衰竭的症状和体征时予利尿治疗。此外,这类患者通常对室上性心动过速无法耐受,因此如有出现则需要积极的处理。患者应避免剧烈运动,尤其是高强度的静态运动。

然而,在患者能耐受的情况下,建议进行常规体力活动。越来越多的数据支持患者在严密监督下进行体力活动训练和康复是有益的。患者若合并有其他适应证如房颤、肺内血栓形成不合并咯血等,均应进行抗凝治疗。然而,最近的一项研究发现,并没有确凿的证据证明抗凝治疗对原发性或继发性肺动脉高压患者有确切的好处。对于艾森曼格综合征患者,抗凝治疗因其降低铁储备而恶化了疾病进程。因此抗凝治疗并不是常规的应用,应当有选择地用于适应证明确的患者。关于夜间氧疗也进行过类似的研究,发现对于艾森曼格综合征患者,氧疗后的血液成分和形态、运动耐量和生活质量各方面均未见明显改变,同样,也不作为常规的治疗建议。

(二)药物治疗

不同于特发性肺动脉高压(IPAH),急性血管反应和钙通道阻滞药(CCB)通常不用于先心病相关肺高压,而以肺高压靶向药物治疗为先心病相关肺动脉高压治疗的主体。目前包括三种药物:①内皮素受体拮抗药(ERAs);②磷酸二酯酶抑制药(PDE-5i);③前列腺素类药物。而其他的药物(如可溶性鸟苷酸环化酶激动药和酪氨酸激酶抑制药)目前正在进行各种临床研究中,它们对于先心病相关肺动脉高压患者的治疗作用尚未体现。

单纯的病理性肺动脉压力升高,并不绝对意味着先心病并发了肺血管病变。反而,肺动脉压力升高可能由于左心房压力的升高(左心房舒张功能障碍和瓣膜性心脏病)或者仅仅提示了大量左向右分流引起的肺血流增多(毛细血管后肺动脉高压)。因此,在开始肺动脉高压的治疗前,肺血管阻力(PVR)和跨肺压力等数据需明确获得。

对于术后出现肺动脉高压或者仅有轻度缺损的少量左向右分流而无法解释肺高压原因的患者,这类患者的病理生理改变近似于特发性肺动脉高压。因此,这些患者应该根据目前肺动脉高压指南接受治疗。

建立治疗方案前需要事先建立一个合适可行的治疗目标。治疗目标的设定根据有创血流动力学参数如心排血量或右心房压,心功能参数如6min步行距离或心脏影像学分析的右心室功能,神经激素水平等进行选择。然而,合适的治疗目标如何进行设计,这类患者尚未建立列队研究,这一点不同于特发性肺动脉高压和其他类型的肺高压。尤其是合并有唐氏综合征的患者。如果单药治疗不足引起反应,应当考虑逐步升级治疗方案,多药联合治疗。

艾森曼格综合征引起了多个脏器和系统的改变,导致各种并发症。一直以来其主要的治疗目标是改善症状。一项多中心的双盲随机对照试验表明,经 16 周的波生坦治疗,患者 6min 步行距离和血流动力学明显改善。随后,一项大样本量的观察研究证实了这些结果,提示了中长期治疗后心功能和血氧饱和度的明显改善。因此到目前为止,在艾森曼格综合征的靶向药物治疗中,波生坦拥有最有利的证据支持。此外,最近的两项研究提出了 PAH 靶向治疗对艾森曼格患者的长远期影响,证明了心功能和 6min 步行距离的持续改善。因此,目前的指南推荐对艾森曼格综合征、NYHA 心功能分级Ⅲ的患者使用波生坦进行治疗(Ⅰb 类推荐)。越来越多的证据支持磷酸二酯酶抑制药(PDE-i)对治疗艾森曼格综合征的作用,而相比波生坦,指南的推荐只有ⅡAC 级。Zhang 等进行了一项观察研究,对 168 名艾森曼格综合征的患者进行为期 1 年的西地那非治疗。研究表明,经过治疗后患者的肺血流动力学和症状得到了显著改善(包括肺血管阻力和平均肺动脉压力),同时外周血氧饱和度和 6min 步行距离也有所改善。Mukhopadhyay 等报道了 116 名艾森曼格综合征的患者,予磷酸二酯酶抑制药(PDE-i)-他达那非 12 周的治疗,能够降低肺血管阻力、平均肺动脉压力及增加外周血氧饱和度。

相比之下,联合治疗对艾森曼格综合征患者的疗效,目前的临床数据仍然有限。有前瞻性的随机双盲试验,对 21 名艾森曼格综合征患者使用西地那非和波生坦联合治疗,结果提示其运动耐量无明显改善。但又有两项观察研究显示艾森曼格综合征患者在单药治疗失败后予联合治疗,其运动耐量和血流动力学明显改善。此外,尽早开始靶向药物治疗(如在患者的 NYHA 心功能分级Ⅱ级的时候)或许对艾森曼格综合征和特发性肺动脉高压的患者有长期的益处。Macitentan 是一种 ERA(内皮素受体拮抗药)新药,它对于艾森曼格综合征患者的疗效目前正在进行着临床试验中,其中也包括了 NYHAⅡ级的患者,也许能为此类艾森曼格综合征患者的早期药物治疗提供更多的信息。

越来越多新的证据表明,肺高压靶向药物治疗能够提高艾森曼格综合征患者的远期存活率。Dimopoulos 等对艾森曼格综合征患者有无接受靶向药物治疗分别进行生存预期评估的回顾性分析。在一组 229 例的研究中,他们发现,即使是基础态基线调整的患者,经过治疗的患者与未经治疗相比,有更好的生存预期。这些研究结果有待进一步临床试验确认,但最近有项小研究,针对西地那非对艾森曼格综合征患者的影响,支持了上述结果。

二、左向右分流型先心病相关肺动脉高压(PAH)

关闭左向右分流缺损对于存在明显肺血管病变的患者是禁忌征。实际上,异常血流通道关闭后发生肺动脉高压,相比先天性心脏病继发肺动脉高压,有着更差的预后。

因此,伴有明显肺动脉高压的先心病患者,对其心脏畸形是否必要进行矫治,需要引起相当的重视。然而,血流动力学处于临界状态和轻中度肺血管病变的患者,至今仍是定义不明的亚群,因而手术的适应证标准尚未建立。

根据目前欧洲成人先心病诊疗指南,建议是以 Qp/Qs >1.5 和肺血管阻力(PVR)<5wood,作为血流动力学改变的上限参考,可行房间隔或室间隔缺损的手术治疗,据此严重的肺动脉高压或艾森曼格综合征的患者已然失去手术指征。然而,指南中还指出了一个"临界状态",即肺动脉压力或肺血管阻力升高但小于 2/3 的体循环压力,包括患者基础态、急性血管扩张试验后,和肺高压靶向药物治疗后。

这部分位于"临界状态"患者,对其左向右分流心脏缺损进行矫治,兼有赞成与反对的观点。然而值得注意的是,最新来自第五次世界肺动脉高压研讨会议的建议,则持更为谨慎的态度,并不提倡对肺血管阻力(PVR)> 4.6Wood 的肺高压患者采取闭合缺损的根治治疗。最近的一项回顾性研究,评估缺损矫治后患者出现持续性肺动脉高压的血流动力学改变。所有患者基础状态的平均肺动脉压力(PAP)≥25mmHg、95% 的患者经体表面积矫正后肺血管阻力 ≥6 Wood×m²。结果显示,基础态肺血管阻力 ≥5Wood、经体表面积矫正后肺血管阻力 ≥6 Wood×m²,和肺体循环阻力比值 ≥0.33,是在分流缺损矫治后发生肺动脉高压的患者最常见特征。

目前临界态肺动脉高压的治疗,尚未能建立其治疗有效、逆转进程的标志,更缺乏循证医学支持的手术方案指导。对于不同患者治疗方案抉择,需要建立在细致的临床和血流动力学评估上。

三、特殊情况的肺动脉高压

(一)妊娠与避孕

有一项系统回顾,对不同程度的肺高压患者妊娠后的结果进行研究,显示了特发性肺动脉高压的患者有17%的死亡率,先心病相关肺高压的患者有28%的死亡率,尤其是采取了全身麻醉的患母,死亡风险增加了4倍(OR 4.37,$P = 0.02$)。

因此,应当建议患者避免妊娠,而且终止妊娠带来的风险十分巨大。先心病相关肺动脉高压的妊娠妇女需要多学科联合进行治疗。关键的问题是评估病情风险,以及患者由决定是否终止妊娠。一般来说,并发症的风险与疾病的复杂程度相关。然而,如果患者决定了继续妊娠,则应当在各方面都做到仔细地随访评估,以减少并发症,包括肺高压的评估、先心病病情、麻醉评估及监护。内皮素受体抑制剂和华法林因其胎儿毒性必须停药。磷酸二酯酶抑制药、前列腺素和低分子肝素应当根据病情考虑。一氧化氮吸入治疗可用于肺高压危象,尤其是对围生期的患者。

在患者早期开始接受波生坦治疗时,考虑到波生坦与黄体酮之间的互动作用,应当建议患者采取双重避孕措施。含雌激素的物质应避免接触,因其会增加血栓形成的风险。宫内节育器虽是有效,但却存在增加感染和心内膜炎的风险。适当的产前咨询,包括心理支持和安慰,应当视为先心病相关肺高压的育龄期妇女常规治疗的一部分。

(二)唐氏综合征

有40%~60%的唐氏综合征患者会并发先天性心脏病,其中房室间隔缺损是最常的,占了30%~50%。即使罹患的先心病类型相同,唐氏综合征患儿较正常患儿会更早出现肺血管病变,这可能是因为其固有的肺血管内皮功能障碍,但也可能是由于反复的肺部感染、牙槽骨密度降低或巨舌症引起的慢性上呼吸道梗阻。

目前近乎没有临床数据和临床随机试验,支持对先心病相关肺高压的唐氏综合征患者进行靶向药物治疗。近期发表的两篇论文均研究同一患者群体,提出口服波生坦治疗在先心病相关肺动脉高压的唐氏综合征患者中是安全且耐受性良好的,但治疗后患者生活质量无明显改善,然而,6min步行试验的结果(6MWT)却与之相互矛盾。此外,因大多数唐氏患者的依从性较差,6min步行试验的可信度有诸多争议,6min步行距离更多取决于患者的智力程度,而不是其心肺功能。

D'Alto等最近研究了先心病相关肺高压的唐氏综合征患者口服波生坦的安全性和长期疗效。作者观察到为期12个月的口服波生坦治疗不仅安全,而且能够提高运动耐量和改善肺血流动力学,无论患者是否为唐氏综合征。然而,仍有许多尚未解决的问题,如伦理问题、6min步行试验的可信度、生活质量问卷调查的可靠性、有创检查的风险如全身麻醉、插管等,使得对唐氏综合征患者的评估变得更为复杂与困难。

(三)节段性肺动脉高压

一些复杂型先心病的患者,比如主动脉共干伴左右肺动脉狭窄,肺灌注不均,出现局部高灌注而其他组织低灌注。在这些情况下,肺血管疾病可能只涉及局部而非整个肺血管,导致节段性肺动脉高压(即肺血管疾病涉及单个肺或肺的局部组织)。此外,节段性肺动脉狭窄和主肺动脉侧支循环(MAPCAs)形成,常见于肺动脉闭锁的患者中,导致节段性肺动脉高压。这会影响大部分肺组织,即由侧枝循环供应的高灌注区域,导致紫绀和运动耐量下降。

主肺动脉侧支循环形成的患者出现低氧血症,需要具有丰富临床经验和专业知识的临床医生进行评估,判断是因节段性肺动脉高压引起,还是因侧支循环灌注不足、侧支循环狭窄或血栓形成、分流持续存在等原因导致的灌注下降。重度紫绀、呼吸困难和心脏彩超提示侧支循环血流速度减慢,应高度怀疑节段性肺动脉高压。而节段性肺动脉高压的确诊只能通过心导管检查,最好在有经验的医疗机构进行。

现在,有少量的临床研究初期的数据支持对节段性PAH的患者采取靶向药物治疗。最近,一个小型的回顾性病例分析,研究7例肺动脉闭锁的患者予口服波生坦治疗,结果提示节段性肺高压的患者治疗后其心功能和运动耐量明显改善。未来需要更大的前瞻性研究,以证实节段性肺动脉高压患者进行肺高压靶向药物治疗的安全性和疗效。

(四)Fontan循环

Fontan循环,即心房或腔静脉与肺动脉相连,它通过创建一个不经过心室的右心循环,用于单心室的姑息治疗。保持较低的肺动脉压力和肺血管阻力,使得血流顺行流入肺血管而不引起中心静脉压力的显著上升,对于建立Fontan循环的患者至关重要。甚至肺动脉压力、肺血管阻力或左心房压力的轻度上升,都会引起Fontan循环的衰竭,引起充血性心力衰竭、腹水、蛋白丢失性肠病、低心排综合征、心律失常甚至死亡。不幸的是,对于建立Fontan循环的成人患者,即使肺动脉压力和跨肺压差不高,其肺血管阻力通常较高,这是因为肺血流量较低的缘故。因为肺血管阻力是循环输出量的主要决定因素,影响了Fontan循环患者的远期预后。

尽管Fontan患者通常不满足肺动脉高压的诊断标准,降肺压药物理论上能减少肺血管阻力,因而是一个可行的选择。有初期的临床证据支持Fontan循环的患者口服西地那非有一定的临床疗效,但也有两项随机对照试验未能证实肺高压靶向药物治疗能够增加患者的活动耐量。因此,目前尚缺乏足够的证据表明肺高压的治疗有利于逆转Fontan循环患者的循环衰竭。

先心病的诊断技术和内外科治疗的进展,使得越来越多的先心病患者能够存活至成年。先心病最好是能够在疾病早期进行闭合缺损,预防肺高压的发生。在先心病患者中,发生肺动脉高压尤其是艾森曼格综合征的患者,其并发症的发生率和死亡率增加。有越来越多的证据表明,肺高压的靶向药物治疗有利于先心病相关肺高压的患者。特殊情况的肺动脉高压则有不同的处理原则。

妊娠是先心病相关肺高压患者的高危因素。作为先心病相关肺动脉高压诊疗管理的重要方面,做好患者宣教、建议加强避孕、避免妊娠在治疗的早期即应当重视。唐氏综合征患者是先心病相关肺高压的高发人群,但一直以来对这个群体的治疗并不是特别理想。目前仍需要进一步临床研究进行支持。对于存在心脏缺损或心外分流,以及血流动力学位于临界状态的患者,目前尚无循证医学支持的治疗方案指导手术适应证。治疗方案的抉择,需要建立在对患者个体细致的临床和血流动力学评估上。肺高压靶向药物治疗对于节段性肺动脉高压或Fontan循环患者的疗效尚未确定,缺乏足够的临床证据。

总的来说,在先心病相关肺动脉高压这个领域的诊疗方面,在过去的20年里已经取得了巨大的进步,患者的生存率和生活质量得到明显改善。然而,它依然是危及生命的定时炸弹,需要进一步的临床研究及各个心脏专科中心之间的密切合作,方能有突破性进展,以帮助这群年轻患者得以圆满完成他们生存的使命。

参 考 文 献

[1] Moons P,Bovijn L,Budts W,et al.Temporal trends in survival to adulthood among patients born with congenital heart disease from 1970 to 1992 in Belgium. Circulation 2010;122:2264-2272.

[2] Engelfriet PM,Duffels MG,Möller T,et al.Pulmonary arterial hypertension in adults born with a heart septal defect:the Euro Heart Survey on adult congenital heart disease.Heart 2007;93:682-687.

[3] Galiè N,Hoeper MM,Humbert M,et al.ESC Committee for Practice Guidelines(CPG).Guidelines for the diagnosis and treatment of pulmonary hypertension:the Task Force for the Diagnosis and Treatment of Pulmonary Hypertension of the European Society of Cardiology(ESC)and the European Respiratory Society(ERS),endorsed by the International Society of Heart and Lung Transplantation(ISHLT).Eur Heart J 2009;30:2493-2537.

[4] Diller GP,Gatzoulis MA.Pulmonary vascular disease in adults with congenital heart disease.Circulation 2007;115:1039-1050.

7. ACC/AHA/STS 关于临床注册研究和质量评估标准的科学共识

广东省心血管病研究所 广东省人民医院 广东省医学科学院

李 河 邓木兰 江夏杏 陈寄梅 郑少忆 庄 建

在过去数十年里,医学发展有着很多实质性的变革,其中两个并行发展显得尤为突出:①临床注册研究的增加,使得人们能够更好地理解"真实世界"医疗环境中,临床医疗措施与其结局的关系。②越来越强调改善与评估医疗服务质量和效率的重要性。由 ACC/AHA/STS(American College of Cardiology/American Heart Association/Society of Thoracic Surgeons)就临床注册研究和质量评估标准提出科学共识,对进一步理解心血管疾病防治过程中临床注册研究和质量评估标准问题有重要参考意义。

一、理解临床注册研究

临床注册研究可以看作是一个数据库,其聚焦于一定医疗条件、临床医疗过程、疾病治疗方法、患者群体的观测资料。临床注册研究数据收集是一个系统性工程,是基于特定的科研设计计划书而实施的。在临床注册研究中,疾病治疗方案常常没有被限定(这一点正好与临床随机对照试验相反)。临床注册研究可以有广泛的病人入选标准(但排除标准不会多)。

临床注册研究可以定义为:"一个用来收集、存储、检索、分析、传播特定个体信息的系统",这些个体是指:患有某特定疾病,或存在与发生健康相关事件有关因素(如危险因素:不健康行为),或暴露于已知的或被怀疑能够导致不良健康效应的化学物质(如环境危险因素:空气污染、食品污染)。临床注册研究的工作重点是在大规模(大样本)、有代表性的患者群体中,能够捕获反映"真实临床实践"的大数据。高质量科研设计(包括专业设计、统计设计)与良好执行的临床注册研究能够对病人个体特征、病人群体特征、医疗护理模式、医疗质量、临床结局、安全性、有效性都能够有较深刻的理解。

临床注册研究在评估临床医疗措施的适宜性程度方面也发挥着越来越重要的作用,例如:①进行评估临床医疗措施的适宜性分析和所提供的临床医疗措施差异性分析;②可以将其作为公共卫生监测系统的一部分;③用于评估临床医疗措施质量改进有效性

方法之一;④用于评估影响病人预后和影响病人生命质量的因素分析;⑤用于评估医疗保健措施的有效性和安全性;⑥改善不同疾病(包括许多心血管疾病)的临床结局。临床注册研究能够为病人的临床医疗决策提供重要信息,还可为"高效用成本支付"和激励性政策制定起到促进作用。

临床注册研究通常是观察性研究的而非干预性研究,在设计上可以是前瞻性的或回顾性的。临床注册研究可以根据注册病人的特征进行分类,例如:①病人治疗过程、临床医疗措施、或有相同遭遇的患者;②有特定疾病的患者;③按照人口统计学特征被划分到同一组别的患者,这些人口统计学特征包括(但不仅仅限于)种族、年龄和性别。临床注册研究也可按照其功能进行分类:如是否用于质量评估,是否提供能够反馈给临床医生的信息从而改进医疗服务质量。

临床注册研究常常需要有众多实体(单位)来共同合作进行研发(设计、执行、完成),这些实体包括专业协会、研究人员、研究财团、非营利组织、政府机构(如美国国家卫生研究院)和产业部门。临床注册研究有明确的研究目的、数据收集方法。数据收集是按照标准化、统一的研究方案执行的,需要收集到严格符合研究设计方案的数据。过去有一些临床注册研究直接从电子健康档案中提取数据,如美国国家心血管病注册研究(the National Cardiovascular Data Registry's,NCDR's)的 PINNACLE 研究和 TGA 研究(The Guideline Advantage);而在临床注册研究中心,医疗服务记录与其所提供的数据,取决于当时完成临床医学诊疗过程中病人所出现的症状、体征和医生的临床判断,而不是按照统一的科研设计计划书(包括专业设计、统计设计)来进行数据收集的。

临床注册研究系统可以是动态的,借助一些临床注册研究系统,通过对疾病治疗过程和病人结局的及时反馈,来制定出有利于医疗质量改进的干预措施,从而调整临床注册研究系统参加者(包括医生和病人)的行为。如进行心血管疾病临床注册研究,可以追踪病人个体的病史记录,有利于临床服务质量的改

善。如美国纳税人救济法案(2012年)要求供应商通过参与合格的临床注册研究,来达到医生质量报告系统(physician quality reporting system,PQRS)的要求;这项立法还要求政府问责局(Government Accountability Office,GAO)对有潜在夸大事实可能性的临床注册研究进行审查。

二、临床注册研究的作用

在研究开发最佳临床治疗规范过程中,临床注册研究是一个基本手段。临床注册研究可以对临床医疗过程的结果进行评估,给医生提供可操作性的反馈建议,以便能够改善医疗质量和病人结局。这些工作囊括了病人护理、疾病防治研究和医学教学领域,还涉及了医疗质量改进领域。临床注册研究中心可作为评价临床医学方案的有效性和安全性的研究平台。如美国国立卫生研究院资助的研究 ASCERT(ACC-STS collaboration on the comparative effectiveness of revascularization strategies)。

目前在评价医疗措施效果时,随机对照试验被认为是有效的研究方法,但进行随机对照试验费用昂贵,研究对象招募受限,有时候会影响研究结果的普适性。近期研究发现采用临床注册研究可以作为实效临床试验研究的平台,它可以实现双重目标(降低试验研究成本和增加研究结果普适性)。正确地收集临床医学实践数据,要求有标准化的临床医学术语变量和统一的变量量化标准,需要根据患者实际情况来收集横向数据、收集纵向数据。

一个理想的临床注册研究会具有上述特性,它作为一种随访追踪临床医学实践结果的方法,可以为各专科间进行合作、医疗机构间进行合作提供可能性。临床注册研究可以以区域、国家、乃至国际的综合数据为基准,可为研究者提供有关临床医学实践中患者本身的结局信息(指标、变量),有时还可以获得及时的信息反馈。然而临床注册研究最终目标不只是只获得这些指标数据,而是用来改善医疗质量和病人临床结局。众多医学专业委员会已建议将临床注册研究结果,用于制定标准化的临床医学实践"质量评估体系"的重要参考依据。遵从和公开报道临床注册研究制定的标准,可能会提高整体医疗环境的医疗质量。

三、临床注册研究和电子健康档案

良好的临床注册研究可以从日常临床医疗实践中收集有关信息数据,也可以将这些信息数据反馈给临床医生。有人认为,在现实生活中电子健康档案数据最终可能会取代临床注册研究数据,成为临床医学实践信息数据的第一来源。然而,电子健康档案和临床注册研究所要解决的关键性问题不同,标志着他们在证据形成、结果报告和医疗质量改善中的作用不同。通常情况下临床注册研究的管理方式具有多样性:如主要由临床医学研究员执行的临床注册研究,通常是由调查员(常常由临床医学研究员出资雇佣)具体管理进行的;由某产业公司资助的临床注册研究通常是由出资公司控制的;而由专业学会主持的临床注册研究是受某一特定协会成员掌控的。

目前联合资助方式也日显增多,如 STS/ACC TVT 临床注册研究(Transcatheter Valve Therapy Registry)。临床注册研究数据管理规范规定,临床注册研究数据需要由经培训合格的数据采集员,负责数据采集、数据录入(录入到特定的临床注册研究数据库)。数据采集员需要按照特定研究设计计划书,从病人临床过程记录中采集数据,并将这些数据以临床注册研究病例报告形式,录入临床注册研究数据库系统。如此可以保证临床注册研究能够获得可靠性高的有效数据。

然而,临床电子健康档案数据来源于病人医疗护理过程,是由临床医生和护士收集的,但是这些医生、护士在临床医护过程中,可能没有严格按照标准化的数据指标(变量)定义,来记录病人的医疗过程。当这些变量定义(数据结构)缺乏标准化时,可能增加以下工作开展的难度:①来源于不同提供者之间的电子健康档案数据比较和合并时存在难度;②使用电子健康档案数据进行国内外的比较或解读时存在难度。尽管有关各方一直致力于促进电子健康档案数据尽可能具有共同数据结构模块,但到目前为止,这些共同数据结构模块还处于研究开发中、没有得到实际应用。

临床注册研究应该有操作性良好的"标准管理流程"来保证数据质量。例如,由 STS 国家数据库、GWTG(Get With The Guidelines)注册研究、NCDR 研究执行的管理流程,都包括了对数据采集者和数据审查者进行经常性培训及考核的内容。如 STS 国家数据库中心和第三方有资质组织签订合同,每年从数据采集者和数据审查者中随机抽取10%来进行数据质量稽查。如在2013年有近100,000个数据单位被稽查,其数据总体准确率达到96.6%。临床注册研究应该致力保持数据高质量,从而保证数据收集的可靠性。相比而言,电子健康档案数据通常不接受上述那样的正式稽查。电子健康档案数据的质量控制,通常是通过事后比较方式"数据清理"和质量评估来进行的,它将可能存在错误的数据在进一步分析之前剔除。

四、处于电子健康档案时代的临床注册研究

尽管电子健康档案数据和电子健康档案衍生数据在持续增长,但是临床注册研究在评价临床医疗措施的有效性和安全性方面,仍将继续扮演越来越重要的角色,它将成为临床医学疗效评估及效果比较研究的重要基础。研究表明使用电子健康档案数据作为质量监控参考时应当谨慎。有一些研究表明采用电子健康档案数据并没有使医疗质量得到改善;相比之下临床注册研究具有很好的证据效力。临床注册研究数据可以评价临床医疗质量改善的有效性,评估影响预后和生活质量的影响因素,评估临床医疗措施的有效性和安全性,对于改善心脏病、中风和其他疾病的临床结局有帮助。因此,临床注册研究对于测量和改善临床医学措施是十分重要和有效的方法。

目前,虽然临床注册研究正努力进行病人长期随访,但是许多临床注册研究在病人发生初始目标事件后,只能够对病人随访很短时间,如在REACH(Reduction of Atherothrombosis for Continued Health Registry)、TGA和PINNACLE通常都发生过这种情况。而电子健康档案数据有助于病人的长期随访和有利于记录非临床结局的发生。在未来,临床注册研究可能成为多中心随机临床试验的平台。临床注册研究中心也可能成为联系临床医护数据、保险业数据、电子健康档案数据、患者提供数据(如症状、个人健康状况、个案陈述数据)的数据网络中心。这将增大临床注册研究在进行临床医疗措施疗效比较研究、安全监测研究、临床医学质量改进几方面的功能,同时源于临床注册研究的绩效评估将会给临床医生提供更有意义的信息反馈。

五、临床注册研究和质量评估标准

临床注册研究在收集病人数据过程中必须遵守病人隐私权和知情同意制度,就此临床注册研究管理者必须与数据库管理者、数据分析者和那些有可能在特定情况下分享数据的第三方签订合同。临床注册研究中心的日常运营也需要受有关人员的监督,如监管一系列复杂的数据库功能,包括数据规范、数据安全、隐私保护、数据质量。

如果人们认为临床注册研究是一个可靠性较高的临床医学数据来源,那么临床注册研究和质量评估标准就会存在密切关系。在过去的质量评估标准常

由ACC/AHA的质量评估工作组来开发,通常质量评估的执行是由临床注册研究中心协助完成的,如PINNACLE研究和TGA研究。在专业机构内,临床注册研究和质量评估标准的关系正在得到逐步发展。一些质量评估工作小组成员具有方法学的专业知识(如医学统计学),统计学专家、数据分析专家、临床医生需要确保临床注册研究计划书的科学性、合理性、可操作性。

六、临床注册研究和质量评估标准一体化进程中的挑战

要在临床注册研究数据基础上开发最优的质量评估标准系统,有关专业协会首先要克服的障碍是,要完成和维护临床注册研究数据系统;这需要专职的全职工作人员、软件开发供应商、数据库管理者和统计分析人员。此外临床注册研究通常也需要依靠一批志愿者医生带领,志愿者医生负责指导临床注册研究数据收集和数据结构定期维护,监督临床注册研究的具体运营。对于临床注册研究中心而言,政府或商业支持也显得很重要。今后随着有关各方参与程度的增加,临床注册研究中心的运作可以逐渐得到自给自足的程度。

对于如何进一步促进临床注册研究的发展和质量评估标准的发展,会面临许多具体实际问题。如在心血管疾病内科和外科手术方面,各注册研究中心之间也没有开发出标准化数据结构标准。如此缺乏标准化定义的数据结构,可能导致偏倚与混杂的发生。如术后肾衰竭问题可能出现在接受心脏手术的患者中,也可能出现在接受神经外科手术或矫形手术的患者中。缺乏标准化数据结构还可能导致如下问题:原计划重点针对特定疾病的临床注册研究,却需要被动地链接哪些非特定疾病、囊括大多数病人的注册系统(来补充数据),从而缺乏被广泛认可的数据质量标准。

在临床注册研究过程中,在收集病人资料信息和疾病自然结局等数据过程中,所经历时间长短将是另一问题。目前,大多数临床注册研究是在病人住院或出院后30d内完成数据收集的,但有时需要更长时间(远期)的病人结局信息(如生存状况、疾病晚期并发症、再次入院情况)、疾病经济负担数据。对于临床注册研究,收集这些数据有时存在很大困难或需费用昂贵,但这些数据通常也可以通过连接到其他健康信息数据库获得,如可以从政府或行业数据库来获得信息资源,可以将居民电子健康档案数据整合到临床注册研究,从电子健康档案中提取数据。

随着医院使用电子健康档案的增多,自动从电子健康档案中提取数据信息可能成为主要的临床注册研究数据收集方法,以便减少再次人工录入数据的过程。一些数据,如实验室检测结果、日期时间数据、人口统计学特征数据,是可以通过自动数据提取来完成的。然而,从电子健康档案中提取更多更详细的数据信息,需要数据管理人员相互合作,确保从电子健康档案收集的数据信息能够满足临床注册研究的严格要求。

当前临床注册研究在收集患者症状信息过程中,往往难以直接从病人身上进行一手信息数据收集,也难以使用标准化的测量工具或方法进行数据收集。

所以临床注册研究中心必须做出相应调整,要收集以病人为中心的临床注册研究数据。目前电子工具的发展对于实现"数据收集标准化"大有帮助。临床注册研究通常以横断面调查方式进行的,如住院期间或30d内收集病人临床结局信息(并发症发生、死亡信息)。但是调查了解病人远期临床结局的价值应该更为重要。由临床注册研究收集的纵向性结果数据,有助于将传统数据库与保险索赔信息、门诊医疗信息链接在一起。此外,大型临床注册研究中心的数据可以为开发和验证统计学模型提供足够大的样本量数据信息。

参 考 文 献

[1] American College of Cardiology. Hospital registries. Available at：http://cvquality.acc.org/en/NCDR-Home/Registries/Hospital-Registries.aspx. Accessed November 6,2014.

[2] American College of Cardiology. National Cardiovascular Data Registry. Available at：https://www.ncdr.com/webncdr.Accessed December 24,2013.

[3] The Society of Thoracic Surgeons.STS National Database.Available at：http://www.sts.org/nationaldatabase.Accessed December 8,2014.

[4] The Society of Thoracic Surgeons and American College of Cardiology. STS/ACC TVT Registry. Available at：https://www.ncdr.com/tvt/Home/Default.aspx.Accessed December 8,2014.

8.心血管疾病之替代终点:现状及挑战

佛山市顺德区第一人民医院　胡允兆　黄伟俊　黄裕立

随着循证医学时代的到来,临床医疗模式由以经验为基础转变为以证据为基础。由于临床试验严格遵循随机化、双盲、对照等原则,其结果最为客观、可靠。在临床干预疗效评价上,替代终点已成为目前国际医学界的一个研究热点。由于替代终点检测相对便宜及便捷,医务工作者无论是在临床或科研实践中都会自觉或不自觉地使用其来评价干预措施的疗效。但是替代终点在临床及科研试验中的运用并非简单,因此,我们在临床试验中应用替代终点时,除了看到替代终点的优势,更应该正确并客观认识替代终点的局限性。本文将以替代终点在心血管疾病临床试验的实际应用情况、局限性及其形成条件等方面作一综述。

一、替代终点的定义及相关概念

早在 1989 年,生物统计学家已经开始尝试使用生物参数去"替代"研究某种疾病的特定治疗方式所产生的临床终点。关于临床终点相关生物指标参数的描述中,美国国立卫生研究院(NIH)工作组推荐的定义得到了广泛应用,具体如下:①生物标志物,能够客观测量和评估机体对治疗措施的正常生物学、致病的反应过程及药物疗效的生化指标;②临床终点,能够反映患者感觉、功能状态或生存情况的指标或变量;③替代终点,能够替代临床终点并对临床获益或受害或两者情况进行预测的生物标志物。

替代终点的运用在研究慢性疾病的进展是极具吸引力的,比如低密度脂蛋白(low density lipoprotein,LDL)作为动脉粥样硬化性疾病的替代终点而受到广泛研究。然而,替代终点并不是真正的临床结局,如果不经过严格的效度评价,往往产生偏倚。而研究者普遍认可的效度评价标准如下:①方便获得。尽管替代终点能够容易评价相应的临床终点,但其最重要的特点是可频繁测量,即比临床终点运用的机会更多更易获得;②邻近因果关系及特异性,即替代终点与临床终点在流行病学研究中能体现出定量及定性的因果关系;③临床效果及敏感度的预估性,即基于临床事件的减少从而对临床获益情况估计的效果。然而,需要注意的是,目前常用的替代终点极少满足严格的效度评价条件。

二、替代终点在心血管临床试验中应用情况

目前替代终点除了常见的血液生化指标,也包括体格检查、血流动力学、影像学等检查指标。由于疾病的复杂性(多因果通道)和治疗的复杂性(多重作用),干预和疗效的因果关联推断显得非常复杂,以致多年来在临床疗效评价指标的选择上似乎总处于难以抉择的境地。根据 Weintraub WS 的研究总结,在心血管疾病领域相对认可的替代终点主要集中在以下几方面:高血压、脂代谢紊乱、冠状动脉疾病、急性冠状动脉综合征、心力衰竭及心电图异常。

血压水平是高血压病治疗中最常用替代终点,而不同的降压方法都可以减少临床终点事件的发生,特别是脑卒中。然而,这种关系并非直接对应的。比如,对于大于 60 岁高血压患者血压可降至低于 150/90mmHg,而 30～59 岁其舒张压则可低于 90mmHg 可获益;但是目前并无足够证据推荐对于年龄小于 60 岁患者的收缩压或小于 30 岁患者的舒张压的降压目标值,因为血压过低可能会增加脑卒中或死亡率。另外,即使降压的目标值相似,不同的药物干预也会对临床终点(如死亡率和脑卒中)有不同的影响。最近美国国立卫生院(NIH)宣布其参与资助的大型随机对照研究——"收缩期血压干预试验"(systolic blood pressure intervention trial,SPRINT)因为强化降压组获益显著而提前结束,提示临床终点对替代终点评估值的反馈及修正作用。所以,尽管血压是目前认可的替代终点,但并不能完全预测及评估在不同人群及不同药物干预作用下的临床终点。

LDL 是目前脂质检测中最有用的替代终点,众多的他汀类药物临床试验亦证实降低 LDL 可减少心血管事件的发生。尽管他汀类能够显著降低 LDL 水平,但发生心血管事件的风险仍存在。研究提示高密度脂蛋白是一个具有潜力的替代指标,但是对于使用提升高密度脂蛋白的药物是否能够改善心血管事件的风险,目前仍未有定论。糖尿病与心血管事件息息相关,糖化血红蛋白和血糖是糖尿病心血管事件良好

的替代终点,而近期临床研究发现 DDP-4 抑制药或改善生活方式均可降低两者水平,但在减少心血管事件风险上并未有明显优势。上述替代终点均为可溶性指标,由于疾病的复杂性,多数仅仅能评估临床终点的部分情况,对于其他潜在的临床干预的不良效果或疾病的发展机制仍需影像学等其他方面的指标一起评估。如血管造影检查可作为评估冠心病患者心血管事件发生率及冠状动脉介入治疗术后患者靶血管再狭窄非常适合的替代终点;在急性心力衰竭患者中,目前研究仍未有足够的证据支持利尿钠肽作为替代终点,而发现左心室内径和左心室射血分数或许可作为潜在的良好替代终点。目前影像学已经关注于动脉粥样硬化中动脉重塑量化评估,冠状脉血管内彩超(coronary intravascular ultrasound,IVUS)及颈动脉内中膜厚度测量(carotid intima-media thickness,CIMT)也被证明在评估药物对动脉斑块的改变具有高敏感性及高特异性,而可溶性替代终点(LDL、糖化血红蛋白等)在这方面则稍逊色。

以上例子表明尽管替代终点具有应用方便,且能降低临床试验成本等优点,但同时也增加了风险和不确定性。最典型的例子是 Echt DS 等进行的评价心肌梗死后伴室性早搏患者的远期治疗效果,结果显示,恩卡胺与氟卡胺的治疗不仅没有减少事件发生率,反而使死亡率明显升高。回顾性分析表明,该试验正因为不恰当地选择了心律失常作为该类患者预后试验的替代指标,故导致了结论错误。

三、替代终点的局限性

目前替代终点广泛用于心血管病临床试验,有效的替代终点可以作为Ⅰ～Ⅱ期临床试验的评估和比较治疗的主要结局指标,同时可以预测Ⅲ期临床试验治疗效果,从而避免进行大型试验去直接评估临床干预的效果。然而并非所有的替代终点都能发挥很好的效果,有部分则可能起到相反的作用。其原因如下。

1.因果关系及其潜在的不确定性　一个真正的替代终点必须和临床终点存在明确的因果关系。比如降低 LDL 可以减少斑块上的脂质,从而降低斑块的易损性,因此减少心血管事件。而建立因果关系要求对疾病发生的病理生理有深刻的理解及认识,如果只是简单的相关关系,那么替代终点与临床终点最终会混淆不清。在 Echt DS 等的实验中,由于左心室功能障碍可引起室性早搏及增加死亡率,而抗心律失常药可减少室性早搏,但对左心室功能无改善作用,所以选择室性早搏作为替代终点,恩卡胺与氟卡胺的治

疗不仅没有减少事件发生率,反而增加了死亡率。一个真正的替代终点在临床终点发生之前肯定有所变化,但并不能因此认为存在因果关系;替代终点不一定是基于临床终点的最根本原因,但必须是在这条因果关系线上的。Weintraub W.S 等也提出关于潜在替代终点与临床终点的 7 种因果关系模型,而其中只有一种是正确可靠的(图 1),即在替代终点与临床终点因果关系线上,临床干预必定是在两者之前出现且对两者均有干预效果。比如先进行降压药物治疗,然后才有血压的下降及随后的心血管事件的减少。

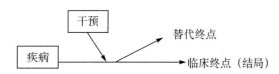

图 1　理想的替代终点在疾病与真正的临床终点因果关系

2.临床终点的多因性及评价指标　对于罕见疾病,特别是需要长时间随访的临床试验,替代终点的存在使临床试验显得尤为便捷及花费更少。尽管如此,由于临床终点常常并非单一的病因造成,替代终点往往并不能完全解释干预措施对临床终点的效果。比如,他汀类药物可减少 LDL,随后降低心血管疾病死亡率;然而,即使使用了他汀类药物降低了 LDL,心血管疾病死亡仍然会发生。同样,即使血压控制非常好,也不能完全消除了冠心病及心肌梗死的发生。在临床实践中,一个成功的替代终点常常也只能部分解释干预的效果。所以,早期 Freedman 等提出了比例治疗效果(proportion of treatment effect,PTE)去评估替代终点对于临床终点的解释程度。但是,当估算值超出 0～1 这个范围,这并非是一个可靠的评估指标,随后 Molenberghs 等提出了经过校正后评价临床终点相对于替代终点的治疗效果的比值——相对效应(relative effect,RE),这明显改善了对于评价单个临床试验的效果。R_{indiv}^2 和 R_{trial}^2 可一起评估混合离散和连续变量的临床终点,而当预测临床终点最小的干预效果时,替代阈值效应(surrogate threshold effect,STE)则是一个非常不错的指标。然而,替代是一个复杂的指标,有时需要几种统计学评价方法去评估其真实效果;同时,替代终点要取得一个好的预测效果也需要临床试验(特别是随机对照试验)提供足够多的数据,这都是非常重要的。

3.替代终点的优势及分级　替代终点在临床试验评估一般只需要较小的样本量及较短时间内证明

或反驳一个假设；而在药品审批过程，一定时间内评估临床干预的效果和使用较少的花费也使得替代终点极具吸引力。此外，能够运用于Ⅱ期临床试验的替代终点在Ⅲ期临床试验中或许能够起到合理引导作用。尽管如此，为避免给公众健康带来的潜在风险，替代终点的局限性仍限制了其在Ⅳ期临床试验的运用。目前替代终点可分为三个级别：①Ⅰ级（strong surrogates），能够准确反应所关注临床终点的改变；②Ⅱ级（developmental surrogates），可以反应临床终点的相关性且可以用于早期药物剂量研究、风险/获益比率等临床试验（Ⅰ、Ⅱ期临床试验）；③Ⅲ级（supportive surrogates），一般作为大型临床试验的次要终点并为主要临床终点提供支持证据。

四、总结与展望

目前血压与LDL作为替代终点在心血管疾病临床实践中带来的便捷得到证实与肯定。然而，心血管疾病多数为慢性疾病，临床试验所需时间长且花费大，因而寻找合适可靠的替代终点显得十分迫切及重要。但是，由于替代终点的局限性及临床终点的多因性，替代终点只有在被证实与重要临床终点具有相关性，并确定是由于临床干预所带来的结果时，才具有实践的意义。总之，替代终点既有其优势也有其局限性，就像一把双刃剑，必须谨慎运用。

参 考 文 献

[1] De Gruttola VG,Clax P,DeMets DL,et al.Considerations in the evaluation of surrogate endpoints in clinical trials.summary of a National Institutes of Health workshop.Control Clin Trials,2001,22(5):485-502.

[2] Duivenvoorden R,de Groot E,Stroes ESG,et al.Surrogate markers in clinical trials—Challenges and opportunities.ATHEROSCLEROSIS,2009,206(1):8-16.

[3] Weintraub WS,Lüscher TF,Pocock S.The perils of surrogate endpoints.EUR HEART J.2015,36(33):2212-2218.

[4] James PA,Oparil S,Carter BL,et al.2014 Evidence-Based Guideline for the Management of High Blood Pressure in Adults.JAMA,2014,311(5):507.

9. 工作相关心理因素与缺血性心脏病的研究进展

广东省人民医院精神卫生研究所　贾福军

本综述与职业心理社会风险因素对缺血性心脏病(IHD)的作用有关。在对既往文献进行统计学分析的基础上,探讨社会心理因素对缺血性心脏病的作用。在 Eller 等于 2009 年对对社会心理因素进行探讨的基础上,本综述结合统计学方法进行更进一步的探讨。

Eller 等于 2009 年的研究结论为,对于男性来说,高社会心理需求、低社会支持以及紧张为 IHD 的中等风险因素。在 Eller 等研究的一系列文献中,并未发现工作影响为 IHD 的风险因素,该综述仅描述了工作负担与 IHD 的关系可能由工作需求来解释。此外,该综述推论付出回报平衡、职业不安全感以及长工作时间为 IHD 的风险因素,因相关研究及其有限而证据并不充分。对于女性,因相关研究过少,该综述对社会心理风险因素无法得出确切结论。

因随机误差在科研证据中与系统误差有关,故此许多关于 IHD 与心理社会因素的研究不足以说明两者的关系。标准误(Stderr)是对于估测结果与真实值之间差距的近似衡量预期。如若标准误过大,那么我们的期望值可能与事实相差甚远。标准误越大,统计效能越低(如果假设是真的,测试将产生一个具有显著统计意义的概率)。统计效能越低,由于研究结论的不确定性,则结论不被发表的可能性越大。由此,如果标准误较大且统计效能低,研究结论被发表,那么,因随机误差和系统误差所产生的偏倚,我们所预期的研究结果将与事实相差甚远。因此,在我们评价所发表的研究结果时应当将统计效能的因素也考虑进来——即使该结论具有显著地统计学差异。在 Eller 的研究中,系统误差是主要的问题。因此,本综述中我们将考虑研究结论的稳定性。

一、材料与方法

(一)纳入标准

我们采纳的 Eller 的 3 项入组标准,并且在本综述中新增了 1 项纳入标准。纳入标准为:①如果暴露评估是非自我报告性的,那么研究应该是前瞻性研究或病例对照研究(前瞻性研究除外);②诊断明确的

IHD;③暴露因素应为一项职业社会心理因素(包括倒班、夜班、失业、创伤、暴力、工作意外事故、或社会资本);④在由于工作环境导致 IHD 风险升高 20% 的文献中,文献分析应当具有 80% 的统计效能。

首先,我们从原综述的文献中根据标准 3 更新了文献库。其次,我们确定新综述中的所有分析均与原综述相同,包括给每篇文献一个比分。最后,在新的文献库中,我们对所有文献的统计分析进行了统计效能的检验,以确定根据标准 4 哪些文献可以被纳入综述。

(二)文献检索

在 Thomson Reuters 知网中,我们检索了自 2007 年 1 月 1 日起的英文源文献(检索日期为 2013 年 4 月 28 日)。我们一共进行了 7 次检索。首先,我们对自 2004 年起被该综述引用的文献进行了 5 次检索,或者 1 篇 meta 分析。其次,我们额外做了 2 次检索:最后一篇综述提及的所有文献最近的 meta 分析。我们根据研究类型、结果以及暴露标准,仅纳入符合纳入标准 1～3 篇的文献。在所有的研究中,我们发现 526 篇中的 124 篇是重复的,402 篇是独立的文献。对这些论文的摘要进行审查后,369 篇因不符合纳入标准而被排除。最终我们获得了 33 篇全文;其中,20 篇不符合纳入标准。在剩下的 13 篇文献中,2 篇以被 Eller 的综述所采用,因此,11 篇文献被新增至综述中。在 Eller 的综述中,纳入了 33 篇文献,在此基础上本综述纳入了 44 篇文献。

在纳入的 44 篇文献中,26 篇(6 篇新增)来源于北欧国家,8 篇(1 篇新增)来源于美国,5 篇(3 篇新增)来自英国。德国、比利时和日本各占 1 篇(无新增),2 篇(1 篇新增)研究基于数个国家人口,第 1 篇数据来自比利时、法国、西班牙及瑞典,第 2 篇(新增文献)数据来自芬兰、荷兰、英国、瑞典、丹麦及比利时。

(三)论文评价

在原综述中,每篇新文献均通过多达 11 篇前瞻性研究和 10 篇病例对照研究形成的标准进行评估。对下列标准进行了评价:暴露评估的效度、终点评估的效度、流行病例的治疗、异质性、现患人群、人口年龄结构、追踪研究时长、性别差异以及混杂变量的调整。

(四)效能计算

我们认为IHD风险增加的20%取决于工作环境因素的影响,并且我们想要知道在44篇文献中对此作用的检测效能。我们认为,95%的效能是可接受的,80%的效能是不可接受的。对于每篇文献来说,在后续的过程中,我们计算出的效能检测比为1.2。

在可接受的范围内,发表比率的置信区间被用于用过下列方程来估计标准误:

$$\text{Stderr} = \frac{\log(\text{UpperCL}) - \log(\text{LowerCL})}{2\Phi^{-1}(1-\alpha)} \quad (1)$$

在$100(1-2a)$%的置信区间中,公式中UpperCL为置信区间上限,LowerCL为置信区间下限。1.2比率检测效能为标准误函数,α由下列方程估计:

$$\text{Power} = \frac{\Phi\left(\frac{\log(1.2)}{\text{Stderr}} - \Phi^{-1}(1-\alpha)\right)}{} \quad (2)$$

其中,Φ为标准正态分布函数。

在给出预期案例数量却无置信区间的文献中,我们用下列公式取代公式2中的标准误:

$$E[\text{Stderr}] = \sqrt{\frac{1}{e_1} + \frac{1}{e_2}} \quad (3)$$

其中e_1是指暴露病例中的期望病例数,e_2是指对照组中的期望病例数。3篇文献中均不含有上述2项指标,但是显然极少数的病例数,统计效能将<0.1。

在某些情况下,两组间关系的期望值是相反的:例如,低控制与高控制工人数的期望比值比为>1,但高控制与低控制的比值比将<1。在这些情况下,如果比值比≤1/1.2则被认为具有临床意义。由于标准正态概率密度函数对称分布于0,1/1.2比值比检验的效能与1.2比值比的检验效能是等同的。该方程是基于中心极限定理和高斯误差传递公式。该效能公式的推导是由Bickel和Doksum提供的。

二、结果

我们可以计算从44篇论文中170个试验中测试出的169项显著性检验的效能(有作者处可以获得效能分析的概览)。由于信息的不足从1项测试是不可能计算出效能的。36项测试中发现了9个汇总数据的前瞻性研究,28项前瞻性研究中发现了111份自我报告的数据,7个病例对照研究中发现了22份。31份论文中的66个测试是具有显著的统计学差异,且这些研究中有63项指出了假设的方向。仅有1篇论文中的2个测试与假设相反。

统计效能检测1.2的比值比范围从0.04~0.99。平均效能为0.11。2篇论文中的10项测试的效能是可以接受的(≥80%),并且其中7项超过了95%。Kivimäki等进行的一项多中心研究中进行了4项可接受的效能测试,而剩余6项测试是由Hammar等在使用用工作暴露矩阵进行的病例对照研究中进行的。

这些论文符合研究类型、结果和接触的前3个入选标准,多数分析了处理工作压力,有些是关于努力回报失衡和工作时间,一些研究关注于工作不安全感、领导质量和预测能力。然而,在2篇也满足入选标准关于统计效能的论文中,仅调查了工作压力、要求、作业控制、工作影响力和社会支持(表1)。在可接受的效能分析中,Kivimäki等发现在来自芬兰、荷兰、英国、瑞典、丹麦、比利时的197.000员工的队列中,控制了性别和年龄后,自我报告的工作压力是心肌梗死(MI)的危险因素(表1)。该联系在进一步控制了社会经济地位时仍然显著。分析控制也适用于健康行为,Framingham分数没有覆盖所有涉及的人群,因此效能不足。本文还研究了分离维度构成的工作压力,即要求和控制。本文发现,工作中的要求与IHD不相关,但低控制与IHD负相关。本文还研究了由性别和涉及研究的出版状况的分层分析中的工作压力。这些分析都是效能不足的。

在另一篇具有可接受效能的纳入10 008病例和28 466对照的论文中,Hammar等发现高要求与IHD无关,但那是低决定纬度(维度控制的一部分)(表1)。这些职业层面上风险因素的分析只能控制居住地和年龄,性别的分析是分层的。此外,还发现了在男性中,低社会支持与心肌梗死的发生率有关。

表1 检测一个增加IHD 20%风险的效能运算用于分析已发表的论文,入选标准为:①研究类型;②结论;③暴露变量;④效能

研究	质量得分	性别	风险因素	比值比	95%置信区间	统计效能
Kivimäki等,2012	9	M/F	工作压力	1.23	1.10~1.37	0.90
		M*	工作压力	1.29	1.13~1.48	0.75

续表

研究	质量得分	性别	风险因素	比值比	95%置信区间	统计效能
		F*	工作压力	1.46	1.07～1.99	0.21
		M/F*	仅年龄＜50 岁的员工	1.29	1.08～1.54	0.52
		M/F*	工作压力,控制 SES	1.17	1.05～1.31	0.90
		M/F*	工作压力,控制健康行为	1.21	1.03～1.44	0.57
		M/F*	工作压力,控制 Framingham 得分	1.42	1.16～1.74	0.42
		M/F	工作需求中的 2SD 增长,低	1.04	0.92～1.17	0.86
		M/F	工作控制中的 2SD 增长,高	0.86	0.79～0.96	0.96
		M/F	高压力 vs 低压力	1.28	1.11～1.48	0.70
Hammar 等,1998	6	M	低决定纬度	1.37	1.25～1.50	0.98
		M	高需求	0.93	0.89～1.02	1.00
		M	低社会支持	1.28	1.17～1.41	0.97
		M	ISO 压力	1.35	1.16～1.58	0.64
		F	低决定纬度	1.12	1.05～1.19	1.00
		F	高需求	0.95	0.89～1.01	1.00
		F	低社会支持	1.10	0.99～1.17	0.99
		F	ISO 压力	1.31	0.99～1.73	0.25

粗体字的风险因素:有显著统计意义的相关。斜体字的风险因素:无显著统计意义的相关。

SD.表示标准差;SES.社会经济状况

*.子样本

三、讨论

本综述有 2 个主要发现。首先,在认定的 44 项研究中,MI 的心理风险因素的绝大数统计分析未能有足够的效能寻找 20％的超额危险度,而且只有 2 项贡献包含了可接受的效能(＞0.8)。结果证实,在职业心理 IHD 流行病学中,研究的群体数目已经很少。其次,2 篇论文有足够效能的结果指向同一个方向,即工作压力的控制维度似乎解释对于工作压力的超额的 MI 风险。在出版的文献中,未检测到调查结果的稳固性。社会心理工作环境和 IHD 在其他方面之间的关系知之甚少。

在目前的研究中,我们给比值比定义了一个 1.2 的临界值是有临床意义的,同时我们确定了 80％的效能用以检测这样的比值比将是可接受的。80％的效能是一个约定,但临床意义的临界值是一个任意的决定。允许选择性偏差的可能影响,在观察性队列研究中的误分类和不受控制的混淆,Monson 建议流行病学家解释在 0.9～1.2 的开区间的比值比为"无关联

性"。按照这个建议,我们不希望我们的临界值＜1.2。我们认识到因冠心病死亡或住院治疗是一种严重的终结点,其效果可能具备临床重要性,即使它们小于我们的临界值。例如,在一个荟萃分析中,Ha 等估计了他们认为是重要的职业因素的 IHD 比值比。比值比是其后用来估计在韩国可归因于分数的工作环境对由于 IHD 死亡的发生率。由于职业因素被认为是男性工作人员当中,他们估计以下比值比:1.06 噪音,环境烟草烟雾 1.19,倒班 1.12 和低作业控制 1.15。所有这些单独比值比都低于 1.20,而担心风险的组合估计占韩国所有 15～69 岁年龄男性死亡原因中近 10％。如果我们需要,研究应该具备效能检测 10％,只有 2 项女性中的工作的需求和影响分析工——可能有足够效能来检测这种低风险。它也可能作为过于严格的效能计算超额风险的选择,如果风险对于一些社会心理因素可能更高。然而,如果我们需要一个超额风险用于我们效能计算为 40％,只有从 2 项额外论文中 6 项进一步分析和已经包含在论文的亚种群的 4 项分析将包含可接受效能。Alfredsson 等

发现忙碌的和单调乏味的工作与 IHD 相关，Vaananen 等发现工作中的低影响和低可预测性与 IHD 相关。这些调查结果中的首项符合 Hammar 等和 Kivimäki 等的发现，而第二个调查结果是新的。Kivimäki 等发现，工作压力在男性，年轻的工人（<50 岁）及在受控于 Framingham 分数的所有工人之间是一个风险因素。Hammar 等 50 还发现等应变（高要求、低控制和低支持的组合）与 IHD 有关。

我们在研究中使用相同的效能标准与聚合数据，正如我们用于个人的自我报告的数据的研究。然而，应该注意的是，用聚合数据的研究估计组间的"高"与"低"接触的工人比例的比值比，而用个人数据的研究估计的接触的和未接触工人之间的比值比。

如果 RR_P 是基于个人的比值比，则组间的比值比分别为 $p1$ 和 $p2$ 百分比接触的工人，由以下公式给出。

$$RR_G = p_1 \frac{RR_P + (100 - p_1)}{p_2 RR_P + (100 - p_2)}$$

例如，如果基于个人的比值比＝1.2，在高组中 60% 的工人是接触的而低组中 10% 是接触的，然后聚合数据的比值比等于 1.1。有人可能会因此认为我们应该在聚合分析中使用不同的临床意义切割点而不是基于个人的接触数据的研究。然而，我们选择不把任何测试的关键值低于 1.2，按照 Monson 给出的建议。

我们没有找到研究效能和 Eller 等所做的研究质量的评分之间的联合性可能是由于 2 个问题。主要问题是当效能是一个问题时得分没有优先考虑所需的简单性；首先，它有利于性别分层分析，其次，它要求阐述大量危险因素的控制。所以 Eller 等的评论专注于系统误差，而不是随机误差。

一项效能不足的研究中的无效调查结果并不能说明什么。在有效能研究中的无效的调查结果，另一方面，表明不存在临床的重要作用。因此有效能研究更容易发表而不管它的结果，而一个低效能的研究可能很难发表，除非它有统计学意义。"发表偏倚出现的概率取决于一份研究结果的统计学意义。"要在小样本的研究中规避发表偏倚的问题，在我们最后的分析中选择只有效能的研究。

得出工作中社会心理因素与 IHD 相关联程度的结论还为时过早。因为我们在 2013 年 4 月的文献检索，在有效能的研究中发现，认为工作不安全感与 IHD 相关。关注社会心理方面应该扩大到包括工作压力和努力回报的不平衡。同时，需要验证工作压力模型的假设，即要求和控制之间需要有一个互动。在更新回顾中 2 份足够效能论文未能发现的高要求是一个风险因素。它可能与 Karasek 定义的需求的复杂性有关，这里工作模式、定量要求、角色明确、相互冲突的要求和物理要求构成了需求规模。例如，不同类型的需求不会在相同的职业中发生，且对健康不会有相同的影响。

三种方法似乎适合克服效能问题。第一个是使用大型研究，也就是说，多中心研究。要使得这样的研究成为可能，社会心理工作环境的维度应该在交叉研究中以同样的方式进行测量。这个问题应该在开发调查问卷时考虑到。第二种方法是开展基于工种接触矩阵的研究。问题是，一些社会心理环境，如管理和社会支持，不与职业相关。第三种方法可以寻找心血管疾病的早期客观标记，这可能会增加个人研究的效能。这需要早期标记，如处方药，经验证为 IHD 的指标。然而，在访问卫生系统中社会偏见可能导致未经允许利用这些指标。因此需要验证这样的 IHD 标记。

参 考 文 献

[1] Eller NH, Netterstr B, Gyntelberg F, et al. Work-related psychosocial factors and the development of ischemic heart disease: a systematic review. Cardiol Rev, 2009, 17: 83-97.

[2] Kivimmi M, Kawachi I. Need for more individual-level meta-analyses in social epidemiology: example of job strain and coronary heart disease. Am J Epidemiol, 2013, 177: 1-2.

[3] Ioannidis JPA. Why most published research findings are false. PLoS Med, 2005, 2: 696-701.

[4] Belkic KL, Landsbergis PA, Schnall PL, et al. Is job strain a major source of cardiovascular disease risk? Scand J Work Environ Health, 2004, 30: 85-128.